TRAITÉ ÉLÉMENTAIRE
D'OPHTALMOLOGIE

TRAITÉ ÉLÉMENTAIRE

D'OPHTALMOLOGIE

PAR

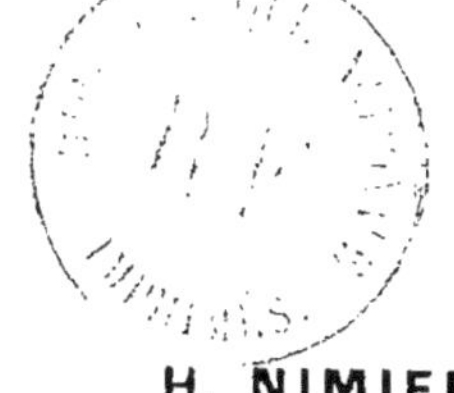

H. NIMIER

MÉDECIN-MAJOR DE 1ʳᵉ CLASSE
AGRÉGÉ LIBRE DU VAL-DE-GRACE

F. DESPAGNET

SECRÉTAIRE GÉNÉRAL
DE LA SOCIÉTÉ D'OPHTALMOLOGIE DE PARIS

Avec une planche en couleurs hors texte

ET 432 FIGURES DANS LE TEXTE

PARIS

ANCIENNE LIBRAIRIE GERMER BAILLIÈRE ET Cⁱᵉ

FÉLIX ALCAN, ÉDITEUR

108, BOULEVARD SAINT-GERMAIN, 108

1894

AVANT-PROPOS

En présentant à la jeunesse médicale un nouveau Traité élémentaire d'ophtalmologie nous n'avons pas la prétention de laisser croire que les divers ouvrages sur la matière, parus jusqu'à ce jour, sont devenus insuffisants et incomplets, car, à ce compte, avec les progrès journaliers que font la médecine et la chirurgie, il faudrait pouvoir tous les deux ou trois ans renouveler complètement la bibliothèque médicale ; notre but est beaucoup plus modeste. Nous avons voulu simplement nous rendre au désir souvent exprimé par nos élèves de publier les leçons que, depuis des années, nous avons faites à l'Ecole pratique, au Val-de-Grâce, ou dans notre clinique. C'est dire que nous avons surtout écrit pour ceux qui commencent les études ophtalmologiques. Toutefois, sans chercher à être complets, nous éloignant du programme primitivement tracé, nous avons essayé d'analyser les différentes théories nouvellement émises sur les questions principales, les méthodes thérapeutiques généralement employées aujourd'hui dans la plupart des affections, de sorte que nous osons espérer pouvoir fournir dans notre travail quelques renseignements utiles à ceux de nos confrères spécialistes qui nous feront l'honneur de nous lire.

Voulant aborder tous les points de l'ophtalmologie, tout en ne dépassant pas les limites d'un volume, nous avons dû forcément faire la part du feu. Nous avons supprimé tout historique, toute bibliographie, certains de ne pouvoir mieux faire que les grands

Traités que nous possédons et à qui nous aurions dû emprunter toutes ces parties ; nous aurions fait œuvre facile de compilation.

Nous n'avons pas davantage exposé pour chaque affection la multiplicité des traitements médicaux ou chirurgicaux institués depuis Hippocrate jusqu'à nos jours ; c'eût été fastidieux et sans profit. Nous nous sommes contentés de donner les différentes thérapies les plus couramment usitées en désignant la méthode de notre choix. Enfin, la plupart des affections oculaires étant consécutives à des affections générales ou constitutionnelles, nous n'avons pas entrepris de décrire le traitement de ces dernières, cela n'étant point de notre compétence et ressortissant à la pathologie générale. Quant aux formules de la médication oculaire, nous en avons été très sobres. Fatalement elles devraient revenir souvent ; nous nous sommes contentés de les inscrire une fois, y renvoyant le lecteur à chaque affection qui pourrait en demander l'application. Par contre, nous avons mis tous nos soins à l'étude de la symptomatologie et du diagnostic.

Après avoir donné un aperçu rapide du développement de l'œil et de ses annexes, nous avons divisé notre ouvrage en parties correspondant aux paupières, aux différentes membranes de l'œil, aux organes centraux de perception, aux organes intermédiaires de transmission, à l'appareil lacrymal, à l'orbite. Peut-être nous fera-t-on le reproche de n'avoir pas traité chacune d'elles avec un égal développement ? C'est avec intention que nous avons rapidement passé sur les unes pour nous arrêter davantage sur les autres. Que pouvions-nous bien dire d'ailleurs sur les paupières et le cristallin, par exemple, à part la description de quelques nouveaux procédés opératoires, qui n'ait été dit par nos prédécesseurs ? En retour, nous nous sommes longuement étendus sur les centres optiques et les centres moteurs. Leur étude, bien obscure il y a quelques années à peine, vient d'être fort éclaircie par de nombreux travaux récents que nous avons cru devoir exposer tout au long. Nous avons été poussés dans cette voie par la pensée qu'il y a un lien intime entre les affections des centres nerveux et celles de l'œil, lien que le spécialiste est souvent impuissant à découvrir, les connaissances générales lui faisant d'ordinaire défaut. Le neurologiste ne peut souvent s'y reconnaître davantage, la science ophtalmologique lui manquant, de sorte que les deux sont obligés de se réunir pour se compléter. En incitant le jeune étudiant des maladies des yeux à approfondir plus spécialement l'étude de ces lésions et de leurs rapports, nous lui indiquons une voix nouvelle de travail, où, quand il aura la science voulue, il pourra agir seul, sans le concours du confrère en pathologie nerveuse. C'est là un résultat qui ne doit pas être dédaigné par ce temps de pléthore professionnelle.

Nous nous sommes appliqués tout particulièrement à la description de la réfraction, nous évertuant à la rendre pratique en la débarrassant le plus possible de formules pour lesquelles l'étudiant en médecine est mal préparé par ses études antérieures.

Enfin on pourra nous reprocher de n'avoir pas assez fait appel aux travaux étrangers. Nous répondrons que la plupart du temps nous avons suffisamment trouvé en France ce dont nous avions besoin, et nous avons été heureux de cette occasion de montrer ce qu'avaient fait nos compatriotes, alors que bon nombre de nos devanciers semblaient vouloir l'ignorer.

Nous avons adopté un plan uniforme pour chacune des parties de l'ouvrage, plan qui était celui de nos leçons que nos élèves avaient paru apprécier. Après un chapitre d'anatomie et physiologie, nous passons en revue les anomalies congénitales, puis les lésions traumatiques. Nous étudions ensuite les inflammations, les altérations regressives et les tumeurs. Chacune des parties se termine par un chapitre de chirurgie, quand la membrane, qui en fait l'objet, le comporte.

L'ouvrage se trouve illustré de 432 figures. Nous devons à l'obligeance de M. Debierre bon nombre de planches d'anatomie et à MM. le professeur Lannelongue et Ménard celles des anomalies congénitales.

En achevant notre travail, il nous est agréable de nous rappeler que nous avons eu pour maîtres MM. Galezowski et Chauvel. Dans maints passages on trouvera les traces de l'enseignement qu'ils nous ont donné. Nous n'avons pas oublié leur vive sollicitude pour nous et nous tenons à leur en témoigner ici toute notre reconnaissance.

Nous ne saurions finir sans adresser à notre éditeur, M. Alcan, nos plus chaleureux remercîments dont nous lui demandons la permission de reporter une part sur son collaborateur, M. Gravet. Il a donné un soin particulier à l'impression de cet ouvrage et nous a toujours laissé la plus grande latitude pour nos dessins et gravures. Nous arrivons au terme de notre tâche ayant toujours eu avec lui les rapports les plus cordiaux qui font les amis. C'est là chose assez rare, par le temps qui court, pour l'apprécier.

H. NIMIER.   F. DESPAGNET.

1er octobre 1894.

TRAITÉ ÉLÉMENTAIRE
D'OPHTALMOLOGIE

APPAREIL DE LA VISION

Destiné à mettre l'être vivant en rapport avec le milieu extérieur, en tant que milieu lumineux, le sens de la vue est desservi par un appareil composé de trois ordres d'organes :

1° Des organes périphériques ou de réception des ondes lumineuses, disposés en vue de favoriser l'impression de la lumière sur une membrane susceptible de la recevoir.

2° Des organes centraux ou de perception, parties intégrantes de l'encéphale, où doivent aboutir les impressions reçues et transmises et d'où elles doivent s'irradier vers les autres centres nerveux.

3° Des organes intermédiaires ou de transmission, qui relient entre eux les précédents.

Les organes périphériques du sens de la vision sont essentiellement constitués par une membrane sensible (*la rétine*) sur laquelle les corps lumineux peignent leur image, grâce à la présence en avant d'elle d'un véritable instrument d'optique (système dioptrique formé par la *cornée*, les *humeurs aqueuse et vitrée*, le *cristallin* et ses annexes, *iris* et *cercle ciliaire*). Le *globe oculaire*, résultant de la juxtaposition de la rétine et de l'appareil dioptrique, comme organe vivant, possède une *vascularisation* et une *innervation propres* ; de plus, certains organes lui sont annexés dans le but de le mouvoir, de faciliter ses mouvements (*appareil moteur*), ou encore de le protéger (*appareil lacrymal, paupières, sourcil, orbite*).

Chacune des parties constituantes du globe oculaire et les autres organes de l'appareil visuel seront décrits dans des chapitres spéciaux, où il sera successivement question de l'anatomie, de la physiologie et de la pathologie :

1° *Des paupières ;*
2° *De la conjonctive ;*
3° *De l'enveloppe scléro-cornéenne — cornée et sclérotique ;*
4° *Du tractus uvéal — iris et choroïde ;*
5° *Des humeurs aqueuse et vitrée, du cristallin ;*
6° *De l'appareil nerveux optique — rétine, voies de transmission, centres optiques ;*
7° *Du globe oculaire dans son ensemble ;*
8° *De l'appareil dioptrique de l'œil ;*
9° *De l'appareil moteur ;*
10° *De l'appareil lacrymal ;*
11° *De l'orbite.*

Il nous a paru utile de donner tout d'abord un aperçu de l'embryologie de l'œil, et nous remercions notre confrère le professeur Debierre d'avoir bien voulu nous autoriser à prendre ce chapitre dans son traité magistral d'anatomie.

CHAPITRE PRÉLIMINAIRE

DÉVELOPPEMENT DE L'ŒIL[1]

La première ébauche de l'œil apparaît (fin de la troisième semaine) sous la forme d'une expansion de la partie de la vésicule cérébrale antérieure qui répond à la vésicule intermédiaire; c'est ce que l'on appelle les *vésicules oculaires primitives* (fig. 1).

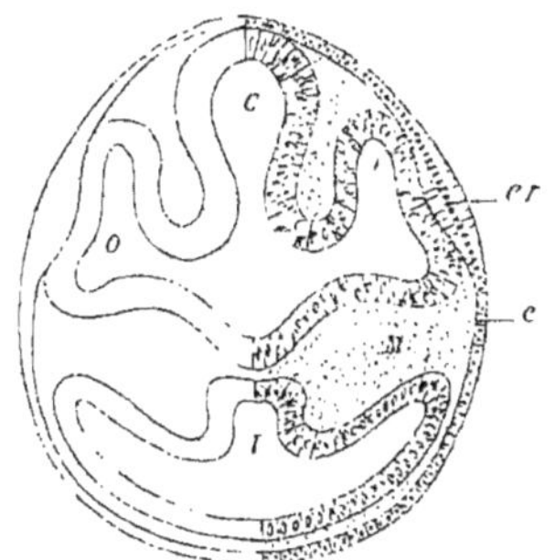

Fig. 1.

Développement de la vésicule oculaire (coupe horizontale de la tête d'un embryon de poulet).

c, cavité de la vésicule cérébrale antérieure; — *o*, ébauche de l'évagination optique; — *cr*, épaississement cristallinien de l'ectoderme; — *e*, ectoderme; — *m*, mésoderme; — *i*, intestin céphalique.

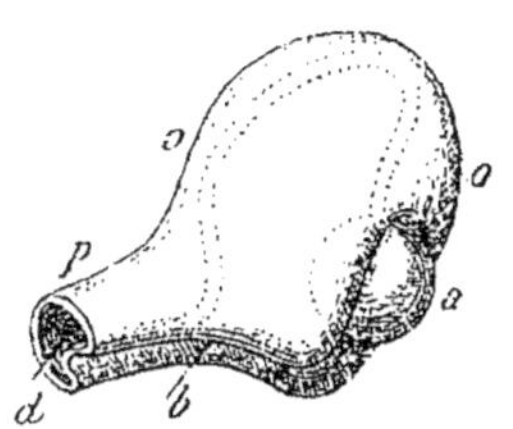

Fig. 2.

Vésicule oculaire et fente optique.

oo, vésicule oculaire secondaire; — *a*, cristallin; — *b*, fente de l'œil; — *p*, pédicule de la vésicule; — *d*, cavité du pédicule ou futur nerf optique.

Ces expansions ne tardent pas à se pédiculer, la partie renflée fournit la *rétine*, le *pédoncule*, la *bandelette* et le *nerf optique*. Une fois sorties de la vésicule cérébrale intermédiaire sous la forme de deux bourgeons creux et renflés à leur extrémité, les vésicules oculaires s'avancent jus-

(1) Extrait du *Traité élémentaire d'anatomie*, DEBIERRE, t. II, p. 261. (Félix Alcan, éditeur.)

qu'à ce qu'elles rencontrent, au-devant de la tête, les parois ectoder-
miques. Mais en même temps elles s'invaginent sur elles-mêmes, c'est-à-
dire qu'il se forme un pli à la face inférieure de la vésicule, une sorte
d'introrsion en vertu de laquelle la paroi inférieure se trouve refoulée
contre la supérieure qu'elle vient doubler (fig. 2).

A cet état, la vésicule oculaire a pris la forme d'une calotte à double
paroi dont l'interne, *calotte proximale*, est doublure de l'externe,
calotte distale. A ce stade la vésicule oculaire primitive prend le nom
de *vésicule oculaire secondaire* (fig. 3).

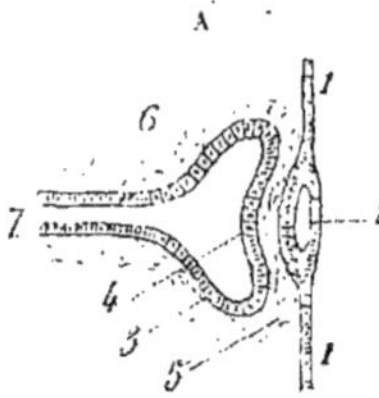
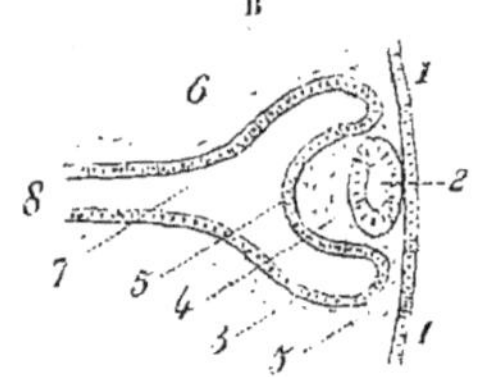

Fig. 3.   Fig. 4.

Développement de l'œil (embryons de poulet de 60 à 70 heures).
A, stade I; B, stade II.

A. — 1, ectoderme céphalique; — 2, ébauche du cristallin; — 3 et 4, vésicule optique (paroi distale et paroi proximale); — 5, oculo-pie-mère invaginée; — 6, oculo-pie-mère ambiante; — 7, pédoncule optique.

B. — 1, ectoderme; 2, cristallin; — 3, calotte distale et 5, calotte proximale de la vésicule oculaire; — 4, oculo-pie-mère invaginée; — 5 et 6, oculo pie-mère ambiante; — 7, cavité de la vésicule optique; — 8, pédoncule optique.

Il est à remarquer que l'invagination ne se fait pas seulement au niveau
de la vésicule, mais aussi au niveau de son pédoncule. Il en résulte que

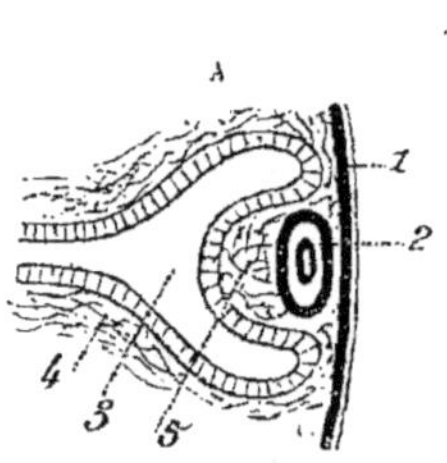
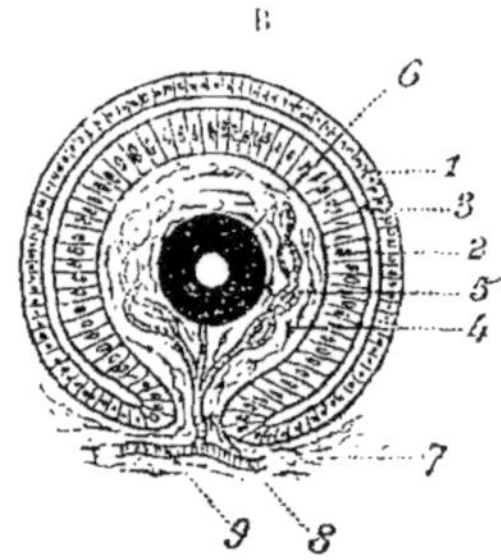

Fig. 5.   Fig. 6.

A, coupe sagittale de l'œil et B, coupe frontale de l'œil d'un embryon humain
de quatre semaines.

A. — 1, ectoderme de la tête; — 2, cristallin; — 3, vésicule oculaire; — 4, oculo-pie-mère ambiante; — 5, oculo-pie-mère invaginée.

B. — 1, calotte distale de la vésicule optique; — 2, calotte proximale; — 3, cavité très réduite déjà de la vésicule optique; — 4 et 8, oculo-pie-mère invaginée (corps vitré). — 5 et 9, anse vasculaire pénétrant dans l'œil assez loin, la pie-mère invaginée; — 6, cristallin encore creux; — 7, oculo-pie-mère ambiante; — 8, fente choroïdienne (fente de l'œil).

la vésicule et le pédoncule optiques présentent une gouttière ouverte en bas et en dedans ; cette gouttière, on l'appelle *fente optique, fente de l'œil, fente choroïdienne*, dont la persistance accidentelle produit le *coloboma*. Après l'occlusion de cette fente (quatrième semaine), la vésicule oculaire a l'aspect d'une coupe dont la cavité est remplie par le corps vitré et l'ouverture bouchée par le cristallin en voie de développement (fig. 4).

Peu après, les deux feuillets de la vésicule oculaire s'accolent et la cavité de la vésicule oculaire primitive disparait. Le feuillet intérieur s'épaissit pour former la rétine ; le feuillet extérieur donnera naissance à la couche pigmentaire de la choroïde. Simultanément, la lame épidermique qui passe en pont au-devant de la cupule oculaire s'épaissit en regard de l'ouverture de cette cupule (fig. 4) et donne naissance à une *vésicule cristalline*, qui finit par se séparer complètement de l'ectoderme céphalique sous la forme du *cristallin embryonnaire*. Ce cristallin, entouré d'une capsule mésodermique, se trouve comme enchâssé dans l'ouverture antérieure de la vésicule optique.

Nous sommes maintenant en état de poursuivre le développement des membranes et des milieux de l'œil.

1° *Développement de la sclérotique et de la cornée*. — La vésicule oculaire secondaire est entourée dès sa formation, d'une coque de mésoderme. Quand le cristallin s'est détaché de l'ectoderme, une lame de mésoderme ne tarde pas à s'insinuer entre lui et l'ectoderme préoculaire ; la tunique fibreuse, *sclérotique-cornée*, et la tunique musculo-vasculaire, *système irido-choroïdien*, prennent naissance dans cette enveloppe mésodermique. La lame épithéliale antérieure de la cornée provient de l'ectoderme préoculaire qui se continue avec l'épithélium de la conjonctive et par lui avec l'épiderme des paupières. La végétation du mésoderme dédouble la membrane basale épidermique en deux lames, l'une antérieure qui constitue la membrane élastique de Bowmann, l'autre postérieure qui n'est autre chose que la lame élastique de Descemet. Au moment où apparaît l'iris, le mésoderme se dédouble en avant en deux lames qui s'écartent l'une de l'autre ; cette fissure donne naissance à la chambre de l'humeur aqueuse recouverte d'un endothélium qui paraît être la continuation de l'épithélium choroïdien tapissant la face postérieure de l'iris et pénétrant ensuite dans la chambre de l'œil à travers la pupille. Vers le quatrième mois la cornée se modifie dans son tissu propre, se différencie de la sclérotique et devient transparente.

2° *Développement de la choroïde de l'iris et du corps ciliaire*. — La *choroïde* dérive du mésoderme qui entoure la vésicule oculaire d'où nous avons vu provenir la sclérotique, mais elle se développe aux dépens du réseau oculo-pie-mérien qui enveloppe la vésicule. La coque mésodermique périoculaire se dédouble par suite de l'apparition d'une fente qui se propage d'avant en arrière. Cette fente sépare cette coque en deux membranes, une externe, la *sclérotique-cornée*, comme nous l'avons vu, l'autre interne, la *choroïde-iris*. Elle apparaît d'abord au pôle antérieur de l'œil, où elle sépare la cornée de l'iris, dont l'ébauche apparaît (huitième semaine) sous la forme d'un bourrelet annulaire placé au-devant du bourrelet ciliaire. Cette sorte de fissuration séreuse donne lieu à la chambre antérieure de l'œil. A une époque ultérieure, elle se prolonge en arrière et sous le nom d'espace supra-choroïdien, elle sépare la choroïde de la sclérotique dans l'hémisphère postérieur de l'œil, et en avant de l'équateur le corps ciliaire de la même membrane scléroticale. A l'exception de la région cristalline antérieure, là où vient se placer la membrane pupillaire, la tunique musculo-vasculaire de l'œil est partout doublée à sa face intérieure par le feuillet distal de la vésicule optique secondaire. L'iris n'est donc qu'un bourgeonnement circulaire de la partie antérieure de la choroïde qui vient former écran au-devant du cristallin. Son tissu propre se continue directement avec celui de la choroïde ; sa lame vitrée antérieure provient du dédoublement de la lame élastique de Descemet au moment de la formation de la chambre de l'humeur aqueuse ; sa lame vitrée postérieure et l'uvée dérivent de la calotte de la vésicule optique. Dans sa marche centrale, le bourgeon irien dédouble la portion précristalline de la capsule vasculaire du cristallin en deux lames secondaires, dont l'antérieure devient *la membrane pupillaire* qui adhère à la face antérieure de l'iris par de nombreux vaisseaux se portant de l'une à l'autre membrane. En résumé l'iris provient de l'oculo-pie-mère environnante et du mésoderme périoculaire pour son propre tissu, et de la vésicule optique pour ses couches postérieures.

La choroïde se prolonge en avant sur la portion ciliaire de la rétine et se réfléchit vers l'axe optique pour former le *corps ciliaire*. Le *muscle ciliaire* et la *partie fondamentale de la couronne ciliaire* dérivent surtout de la région antérieure de l'oculo-pie-mère environnante, et un peu du mésoderme voisin. L'ébauche des *procès ciliaires* est représentée par une série de petits bourgeons qui naissent en arrière de la grande circonférence de l'iris où ils forment un bourrelet circulaire dentelé à partir du troisième mois (Ammon). Leur épithélium provient des parois de la vésicule oculaire ; sa pigmentation comme celle de l'uvée et de l'épithélium choroïdien est très précoce et a commencé à la fin du premier mois de la vie utérine.

3° *Développement de la rétine et de la zone de Zinn.* — La *rétine* se développe aux dépens des feuillets distal et proximal de la vésicule secondaire. Le feuillet distal ne fournit que la couche pigmentaire (appelée à tort épithélium pigmenté choroïdien), qui appartient donc bien à la rétine et non pas à la choroïde : le feuillet proximal s'épaissit, ses éléments se différencient et il donne finalement naissance à toutes les couches de la rétine, depuis la limitante interne jusques et y compris les cônes et les bâtonnets. Ces derniers sont bien développés (Schultze), avant la fin de la vie fœtale chez les animaux qui naissent les yeux ouverts (hommes, ruminants, oiseaux), tandis qu'ils ne sont qu'ébauchés, à cette époque, dans les animaux qui naissent les yeux fermés (lapin, chat).

La pigmentation de la calotte distale commence vers la fin du premier mois de la vie fœtale; elle manque au niveau de la fente de l'œil jusqu'à la huitième semaine. Si elle vient à faire défaut, on a l'anomalie connue sous le nom d'*albinisme*. La rétine de l'embryon présente des plis qui disparaissent par la suite.

En avant de l'équateur de la vésicule optique, le feuillet proximal de cette vésicule prend l'aspect fibroïde, continue son chemin en s'accolant au feuillet distal, qui donne naissance à l'épithélium du corps ciliaire, et glisse derrière les procès ciliaires en ondulant parallèlement à la couronne ciliaire pour aller se fixer près du bord du cristallin ; c'est là l'ébauche de la *zone de Zinn*.

Ogneff et W. Muller, plus récemment J. Koganéi, ont bien étudié la formation de la rétine chez les oiseaux et chez les mammifères. Cette membrane, comme le névraxe lui-même, se partage en une formation épithéliale (couche des cellules visuelles, épendyme) et en une formation cérébrale, celle-ci se différenciant plus tard en cellules nerveuses et cellules de soutien (système de Muller, névroglie). Alors qu'on en est encore à la phase de la vésicule oculaire primitive, la rétine est constituée de dedans en dehors, par une *couche proliférative* tapissant la cavité oculaire, et par une assise de cellules fusiformes à quatre ou cinq plans, *cellules primordiales de Low*, qui dérivent elles-mêmes de la multiplication de la première couche. Les jeunes cellules prolifératives proviennent des cellules visuelles qui produisent ensuite leur article interne comme de petits bourgeons dépassant la limitante externe, à la manière des dents d'une scie. Les éléments de la couche des cellules primordiales se différencient en cellules de soutien et cellules nerveuses. Cette différenciation marche de la face interne à la face externe de la rétine et du pédicule oculaire vers la périphérie. Les articles externes apparaissent ensuite comme des petites saillies des articles internes.

4° *Développement du nerf optique*. — Les fibres du *nerf optique* descendent du cerveau vers la vésicule oculaire en suivant le pédoncule optique. En se fermant, la fente de celui-ci qui contient l'artère centrale de la rétine, englobe ce vaisseau dans le centre du nerf. — Les enveloppes proviennent : 1° la gaine externe du mésoderme ambiant ; —

2° la gaine moyenne de l'arachnoïde qui accompagne les pédoncules optiques ; — 3° la gaine interne de l'oculo-pie-mère environnante.

5° Développement du cristallin. — Juste en face de l'entrée de la coupe qui constitue la vésicule oculaire secondaire, la lame épidermique de la tête s'épaissit, se creuse en fossette qui se rapproche par ses bords et finit par se convertir en un sac entièrement clos (fig. 3) ne tenant plus à l'épiderme que par un court pédicule. Cette vésicule, *vésicule cristalline*, dont Huschke, le premier (1831) a signalé l'origine épidermique, se détache complètement du tégument externe dans la quatrième semaine. C'est alors que les cellules profondes de sa face postérieure prolifèrent et s'allongent pour donner lieu aux fibres nucléées du *cristallin* fœtal. Comme les cellules centrales s'accroissent plus vite que les fibres excentriques, la paroi postérieure offre bientôt l'aspect d'un mamelon qui marche à la rencontre de la paroi antérieure. La cavité de la vésicule cristalline se trouve alors réduite à une fente étroite et curviligne. Un peu plus tard les deux parois s'accolent et la cavité du cristallin embryonnaire a disparu. Quant à la *capsule cristalline* elle dérive du mésoderme (huitième semaine). En s'invaginant, la vésicule cristalline entraîne une partie du mésoderme environnant (fig. 3); c'est de la condensation de ce mésoderme invaginé et précristallin que provient la *cristalloïde* (Lieberkhun, Arnold, Sernoff, etc.).

6° Développement du corps vitré et de la capsule vasculaire du cristallin. — Au début du développement le cristallin remplit presque toute la cavité de la vésicule optique secondaire. Mais bientôt le mésoderme ambiant pénètre dans la coupe oculaire en s'insinuant entre les bords du cristallin et le bord de l'ouverture de la coupe (fig. 3) et arrive en arrière de la lentille cristalline. Ce tissu mésodermique contribue à former le *corps vitré* (Kölliker, Lieberkühn, His, Arnold,...); mais la formation du corps vitré est le fait avant tout de la pénétration dans l'intérieur du calice oculaire de tissu mésodermique très vasculaire, *oculo-pie-mère invaginée* à travers la fente de l'œil. L'oculo-pie-mère, en effet, entre dans la gouttière du pédoncule optique, qui se continue avec celle de la vésicule oculaire, et lorsque les vaisseaux de cette membrane vasculaire auront été emprisonnés par la fermeture de la fente du pédoncule optique, ils formeront les vaisseaux centraux du nerf optique, qui communiquent en avant avec les vaisseaux du corps vitré embryonnaire dont la réduction laisse seulement subsister l'*artère hyaloïde*. C'est de ce tissu mésodermique invaginé et possédant tous les caractères du tissu muqueux que dérive le corps vitré. Plus tard, les cellules et les vaisseaux disparaissent en même temps qu'il s'amasse entre eux une matière amorphe gélatiniforme translucide et les quelques cellules qu'on y rencontre chez l'adulte sont des restes de l'état fœtal.

Quant à la *membrane hyaloïde*, les uns la considère comme une production cuticulaire, les autres comme une condensation des cellules de la périphérie du corps vitré.

Chez le fœtus, le cristallin est enveloppé dès le deuxième mois par une capsule vasculaire, *sac vasculaire du cristallin*. Cette capsule dont la *membrane pupillaire* et la *membrane capsulo-pupillaire*, qui s'étend de la circonférence du cristallin au bord de l'ouverture de l'iris (pupille) ne sont que des dépendances, a pour origine la cavité mésodermique (oculo-pie-mère invaginée) qui enveloppe le cristallin de toutes parts dès sa séparation de l'ectoderme. Elle reçoit par sa partie postérieure l'artère hyaloïdienne, se continue en arrière avec la capsule vasculaire du corps vitré (oculo-pie-mère invaginée) et avec celle du globe de l'œil (oculo-pie-mère non invaginée). Lorsque l'iris est développé (huitième semaine), les vaisseaux capsulo-pupillaires, qui viennent des vaisseaux hyaloïdiens, s'anastomosent avec ceux de l'iris au niveau de son orifice pupillaire (cercle de Mascagni). Tout ce système, développé en vue de la croissance du cristallin et de l'humeur vitrée, a disparu vers le huitième mois de la vie fœtale.

7° Développement des paupières. — Les *paupières* naissent vers le deuxième mois (Ammon) sous la forme d'un repli circulaire du derme qui entoure le globe de l'œil vers la région équatoriale de cet organe. Ce bourrelet augmente rapidement de dimensions en haut et en bas de sorte que l'ouverture qu'il limite, d'abord circulaire, prend la forme d'une fente transversale.

Ainsi ébauchées, les deux paupières marchent à la rencontre l'une de l'autre et s'unissent par leurs bords libres entre le troisième et le quatrième mois (Donders, Schweigel-Seidel), pour ne se séparer que vers la fin de la vie fœtale.

Les *glandes de Meibomius* se développent vers la fin du quatrième mois sous la forme de bourgeons épithéliaux qui s'enfoncent du bord libre des paupières dans la profondeur de ces voiles.

Les *cils* prennent naissance d'une façon analogue et suivant le procédé connu du développement des poils.

8° Développement de l'appareil lacrymo-nasal. — Les *glandes lacrymales* se développent à la façon des glandes salivaires, c'est-à-dire qu'elles proviennent de bourgeons épithéliaux, qui partent de l'épithélium de la conjonctive et s'enfoncent dans la profondeur (quatrième mois). Ces bourgeons végètent et de leurs proliférations arborescentes résultent les culs-de-sac glandulaires qui se groupent en lobules. Les troncs des bourgeons deviennent les canaux excréteurs.

Le *canal lacrymo-nasal* a donné naissance à quelques divergences. On admet généralement, avec Coste, que ce conduit consiste, à l'origine, en une gouttière intermédiaire au bourgeon nasal externe et au bourgeon maxillaire supérieur, gouttière qui s'étend de l'œil à la fossette nasale correspondante et se convertit en canal vers le milieu du douzième mois par rapprochement et soudure de ses bords. Il en résulte un canal qui existe entre le sac lacrymal et le canal nasal. Pour expliquer la bifidité des conduits lacrymaux, qui se développent en même temps et aux dépens de la même formation, il faut admettre que, près de l'œil, le sillon lacrymal se divise en deux branches, ou bien supposer que les conduits lacrymaux se développent des paupières vers le sac lacrymal par suite d'une double invagination canaliculaire de l'épithélium du bord libre des paupières.

ŒIL PINÉAL

La *glande pinéale* ou *épiphyse* dont, au point de vue anatomique, il suffira de rappeler ici la situation à la partie postérieure du ventricule

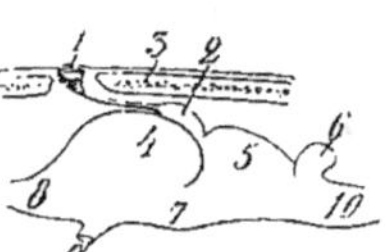

Fig. 7.
Encéphale de la *Lacerta agilis*,
vu de profil (Peytoureau).

1, vésicule optique; — 2, épiphyse; — 3, pariétaux; — 4, hémisphères cérébraux; — 5, lobe optique; — 6, cervelet; — 7, infundibulum; — 8, lobe olfactif; — 9, nerf optique; — 10, moelle.

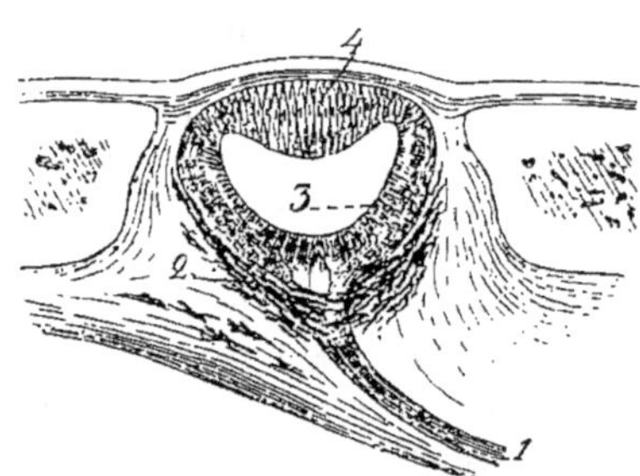

Fig. 8.
Œil pinéal de la *Lacerta ocellata*.

1, nerf pinéal; — 2, cellules pigmentaires (choroïde); — 3, rétine; — 4, cristallin.

moyen entre les deux tubercules quadrijumeaux antérieurs, est intéressante en ophtalmologie parce qu'elle ne serait autre chose qu'un œil avorté — *œil pinéal*. Chez certains vertébrés inférieurs, en effet, la glande pinéale se présente comme une longue tige qui, dirigée en haut et en avant, sort du crâne par un trou percé dans les pariétaux et se termine sous l'épiderme par un renflement un peu aplati. Ce renflement est constitué histologiquement par un cristallin et une cavité remplie de liquide, que circonscrit une rétine avec des bâtonnets et des traînées de pigment. Le pédoncule enfin offre tous les éléments d'un nerf.

PREMIÈRE PARTIE

PAUPIÈRES

CHAPITRE PREMIER

ANATOMIE ET PHYSIOLOGIE DES PAUPIÈRES

ANATOMIE

Les *paupières* sont constituées par des replis membraneux présentant une surface antérieure cutanée et une surface postérieure muqueuse, cette dernière en rapport avec le globe oculaire. La *supérieure* s'étend jusqu'au sourcil, l'*inférieure* jusqu'à un sillon transversal qui la sépare de la joue. Les deux se réunissent en dedans et en dehors pour former les *angles interne* et *externe* de l'œil.

Chacune d'elles comprend *deux parties* : l'une *tarsienne*, partant du bord libre et allant à peu près jusque vers le milieu de la surface membraneuse, l'autre, *orbitaire*, allant de l'extrémité de la précédente jusqu'au rebord orbitaire.

Leurs *bords libres* limitent la *fente palpébrale*, longue de 25 à 30 millimètres. Ils sont taillés en biseau aux dépens de la face interne pour la paupière supérieure, de l'externe pour l'inférieure. Ils présentent deux lèvres, l'une antérieure sur laquelle se voient les rangées des cils, l'autre postérieure où émergent les orifices des glandes de Meibomius. Dans l'occlusion, les bords libres s'accolent. A la partie interne de ces bords se trouve le *tubercule lacrymal* qui porte le *point lacrymal* ou ouverture du *canalicule lacrymal*.

L'*angle interne* ou *grand angle* circonscrit un espace appelé *lac lacrymal* limité par la portion des bords libres située en dehors des tubercules. On y trouve une petite saillie, portant quelques poils fins : la *caroncule lacrymale*. Plus en dehors est un repli muqueux, semi-lunaire, à concavité regardant l'œil, formé par la conjonctive.

L'*angle externe* ou *petit angle* se trouve sur un plan plus élevé que l'interne ce qui donne à la fente palpébrale un certain degré d'obliquité variable suivant les individus et surtout suivant les races.

Les paupières se composent de divers plans superposés qui comprennent en allant d'avant en arrière : 1) peau ; 2) tissu conjonctif ; 3) muscle ; 4) tissu cellulaire ; 5) tarse ; 6) conjonctive.

PEAU. — Elle est très mince et offre néanmoins très appréciables les trois couches superposées : *a*) couche superficielle ou cornée ; *b*) couche moyenne avec cellules dentelées ; *c*) couches profondes avec cellules cylindriques. Elle présente à sa surface des poils très fins avec des bulbes pileux et des glandes sébacées et sudoripares.

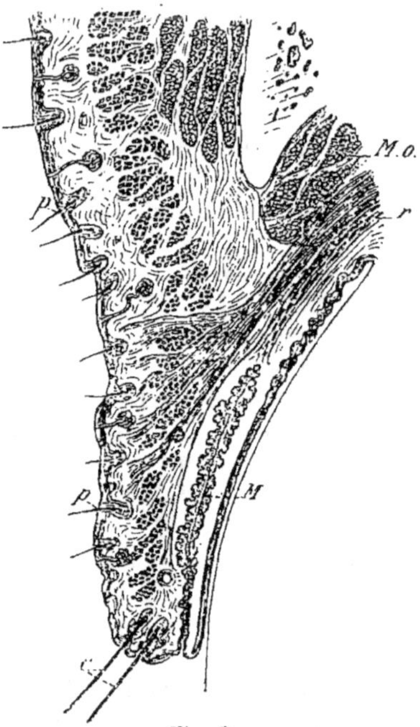

TISSU CONJONCTIF. — Fin, lamelleux, lâche, il sert de trait d'union entre la peau et la couche musculaire.

MUSCLE. — L'*orbiculaire* forme cette couche. Très mince, disposé en sphincter autour de l'orifice palpébral, il se divise en trois portions ou zones concentriques : 1° orbitaire ou extra-palpébrale ; 2° intra-palpébrale ; 3° ciliaire ou lacrymale.

La *portion extra-palpébrale*, qui dépasse le bord orbitaire, s'attache aux bords supérieur et inférieur d'une petite bandelette fibreuse, *ligament palpébral interne*, qui lui sert de tendon, *tendon direct de l'orbiculaire* et qui se fixe en dedans à la crète lacrymale de l'apophyse montante ; elle s'insère en outre au bord interne de l'orbite au-dessus et au-dessous de ce tendon. De là les fibres se portent en dehors, les supérieures en haut, les inférieures en bas, pour se réunir en dehors de l'angle externe de l'œil en formant un cercle presque complet.

La *portion palpébrale*, plus mince et située dans l'épaisseur des paupières, s'attache en dedans au tendon direct. En dehors, au lieu de se confondre entre elles, comme pour la zone précédente, les fibres supérieures et les inférieures s'attachent aux deux bords d'un *ligament*

Fig. 9.

Coupe sagittale de la paupière supérieure.

p, peau, — *c*, cils ; — M, glandes de Meibomius ; — Mo, muscle orbiculaire ; — *r*, tendon du releveur.

palpébral externe de façon qu'il y a en réalité deux muscles palpébraux, l'un supérieur, l'autre inférieur.

La *portion ciliaire* est formée par un faisceau mince, longeant le bord libre et allant de la crête lacrymale de l'unguis et du ligament palpébral interne au ligament palpébral externe. Une partie de ces fibres n'arrive pas jusqu'à ce ligament et se termine à la peau du bord libre. Le faisceau de ces fibres attaché à la crête lacrymale de l'unguis et adhérent à la partie réfléchie du ligament palpébral interne (tendon réfléchi de l'orbiculaire) a reçu le nom de *muscle de Horner*.

L'orbiculaire est en rapport avec le frontal, le sourcilier, les insertions supérieures des releveurs superficiel et profond qu'il recouvre. Par la portion de son tendon réfléchi, formant le *muscle de Horner;* il est en rapport avec le sac lacrymal.

La portion orbitaire sert à plisser la peau des paupières. La zone palpébrale en abaissant la paupière supérieure et élevant l'inférieure favorise leur occlusion. Enfin la portion ciliaire par son épanouissement sur le sac lacrymal sert à le dilater quand elle se contracte.

Tissu CELLULAIRE. — Une couche de *tissu cellulaire* se trouve entre l'orbiculaire et le tarse.

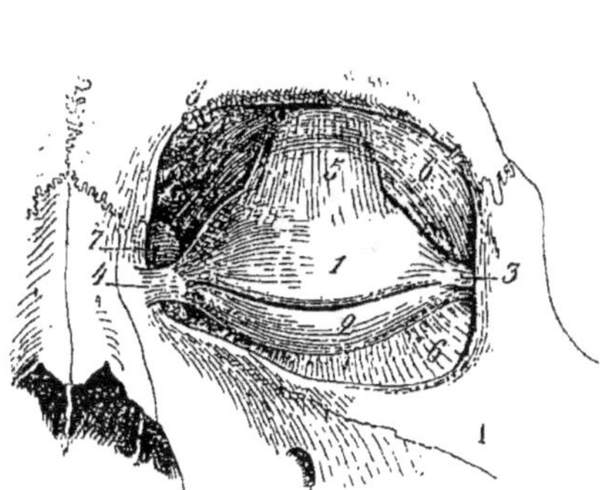

Fig. 10.
Les tarses et leurs ligaments.

1, tarse supérieur; — 2, tarse inférieur ; — 3, ligament latéral externe; — 4, ligament latéral interne; — 5, tendon du releveur de la paupière; — 6, septum orbitalis; — 7, sac lacrymal; — 8, vaisseaux et nerfs sus-orbitaux.

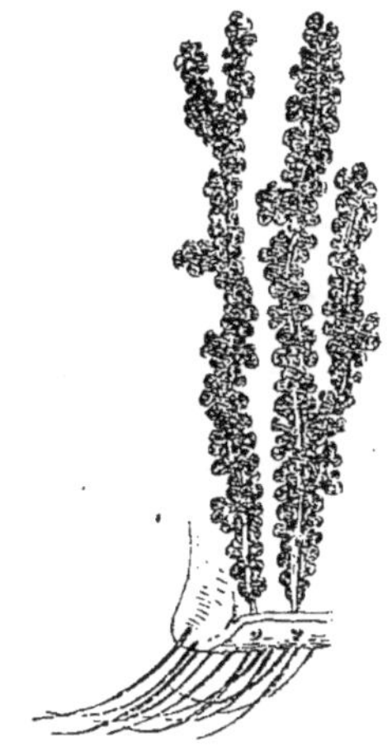

Fig. 11.
Trois glandes de Meibomius.

TARSE. — Le *tarse* est, d'après Sappey, un fibro-cartilage formé d'une lame fibreuse, souple, flexible. D'après Waldeyer, il est formé par un tissu conjonctif, compact et résistant. Celui de la paupière supérieure, semi-lunaire a 9 millimètres de hauteur; celui de la paupière inférieure a une hauteur moitié moindre. Leur face postérieure est adhérente à la conjonctive tandis que leur face antérieure est en rapport avec l'orbiculaire. Leur bord orbitaire, très mince, est rattaché au rebord osseux par des lames fibreuses, ligaments larges, et à la paupière supérieure il donne insertion au tendon du releveur. Leur bord libre, épais, adhère à la peau du bord libre de la paupière. Leur extrémité interne s'attache au tendon direct de l'orbiculaire, l'externe au rebord orbitaire externe par un épanouissement fibreux (fig. 10).

Le tarse contient les glandes sébacées de Meibomius. Au nombre de 30 à 40 pour la paupière supérieure, de 20 pour l'inférieure, elles sont placées parallèlement entre elles et perpendiculairement au bord libre des paupières qui, sur sa lèvre postérieure, présente les ouvertures de leurs canaux excréteurs (fig. 11).

CONJONCTIVE. — La *conjonctive*, très adhérente au tarse dans sa portion palpébrale, sera décrite dans le chapitre spécial qui la concerne.

Les CILS sont des poils roides recourbés en haut pour la paupière supérieure, en bas pour la paupière inférieure et implantés sur la crête

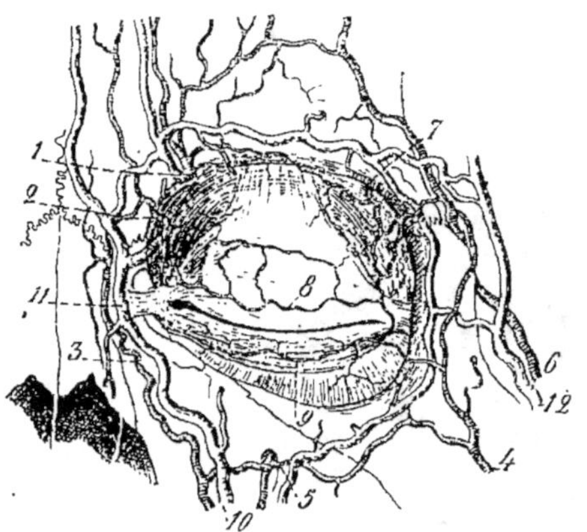

Fig. 12.
Vaisseaux des paupières.

1, artère et veines sous-orbitaires; — 2, artère nasale anastomosée avec 3, l'artère angulaire; — 4, artère malaire; — 5, artère sous-orbitaire; — 6, artère temporale superficielle; — 7, artère lacrymale; — 8, artère palpébrale supérieure; — 9, artère palpébrale inférieure; — 10 et 11, veine faciale; — 12, veine temporale superficielle.

formée par le rebord du biseau du bord libre des paupières. Chaque cil naît d'ordinaire dans un follicule spécial. Au nombre de 100 à 120 par paupière et rangés avec plus ou moins de régularité, ils sont entourés d'une série de glandes sébacées.

Les ARTÈRES sont nombreuses. Il y a : 1) les *palpébrales internes* qui naissent de l'ophtalmique et sont destinées au bord libre des paupières.

Un peu au-dessus du tendon orbiculaire elles se séparent en *inférieure* et *supérieure*, se placent entre le cartilage tarse et le muscle orbiculaire, et marchent parallèlement au bord libre à la distance de 3 millimètres environ ; 2) les *palpébrales externes* qui proviennent de l'artère temporale ; 3) les *palpébrales supérieures* venant de la sus-orbitaire ; 4) les *palpébrales postérieures* fournies par les musculaires supérieures et inférieures (fig. 12).

Les VEINES, accompagnant les artères, sont ou sous-cutanées et se rendent à la veine faciale, ou sous-conjonctivales et vont se déverser dans la veine ophtalmique.

Les LYMPHATIQUES vont aux ganglions maxillaires, parotidiens, préauriculaire.

Nerfs. — Les nerfs sensitifs sont fournis par la cinquième paire. Les nerfs moteurs dépendent de la septième paire pour l'orbiculaire, et de la troisième pour le releveur de la paupière.

PHYSIOLOGIE

Les paupières exécutent deux ordres de mouvements : l'un volontaire, l'autre inconscient. Le premier est celui que nous faisons quand nous fermons ou ouvrons les yeux. Le second est constant, instinctif et est constitué par le mouvement incessant de nos paupières, c'est le *clignement*. L'abaissement est dû à l'orbiculaire, l'élévation au releveur.

Les paupières sont des organes protecteurs de l'œil qu'ils mettent à l'abri des corps étrangers, d'une lumière trop vive.

Leurs mouvements instinctifs répandent à la surface du globe les liquides sécrétés par les divers appareils glandulaires de la conjonctive, et par conséquent maintiennent la surface de la cornée en état de lubréfaction permanente.

Les cils protègent l'œil contre les petits corpuscules de l'atmosphère, les poussières. En même temps ils absorbent une très grande quantité de rayons lumineux.

CHAPITRE II

ANOMALIES CONGÉNITALES

I. — COLOBÔMES DES PAUPIÈRES

Le développement des paupières, disent Lannelongue et Ménard, peut être troublé à toutes ses phases. S'il est arrêté dès le début, il en résulte une *ablépharie* complète ou partielle. L'absence des paupières peut être associée à deux états différents du globe de l'œil; tantôt il est à nu sans aucun organe protecteur (*lagophthalmos congénitale*), tantôt il est recouvert par le tégument externe qui passe au-devant de lui sans présenter aucune trace de fente palpébrale (*cryptophthalmos*).

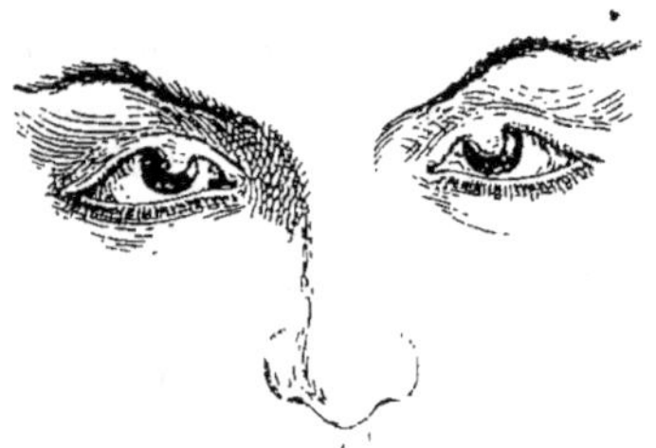

Fig. 13.
Colobômes des paupières.

Les deux paupières déjà formées au lieu de se désunir au septième mois, peuvent rester soudées l'une à l'autre par leurs bords (*ankyloblé pharie congénitale*).

Si le développement de la conjonctive est imparfait et subit un arrêt ou un retard dans son évolution, le globe de l'œil reste anormalement soudé aux paupières (*symblépharie congénitale*).

Parfois encore l'accroissement des paupières ne se fait pas dans le sens transversal, il en résulte une étroitesse de l'ouverture palpébrale (*blépharophimosis congénital*).

Enfin les paupières présentent une division congénitale, qui suivant les cas résulte d'une imperfection dans la réunion de la fente fronto-maxillaire au niveau de l'orbite (*colobôme branchial des paupières*) ou bien se rattache à un trouble de développement des paupières survenu postérieurement à la fermeture de cette fente fronto-maxillaire (*colobôme palpébral proprement dit*).

1° Colobôme branchial des paupières. — Suivant le degré de la malformation on constate sur la paupière inférieure, au niveau ou en dehors du point lacrymal, une encoche plus ou moins profonde à laquelle fait suite un sillon d'aspect cicatriciel qui descend dans le sillon naso-génien jusque sur la lèvre supérieure. Autrement, au lieu d'un simple sillon cutané labial, naso-génien et palpébral on trouve une longue et profonde ouverture entre le nez et la joue. La partie interne de la paupière fait défaut, sa partie externe est développée, mais déviée en bas. Enfin la fissure fronto-maxillaire traverse l'orbite et la partie externe du sourcil, la fente embryonnaire étant restée béante dans toute sa longueur.

2° Colobôme palpébral proprement dit. — Cette division anormale peut occuper n'importe quel point de l'une ou de l'autre paupière ; son siège de prédilection se trouve sur la paupière supérieure, dans sa moitié nasale, nullement en regard de la fente fronto-maxillaire. On a vu deux colobômes sur une seule paupière supérieure, rarement les deux paupières du même œil sont affectées, plus souvent il existe un colobôme bilatéral et symétrique des deux paupières supérieures.

Le colobôme n'est pas une simple fissure de la paupière ; cette membrane subit une perte de substance, et en réalité la malformation consiste en une échancrure véritable plus ou moins large et profonde du bord palpébral. Sa hauteur est de un à trois ou quatre millimètres, sa largeur intéresse le quart, le tiers, la moitié de la longueur de la paupière. Son bord est arrondi, mi-partie cutané et muqueux, dépourvu de cils. Nous en avons publié un exemple[1].

Le colobôme palpébral est souvent associé à une autre lésion congénitale de l'appareil oculaire (dermoïde de la cornée et de la conjonctive).

Pour Lannelongue et Ménard, la théorie des adhérences amniotiques rend compte de la formation du colobôme palpébral ; dans aucun fait, toutefois, on n'a trouvé de traces évidentes de ces adhérences.

Les opérations auxquelles il sera parfois nécessaire d'avoir recours pour corriger ces difformités congénitales ne diffèrent pas essentiellement de celles que réclament les difformités analogues acquises, dont il sera ultérieurement question.

(1) Despagnet, Colobôme congénital des paupières supérieures, *Recueil d'Ophtalmologie*, 1887, p. 471.

II. — FISTULE EMBRYONNAIRE DE LA PAUPIÈRE SUPÉRIEURE

Les *fistules congénitales de la fente fronto-maxillaire* sont extrêmement rares ; Launcelongue et Ménard n'en connaissent qu'un cas. Il s'agit d'un enfant de douze ans chez lequel depuis la naissance se faisait un écoulement séreux intermittent par un petit orifice situé près du centre du tiers interne de la paupière supérieure ; on y pouvait introduire une sonde de petit calibre ; trois ou quatre poils environnaient cet orifice. Ce dernier étant venu à s'oblitérer après un traumatisme, le trajet fistuleux se transforma en un kyste.

III. — ÉPICANTHUS

C'est une difformité congénitale formée par un repli de la peau semi-lunaire, à concavité externe qui couvre l'angle interne de l'œil et s'avance plus ou moins sur les paupières. Sa base d'implantation est assez étendue et va de la racine du nez au rebord orbitaire.

Le nez paraît toujours aplati, soit par effet physique, soit qu'il y ait altération de ses os propres. Le larmoiement est constant.

Cette malformation est binoculaire. Ammon seul a publié le cas d'un épicanthus monoculaire. On lui a attribué le plus souvent une origine syphilitique héréditaire et dans ce cas on a signalé la coexistence de l'ozène.

Certains auteurs décrivent un *épicanthus acquis*. Nous ne saurions

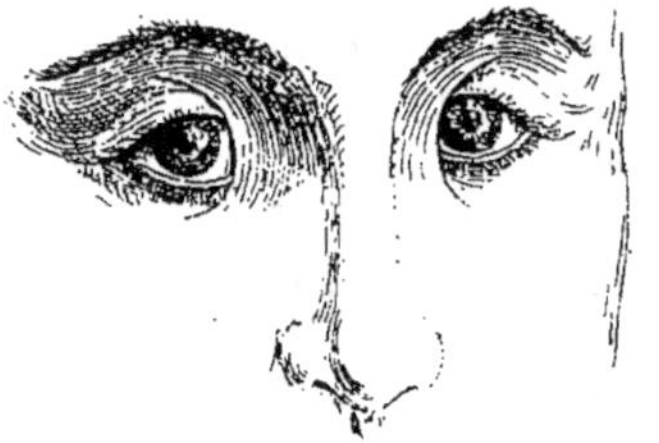

Fig. 14.

appeler ainsi des brides cicatricielles plus ou moins étendues, consécutives d'ordinaire à des brûlures.

Pour remédier à cette difformité on pratique la *rhinorrhaphie* d'Ammon (voir *Chirurgie des paupières*).

CHAPITRE III

LÉSIONS TRAUMATIQUES DES PAUPIÈRES

I. — BLESSURES

Les *blessures des paupières* ont une gravité qui varie suivant leur étendue, leur siège et l'irrégularité des bords de section. Elles peuvent produire de simples piqûres, des sections ou des déchirures.

La simple *piqûre* n'amène de conséquence fâcheuse qu'autant qu'après avoir traversé la paupière, l'instrument qui l'aura produite aura piqué le bulbe.

Les blessures horizontales par *section* malgré leur profondeur guérissent facilement et sans déformations. Celles qui ont intéressé le ligament suspenseur et détaché le tendon du releveur produisent le ptosis. Dans ce cas on doit aller à la recherche du tendon et le suturer avec le tarse.

Les blessures faites par *contusion*, qui ont produit des déchirures profondes, peuvent ne pas se réunir par première intention et amener des déformations (*ectropion*).

Mais de toutes les blessures des paupières, les plus graves sont les verticales qui intéressent le bord libre. En effet, si on n'intervient pas immédiatement avec le plus grand soin pour réunir exactement les bords sectionnés, on a dans la suite des difformités telles que l'irrégularité et la bosselure des bords avec trichiasis, ou bien même un colobôme, et, si c'est dans l'angle interne que le bord libre est atteint, on a des éversions des points lacrymaux et un larmoiement consécutif.

En règle générale, quelle que soit la blessure, il faut bien la laver avec une solution de sublimé puis en suturer les bords. Si la plaie est déchirée, on en régularise les lèvres autant que possible, et on la suture également. Même dans les plaies anciennes on tente aussi la réunion. En tout cas, nous devons par une antisepsie rigoureuse éviter la suppuration, qui, par la perte de substance qu'elle produit et les cicatrices profondes qu'elle amène, provoque toujours une déformation de la paupière.

Enfin il ne faut jamais négliger de faire un examen attentif de la conjonctive que le traumatisme a pu intéresser afin de prévenir, si on le peut, les cicatrices vicieuses (*symblépharon*).

II. — BRULURES

Les *brûlures* peuvent n'intéresser que les cils, le bord libre, ou une certaine surface de la paupière sur une plus ou moins grande profondeur. Elles sont produites par des agents très variés : une étincelle, une allumette, l'eau bouillante, une explosion de gaz, un éclat de pétard, les produits chimiques, etc., etc.

Leur gravité dépend de leur étendue et de leur profondeur.

L'ectropion cicatriciel et le symblépharon en sont les conséquences habituelles.

Les corps gras antiseptiques : vaseline boriquée ou iodoformée et les pansements occlusifs forment la thérapeutique du début. Plus tard on remédiera par des opérations appropriées aux déformations produites.

III. — CORPS ÉTRANGERS

Le tissu fin et lâche du bord orbitaire des paupières se prête admirablement à la pénétration des *corps étrangers* qui peuvent être des éclats de métal, de pierre, des grains de plomb, etc., etc.

Le corps étranger peut traverser la paupière en entier et se loger dans les culs-de-sac conjonctivaux. Doué d'une force moindre de projection, il fait à la conjonctive une blessure trop étroite pour la traverser et reste dans la paupière. Il se forme alors un trajet fistuleux du corps étranger vers le cul-de-sac et des bourgeons nombreux qui se développent dans la muqueuse en recouvrent l'orifice. Cet état détermine une irritation permanente contre laquelle tous les moyens thérapeutiques échouent jusqu'à ce qu'une exploration attentive avec un stylet mousse de la masse bourgeonnante permette d'en découvrir et d'en supprimer la cause.

Dans d'autres cas, le corps étranger n'intéresse pas la conjonctive, il se loge dans la paupière et s'y enkyste. Suivant sa nature et sa forme, il restera indéfiniment sans provoquer d'accident ; parfois, au contraire, il migrera à travers les tissus et viendra à certain moment faire saillie sous la muqueuse qu'il ne tardera pas à ulcérer. Il provoque alors une inflammation du bulbe, quelquefois même des éraillures de la cornée pour lesquelles on restera impuissant malgré toute thérapeutique. On pensera d'autant moins au corps du délit, que sa pénétration est déjà ancienne et que le malade peut en avoir totalement perdu le souvenir.

L'un de nous a publié en 1881 dans le *Recueil d'ophtalmologie*, l'observation d'un jeune homme qui présentait un cas semblable. En luxant la paupière supérieure nous avons aperçu sous la muqueuse un petit corps noir, dur, légèrement saillant. Après avoir incisé la conjonctive, nous l'avons attirée avec une pince et qu'elle n'a pas été notre surprise de rencontrer un œillet de soulier.

Donc dans toute éraillure de la cornée, ou toute inflammation persistante et localisée de la conjonctive, il est prudent, afin d'éclairer le diagnostic, de luxer la paupière supérieure pour en pratiquer l'examen, car souvent la palpation extérieure ne fournit aucun indice de la présence du corps étranger.

CHAPITRE IV

LÉSIONS INFLAMMATOIRES DES PAUPIÈRES

Dans la description des inflammations palpébrales, nous suivrons l'ordre anatomique, commençant par étudier les affections de la peau, puis celles de la couche cellulaire sous-cutanée, celles du bord libre, des muscles et du tarse, pour finir par les altérations qui intéressent simultanément toutes les parties constitutives des paupières.

I. — DERMATOSES PALPÉBRALES

Il sera question successivement de l'eczéma, l'herpès, l'érysipèle, le zona, l'orgeolet, le furoncle, l'anthrax, le phlegmon, la pustule maligne.

1° ECZÉMA. IMPETIGO

L'eczéma localisé des paupières est, la plupart du temps, la conséquence d'une hypersécrétion qui déborde le bord palpébral et s'écoule au dehors, causée soit par une altération des voies lacrymales, soit par une inflammation des conjonctives. Dans certains cas, il se produit à la suite d'une névrite de la cinquième paire quelle qu'en soit l'origine.

Il peut affecter deux formes différentes qui ne sont que deux degrés plus ou moins avancés de son évolution. Tantôt la peau des paupières, sans être modifiée dans sa coloration, est recouverte d'écailles épidermiques qui se desquament. La sécheresse apparente de la surface disparaît si l'on facilite la chute de ces éléments.

Tantôt, au contraire, la desquamation est achevée et la peau est rouge et luisante, d'autant plus qu'on se rapproche du bord palpébral.

Dans tous les cas, la peau subit une rétraction qui attire le bord libre au dehors. La déviation du point lacrymal et le larmoiement qui s'ensuivent exagèrent l'eczéma.

Le traitement qui réussit le mieux consiste à saupoudrer les paupières soit avec de l'acide borique porphyrisé, du calomel ou de l'oxyde de zinc. Les compresses trempées dans des solutions astringentes pourront parfois donner de bons résultats. Enfin, chez certains individus qui éprouvent trop de réaction par l'emploi des poudres, on pourra employer les mêmes substances mélangées avec la vaseline.

Il va sans dire que si la peau a été ulcérée et qu'elle soit recouverte de croûtes, on doit préalablement les enlever après ramollissement par l'application de cataplasmes.

Si les points lacrymaux sont trop déviés on devra en agrandir l'ouverture pour rétablir le cours normal des larmes.

L'*impetigo* des paupières n'est que la conséquence de la même affection généralisée de la face ou du cuir chevelu. Les ulcérations de la peau qu'il produit, et les croûtes qui les recouvrent, amènent très rapidement l'ectropion.

Le même traitement que pour l'eczéma simple doit être appliqué dans ces cas. On obtiendra une modification rapide des ulcérations en les touchant de temps en temps avec un crayon de nitrate d'argent pur ou mitigé.

2° HERPÈS

L'*herpès palpébral* est assez fréquent. Il est toujours d'origine fébrile. Comme sur les autres parties du corps, il se présente sous forme de vésicules plus ou moins confluentes situées sur le trajet des filets nerveux. Après leur éclosion, ces vésicules donnent issue à un liquide séreux qui, en se desséchant, forme des croûtes sur toute la surface envahie.

Les symptômes physiques, qui parfois accompagnent l'herpès des paupières, peuvent en imposer par leur intensité et faire croire à une affection plus ou moins grave de la paupière et même de l'œil. Il n'est pas rare, en effet, de voir la paupière fortement œdématiée avec la peau rouge, luisante, tendue. Quelquefois même la conjonctive est le siège d'un chémosis. Le ganglion préauriculaire est toujours engorgé et douloureux à la pression. Enfin les malades accusent des névralgies plus ou moins violentes dans toutes les branches du trijumeau.

Le diagnostic à l'œil nu est dans certains cas assez difficile au début. Mais en explorant la paupière avec la loupe, il est aisé de constater l'existence des vésicules.

Le traitement de l'herpès des paupières consiste localement à saupoudrer tout le territoire envahi, soit avec de la poudre d'acide borique, soit avec le calomel. A l'intérieur on prescrira quelques légers laxatifs et le sulfate de quinine.

3° ZONA OPHTALMIQUE

On donne ce nom à une variété de *zona* se développant sur la moitié du front et de la tête et se compliquant de lésions oculaires. C'est là une manifestation cutanée et oculaire d'une névrite de la cinquième paire, dont l'existence est bien démontrée par le siège des lésions sur le trajet des filets nerveux et par les douleurs violentes dans tout le territoire qui reçoit cette innervation.

Les symptômes en sont très caractéristiques. L'élément principal en est la douleur qui accompagne l'évolution du zona, le précède et le suit durant plusieurs semaines et même plusieurs mois. Avant l'éruption, toute la zone atteinte est le siège d'une hyperesthésie qui fait rapidement place à une anesthésie complète, malgré la douleur violente accusée par les malades. Cette anesthésie persiste plus ou moins longtemps après la période aiguë.

Enfin, apparaissent par poussées successives, le long des trajets nerveux, des plaques rouges, érythémateuses, produisant une sensation de cuisson, de brûlure. Sur ces plaques se forment bientôt des vésicules tantôt confluentes, tantôt discrètes. Elles ne dépassent jamais la ligne médiane de la tête et apparaissent de préférence plus nombreuses sur l'aile du nez, la portion interne des paupières, le front dans le trajet du sus-orbitaire. Trois ou quatre jours après leur formation, ces vésicules éclatent et laissent s'écouler un liquide, séreux d'abord, qui devient ensuite purulent. En même temps la cupule formée par la vésicule déchirée s'agrandit, se réunit peu à peu aux voisines de façon à former des ulcérations assez larges qui se recouvrent de croûtes noirâtres et qui laisseront des cicatrices indélébiles.

La durée d'évolution du zona ophtalmique est de quatre à cinq semaines.

La diathèse arthritique, goutteuse, y prédispose. Un traumatisme, le froid le déterminent. On l'observe de préférence chez les personnes âgées.

Les complications oculaires du zona se produisent toujours à la période floride. Dans quelques cas très rares on les a observées à sa terminaison. Elles siègent presque toutes dans le segment antérieur de l'œil, mais de préférence sur la cornée. Il se fait une *kératite épithéliale* d'abord, sous forme de vésicules qui bientôt éclatent et donnent lieu à un ulcère irrégulier, superficiel, qui gagne peu à peu en profondeur et peut amener la perforation de la membrane. Une infiltration interstitielle assez étendue et très épaisse l'accompagne. La réaction est peu vive d'ordinaire, et la réparation extrêmement lente. La cornée entière est anesthésiée.

Cette insensibilité existe aussi sur la conjonctive qui est injectée et donne une sécrétion catarrhale avec larmoiement abondant qu'explique l'irritation du nerf lacrymal.

La kératite se complique assez souvent d'iritis, mais sans caractère particulier.

On a aussi publié comme consécutifs au zona ophtalmique des cas d'irido-choroïdite, de névrite optique, d'atrophie de papille, de paralysie des nerfs moteurs. Mais ce sont là des exceptions, et la complication commune reste la kératite avec ulcération.

La thérapeutique varie suivant le symptôme que l'on veut combattre. Contre l'éruption du début on fera usage des poudres absorbantes dont on saupoudrera la peau. On donnera la préférence à l'acide borique porphyrisé. Lorsque les vésicules auront éclaté, on apportera le plus grand soin à la désinfection en lavant souvent la région avec une solution de sublimé à 1/1500.

Pour combattre la douleur on fera usage du sulfate ou du valérianate de quinine, du chloral, des injections morphinées, des vésicatoires. Dans certains cas extrèmes, on pourra même avoir recours à la section ou à l'élongation du sus-orbitaire et du nasal.

A la dernière période, pour rétablir la sensibilité cutanée, on fera de l'électrothérapie à courants continus.

Dans les complications oculaires, il ne faudra pas perdre de vue qu'il existe une parésie des nerfs ciliaires, les troubles nutritifs de la cornée en sont la meilleure preuve, et que nous devons éviter toute médication qui pourrait l'exagérer. C'est ainsi, qu'à moins d'iritis, nous nous garderons de prescrire l'atropine, et si les menaces d'adhérences iriennes nous y obligent, nous prescrirons simultanément les instillations d'éserine pour en contre-balancer l'action parésiante sur les nerfs ciliaires.

Dans les cas d'ulcères cornéens, les instillations d'éserine, les pommades antiseptiques à base d'iodoforme ou d'acide borique, les fomentations chaudes sous forme de compresses ou de douches de vapeur doivent former la base du traitement.

Mais nous avons parlé de la lenteur de la cicatrisation de ces ulcères. Quand la réaction sera peu vive, pour exciter leur réparation on pourra faire des cautérisations tous les jours ou tous les deux jours avec une solution de nitrate d'argent au 1/40 dont on neutralisera immédiatement l'excès avec une solution saturée de chlorure de sodium. Enfin, dans certains cas atoniques, on devra avoir recours à la cautérisation ignée.

4° ÉRYSIPÈLE

L'*érysipèle des paupières* est toujours simultané avec celui de la face et présente les mêmes symptômes que sur les autres parties du corps. Son étude n'offre d'intérêt spécial que par les complications locales qu'il peut provoquer. C'est que sa nature infectieuse trouve dans cette région un terrain éminemment favorable pour sa propagation.

Il est naturel d'observer des blépharites, des conjonctivites, car l'œdème considérable des paupières, provoqué par l'érysipèle, amène un boursouflement des bords libres qui retentit sur les follicules pileux et atteint les bulbes ciliaires dans leur nutrition. Cette même exagération du volume des voiles palpébraux entraîne leur occlusion, de sorte que les conjonctives sécrétant anormalement par suite des phénomènes congestifs, dont elles sont le siège, subissent une irritation permanente par le contact des liquides qui ne peuvent se déverser à l'extérieur. Il est tout naturel alors de voir survenir des inflammations du sac lacrymal avec suppuration.

Mais les véritables complications directes de l'érysipèle de la face et des paupières sont celles qui peuvent résulter des phlegmons des paupières ou de l'orbite. Le phlegmon se développe soit pendant, soit après l'érysipèle. Il peut être localisé aux paupières ou envahir tout l'orbite. C'est à la suite de la propagation de l'infection au tissu cellulaire des paupières ou de l'orbite qu'il se produit, propagation qui trouve sa voie dans les lymphatiques ou la veine ophtalmique et qui quelquefois même, poursuivant sa marche, gagne les méninges.

Quand il est localisé aux paupières, il peut, par compression, provoquer des ulcérations de la cornée ou une inflammation de l'iris. Quand, au contraire, le tissu cellulaire de l'orbite est envahi, fortement œdématié, distendu, il produit, en outre, l'exophtalmie, et, étranglant en quelque sorte le nerf optique dans sa terminaison, il l'atrophie. En 1881, l'un de nous a publié dans le *Recueil d'ophtalmologie*, un cas très intéressant de ce genre.

Le phlegmon peut exister avec ou sans suppuration. C'est-à-dire que, dans certains cas, l'œdème et l'infiltration du tissu cellulaire entrent dans la période de résolution sans donner lieu à une production de pus d'une manière apparente, car s'il existe, il se résorbe sur place. Dans d'autres cas, au contraire, la suppuration devient très abondante et provoque des douleurs très violentes tant qu'elle n'a pu se faire jour à l'extérieur. Parfois alors on a vu survenir la phlébite des veines frontales et temporales pouvant se communiquer au sinus caverneux. Dans ce cas le pronostic devient très grave, car il peut se déclarer subitement une thrombose des sinus dont les symptômes caractéristiques : délire, convulsions, coma, sont les avant-coureurs d'une fin prochaine.

Quand l'infection a dépassé le trou optique, la méningite, qui d'ailleurs est assez fréquente dans l'érysipèle de la face, vient compliquer la scène et déterminer du côté de l'œil des phénomènes nouveaux tels que : névrite optique, paralysies musculaires.

Le traitement de l'érysipèle des paupières est le même que celui de l'érysipèle de la face : Saupoudrer les paupières avec de la poudre d'amidon ou mieux de la poudre d'acide borique, si l'affection est en pleine évolution ; si on assiste à son début, essayer de l'enrayer par des badigeonnages avec du collodion ou des lavages avec une solution de sublimé au millième ; à l'intérieur, prescrire soit un vomitif, soit un purgatif et le sulfate de quinine.

Mais notre rôle devient plus important si les complications oculaires ou orbitaires surviennent. Une pensée doit dominer notre thérapeutique, celle, le phlegmon déclaré, d'enrayer sa propagation et d'empêcher le plus possible l'étranglement de l'œil. Aussi pensons-nous qu'il y a grand avantage, malgré l'absence de tout signe de fluctuation à ouvrir de bonne heure la cavité orbitaire pour permettre des lavages antiseptiques. Ce débridement, par le seul fait de la déplétion sanguine qu'il produira, amènera une détente dans les phénomènes inflammatoires et diminuera d'autant les chances de compression des nerfs optico-ciliaires. Si, malgré tout, il se produisait des altérations du côté de la cornée et de l'iris nous devrions instituer le traitement ordinaire de chacune d'elles.

5° ORGEOLET — FURONCLE — ANTHRAX

L'*orgeolet* est une petite tumeur rouge, douloureuse, dure, développée dans une des glandes sébacées du bord libre des paupières. Elle tire son nom de sa forme qui est celle d'un grain d'orge. Son évolution a de quatre à six jours de durée. Elle se termine par suppuration ou résolution.

Les symptômes de l'orgeolet varient suivant la partie de la paupière où il siège. Plus il se rapproche de l'angle externe, plus l'affection a une apparence de gravité. Cela tient au passage à ce niveau de la plupart des vaisseaux des paupières qui, par le fait de l'orgeolet, subissent un certain degré de compression et amènent par suite une infiltration séreuse du voisinage.

En effet, le gonflement des paupières, qui toujours l'accompagne, est d'ordinaire localisé à son pourtour. Il devient général si l'orgeolet est situé près de l'angle externe.

La conjonctive correspondante s'injecte. Quand l'œdème palpébral est général, il y a chémosis.

Parfois le ganglion préauriculaire est engorgé et douloureux au toucher.

L'orgeolet peut avoir deux terminaisons : ou il suppure et le pus s'ouvre un passage par la peau ou la conjonctive, ou il s'enkyste et forme un *chalazion*.

La blépharite ciliaire, la conjonctivite catarrhale chronique, toute cause enfin qui entretient l'irritation du bord libre des paupières facilite l'apparition des orgeolets.

Le lymphatisme, l'anémie, la convalescence d'une affection aiguë, tout état physiologique entrainant une modification nutritive générale, tel que : la grossesse, la parturition, l'allaitement y prédisposent.

L'orgeolet simple ne présente pas de grandes difficultés de diagnostic. En effet, quel que soit l'œdème palpébral, si l'on promène le doigt sur l'étendue de la paupière on arrive toujours sur un point plus empâté, douloureux à la pression, qui est le siège de la glande enflammée.

Mais l'orgeolet de l'angle externe, accompagné de l'œdème général des paupières avec chémosis séreux et engorgement ganglionnaire, peut en imposer et faire croire à une affection plus grave. On peut penser à une ophtalmie purulente au début; l'absence de toute sécrétion et l'apparition lente des phénomènes physiques suffisent pour établir le diagnostic différentiel. Enfin le toucher de la paupière qui sera toujours indolore, si ce n'est dans un point, donnera un signe précieux.

On pourrait aussi prendre cet état pour une inflammation de la glande lacrymale, mais la dacryadénite amènerait un empâtement douloureux surtout dans la partie supérieure de la paupière et se continuant sous le rebord orbitaire externe et supérieur. Dans l'orgeolet, l'empâtement existe près du bord libre et diminue vers la région orbitaire.

Le traitement du début doit être abortif : cautérisation de la peau avec un crayon de nitrate d'argent, pulvérisations phéniquées ou applications de gâteaux de coton hydrophile trempés dans une solution phéniquée à 1/100.

Si malgré ces précautions l'orgeolet évolue, il faut hâter sa marche par l'application de compresses chaudes émollientes ou de cataplasmes que l'on fera le plus antiseptiques possible, c'est-à-dire on délayera la fécule dans une solution d'acide phénique ou de sublimé et on enveloppera la pâte dans de la gaze à l'iodoforme ou au salol.

Enfin, quand l'orgeolet sera à maturité, on pratiquera l'incision et on fera des lavages au sublimé.

Cette affection a une tendance très marquée aux récidives. Pour les prévenir, il faut soigner le bord ciliaire dont le mauvais état est la cause la plus fréquente de sa venue, s'assurer de l'intégrité des fonctions lacrymales, qui, mal accomplies, entretiennent l'irritation ciliaire. Enfin, s'il y a lieu, il faut modifier l'état général.

Au point de vue anatomo-pathologique le *furoncle* et l'*anthrax* ont absolument les mêmes caractères que l'orgeolet. Ils n'en diffèrent que par l'étendue des lésions. Le *furoncle* englobe à la fois plusieurs glandes du bord libre et l'*anthrax* est constitué par l'apparition simultanée de plusieurs furoncles sur le même point. Cliniquement les symptômes physiques qu'ils présentent sont donc toujours plus graves que ceux de l'orgeolet. Ici, l'œdème palpébral est toujours très prononcé;

l'empâtement très étendu peut occuper la paupière entière ; le chémosis est très intense et recouvre l'œil presque en entier. Les ganglions sont toujours engorgés.

Il faut se hâter de débrider largement pour éviter le sphacèle de la paupière et faire des lavages soit à l'acide phénique, soit au sublimé, et maintenir en permanence un pansement aussi antiseptique que possible après avoir saupoudré d'iodoforme toute la paupière.

6° ABCÈS. — PHLEGMON

L'*abcès* ou *phlegmon des paupières* s'observe à la suite de contusions, de blessures avec ou sans pénétration de corps étrangers, ou consécutivement à des inflammations du sac lacrymal et des parois osseuses constituant l'orbite.

On peut le rencontrer après l'érysipèle de la face ou certaines fièvres éruptives.

Il est plus fréquent chez les enfants et occupe plus spécialement la paupière supérieure.

Dans certains cas, la suppuration, qui a débuté dans la paupière supérieure, fuse à travers les tissus, développe l'inflammation de proche en proche et gagne la paupière inférieure.

Le gonflement anormal de la paupière, les douleurs vives dont elle est le siège, la coloration rouge, luisante et l'amincissement de la peau, la fluctuation, constituent la symptomatologie de cette affection.

Le phlegmon de la paupière peut être confondu, s'il est accompagné de chémosis, avec l'ophtalmie purulente, mais l'absence de sécrétion conjonctivale établira le diagnostic différentiel.

Enfin, on peut le prendre pour un abcès du sac. Le siège bien limité de la fluctuation, difficile parfois à saisir dans le dacryocystite, la douleur provoquée par la pression dans l'angle interne au niveau du tendon de l'orbiculaire permettront d'éviter toute confusion. D'ailleurs nous avons dit que la suppuration du sac peut, dans certains cas rares, amener sa perforation non pas à l'extérieur mais en haut ou latéralement, et s'ouvrir une voie dans le tissu cellulaire des paupières, d'où phlegmon consécutif.

Il faut toujours ouvrir et assez largement le phlegmon des paupières, mais l'incision doit être faite de façon à laisser le moins possible de traces apparentes, c'est pour cela qu'on la pratiquera toujours dans le creux orbito-palpébral, après s'être préalablement bien assuré de la position du globe. On devra parfois avant d'atteindre les points suppurés introduire une sonde à bord mousse qui écartera le tissu cellulaire et ouvrira un passage au pus.

On fera ensuite des lavages antiseptiques en ayant bien soin d'éviter de pousser brusquement le liquide dans la cavité orbitaire. Un pansement antiseptique et compressif que l'on renouvellera plusieurs fois par jour avec les injections achèveront la guérison. Si la suppuration est trop profonde, on placera un drain dans la plaie.

Si l'incision répugne trop au patient, on se résoudra à la remplacer par un séton fait avec du crin de Florence et couvert d'un pansement compressif.

Dans le cas où le phlegmon a eu pour point de départ la pénétration d'un corps étranger, il est bien entendu que son extraction doit être tentée en premier lieu.

De même dans les cas de dacryocystite, on doit ouvrir largement le sac et rétablir la perméabilité des voies lacrymales.

Enfin dans le cas d'ostéite ou de périostite, l'état de l'os doit régler notre conduite; il ne faut pas hésiter à débrider largement pour faire un raclage, s'il est utile, et pour extraire le sequestre que l'exploration a fait reconnaître.

7° PUSTULE MALIGNE

La *pustule maligne* peut se développer sur les paupières. On l'observe chez les personnes en rapport avec les animaux, ou leurs débris : bouchers, équarrisseurs, tanneurs, préparateurs des os, etc., etc. Elle est provoquée par l'inoculation de la bactéridie charbonneuse.

Ses symptômes sont typiques. Une vésicule apparaît sur la peau. Elle est implantée sur un noyau induré, de couleur foncée, parfaitement limitée d'abord ; peu à peu elle s'étend. Son pourtour est marqué par une série de vésicules à contenu liquide, sanguinolent. Bientôt la vésicule centrale s'ulcère et met à découvert une ulcération brunâtre qui gagne graduellement les parties voisines détruites par la gangrène.

De nature essentiellement infectieuse, cette affection a une virulence telle que l'économie entière ne tarde pas à être infectée et que l'apparition des phénomènes généraux, frisson, fièvre, prostration, est rapide.

Aussi faut-il se hâter d'intervenir en coupant à l'infection la route des voies lymphatiques. Pour cela il faut au delà de la zone d'induration creuser une tranchée profonde au thermocautère, puis on fait sur la pustule des applications constantes de gâteaux de coton hydrophile trempées dans une solution de sublimé à 1/500. Depuis la découverte de Davaine et les recherches de Pasteur, on essaye de tuer la bactéridie sur place. Les substances employées sont la teinture d'iode et l'acide phénique en injections hypodermiques et en potions à l'intérieur. Les injections sont faites dans le bourrelet œdémateux et sous l'escarre. En même temps, on relève autant qu'on peut l'état général du malade par le sulfate de quinine et les préparations cordiales.

II. — MALADIES DU TISSU CELLULAIRE

1° ŒDÈME DES PAUPIÈRES

Le tissu cellulaire des paupières est d'une texture tellement lâche qu'il se prête à merveille aux infiltrations de toutes sortes, et, plus que toutes autres, les collections séreuses s'y produisent facilement.

L'œdème des paupières peut avoir une origine inflammatoire ou infectieuse. C'est celui que l'on rencontre dans la plupart des phlegmasies palpébrales, oculaires ou orbitaires, ou celui qui se produit à la suite d'un traumatisme ou d'une piqûre d'insecte. On peut enfin l'observer à la suite d'une injection dans les voies lacrymales par infiltration du liquide dans le tissu cellulaire. L'exploration attentive de la région, la recherche des antécédents sur le début de l'affection éclaireront le diagnostic.

L'œdème consécutif à une phlébite mérite une mention particulière à cause de sa gravité. Les accidents inflammatoires qui l'accompagnent sont des plus violents; il provoque des phénomènes généraux rapidement inquiétants et qui rendent le pronostic très sombre.

Dans tous les cas que nous venons de signaler, l'œdème n'est qu'un des symptômes d'une lésion locale ou de voisinage.

Il est encore un autre œdème qualifié d'*idiopathique* par les auteurs, alors qu'il est parfaitement *secondaire*, mais la lésion primitive qui le produit est plus ou moins éloignée et d'ordre général. C'est l'œdème palpébral que l'on rencontre chez les albuminuriques, les cardiaques, les strumeux, à la suite de l'anasarque, de la fièvre scarlatine. Il est l'indice de troubles circulatoires ou hématiques généraux au même titre que l'œdème des extrémités.

Ici aucun caractère phlegmasique, mais un gonflement uniforme de la peau avec sa teinte pâle et un certain degré de transparence. C'est une sorte de bouffissure à degré variable suivant les individus et la cause qui la produit. A peine prononcé, l'œdème fait disparaître les plis palpébraux. L'impression digitale persiste. Parfois très exagéré, il forme de véritables bourrelets et même des poches semi-fluctuantes.

La difficulté des mouvements palpébraux est en raison directe du développement de l'œdème, mais quel que soit son volume, il n'est jamais douloureux s'il n'est d'origine inflammatoire ou traumatique.

Le traitement doit être institué suivant l'étiologie. La cause est-elle locale, c'est à elle qu'il faut s'attaquer et, en la modifiant avantageusement, on voit graduellement les paupières reprendre leur état normal.

La cause, au contraire, est-elle d'ordre général, malgré tous les soins institués, l'œdème reste très rebelle et est d'un mauvais pronostic. Néanmoins c'est à la thérapeutique générale qu'il faut avoir recours et suivant les cas, les reconstituants, le régime lacté, les diurétiques en formeront la base.

Localement on pourra faire des lotions astringentes, ou mieux une compression douce, méthodique, continue, que l'on pratiquera toutes les nuits. Elle fera s'épandre aux environs la sérosité épanchée et soutiendra les paupières dont elle rétablira la flaccidité.

2° EMPHYSÈME

L'introduction de l'air localisée dans le tissu cellulaire des paupières, sans solution de continuité des téguments externes, constitue cette affection.

L'*emphysème palpébral* se rencontre dans la plupart des fractures des os du nez, de l'orbite ou de la base du crâne et se produit le plus souvent en même temps que la lésion osseuse, dans d'autres cas beaucoup plus tard. Mais ce sont là des faits assez rares, tandis qu'il est des emphysèmes que l'on observe assez fréquemment. Ils sont consécutifs au catéthérisme des voies lacrymales. Le passage de la sonde, mal exécuté ou pénible, a déchiré la muqueuse. Si, immédiatement après, le malade fait dans l'action de se moucher un fort mouvement d'expiration, l'air, à travers le canal nasal, peut pénétrer par la déchirure de la muqueuse et s'infiltrer dans la paupière.

Mais il est un autre mode de provoquer volontairement l'emphysème dans le but de simuler une affection grave. On l'observe chez les marins, les soldats, les prisonniers. Fontan en a publié des observations très intéressantes. Il suffit de passer une paille entre une canine supérieure et la gencive que l'on éraille en poussant fort la paille comme pour la faire pénétrer dans les tissus. Puis on retourne l'autre extrémité que l'on place entre les lèvres et on souffle dans ce chalumeau d'un nouveau genre. Si la muqueuse gingivale a été suffisamment lacérée, la joue et les paupières augmentent rapidement de volume et on les distend autant qu'on le désire.

C'est subitement dans tous les cas que se déclare l'emphysème. Il forme une poche plus ou moins volumineuse, d'ordinaire mollasse. La couleur de la peau n'est pas modifiée. Il n'y a ni augmentation de température ni douleurs. L'impression des doigts ne persiste pas.

Le crépitement particulier que l'on ressent à la pression de la poche est pathognomonique de l'affection. Il est produit par la migration de l'air à travers les mailles du tissu cellulaire.

Parfois l'air infiltré pénètre plus profondément et vient se placer sous la conjonctive. On aperçoit alors en abaissant la paupière inférieure de véritables poches, d'aspect kystiques, transparentes, formées par les bulles d'air emprisonnées.

Dans le cas de fracture osseuse, l'emphysème se complique parfois d'ecchymoses et de pénétration d'esquilles dans les tissus palpébraux. Alors l'élément douleur peut apparaître. Il en est de même quand cette affection n'est pas localisée aux paupières et a gagné l'orbite. Il peut aussi alors se produire de l'exophtalmie.

L'emphysème palpébral est une affection bénigne qui disparaît assez rapidement et même de façon spontanée. Néanmoins pour hâter la sortie de l'air infiltré, une compression méthodique sera utile. On devra recommander aux malades, pour éviter toute infiltration nouvelle, de ne point faire de grands efforts d'expiration.

3° ECCHYMOSE

Les *extravasations sanguines* de la paupière sont le plus communément d'ordre traumatique direct. Elles ne présentent alors que peu d'importance et n'offrent aucune gravité. Comme toutes les ecchymoses elles passent par les trois phases caractéristiques au point de vue de la coloration de l'épanchement : rouge noir, rouge violacé, jaune.

Parfois elles se produisent à la suite de blessures profondes de l'orbite. Elles sont beaucoup plus accusées. Le sang épanché forme sous la conjonctive des bourrelets recouvrant le bulbe. Il faut, dans ces cas, bien examiner le globe oculaire, s'assurer que ses mouvements sont possibles en partie. Un débridement sera nécessaire si on juge l'épanchement trop intense et que l'on craigne un désordre oculaire par compression.

Les ecchymoses peuvent aussi, mais rarement, être spontanées. On les observe en même temps sous la peau et la conjonctive, à la suite d'un effort violent (toux, éternuement, moucher).

Enfin on a, de tout temps, fait jouer un rôle capital aux ecchymoses palpébrales dans les cas de fracture de la base du crâne. On les qualifie de *symptomatiques*. Nous pensons que si l'épanchement sanguin commence par la paupière, il perd énormément de sa valeur diagnostique, car il peut, dans ce cas, résulter d'une simple contusion directe. Pour avoir l'importance pathognomonique qu'on lui accorde dans la fracture de la base du crâne, il faut que l'ecchymose apparaisse d'abord sous la conjonctive. C'est là une condition que Maslieurat-Lagemard a bien mise en évidence.

Dans des cas exceptionnels, l'ecchymose très abondante donne lieu à un *hématome*, véritable kyste à paroi très fine formé par le tissu cellulaire condensé et offrant le caractère spécial de souvent guérir spontanément par résorption.

Le traitement des ecchymoses se réduit presque à l'expectation, car c'est spontanément ou à peu près qu'elles se résorbent. Toutefois comme elles donnent, par leur aspect, du souci aux malades on pourra, pour leur tranquillité, leur prescrire des lotions astringentes. Les ablutions chaudes en congestionnant la région amènent une suractivité circulatoire qui sera d'un bon effet. Enfin la compression pourra être avantageusement employée. Mais nous répétons que tous ces moyens ne sont que de faibles adjuvants, le temps seul fait œuvre utile.

III. — MALADIES DU BORD LIBRE

1° BLÉPHARITE CILIAIRE

Toute inflammation du bord libre des paupières porte le nom de *Blépharite*. Elle peut être primitive. Les glandes nombreuses du bord palpébral, glandes sébacées, sudoripares, de Meibomius, follicules pileux, s'enflamment et forment de véritables adénites. Ou bien ce n'est que secondairement qu'elle se développe. Ainsi, après une conjonctivite chronique, la phlegmasie se propage et gagne d'autant mieux le bord ciliaire qu'il est déjà fortement irrité par toutes les sécrétions de la muqueuse malade. Ailleurs, et ceci est le cas le plus commun, ce sont les voies excrétoires des larmes qui fonctionnent mal, donnent lieu à un larmoiement qui déborde les paupières, et enflamme leurs bords. Dans d'autres cas enfin, la peau des paupières est la première atteinte, par exemple d'un eczéma, qui en gagnant le bord libre attaque les bulbes ciliaires.

De même que la blépharite peut avoir plusieurs origines, de même elle peut présenter des degrés variables d'intensité. On peut les ramener à trois :

L'inflammation ne dépasse pas la couche dermique au pourtour des bulbes pileux, elle n'intéresse pas les glandes, c'est la forme dite *pityriasique*.

Elle est plus profonde, les follicules, les glandes sudoripares, sébacées, y prennent part ; on a la forme appelée *glandulaire*.

Enfin le système glandulaire en entier est atteint, le bord libre enflammé dans toute son épaisseur est notablement augmenté de volume ; il s'agit de la *blépharite hypertrophique ou déformante*.

1° BLÉPHARITE PITYRIASIQUE. — Elle est caractérisée par une desquamation du derme à la base des cils. La peau légèrement turgescente est recouverte de pellicules minces, pulvérulentes, qui cachent parfois de petites excoriations qui, mises à nu, sont enduites d'une légère couche liquide séro-purulente. Ces pellicules adhèrent assez fortement à la peau ; quelquefois elles s'agglutinent à la base des cils et les recouvrent même sur une certaine étendue. Si on examine la surface malade à la loupe, on aperçoit disséminées au pourtour et entre les cils, de petites vésicules, qui, en éclatant et se desséchant, forment les divers éléments que nous venons de signaler : pellicules, excoriations et liquide. Si l'affection se prolonge, les excoriations gagnent les couches plus profondes et bientôt les glandes sébacées, les bulbes pileux sont intéressés.

Un des premiers symptômes physiques du pityriasis des paupières est la démangeaison qu'accompagne sans tarder un picotement non seulement du bord libre mais aussi de la conjonctive, non pas tant parce que cette dernière s'enflamme par propagation que parce que les pellicules pénètrent entre le bulbe et la paupière et jouent le rôle de corps étranger. La photophobie est constante, et de tous les phénomènes de cette affection elle est peut-être le plus gênant. Enfin tout travail d'application devient pénible, impossible. Il y a de l'asthénopie. Quant aux cils reposant d'une part sur un derme altéré, d'autre part comprimés et gênés dans leur nutrition et par les vésicules et par les squames dermiques qui s'accumulent à leur base, ou sur leur trajet, ils deviennent fragiles, cassants ; la moindre traction, un simple frottement les entraine et les fait tomber sans occasionner la moindre douleur.

2° BLÉPHARITE GLANDULAIRE. — Dans cette forme, les glandes sébacées, les bulbes pileux par place ou sur toute l'étendue du bord palpébral prennent part au processus inflammatoire. Toute la face antérieure du bord libre est rouge, luisante, tendue, boursouflée. Ici, le cil semble implanté sur une large vésicule, fortement saillante et si on l'arrache, ce qui se produit sans le moindre effort, on trouve souvent son extrémité entourée de pus. Là, chaque cil n'est plus indépendant et isolé ; ils sont réunis par paquet en pinceau et leurs bases se trouvent soudées par une croûte dure et épaisse. Cette croûte enlevée met à découvert une ulcération plus ou moins large et profonde, remplie de pus, où nagent les bulbes détruits avec leurs cils décolorés. Peu à peu chaque ulcération se réunit à sa voisine pour ne former qu'un ulcère simple dans toute l'étendue du bord libre. De-ci de-là quelques nouveaux cils étiolés réapparaissent pour tomber aussitôt.

Enfin la cicatrisation commence. Le tissu inodulaire rétracte la paupière en dehors, l'éloigne du bulbe, dévie par suite les points lacrymaux, et le larmoiement qui s'ensuit, joint aux hypersécrétions de la conjonctive enflammée, vient irriter et ulcérer de nouveau les parties qui commençaient à cicatriser.

3° BLÉPHARITE HYPERTROPHIQUE OU DÉFORMANTE. — La forme précédente envahit rapidement les glandes de Meibomius dont les canaux excréteurs s'ouvrent sur la face postérieure du bord libre. Dès lors toute l'épaisseur de la paupière se trouve altérée et forme un véritable bourrelet à bords arrondis, déjetés en dehors. Il y a lagophtalmos. Les ulcérations sont plus ou moins bien cicatrisées, mais la peau reste rouge, luisante. Quelques cils isolés, bien rares, se montrent çà et là. La conjonctive qui fait suite au bord libre est épaissie, flétrie, durcie. Les points lacrymaux béants n'absorbent plus, et les larmes qui séjournent dans le cul-de-sac et s'écoulent ensuite par-dessus la paupière exagèrent la conjonctivite qui gagne peu à peu le bulbe. En même temps le renversement de la paupière augmente, l'orbiculaire se contracture, il y a un véritable ectropion.

Cette série de phénomènes enlève aux yeux leurs moyens de protection et ils deviennent d'autant plus facilement irritables qu'ils se trouvent tout au voisinage d'un foyer inflammatoire. Aussi tout travail continu leur est-il impossible, et même il n'est pas rare de voir leur cornée devenir le siège de quelque lésion.

Dans les formes ulcérative ou hypertrophique, il est facile à la loupe, et même à l'œil nu, de se rendre compte de la transformation du cil, dont le volume augmente notablement, dont la couleur devient plus foncée, noirâtre, en même temps qu'il perd son élasticité et devient cassant.

Quant à la marche de la blépharite, quelle que soit sa variété, elle est essentiellement chronique. On n'observe pas en effet d'inflammation aiguë du bord libre. Elle a d'ordinaire un début insidieux, surtout la forme pityriasique que certains malades portent pendant des années sans en être incommodés sauf à certaines époques où se produit quelque exacerbation.

Nous avons parlé au début des causes locales qui y prédisposaient. Qu'il nous soit cependant permis d'insister à nouveau sur l'importance que jouent dans leur développement les altérations des voies lacrymales. Sans nul doute certaines personnes blondes, au teint clair, à la peau fine, les enfants lymphatiques, les personnes anémiées, convalescentes, les arthritiques sujets aux diverses affections cutanées, tous ceux enfin qui sont marqués de la misère physiologique ou qui négligent les règles élémentaires de la propreté, fournissent un terrain favorable à l'évolution de la blépharite; facilement un tissu dermique aussi fin que celui du bord libre s'enflamme et s'excorie; et à peine l'irritation commencée, les larmes plus ou moins irritantes du voisinage sont là pour tout exagérer et précipiter. Nous ne pensons pas toutefois que les larmes agissent seulement par leur propriété irritative, nous croyons que leur rôle à une autre importance. On a signalé dans les follicules pileux de certaines blépharites l'existence d'un champignon analogue à celui du favus et on a pensé qu'il devait se rencontrer dans tous les cas. Malheureusement il a fait défaut dans bon nombre d'exa-

mens. Ne serait-il pas plus logique d'admettre une infection microbienne facile à produire dès que commencent les excoriations; les
larmes qui charrient constamment en quantité les microbes plus ou
moins infectieux des culs-de-sac ne sont-elles pas les agents naturels de
sa propagation? La suppuration et les ulcérations de tout le système
glandulaire du bord libre ne viennent-elles pas à l'appui de cette hypothèse que justifient suffisamment d'ailleurs les bons effets de la thérapeutique essentiellement antiseptique que nous instituons?

La thérapeutique des blépharites varie suivant la variété de l'affection.
Cependant notre devoir d'abord est de poser le diagnostic étiologique si
possible, et sous les trois formes. Notre premier soin doit être de nous
rendre bien compte de l'état de la conjonctive et de l'intégrité des voies
lacrymales.

Cela fait, si nous avons à soigner la forme *pityriasique*, nous agirons
comme dans les eczémas en général, n'oubliant pas que dans l'intérêt
de la nutrition des cils, il y a lieu de les débarrasser en toute hâte des pellicules agglutinées à leur base. Pour cela on prescrira les lotions savon-
neuses ou l'emploi d'une solution alcaline, par exemple de sous-carbonate
de soude à 1/40°. Puis, la peau bien séchée, on la saupoudrera avec de
l'acide borique ou mieux du calomel.

Si les squames dermiques sont trop adhérentes et se détachent mal,
on conseillera une onction tous les soirs à la base des cils avec une pommade d'acide borique au 1/40°, ou mieux avec la pommade à base d'hydrargyre formulée comme suit :

Oxyde rouge d'hydrargyre.	0,10 centigrammes.
Acétate de plomb.	0,05 —
Vaseline.	10 grammes.

Ce traitement amènera une amélioration notable et même la guérison
si les excoriations sont peu accusées. Dans le cas contraire, il faudra
pratiquer quelques cautérisations une ou deux fois par semaine avec un
crayon de nitrate d'argent mitigé au tiers dont on neutralisera l'excès
avec une solution de chlorure de sodium.

Les crayons mitigés sont composés de nitrate d'argent et de nitrate de
potasse; leur titre est évalué par la proportion du sel d'argent qu'ils
contiennent.

Cette cautérisation faite avec méthode est très facile; mais il importe
de la bien faire, si l'on veut éviter les brûlures de la conjonctive très douloureuses, provoquées par les fusées du caustique dans l'intérieur des
paupières.

Pour la paupière supérieure il faut recommander l'occlusion de l'œil,
puis le rebord ciliaire légèrement mouillé, on promène une ou deux fois
le crayon tout à fait à la base des cils, et l'on passe par-dessus un pin-

ceau trempé dans la solution chloruro-sodique. Pour exécuter la même manœuvre sur la paupière inférieure sans craindre de voir le caustique toucher l'œil ou pénétrer sur la conjonctive, on prie le malade de tenir les yeux ouverts et de fixer un point quelconque en haut devant lui, la fixation supprime pour un instant le clignement palpébral et la cautérisation peut s'effectuer sans encombre.

Dans la forme *glandulaire*, on devra tout d'abord pratiquer l'épilation, car tous les cils enfouis dans les ulcérations et nageant dans le pus sont autant de corps étrangers qui entretiennent l'irritation. On la fera graduellement tous les trois ou quatre jours, place par place, et non en une seule séance, la réaction pouvant être trop violente. Les paupières devront être tenues dans un état de propreté parfait. Toutes les croûtes devront soigneusement être éliminées dès leur apparition. Pour que cela ne soit point douloureux on les ramollira préalablement soit par des lotions prolongées d'eau chaude, soit par l'application de cataplasmes.

Pour désinfecter les ulcères et stimuler leur réparation, on pourra les saupoudrer avec le calomel ou les enduire de la pommade à l'oxyde rouge. Tous les deux ou trois jours on pratiquera des cautérisations avec le crayon de nitrate d'argent mitigé à moitié ou aux deux tiers.

Comme cette affection est de très longue durée, il arrive qu'une certaine tolérance se produit, à certain moment, pour tous les médicaments. Très modificateurs au début de leur emploi, ils finissent par ne plus produire d'action, ou encore ils deviennent irritants. Il faut donc surveiller leurs effets et savoir les remplacer à temps. C'est ainsi que les pommades ne doivent jamais être employées plus de trois à quatre semaines. Quant aux cautérisations, elles sont sans effet ou bien même nuisibles après deux ou trois mois. On pourra alors les remplacer par des badigeonnages à la teinture d'iode ou à l'huile de cade.

On a depuis longtemps conseillé dans le traitement des blépharites les lavages avec une solution de sublimé à 1/2000. A cette dose l'action de cette substance doit être assez anodine. Nous l'avons depuis plusieurs mois employée sous une autre forme dans des cas très rebelles qui avaient résisté à tout autre traitement et en avons obtenu de très bons effets. Nous avons mélangé le sublimé à la glycérine, et l'avons employé en badigeonnages à la dose de 1/25°. Bien entendu il est indispensable d'empêcher la pénétration dans l'œil de cette solution et pour cela nous faisons prendre au malade la même attitude que pour les cautérisations en ayant soin de passer aussitôt du coton sur la paupière pour absorber l'excès du médicament déposé sur la peau. Ces attouchements sont faits tous les deux jours par le médecin, tandis que le malade se fait toucher chez lui avec une solution à 1/100. Traitées ainsi, nous avons, en quelques semaines, modifié profondément des blépharites soignées depuis plusieurs mois sans résultat par les autres méthodes.

Dans la variété *déformante*, on procédera comme dans la forme *glandulaire* en ayant soin, malgré la perméabilité des voies lacrymales, si elle existe, d'inciser le canalicule si l'on constate la moindre déviation de son ouverture. En même temps, on traitera les complications qui pourraient exister du côté de la conjonctive palpébrale ou bulbaire ou dans l'ensemble de la paupière, par exemple l'ectropion.

A l'intérieur suivant l'état général on prescrira les toniques, les préparations arsenicales.

Malgré les soins les plus assidus, toute blépharite a une durée relativement longue, deux ou trois mois, pour la *pityriasique*, six mois et au delà, pour la *glandulaire* et l'*hypertrophique*. Dans cette dernière, si l'on arrive à guérir complètement les ulcérations, on est impuissant à rendre sa forme primitive au bord libre qui reste toujours plus gros qu'à l'état normal. De même, les cils poussent rares et mal formés.

2° ALTÉRATIONS MORBIDES DES CILS

A propos de la blépharite ciliaire glandulaire, nous avons dit que le cil devenait beaucoup plus volumineux, plus noir, cassant, qu'il subissait en quelque sorte une variété d'*hypertrophie*. Mais nous avons aussi noté l'état inverse dans la blépharite déformante où les cils nouveaux qui poussaient sur le bord libre épaissi et recouvert de cicatrices, sont chétifs, étiolés, décolorés, et cela par vice de nutrition, le bulbe ciliaire et les quelques glandes sébacées non détruites étant emprisonnés et comprimés par le tissu inodulaire.

Il est encore d'autres modifications anatomiques du cil, résultant aussi d'une nutrition insuffisante provoquée, non par un état phlogistique, mais par un trouble d'innervation. C'est la *décoloration simple*. On trouve des individus dont les cils sur une portion de paupière, ou sur une paupière entière, ou sur les deux paupières du même côté, sont devenus blancs (*poliosis*). Le sourcil peut présenter la même altération. Parfois ce n'est que sur une portion du cil qu'on l'observe. Elle est le résultat de la perte du pigment. Pour déterminer l'action nerveuse de ces cas, on s'est basé sur les faits de *poliosis* survenant à la suite d'une ophtalmie sympathique ou d'un traumatisme de la région orbitaire.

L'*alopécie ciliaire* se rencontre à la période secondaire syphilitique ou à la suite du pityriasis rubrum et de la pelade. Contrairement à ce que l'on observe dans les blépharites ulcéreuses où les bulbes ont été détruits, ici le bord palpébral ne se trouve nullement modifié dans sa forme, son biseau est physiologique.

Le *développement anormal* des cils comme nombre et comme direction peut se présenter à la suite de certaines altérations pathologiques du bord libre de la paupière, ou à l'état congénital. Le *trichiasis* et le *districhiasis* avec ou sans ectropion est fréquent dans les conjonctivites granuleuses. Nous en ferons une étude spéciale. Mais il n'est pas rare physiologiquement, à l'état d'anomalie congénitale, de trouver une déviation partielle des cils vers l'intérieur de l'œil (*trichiasis partiel*). On l'observe aussi chez certaines personnes âgées, à la suite des rides prononcées de la peau. Enfin, congénitalement toujours on rencontre des districhiasis. Nous donnons depuis longtemps des soins à une famille dont tous les membres du sexe féminin de quatre générations présentent une double rangée de cils complète (*districhiasis*) des paupières inférieures.

Le traitement des différentes formes d'*atrophie* ou d'*hypertrophie* des cils à la suite d'ulcérations du bord libre est celui de la blépharite ciliaire. Dans le *poliosis* il sera nécessaire d'établir la cause de la névrite qui influence la nutrition et d'agir sur elle. Dans l'*alopécie* on instituera la thérapeutique de l'eczéma, de la pelade, ou de la syphilis suivant le cas.

Quant au traitement des rangées supplémentaires des cils, ou de leur déviation, nous nous en occuperons au chapitre spécial du *trichiasis*.

3° PARASITES DES CILS

On peut sur les poils des paupières ou des sourcils, observer tous les *parasites animaux* que l'on rencontre dans les autres parties du corps. Toutefois il nous semble utile de signaler la présence de l'un d'entre eux, la plus fréquente, à cause des erreurs de diagnostic qu'elle peut entraîner si l'on ne fait grande attention, erreur peu nuisible, il est vrai. Il s'agit des *pediculi pubis*. Signalés depuis Celse dans cette région, on les rencontre plus spécialement chez les habitants des pays chauds. Nous avons, il y a quelques années, eu l'occasion d'en observer un cas que nous avons publié précisément à cause de l'erreur de diagnostic dont il fut l'objet de la part des médecins qui l'examinèrent en même temps que nous. La base des cils et une portion de leur longueur étaient recouvertes de pellicules grisâtres faisant saillie, que l'on prit pour du pityriasis, d'autant plus qu'à l'œil nu on n'apercevait aucun mouvement insolite. Un examen à la loupe leva tous les doutes. D'ailleurs en détachant une des pellicules, on vit aussitôt le pédiculus s'agiter désespérément. Ce que l'on apercevait le long des cils, c'étaient les *lentes* que les parasites y avaient déposées. La confusion est d'autant plus aisée que la démangeaison existe dans les deux affections. Il est vrai que, dans la blépharite, le bord palpébral est rouge, boursouflé, tandis qu'il reste normal malgré les *pediculi*.

Nous avons dit que la confusion n'avait pas grande conséquence, car dans la blépharite nous prescririons ou le calomel, ou la pommade au précipité rouge qui auraient vite raison de ces hôtes désagréables. Cependant on s'en débarrassera plus aisément avec une solution de sublimé à 1/1000e.

4° ANOMALIES DES CILS. — TRICHIASIS. — DISTRICHIASIS

Le *trichiasis* est constitué par la direction vicieuse des cils qui poussent du côté du globe bien que le bord palpébral n'ait subi aucune déviation.

Si les cils sont distribués sur deux rangées dont l'une dirigée en dehors et l'autre en dedans, il y a *districhiasis*. Il peut même y avoir trois rangées.

Quand le trichiasis existe sur une assez grande étendue, il est facilement reconnaissable à l'œil nu, et on lui imputera aisément les symptômes inflammatoires que l'on aura constatés. Si, au contraire, il est partiel, qu'il n'y ait qu'un, deux ou trois cils déviés, ce qui est assez fréquent, il risque de passer inaperçu et on attribuera à toute autre cause les phénomènes accusés par le malade, erreur très préjudiciable, car le traitement, qu'on instituera, restera sans effet.

Ainsi, les cils balayant le globe oculaire produisent un larmoiement constant, de la conjonctivite, de la photophobie et plus tard une érosion épithéliale de la cornée qui très facilement peut s'infecter et se transformer en abcès. Enfin, il n'est pas rare de voir survenir le blépharospasme qui vient encore exagérer la déviation et aggraver les phénomènes inflammatoires.

Les rangées supplémentaires de cils sont congénitales et souvent héréditaires. Nous donnons depuis des années nos soins à une famille dont tous les membres du sexe féminin, à quatre générations, présentent cette anomalie.

Le trichiasis très limité peut aussi dater de la naissance, mais il est très rare. Le plus souvent il est acquis, et la conséquence d'une inflammation du bord palpébral. Les blépharites, par l'hypertrophie du bord libre qu'elles amènent, le produisent. Les conjonctivites à répétition, les orgeolets, par les modifications qu'ils apportent dans le follicule pileux, peuvent amener la déviation du cil. Toute irritation prolongée du bord libre y prédispose.

Le traitement consiste à combattre les causes qui provoquent la déviation des cils et à les redresser.

En premier lieu, il faut soigner toute inflammation pouvant retentir sur le follicule pileux.

Le trichiasis déclaré, on pourra arrêter les accidents qu'il amène par l'épilation. Malheureusement ce n'est là qu'un palliatif de courte durée. En effet, le cil ne tardera pas à repousser et à reproduire les mêmes accidents, car l'épilation ne conduit certainement pas, comme on l'a pensé, à l'atrophie du bulbe.

Si le nombre des cils déviés est peu nombreux, on pourra détruire leurs bulbes soit par l'électrolyse, soit par la galvanocaustie. Dans ce dernier cas, on place à froid, au niveau de l'émergence du cil, la pointe d'un fin fil de platine et, la paupière bien immobilisée, on fait passer le courant. Le fil rougit, s'enfonce dans la glande et la détruit. On appliquera encore avec succès l'excision d'un petit lambeau cutané dans le voisinage du bord libre et dans la partie correspondant aux cils déviés, mais le mieux sera encore d'appliquer quelques sutures de Gaillard. Dans ce but on saisit, très près du bord ciliaire, un repli de la peau de trois à quatre millimètres de hauteur, on le traverse avec une aiguille courbe munie d'un fort fil de soie et on la fait ressortir à cinq ou six millimètres du bord palpébral, en glissant sur le tarse et en comprenant dans l'anse les fibres musculaires. Puis on serre fortement de façon à former par sphacèle une bandelette cicatricielle dont la rétraction redressera les cils.

La même cicatrice peut être obtenue en traçant au-dessous des cils déviés une petite traînée au thermo-cautère.

Mais si le trichiasis ou le districhiasis occupent une large étendue, c'est à la transplantation du sol ciliaire qu'il faut avoir recours, par la méthode d'Arlt modifiée par de Graefe. On pourra aussi, comme l'a conseillé Streatfield, pratiquer l'évidement du cartilage tarse, opération beaucoup plus difficile, qui présente quelque danger (voir pour ces deux méthodes le chapitre spécial des *Opérations*).

CHAPITRE V

TUMEURS DES PAUPIÈRES

Les *tumeurs des paupières* sont des plus variées. Les auteurs en ont fait de très nombreuses classifications, les uns prenant pour base leur caractère bénin ou malin, les autres la consistance liquide ou solide de leur contenu. D'autres enfin n'ont compris dans cette dénomination que les altérations intéressant en partie ou en totalité l'épaisseur de la paupière et en ont détaché les tumeurs ou proliférations de la couche dermique, les tumeurs vasculaires. Pour nous, prenant le mot tumeur dans sa plus large acception clinique, nous désignerons sous cette dénomination, tout néoplasme ou toute hyperplasie des éléments normaux de la paupière.

Aussi dans notre division, continuerons-nous à prendre pour base les couches anatomiques. Nous décrirons :

Les *tumeurs de la peau* : verrue, papillômes, excroissance cornée, *nævi, lymphangiôme, éléphantiasis, fibrôme, xanthelasma ;*

Celles qui prennent naissance dans le *système glandulaire : kyste sébacé, millet, molluscum, kyste transparent du bord libre ;*

Celles se développant dans le *tissu cellulaire : chalazion, lipôme, gommes, cysticerque.*

Enfin nous étudierons les néoplasmes intéressant tout ou partie de l'épaisseur palpébrale : *épithéliôma, sarcôme, carcinôme.*

I. — VERRUE. — PAPILLÔME. — EXCROISSANCE CORNÉE

La *verrue* des paupières est assez fréquente. Son siège de prédilection se trouve sur le bord libre entre les cils. Elle est petite ou volumineuse, à large base d'implantation ou pédiculée. Sa coloration, beaucoup plus foncée que celle de la peau, est rouge noirâtre. Sa forme est arrondie, sa surface granuleuse, mais non fendillée. Elle s'excorie facilement et saigne avec abondance. On peut en rencontrer une ou plusieurs sur la même paupière.

Elle est formée aux dépens du tissu cellulaire de la papille dermique qui s'hypertrophie. En s'hyperplasiant, ce tissu se ramifie, et dans les interstices des papilles anciennes il peut s'en développer de nouvelles.

On peut s'en débarrasser de différentes façons : soit en étranglant le pédicule par un fil fortement serré qui produit au bout de quelques jours la chute de la verrue par nécrose ; soit en l'excisant et en touchant ensuite la plaie très légèrement au perchlorure de fer pour arrêter l'écoulement sanguin toujours très abondant. Mais il est de beaucoup préférable et moins douloureux d'enlever la verrue avec le thermocautère ou l'anse galvanique.

Le *papillôme* est constitué par l'hypertrophie de plusieurs papilles dermiques réunies. Il peut prendre un volume considérable et, comme la verrue, il est d'ordinaire localisé sur le bord libre. Il est toujours pédiculé et parfois pendant au-devant de la paupière. Sa surface est frisée, en chou-fleur. Elle peut former de véritables crêtes, séparées par de profonds sillons.

On procédera pour l'enlever comme nous l'avons indiqué pour la verrue.

Nous avons signalé la tendance des verrues aux excoriations, elle existe pour le papillôme. Le malade lui-même les produit souvent en se grattant. Aussi quand on les rencontre chez les personnes âgées, doit-on l'enlever avant que toute irritation ne se soit produite. A cet âge on a, en effet, une grande tendance aux hypertrophies épithéliales, et il n'est pas rare de voir les verrues, surtout celles qui ont une large base d'implantation, devenir le point de départ de proliférations plus étendues qui se transforment en véritables *épithéliomas*.

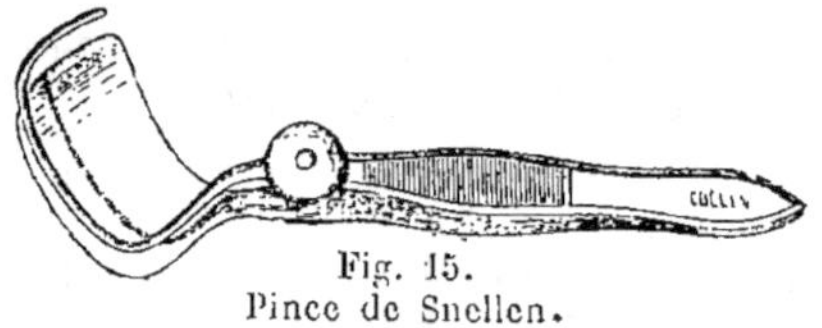
Fig. 15.
Pince de Snellen.

L'excroissance cornée est produite par une hypertrophie de toute la couche épidermique. Elle forme des *cornes* plus ou moins longues, peu épaisses, pointues ou étalées, de couleur jaune grisâtre, qui par leur poids peuvent, si elles sont implantées largement, produire l'ectropion de la paupière inférieure. Leur surface est fendillée, rugueuse. Souvent elles tombent d'elles-mêmes pour se reproduire. Ce ne sont pour nous que des verrues à développement exagéré. Elles sont rares. Schaw, Sœlberg, Wells en ont publié des cas remarquables. Nous avons eu également l'occasion d'en observer.

On leur applique le traitement des verrues.

II. — NŒVI MATERNI OU TUMEURS ÉRECTILES

Les *nœvi* sont constitués par l'hyperplasie des papilles dermiques accompagnée d'un développement et d'une dilatation exagérés des vaisseaux qui la traversent, de sorte que l'hypertrophie vasculaire devient l'élément principal de cette altération.

C'est sous la forme d'une tache d'un rouge plus ou moins vif et d'une étendue variable qu'ils se présentent. On les observe plus spécialement dans le voisinage de l'angle externe.

Ils sont artériels ou veineux. Les premiers d'un rouge beaucoup plus vif, parfois avec des battements manifestes, ont une tendance à s'accroître beaucoup plus grande que les seconds. Ils peuvent envahir toute la paupière en largeur et en épaisseur, parfois même faire saillie sous la conjonctive et gagner l'orbite. Ce sont alors de véritables *angiômes caverneux*.

Mais le plus communément les *nœvi* sont stationnaires et alors ne font aucune saillie. Ils ont parfois une tendance, très rare il faut le dire, à se flétrir et à disparaître spontanément. Ils sont congénitaux.

Dans leur traitement, il faut avoir pour but de favoriser l'oblitération des vaisseaux en provoquant une inflammation adhésive. Aussi, pour avoir plus de chances de réussite, est-il mieux d'intervenir de très bonne heure.

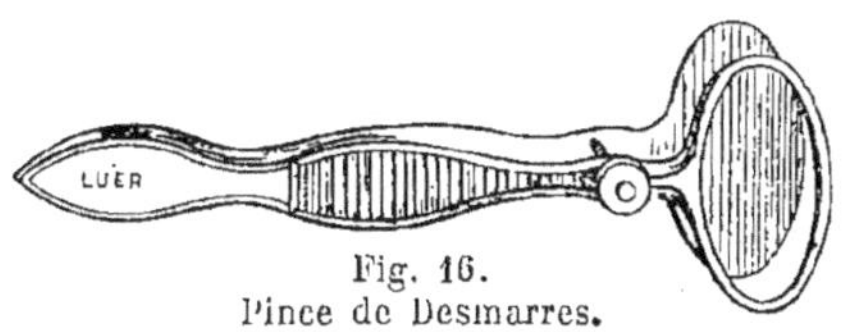

Fig. 16.
Pince de Desmarres.

La compression seule est d'ordinaire insuffisante. On a préconisé les injections de perchlorure de fer. Elles sont dangereuses dans cette région et ne sont pas toujours fidèles. On ne peut y avoir recours que si la tache a peu d'étendue. Dans ce cas, il ne faut pas oublier de fixer le nœvus dans une pince de Desmarres (fig. 16) ou de Snellen (fig. 15) pour empêcher la diffusion du liquide injecté.

On pratique souvent aujourd'hui la vaccination sur la peau de la tumeur. C'est là un procédé inoffensif, mais bien aléatoire dans ses résultats. Le développement des pustules, quand il survient, provoque une inflammation qui produit l'oblitération vasculaire.

On peut essayer d'étrangler la tumeur par différents procédés de suture. Si elle est peu étendue, on la traverse par deux aiguilles placées perpendiculairement l'une à l'autre, et les laissant en place, on les entoure par une ligature que l'on serre fortement.

Ou bien on passe à travers la base du nœvus un fil double dont on coupe l'anse ensuite, puis on lie séparément chaque moitié de la tumeur.

Liston, Luke préconisent de placer plusieurs ligatures successives et côte à côte, comprenant chacune une partie du nœvus avec ou sans la peau.

Dans ces dernières années, on a vanté les bons effets de l'électrolyse.

Mais nous pensons que le traitement de choix consiste dans l'ignipuncture appliquée avec le fin fil de platine du galvano-cautère.

Les cautérisations chimiques ne peuvent réussir que si le nœvus est très limité.

Dans les cas où les tumeurs érectiles prennent un accroissement considérable, on a tenté la ligature de la carotide du côté malade. Il est inutile de faire ressortir la gravité d'une pareille tentative qui, paraît-il, dans les cas heureux n'a pu même mettre à l'abri des récidives.

Enfin on peut essayer l'ablation totale du nœvus; mais, dans ce cas, il faut bien étudier si la perte de substance produite sera facile à combler, et si la déformation et les déviations qui peuvent en résulter ne seront pas plus préjudiciables que le *nœvus* lui-même.

III. — LYMPHANGIÔME DES PAUPIÈRES

Le *lymphangiôme* des paupières est une affection très rare; Lannelongue et Ménard en rapportent neuf observations. Dans quelques-unes l'origine congénitale a pu être établie et dans trois cas on a invoqué un traumatisme accidentel ou chirurgical.

Au microscope on trouve dans le tissu morbide des espaces de forme irrégulière assez analogues à ceux de l'angiôme caverneux; ils sont vides ou remplis par des coagula fibrineux contenant des globules blancs ou un mélange de globules rouges et de leucocytes. Ces espaces sont creusés dans le tissu cellulaire sous-cutané, dans les intervalles interfasciculaires des muscles palpébraux. Le tissu conjonctif est en même temps sclérosé, épaissi, il peut présenter en certains points des amas de cellules grises.

Si l'affection est peu étendue, limitée, on trouve sur le bord libre des paupières, près de l'angle interne, de petites grosseurs du volume d'un pois, à surface lisse, de couleur blanc rougeâtre, dont le contenu est un liquide transparent analogue à la lymphe.

Si la totalité des paupières est envahie, on a des paupières volumineuses, flasques, pendantes, analogues aux paupières œdémateuses, mais avec un empâtement manifeste. La peau n'est pas modifiée dans sa coloration, elle est lisse, épaissie, ses plis orbitaires sont effacés.

Le volume de l'éléphantiasis peut être si considérable que l'ouverture palpébrale en est obstruée.

Pendant toute la durée de son évolution, la région, soit spontanément soit à la pression, n'est le siège d'aucune douleur.

On a essayé (Broca) dans ces cas, mais sans succès, les injections de teinture d'iode. Le mieux est, quand le volume des paupières devient gênant pour la vue, d'enlever tout ou partie de ces tumeurs.

IV. — FIBRÔMES. — FIBRO-NÉVRÔMES

Sous le nom de *fibrôme* on désigne de petites tumeurs nettement circonscrites, de configuration variable, très résistantes, développées sans inflammation préalable, dans le tissu cellulaire de la couche dermique. Loin d'êtres saillantes, elles siègent dans la couche profonde de la peau et affectent plus spécialement de se développer aux dépens de la gaine des nerfs, d'où le nom de fibro-névrômes. Elles sont très douloureuses au toucher.

Elles ont une tendance à prendre un développement exagéré ; ce n'est que dans ces cas que nous devons intervenir par leur ablation qui présente quelques difficultés à cause de leur adhérence parfois étendue à la peau.

V. — XANTHÉLASMA

Cette affection est caractérisée par l'apparition de taches jaunes argileuses, de forme ovalaire, avec bords irréguliers, au niveau du ligament palpébral interne. Leur surface est d'ordinaire plissée, ridée. D'autres fois l'on constate plusieurs petits points jaunâtres, qui en se développant, se réunissent les uns aux autres pour former une plaque qui peu à peu s'élargit.

Le plus communément, c'est sur les deux paupières supérieures que ces taches se montrent à la fois, mais il n'est pas rare de les observer sur les paupières inférieures et dans des points symétriques. Leur marche plus ou moins rapide d'un côté ou de l'autre leur donne simplement une différence d'étendue.

Les opinions ont varié sur leur anatomie pathologique. Il est incontestable qu'il s'agit là d'une dégénérescence du tissu cellulaire hypertrophié et non d'une altération des glandes sébacées. Les recherches de Poncet ont démontré que les phénomènes principaux se passent dans la gaine des vaisseaux. En effet, notre confrère a trouvé les vaisseaux entourés de bandelettes de tissu conjonctif, séparés irrégulièrement les uns des autres par de gros éléments nouveaux, larges cellules pathognomoniques de la maladie, contenant souvent plusieurs noyaux isolés, à nucléoles multiples, au milieu de molécules d'une matière graisseuse spéciale au xanthélasma. A côté de ces cellules géantes il est possible de rencontrer tous les intermédiaires qui conduisent de la prolifération simple de l'endothélium du tissu cellulaire à l'altération la plus avancée. Mais la surcharge graisseuse ne s'accompagne pas de l'état régressif de l'élément entier, puisque les noyaux sont en voie de multiplication.

Par compression les glandes sébacées peuvent s'oblitérer et prendre à leur tour part au processus.

On a longuement discuté sur l'étiologie du xanthélasma. D'aucuns ont voulu y trouver la conséquence d'une affection organique et lui ont attribué des relations avec les altérations hépatiques. Si le hasard a voulu parfois faire rencontrer ces deux affections sur le même individu, il ne s'ensuit pas qu'il y ait là des rapports de cause à effet. Le plus communément on ne trouve aucun trouble hépatique chez les personnes qui portent des plaques de xanthélasma.

La disposition symétrique que les plaques offrent sur les paupières semble plutôt prouver son origine nerveuse d'ordre trophique.

On voit plus souvent le xanthélasma chez la femme que chez l'homme, et presque jamais, quand on l'observe aux paupières, on n'en rencontre sur les autres parties du corps.

Comme le xanthélasma a une marche relativement très lente et qu'il n'a que l'inconvénient de déparer les individus, il est tout naturel de le respecter. Si cependant les malades réclament une intervention, on peut pratiquer l'excision des plaques et placer ensuite plusieurs points de suture pour rapprocher les bords de la plaie, ou l'on fait une blépharoplastie si on la juge nécessaire. Mais il n'est pas démontré que cette opération mette à l'abri de la récidive du xanthélasma.

VI. — KYSTE SÉBACÉ

C'est une petite tumeur arrondie, lisse, indolente, d'aspect blanc jaunâtre, de la grosseur d'une tête d'épingle, qui se développe sur le bord libre de la paupière. Elle n'est pas pédiculée.

C'est l'obstruction d'un des follicules pileux qui lui donne naissance. Ce kyste est constitué par une membrane d'enveloppe, composée d'éléments épithéliaux compacts, à laquelle s'ajoute une fine lamelle de tissu cellulaire et un contenu pultacé, composé de masses épithéliales et graisseuses.

Le traitement consiste dans l'énucléation du kyste.

VII. — MILLIUM OU MILLET

Ce sont de petits kystes jaunâtres, du volume d'un grain de millet, que l'on trouve disséminés en grand nombre sur les paupières et sur la joue.

Ils sont formés par les glandes sébacées de la peau qui vont aboutir dans les follicules pileux. Ce sont encore là de petits kystes par rétention.

Toute irritation de la peau, la séborrhée, une anomalie quelconque de la sécrétion de la glande y prédisposent.

Pour les enlever il suffit de les ouvrir avec la pointe d'une aiguille et d'évacuer leur contenu par une légère pression. Comme ces millets sont d'ordinaire très nombreux, il faut procéder à leur extraction en plusieurs séances pour éviter une réaction trop vive.

VIII. — MOLLUSCUM

Quand un follicule sébacé se transforme, il produit dans le tissu cellulaire voisin une hyperplasie qui, rapide, se termine par suppuration et fournit l'*acné*. Si, au contraire, elle évolue lentement, elle s'indure et forme plus tard une petite tumeur arrondie blanchâtre, à sommet ombiliqué, contenant une matière caséeuse d'odeur spéciale. C'est le *molluscum* qui est d'ordinaire disséminé sur la paupière. On le dit *contagieux* et on cite des individus l'ayant contracté en embrassant des personnes qui le portaient. Nous ne saurions admettre cette contagiosité, ou il faudrait faire du *molluscum* une affection microbienne, ce qui reste encore à démontrer.

Pour l'énucléer il suffit de le presser entre les doigts. Une petite incision sera parfois nécessaire.

IX. — KYSTE TRANSPARENT

Le *kyste transparent* se rencontre toujours sur le bord libre. Il est de forme ronde et a la grosseur d'un petit pois. Sa transparence lui donne l'aspect d'une simple vésicule. Il est plus fréquent à la paupière inférieure.

La poche est très épaisse. Son intérieur est tapissé d'un épithélium pavimenteux. Son contenu est un liquide aqueux, limpide, ne contenant aucun élément organisé.

C'est encore là une variété de kyste par rétention produit aux dépens des glandes sudoripares (Verneuil) ou des glandes sébacées (Yvert). Nous pensons que ces dernières seules contribuent à sa formation. Elles sont nombreuses dans cette région et se distribuent autour du follicule pileux. On s'explique ainsi pourquoi ce kyste se développe toujours au niveau de la face antérieure du bord libre.

L'extirpation est la règle si son développement devient gênant.

X. — CHALAZION

Le *chalazion* ou *granulôme* a pendant longtemps été considéré comme le résultat de la transformation d'une glande de Meibomius dont le canalicule excréteur se serait obstrué. Le kyste par rétention qu'amenait cette obstruction provoquait une inflammation de la poche de la glande, et la prolifération des parois qui s'ensuivait, donnait naissance au chalazion.

Aujourd'hui tout le monde est d'accord pour admettre que le chalazion ne se développe nullement à l'intérieur de la glande, mais bien à sa périphérie dans le cartilage tarse lui-même. Mais s'il ne se forme pas aux dépens de la glande de Meibomius, cette dernière contribue cependant beaucoup à son évolution. Le chalazion n'est en effet qu'un produit inflammatoire résultant de l'irritation prolongée des parties voisines du tarse. Irritation provoquée, pour bon nombre d'auteurs, par une infection microbienne et dont les glandes de Meibomius par les modifications pathologiques dont elles peuvent être le siège, sont les agents principaux. Lorsqu'il a acquis un certain développement, il peut envahir la glande voisine et faire corps avec elle. C'est pour cette raison que pendant longtemps on l'a considéré comme un kyste meibomien.

L'opinion de Robin sur sa constitution histologique est généralement acceptée. Ce serait une tumeur à cytoblastions ou éléments embryonnaires. Le chalazion est en effet formé de cellules embryoplastiques en grand nombre, avec quelques éléments fusiformes beaucoup plus rares. En un mot il présente la constitution d'un bourgeon charnu.

D'après de Vincenti, le point de départ du chalazion résiderait dans l'inflammation d'un ou de plusieurs follicules d'une glande meibomienne, engendrant une prolifération cellulaire qui gagne le tissu même du tarse. Les cellules géantes qu'il renferme ont pour origine l'épithélium des glandes de Meibomius, le chalazion se composant de deux parties distinctes dont l'une, l'enveloppe, serait la plus importante et dont l'autre, le contenu, représenterait en quelque sorte une dépendance du tarse.

Si son évolution est lente, il s'étale peu à peu à la surface externe du tarse et fait saillie du côté de la peau. Au contraire, se développe-t-il rapidement, il envahit les glandes, amincit le tarse et devient apparent sous la conjonctive. Dans le premier cas, ce n'est que très tard qu'il se ramollit, mais avec le temps il amène un amincissement de la peau, qui devient rouge, luisante, et s'excorie facilement. Dans le second cas, son contenu est vite liquéfié. Par transparence on aperçoit à travers la conjonctive une coloration brunâtre qui marque et son étendue et sa direction. L'incision laisse écouler une certaine quantité de liquide, suivie de matière pultacée que l'on évacue par la pression.

Macroscopiquement le chalazion forme une petite tumeur globuleuse, arrondie, dure, quelquefois saillante sous la peau et visible à l'œil nu, d'autres fois perceptible au toucher seulement. Le plus souvent il est sans réaction et indolore à la pression, parfois, au contraire, il s'enflamme et suppure. Il est plus fréquent à la paupière supérieure où le cartilage tarse est plus développé et les glandes de Meibomius plus nombreuses qu'à la paupière inférieure. On peut en rencontrer plusieurs sur la même paupière.

Il est une variété de granulôme qui mérite une mention spéciale à cause de son siège, c'est celui qui se développe sur le bord libre et est appelé *chalazion marginal*. Il fait suite d'ordinaire à quelque orgeolet, qui a irrité le col de quelques glandes voisines dont l'inflammation s'est transmise au tissu cellulaire ambiant.

Si, dans ce cas, on prend le bord libre entre les doigts et qu'on le presse, on peut constater la perméabilité de tous les canaux excréteurs par la sécrétion dont on provoque immédiatement la sortie.

Le lymphatisme prédispose aux chalazions, mais il est nécessaire qu'il se produise une irritation locale pour en provoquer l'éclosion. Les conjonctivites à répétition, les orgeolets, la blépharite peuvent amener une altération des glandes de Meibomius qui, à leur tour, enflammeront le tissu cellulaire péritarsien où prendra naissance le chalazion.

Nous avons dit qu'il pouvait se liquéfier ou suppurer. Il peut aussi disparaître par résorption. Enfin, et c'est le cas le plus commun, il est susceptible d'un certain accroissement et reste ensuite indéfiniment stationnaire.

Son indolence, sa fixité, son siège ne permettent pas d'erreur de diagnostic.

On peut essayer de l'enflammer et de provoquer sa suppuration ou son avortement, s'il est d'origine récente, par des massages que l'on fera en se servant d'une pommade à l'iodure de plomb ou de potassium, ou au précipité rouge. Mais on ne réussira que dans des cas assez rares.

Le plus souvent le granulôme nécessite une petite opération qui varie suivant qu'il est saillant sous la peau, ou plus rapproché de la conjonctive.

Sur la paupière supérieure, où le tissu cellulaire est peu abondant, il suffit généralement d'inciser la tumeur par la conjonctive, perpendiculairement au bord libre; puis à l'aide d'une curette demi-mousse, d'en faire le curettage. Quand la tumeur sera trop voisine de la peau qui, ayant subi le contre-coup de l'inflammation, sera amincie, on pourra, après avoir saisi le chalazion entre les branches d'une pince de Desmarres (fig. 16), faire une incision cutanée parallèle au bord libre, disséquer ensuite minutieusement la tumeur et l'exciser. Un point de suture réunira les lèvres de la plaie et on fera un petit pansement antiseptique et compressif.

Quand le chalazion siège dans la paupière inférieure, on peut, aussi, essayer le curettage, mais il est moins facile qu'à la paupière supérieure, et réussit d'ordinaire moins bien. Le mieux est de traverser la tumeur avec un petit crochet, de l'attirer fortement à soi et de la disséquer ensuite en respectant le plus possible la muqueuse. Il sera inutile d'appliquer une suture.

Le chalazion opéré donne lieu parfois à une petite hémorragie, surtout s'il siège du côté de l'angle externe, à cause du passage dans cette région des vaisseaux palpébraux. Pour en avoir raison il suffira de faire, pendant quelques instants, une compression directe sur la plaie, soit en saisissant l'épaisseur de la paupière entre les doigts, soit entre les branches de la pince de Desmarres.

XI. — LIPÔME

Il est constitué par l'hyperplasie du tissu adipeux des paupières. Il se montre à un certain âge, légèrement généralisé dans tout le tissu graisseux sous-cutané de façon à former tout près du bord libre, et parallèlement à lui, un bourrelet disgracieux.

Mais le véritable *lipôme* est d'ordinaire localisé, en avant du tarse le plus souvent, et dans ce cas il est pédiculé. Il prend par l'effet de son poids, la forme d'une ampoule. Sa consistance est plutôt dure, grâce au développement de la trame celluleuse qui fournit des cloisons aux lobules graisseux. Toutefois cette dureté n'exclut pas un certain degré d'élasticité sensible au toucher. La surface présente de nombreuses bosselures caractéristiques. En outre, le lipôme est indolent et mobile sous la peau. Ces différents signes sont plus que suffisants pour établir le diagnostic.

L'énucléation de la tumeur est la règle, si elle devient gênante; l'opération s'exécute avec assez de facilité.

XII. — GOMMES SYPHILITIQUES

Elles sont assez rares, ont la forme ovoïde et leur caractère spécial est leur extrême mobilité dans le tissu cellulaire. Elles fuient en quelque sorte sous le doigt. Elles se trouvent d'ordinaire dans le tissu cellulaire en arrière du bord orbitaire du tarse. Rarement elles occupent le voisinage de la peau. (Voir le chapitre : *Des lésions syphilitiques de la paupière.*)

XIII. — CYSTICERQUE

Il n'a été observé qu'un très petit nombre de fois, car nous ne considérons comme *cysticerque* de la paupière que celui qui fait saillie sous la peau et non sous la conjonctive.

La tumeur qu'il forme rappelle celle du chalazion, d'où une erreur facile de diagnostic, erreur qui, maintes fois n'a été reconnue qu'au moment de l'incision. La tumeur est dure, résistante, élastique, très mobile, à surface très unie. Sa poche est épaisse, résistante. La fluctuation y est imperceptible.

L'enlever sans l'ouvrir est assez difficile, aussi doit-on prendre les plus grandes précautions pour la disséquer.

XIV. — ÉPITHÉLIÔMA

L'*épithéliôma* est, de toutes les tumeurs malignes de la paupière, la plus fréquente. Il se développe sur le bord libre, d'ordinaire dans l'angle interne. La paupière inférieure est plus souvent prise que la supérieure.

Au début c'est un petit bouton, une excroissance qui apparaît sur le bord libre. Sa coloration est à peu près celle de la peau ou jaune grisâtre. En le touchant on sent qu'il est bosselé, adhérent à la peau, mais mobile sur le tarse. A mesure qu'il évolue il semble s'aplatir, il s'excorie facilement et saigne avec abondance. Bientôt il s'ulcère. L'ulcération profonde taillée à pic, avec des bords irréguliers, bosselés, très indurés, sécrète, en petite quantité, un pus grisâtre qui s'accumule à la périphérie et forme des croûtes gris perle (*épithéliôma plat de Michel*). Sa marche est d'ordinaire très lente.

Parfois, au contraire, l'ulcération marche avec une rapidité surprenante et gagne en profondeur en même temps qu'en surface. Son évolution est d'autant plus précipitée que plusieurs boutons peuvent à la fois se présenter sur la même paupière, leurs ulcérations se réunir, et dès lors la destruction de la paupière n'est pas longue à se produire, et le néoplasme envahit le périoste (*forme phagédénique*).

Dans d'autres cas, et c'est là l'épithéliôma le plus commun, l'ulcération une fois produite se recouvre de bourgeons rougeâtres lobulés et fendillés qui saignent dès qu'on les touche (*épithéliôma papilliforme*).

Nous avons dit au sujet des verrues qu'elles pouvaient se transformer et être le point de départ d'un épithéliôma. Dans ce cas, à mesure que la verrue s'étend dans le voisinage, elle devient dans son centre le siège d'une ulcération à excroissances, analogue à la forme que nous venons de décrire.

Les recherches histologiques ont démontré que souvent les glandes sébacées fournissaient le point de départ à l'épithélioma.

Il devient douloureux quand il gagne la conjonctive et amène alors l'engorgement des ganglions voisins.

Le bord libre des paupières est un des sièges de prédilection de l'épithélioma à cause de son irritation permanente, tant par l'écoulement constant des liquides qui le débordent, que par les frottements incessants qu'il éprouve. Si le grand angle est plus spécialement atteint, c'est qu'il est le réceptacle de tous les détritus que charrient les liquides conjonctivaux.

Les auteurs disent que ce n'est qu'après la quarantième année que se développe l'épithélioma. Il est incontestable que ce néoplasme est un des apanages de la vieillesse, cependant il ne faudrait pas être absolu. En effet, bien que plus rare, on l'a observé dès l'âge de vingt ans.

Nous avons dit qu'à part la forme phagédénique, la marche de l'épithélioma est excessivement lente, mais elle est aussi essentiellement progressive. Aussi son pronostic est-il grave, d'autant plus qu'au début il passe souvent inaperçu. Sa gravité s'augmente encore de sa très grande tendance aux récidives après son opération.

Aussi, dès qu'on l'a reconnu, faut-il largement procéder à sa destruction.

On a, quand le néoplasme est au début, conseillé l'usage des caustiques chimiques ; puis quand l'ulcération est produite, d'aucuns ont vanté les bons effets du chlorate de potasse *intus* et *extra*. Nous pensons que tous ces moyens font perdre un temps précieux qui permet à l'épithélioma d'évoluer avec une rapidité plus grande qu'à son ordinaire, excité qu'il est par la médication qu'il subit. Tout au plus pourra-t-on y avoir recours quand la surface envahie aura une étendue telle qu'il faudra perdre tout espoir d'intervention, ou chez les individus trop âgés, si la tendance du néoplasme à la propagation est peu marquée.

Nous interviendrons toujours chirurgicalement, s'il est possible, en prenant pour règle d'enlever le tissu sain autour de la tumeur sur une étendue de 3 à 4 millimètres.

L'épithélioma est-il peu étendu et localisé au bord libre, on l'enlève par deux coups de ciseaux en forme de V et on rapproche les lèvres de la plaie par quelques points de suture sans danger d'ectropion que pourrait faire craindre le tiraillement des premiers jours.

La perte de substance est-elle au contraire considérable, on doit la combler en empruntant les lambeaux aux parties voisines : front, tempe, joue.

Enfin l'épithélioma a-t-il dépassé la paupière et envahi profondément
le bulbe, il ne faut pas hésiter à sacrifier l'œil.

XV. — SARCÔME

Le *sarcôme primitif* des paupières est excessivement rare. Quelquefois,
après avoir pris naissance dans l'orbite, on le voit gagner les voiles palpébraux.

Son diagnostic différentiel d'avec le fibrôme est très difficile et parfois
impossible si ce n'est au microscope. Toutefois il ne faut pas oublier qu'il
se développe et gagne en étendue avec une très grande rapidité.

On a rencontré dans les paupières, et pour notre part nous en avons
observé un cas, le *mélano-sarcôme primitif*.

XVI. — CARCINÔME

On a décrit un *encéphaloïde* des paupières ; nous pensons que ce
n'était là qu'une propagation de la même affection venant de l'orbite,
ou le fait d'une erreur de diagnostic. On aura pris certaine variété d'épithélioma avec épaississement notable de la peau et nodosités saillantes
pour un carcinôme. Cette affection n'existe jamais dans la paupière à
l'état primitif.

CHAPITRE VI

SYPHILIS DE LA PAUPIÈRE

Les paupières peuvent présenter des altérations aux différentes périodes de la syphilis, toutefois la lésion la plus commune est le *chancre primitif induré*. De nombreuses observations en ont été publiées. On en trouvera la bibliographie dans une thèse très bien faite sous l'inspiration de M. Fournier par le Dr Nivet (Paris 1887). Nous en avons, en 1881, rapporté un cas très intéressant par son mode de production que nous avons pu reconstituer.

Le chancre palpébral se développe d'ordinaire sur la limite marginale de la paupière, à cheval en quelque sorte sur le rebord ciliaire. Il affecte la forme ronde et ses caractères sont toujours très nets. L'induration de ses bords, taillés à pic, est très facile à constater. Il empiète davantage sur la peau que sur la muqueuse qui s'injecte dans le voisinage ; il provoque du larmoiement. Les ganglions voisins, préauriculaire, sous-maxillaires, ou parotidiens sont engorgés.

Sur le bord palpébral, l'infection est d'autant plus aisée que cette région est souvent le siège d'excoriations. Le chancre évolue rapidement, mais n'amène que très tardivement des désordres prononcés de la paupière.

Le chancre palpébral peut être confondu avec l'épithélióma. On établira le diagnostic différentiel par l'âge des malades, par l'historique de la marche de l'ulcère. L'épithélióma ne se rencontre d'ordinaire qu'après la quarantième année, le chancre s'observe plutôt chez les jeunes gens. L'ulcère syphilitique a une évolution rapide, l'épithélióma au contraire, relativement lente.

Les *ulcérations de la période secondaire* peuvent aussi se rencontrer aux paupières. C'est sous forme de pustules ou de papules qu'elles se présentent d'abord, et plus spécialement chez les enfants. Toutefois on peut aussi, quoique plus rares, les voir chez les adultes. Ces ulcérations ne sont jamais isolées, mais multiples, leurs bords irréguliers et mous. D'ailleurs on trouve sur les autres régions du corps d'autres manifestations de la diathèse.

Enfin les *gommes syphilitiques* peuvent se développer dans les paupières. C'est dans la région tarsienne qu'elles élisent domicile, de sorte qu'il est facile de les prendre pour des chalazions, leur volume étant à peu près le même. Quelques signes cependant aident à les différencier. C'est presque toujours dans la paupière inférieure qu'elles se développent près du bord orbitaire du tarse. Le chalazion, au contraire, se trouve près du bord ciliaire, les glandes de Meibomius ne descendant guère plus bas que la région moyenne du tarse. Le chalazion est plus ou moins arrondi, la gomme ovoïde. Le premier n'a que des mouvements très limités sous le doigt, la seconde, au contraire, jouit d'une mobilité extrême dans le tissu cellulaire et est difficile à fixer. Enfin la gomme a une tendance très grande à s'ulcérer, et la réparation est très longue à se produire.

Le traitement général est celui de la période syphilitique à laquelle appartient la lésion que l'on soigne.

Localement, dans le cas d'ulcère, on fera des applications de compresses trempées dans une solution de sublimé à 1/1000. On pourra aussi saupoudrer l'ulcère de calomel, ou l'enduire de pommade au précipité rouge à 1/20°. S'il a une trop grande tendance à se propager, on le cautérisera au nitrate d'argent.

CHAPITRE VII

ANOMALIES DE SÉCRÉTION DES GLANDES PALPÉBRALES

I. — ANOMALIES DE SÉCRÉTION DES GLANDES SÉBACÉES

SÉBORRHÉE

Nous avons vu que les glandes sébacées, dont le canal sécréteur s'obstruait, donnaient lieu à de petits kystes par rétention. Mais il est des cas où la constitution anatomique de ces glandes reste normale ; elles deviennent le siège d'une *hypersécrétion* qui se traduit du côté de la peau par une couche huileuse à laquelle viennent adhérer tous les corpuscules flottants de l'atmosphère. Cette couche liquide donne à la peau un aspect luisant et la rend gluante. Quelquefois elle se dessèche et forme de petites pellicules pulvérulentes qui peuvent pénétrer dans l'œil et l'enflammer. Toujours la peau est irritée et le siège d'une démangeaison.

Les lotions astringentes, les pulvérisations phéniquées à 1/100° et surtout les soins très grands de propreté constituent la thérapeutique de la séborrhée.

II. — ANOMALIES DE SÉCRÉTION DES GLANDES SUDORIPARES

1° ÉPHIDROSE

C'est une *hypersécrétion* des glandes sudoripares du bord libre qui amène rapidement une irritation de la conjonctive.

Son existence est facile à constater en essuyant le bord libre qu'on examine ensuite à la loupe. On aperçoit alors les canalicules béants qui laissent suinter le liquide.

On fera le même traitement que pour la séborrhée.

2° CHROMHYDROSE

La *sécrétion colorée* de la peau des paupières a été, il y a une quarantaine d'années, l'objet de nombreuses controverses. Son existence ne saurait soulever le moindre doute. Au moment où nous écrivons, nous en observons un cas manifeste.

La *chromhydrose* peut se produire sur les deux paupières, mais elle est plus accusée sur la paupière inférieure où sa coloration est toujours plus foncée.

Cette sécrétion bleu foncé va en diminuant d'intensité à partir du bord libre où elle est la plus accusée.

La matière colorante n'adhère pas à la peau, que l'on retrouve saine, si on l'essuie avec un linge imprégné d'huile ou de vaseline. La sécrétion se renouvelle quelques instants après.

Robin, qui a fait une étude spéciale de cette matière, la différencie complètement des substances colorantes qui entrent dans la préparation des cosmétiques, cette affection ayant par bon nombre été considérée comme une supercherie. On lui a trouvé des analogies avec la mélanose.

On observe la chromhydrose plutôt chez la femme et les troubles menstruels sembleraient liés à cet état.

Bon nombre de moyens thérapeutiques ont été essayés sans résultat. Comme dans la séborrhée nous conseillerons les soins excessifs de propreté, l'usage des astringents en n'oubliant pas que seuls les corps gras peuvent dissoudre cette matière colorante.

III. — ANOMALIES DE SÉCRÉTION DES GLANDES DE MEIBOMIUS

1° HYPERSÉCRÉTION

Il est un état assez disgracieux et parfois gênant des bords libres des paupières qui se trouvent recouverts d'une sécrétion blanchâtre, laiteuse, plutôt accumulée dans les commissures, et qui, entraînée dans les culs-de-sac, donne la sensation d'un corps étranger. Cette sorte d'écume dont les dames surtout se tracassent fort, est le produit normal mais exagéré des glandes de Meibomius, qui, excitées et hypertrophiées par des conjonctivites à répétition, fournissent une hypersécrétion que le clignotement déverse sur le bord libre.

On la combattra par des lotions légèrement astringentes, telles que des solutions à 1/100 de borate de soude ou de sous-acétate de plomb.

2° MILLET DE LA CONJONCTIVE

On peut trouver la conjonctive, surtout à la paupière inférieure, parsemée de petits points blanchâtres, opaques, faisant même légèrement saillie et qui, si on les presse ou si on les pique, parfois même spontanément, donnent issue à une matière sébacée plus ou moins con-crétée. C'est le *millet* de la conjonctive analogue à celui que nous avons décrit sur la peau. On donne aussi à cette petite tumeur le nom de *comédon*. Nous le décrivons au chapitre *Paupière*, parce qu'il est la conséquence d'une anomalie de sécrétion des glandes tarsiennes dont le contenu mélangé de cellules épithéliales et graisseuses s'accumule à l'intérieur de la glande.

Ces *comédons*, parfois disséminés en assez grand nombre, n'amènent que peu ou pas de réaction conjonctivale. Ils ne deviennent gênants qu'au moment, où prêts à sortir de la glande, ils font une légère saillie sur la muqueuse.

3° LITHIASE

Les glandes de Meibomius ne font pas parfois qu'agglomérer dans leurs poches les produits de leur sécrétion, il s'y mélange des dépôts de sels calcaires qui constituent la *lithiase* des paupières. Ce sont des petites concrétions blanches, transparentes, anguleuses, qui, tendant à se frayer un passage à travers le canalicule excréteur, viennent parfois faire saillie sur la muqueuse congestionnée tout au pourtour, et irriter le bulbe contre lequel elles frottent à la manière de corps étrangers.

Plus fréquente chez les personnes âgées qui ont eu plusieurs attaques de conjonctivite, la *lithiase* se rencontre spécialement chez les arthri-tiques.

Ces concrétions s'éliminent spontanément. Quand elles causent une trop grande irritation du globe, un coup d'aiguille sur la muqueuse, que l'on voit distendue et transparente à leur niveau, suffit pour les énucléer.

CHAPITRE VIII

MALADIES DES MUSCLES

I. — BLÉPHAROSPASME

La contraction spasmodique de l'orbiculaire porte le nom *blépharo-spasme*. On le divise en deux formes : *clonique* et *tonique*.

BLÉPHAROSPASME CLONIQUE. — Il se présente sous la forme d'un simple tremblottement de l'orbiculaire dont on peut apercevoir à l'œil nu les trépidations sous la peau, surtout à la paupière inférieure. On l'observe à l'âge adulte, plutôt chez les vieillards, au début d'une affection de la septième paire, ou, par action réflexe, dans certains cas de larmoiement ayant produit une conjonctivite chronique, enfin, par suite d'une excitation des nerfs périphériques de cette muqueuse. D'autres fois, et il est plus spécial aux enfants, c'est sous forme de clignement qu'on l'observe.

Ce spasme, véritable tic, peut même se généraliser aux muscles de la face. Ce n'est là pourtant qu'une excitation choréique. Une excitation des branches de la cinquième paire, une hyperesthésie rétinienne, un vice de réfraction obligeant à un trop grand effort accommodatif peuvent le produire.

On le rencontre encore pendant la convalescence de certaines maladies aiguës, et plus spécialement chez la femme.

BLÉPHAROSPASME TONIQUE. — Il peut être *intermittent* ou *permanent*. Il produit l'occlusion complète de l'œil, les deux paupières y prenant part, et s'il existe des deux côtés, la vision se trouve empêchée.

La forme intermittente survient brusquement sans signe précurseur, et expose ceux qui en sont atteints aux plus grands dangers en provoquant chez eux et instantanément la cécité. Dans l'intervalle des attaques, il ne reste aucune déformation des paupières, l'orbiculaire ne présente aucune rigidité. D'intermittent, le blépharospasme peut devenir permanent.

Il est rare cependant que le blépharospasme continu soit binoculaire, ou, dans ce cas, il est d'inégale intensité dans les deux yeux.

Les causes du blépharospasme tonique sont nombreuses. Elles sont locales ou générales. Toutes les altérations de la cornée, surtout celles n'intéressant que la couche surperficielle et sur une assez grande étendue, le produisent à des degrés divers : les phlyctènes, les herpès, les éraillures traumatiques.

Les corps étrangers des culs-de-sac conjonctivaux, après un séjour prolongé, sans déterminer de lésion anatomique marquée, le provoquent rien que par l'excitation nerveuse de la muqueuse.

On le rencontre à la suite d'une carie dentaire, d'une blessure ou d'une cicatrice sur le trajet d'une branche du trijumeau ; dans le tic de la face que l'on peut considérer comme la conséquence d'une névrose de la cinquième paire. D'ailleurs, la meilleure démonstration que l'on puisse donner de l'action du trijumeau dans cette contracture palpébrale, est celle qui nous a été fournie par de Graefe, qui, en comprimant ce nerf en un ou plusieurs points contre un plan résistant, a vu disparaître tous ces phénomènes spasmodiques.

Parmi les causes générales pouvant déterminer le blépharospasme, il faut signaler : le froid chez les rhumatisants, les excitations du grand sympathique provoquées par le mauvais état des voies digestives, les vers intestinaux, l'hystérie.

Cette affection est toujours accompagnée d'une photophobie intense qui l'exagère quand le malade se trouve exposé à une lumière trop vive. Parfois on constate des douleurs assez violentes sur le trajet du nerf de la cinquième paire.

Le blépharospasme demande à être différencié du ptosis paralytique. Sans doute dans le blépharospasme tonique ou clonique la paupière d'habitude vibre quand on essaie de l'ouvrir, elle est fortement plissée par la contracture, animée de frémissements convulsifs spontanés, s'accentuant lorsque le malade fait effort pour ouvrir l'œil ; et quand on cherche à relever la paupière, on éprouve une résistance plus ou moins considérable. Mais tous ces symptômes peuvent manquer, comme dans le ptosis paralytique. Plutôt que de recourir à la chloroformisation qui ferait disparaître la contracture et accuserait le diagnostic, Charcot conseille de rechercher un signe spécial au blépharospasme : l'abaissement du sourcil du côté malade et la présence de petits plis verticaux au-dessus de son extrémité interne. Dans le cas de ptosis, au contraire, le sourcil est plutôt relevé et les rides transversales du front sont plus accentuées.

Le traitement du blépharospasme varie suivant son étiologie.

Si la cause se trouve dans l'œil : altération de la cornée, corps étranger du cul-de-sac, vice de réfraction, l'indication thérapeuthique est toute tracée. Il importe cependant de ne pas oublier dans tous les cas qu'il faut diminuer la photophobie chez ces malades et le port de lunettes avec verres très foncés rend de grands services.

Si l'œil lui-même est indemne, on examinera la bouche, les dents. On soignera l'ulcération qu'on peut rencontrer, on fera extraire les dents malades, on cherchera sur le territoire du trijumeau s'il n'y a pas quelque cicatrice qui le comprime, et on la débridera.

La névrite sus ou sous-orbitaire étant dûment constatée par la compression aux points d'émergence, on pourra pratiquer des injections de morphine qui soulagent beaucoup le malade, mais leur action est passagère. On fera de l'électrothérapie à courant continu. On prescrira à l'intérieur les sels de quinine, les différents bromures, le chloral. Les applications locales chaudes amènent parfois du soulagement.

Si le malade est anémié, convalescent, on le relèvera par des préparations martiales. On surveillera l'estomac, l'intestin. Si malgré toutes ces précautions l'affection persiste, on suivra le précepte de de Graefe, et on cherchera par la compression de certains points du trijumeau à provoquer une cessation du phénomène. La compression du facial à son point d'émergence près du trou stylo-mastoïdien, peut aussi produire ce résultat.

Enfin on aura recours au traitement chirurgical qui consistera dans la section ou l'élongation sus-orbitaire.

On a également avec succès (Badal) pratiqué dans certains cas l'élongation du nasal. On a préconisé la canthoplastie (voir le chapitre des *Opérations*).

Ces différentes opérations, dont la section du sus-orbitaire reste de beaucoup la meilleure, ne doivent à notre avis, être tentées que lorsque l'on a constaté une lésion locale ou de voisinage. Mais lorsque, tout le territoire des cinquième et septième paires est indemne de toute altération, le blépharospasme est d'ordre réflexe et se rencontre chez une hystérique par exemple, alors on doit être beaucoup plus réservé pour l'intervention.

Nous avons donné nos soins à une jeune fille de dix-huit ans, manifestement névrosée, qui depuis trente mois portait un blépharospasme complet et continu de l'œil gauche. Cette malade avait été, de la part de confrères, l'objet de trois opérations et toutes sans résultat : section du sus-orbitaire, élongation du nasal, canthoplastie. Devant ces insuccès et la tare hystérique dûment constatée, nous eûmes recours à la suggestion, bien que fort sceptique sur ses effets. Quel ne fut pas notre étonnement de voir les paupières à demi ouvertes après la première séance. Notre tentative fut renouvelée, et, après la quatrième, l'œil était aussi ouvert que le congénère et l'est toujours resté depuis.

Donc si l'intervention est justifiée quand il y a lésion locale ou de voisinage, il faut être très prudent dans le cas contraire, l'opération pouvant ou ne rien produire ou venir compliquer la situation.

II. — PARALYSIE DE L'ORBICULAIRE (SEPTIÈME PAIRE)

(LAGOPHTALMOS)

Quand la septième paire est paralysée soit partiellement, soit d'une façon absolue, l'orbiculaire des deux paupières, qui en reçoit son innervation, cesse de fonctionner.

La *paralysie* est-elle incomplète? l'ouverture palpébrale est à peu près normale mais l'occlusion ne se fait qu'en partie. Est-elle totale? l'œil est démesurément ouvert, beaucoup plus que son congénère, et l'occlusion, même partielle, est impossible. Cependant, entraînée par son propre poids, la paupière supérieure peut s'abaisser jusqu'à un certain degré, mais son releveur n'ayant plus son action contre-balancée par celle de l'orbiculaire, son antagoniste, la relève outre mesure et donne au malade un aspect tout spécial, d'autant plus que tous les muscles de la face du même côté, innervé par le même nerf, étant paralysés, il existe une déviation caractéristique de tout l'ensemble vers le côté opposé.

L'œil est en outre le siège d'un larmoiement permanent, le sac lacrymal ne remplissant plus son rôle aspirateur par suite de la paralysie du muscle de Horner, dépendance de l'orbiculaire. Cet écoulement de larmes amène d'autant plus rapidement un ectropion de la paupière inférieure qu'elle y est naturellement sollicitée par la paralysie dont elle est le siège.

La paralysie de la septième paire qui n'existe d'ordinaire que d'un seul côté, produit en outre un relâchement de tous les muscles de la face du côté malade, une déviation de la langue et de la luette toujours du côté sain. Parfois le voile du palais est paralysé. Enfin, dans certains cas, cette paralysie est accompagnée de douleurs violentes de toute la région.

Pour déterminer le siège de la lésion primitive du nerf, il est important de rappeler que le nerf facial a son noyau d'origine de chaque côté du sillon médian situé sur le plancher du quatrième ventricule, non loin du noyau d'origine de la sixième paire, ce qui explique pourquoi, dans certains cas, le droit externe peut en même temps être paralysé. Le facial accolé à l'auditif se dirige vers le conduit auditif interne. Puis les deux nerfs se séparent, le premier pénètre seul dans l'aqueduc de Fallope et y constitue le ganglion géniculé où prennent naissance le grand et le petit pétreux superficiel, puis le facial sort du crâne par le trou stylo-mastoïdien et va se distribuer à la face. Il est en rapport par les nerfs pétreux et la corde du tympan avec la cinquième paire; avec le pneumogastrique dans le canal osseux du temporal et dans le trou stylo-mastoïdien avec le glosso-pharyngien.

Cette division du trajet du facial en trois parties : une intra-crânienne, l'autre dans le canal de Fallope, la troisième enfin du ganglion géniculé au trou stylo-mastoïdien et les différents rapports qu'il affecte dans chacune d'elles permettent de localiser le siège de la lésion dans la paralysie.

En effet le nerf auditif correspondant est-il simultanément atteint? La cause du mal est dans l'intérieur du crâne.

Y a-t-il paralysie du voile du palais ? le siège de la lésion est dans le canal de Fallope, soit dans le ganglion, soit au-dessus.

Si, au contraire, le voile du palais est intact, c'est au delà de la naissance du nerf pétreux, c'est-à-dire plus loin que le ganglion de Fallope que le facial se trouve atteint.

Nous devons donc toujours faire avec soin un examen attentif de l'oreille et du voile du palais. S'ils sont indemnes nous ferons une exploration minutieuse du trou stylo-mastoïdien et de son voisinage. En effet le nerf peut à ce niveau être comprimé soit par une tumeur, soit par la parotide ou des ganglions engorgés. Comme cause commune de cette paralysie, la syphilis se trouve au premier rang, soit qu'elle agisse directement sur le nerf, soit qu'elle développe une périostite ou une gomme qui le compriment. Après elle, par ordre de fréquence, on trouve le froid qui chez les rhumatisants la produit assez souvent.

Quand la paralysie de la septième paire a une origine périphérique, son pronostic est relativement bénin. Parfois elle est très longue à guérir.

Le traitement variera suivant le lieu d'origine et la nature étiologique.

Toutefois les révulsifs sur la peau, les injections hypodermiques de strychnine, l'électrisation, les fomentations chaudes seront de bons adjuvants sans préjudice, bien entendu, du traitement général où l'iodure de potassium, les frictions générales d'hydrargyre, le salicylate de soude ou de lithine, joueront suivant le cas, le premier rôle.

Enfin si l'affection est déjà de vieille date, que l'ectropion soit prononcé, ou que faute d'occlusion palpébrale, la cornée s'altère, on aura recours soit à l'opération de l'ectropion, soit à la blépharoraphie (voir le chapitre des *Opérations*).

III. — PTOSIS[1]

PARALYSIE DU RELEVEUR DE LA PAUPIÈRE

Le *ptosis*[1] ou *chute de la paupière supérieure* (*blépharoptose*) produit en partie ou en totalité l'occlusion palpébrale. Il est toujours le

---

(1) Bien que, d'après Littré, le mot *ptosis* soit du féminin, nous l'avons mis au masculin, parce que c'est ainsi que l'a consacré l'usage.

résultat de l'insuffisance ou de la paralysie du releveur. Il est donc bien important de ne pas confondre cet état avec le blépharospasme où le résultat fonctionnel est le même : l'occlusion. D'ailleurs, il est un signe de diagnostic pathognomonique. Dans le ptosis, la paupière est simplement abaissée, on la relève avec le doigt sans aucun effort. Dans le blépharospasme l'occlusion est forcée, violente par suite de la contraction de l'orbiculaire. Pour la vaincre on doit tirer fortement sur la paupière. Dans le premier cas, la paupière est plus ou moins mollasse, inerte, la peau en est bien tendue; dans le second, elle est rigide, présente des trépidations visibles à l'œil nu ou sensibles au toucher, la peau offre des replis longitudinaux comme s'il y avait raccourcissement.

Le *ptosis* peut être congénital ou acquis.

Congénital, il est la conséquence d'un arrêt de développement du releveur et peut exister d'un seul ou des deux côtés; où il est *traumatique*. Le traumatisme alors se sera produit pendant l'accouchement par l'application du forceps.

Le *ptosis acquis* est ou *organique* ou *paralytique*.

Organique, il se rencontre dans tous les cas d'épaississement de la paupière et est le résultat d'une insuffisance du releveur. C'est ainsi qu'on l'observe après les conjonctivites granuleuses ou purulentes, dans les affections longues de la cornée, lorsque les efforts de l'œil pour se garantir de la photophobie ont amené un renforcement de l'orbiculaire par une occlusion trop prolongée. On le trouve à la suite de tumeurs de la paupière, d'œdème, d'éléphantiasis. Enfin, il est certaines personnes chez qui avec l'âge le tissu adipeux s'exagère et amène sur la paupière supérieure un certain degré d'abaissement (*ptosis adipeux*); on l'a signalé comme lié à l'atrophie spontanée du releveur.

Paralytique, il existe à la suite de la paralysie partielle ou totale de la troisième paire qui innerve le releveur.

La paralysie de la troisième paire peut être d'origine centrale et cependant être incomplète (voir le chapitre spécial des *Paralysies*). Elle peut aussi, incomplète, être d'origine périphérique et le résultat d'une compression dans la cavité orbitaire. Le ptosis pourrait être encore d'ordre *traumatique* et dû à une section accidentelle du releveur.

Le *traitement* varie suivant la variété du ptosis et suivant sa cause.

La forme paralytique guérit souvent par le traitement général auquel on ajoute l'électrisation. Cependant il est des cas où toutes les autres branches de la troisième paire ont repris leurs fonctions et le ptosis seul persiste.

Dans la forme organique, si la guérison de l'affection aiguë, qui a pu la produire, n'est pas ancienne, on peut espérer la disparition du ptosis par le massage combiné avec l'électrothérapie.

On a aussi cherché à pallier les inconvénients du ptosis (Mackenzie)

par le port d'une petite baguette d'ivoire qui, cachée dans les replis
cutanés, relevait la paupière, par des lunettes spéciales qui portent,
adhérant à leur monture, une petite tige remplissant le même but. Enfin
on a appliqué des sutures métalliques cutanées laissées en permanence
et même des petites pinces spéciales (fig. 17).

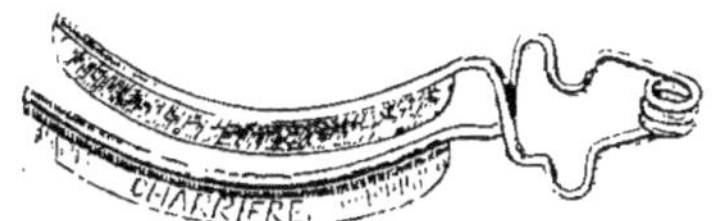

Fig. 17.
Pince à ptosis.

Mais si le ptosis congénital ou acquis, organique ou paralytique est
définitif, c'est à l'intervention chirurgicale qu'il faut avoir recours, soit
qu'on excise un simple lambeau cutané, soit qu'on affaiblisse par
excision l'orbiculaire, soit qu'on diminue la surface du tarse, soit qu'on
supprime toute l'épaisseur de la paupière (Boucheron, Gillet de Grandmont), soit enfin que par des sutures spéciales (Dransart, Gillet de
Grandmont), on provoque dans toute l'étendue de la paupière une
trainée cicatricielle, qui, rejoignant les expansions aponévrotiques du
frontal, mette l'action de ce muscle au service de l'élévation de la
paupière (voir chapitre *Chirurgie des paupières*).

CHAPITRE IX

MALADIES DU TARSE

Certains auteurs ont décrit une inflammation spéciale du tarse (*tarsitis*). Nous pensons qu'il est bien difficile d'admettre une pareille affection isolée. Si, en effet, le tarse est susceptible d'inflammation, c'est par propagation qu'elle se produit et, en tout cas, elle existe toujours simultanément avec l'inflammation d'autres parties constitutives de la paupière, de sorte que nous ne saurions faire de cet état une entité morbide.

Mais ce que l'on rencontre assez souvent, ce qui est facilement constatable, c'est l'*épaississement* du tarse consécutif à certaines conjonctivites scrofuleuses, à des kératites à répétition. On a signalé aussi son hypertrophie dans la syphilis.

Les modifications les plus fréquentes sont celles que l'on observe à la suite des granulations. Les cicatrices qui se produisent dans la conjonctive en réduisent la surface, les culs-de-sac disparaissent. Bientôt les bords libres sont attirés en dedans, l'entropion commence. En même temps, la paupière se déforme et le tarse s'incurve, présentant une concavité dirigée vers le bulbe. Le tiraillement se poursuivant graduellement, il se trouve étranglé de toutes parts, il se ratatine et s'atrophie.

Il ne reste donc dans certains cas qu'une petite bandelette correspondant au milieu de la paupière. Dans tout le reste de son étendue, le tarse semble avoir subi la *dégénérescence cicatricielle* comme la conjonctive. Les glandes qu'il porte sont détruites ou devenues rudimentaires.

CHAPITRE X

DÉVIATION DES BORDS PALPÉBRAUX

I. — ENTROPION

Le renversement du bord libre de la paupière vers le bulbe est appelé *entropion*. Cette affection peut présenter plusieurs degrés. C'est ainsi que parfois le renversement est à peine appréciable et marqué seulement par un trichiasis total. D'autres fois l'excès contraire se présente et la paupière entière s'enroule en dedans.

Il se rencontre sur une ou les deux paupières du même œil.

L'entropion est *spasmodique* ou *organique*.

Le premier est le résultat du spasme de l'orbiculaire produit, ou par une compression prolongée de l'œil ou par une inflammation de la conjonctive, par un larmoiement de vieille date.
On le rencontre plus spécialement chez les personnes âgées. La paupière inférieure en est plus spécialement atteinte.

On le combattra par des applications de collodion sur la paupière, de bandelettes d'emplâtre agglutinatif. On mettra même des serre-fines. S'il résiste, une ou deux sutures de Gaillard (fig. 18) en auront raison, mais elles sont douloureuses et avant d'y recourir on pourrait essayer la méthode préconisée par de Græfe, qui consiste à saisir sur la paupière inférieure tout près du bord ciliaire un petit pli qu'on tra-

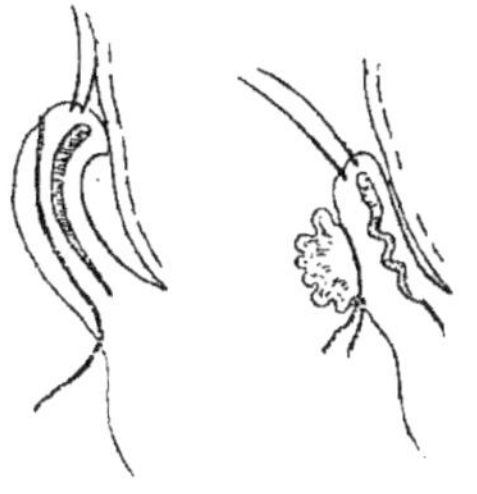

Fig. 18.
Suture de Gaillard contre l'entropion.

verse avec un fil de soie. Ce fil est alors noué de manière à former une anse. Un même pli cutané est lié près du rebord orbitaire et de la même façon, on réunit les deux anses par un troisième fil et on rejette autant qu'on le désire la paupière en dehors. Gillet de Grandmont arme d'une aiguille chacune des extrémités d'un fil antiseptique; il introduit les deux aiguilles dans le fond du cul-de-sac conjonctival inférieur, à une distance d'environ 6 à 8 millimètres l'une de l'autre et les fait ressortir à 3 ou

4 millimètres l'une de l'autre à travers la peau, à 3 ou 4 millimètres du
bord libre de la paupière. Là, les fils sont noués fortement. Répétées de
la même façon deux autres fois, ces sutures en ressortant sur la même
ligne parallèle au bord palpébral, forment un petit sillon qui rappelle
celui qui existe à l'état normal chez le vieillard, et elles donnent une
réduction immédiate de l'entropion. Les fils tombent d'eux-mêmes sans
déterminer de cicatrice, et on les excise dès que l'on a constaté l'adhérence de la peau avec les parties profondes de la paupière. Mais tous ces
moyens sont souvent insuffisants, et par la durée nécessaire de leur
application, gênent beaucoup plus le malade qu'une véritable opération.
Aussi, si l'entropion spasmodique est déjà ancien, conseillons-nous d'intervenir tout de suite et radicalement.

Pour cela on passe sous la peau sur une étendue de 12 à 15 millimètres, à la base des cils une aiguille courbe munie d'un fil puis
saisissant les deux chefs on tire fortement la paupière en avant; un
aide place alors son pouce sur le rebord orbitaire au niveau à peu près
du milieu de l'espace parcouru par le fil et abaisse la paupière. Cette
traction circonscrit un triangle cutané à sommet inférieur, à base près
du bord libre limitée par le fil que tient l'opérateur de la main gauche.
D'un coup de ciseau pratiqué de la main droite, il sectionne la peau
dans l'aire du triangle, puis il en détache la base. On obtient ainsi une
plaie triangulaire plus ou moins étendue suivant qu'on le désire. On
réunit ensuite par un point de suture le sommet à la base et la paupière
se trouve redressée.

L'*entropion organique* peut être produit par une rétraction de la
muqueuse conjonctivale, une rétraction avec incurvation du tarse. C'est
le cas que l'on observe dans les granulations où l'entropion est le plus
fréquent. Il se produit enfin à la suite de brûlures ou de destruction
d'une portion des paupières par une tumeur (épithélioma).

Avec l'entropion organique la paupière n'est pas seulement renversée
en dedans, mais il y a rétrécissement de l'ouverture, il y a phimosis.

Les procédés sont nombreux pour obtenir le redressement palpébral.
D'abord s'il y a phimosis, il faut agrandir l'angle palpébral, faire la
canthoplastie. Ensuite on s'attaque à la paupière.

Nous renvoyons le lecteur au chapitre spécial des opérations (voir
Opération de l'Entropion).

II. — ECTROPION

L'*ectropion* est formé par le renversement de la paupière en dehors.
Il peut être total ou partiel et n'occuper que l'angle interne ou externe.
Il siège soit à l'une des deux paupières, soit sur les deux à la fois.

Il est une variété d'ectropion de la paupière inférieure dont nous avons déjà parlé à propos de la paralysie de la septième paire (*Ectropion paralytique.*)

Il est un autre ectropion très commun chez les vieillards surtout, c'est celui produit par la conjonctivite chronique ou la blépharite ; affections qui compliquent rapidement une altération lacrymale, si elle n'est elle-même la cause première de tous les phénomènes observés. On voit aussi l'ectropion dans l'ophtalmie purulente où le chémosis, l'hypertrophie de la muqueuse agissant sur la partie centrale de l'orbiculaire, l'affaiblit tandis que ses fibres musculaires dont la contraction est sans cesse sollicitée par l'excitation de la conjonctive irritée, sont le siège de mouvements spasmodiques qui font basculer le tarse (*Ectropion spasmodique* ou *sénile*).

Enfin, une dernière variété, l'*ectropion cicatriciel*, est celui qui se produit à la suite de cicatrices de la peau des paupières ou des environs ; les brûlures, les blessures, les ulcérations étendues (syphilis, lupus) sont les agents principaux de ces pertes de substance.

En règle générale, le renversement de la paupière en dehors est la résultante du défaut d'équilibre entre les téguments externes et internes d'une part, ou d'autre part, de la prédominance de l'action du releveur palpébral sur son antagoniste : l'orbiculaire.

Pour instituer un traitement rationnel de l'ectropion, il faut en connaître l'origine. Dans les formes d'ectropion sénile, inflammatoire, spasmodique, il faut, en premier lieu, rétablir le cours normal des larmes par l'incision du canalicule, parce que les larmes, se déversant par-dessus le bord palpébral, exagèrent son renversement en entretenant une irritation nuisible. Si la paupière n'est pas renversée au dehors et qu'il n'y ait qu'un écartement anormal du bord libre, souvent cela suffira. En même temps on soignera la blépharite et les ulcérations dont les bords libres peuvent être le siège.

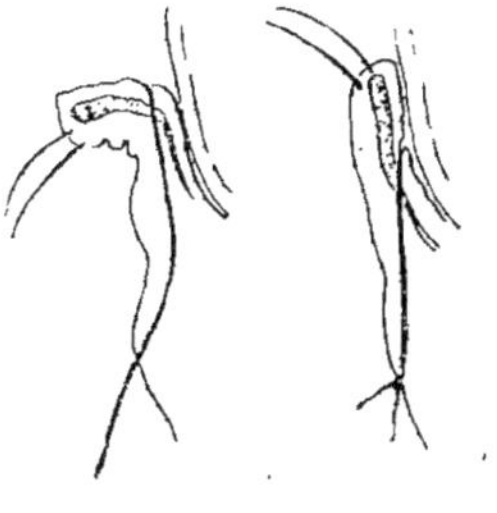

Si la paupière est complètement déjetée en dehors et si la conjonctive présente une masse charnue, on pourra faire l'excision d'un lambeau semi-lunaire ; mieux, on placera une suture de Gaillard ou de Snellen (fig. 19). A cet effet on prendra un fort fil dont les deux chefs seront chacun armé d'une forte aiguille. On traversera la paupière par les culs-de-sac de dedans en dehors. On passera chaque aiguille

Fig. 19.

Suture de Snellen contre l'ectropion.

à 10 ou 12 millimètres de distance et les dirigeant obliquement vers le dehors, on viendra les faire sortir à 3 millimètres l'une de l'autre, puis on serrera fortement la ligature. L'étendue plus grande de la surface comprise dans l'anse en dedans renversera la paupière vers le bulbe.

Pour obtenir ce même résultat, on peut, avec le thermo-cautère, faire dans le cul-de-sac une cautérisation linéaire plus ou moins profonde suivant l'effet à obtenir. L'élimination de l'escarre et la cicatrice qui s'ensuivra, rétracteront la paupière en dedans.

Mais si l'ectropion est trop prononcé ou d'origine cicatricielle, on devra avoir recours à des procédés plus complexes que nous avons exposés au chapitre des opérations (voir *Opération de l'Ectropion*).

CHAPITRE XI

ANOMALIES DE L'OUVERTURE PALPÉBRALE

I. — BLEPHAROPHIMOSIS

On désigne sous ce nom le rétrécissement de la fente palpébrale, qui est dû le plus souvent aux rétractions cicatricielles produites par les conjonctivites granuleuses ou diphtéritiques. On l'observe parfois aussi chez les personnes âgées qui ont eu pendant longtemps des excoriations des bords libres entretenues par des blépharites.

Cette affection rend les soins, que nécessite l'état de l'œil ou de la conjonctive, difficiles et même impossibles. En tout cas, le plus souvent, ils restent sans effet. Aussi pour rendre leur action plus efficace, est-on obligé d'agrandir l'ouverture palpébrale du côté de l'angle externe. On pratique la canthoplastie (voir le chapitre *Chirurgie des paupières*).

II. — ANKYLOBLÉPHARON

Il est constitué par la soudure des bords palpébraux sur une plus ou moins grande étendue. Il est *congénital* ou *acquis*.

Dans le premier cas, la soudure palpébrale qui existe pendant la vie intra-utérine, a persisté après l'accouchement. Souvent alors l'*ankyloblépharon* se rencontre avec d'autres anomalies telles que : microphtalmie, anophtalmie.

Dans le second cas, l'*ankyloblépharon* coexiste fréquemment avec le symblépharon et reconnaît les mêmes causes dont la brûlure est la plus fréquente.

La réunion des bords libres n'est jamais absolument complète. On trouve toujours dans l'angle interne un petit pertuis par où s'échappent les larmes et les sécrétions conjonctivales.

On sépare les paupières sur une sonde cannelée que l'on fait pénétrer par le pertuis interne et qui sert de guide au bistouri en même temps qu'elle protège le globe, ou bien on fait la section avec des ciseaux courbes à bout mousse.

III. — ÉLARGISSEMENT ANORMAL DE LA FENTE PALPÉBRALE

De même que certaines affections produisent le rétrécissement de l'ouverture palpébrale, de même certaines autres peuvent en amener l'élargissement. Nous l'avons vu à la suite de la paralysie de l'orbiculaire (*lagophtalmos*). On peut le rencontrer dans l'exophtalmie goitreuse ou dans certaines affections orbitaires, dans la buphtalmie, dans certaines myopies exagérées, où l'accroissement de l'axe antéro-postérieur du globe oculaire est très marqué.

Si cet agrandissement existe égal des deux côtés, la difformité n'est pas trop choquante, mais elle le devient énormément si elle ne se trouve que d'un seul côté.

On y remédie par la blépharoraphie (voir *Chirurgie des paupières*).

CHAPITRE XII

CHIRURGIE DES PAUPIÈRES

L'intervention chirurgicale peut avoir pour but de rétrécir ou d'élargir la fente palpébrale, *blépharoraphie* et *canthoplastie;* d'en faciliter l'ouverture, *opération du ptosis;* de corriger l'éversion ou l'inversion du bord libre des paupières, *opérations de l'ectropion* et de *l'entropion;* de régulariser l'implantation des cils, *opération du trichiasis;* enfin de reconstituer les voiles palpébraux détruits, *blépharoplastie*, ou encore de corriger ce qu'ils offrent en excès dans l'épicanthus, *rhinoraphie.*

I. — BLÉPHARORAPHIE

On cherchera à rétrécir par une suture incomplète l'ouverture palpébrale anormalement ou accidentellement élargie au niveau de sa commissure externe. Cette même suture des bords palpébraux pourra encore être utilisée pour faciliter la fermeture des paupières dans le cas de paralysie de l'orbiculaire, ou combattre une tendance exagérée à l'exophtalmie dans le goitre exophtamique.

Par le pincement de la commissure externe, on se rend compte de l'étendue que doit avoir la suture des bords palpébraux, que l'on avive, ainsi que l'angle externe, par l'excision à la pince et aux ciseaux d'un petit lambeau cutanéo-muqueux de 1 millimètre et demi de large, celui-ci comprendra les bulbes des cils, et l'avivement sera prolongé un peu plus loin sur la lèvre interne du bord libre que sur l'externe. Deux ou trois points de suture maintiendront les parties au contact; un peu de poudre d'iodoforme et un pansement occlusif immobilisant les paupières assureront la guérison en quelques jours.

Certaines affections de la cornée ou de la conjonctive se trouvant bien d'une occlusion prolongée, pendant des mois, de l'ouverture palpébrale, on est alors autorisé à pratiquer une *blépharoraphie totale.* Cette même opération constitue encore un temps complémentaire de certaines opérations d'ectropion ou de blépharoplastie, quand on craint les effets de la rétraction cicatricielle. Il convient, dans ce cas, de ménager les bulbes des cils et pour cela l'avivement ne doit porter que sur la lèvre interne des bords palpébraux qui seront réunis jusque près de la commissure interne. Ici doit persister un orifice suffisant pour assurer l'évacuation, et au besoin permettre l'irrigation du sac conjonctival.

Quand on veut plus tard désunir la suture, il suffit de glisser une sonde cannelée par l'orifice de la commissure interne et d'inciser sur elle entre les deux rangées de cils la bandelette adhérente. Les mouvements incessants des paupières empêchent qu'elles adhèrent à nouveau.

II. — CANTHOPLASTIE

Conseillée dans le blépharophimosis, certains cas d'ectropion, de blépharospasme et de conjonctivites rebelles, la *canthoplastie* procure outre l'élargissement de l'ouverture palpébrale, une diminution de la pression des paupières sur le globe de l'œil.

D'un coup de ciseau dont une des pointes est engagée dans le cul-de-sac conjonctival externe, on sectionne au niveau de la commissure, la peau, les muscles orbiculaires et la conjonctive. La plaie linéaire, horizontale, ainsi produite est dédoublée par un aide qui, écartant fortement les deux paupières, permet à l'opérateur de réunir par un fil de suture la peau et la muqueuse au niveau du sommet de l'angle cruenté ainsi formé, puis sur le prolongement de chacun des bords libres (fig. 20).

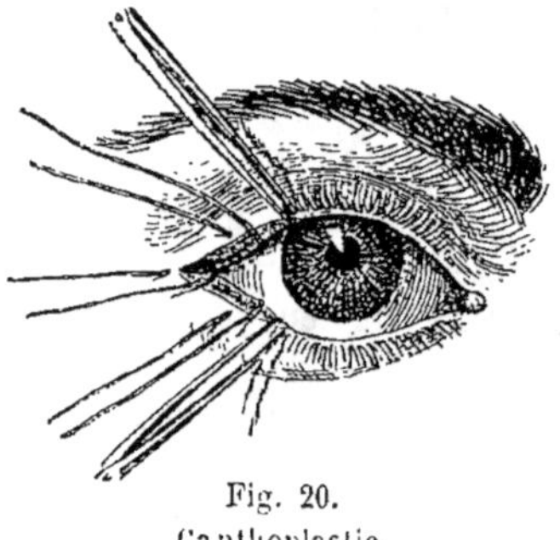
Fig. 20.
Canthoplastie.

Richet conseille d'exciser au niveau de la commissure un petit lambeau cutané triangulaire à sommet externe, puis de fendre la muqueuse respectée de façon à la rabattre comme un ourlet sur le prolongement du bord palpébral.

III. — OPÉRATION DU PTOSIS

Si le *ptosis* résulte d'une simple laxité de la peau, ou d'un épaississement de la couche cutanée, l'excision d'un repli transversal et la suture des lèvres de la plaie elliptique qui en résulte, donnent parfois un résultat satisfaisant.

Pour cette petite opération comme pour la plupart de celles qui intéressent les paupières, il suffit de recourir à l'anesthésie que procurent les instillations dans le sac conjonctival et les injections sous-cutanées de cocaïne. De plus l'instrumentation comporte des bistouris, pinces, ciseaux, érignes, qui ne présentent de particulier que leurs dimensions; seule la pince de Desmarres (fig. 16), ou de Snellen (fig. 15), mérite une mention; elle procure l'hémostase des parties sur lesquelles on opère et de plus elle fournit un plan résistant qui facilite la dissection des tissus et protège les organes placés au-dessous de lui. On peut aussi se servir d'une pince spéciale avec laquelle on délimite bien le lambeau

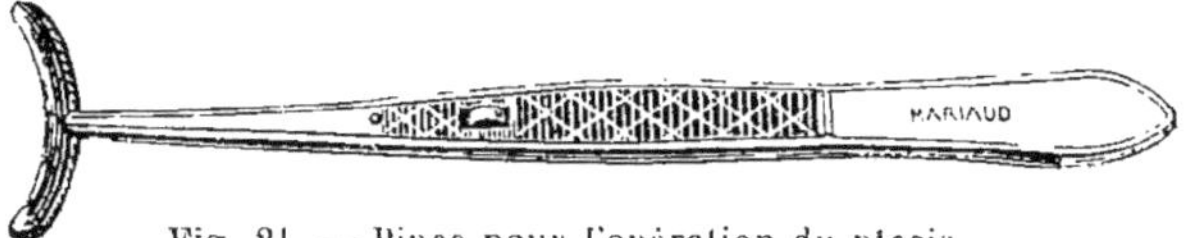

Fig. 21. — Pince pour l'opération du ptosis.

à exciser, de sorte qu'on n'a plus dans l'excision avec les ciseaux qu'à suivre les bords de la pince (fig. 21).

Quand on a lieu d'attribuer la blépharoptose à la faiblesse du releveur de la paupière, il est logique, avec de Graefe, d'affaiblir son antagoniste en excisant par dissection sous-cutanée à travers une simple incision transversale un large faisceau de l'orbiculaire. Boucheron conseille d'agir plutôt par la face muqueuse afin d'éviter toute cicatrice apparente. Il retourne la paupière, découpe une petite bande de cartilage tarse, qui doit rester adhérente au muscle orbitaire de Sappey, excise le tarse plus ou moins largement, sauf le bord ciliaire, réséque le sphincter palpébral, puis suture les deux parties conservées du fibro-cartilage. Gillet de Grandmont opère d'une façon analogue, mais en incisant la peau.

La résection tarsienne peut être considérée comme favorisant une sorte d'avancement de l'expansion tendineuse du muscle releveur en plus de l'affaiblissement de l'orbiculaire.

Plus efficace paraît être l'opération qui fait appel au frontal pour suppléer le releveur palpébral absent ou atrophié. Dans ce but, Dransart fait une incision cutanée parallèle au bord du cartilage tarse, auquel, après dissection de la peau jusque sous le muscle sourcilier, il fixe trois anses de catgut, leurs chefs sont conduits à travers le muscle orbiculaire

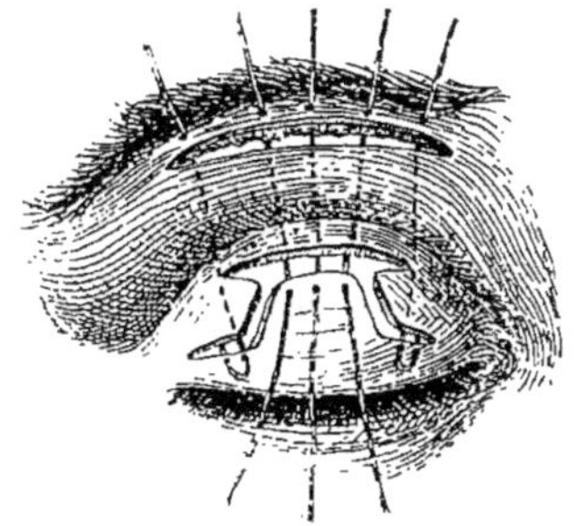

Fig. 22.
Opération du ptosis, procédé
de Panas.

jusqu'au sourcil; là, ils perforent la peau et sont fixés par des nœuds, puis on laisse retomber le lambeau de peau disséqué. Les traînées cicatricielles qui persistent après leur résorption, constituent de véritables tendons entre le tarse et le muscle frontal. Dans certains cas, il peut être utile de réséquer une portion de la peau, ou de simplement l'inciser.

Plus radical, le professeur Panas, pour les cas de paralysie totale ou d'absence congénitale du muscle releveur, conseille de fixer le bord supérieur du tarse au frontal en engageant le lambeau palpébral inférieur sous la partie supérieure de la couche cutanéo-musculaire palpébrale disséquée à la manière d'un pont (fig. 22).

IV. — OPÉRATION DE L'ECTROPION

L'ectropion par rétraction cutanée est justiciable, à défaut des interventions déjà signalées, de l'opération de Dieffenbach; mieux encore, on pratiquera la blépharoraphie et l'on attendra un an à dix-huit mois avant de désunir les bords palpébraux.

L'opération de Dieffenbach consiste dans l'excision d'un lambeau cutané triangulaire combinée avec la blépharoraphie (fig. 23). On incise la commissure externe suivant la ligne AB, on excise le lambeau triangulaire ADB,

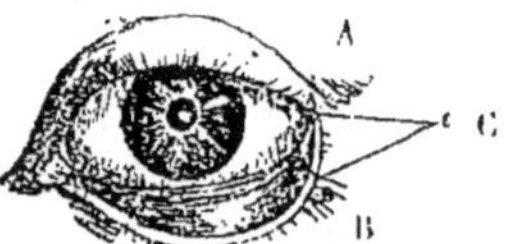
Fig. 23.
Procédé de Dieffenbach.

on avive la portion BC du bord palpébral, l'on mobilise par dissection le triangle DBC, puis l'on suture ensemble les bords AD et BD, AB et BC.

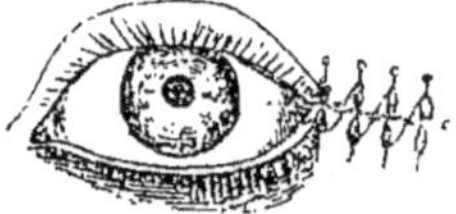
Fig. 24. Fig. 25.
Procédé de Desmarres.

Desmarres prolonge la commissure externe par une incision AC légèrement oblique en bas et en dehors; de son extrémité externe part à angle aigu une seconde incision CB, qui avec la première circonscrit un triangle cutané dont la base est formée par une portion du bord palpébrale AB, aussi étendue qu'il est nécessaire. Deux autres incisions partant des précédentes divisent la muqueuse en V jusqu'au point où elle se replie sur le globe et circonscrit un lambeau muqueux triangulaire (fig. 24). Les deux triangles cutanés et muqueux sont excisés et la plaie extérieure réunie par une suture (fig. 25).

Si l'ectropion résulte d'une lésion intéressant l'épaisseur de la paupière (ectropion cicatriciel), la cure réclame souvent après excision du tissu morbide une véritable blépharoplastie suivie même de blépharoraphie. Plus simple cependant est le procédé de Warthon Jones utile

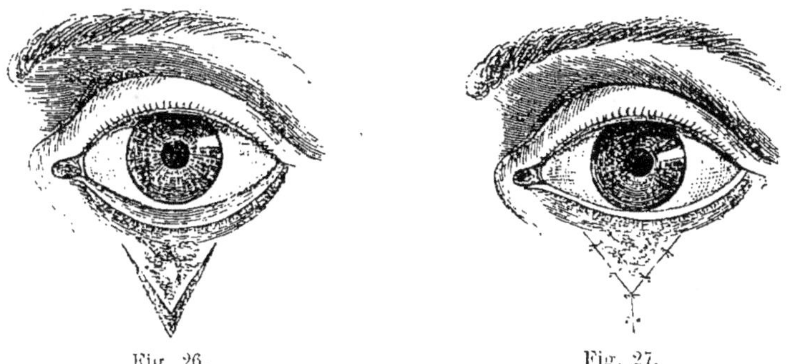

Fig. 26.   Fig. 27.

Procédé de Sanson, attribué à Warton Jones.

dans quelques cas. Une incision en V à pointe inférieure circonscrit la cicatrice qui est disséquée par sa face profonde, puis, par des points de suture convenablement placés, on transforme en Y l'excision primitive, refoulant ainsi les tissus vers le bord palpébral qui se trouve redressé (fig. 26 et 27). Au lieu d'une seule incision en V, Alphonse Guérin en fait deux qui se continuent l'une l'autre, puis il dissèque, les deux lambeaux triangulaires dont il suture les deux bords voisins, laissant fina-

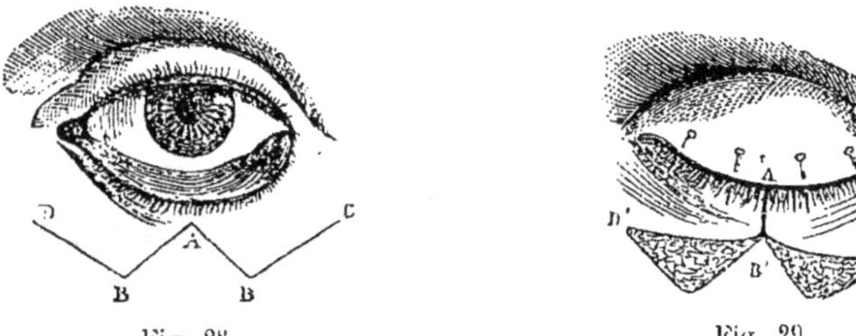

Fig. 28.   Fig. 29.

Procédé d'Alphonse Guérin.

lement deux petites plaies triangulaires dont la cicatrisation s'opère sans danger de reproduction de l'ectropion grâce à une blépharorraphie temporaire (fig. 28 et 29).

Dieffenbach excise la cicatrice circonscrite dans un triangle ABC, dont la base est parallèle à la paupière (fig. 30); puis il prolonge par deux incisions obliques en bas BE et AD la base du triangle; il dissèque les deux petits lambeaux latéraux, afin de pouvoir réunir les deux incisions AC et BC devenues horizontales (fig. 30 et 31).

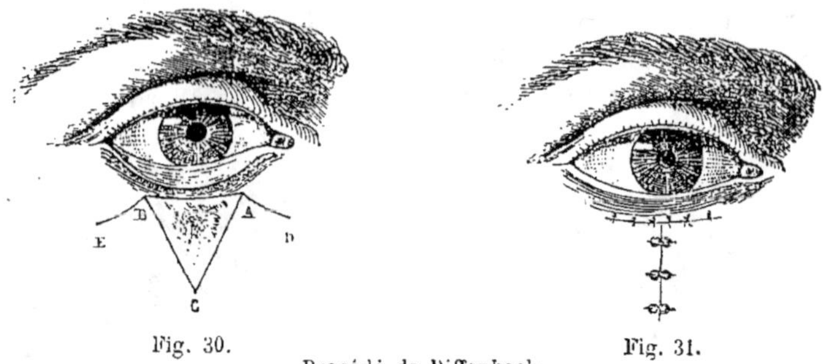

Fig. 30.   Fig. 31.

Procédé de Diffenbach.

Enfin, dans certains cas, avec Denouvilliers, après avoir enlevé le tissu cicatriciel et libéré la paupière, on taillera sur la joue un lambeau approprié pour combler la perte de substance qui succède au redressement du bord libre.

V. — OPÉRATION DE L'ENTROPION

Au chapitre *Entropion* nous avons décrit l'opération couramment employée contre l'*Entropion spasmodique*, c'est-à-dire l'excision d'un lambeau cutané triangulaire à base située près du bord libre et parallèle avec lui. De Graefe pratique pour remédier à ce même *Entropion* une incision parallèle au bord libre de la paupière, puis il excise un lambeau cutané triangulaire dont la base répond à la partie moyenne de cette incision. À la paupière supérieure, dans l'aire de ce premier triangle, il en excise un second à base supérieure qui intéresse l'orbiculaire et le tarse, mais respecte la conjonctive. La dissection des parties voisines facilite leur mobilisation et leur rapprochement par des sutures.

Si l'*entropion* est *organique* et intéresse le cartilage tarse, suivant le procédé de Snellen, on incise la peau un peu au-dessus du bord libre, on excise une bandelette semi-lunaire cutanée et musculaire, puis un lambeau du tarse en forme de coin à base tournée vers la peau. Cela fait, on passe des fils métalliques qui, comprenant dans leur anse le bord supérieur du tarse, sont conduits isolément jusqu'au bord ciliaire l'un devant, l'autre derrière le fibro-cartilage et là sont noués deux à deux et très fortement serrés. On peut aussi, et beaucoup plus simplement, combattre l'*entropion organique* par des cautérisations au thermo-cautère faites plus ou moins profondément suivant l'effet à obtenir. Elles pourront même dépasser la couche musculaire et attaquer le cartilage. La rétraction cicatricielle qui en résulte renverse la paupière en dehors. Ces cautérisations peuvent être faites perpendiculairement au bord libre et sur toute la hauteur de la paupière. Il faut dans ce cas faire deux ou trois sillons, ou bien on se contentera d'une seule cautérisation à 3 millimètres du bord libre et parallèlement avec lui.

VI. — OPÉRATION DU TRICHIASIS

Lorsque le *trichiasis* occupe la plus grande partie du bord palpébral, il convient de pratiquer la *transplantation du sol ciliaire*. A cet effet, suivant le procédé de Arlt (fig. 32), on dédouble le bord libre en l'attaquant avec un bistouri qui, pénétrant en arrière de la ligne d'implantation des cils, sort à travers la peau à 3 millimètres plus haut. On forme ainsi une languette adhérente à ses deux extrémités commissurales qui supporte les cils déviés et leurs bulbes. Une incision inverse pratiquée au-dessus de l'incision précédente circonscrit un lambeau semi-lunaire dont l'excision permet de remonter le lambeau ciliaire au-dessus du bord libre.

Anagnostakis conseille d'inciser la peau de la paupière parallèlement à son bord et à 3 ou 4 millimètres au-dessus de lui, d'exciser la lèvre supérieure de l'incision, de façon à mettre à nu les fibres de l'orbiculaire jusqu'au niveau du bord supérieur du tarse, de les exciser, puis de passer des fils à travers la lèvre inférieure de l'incision cutanée et la couche fibro-celluleuse qui recouvre le tarse. En nouant ces fils ensemble, le

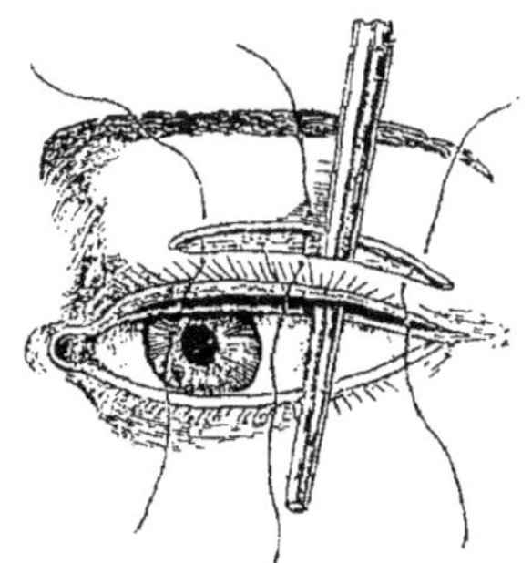

Fig. 32.
Trichiasis; procédé de Arlt.

Sonde cannelée engagée sous le lambeau contenant les cils. L'autre lambeau circonscrit par deux incisions a déjà été enlevé.

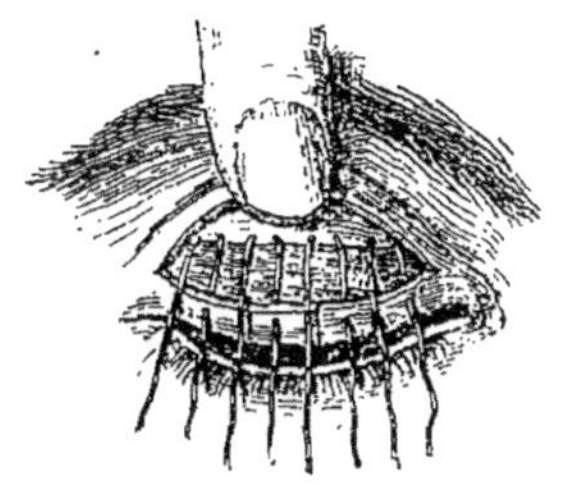

Fig. 33.
Opération du trichiasis; procédé d'Anagnostakis.

lambeau inférieur se renverse et attire dans le même sens le bord ciliaire (fig. 33). Le redressement sera plus complet si, comme le fait Panas, l'on dissèque par sa face profonde la bandelette ciliaire avant de la comprendre dans la suture.

Dans les cas de trichiasis partiel de la paupière supérieure, l'on peut comme Anagnostakis circonscrire latéralement par deux petites inci-

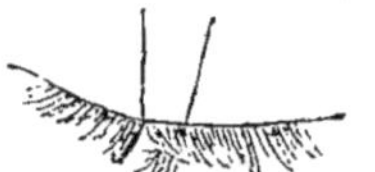

Fig. 34. — Incision.

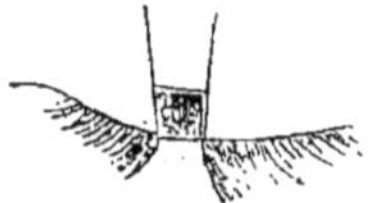

Fig. 35. — Excision du bord
du lambeau.

Procédé d'Anagnostakis.

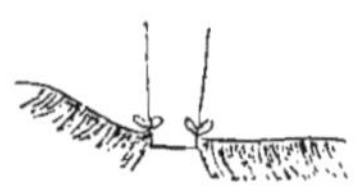

Fig. 36. — Suture.

sions verticales tombant sur le bord libre, le segment sur lequel sont implantés les cils déviés, puis, ce petit lambeau étant détaché, on en excise l'extrémité libre et on le rattache par deux points de suture au bord libre de la paupière (fig. 34, 35 et 36).

VII. — BLÉPHAROPLASTIE

Pour reconstituer les paupières détruites ou déviées par une cicatrice, l'on peut faire appel à l'une des quatre grandes méthodes d'*autoplastie* : 1° la *méthode française* ou par glissement des lambeaux pris au voisinage du champ opératoire; 2° la *méthode indienne* ou par rotation de lambeaux analogues; 3° la *méthode italienne* qui emprunte le lambeau à une région éloignée du corps et ne l'en détache qu'après sa soudure; 4° enfin la *méthode par greffe cutanée*, le ou les lambeaux

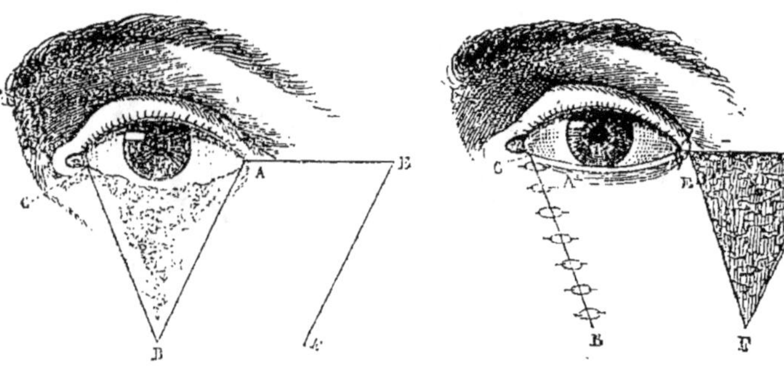

Fig. 37.   Fig. 38. — Réunion.

Procédé de Dieffenbach.

n'étant pas toujours empruntés au sujet lui-même, mais étant complètement détachés de l'organisme qui les a fournis avant d'être fixés sur la partie à recouvrir.

Une règle générale de la reconstitution des paupières consiste dans la conservation de toutes les parties saines, en particulier du bord libre, du muscle orbiculaire, de la conjonctive, que l'on ne saurait refaire. De plus il convient que les lambeaux soient largement taillés, de façon à ne supporter aucun tiraillement, qu'ils soient maintenus en place par une compression douce ou même quelques points de sutures profondes pour assurer leur application exacte sur la surface à recouvrir, enfin qu'ils ne

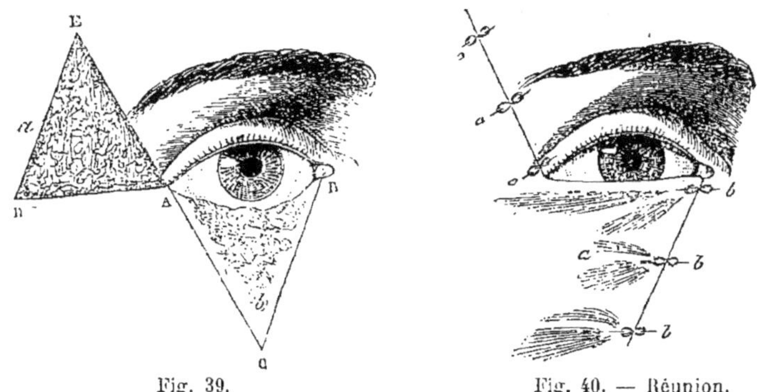

Fig. 39.

Procédé de Burow.

Fig. 40. — Réunion.

soient pas doublés d'une épaisse couche de tissu cellulo-graisseux dont le poids s'opposerait à une exacte coaptation. Dans un certain nombre de procédés, il y aura encore lieu de recourir à la blépharoraphie comme temps complémentaire pour assurer une cicatrisation en bonne position.

Dieffenbach donne à la perte de substance la forme d'un triangle à base palpébrale, puis une incision cutanée prolonge cette base vers la tempe et se recourbe à angle aigu pour se diriger ensuite vers le sommet du triangle, en circonscrivant ainsi un lambeau qui est disséqué et amené sur la perte de substance par un simple mouvement de rotation. La plaie laissée sur la joue est réduite par des sutures et au besoin quelques débridements (fig. 37 et 38).

Knapp préfère une perte de substance quadrangulaire et la couvre en disséquant deux lambeaux latéraux qui lui permettent de souder l'un à l'autre les bords latéraux du quadrilatère primitif.

Burow excise en triangle les parties malades, mais de plus il excise un triangle semblable de parties molles, disposé ainsi que le montre la figure 39, puis par glissement il affronte les parties (fig. 40).

Ces procédés ne sont guère utilisables que pour la restauration de la paupière inférieure, les suivants s'appliquent aux deux, ils découlent de la méthode indienne. Les procédés de Freike, de Blasius comportent la taille sur la tempe ou la base du nez d'un lambeau vertical à large base inférieure que l'on fait pivoter de façon à l'amener sur la partie à recouvrir (fig. 41 et 42). Dans le but d'éviter la torsion subie dans ces cas par le pédicule, Denonvilliers a conseillé un procédé par

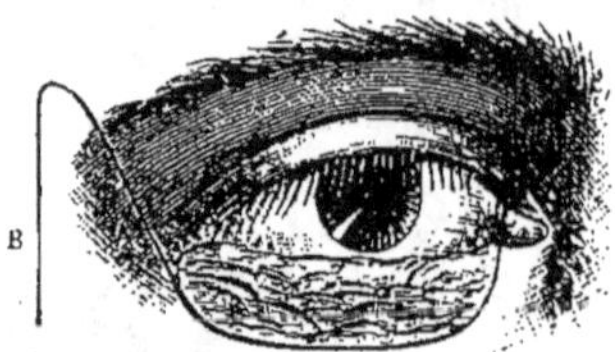

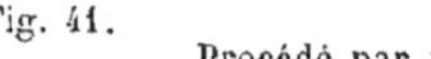

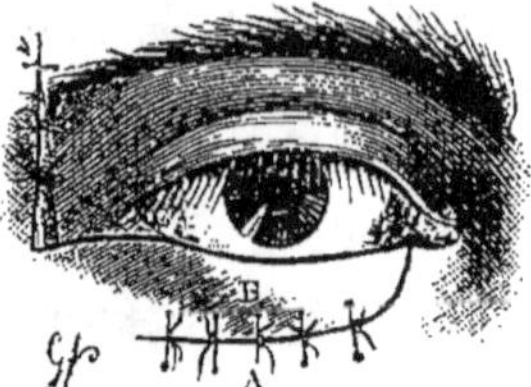

Fig. 41.   Fig. 42. — Réunion.
Procédé par pivotement.

échange. Il taille par trois incisions formant un Z deux lambeaux triangulaires à base et à sommet opposés, mais possédant un côté commun. Libérés par dissection de la pointe à la base, les deux lambeaux sont passés l'un au-dessous de l'autre et glissent en sens inverse, de sorte que le supérieur vient combler la place laissée par l'inférieur et *vice versa*. Ce procédé est surtout utile pour la reconstitution de la commissure externe (fig. 43 et 44).

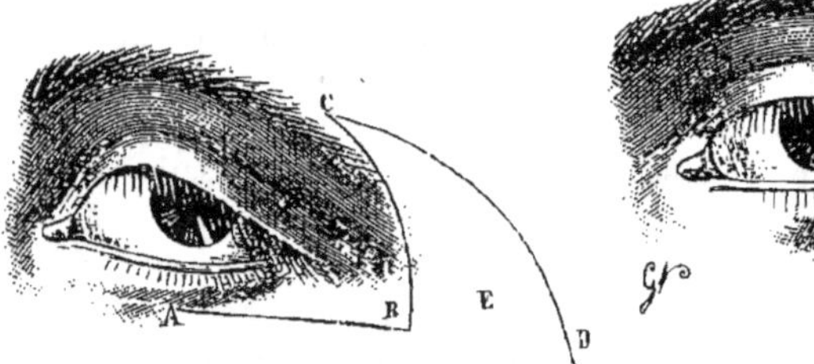

Fig. 43. — Blépharoplastie : incision.   Fig. 44. — Blépharoplastie : réunion.
Procédé de Denonvilliers.

Fontan a reconstitué les deux paupières au moyen de *lambeaux en ciseaux*. L'un falciforme à base inférieure fut pris sur le côté gauche du nez et le front, et à l'aide d'une rotation d'un quart de cercle, il vint occuper la place de la paupière supérieure. Un second lambeau falciforme à base supérieure fut pris sur le front et le côté droit du nez et par un pivotement de 45°, il vint s'adapter à la place de la paupière inférieure après avoir croisé le pédicule du premier lambeau.

Lorsqu'il y a lieu de restaurer la commissure interne ou l'externe, on aura recours au procédé en fourche de Hasner qui est également applicable pour les restaurations de la commissure externe (fig. 45 et 46).

Lorsqu'une seule paupière a été détruite, en particulier l'inférieure, on avivera le bord libre de la paupière conservée et on le suturera à la peau avivée sur le bord de la brèche palpébrale. Le sac conjonctival

peut être tenu fermé hermétiquement, si le canal lacrymo-nasal fonctionne bien. Deux ou trois mois après la soudure des parties affrontées,
on rétablira la fente palpébrale et, à cet effet, il suffit de couper trans-

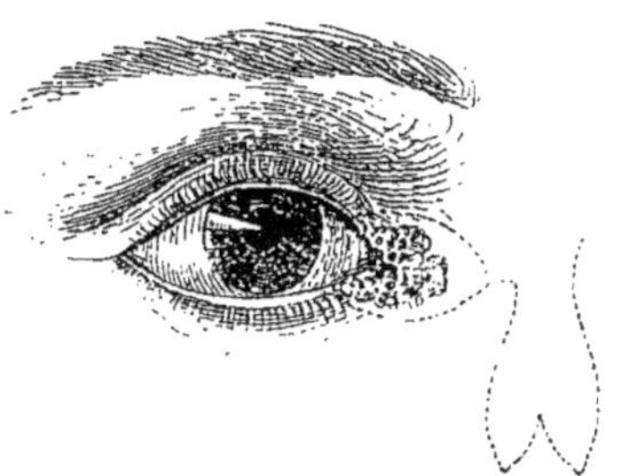

Fig. 45. — Restauration de la commissure interne : incisions.

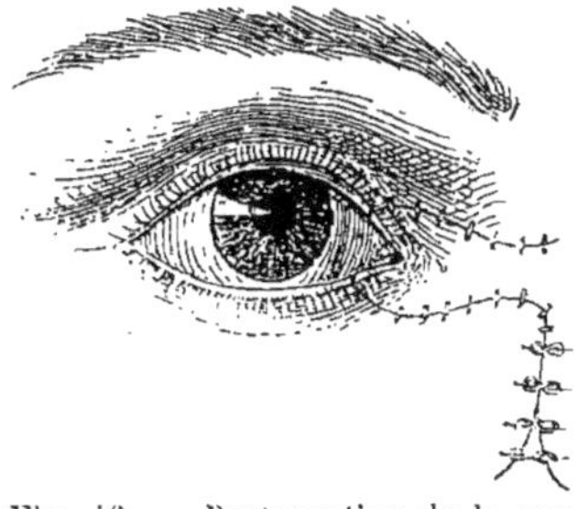

Fig. 46. — Restauration de la commissure interne : réunion.

Procédé de Hasner.

versalement à bonne hauteur le voile membraneux tendu en avant de
l'orbite. Cette section doit être pratiquée en plusieurs temps (Denonvilliers).

Si les tissus voisins des paupières à restaurer offrent une vitalité insuffisante pour y tailler des lambeaux, ce qui se
voit à la suite de brûlures étendues de la face,
il est alors indiqué de recourir à la greffe par
la méthode italienne modifiée. Récemment,
P. Berger a fourni toute une série de faits à
l'appui de cette manière de procéder. Il taille
le lambeau à la face interne du bras, le fixe en
bonne place par des sutures et par un appareil
qui immobilise le membre supérieur (fig. 47).
Vers le douzième jour, le pédicule peut être
coupé et une petite opération complémentaire
en assure au besoin l'exacte adaptation.

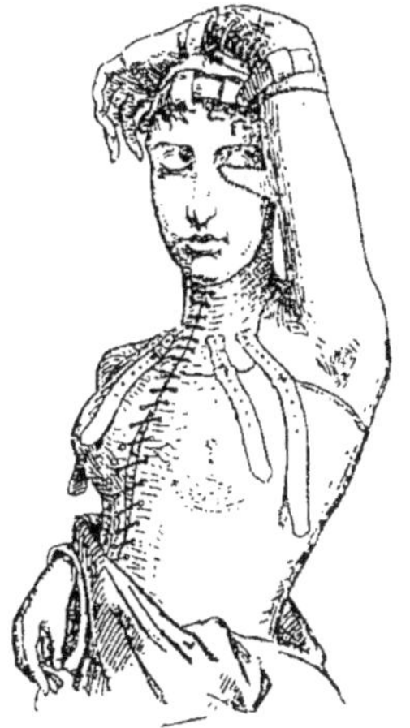

Fig. 47.

Si l'on redoute pour le patient la posture in-
commode que nécessite la méthode italienne
et si l'on est sûr de son antisepsie, ainsi que de
la vitalité des lambeaux que l'on transporte, on
peut prendre ce dernier sur le malade lui-même
ou un sujet de bonne volonté. On détache de la
face interne du bras ou antérieure de l'avant-bras, un lambeau cutané
dépourvu de tissu cellulo-graisseux de dimensions convenables, puis on
le transporte sur la surface à couvrir, et là on le fixe par quelques points
de suture en même temps que la blépharoraphie assure l'immobilité
des parties. Le pansement antiseptique, légèrement compressif, sera

laissé en place cinq à six jours. Cette opération a fourni un certain nombre de succès, et dans les cas malheureux on a vu le lambeau céder progressivement la place à une nappe de bourgeons charnus qui ont abouti à la formation d'une cicatrice rétractile. Peut-être, en pareil cas, y aurait-il lieu de tenter la greffe épidermique de Reverdin, la greffe dermo-épidermique de Thiersch, ou même, comme Gillet de Grandmont, on serait autorisé à tenter la blépharoplastie en empruntant des lambeaux à la peau du ventre d'une grenouille.

VIII. — RHINORAPHIE

Dans les cas d'*epicanthus* interne double et symétrique, il suffit ordinairement de faire un pli cutané vertical sur le dos du nez pour corriger la difformité ; aussi, lorsque avec l'âge celle-ci ne s'est pas modifiée, il est indiqué de pratiquer l'excision de ce pli et de réunir par suture les deux lèvres de la perte de substance ainsi obtenue (von Ammon).

Si l'épicanthus est unilatéral et interne, de Graefe conseille de l'exciser, puis, avec Arlt, on place des sutures après avoir transformé en une plaie horizontale la plaie verticale qui résulte de l'excision.

Enfin, pour obtenir la réduction par traction de l'épicanthus externe, Sichel propose l'excision d'un pli cutané à la région temporale près des cheveux qui en masqueront la cicatrice.

DEUXIÈME PARTIE

CONJONCTIVE

CHAPITRE XIII

ANATOMIE

La conjonctive est une membrane muqueuse située, à la manière d'un sac séreux ouvert, entre les paupières et le globe de l'œil, et destinée à permettre à ces organes de se mouvoir librement les uns sur les autres.

Sur les paupières, la conjonctive se continue avec la peau au niveau de leur bord libre, tapisse leur face postérieure intimement adhérente aux tissus sous-jacents (*conjonctive palpébrale*), puis elle se jette de la paupière sur le globe de l'œil, limitant un sillon (*culs-de-sac conjoncti-vaux*), un peu moins profond sous la commissure externe que sous la paupière inférieure et surtout la supérieure. Au niveau de l'angle interne la la muqueuse tapisse une dépression peu profonde (*sac lacrymal*) où se voient la *caroncule* et le *pli semi-lunaire* et où viennent s'ouvrir les *voies d'excrétion des larmes*. Moyennement adhérente aux prolongements que l'aponévrose orbitaire envoie vers les paupières et le globe de l'œil, la muqueuse (*conjonctive bulbaire*) tapisse ce dernier auquel l'unit un tissu cellulaire très lâche. Enfin la couche épithéliale seule passe en avant de la cornée.

La surface libre de la conjonctive est humectée par les larmes et un peu de mucus; elle paraît lisse, mais à la longue on y découvre des papilles un peu plus développées au niveau des culs-de-sac et du globe. Histologiquement cette membrane est constituée par un *épithélium*, une *tunique propre* et une *couche de tissu cellulaire;* elle comprend en outre des *vaisseaux sanguins*, des *corpuscules lymphatiques*, des *glandes* et un *réseau nerveux*.

Les artères proviennent des palpébrales et des ciliaires antérieures; les veines se jettent, les supérieures dans l'une des branche de l'ophtalmique, les internes et inférieures dans les origines de la faciale. Ces vaisseaux constituent un réseau plus ou moins développé suivant les régions : cercle péricornéen, gros rameaux veineux sous la conjonctive bulbaire. Il n'existerait pas de vaisseaux lymphatiques conjonctivaux, mais dans la muqueuse on constaterait une infiltration d'éléments considérés par certains auteurs comme de véritables follicules lymphatiques. Quant aux glandes, elles se trouvent en nombre variable dans la muqueuse des culs-de-sac et sécrètent du mucus. Le réseau nerveux émane des nerfs ciliaires pour la conjonctive bulbaire et pour la palpébrale de la branche ophtalmique et du nerf orbitaire. Leurs terminaisons présentent des corpuscules spéciaux (C. de Krause), véritables corpuscules de tact situés dans des papilles vasculaires et nerveuses.

La *caroncule lacrymale* est un petit corps ovoïde ou triangulaire, blanc jaunâtre, hérissé de poils extrêmement fins; elle est située dans le grand angle de l'œil et parfois reliée à la peau voisine par un pont très étroit. On y distingue : un épithélium, un corps papillaire, quelques fibres lisses, quelques fibres de l'orbiculaire, des follicules pileux et des glandes sébacées; enfin des corpuscules lymphatiques et un riche réseau vasculaire. La caroncule aurait pour effet d'empêcher les larmes de s'échapper par l'angle interne.

Le *pli semi-lunaire* ou *membrane clignotante* représente la troisième paupière des oiseaux; c'est un pli de la conjonctive en forme de petit croissant situé entre la caroncule et le globe de l'œil, plus apparent lorsque l'œil est dirigé en dedans, effacé dans la position inverse.

CHAPITRE XIV

EXPLORATION MÉTHODIQUE DE LA CONJONCTIVE

L'examen doit porter sur la teinte de la muqueuse, sa vascularisation, sa transparence, l'état de sa surface, les sécrétions qu'elle fournit. Tout d'abord on examinera la muqueuse bulbaire, l'œil étant largement ouvert et dirigé alternativement en haut, en bas, en dedans et en dehors. Puis, abaissant la paupière inférieure et la faisant basculer par simple traction, on explorera le cul-de-sac inférieur et la conjonctive palpébrale, l'œil sera alors fortement dirigé en haut. Pour voir la conjonctive de la paupière supérieure, celle-ci sera renversée et, à cet effet, on prescrit au malade de regarder en bas, on saisit entre la pulpe du pouce et de l'index gauches un pli cutané voisin du bord libre, on attire la paupière en bas et en avant pour la détacher du globe, puis, insinuant l'extrémité du pouce droit sous le bord libre et plaçant le bout de l'index sur le bord supérieur du tarse, on imprime à ce dernier un mouvement de bascule qui relève le bord libre palpébral et met au jour la muqueuse. Quant au cul-de-sac supérieur, il est difficilement visible même en écartant du globe la paupière retournée et en déprimant son fond par une pression exercée sur le bord supérieur de l'orbite. On peut encore retourner la paupière supérieure de la manière suivante : on place l'index parallèlement le long du bord libre et on repousse en haut la paupière supérieure, tandis que le pouce placé verticalement sur le bord libre de la paupière inférieure déprime légèrement le globe, de façon que la supérieure relâchée se trouve sur le pouce qui lui imprime le mouvement de bascule voulu.

CHAPITRE XV

MICROBES DES CONJONCTIVES NORMALES

On peut penser *a priori* que les microbes existant à l'état normal au niveau des conjonctives doivent être nombreux et d'espèces variées. L'air, en effet, bat continuellement cette partie du corps, et doit y déposer incessamment les nombreux germes qu'il transporte.

D'autre part, il existe un courant perpétuel des surfaces oculaires vers les cavités nasales, et il n'est pas irrationnel de croire que les germes déposés sur l'œil suivent le mouvement et sont éliminés par les voies lacrymales ou encore qu'ils peuvent remonter de la muqueuse nasale vers la muqueuse oculaire.

La recherche des microbes normaux de la conjonctive est donc complexe. Existe-t-il des microbes, parasites constants des culs-de-sac conjonctivaux? Existe-t-il un drainage de ces parasites par les voies lacrymales? Le mucus conjonctival ou les larmes peuvent-ils être un milieu de culture suffisant pour les microbes? Inversement, quels sont les rapports des microbes du nez et de l'œil?

La première de ces questions a seule reçu un commencement de solution.

Sattler, le premier, a recherché quels germes infectieux pouvaient se rencontrer dans le *sac lacrymal*, étant admis que ce dernier est le collecteur de ce qui a passé sur les surfaces oculaires. Il a rencontré dans 25 cas sur 28 examens :

1). Staphylococcus pyogenes aureus.
2).   —   ...   citreus.
3).   —   —   albus[1].
4).   —   —   de Rosenbach.
5). Pneumococcus de Friedlander.
6). Micrococcus circus.
7). Six bacilles qu'il mentionne seulement et qu'il ne regarde pas comme pathogènes.

---

(1) On admet volontiers, sans plus de preuves d'ailleurs, l'identité du staphylo. pyog. aureus et du staphylo. pyog. albus, le citreus étant le trait d'union entre ces deux variétés extrêmes.

Gifford en étudiant la pathogénie de la conjonctivite eczémateuse, décela, à peu près constamment dans cette dernière affection, un coccus qu'il retrouva dans des yeux sains, et qu'il considéra comme pouvant être pathogène dans certaines conditions, lorsque, par exemple, il existe *un état de moindre résistance* (?) des cellules de l'épithélium conjonctival ou cornéen. Il constata, en outre, que les lotions au sublimé telles qu'elles se pratiquent en oculistique n'ont aucune action nocive sur le développement de ce coccus.

Les expériences de Sattler furent reprises et confirmées en 1887, par Gallenger.

Le mémoire de Fick est ce qui a été fait de plus important sur la question des microbes normaux de la conjonctive. Cet auteur a rencontré sur la conjonctive un certain nombre de microbes indifférents, et d'autres pathogènes.

1). *Microbes non pathogènes. Bacille a)* 1 à 6 µ. Liquéfie à peine la gélatine sur le trait d'ensemencement.

> *Bacille b).* 1 à 6 µ. Liquéfie la gélatine en godet plat.
> *Bacille c).* N'a pu être obtenu en culture pure. Forme : le plus souvent en baguette de tambour.
> *Bacille e).* Probablement le B. fluorescens liquefaciens.
> *Micrococcus candicans.*
> *Sarcina lutea.*

2). *Microbes pathogènes. Bacille d).* 1 à 2 µ. Liquéfie la gélatine. Tue le lapin en quelques jours, par septicémie probablement.

> *Bacille f).* 1 à 2 µ ne liquéfie pas la gélatine sur laquelle il se développe en clou. Ne tue pas le lapin, mais produit sur l'œil de cet animal une inflammation lente de la cornée qui se résorbe spontanément au bout de quatre ou cinq jours.
> *Staphylococcus pyogenes aureus.*
> *Streptococcus pyogenes.*

Petresco (de Bucharest) a trouvé aussi sur des conjonctives, mais des conjonctives granuleuses, les diverses espèces de microcoques du pus.

Dans une étude comparée de la conjonctive normale et de la conjonctive atteinte de trachome, Koucherski (1888) dit avoir trouvé sur 20 conjectives saines :

2 fois des bacilles non spécifiés davantage, mais indifférents.

6 — le staphylococcus aureus.

1 — un microcoque qu'il retrouva dans les cas de trachome.

4 — des diplocoques non pathogènes.

Enfin, le dernier travail qu'il y ait à signaler sur cette question est une thèse de Montpellier (1889). (Gombert. — *Recherches expérimentales sur les microbes des conjonctives à l'état normal*) à laquelle le mémoire de Fick a servi de modèle.

. Voici le tableau des micro-organismes isolés par l'auteur :

1). *Microbes non pathogènes. Sarcina lutea.*
        Sarcina aurantiaca.
        Micrococcus 6).
        Bacil'e α). Très constant.
        Bacille γ).   id.
        Bacille δ).   id.
        Bacille ε).
        Streptothrix Fœrsterii. On a attribué à ce champignon le pouvoir de
        former à un moment donné des concrétions qui obstrueraient les
        voies lacrymales. L'auteur n'a pas réussi à reproduire cet état
        pathologique chez les animaux.
2). *Microbes pathogènes. Micrococcus a)* probablement identique au *m. flavus
        liquefaciens.* Produit sur la cornée des animaux une infiltration ar-
        rondie, avec vascularisation péricornéenne intense. Le tout se résorbe
        au bout de quatre à cinq jours.
        Micrococcus g). Liquéfie la gélatine. Produit sur la cornée un infil-
        trat qui disparaît au bout de quelques jours.
        Bacille ς). Détermine une infiltration cornéenne diffuse avec vascu-
        larisation et gonflement de la conjonctive bulbaire. Le tout dis-
        paraît spontanément au bout de huit ou neuf jours.

En résumé, il ne paraît pas y avoir de micro-organismes se développant plus spécialement dans les culs-de-sac conjonctivaux. C'est probablement par l'air que la conjonctive se peuple.

Un défaut commun rend insuffisantes les expériences et les constata-
tions rapportées ci-dessus : les auteurs n'ont pas suffisamment répété
les examens. Il est nécessaire d'appuyer la solution de la question des
microbes de la conjonctive à l'état normal sur un grand nombre de cas.
Il est un fait pourtant à retenir : c'est la présence à peu près constamment signalée des staphylococci du pus dans les culs-de-sac conjonctivaux.

CHAPITRE XVI

LÉSIONS TRAUMATIQUES DE LA CONJONCTIVE

Elles comprennent : les *contusions*, les *plaies*, les *brûlures* et les *corps étrangers* de la conjonctive.

I. — CONTUSIONS

Les *contusions* de la conjonctive résultent de chocs d'intensités variables qui agissent sur la membrane, soit directement, soit à travers les paupières instinctivement fermées au moment du danger. Tantôt le corps vulnérant est volumineux (coup de poing) et la lésion ne se limite pas à la seule membrane muqueuse, il y a plutôt contusion de la paupière et dans une certaine mesure de tout le contenu de l'orbite. Tantôt, l'agent plus petit (éclats de fer ou de bois, gravier, branche d'arbre) provoque par son contact violent une ecchymose, ou un petit thrombus.

L'ecchymose sous-conjonctivale ne se produit que sous la conjonctive bulbaire ; l'adhérence intime de la muqueuse empêche sa formation au niveau des paupières. Large plaque rougeâtre ou véritable bourrelet sanguin entourant la cornée la lésion s'accompagne encore d'un certain degré d'hypérhémie générale de la conjonctive.

Les commémoratifs imposent le diagnostic qui doit encore tenir compte de l'apparition de l'ecchymose immédiatement après la blessure. Tout au contraire l'ecchymose symptomatique d'une fracture de la base du crâne se montre tardivement, apparaissant deux ou trois jours après l'accident et envahissant d'abord la conjonctive oculaire avant de colorer la surface interne des paupières.

La contusion conjonctivale suivant son intensité évolue en quelques jours ou en quelques semaines ; temps pendant lequel elle présente la série des teintes caractéristiques de la résorption sanguine.

Après lavage à l'eau boriquée des paupières et du sac conjonctival on maintiendra sur l'œil quelques compresses humides ou bien on appliquera un pansement compressif (rondelles d'ouate et monocle). Le thrombus est bien rarement assez considérable pour qu'il faille lui donner issue.

II. — PLAIES

Déchirée, piquée ou coupée en même temps que les tissus sous-jacents des paupières, la conjonctive présente au niveau du globe de l'œil, des érosions, des piqûres ou des plaies.

Les *érosions* résultent du choc d'un corps métallique ou d'une branche d'arbre, d'un coup d'ongle ; elles se traduisent par une légère ecchymose, et un dépoli de la surface muqueuse parfois inappréciable sans le secours de la loupe.

Les *piqûres* consécutives au brusque contact de plumes métalliques, d'épis de graminées, provoquent une petite ecchymose, voire encore un thrombus plus ou moins étendu.

Des *plaies* de la conjonctive, les unes sont produites par le chirurgien avec les ciseaux ; plus rarement un corps à arête tranchante incisera par accident la muqueuse. Parfois la membrane est décollée de la sclérotique sur laquelle cependant elle reste appliquée, ou bien sectionnée en lambeaux elle flotte, et déplacée par les mouvements de l'œil elle peut faire saillie dans l'orifice palpébral. Des lambeaux à bords déchiquetés, avec infiltration sanguine au pourtour de la perte de substance et mise à nu de la sclérotique à son niveau caractérisent les plaies contuses résultat du choc de corps irréguliers. Sur le globe de l'œil, sur la muqueuse palpébrale, la plaie contuse se présente comme une solution de continuité inégale à bords irréguliers et ecchymosés.

Rien à dire du diagnostic de ces lésions dont le traitement comporte la désinfection du sac conjonctival ou l'application d'un pansement humide. On y ajoutera l'instillation de quelques gouttes d'un collyre à la cocaïne (1 p. 100) si le blessé accuse quelque douleur (dans les érosions en particulier). La pose de quelques points de suture à la soie très fine sera aussi nécessaire pour rapprocher les lèvres, régulariser une plaie ou fixer en place un lambeau. Il est intéressant en effet au point de vue pronostique de fermer toutes les solutions de continuité de la muqueuse car, lorsqu'il y existe une perte de substance, qui presque fatalement est infectée par les germes déposés dans le sac conjonctival, une abondante sécrétion de muco-pus, une exsudation blanchâtre, le développement de bourgeons charnus exubérants, qu'il faut exciser ou cautériser, retardent la guérison. Si la plaie intéresse à la fois la conjonctive sur la paupière et sur le globe de l'œil, la suture au niveau de la muqueuse bulbaire s'impose pour prévenir toute soudure cicatricielle (*Symblépharon*).

III. — BRULURES

Des corps échauffés (parcelles de fer rouge, gouttes d'eau brûlante, phosphore d'allumettes, bouts de cigare allumés), des agents chimiques (acides sulfurique ou autres, alcalis, ammoniaque, chaux), accidentellement projetés dans le sac conjonctival, y provoquent des *brûlures*. Certains collyres, certains crayons médicamenteux n'agissent pas autrement. Enfin c'est encore une brûlure qui se produit après une insufflation de calomel, si le malade a pris à l'intérieur de l'iodure de potassium. Eliminé par les larmes, ce médicament au contact du chlorure mercureux, se transforme en bioduro de mercure qui est très caustique.

Légère, la *brûlure* de la muqueuse produit de l'hypérémie conjonctivale; plus profonde elle détermine de la mortification. L'escarre plus ou moins étendue, de coloration grisâtre ne tarde pas à s'éliminer et laisse à sa place une perte de substance qui rapidement se couvre de bourgeons charnus, fongueux et saignants. Au pourtour la conjonctive est fortement hypérémiée et pour peu que la désinfection ne soit pas rigoureuse l'ulcération suppure. Sa cicatrisation est lente et peut aboutir à des désordres divers : symblépharon, ankyloblépharon, ectropion, trichiasis partiel, déviation des points lacrymaux, ptérygion cicatriciel.

Le danger des brûlures de la conjonctive résulte de leur étendue ou de leur profondeur ; inutile d'insister sur la gravité de la brûlure concomittente de la sclérotique.

La première indication du traitement consiste dans le lavage immédiat de la partie pour refroidir ou diluer les agents nocifs. S'il s'agit d'un liquide alcalin, il est indiqué de neutraliser son action par des lotions avec une solution légère acide, et inversement on aurait recours à une lotion alcaline si le caustique est acide. L'emploi du chlorure de sodium pour limiter l'action thérapeutique du nitrate d'argent est à rapprocher de cette prescription.

En cas de brûlures par de la chaux vive, il faut éviter l'emploi de l'eau qui désagrégerait le fragment caustique et le répandrait au loin ; avec la pince et la curette on l'enlèvera aussi complètement que possible.

Un pansement humide suffira ensuite, sauf si la réaction inflammatoire nécessite l'emploi des collyres astringents ou d'émissions sanguines locales (scarifications). L'ulcère produit, l'on s'efforcera de prévenir des adhérences anormales par l'interposition de corps étrangers : vaseline boriquée ou iodoformée, lamelles d'os ou de métal. On en combattra la tendance fongueuse par des cautérisations légères (nitrate d'argent).

Comme le plus souvent des adhérences ou des rétractions cicatricielles se produisent, elles rendront ultérieurement nécessaire une intervention spéciale.

IV. — CORPS ÉTRANGERS

Des grains de poussière ou de charbon, de la cendre de cigare, des paillettes métalliques, des débris de végétaux, des larves ou de petits insectes, peuvent se déposer ou être projetés dans le sac conjonctival. Là tantôt ces corps étrangers reposent simplement sur la surface de la muqueuse en particulier dans le cul-de-sac palpébral supérieur ; tantôt ils s'implantent dans la muqueuse ou même pénètrent dans le tissu cellulaire sous-conjonctival (grains de poudre, plombs de chasse).

Quelques-uns agissent et par contusion et par brûlure. Dans tous les cas, leur présence provoque des phénomènes réactionnels plus ou moins intenses : tantôt il n'y a qu'un peu de gêne et de larmoiement avec conjonctivite légère, tantôt l'œil est injecté, larmoyant, sensible à la lumière ; ses mouvements exaspèrent la gêne douloureuse ressentie par le malade qui se frotte sans cesse les paupières pour se débarrasser de cette sensation. Chez certains sujets, le blépharospasme est intense, il peut s'accompagner de véritables attaques convulsives ou épileptiques.

Le frottement d'une parcelle métallique implantée dans la conjonctive de la paupière supérieure provoque souvent des éraillures linéaires radiées sur le segment supérieur de la cornée, petites lésions qui peuvent en imposer pour une kératite herpétique.

Le diagnostic est le plus souvent facile, mais, au dire du malade, il convient d'ajouter l'examen de toute la surface de la conjonctive, en abaissant la paupière inférieure, en renversant la supérieure, en promenant une curette mousse dans le cul-de-sac supérieur. Au besoin il faut s'armer d'une loupe. Cette recherche est autrement difficile lorsque, méconnu depuis longtemps, le corps étranger (fragment d'épis de graminées) est enchâssé dans un repli de la muqueuse ou perdu au milieu de gros bourgeons charnus ; le malade ne se plaint alors que d'une conjonctivite chronique le plus souvent monoculaire. Dans ces cas, l'excision du bourgeon fongueux, son exploration avec un stylet établiront le diagnostic.

L'enlèvement du corps étranger s'impose. La curette d'écaille, de petites pinces suffisent d'ordinaire, toutefois si le corps est implanté solidement dans la muqueuse il faut le dégager avec l'aiguille à cataracte, parfois même il devient nécessaire de le comprendre avec les pinces dans un petit pli de la muqueuse qu'on excise d'un coup de ciseaux. Cette dernière manœuvre est de rigueur lorsque le corps étranger est situé dans le tissu sous-muqueux loin de son point d'entrée. Quand il y a eu pénétration de nombreux corps étrangers, de grains de poudre par exemple il est préférable de ne pas tenter leur extraction dans une seule séance en raison des accidents inflammatoires qu'elle risque de provoquer.

Le corps étranger enlevé, une instillation de cocaïne après désinfection, puis un bandage compressif avec quelques compresses froides suffiront pour combattre l'hyperémie conjonctivale.

CHAPITRE XVII

LÉSIONS INFLAMMATOIRES DE LA CONJONCTIVE

Les phénomènes cardinaux de l'inflammation : douleur, tuméfaction, chaleur et rougeur s'observent dans l'*hyperémie* de la conjonctive et les diverses variétés de *conjonctivite*. L'*atrophie* de la membrane peut aussi être étudiée dans ce chapitre.

I. — HYPERÉMIE DE LA CONJONCTIVE. — CATARRHE SEC

Une vascularisation anormale avec transsudation légère sans modification notable de la sécrétion caractérise l'*hyperémie* de la conjonctive.

L'irritation qui la cause résulte du frottement de cils déviés ou de glandes meibomiennes distendues par rétention de leur produit; les corps étrangers, en particulier les poussières (cardeurs, plâtriers, scieurs de long), certaines vapeurs ou fumées irritantes (air comprimé, fumée de tabac), l'abus de certains collyres (atropine, ésérine) ont la même influence. Souvent l'hyperémie conjonctivale trahit une hyperémie des membranes profondes de l'œil, provoquée par l'action d'une lumière très vive (lumière électrique) ou insuffisante, par des efforts exagérés d'accommodation (hypermétropes, astigmates). La même lésion accompagne parfois la névralgie faciale et dans certaines affections générales (rougeole, scarlatine, rhumatisme) il est difficile d'établir une limite précise entre la simple hyperémie et la conjonctivite catarrhale.

La conjonctive palpébrale est très injectée surtout dans les intervalles des glandes de Meibomius ; au niveau des culs-de-sac, au lieu de la teinte jaune pâle habituelle, on note une vascularisation qui diminue sur la conjonctive bulbaire. Ici c'est un réseau vasculaire à larges mailles dont les rameaux sont mobiles avec la muqueuse. Outre l'engorgement des vaisseaux, on note l'hypertrophie des papilles de la conjonctive d'où son aspect velouté irrégulier; à la loupe apparaissent une foule de petites saillies pointues, serrées les unes contre les autres, disposition surtout marquée aux angles de l'œil. Ici il ne s'agit pas de granulations véritables. Enfin la sécrétion de la conjonctive n'est pas sensiblement altérée (*catarrhe sec*), tout au plus s'il s'accumule dans l'angle interne de l'œil un peu de matière jaunâtre.

Quand l'hypérémie persiste un certain temps et diminue d'intensité, d'*aiguë* elle devient *chronique ;* la vascularisation de la muqueuse bulbaire pâlit, tandis que persiste la rougeur de la conjonctive dans les culs-de-sac et sur les paupières.

Subjectivement le malade accuse de la gêne oculaire, et celle-ci dépend en grande partie du degré d'accollement des paupières et du globe de l'œil. Flasques, les paupières frottent légèrement le bulbe oculaire, tandis que si elles sont étroitement appliquées sur lui le contact devient rude et pénible en raison du dépoli de la muqueuse et de la saillie des troncs vasculaires. Le malade éprouve des picotements, des tiraillements, la sensation de présence d'un corps étranger, phénomènes surtout marqués après un travail oculaire minutieux et prolongé.

L'indication capitale du traitement consiste à faire disparaître la cause première de l'affection (consulter l'étiologie), puis comme traitement local on prescrira des applications de compresses humides froides pendant dix à vingt minutes deux à trois fois par jour, on fera le même nombre de pulvérisations froides sur les paupières fermées; on se sert alors soit d'eau pure, soit d'acide phénique à 1/200, soit d'une solution faible (50 centigrammes à 1 gramme pour 300) de sulfate de zinc, on d'acétate de plomb. Si l'affection est chronique, on utilisera tout d'abord les compresses ou les pulvérisations chaudes, au besoin on passera sur les paupières renversées un pinceau de blaireau trempé dans une solution au centième de nitrate d'argent dont on neutralisera l'excès par une solution de sel marin.

II. — CONJONCTIVITES

Il y a *conjonctivite* quand à la vascularisation de la conjonctive s'ajoutent des exsudats inflammatoires divers qui peuvent être déversés à la surface de la muqueuse ou s'infiltrer dans sa trame. Si l'on tient compte de la variété des exsudats conjonctivaux, on attribue à la conjonctivite, suivant les cas, les épithètes de *catarrhale, folliculaire, printanière, purulente, croupale, diphtéritique, granuleuse, phlycténulaire, symptomatique.*

Plus intéressante pour la thérapeutique de l'affection serait une classification étiologique, mais elle ne saurait actuellement encore être établie.

1º CONJONCTIVITE CATARRHALE

La *conjonctivite catarrhale* ou *simple* ne se différencie de l'hypérémie conjonctivale que par la sécrétion muqueuse ou muco-purulente qu'elle provoque.

L'étiologie indiquée au chapitre précédent trouverait sa place ici;

l'irritation résulte de l'action sur la membrane d'agents physiques (corps étrangers, froid, chaleur, lumière, gaz) ou d'agents probablement microbiens qui agissent sur l'économie (fièvres éruptives, rhumatisme, hay-fever) ou encore de microbes non classés trouvés dans le liquide du sac conjonctival; parmi ceux-ci, le plus fréquent provient sans doute des fosses nasales, témoin la conjonctivite, compagne habituelle ou précurseur du coryza. Pour les seules conjonctivites causées par ces derniers, nous admettons l'inoculabilité de la sécrétion catarrhale, mais, nous ne croyons pas qu'elle provoque fatalement une inflammation cliniquement similaire. La lésion obtenue dépend en effet de la quantité et de la qualité du produit inoculé, de l'état de la muqueuse inoculée et des conditions hygiéniques du patient.

L'injection anormale de la conjonctive enflammée, plus marquée sur les paupières, les culs-de-sac et la caroncule que sur le bulbe, masque la teinte jaunâtre des cartilages tarses et la blancheur de la sclérotique. L'œil est rouge et couvert d'un réseau vasculaire dont les gros troncs visibles à l'œil nu débouchent des culs-de-sac pour se répandre sur les paupières et le globe. Sur ce dernier ils se mobilisent avec la muqueuse à la surface de laquelle on voit à la loupe flotter de petits lambeaux d'épithélium à moitié détachés. De plus la muqueuse palpébrale présente parfois de petites ecchymoses, tandis qu'au niveau de la conjonctive bulbaire la laxité du tissu sous-jacent permet la production de larges plaques ecchymotiques et, chez les individus âgés en particulier, une véritable infiltration séreuse péricornéenne (chémosis). Les paupières elles aussi peuvent devenir légèrement œdémateuses.

A l'hypérémie s'ajoute, dans les cas anciens surtout, l'hypertrophie des papilles, d'où l'aspect velouté de la muqueuse et quelquefois l'hypertrophie des follicules clos, d'où l'apparition de petites vésicules demi-transparentes sur toute la surface de la muqueuse palpébrale, principalement dans la moitié externe du cul-de-sac inférieur.

Enfin l'hypersécrétion de la conjonctive consiste principalement en larmes et en une véritable sécrétion catarrhale. Au début, c'est un liquide peu consistant avec des flocons de mucus qui s'accumulent surtout dans le cul-de-sac inférieur et se détachent difficilement de la muqueuse, luisante, comme vernissée. Plus tard le mucus devient plus abondant et forme des filaments qui tendent à se déposer en particulier sur la cornée au niveau de la ligne de fermeture des paupières. Enfin, à la période la plus aiguë, la sécrétion est puriforme et chassée par le clignement vers l'angle interne de l'œil, elle s'y concrète ou encore, surtout pendant le sommeil, elle séjourne entre les paupières et forme une croûte jaunâtre et visqueuse qui colle les cils par leur extrémité libre et gêne, au matin, l'ouverture des yeux. Par son contact ce liquide irritant provoque l'érosion des angles externes.

Les phénomènes accusés par le malade sont, comme dans l'hyperémie simple, des sensations de gêne, de picotements, de cuisson, de graviers dans les yeux, sensations qui cessent plus ou moins lorsque la sécrétion conjonctivale est devenue abondante. En même temps la vue est troublée : de légers nuages voilent les objets quand des flocons de mucus tapissent la cornée ; des auréoles lumineuses apparaissent quand devant cette membrane une couche de liquide joue le rôle de prisme et décompose la lumière.

La maladie évolue rapidement (8 à 15 jours) par la seule suppression de la cause morbide. La conjonctivite catarrhale au cas contraire devient chronique. Alors disparaissent sur la conjonctive bulbaire l'hyperémie et l'infiltration séreuse, lésions qui persistent avec l'hypertrophie papillaire au niveau des culs-de-sac et des paupières.

Comme complications, chez les enfants, on observe de la blépharite, de l'eczéma des paupières, des excoriations de l'angle externe par contact du liquide sécrété, des phlyctènes périkératiques, ou même la venue d'une véritable conjonctivite purulente. Chez les adultes on doit penser à la possibilité d'iritis ou plus simplement on constate la tendance de la conjonctivite à retentir sur le cercle ciliaire et l'iris, tendance qui se traduit par de légères douleurs périorbitaires. Enfin l'ectropion est à craindre pour le vieillard quand la maladie se prolonge.

Le diagnostic comporte tout d'abord l'élimination de toute possibilité d'hyperémie symptomatique d'une affection des autres membranes de l'œil ou des organes péribulbaires : kératites, sclérites, iritis, certaines choroïdites. Alors : 1° l'injection est à son maximum autour de la cornée sur la conjonctive bulbaire et non sur la conjonctive palpébrale comme dans la conjonctivite ; 2° la sécrétion de la muqueuse est nulle ou à peine marquée ; 3° l'affection principale se trahit par des phénomènes subjectifs ou objectifs particuliers. L'hyperémie symptomatique d'un trouble de la circulation veineuse, notammment dans la veine ophtalmique, pourrait encore en imposer, si l'on n'était prévenu. Quant à diagnostiquer dès le début si la conjonctivite présentée par un malade restera simple ou si l'on n'aura pas affaire à une forme plus grave, il est toujours bon de faire des réserves. La connaissance de la cause première de l'affection seule permettra d'en prévoir la marche.

Tout d'abord il faut ou soustraire le malade à l'action des agents physiques causes de la conjonctivite, ou détruire sur place les microbes qui l'ont provoquée, ou enfin se borner au traitement symptomatique quand il s'agit de conjonctivite par infection générale de l'économie. Nous ne dirons rien sur la mise en pratique de la première prescription ; quant à la seconde elle consiste dans la désinfection du sac conjonctival par de simples lavages répétés ou par des pulvérisations à l'eau boriquée ou encore, lorsque l'inflammation est intense, par les attouchements de la

muqueuse avec un pinceau imbibé de nitrate d'argent au 100° et pro-
mené sur la face interne des paupières renversées et le cul-de-sac inférieur bien mis à découvert. Les solutions anciennement qualifiées
astringentes, en particulier le sulfate de zinc à 1/40, moins énergiques
pourront suffire dans les conjonctivites modérées. L'emploi de ces solutions sera surveillé et délaissé dès que l'hyperémie aura disparu. Il est
du reste indiqué d'y joindre les lavages à l'eau boriquée chaude répétés
plusieurs fois par jour, la congestion vasculaire qu'ils provoquent étant
suivie d'une contraction des vaisseaux et de soulagement du malade.

2° CONJONCTIVITE FOLLICULAIRE

La conjonctivite *folliculaire* se distingue du simple catarrhe conjonctival par l'hypertrophie des follicules lymphatiques de la conjonctive
d'où une ténacité plus grande de l'inflammation, des rechutes plus fréquentes et des menaces particulières de lésions cornéennes.

Cette affection survient chez certaines personnes à la suite d'irritations prolongées de la conjonctive par suite de l'abus de collyres irritants
(nitrate d'argent en particulier) ou des collyre à l'atropine et à l'ésérine.
En outre cette conjonctivite s'observe comme affection transmissible chez
les enfants dans certaines familles, ou encore sur les habitants de quelques écoles, casernes, navires ou orphelinats. Dans ces cas il y a lieu
d'invoquer une action microbienne encore indéterminée. Enfin elle peut
être considérée comme la transformation habituelle de la conjonctivite
catarrhale passée à l'état chronique.

La conjonctivite folliculaire peut être *aiguë* ou *chronique*. *Aiguë* elle
est caractérisée par une hyperémie totale et considérable de la muqueuse, par une injection périkératique et une sécrétion abondante
de sérosité purulente. Les paupières renversées, les culs-de-sac font
saillie sous forme de bourrelets garnis de rangées de petites bosselures
arrondies, rougeâtres et légèrement diaphanes. Ces bosselures qui se
voient sur la conjonctive bulbaire, près des commissures, dans les culs-
de-sac, sont moins nombreuses sur les tarses. A sa circonférence la cornée
perd çà et là son épithélium, ou se couvre de petites granulations grisâtres auxquelles succèdent des ulcérations passagères. Cette marche
aiguë aboutit à la guérison ou l'affection devient chronique et dure des
années avec des réveils plus ou moins nombreux.

Chronique la conjonctivite folliculaire se traduit par la présence, surtout dans le cul-de-sac inférieur et près des commissures, d'une masse de
petites élevures semi-transparentes, rougeâtres ou gris rougeâtre, aplaties, de forme ovalaire, à grand axe parrallèle au bord palpébral, réparties en rangées linéaires suivant les plis de la muqueuse. Mesurant à
peine un millimètre, elles sont moins grosses sur les tarses et le cul-de-sac

supérieur. Anatomiquement ce sont des amas non délimités de cellules lymphoïdes. Ces petits corpuscules ne provoquent pas d'hyperémie, mais une sécrétion peu abondante et filamenteuse. Cet état se modifie parfois pour revêtir les caractères de l'état aigu.

Quand il s'agit de conjonctivite folliculaire par abus de collyres à l'atropine ou à l'ésérine l'affection se caractérisera : 1° par de l'œdème, de l'érythème, de l'eczéma palpébral ; 2° par la présence de petits follicules sur la muqueuse du tarse presque jusque sur le bord tranchant de la paupière ; 3° par une infiltration lymphoïde du limbe conjonctival pouvant aller jusqu'à un chémosis dur.

Quand cette conjonctivite résulte d'une irritation médicamenteuse, il faut tout d'abord supprimer cette cause ; dans les autres cas la condition étiologique mal connue ne fournit pas d'indications précises. Alors, outre les prescriptions d'hygiène générale, on aura recours dans la forme aiguë aux pulvérisations phéniquées (à 1/100) et aux cautérisations au nitrate d'argent.

3° CONJONCTIVITE PRINTANIÈRE

Cette affection, dénommée plus couramment *catarrhe printanier* (Sœmisch, Horner), est caractérisée par une inflammation périodique de la muqueuse oculaire, disparaissant avec la période des froids pour se reproduire à la période de chaleur. Elle offre des symptômes objectifs typiques, dont deux principaux : Le premier est fourni par l'état des papilles conjonctivales qui, toutes, sont hyperplasiées de façon presque uniforme. Elles sont larges, aplaties et recouvertes d'une secrétion blanchâtre, laiteuse. Ces saillies des éléments propres de la muqueuse avait fait confondre cette affection avec la conjonctivite granuleuse.

Le second symptôme précis est celui présenté par l'état de la muqueuse bulbaire péri-kératique où l'on trouve non seulement des papilles hypertrophiées, mais de véritables nodosités végétantes, d'aspect gris brunâtre, empiétant parfois sur la cornée. Elles sont très résistantes et ne s'ulcèrent jamais. Quant à la cornée elle présente au niveau du limbe un anneau blanchâtre parfaitement dessiné et ayant comme forme quelque analogie avec le gerontoxon des veillards, mais la teinte en est beaucoup plus blanche et le bord interne plus diffus.

Cette inflammation est d'ordinaire subaiguë. Elle peut cependant devenir aiguë, mais n'entraîne toujours que peu de douleur et de photophobie.

A la période d'accalmie, la muqueuse reprend à peu près son aspec normal. Toutefois elle reste toujours un peu épaissie et d'aspect jaunâtre, surtout au niveau du tarse.

Ce *catarrhe printanier*, relativement assez rare, se rencontre plus spécialement chez les enfants et de préférence les garçons. Elle peut durer plusieurs années, mais n'amène jamais d'ordinaire d'autres désordres que ceux que nous avons signalés.

La cause de cette affection est inconnue, mais tout semble démontrer qu'elle est d'origine microbienne, bien qu'on n'ait pu encore découvrir le micro-organisme qui l'engendre.

Le *traitement* qui lui convient est aussi bien incertain. Tel qui convient à l'un est nuisible à l'autre. Toutefois c'est encore aux antiseptiques et aux caustiques qu'il faut faire appel.

Les cautérisations au nitrate d'argent ont bien réussi dans certains cas. Les pommades au salol, à l'iodoforme, à l'huile de cade, à l'oxyde jaune sont de bons adjuvants, mais ce qui nous a donné les meilleurs résultats, ce sont les badigeonnages avec la *créoline* que l'on prescrit à 1/40° avec de l'eau comme véhicule.

Quant au traitement préventif à prescrire pendant l'hiver, nous sommes arrivés, depuis plusieurs années, à arrêter les récidives chez plusieurs malades en les soumettant aux douches de vapeur prises tous les jours avec l'appareil de Laurenço.

4° CONJONCTIVITE PURULENTE

On appelle conjonctivite *purulente* l'inflammation de la conjonctive caractérisée par la production d'une quantité abondante de pus.

Cette affection doit être rapprochée de la variété de conjonctivite *simple* qui résulte de l'inoculation directe de la muqueuse par des microbes encore mal connus; dans la conjonctivite purulente, il y a en effet inoculation de microbes, soit des agents vulgaires de la suppuration, soit du gonocoque. Il n'est pas établi que ces germes morbides aient été jamais apportés par l'air dans le sac conjonctival; le plus souvent la contagion se fait à l'aide des mains chez les sujets atteints de blennorrhagie, ou des éponges chez les petites filles atteintes de leucorrhée, ou encore chez les nouveaux nés par le passage dans un vagin atteint d'inflammation contagieuse. Dans certains cas il y a propagation inflammatoire ; ainsi lorsque la conjonctivite purulente vient compliquer certaines affections des voies lacrymo-nasales ou des bords palpébraux. On remarquera enfin que les traumatismes et surtout les brûlures de la conjonctive peuvent après infection déterminer une véritable conjonctivite purulente.

Les symptômes de la conjonctivite purulente varient dans une certaine mesure suivant la nature de l'infection qui l'a produite et le terrain sur lequel elle s'est développée. Un tableau d'ensemble de l'affection peut cependant être cliniquement établi.

Tout d'abord l'injection de la muqueuse est modérée et d'aspect bénin, sauf pour l'observateur expérimenté qui constate sa localisation sur la caroncule lacrymale, le pli semi-lunaire et les parties voisines des conjonctives palpébrale et bulbaire, en un mot sur les parties de la muqueuse les plus découvertes et les premières infectées. A la longue, ces points particulièrement malades présentent des taches plus rouges, plus saillantes, plus épaisses. Cet état dure très peu. Rapidement l'hypérémie gagne toute la surface de la muqueuse et donne lieu à de nombreuses ecchymoses.

En même temps l'infiltration de la conjonctive et du tissu cellulaire sous-jacent s'est accentuée au niveau du bulbe et dans les culs-de-sac; un chémosis considérable forme comme une collerette autour de la cornée dont il entrave la nutrition. Sur les paupières la muqueuse adhérente aux tarses est moins tuméfiée et cependant elle provoque parfois un peu d'ectropion et d'éversion des points lacrymaux; plus remarquables sont ses papilles rouges, turgescentes, serrées les unes contre les autres

De la conjonctive et du tissu sous-jacent l'infiltration gagne par le bord intermarginal des paupières le tissu cellulaire sous-cutané. Le voile supérieur surtout se laisse envahir, il est tendu et rouge violacé; par son propre poids il tombe au-devant de l'inférieur, masque la vue au patient et retient derrière lui le pus qui jaillit à l'extérieur pendant les manœuvres pénibles et souvent infructueuses nécessaires pour retourner une semblable paupière.

Au début la sécrétion est aqueuse, mêlée de larmes, souvent d'une teinte citrine due très probablement à la matière colorante du sang. Rapidement elle devient purulente, et, après avoir plus ou moins longtemps baigné abondamment l'œil, elle se transforme encore, ce n'est plus que du muco-pus. De là les trois stades théoriquement admis par certains dans l'évolution de la conjonctive purulente : la dacryorrhée, la pyorrhée et la blennorrhée.

L'examen bactériologique de ces liquides intéressant pour établir la nature de l'inflammation y démontre la présence d'agents spécifiques (micrococques ou staphylocoques de la suppuration, gonocoques), ce qui explique bien le transport du mal d'un œil à l'autre ou du sujet atteint à une personne indemne. De plus, la constatation de ces microbes dans le tissu conjonctival et sous-conjonctival rend compte de leur pénétration dans la cornée, dont nous avons déjà signalé les troubles d'imbibition primitive par le chémosis; de là les ulcérations et la perforation de cette membrane.

Les complications cornéennes sont si fréquentes qu'elles méritent de trouver place dans le tableau clinique de la conjonctivite purulente. Par la rapidité de leur évolution dans certains cas, par les désastres qu'elles entraînent au point de vue de la vision elles réclament toute l'attention du médecin. Tantôt c'est une infiltration limitée à la périphérie de la cornée, puis une ulcération dont le pronostic n'est pas trop défavorable si la partie malade se vascularise avant d'être perforée. Tantôt l'ulcère se montre au centre de la membrane, ou bien celle-ci se couvre d'une infiltration diffuse, jaunâtre, se nécrose et s'élimine en totalité.

Subjectivement on note d'abord de la démangeaison dans l'œil malade, puis une sensation de chaleur et de cuisson en rapport avec l'élévation de la température locale (38-39°). Avec l'apparition du pus survient une détente que troublent des douleurs périorbitaires très vives, indices des lésions cornéennes. Ce symptôme s'amende quand les couches superficielles de la cornée ont été détruites et la membrane se nécrose à l'insu du patient qui parfois cependant éprouve, au moment où elle se perfore, une vive douleur accompagnée de la sensation de l'écoulement sur la joue d'un liquide chaud.

Dans les cas les plus heureux, la guérison spontanée survient en quinze jours ou trois semaines; progressivement la muqueuse a repris son aspect normal. Malheureusement c'est là l'exception; d'aiguë la conjonctivite purulente tend d'ordinaire à devenir chronique. L'œdème palpébral diminue; autour de la cornée s'élargit peu à peu une zone blanchâtre au milieu de laquelle l'hyperémie disparaît. Enfin sur la conjonctive palpébrale il persiste une hypertrophie considérable des papilles avec abondante sécrétion de pus. Cet état peut se prolonger des mois et même des années.

Le diagnostic différentiel de la conjonctivite purulente doit être établi au début, c'est-à-dire pendant quelques heures, d'avec la conjonctivite catarrhale; alors la recherche de la cause de l'affection offre une grande importance et pour peu que les symptômes inflammatoires soient d'emblée prononcés, il est légitime de poser un pronostic sérieux. Plus tard, à la période d'état, la confusion avec une conjonctivite diphtéritique ou les phases purulentes d'une conjonctivite granuleuse doit être évitée; et à la période de déclin l'aspect grenu de la conjonctive palpébrale ne doit pas en imposer pour des granulations. Ces divers diagnostics seront étudiés plus loin.

La conjonctivite purulente n'est grave que par les complications cornéennes auxquelles elle expose : en effet, les altérations anatomiques qu'elle provoque dans la muqueuse sont toutes susceptibles de rétrograder sans laisser de traces. Par contre, si la cornée a été atteinte, l'affection laisse après elle un leucôme ou un staphylôme cornéen, des synéchies antérieures, un globe oculaire atrophié... Il n'est pas inutile de rappeler ici que douze ou vingt-quatre heures après les premiers symptômes la cornée peut se perforer et par suite l'œil être fortement compromis sinon perdu.

Ce tableau de la conjonctivite purulente, comme il est dit plus haut, se modifie quelque peu suivant la nature de l'inflammation purulente et le terrain sur lequel elle se montre. Ces deux conditions influent aussi sur la thérapeutique à suivre, qu'il s'agisse de la conjonctivite blennorrhagique, de la conjonctivite des nouveau-nés, des enfants scrofuleux, ou des petites filles.

1° Conjonctivite blennorrhagique. — Lorsque la conjonctivite purulente résulte de l'infection blennorrhagique, les particularités à noter sont : la coexistence chez les malades d'une blennorrhagie aiguë ou chronique ou des rapports avec un individu atteint de cette affection ; la localisation tout au moins primitive de la maladie sur un seul œil ; l'intensité des symptômes, leur marche rapide, les altérations graves et précoces de la cornée.

Comme thérapeutique il faut d'abord prévenir le malade du danger d'inoculation couru par l'œil sain et lui recommander une propreté scrupuleuse de ses mains et du pourtour de l'œil malade. Ce dernier sera traité par des cautérisations avec une solution de nitrate d'argent à 1/50 ou 1/25°. A cet effet chaque paupière sera retournée isolément et sur sa surface muqueuse, particulièrement au niveau des culs-de-sac, on passera légèrement à deux ou trois reprises le pinceau imbibé de la solution caustique que l'on neutralisera immédiatement avec une solution de sel marin. Ces cautérisations doivent être commencées sitôt que le diagnostic est posé, mieux vaut pécher par excès de prudence, puis on les répétera selon l'abondance de la suppuration de une à quatre fois par jour tant que la sécrétion purulente n'aura pas notablement diminué. Il sera ensuite indiqué de cautériser tous les deux ou trois jours, d'affaiblir le taux de la solution (1/100°), puis d'employer les collyres astringents (sulfate de zinc 1/100° ou 1/200°). Une cautérisation trop prolongée aurait le grave inconvénient d'altérer la muqueuse et de laisser à sa suite de véritables cicatrices ; l'abondance et la nature de la sécrétion et non l'hyperémie de la conjonctive indiqueront le moment de diminuer puis d'abandonner l'usage des caustiques que ne contrindique pas la venue des complications cornéennes.

Outre l'action caustique et désinfectante du nitrate d'argent, on aura recours à des lavages fréquents faits à grande eau, avec des solutions antiseptiques sur l'œil largement ouvert, ou encore à des pulvérisations pratiquées avec les mêmes liquides, quatre ou cinq fois par jour pendant quatre à cinq minutes. On utilise à cet effet les solutions sublimées à 1/1000°, phéniquée 1/100°, salicylée 1/200°. On emploiera simultanément l'usage de la pommade à l'iodoforme. Parfois on aura recours aux applications de glace pilée sur les paupières. On pourra combiner les cautérisations au nitrate d'argent avec les irrigations entre les paupières d'une solution de permanganate de potasse au 1/5000° ou au 1/2000° suivant les cas.

Enfin il est rare que l'application à la tempe de cinq ou six sangsues ait un résultat avantageux ; bien préférables sont les scarifications de la conjonctive parallèles au bord ciliaire. De même les scarifications ou même l'excision partielle du chémosis péri-cornéen s'imposent quand la vitalité de la cornée est menacée ; alors aussi on se trouve bien du débridement de l'angle externe des paupières comme dernière ressource.

Contre les ulcérations cornéennes on aura recours au traitement qui sera indiqué lors de leur étude.

2° CONJONCTIVITE LEUCORRHÉIQUE. — Limitée ordinairement à un seul œil, cette affection s'observe parfois chez les petites filles de cinq à dix ans qui, souffrant de prurit vulvaire, transportent dans l'œil avec la main le pus de la leucorrhée dont elles sont atteintes. Elle peut se développer chez la femme, voire même chez l'homme. L'hyperémie conjonctivale du début est remarquable par le nombre des ecchymoses semées sur la muqueuse bulbaire ; puis, après quelques jours, la conjonctive se gonfle surtout au niveau des culs-de-sac, les paupières se tuméfient et la sécrétion devient purulente.

L'affection reste en général modérée, ne provoquant que par exception des lésions de la cornée ; elle cède à l'action des cautérisations quotidiennes au nitrate d'argent (1/50°), de lotions phéniquées ou boriquées fréquentes, et à l'application d'une pommade à l'iodoforme (1/20°).

3° CONJONCTIVITE PURULENTE DES NOUVEAU-NÉS. — Cette maladie débute, généralement après une période d'incubation, le troisième jour après la naissance et le plus souvent atteint les deux yeux. Il y a eu pendant la traversée du vagin inoculation de pus blennorrhagique ou leucorrhéique ou dans certains cas, faute de ces éléments d'infection, il y a lieu d'invoquer la décomposition du liquide amniotique retenu dans le sac conjonctival.

Larmoiement insolite, chassie dans les yeux, liserés rouges sur le bord des paupières, puis sécrétion conjonctivale citrine rapidement purulente, tel est le début de cette grave affection. A la période d'état, le tableau de cette conjonctivite purulente offre comme particularités : la facilité avec laquelle saigne la muqueuse dont le gonflement est surtout prononcé au niveau des culs-de-sac, l'abondance de la sécrétion purulente qui, accumulée derrière les paupières, peut être projetée à la figure du médecin qui les écarte, l'apparition relativement tardive (septième ou huitième jour) des complications cornéennes, enfin les fréquentes alternatives d'amélioration et d'aggravation.

En raison de sa fréquence on a pu chez les nouveau-nés diagnostiquer à tort l'existence d'une conjonctivite purulente alors que l'écoulement purulent conjonctival provenait d'une dacryocystite suppurée, affection relativement exceptionnelle. L'examen de l'angle interne de l'œil en particulier préviendra cette erreur.

Toutes les conjonctivites observées chez les nouveau-nés ne sont pas purulentes, souvent même on observe chez eux une légère poussée inflammatoire avec sécrétion catarrhale minime et tuméfaction palpébrale très modérée et le tout guérit facilement, mais ce début peut être trompeur et, comme précepte, on doit, chez le nouveau-né, traiter toute conjonctivite comme si elle devait être purulente.

On insistera sur l'utilité au point de vue de l'enfant de la désinfection vaginale avant l'accouchement, puis après la naissance les yeux seront lavés avec une solution boriquée à 3/100°, et comme préventif on fera une instillation d'une goutte de solution de nitrate d'argent à 1/100° (méthode de Crédé). Mais au premier indice de conjonctivite purulente, il devient indispensable, si l'on veut être certain de la guérison, de cautériser deux fois par jour la muqueuse avec la solution de nitrate d'argent à 1/40° et l'on continuera ces cautérisations jusqu'à la cessation de la maladie. Comme dans la conjonctivite blennorrhagique, les lotions antiseptiques sont de rigueur, de plus il est bon d'enduire la conjonctive et les paupières avec une pommade antiseptique (iodoforme, acide borique).

S'il y a chémosis bulbaire ou tuméfaction de la conjonctive palpébrale, quelques scarifications sont utiles pour la dégorger et faciliter la pénétration des antiseptiques. Dans les cas de complications cornéennes, on agira suivant les indications qui en découlent.

Enfin si l'affection est monoculaire, on préservera l'œil sain en couchant l'enfant sur le côté malade, et en surveillant la propreté du pourtour orbitaire.

4° CONJONCTIVITE DES ENFANTS SCROFULEUX. — Propre à la première enfance (de deux à six ans), cette maladie paraît être, au début, une conjonctivite simple ou une kérato-conjonctivite phlycténulaire ; mais bientôt les paupières se tuméfient, les papilles et les glandes des culs-de-sac s'engorgent au plus haut degré, comme si elles étaient le siège presque exclusif de la maladie, puis la muqueuse se couvre sur une étendue variable d'un léger exsudat grisâtre peu adhérent qui rapidement est masqué par une abondante sécrétion de pus. La conjonctive bulbaire n'est envahie que très tard et exceptionnellement on observe des lésions cornéennes.

Les allures moins violentes, la marche plus lente, la localisation aux culs-de-sac, l'absence de chémosis caractérisent cette conjonctivite purulente qui se distingue de la conjonctivite diphtéritique parce que son exsudat fibrineux, même quand il est très marqué, ne s'infiltre pas dans l'épaisseur de la membrane.

Ici il ne faut plus de cautérisations, de réfrigérents, mais on prescrira des lavages fréquents avec une solution phéniquée à 1/150° ou boriquée à 1/30° et cinq ou six fois par jour on déposera dans les culs-de-sac un peu d'une pommade à l'huile de cade (1/20°) ou à l'iodoforme (2/10° à 3/10°) que l'on répandra sur toute la surface de l'œil à l'aide de quelques mouvements de massage.

5° CONJONCTIVITES CROUPALE ET PSEUDO-MEMBRANEUSE

Le bacille de Lœffler se développe sur la conjonctive comme sur les autres muqueuses, il y provoque le *croup conjonctival* qui se verrait à Paris surtout au printemps et à l'automne, soit comme localisation unique, soit comme manifestation première ou secondaire de la maladie. C'est une affection assez rare que l'on diagnostique surtout grâce aux atteintes présentées par le malade sur la muqueuse de la gorge ou encore en raison des dangers de contagion qu'il a courus.

Cette *conjonctivite croupale* doit être diagnostiquée d'une forme particulière de *conjonctivite pseudo-membraneuse* décrite chez les nouveau-nés par Chassaignac. Au début sur la muqueuse, en particulier dans les culs-de-sac, s'étale un exsudat qui, enlevé facilement avec la pince ou par le frottement, laisse à nu une surface rouge et saignante. Plus tard après cette période d'exsudation coagulable survient une période de purulence, qui, après élimination des fausses membranes, aboutit à la restauration de la muqueuse.

Pas n'est besoin d'insister sur la gravité de la conjonctivite croupale que rend dangereuse surtout la possibilité de l'intoxication du sujet par les produits de la sécrétion microbienne. La thérapeutique consiste dans l'enlèvement des fausses membranes et la destruction des bacilles infiltrés dans la muqueuse.

Quant à la forme pseudo-membraneuse, elle est justiciable du traitement déjà indiqué à propos de la conjonctivite des enfants scrofuleux. L'usage alternatif des pommades à l'iodoforme et à l'huile de cade sont d'un bon effet. On a prôné dans cette forme les heureux résultats obtenus par le jus de citron qu'on fait couler sur les conjonctives. En outre on trouve ici un grand avantage dans l'emploi des compresses glacées. On ne fait usage des cautérisations au nitrate d'argent que lorsque toute trace d'exsudat ou de fausse membrane a disparu.

6° CONJONCTIVITE DIPHTÉRITIQUE

Cette affection est essentiellement microbienne, ainsi que le révèle sa nature contagieuse. L'opinion qui tend à s'accréditer est que la *con-*

jonctivite croupale et la *conjonctivite diphtéritique* ont une seule et même origine. Le bacille de Lœffler est leur agent spécifique, qui est d'autant plus virulent qu'il est isolé ou associé. Dans la forme *croupale*, on le rencontre seul et l'affection ne présente qu'une gravité relative. Dans la forme *diphtéritique*, on le trouve mêlé à une quantité d'autres microbes infectieux, d'où la malignité extrême de l'affection. Quoi qu'il en soit, la *conjonctivite diphtéritique* est caractérisée par l'infiltration d'un exsudat fibrineux dans l'épaisseur même de la muqueuse.

On admet au moins trois périodes distinctes dans l'évolution de cette conjonctivite. Pendant la première, *période d'infiltration*, les paupières sont énormes, dures et douloureuses au toucher, très difficiles à écarter et à renverser ; la peau y est lisse, d'un rouge foncé ; la conjonctive est épaisse, rouge jaunâtre, plutôt pâle et blafarde, sa surface est lisse et luisante, souvent il existe des ecchymoses d'où la teinte marbrée de la muqueuse surtout au niveau du bulbe. Quelquefois il se produit à la surface de la conjonctive des fausses membranes difficiles à enlever ; d'ordinaire l'exsudat fibrineux se localise dans l'épaisseur de la membrane, comprime les vaisseaux et les nerfs d'où une menace pour sa vitalité. La compression nerveuse rend compte des plaintes vives et continuelles des malades et des souffrances que leur causent les explorations de l'œil.

La gêne circulatoire se traduit par les ecchymoses déjà signalées, l'absence ou le peu d'intensité de l'écoulement sanguin quand on scarifie la conjonctive, enfin le peu d'abondance de la sécrétion. Celle-ci est fluide, séreuse, d'un gris sale, et renferme des lambeaux de fibrine d'où la facilité avec laquelle elle se putréfie. La complication la plus grave qui résulte de l'étranglement des vaisseaux, c'est la nécrose de la cornée. Celle-ci d'abord un peu terne, devient grisâtre, puis jaunâtre ; son épithélium disparaît, l'ulcère se creuse et s'étend, puis la cornée se perfore. Quelques heures peuvent suffire pour amener cette grave lésion avec ses conséquences. Dans certains cas, l'ulcère évolue sournoisement, ceci quand après élimination de la plaque sphacélée la couche profonde de la membrane restée transparente est refoulée par la pression intra-oculaire.

Au bout de trois à huit jours au plus, la conjonctive se vascularise, se tuméfie, saigne facilement et sécrète du pus en abondance, c'est la période de *purulence*. En même temps l'exsudat fibrineux interstitiel se résorbe ou est éliminé avec des lambeaux de muqueuse sphacélée laissant des ulcérations fongueuses et saignantes. Peu à peu la conjonctive se modifie au point que finalement son aspect comme la sécrétion qu'elle fournit, rappellent ceux de la conjonctivite purulente. Après une période de dix à quinze jours survient la troisième période dite de *cicatrisation*. En rapport avec l'étendue et l'abondance de l'infiltration fibrineuse, en rapport par suite avec la gravité des ulcérations consécutives, les cicatrices entrainent un rétrécissement plus ou moins régulier du sac conjonctival avec ses conséquences habituelles : ectropion, entropion, symblépharon, ankyloblépharon. Ces lésions indiquent quel doit être le pronostic de la maladie. Comme complément de ce tableau schématique de la conjonctivite diphtéritique, il convient d'ajouter que la clinique ne permet pas une distinction toujours précise des trois périodes précédemment admises.

Le diagnostic de la conjonctivite diphtéritique n'offre aucune difficulté pendant la période d'infiltration, mais lorsque survient la sécrétion purulente il peut être difficile, voire même impossible, en l'absence de commémoratifs exacts, de ne pas croire à une conjonctivite purulente.

L'indication capitale du traitement, c'est de détruire les agents infectieux et de favoriser la résorption des exsudats fibrineux qu'ils provoquent. A cet effet, on associera aux lavages chauds antiseptiques (phéniqués à 2 ou 3 p. 100) les pulvérisations et les compresses chaudes (40 ou 45°) trempées dans les mêmes solutions et maintenues en permanence sur l'œil. En tout cas, il est important de s'abstenir de cautérisations. Plus tard, lorsqu'il y a eu résorption ou élimination de l'exsudat, il convient de modérer la réaction inflammatoire (cautérisations légères au nitrate d'argent, lavages antiseptiques), puis de surveiller l'évolution et la cicatrisation des ulcérations de la muqueuse (pommade à l'iodoforme 1/10). Il va sans dire que les complications cornéennes loin de contrindiquer la chaleur et les antiseptiques plaident au contraire en faveur de ces agents qui tendent à rappeler dans cette membrane le flux des liquides nutritifs.

7° CONJONCTIVITE GRANULEUSE

La conjonctivite *granuleuse* est caractérisée par la présence dans la muqueuse d'une néoplasie spéciale de forme granuleuse liée à l'évolution d'un microbe particulier.

Cette affection est contagieuse, elle sévit dans certains pays (Orient, nord de l'Afrique, Russie, Belgique), sur les armées (ophtalmie des armées); dans les pensions, elle cause des épidémies de famille; rare avant dix ans et après cinquante, elle s'observe chez les gens pauvres, dont l'hygiène défectueuse favorise le transport et l'évolution sur la conjonctive du microbe spécifique[1]. De façon générale, elle est plus commune sur le littoral, dans les pays plats que sur les hautes altitudes où on ne la rencontre presque jamais.

---

(1) *Sur la nature microbienne de la conjonctivite granuleuse.* — Les pertes éprouvées

La lésion typique de cette maladie est constituée par une granulation, de 0,5 à 1 millimètre, arrondie, saillante à la surface de la conjonctive, d'un gris jaunâtre ou rosé, tendant à devenir opaline (grains de tapioca cuit). Histologiquement c'est une élevure de la muqueuse recouverte par l'épithélium, formée par un amas de petites cellules arrondies, quelques ramifications vasculaires et des débris du stroma conjonctival. La nature du tissu explique que la granulation disparaissant laisse à sa place une cicatrice véritable très rétractile.

Mais à la granulation typique viennent souvent s'ajouter des altérations concomitantes de la conjonctive, ainsi : une transudation séreuse, une infiltration généralisée de cellules lymphoïdes, l'hypertrophie du corps

par l'armée belge après la campagne d'Egypte (1818-1834), du fait de la conjonctivite granuleuse et de ses complications, l'extension de la maladie à la population civile, firent émettre l'hypothèse d'un élément contagieux dans le développement de cette affection. Plusieurs relations d'épidémies de conjonctivite granuleuse furent publiées...

Ce ne fut qu'en 1881 que l'on commença à rechercher l'agent figuré de la contagion. A cette époque, Hirschberg et Krause annoncèrent avoir trouvé dans la *sécrétion* de la conjonctivite granuleuse aiguë des bâtonnets bactériens; les ensemencements de conjonctivite granuleuse chronique restèrent sans résultat.

La même année, devant la Société ophtalmologique d'Heidelberg, Sattler décrivit comme cause de la maladie, un micrococcus recueilli dans la sécrétion conjonctivale, et pouvant reproduire, après culture, la maladie chez les animaux. L'auteur retrouva ce même microbe dans l'intérieur des granulations.

La communication de Sattler suscita de nombreux travaux de contrôle, parmi lesquels il convient de citer ceux de Staab, de Weisser, et surtout de Leber qui assigna comme siège au parasite non plus la substance même du trachôme, mais la couche immédiatement sous-épithéliale.

Sattler confirma en 1883 ses précédentes communications.

En 1883, également, Koch profita de son séjour en Egypte pour étudier des granuleux, et décrivit plusieurs microcoques, différents de celui de Sattler, mais non retrouvés depuis.

En 1886, à la Société française d'ophtalmologie, Poncet fit l'exposé de ses recherches. Il se rangea à l'avis de Sattler et fit des leucocytes du tissu granuleux le lieu d'élection du parasite.

L'année d'après (1887), Michel (de Wurtzbourg) fit des recherches pendant une épidémie de conjonctivite granuleuse qui sévit à l'orphelinat d'Aschaffenburg, et trouva non plus un microcoque, mais un diplocoque. Cet auteur eut la hardiesse d'inoculer ses cultures à l'homme (par piqûre) et déclara avoir réussi à reproduire une conjonctivite granuleuse type.

En 1888, Pétresco de Bucharest vint décrire un nouveau microbe de la conjonctivite granuleuse, différent de celui de Sattler par sa manière d'agir vis-à-vis de la gélatine qu'il liquéfie, différent de celui de Michel puisque ce dernier est un diplocoque, différent aussi de celui de Poncet, car il se retrouve dans tout le tissu granuleux, et non pas seulement dans les leucocytes.

La divergence des résultats s'accrut des recherches de Staderini (1888) qui attribue la conjonctivite granuleuse à un diplocoque, microbe différent de ceux décrits antérieurement.

Enfin au Congrès de Berlin (1890) tout le monde était d'accord pour reconnaître l'existence d'un virus trachomateux, de nature probablement microbienne, mais personne, pas même les auteurs des travaux ci-dessus résumés, n'insista sur la description de l'agent pathogène.

En résumé, le microbe de la conjonctivite granuleuse, dont l'existence ne semble faire doute pour personne, reste encore à découvrir.

papillaire, accidents qui peuvent provoquer une sécrétion purulente et des phénomènes aigus.

La conjonctivite granuleuse par elle-même est une affection essentiellement chronique. Son début échappe très souvent, car la muqueuse n'est pas injectée, et à peine survient-il au matin un peu de sécrétion après l'occlusion prolongée des paupières. Deux symptômes donnent d'abord l'éveil : un léger ptosis ou plutôt une paresse de la paupière supérieure et un manque de coaptation de l'inférieure sur le globe de l'œil ; de là un peu de rétention d'un liquide qui renferme quelques filaments de mucosités. L'examen de la conjonctive dénote alors la présence (signe caractéristique) de granulations sur le bord adhérent du tarse supérieur. Lorsque ces granulations ont acquis un certain développement, la conjonctive du cul-de-sac supérieur se vascularise jusqu'au limbe cornéen, d'où partent de fins vaisseaux qui descendent sur le segment supérieur de la cornée et constituent un processus envahissant. Si les paupières sont très lâches, l'affection peut encore rester insidieuse, mais d'ordinaire à ce moment le malade éprouve une sensation de pesanteur, de brûlure pendant les premières heures de la journée et vient consulter le médecin.

Sur la conjonctive peu injectée se voient alors des grains arrondis, grisâtres (tapioca cuit), plus ou moins saillants, dispersés ou groupés sans ordre surtout au niveau du tarse supérieur. Autrement la réaction conjonctivale paraît plus vive et aux granulations s'ajoutent des papilles hypertrophiées, c'est-à-dire des villosités plutôt allongées qu'arrondies et de teinte carminée. Enfin, il existe parfois une sorte d'hyperplasie lymphoïde de la muqueuse dont les granulations se sont diffusées et comme confondues avec les papilles très tuméfiées. Ajoutez à cela le pannus de la cornée et ses conséquences dont il ne saurait être question ici.

L'hypertrophie papillaire paraît être en rapport surtout avec la venue de poussées inflammatoires qui, dans certains cas, aboutissent à une véritable conjonctivite purulente. Celle-ci trahit évidemment des infections surajoutées à l'infection granuleuse dont cliniquement elles modifient l'évolution. Ceci explique pourquoi certains auteurs admettent à la conjonctivite granuleuse, trois périodes ou états : chronique, subaigu et aigu.

L'*état chronique* est caractérisé par la présence des granulations sur la conjonctive tarsienne avec légère sécrétion muqueuse, sensation de lourdeur et de corps étrangers derrière les paupières, pannus supérieur plus ou moins étendu.

L'*état subaigu* se traduit par une vascularisation plus grande de la conjonctive, une sécrétion qui tend à la purulence, des granulations plus développées et plus rouges, de la tuméfaction de la caroncule et du pli semilunaire, des douleurs plus marquées, surtout de la pesanteur des paupières.

Enfin l'*état aigu* se caractérise par une conjonctive injectée, œdématiée, couleur lie de vin, avec chémosis péricornéen très marqué, sécrétion abondante de pus, blépharospasme et douleurs très intenses. Dans ce cas on voit tout s'amender peu à peu soit jusqu'à guérison complète, soit jusqu'au retour à l'état chronique, ou bien la cornée devient malade et se perfore.

Après avoir ou non subi des poussées aiguës, la conjonctivite granuleuse peut aboutir à la guérison par suite d'une dégénérescence cicatricielle des granulations. Si celles-ci ont été peu abondantes, les cicatrices sont à peine visibles. Autrement on voit apparaître à 2 millimètres environ du bord du cartilage tarse une trainée cicatricielle qui moins marquée vers les angles de l'œil incurve en dedans le fibro-cartilage, d'où l'entropion et le districhiasis. Plus accentuée, cette lésion présente des rayons irradiés vers le cul-de-sac supérieur qui tend à disparaitre. Au summum, la conjonctive tarsienne est transformée en une large bandelette cicatricielle, le cul-de-sac effacé et la muqueuse bulbaire attirée vers le tarse par des tractus cicatriciels. Sur le bord libre des tarses, qui eux s'atrophient, se voit encore une bandelette de conjonctive de 2 à 3 millimètres, rougeâtre, couverte de petites saillies papillaires et faisant contraste avec le reste de la muqueuse lisse et décolorée, parfois même remplacé par un tissu cicatriciel fortement rétracté avec dessèchement de la surface du globe de l'œil et déformation des paupières (*xérosis*).

La gravité du pronostic de la conjonctivite granuleuse ressort de sa symptomatologie. En outre l'affection est encore sérieuse par suite des dangers de contagion auxquelles elle expose l'entourage du malade.

Le diagnostic s'impose pour ainsi dire dans les pays où l'affection règne à l'état endémique et lorsque les granulations se présentent avec leurs caractères très particuliers de forme, de coloration et de siège. On ne saurait les confondre avec les follicules clos hypertrophiés qui siègent, non sur les tarses, mais sur les culs-de-sac, et de préférence l'inférieur, qui offrent une teinte blanc jaunâtre et conservent toujours leur diaphanéité. Les granulations se distinguent également des papilles hypertrophiées qui parfois se développent autour d'elles ; car ces papilles se présentent comme de petites saillies allongées, plus ou moins rouges, donnant à la muqueuse un aspect villeux ou tomenteux, formant parfois des petites tumeurs séparées par des fissures et n'apparaissant jamais sur le globe oculaire et le limbe conjonctival.

Enfin quand la conjonctivite granuleuse subit des poussées aiguës, l'état antérieur de la muqueuse, s'il est connu du médecin, la constatation, en plus de l'hypérémie et de la sécrétion purulente, des granulations caractéristiques permettent de ne pas confondre la maladie avec une simple conjonctivite ou avec une conjonctivite purulente.

Le traitement comporte souvent la nécessité de relever le moral des malades inquiets de la longue durée ainsi que des rechutes de leur affection, et tourmentés par la gêne visuelle que leur cause leur pannus. Le traitement sera toujours long ; il réclame de plus de bonnes conditions d'hygiène générale, en particulier le séjour dans un air pur, d'où l'absence de toute irritation de la conjonctive.

Comme thérapeutique, faute de connaître un agent spécifique susceptible de détruire le microbe des granulations, on doit chercher à provoquer sur la conjonctive un certain degré d'irritation destinée à favoriser la résorption du tissu néoplasique et la restauration du tissu muqueux. A cet effet on utilise les cautérisations légères en ayant soin de pécher plutôt par défaut que par excès, tout en évitant l'assuétude complète de la muqueuse au caustique employé. Lorsque les cautérisations ne provoquent plus que très peu de réaction et de douleur alors on change de caustique et dans ce but on se sert tour à tour du cristal de sulfate de cuivre, du crayon mitigé, de solution (1/40), ou de pommade (1/500 et 1/200) de nitrate d'argent, de solution de sous-acétate de plomb (1/10).

L'affection est modérée, alors le soir introduire entre les paupières un peu de pommade au nitrate d'argent, puis, après disparition de l'irritation qu'elle provoque (15 à 30 minutes), pulvérisation boriquée ou phéniquée. Renouveler la cautérisation tous les jours ou tous les deux jours suivant l'irritation produite, suspendre même pour quelques jours si les yeux deviennent tout à fait sensibles, larmoyants et le siège d'une violente photophobie.

Lorsque l'action du nitrate d'argent s'émousse, lorsque la muqueuse est torpide, lorsque le tissu cicatriciel commence à se former, alors recourir au cristal de sulfate de cuivre arrondi et bien poli. Pour s'en servir on retourne les paupières, on passe le cristal sur leur surface muqueuse et on l'insinue dans le cul-de-sac supérieur. Son action cause une vive douleur qu'on est souvent obligé de calmer par l'application sur les yeux de compresses froides.

Pour utiliser le sous-acétate de plomb, on le déposera au pinceau sur les paupières renversées, puis un second pinceau largement imbibé d'eau pure servira à enlever l'excès de ce caustique qui a l'inconvénient d'irriter les tissus et est par suite contre-indiqué dès qu'il existe des ulcérations de la cornée à cause des dépôts de plomb qui peuvent s'y produire.

Quant au pannus cornéen, il ne réclame pas d'intervention directe, il disparait avec la lésion conjonctivale qui l'a produit, et même s'il résulte du développement de granulations sur la cornée, le traitement ne doit pas être modifié. Dans les cas de pannus ancien on a fait des inoculations de pus blennorrhagique et, sous l'influence de l'inflammation ainsi produite, on a vu l'affection rétrocéder. Toutefois en raison des dangers propres à la conjonctivite blennorrhagique, mieux vaudrait recourir à l'infusion de jéquirity, qui instillée dans l'œil provoque elle aussi une réaction inflammatoire salutaire.

S'il survient une poussée de conjonctivite purulente, il sera indiqué de la combattre comme il a été dit précédemment.

Si l'affection est très avancée, si des cicatrices sont en voie de production, la thérapeutique n'a pas le pouvoir d'entraver leur formation et le médecin devra prévoir le traitement que réclameront les complications qu'elles provoquent, en particulier du côté des paupières et de l'appareil lacrymal.

Le massage direct de la conjonctive avec l'acide borique en poudre a donné quelques bons résultats. On renverse les paupières et après avoir saupoudré la muqueuse avec de la poudre d'acide borique on la frictionne avec la pulpe du pouce.

Les agents thérapeutiques, dont il vient d'être question, sont loin de fournir pour tous les cas une guérison rapide et assurée, aussi est-il indiqué de recourir à des procédés de traitement plus chirurgicaux dès que l'affection se prolonge. (Voir le chapitre *Chirurgie de la conjonctive.*)

8° CONJONCTIVITE PHLYCTÉNULAIRE OU PUSTULEUSE

Cette variété de conjonctivite se présente comme une inflammation, le plus souvent circonscrite, de la muqueuse bulbaire, caractérisée par une exsudation sous-épithéliale et une injection vasculaire d'aspect particulier.

Très fréquente surtout chez les enfants, observée chez les jeunes gens, exceptionnelle passé l'âge de vingt-cinq ans, la *conjonctivite phlycténulaire* survient de préférence chez les sujets atteints de scrofule, ou porteurs d'affections chroniques des voies lacrymo-nasales. On l'observe aussi chez les femmes enceintes ou nourrices. C'est une affection à récidives. Aux conditions étiologiques banales : poussières, vent, humidité, air vicié s'ajoute l'intervention d'un agent spécifique de nature microbienne sans doute, mais qui n'est pas encore connu, peut-être même les variétés cliniques de cette affection dépendent-elles d'actions microbiennes différentes.

Tantôt la maladie se caractérise par une injection conjonctivale avec œdème léger de forme triangulaire ; la base du triangle se perd vers le cul-de-sac palpébral, la pointe se dirige vers le limbe cornéen et sur elle existe une petite vésicule grosse au plus comme un grain de millet. Cette vésicule se résorbe complètement sans laisser de traces, ou bien elle se transforme en une pustule qui se crève, d'où un petit ulcère bientôt recouvert d'une couche épithéliale. L'injection et l'œdème localisés de la conjonctive, disparaissent peu à peu et en huit à quinze jours l'af-

fection est guérie. C'est là la *conjonctivite phlycténulaire simple*. (Voir
Kératite phlycténulaire.)

Dans d'autres cas, on a affaire à la *conjonctivite phlycténulaire
miliaire*. L'éruption est alors localisée sur le bord cornéen et son anneau
conjonctival, parfois sur la cornée même. L'hyperhémie des vaisseaux
sous-conjonctivaux provoque un soulèvement de l'anneau conjonctival,
où se présentent bientôt une multitude de petites saillies excessivement
déliées qui tantôt disparaissent en quelques jours, tantôt s'ulcèrent,
et deux à trois semaines s'écoulent avant la guérison. Cette variété,
quoique bénigne, cause quelque inquiétude par la photophobie, le blépharospasme, le larmoiement, les douleurs souvent très intenses que
provoque l'irritation du réseau nerveux cornéen.

La troisième variété mérite le nom de *conjonctivite pustuleuse* ou
mieux de *kératite pustuleuse*, car ici encore la lésion siège sur le limbe
cornéen où se voient une ou plusieurs pustules disposées souvent d'une
façon symétrique. Mesurant de 1 à 2 millimètres, peu saillantes, ces pustules s'ulcèrent facilement, et menacent de perforer la cornée, d'où la
gravité de la maladie, toujours lente à guérir, même dans les cas les
plus heureux (quatre à six semaines). Moins douloureuse que la forme
précédente, cette variété se complique dès le début d'une irritation
étendue de la conjonctive et d'une sécrétion abondante, parfois même
purulente. (Voir *Kératite phlycténulaire*.)

Etant donnée l'étiologie de la conjonctivite phlycténulaire, son traitement comporte des soins généraux en rapport avec l'état général (scrofuleux), souvent défectueux des malades, des soins locaux destinés à faire
disparaître les influences irritantes banales (poussières, froid, lumière
vive) et enfin une intervention plus importante d'abord du côté des voies
nasales pour en obtenir la désinfection (siphonages avec l'eau salée ou
sublimée à 1/2000, attouchements des narines et de la pituitaire avec
une solution de nitrate d'argent à 1/100 ou 1/50). Cette pratique parfois
est indispensable pour obtenir la guérison chez des sujets dont l'affection récidive sans cesse, grâce, sans doute, au passage de l'agent morbide du nez dans le sac conjonctival par les voies lacrymales.

Enfin la conjonctivite phlycténulaire sera attaquée directement et
pour cela certains conseillent d'avoir recours aux insufflations quotidiennes de poudre de calomel. Ce sel, au contact des larmes, se transforme en sublimé et agit comme désinfectant plus encore que comme
corps étranger chargé de déchirer les vésicules ou les pustules, grâce
aux mouvements des paupières. Cette décomposition du sel serait
dangereuse chez les individus qui prennent à l'intérieur de l'iodure (de
potassium ou de fer), car il se produit alors un iodure de mercure très
caustique; il y a là une incompatibilité médicamenteuse à ne pas oublier.
Mais le calomel est peu soluble dans les larmes, on le retrouve le plus

souvent en magma dans les culs-de-sac, aussi préférons-nous l'introduction entre les paupières d'un peu (gros comme une tête d'épingle) de pommade à l'oxyde jaune de mercure (0^{gr},10 pour 5).

Les indications relatives aux manifestations de la maladie sur la cornée, seront étudiées plus tard. S'il survient du côté de la peau des paupières ou des narines, quelques complications eczémateuses, on les saupoudrera de calomel, ou bien on les enduira de pommade à l'oxyde rouge de mercure (0,05 p. 5), à l'huile de cade (1 p. 10).

9° CONJONCTIVITES SYMPTOMATIQUES

Sous cette rubrique se trouvent groupées toute une série de déterminations conjonctivales que l'on peut observer dans le cours d'affections générales, mais, qui ne sont pas, à vrai dire, des affections distinctes.

C'est ainsi que l'on a dénommée *exanthématique*, la conjonctivite accompagnant les affections cutanées ou se développant sous leur influence.

La *variole* provoque parfois l'apparition de pustules sur la conjonctive, d'ordinaire, soit près du bord libre des paupières, soit près du limbe cornéen ; cette éruption apparaît en même temps que celle de la face.

La *rougeole*, surtout parmi les fièvres éruptives, est remarquable par sa détermination conjonctivale, avec rougeur assez vive, épiphora, photophobie. C'est même là un signe de début de la maladie.

La *scarlatine*, par contre, ne cause que, par exception, de l'hyperhémie conjonctivale.

La *conjonctivite rhumatismale* a déjà été signalée comme conjonctivite catarrhale. Peut-être conviendrait-il d'en rapprocher les poussées conjonctivales de l'*érythème noueux*. De même, l'*érysipèle* de la face et des paupières peut gagner la conjonctive qui devient rouge jaunâtre et infiltrée; il existe un chémosis assez considérable et parfois même des phlyctènes.

L'*eczéma* et l'*impétigo* du bord palpébral pourrait aussi envahir la muqueuse, y provoquer l'hyperhémie avec de petites vésicules susceptibles de s'ulcérer et un écoulement muco-purulent. Peut-être ne faut-il voir ici qu'une conjonctivite par irritation de voisinage et infection banale.

Le *pytiriasis* de la conjonctive coexiste avec celui de la tête ou de la face; il y a blépharite ciliaire avec éversion de la paupière inférieure dont la conjonctive rougit, se dessèche et devient insensible.

On a encore signalé sur la muqueuse conjonctivale des poussées de *psoriasis*, qui se traduisent par la venue de papules d'un rouge cuivré et parfois par une tendance de la membrane à se rétracter (*xérosis*).

Des vésicules d'*herpès*, des bulbes de *pemphygus* ont été observées sur la conjonctive.

Nous ne dirons rien du *chancre* de la conjonctive, cette lésion ayant été décrite à propos du chancre des paupières ; il est rare en effet qu'il siège sur la muqueuse bulbaire, où il se présente comme une large pustule exulcérée, à fond pultacé, violacée et dure. A titre de curiosité on doit encore signaler des *papules*, des *gommes* et des ulcérations tertiaires de la conjonctive.

III. — ATROPHIE DE LA CONJONCTIVE. XÉROSIS

L'*atrophie* de la conjonctive est tantôt étendue à toute la surface de la muqueuse, tantôt localisée par plaques. Dans le premier cas la lésion intéresse toute l'épaisseur de la membrane dont l'épithélium se desquame (*xérosis parenchymateux*), dans la seconde variété il y a surtout atrophie des couches superficielles avec sécheresse et état assez lisse de l'épithélium (*xérosis épithélial*).

Le xérosis *parenchymateux* se montre : 1° comme stade ultime de certaines conjonctivites (diphthéritique, granuleuse) ou comme résultat de la cicatrisation de plaies, d'ulcérations de la muqueuse (brûlures par les acides, la chaux, la vapeur d'eau). Au microscope on note la disparition des glandes et des papilles, la transformation cicatricielle du tissu d'où l'oblitération des conduits de la glande lacrymale, parfois même du sac lacrymal.

La rétraction du sac conjonctival est telle que les culs-de-sac disparaissent, les bords palpébraux se soudent plus ou moins au globe de l'œil (symblépharon), dont la conjonctive peut, elle aussi, être rétractée en plis circulaires autour de la cornée opaque et réduite dans ses dimensions. La surface muqueuse est rugueuse, grisâtre, réagissant à peine sous l'influence des cautérisations, voire même couverte d'écailles et de poussière farineuse. Le plus souvent encore il existe de l'entropion et du trichiasis.

- 2° Le xérosis a encore été signalé comme conséquence ultime du pemphigus et du psoriasis de la cornée.

3° Parfois enfin la maladie se développe lentement sans symptômes inflammatoires accusés.

Le *xérosis épithélial* se rencontre essentiellement sur les parties de conjonctive exposées au contact de l'air pendant l'écartement des paupières. Il résulte parfois de certains troubles de la nutrition, qui se traduisent encore par de l'héméralopie. On l'observe aussi chez les typhoïdiques qui, plongés dans un état comateux, restent les paupières entre-bâillées ; la conjonctive, altérée comme tous les autres tissus du corps, se dessèche au contact de l'air ; de même chez les cholériques, le desséchement résulte de la soustraction rapide d'une énorme quantité de liquide par les évacuations alvines.

La portion malade sur la conjonctive bulbaire est souvent triangulaire à sommet dirigé vers l'une des commissures, à base tangente au bord cornéen ; rarement la muqueuse palpébrale est touchée. La plaque de xérosis est sèche, terne, et près de la cornée on y voit de petites plaques ou écailles qui rappellent la stéarine.

Tandis que le traitement du xérosis partiel se résume dans la suppression des causes qui l'ont produit, la thérapeutique du xérosis total reste le plus souvent inefficace : on prescrira au début les applications de compresses chaudes, les bains permanents de lait, de glycérine, de solutions faiblement alcalines, plus tard on fera la suture des bords palpébraux. Trop souvent enfin les greffes, prises chez le lapin, la grenouille, ou même chez l'homme, n'auront de succès que dans les cas où le symblépharon ne sera pas total.

CHAPITRE XVIII

ÉPANCHEMENTS SOUS-CONJONCTIVAUX

De l'air, de la sérosité, du sang ou du pus peuvent s'infiltrer dans le tissu cellulaire sous-conjonctival.

I. — ÉPANCHEMENT GAZEUX. — EMPHYSÈME SOUS-CONJONCTIVAL

L'*emphysème sous-conjonctival* coexiste le plus souvent avec celui des paupières ou de l'orbite. Il résulte de la mise en communication par suite d'une fracture du tissu cellulaire sous-muqueux avec la cavité des fosses nasales, des cellules ethmoïdales ou des sinus frontaux ; il se produit après déchirure des conduits lacrymaux ou du sac lacrymal lorsque le blessé fait effort en se mouchant ; sous ses yeux, le chirurgien en constate parfois la formation quand il pratique une incision conjonctivale près du bord cornéen. Le plus souvent l'emphysème sous-conjonctival s'observe à la suite de coups ou de chutes sur l'œil sans qu'il soit possible de reconnaître la solution de continuité de la muqueuse.

L'aspect de la conjonctive emphysémateuse, la crépitation particulière qu'elle donne au doigt, la venue de la lésion aussitôt la violence subie caractérisent bien l'emphysème de la conjonctive. Cet accident par lui-même a peu d'importance, une compression bien faite sur les paupières closes suffit à le faire disparaître ; reste, cela va sans dire, la gravité de la fracture qui dans certains cas l'a produit.

II. — ÉPANCHEMENT DE SÉROSITÉ. — ŒDÈME SOUS-CONJONCTIVAL

L'*œdème*, l'infiltration de sérosité dans le tissu cellulaire sous-conjonctival se présente comme un symptôme de certaines inflammations de la muqueuse. Il survient, quand il existe une inflammation des paupières, du sac lacrymal, du tissu cellulaire profond de l'orbite, ou enfin des membranes de l'œil (iris, choroïde). Dans ces cas l'œdème est inflammatoire et ne réclame guère d'intervention spéciale autre que quelques mouchetures, s'il est très accentué.

Chez d'autres malades l'œdème résulte d'un état général mauvais (chlorose, affection cardiaque ou rénale) qui domine toute la scène.

Enfin, chez les vieillards, il existerait une certaine laxité de la couche sous-conjonctivale d'où, à la moindre inflammation catarrhale, la formation de bourrelets jaunâtres, comme gélatineux et peu injectés, siégeant de préférence dans le cul-de-sac palpébral inférieur. Cette lésion contre-indique les réfrigérants et réclame plutôt l'emploi des astringents (solution au nitrate d'argent faible).

III. — ÉPANCHEMENT DE SANG. — ECCHYMOSES SOUS-CONJONCTIVALES

Les *ecchymoses* sous-conjonctivales surviennent parfois à la suite d'une quinte de toux, d'un accès de coqueluche ou d'asthme, pendant une crise épileptique. Tantôt l'état général est bon, tantôt le patient est hémophile, ou atteint d'athérome artériel, d'une affection cardiaque ; parfois il s'agit de femmes au moment de leurs règles. Certains états inflammatoires de la muqueuse provoquent aussi de véritables ecchymoses, ou plus souvent encore elles résultent d'un traumatisme direct subi par l'œil, ou bien elles traduisent une lésion éloignée, fracture de la base du crâne au niveau de la voûte orbitaire.

Ce n'est pas le lieu de discuter ici la valeur diagnostique de l'ecchymose conjonctivale qui, tantôt colore fortement en rouge la conjonctive bulbaire, tantôt forme une véritable poche sanguine autour de la cornée et donne à l'iris une légère teinte verdâtre. Les lotions froides et les collyres astringents sont indiqués pour hâter la résorption du sang infiltré, s'il est collecté et que l'on craigne des troubles nutritifs du côté de la cornée, on pourra l'évacuer par quelques mouchetures, puis assurer l'asepsie du sac conjonctival et comprimer légèrement l'œil.

IV. — ÉPANCHEMENT DE PUS. — ABCÈS SOUS-CONJONCTIVAUX

Les *abcès sous-conjonctivaux* se voient exceptionnellement ; de préférence, ils occupent l'angle externe de l'œil et se développent chez des enfants débiles ou comme manifestation de la pyohémie.

CHAPITRE XIX

TUMEURS DE LA CONJONCTIVE

Les tumeurs de la conjonctive peuvent être divisées en deux catégories, les bénignes et les malignes. Les premières sont : le *ptérygion*, les *polypes*, le *dermoïde*, les *kystes*, le *pinguécula*, le *lipôme*, l'*angiôme*, les *fibrômes*, l'*ostéôme*. Les tumeurs malignes comprennent l'*épithéliôme*, le *sarcôme* et le *carcinôme*.

I. — PTÉRYGION

Le *ptérygion* est un pli triangulaire de la conjonctive, pli dont le sommet tend à empiéter sur la cornée, dont la base se perd dans le cul-de-sac conjonctival. On y distingue un sommet ou *onglet*, une partie étalée sur la sclérotique (*corps*), une portion intermédiaire plus ou moins détachée du plan sous-jacent (*col*).

La pathogénie du ptérygion n'est pas connue. On a invoqué une irritation de la conjonctive par les poussières extérieures déposées entre les paupières ; on a dit qu'il résultait d'une traction exercée sur un point de la muqueuse au niveau du limbe cornéen, traction dirigée vers le centre de la cornée et provoquée par la cicatrisation d'un ulcère, qui, pour quelques autres, se développerait au niveau d'une pinguécula. Une théorie plus moderne (Poncet) fait intervenir l'action de microbes qui, logés entre la cornée et la conjonctive, tendraient à gagner le centre de la première par un véritable travail souterrain. Très rare chez les jeunes sujets et les vieillards, le ptérygion s'observe chez les adultes, principalement chez ceux qui sont exposés à des poussières calcaires (maçons, sculpteurs), chez les marins, chez certains individus qui ont subi quelques traumatismes de la conjonctive. Il serait surtout fréquent dans les pays chauds.

Le plus souvent on ne trouve qu'un ptérygion sur un œil et il siège dans l'angle interne ; parfois chaque œil présente un ptérygion interne ; plus rarement il existe du même côté un ptérygion interne et un externe ; on a vu quelques cas de ptérygion interne associé avec un autre situé en haut ou en bas, enfin on a observé sur le même œil quatre ptérygions correspondant aux insertions des deux muscles interne et externe et des muscles supérieur et inférieur.

Au microscope, le tissu conjonctival paraît hypertrophié, à fibrilles longitudinales au centre du ptérygion, d'un aspect muqueux sur les bords et la pointe; le tout est recouvert d'une couche épithéliale qui, parfois, au niveau de l'onglet, s'incurve sur elle-même et se met en contact avec l'épithélium cornéen, ce qui permet de le dégager aisément; d'autres fois, au contraire, il y a fusion du tissu de la tête du ptérygion avec la trame de la cornée.

Suivant sa vascularisation, le ptérygion simule un pli conjonctival rouge et charnu (*ptérygion sarcomateux*), ou bien il est pâle, sec, peu saillant (*ptérygion membraneux*); parfois encore il renferme un tissu spécial graisseux qui rappelle celui du pinguécula (*ptérygion pingué*). Le pli conjonctival triangulaire présente une surface souvent irrégulière, plissée; ses bords sont rectilignes ou curvilignes, à convexité tournée vers le centre de la néo-formation; ils n'adhèrent pas intimement au plan sous-jacent, mais surplombent une poche conjonctivale plus ou moins profonde.

La gêne fonctionnelle causée par le ptérygion est souvent nulle, à peine existe-il un peu d'hyperhémie de la conjonctive, cela peut durer indéfiniment, car l'affection progresse très lentement. D'ordinaire, le patient réclame une intervention seulement lorsque l'onglet a notablement empiété sur le limbe de la cornée, d'où un trouble de la vision, qui peut être presque totalement perdue lorsque le centre de la cornée est recouvert par la production morbide.

Le seul traitement à appliquer au ptérygion est un traitement chirurgical. (Voir le chapitre *Chirurgie de la conjonctive*.)

II. — POLYPES DE LA CONJONCTIVE

Les *polypes de la conjonctive*, à l'exclusion des sarcômes, fibro-sarcômes et papillômes plus ou moins pédiculés, sont des tumeurs constituées par un lacis à larges mailles de fibres conjonctives, de fibres cellules entremêlées de cellules lymphatiques, le tout recouvert d'une épaisse couche de cellules épithéliales. Ils se développent, de préférence, près du pli semi-lunaire, sur la caroncule ou au niveau des plaies de la conjonctive bulbaire nécessitées par l'opération du strabisme, et sur la conjonctive palpébrale, au niveau de l'incision ou de la rupture spontanée d'un chalazion. Enfin, certains tiennent à la présence d'un corps étranger.

Ces végétations peuvent acquérir un volume assez considérable (noisette). Cachées sous la paupière supérieure, elles restent souvent ignorées, malgré un peu de larmoiement, une légère hyperhémie conjonctivale et

la sensation de corps étranger. Parfois elles finissent par saillir en avant
de la cornée et gênent la vision.

Exciser le polype, en emportant d'un coup de ciseaux sa base conjonctivale, et cautériser ses points d'implantation avec le crayon de nitrate
d'argent, tel est le traitement; si la végétation est symptomatique de la
présence d'un corps étranger, l'extraction de celui-ci s'impose.

III. — DERMOIDE DE LA CONJONCTIVE

Le *dermoïde de la conjonctive* autrefois était appelé *verrue de la
conjonctive* en raison de sa ressemblance avec le nœvus pileux. C'est
une tumeur congénitale vestige de la membrane cutanée qui revêt l'œil
et qui se transforme en muqueuse; ce fait explique l'identité plus ou
moins complète (présence ou absence de poils et de glandes sudoripares)
de sa structure avec celle de la peau.

Du volume d'une lentille d'ordinaire, de couleur gris jaunâtre, à surface lisse ou sinueuse, souvent couverte de poils, le dermoïde occupe
constamment le limbe de la cornée et adhère à la sclérotique; son siège
de prédilection se trouve au niveau du quart inféro-externe de la circonférence cornéenne. Sa tendance à s'accroître lentement, la difformité
qu'elle entraîne, l'hyperhémié causée par les frottements subis sont
autant de raisons pour enlever cette tumeur le plus tôt possible. Toutefois, afin d'éviter la perforation de la cornée et de la sclérotique, on doit
se borner à une excision du dermoïde dont les parties profondes s'atrophient ensuite sans qu'il soit besoin de recourir à des cautérisations.

IV. — KYSTES DE LA CONJONCTIVE

Il existe plusieurs variétés de *kystes de la conjonctive*. Les uns, probablement *congénitaux*, siègent près du bord cornéen et parfois sont à
cheval sur lui comme les dermoïdes. Immobiles en raison de leur solide
implantation sur le tissu sous-jacent, leur paroi est épaisse et laiteuse,
leur contenu est liquide et transparent.

D'autres kystes, tellement semblables à une hydatide que le microscope est nécessaire au diagnostic, se montrent de préférence sur la
conjonctive bulbaire; ils sont arrondis, mobiles sous la muqueuse, d'un
rose demi-diaphane, ils ne dépassent pas le volume d'une fève. Enfin,
chez certaines personnes, surtout celles qui ont eu des conjonctivites
chroniques, il se développe une autre variété de tumeur kystique, transparente, allongée comme un ver ou un chapelet de perles; ce serait un
angiôme lymphatique.

Ces diverses tumeurs kystiques seront simplement enlevées.

V. — PINGUÉCULA DE LA CONJONCTIVE

On donne le nom de *pinguécula* ou *pinguicula* à une petite tumeur d'aspect graisseux développé dans le tissu cellulaire sous-conjonctival, le plus souvent près du bord interne de la cornée au niveau de l'insertion du droit interne ou quelquefois au point symétrique externe du même diamètre transversal.

Variant du volume d'une tête d'épingle à celui d'un grain de chènevis, le plus souvent stationnaire et unique, cette tumeur ne contient pas de graisse et résulte d'une condensation du tissu cellulaire sous-conjonctival avec hypertrophie épithéliale.

Ne causant qu'une très légère difformité, le pinguécula ne réclame que très exceptionnellement une intervention qui doit se borner à l'excision de la tumeur d'un coup de ciseaux et à la suture de la petite plaie conjonctivale qui en résulte.

VI. — LIPOME

Le plus souvent, le diagnostic du *lipôme de la conjonctive* a été posé sans vérification anatomique. Cette tumeur aurait comme siège de prédilection la partie externe et supérieure de la conjonctive, entre les muscles droits supérieur et externe à quelque distance de la cornée. Recouvert par la muqueuse, de couleur jaune, de structure lobuleuse, le lipôme s'étend vers la région de la glande lacrymale et pourrait n'être qu'une expansion du tissu graisseux de l'orbite. Son volume est parfois assez considérable; on l'a même vu entourer la cornée à la manière d'un chémosis graisseux.

On n'interviendra que si le lipôme gêne la vision, et encore, après dissection de la conjonctive, on ne poussera pas trop profondément l'ablation de la tumeur, afin d'éviter les accidents du côté de l'orbite ou de l'œil.

VII. — ANGIOME

L'*angiôme véritable de la conjonctive* est d'ordinaire congénitale et siège près de la caroncule, après propagation d'un angiôme palpébral. Son volume parfois peut être tel qu'il recouvre presque tout l'œil et constitue une véritable tumeur caverneuse justiciable des injections au perchlorure de fer, ou, ce qui est moins dangereux, de la cautérisation ou de la ligature.

Quant aux *varices de la conjonctive*, elles surviennent souvent chez des personnes de trente à quarante ans atteintes de télangiectasie de la peau de la face ou de couperose. L'excision de la portion de conjonctive occupée par ces veines dilatées ne met pas à l'abri d'une récidive.

VIII, IX. — FIBROME. — OSTÉOME

Outre les *condylômes* que certains auteurs prétendent avoir observés chez les syphilitiques, on cite une observation indiscutable de *fibrôme papilliforme de la conjonctive* et de très rares exemples d'*ostéômes sous-conjonctivaux*.

X. — TUBERCULOSE ET LUPUS

Très rare, la *tuberculose de la conjonctive* pourrait se présenter comme une éruption tuberculeuse suivie d'ulcérations de même nature, ou il s'agirait de régression tuberculeuse de fongosités conjonctivales.

Quant au *lupus*, tantôt il apparaît sur la muqueuse, au niveau du tarse inférieur de préférence, sous forme de boutons qui s'ulcèrent puis se transforment en tissu de cicatrice, d'où le renversement de la paupière avec symblépharon ; tantôt la conjonctive est simplement envahie par un lupus facial.

Lorsque la lésion est très isolée sur la conjonctive, on la détruira sur place par le râclage et la cautérisation.

XI. — LÈPRE CONJONCTIVALE

Comme manifestations de la lèpre, la conjonctive peut présenter les altérations suivantes : l'anesthésie, la conjonctivite, le ptérygion et les tubercules.

L'*anesthésie* de la conjonctive est fréquente chez les lépreux de tous genres ; elle occupe aussi bien la conjonctive palpébrale que la conjonctive bulbaire.

La *conjonctivite* des lépreux peut tenir à deux causes : ou bien elle est d'origine traumatique ou bien elle est symptomatique des tubercules. L'anesthésie de la conjonctive, surtout si elle est accompagnée d'insensibilité de la cornée, expose l'œil à l'irritation continuelle des poussières et agents extérieurs qui ne provoquent plus de réflexes oculaires. De là les conjonctivites rebelles aiguës ou chroniques.

Le *ptérygion*, qui se développe quelquefois en des points inaccoutumés, tient à deux causes : premièrement, à l'action continuelle des agents extérieurs de la conjonctive oculaire, et secondement, à la desquammation épithéliale de la cornée ou à une perte de substance quelconque, au niveau de laquelle la conjonctive hypertrophiée contracte des adhérences.

Les *tubercules lépreux* se développent dans la conjonctive de la même manière que dans la peau. Leur point d'élection sur le globe oculaire est le limbe scléro-cornéen. Ils se montrent sous la forme d'une petite élevure blanche ou légèrement rosée qui augmente fatalement de volume jusqu'à destruction totale de l'organe.

XII. — ÉPITHÉLIOMA

En général, l'*épithélioma de la conjonctive* résulte de l'extension d'un cancroïde palpébral; toutefois, il peut se développer d'emblée sur la muqueuse bulbaire au niveau du limbe cornéen. A ce niveau, le cancroïde au début se présente comme un petit bouton couvert par la conjonctive vascularisée, qui en impose pour un bouton de conjonctivite pustuleuse. Plus tard c'est une petite tumeur rougeâtre, bosselée, à surface papillaire, excoriée, sécrétant à peine un peu de liquide purulent. Le reste de la conjonctive ne présente aucun changement, sauf une légère hyperhémie. Plus tard encore, plusieurs petits boutons ulcérés se réunissent, se tuméfient, deviennent pâles et présentent une ulcération à bords irréguliers, à fond bosselé, comme infiltré par une masse pultacée rouge pâle. Tantôt leur marche est lente, tantôt plus rapide; bientôt la cornée est envahie et finit par se perforer, tandis que la sclérotique est bien plus résistante. Le mal enfin peut détruire les paupières, tout le contenu de l'orbite et envahir le squelette.

Si le cancroïde a débuté par la paupière, on se conduira comme il a été indiqué précédemment. Quand la tumeur n'intéresse que la conjonctive, on excisera la membrane, dont on fermera la brèche après cautérisation au fer rouge, soit par une suture, soit par une greffe. Enfin, en présence d'un cancroïde qui a envahi l'œil, il ne faut pas hésiter à enlever cet organe, voire même à pratiquer le curage de l'orbite.

XIII. — SARCOME. — MÉLANO-SARCOME

Le *sarcôme* quelquefois part du bord cornéen et se propage dans la conjonctive; quand il débute sur la muqueuse bulbaire ou palpébrale, il s'agit le plus souvent d'un *mélano-sarcôme* qui constitue une tumeur pédiculée ou une simple tache. Cette tache, d'un noir intense, ne doit pas être confondue avec certaines taches pigmentaires de la sclérotique, de couleur plutôt ardoisée, qu'on observe fréquemment chez des sujets à teint foncé.

Tantôt le mélano-sarcôme se développe sur une tache conjonctivale, tantôt il est attribué à un traumatisme. Sa couleur le fait reconnaître. La récidive du mal est presque la règle, ainsi que sa généralisation, Après ablation d'un pareil sarcôme et vérification anatomique, il serait logique de pratiquer sans délai le curage de l'orbite pour se mettre autant que possible à l'abri de l'infection générale.

XIV. — CARCINOME

Les observations de *cancer de la conjonctive* ne sont pas tout à fait probantes; il s'agirait moins de carcinômes que de sarcômes, d'épithéliomes et peut-être de myxômes.

CHAPITRE XX

PARASITES DE LA CONJONCTIVE

On a signalé dans le tissu cellulaire sous-conjonctival la présence de *cysticerques celluleux* et de *filaires*.

On diagnostiquera la présence d'un *cysticerque* dans la conjonctive toutes les fois que l'on trouvera vers l'un des angles, plus ou moins rapprochée du diamètre transversal de l'hémisphère antérieur de l'œil, une tumeur recouverte par la conjonctive, arrondie, rose pâle, semi-diaphane au centre, où l'on reconnaitra presque toujours un disque blanchâtre ou jaunâtre, circonscrit. Cette tumeur est élastique d'un rouge plus foncé et plus vascularisée à sa circonférence, se déplaçant latéralement dans une certaine étendue, adhérant par le centre de sa face postérieure à la sclérotique. Il n'existe aucune douleur spontanée ; quelquefois le malade accuse la sensation d'une légère pression ou d'une gêne lorsque les paupières se rapprochent. Au toucher la tumeur ne montre que la sensibilité ordinaire de la conjonctive. La vision ne présente d'autres troubles que ceux qui peuvent résulter de la saillie du kyste dans le champ visuel.

L'excision avec ou sans suture conjonctivale est le seul traitement applicable.

La *filaire de Médine* peut se trouver dans le tissu cellulaire sous-conjonctival où elle provoque une inflammation parfois fort grave et cause de vives douleurs. On la voit animée de mouvements très rapides, elle est blanche, de 25 à 30 millimètres de longueur sur 5 millimètres de largeur. On doit essayer de l'extraire.

CHAPITRE XXI

SYMBLÉPHARON

L'adhérence morbide des conjonctives bulbaire et palpébrale constitue le *symblépharon*.

Cette affection résulte d'adhérences cicatricielles, à la suite d'un traumatisme ou plus souvent de brûlures produites particulièrement par la pénétration dans le sac conjonctival de chaux ou d'acide sulfurique. Elle succède encore aux ulcérations que provoquent parfois les conjonctivites purulentes, granuleuses ou diphtéritiques.

Tantôt il y a eu destruction superficielle de la muqueuse, puis épaississement de son tissu et accolement consécutif par une bride épaisse, charnue (*symblépharon sarcomateux*). Tantôt la destruction, plus complète, a été suivie d'une production cicatricielle (*symblépharon fibreux*).

Les adhérences peuvent n'être que partielles et présenter alors deux variétés : dans l'une l'on constate l'existence d'une bride plus ou moins étendue, unissant la conjonctive palpébrale au bulbe, mais laissant libre le cul-de-sac conjonctival ; dans la seconde variété le cul-de-sac est compris dans l'adhérence vicieuse. Lorsque le symblépharon intéresse la majeure partie de la surface muqueuse, il porte entrave aux mouvements oculaires, d'où de la diplopie possible ; il empêche le libre écoulement des larmes et peut même compromettre la vision quand il empiète sur la cornée.

Le traitement du symblépharon n'est légitime qu'autant qu'il gêne la vision ou provoque de l'épiphora. L'intervention opératoire varie suivant la variété même de la lésion ; s'il s'agit d'une simple bride en forme de pont, sa section et la fermeture des deux petites plaies conjonctivales par quelques fils peuvent suffire pour assurer la guérison. Si ce procédé échoue et quand on a affaire à un simple pli cicatriciel intéressant le cul-de-sac ou quand il existe un symblépharon étendu, il y a lieu de recourir à une opération véritable, qui consiste à faire une greffe conjonctivale par glissement ou torsion, ou encore une greffe muqueuse par transplantation. (Voir chapitre : *Chirurgie de la conjonctive.*)

CHAPITRE XXII

AFFECTIONS DE LA CARONCULE ET DU PLI SEMI-LUNAIRE; ENCANTHIS

On désigne sous le nom d'*encanthis* les diverses affections localisées à la caroncule lacrymale et au pli semi-lunaire.

Il peut s'y développer des *papillomes* qui doivent être excisés et cautérisés. Les glandes de la caroncule se remplissent parfois de concrétions d'où l'*encanthis calculosa* ; d'autre fois un développement anormal des poils (*trichosis caronculæ*) entretient, si on ne les arrache pas souvent, une irritation conjonctivale localisée à l'angle interne.

Très rarement la caroncule s'enflamme et suppure, le plus souvent l'*encanthis inflammatoire* offre une marche chronique et aboutit à l'hypertrophie de la caroncule que l'on combattra par des cautérisations légères.

Des tumeurs bénignes : *dermoïde, polype,* ou des tumeurs malignes : *épithélioma, mélano-sarcôme* peuvent se développer sur la caroncule comme sur les autres parties de la conjonctive.

Comme symptômes communs à ces diverses lésions on doit signaler : l'irritation de l'angle interne de l'œil, la tuméfaction de la caroncule qui peut faire saillie entre les paupières, et gêner l'écoulement des larmes en déviant les points lacrymaux.

CHAPITRE XXIII

CHIRURGIE DE LA CONJONCTIVE

I. — TRAITEMENT CHIRURGICAL DES GRANULATIONS

Dans ces derniers temps MM. Abadie et Darier, après Sattler, se sont fait les apôtres du *brossage des conjonctives* dans les granulations. Pour pratiquer cette opération, ils conseillent d'anesthésier le malade, d'agrandir au besoin d'un coup de ciseaux sur la commissure externe la fente palpébrale, de renverser complètement les paupières afin de bien déplisser toute la surface conjonctivale, ce qui est de la plus haute importance ; puis, avec une pince à forcipressure on saisit horizontalement le bord palpébral et on enroule sur elle-même toute la paupière inférieure par laquelle il est bon de commencer afin de ne pas être gêné par l'écoulement sanguin que fournira la supérieure. Celle-ci sera saisie à son tour par une pince qui permettra de renverser deux fois sur lui-même le tarse supérieur afin de mettre ainsi à nu le fond du cul-de-sac. Sur la muqueuse conjonctivale, qu'il est alors facile d'explorer, on pratiquera des scarifications profondes et serrées parallèles au bord palpébral, puis on brossera toute la surface saignante avec une brosse à poils très courts et très rudes trempée dans une solution de sublimé à 1 p. 500. Si l'on a affaire à un tissu très dur, résistant au brossage, il est indiqué de l'attaquer avec la curette de Volkmann. Pendant les deux jours qui suivent l'opération, on applique en permanence des compresses froides au sublimé, puis les huit ou quinze jours suivants, après renversement des paupières, on fait un lavage des surfaces cruentées avec un tampon d'ouate imbibé dans la solution sublimée à 1 p. 500. On prescrit en outre des lotions fréquentes des yeux avec une solution à 1/2000.

Cette méthode de traitement, qui groupe un certain nombre de procédés thérapeutiques, offre le grand avantage d'ajouter à l'action microbicide du sublimé une action mécanique qui favorise le contact de l'agent antiseptique et de l'agent morbide. A l'avenir appartient de prouver qu'elle possède toute la valeur qu'on lui a tout d'abord attribuée.

Plus radicale est l'*excision des culs-de-sac conjonctivaux*, que pratique depuis 1871 Galezowski, à condition toutefois de compléter son action en

modifiant les parties conservées de la muqueuse, la muqueuse tarsienne
A cet effet il faut appliquer très largement sur elle le plat de la plus
large lame du thermo ou galvano-cautère. De la sorte on cautérise les
granulations sans intéresser le tissu sous-jacent, et par suite en s'expo-
sant peu à une déformation des paupières. Pour exciser le cul-de-sac
supérieur, on luxe d'abord la paupière et on fait porter le regard en bas
pour mettre ainsi le plus possible la conjonctive à découvert. On introduit
alors dans le cul-de-sac l'une des branches d'une pince spéciale, bi-valve,
dentelée à chacune de ses extrémités. Les dents regardent la muqueuse
qu'elles accrochent à l'aide d'un léger mouvement de haut en bas opéré
par la main qui tient la pince, dès qu'on sent que cette dernière est poussée
aussi loin que possible. On tire alors vers soi la pince, qui entraîne avec
elle tout le cul-de-sac muqueux, que l'on fixe en réunissant les deux

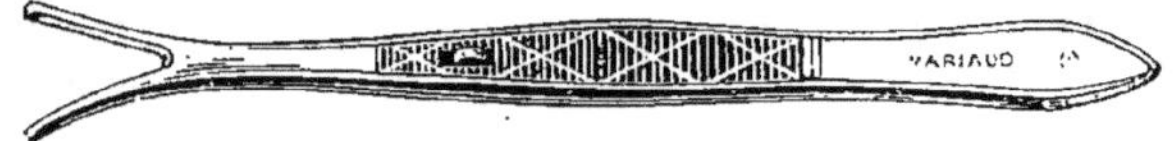

Fig. 48.

Pince à excision du cul-de-sac.

branches de l'instrument. Alors à l'aide de ciseaux courbes on sectionne
la muqueuse dans toute la largeur palpébrale en arrière de la pince,
puis on achève l'incision par une section à peu près parallèle en
avant de façon à circonscrire un lambeau semi-lunaire. Pendant le dernier temps de la section, on doit tenir les ciseaux à plat de façon à raser
la tarse que l'on doit *absolument respecter*. Les critiques encourues par
cette opération excellente proviennent des déformations palpébrales
qu'ont obtenues certains chirurgiens, qui n'avaient pas mis assez de soin
à conserver l'intégrité de ce cartilage.

L'incision ainsi faite, on applique dans le cul-de-sac un tampon
d'ouate trempé dans une solution de sublimé à 1/500. On obtient ainsi
un double effet antiseptique et hémostatique. On fait ensuite un léger
pansement compressif. Les suites sont des plus simples. On continue les
jours suivants les lavages antiseptiques et on met souvent dans l'œil
une pommade à l'iodoforme pour rendre les mouvements palpébraux
moins douloureux.

L'excision du cul-de-sac inférieur se fait rarement. Pour cela on tire
fortement la paupière en bas, puis à l'aide de la même pince on saisit
la muqueuse dans le cul-de-sac et on l'excise d'un seul coup de ciseaux.
On fait le même pansement que pour la paupière supérieure.

II. — OPÉRATION DU PTÉRYGION

L'*excision* après dissection expose à la récidive, si l'on n'a pas soin de suturer les bords de la plaie conjonctivale par-dessus la portion dénudée de la sclérotique. Autrement, après dissection du pli triangulaire du sommet jusqu'à la base qui reste adhérente, on pratique, d'un coup de ciseaux, une incision de 1 centimètre environ, parallèle au bord de la cornée. C'est dans cette nouvelle plaie que l'on fixe le ptérygion au moyen d'un point de suture (Desmarres père). Lorsque le ptérygion offre une base très large, on le sectionne du sommet à la base en deux moitiés qui sont ensuite fixées dans deux incisions symétriques supérieure et inférieure (Desmarres fils). Mieux encore, le ptérygion est disséqué jusqu'à la base, puis, avec deux aiguilles courbes enfilées sur le même fil, on en traverse le sommet de la face superficielle vers la profonde et la base de la face

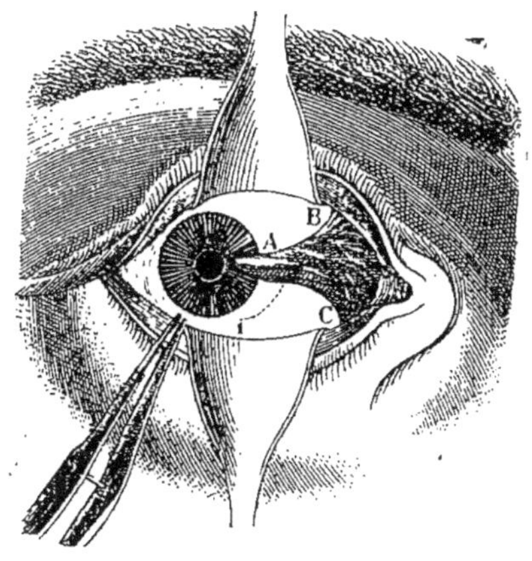

Fig. 49.

Procédé de Desmarres (1er temps).

A, sommet du ptérygion ; — B, aile supérieure du ptérygion ; — C, aile inférieure ; — 1, ponctué indiquant la forme et la longueur de l'incision à faire sur la conjonctive pour y fixer le ptérygion après la dissection.

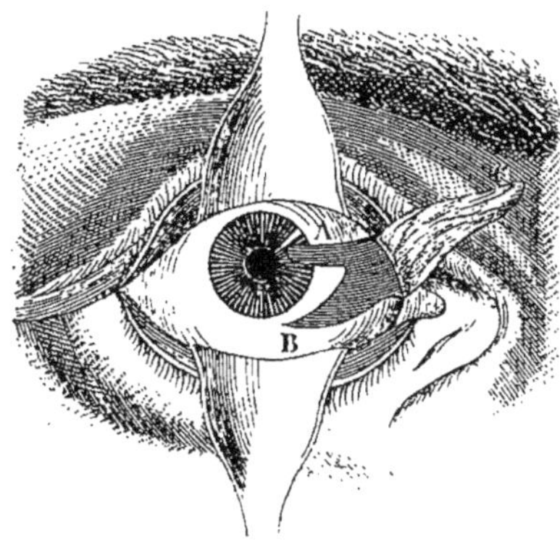

Fig. 50.

Procédé de Desmarres (2e temps).

A, place dans laquelle était le sommet du ptérygion ; — B, place de la conjonctive destinée à recevoir le ptérygion ; — C, ptérygion renversé du côté du nez.

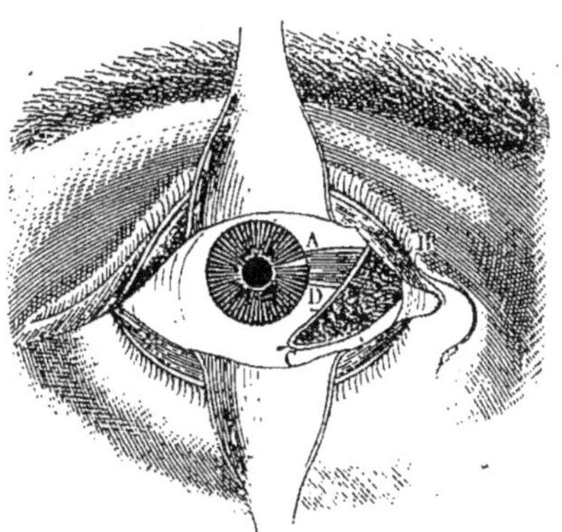

Fig. 51.

Procédé de Desmarres (3e temps).

A, conjonctive ; — B, base du ptérygion renversé ; — C, sommet du ptérygion fixé dans l'angle de l'incision de la conjonctive ; — D, conjonctive.

profonde vers la superficielle. En tirant sur les deux fils, le sommet du ptérygion s'engage par *enroulement* sous la base, qui est étranglée par un nœud très serré. Le ptérygion est ainsi réduit en un bourrelet qui s'atrophie (Galezowski). Mieux vaut, croyons-nous, disséquer le ptérygion du sommet à la base, le lier fortement à sa base et l'exciser. Dans tous ces cas, il est avantageux de rapprocher par la suture les deux lèvres de la plaie conjonctivale laissée par la dissection, après avoir passé le thermo-cautère sur toute la surface occupée par le ptérygion. Enfin il va sans dire que l'intervention doit être précédée d'une désinfection du sac conjonctival (solution phéniquée à 1/200) et suivie de l'introduction sous les paupières de pommade antiseptique (huile de cade à 1/10).

On peut aussi, suivant le procédé de Szokalski, passer au-dessous du sommet et de la base du ptérygion deux aiguilles courbes enfilées aux deux chefs d'un même fil qu'on laisse double et qu'on coupe près des aiguilles sitôt que celles-ci ont traversé (fig. 52 et 53). On fait ainsi trois

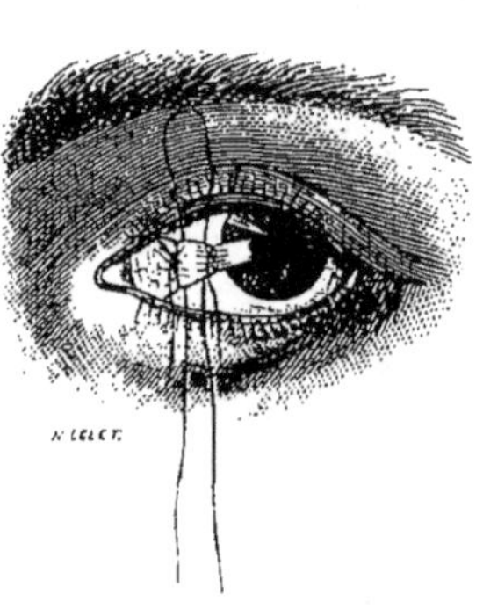

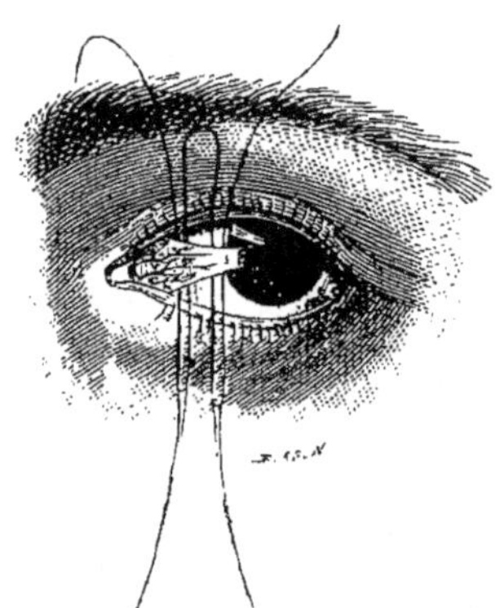

Fig. 52.
Procédé de Szokalski.

Fig. 53.
Même procédé.

ligatures, l'une au sommet et l'autre à la base, qu'on serre fortement. La troisième formée par l'anse du fil se trouve au milieu et sert à soulever et détacher le ptérygion. A cet effet, après avoir fortement tiré en avant cette ligature, on en applique les chefs sur la joue à l'aide d'un peu de collodion. Trois ou quatre jours après la petite tumeur est sphacélée et on l'excise.

III. — OPÉRATION DU SYMBLÉPHARON

Lorsque le symblépharon consiste en un pont de tissu cicatriciel, on le tend en glissant une sonde au-dessous, on le détache de la sclérotique avec quelques coups de ciseaux courbes à extrémités mousses, puis la plaie conjonctivale bulbaire ainsi formée est réunie par des points de suture. Quant à la plaie formée sur la paupière on peut la recouvrir en fixant sur elle la languette de tissu cicatriciel détachée du bulbe, languette que l'on comprend dans une anse de fil dont les deux chefs traversent la paupière et viennent se lier sur un petit rouleau de gaze placé en dehors sur la peau (procédé de Arlt).

Si le symblépharon est plus étendu et forme un pli on détache son

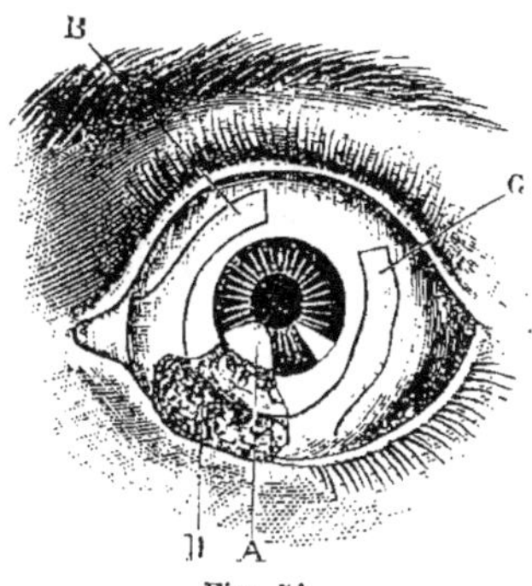

Fig. 54.
Procédé de Teale (incisions).

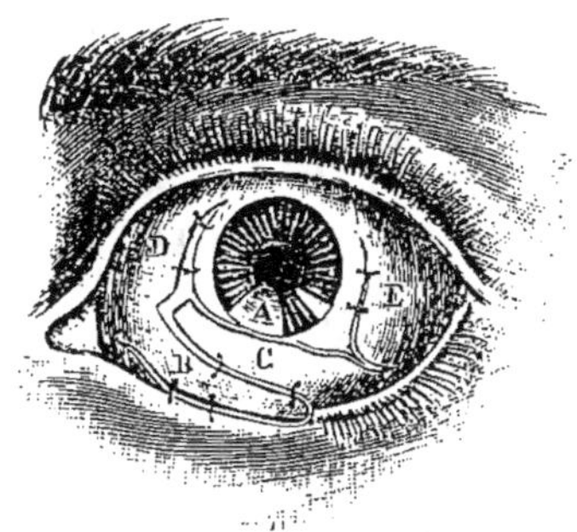

Fig. 55.
Procédé de Teale (réunion).

adhérence au bulbe, en respectant, s'il existe, le prolongement cornéen lequel s'atrophiera. Puis on circonscrit avec un bistouri bien tranchant deux bandelettes de conjonctive, longues de quelques millimètres, plus ou moins concentriques à la cornée et situées de chaque côté de la plaie bulbaire près de laquelle doit se trouver leur base adhérente ; ces languettes par torsion sont rabattues sur la surface à recouvrir et fixées par des points de suture (procédé de Teale). Mieux vaut, quand cela est possible, libérer simplement la muqueuse de chaque côté de la plaie bulbaire et par simple attraction la suturer au-devant d'elle.

Dans quelques cas l'on pourra recourir au procédé de Harlane. Ce chirurgien circonscrit et dissèque un lambeau cutané, dont la base se trouve à hauteur du bord orbitaire inférieur, et dont les dimensions sont suffisantes pour que la paupière inférieure, ayant été détachée du globe, il soit introduit derrière elle par une incision transversale placée à hauteur du cul-de-sac dévié, c'est-à-dire à quelques millimètres plus haut que sa propre base. La face cruentée du lambeau s'applique sur la face cruentée de la paupière et sa surface épidermique se trouve au contact du globe.

Comme le symblépharon s'accompagne souvent d'altération cicatricielle de la muqueuse en dehors même des points adhérents, ce qui rend impossible la dissection de lambeaux convenables, on se trouve amené à pratiquer une greffe muqueuse par transplantation. A la conjonctive du lapin ou préférera la conjonctive empruntée à l'œil sain ou encore un morceau de muqueuse pris sur la face interne de la joue. On utilise pour la taille de la greffe le temps que réclame l'hémostase de la surface mise à nu par le détachement du symblépharon. Le temps délicat réside dans la mise en place des sutures. Pour fixer un lambeau qui recouvre tout le cul-de-sac inférieur ainsi que la portion inférieure du bulbe, il ne faut pas moins parfois d'une vingtaine d'anses de fil, et en outre il convient de placer un fil dont l'anse déprimera le lambeau à son centre et dont les chefs sortis à travers la joue seront liés sur un petit rouleau de gaze. Les sutures périphériques pourront être laissées jusqu'à ce qu'elles s'éliminent. Il va sans dire que l'antisepsie la plus rigoureuse est ici nécessaire ainsi qu'un pansement compressif pour immobiliser le globe de l'œil.

A l'un des derniers congrès d'Heidelberg, Samelsohn a préconisé un procédé nouveau qui consiste à tailler sur l'une des deux paupières et les parties voisines un lambeau cutané, de forme quadrilatère, qu'on dissèque dans toute son étendue, ne le laissant adhérent que par le côté correspondant au bord libre de la paupière. On rabat ensuite ce lambeau de façon que son bord le plus éloigné s'applique dans le fond du cul-de-sac à rétablir que l'on a préalablement libéré. De la sorte, sa face cruentée est en rapport avec la plaie formée par la section du symblépharon. On l'assujettit là par quelques points de suture. On ne sectionne le quatrième côté du quadrilatère que quelques jours après, quand on juge l'adhérence complète. Le cul-de-sac se trouve alors formé par ce lambeau cutané transplanté.

Panas a tenté la même opération, mais en empruntant à la partie antérieure de l'avant-bras le lambeau cutané qu'il transporte ensuite par la face cruentée dans le cul-de-sac à rétablir.

En règle générale, les résultats immédiats de ces opérations sont des plus satisfaisants ; malheureusement, bientôt après, le lambeau se rétracte de plus en plus, et le cul-de-sac ainsi obtenu se trouve des plus réduits.

TROISIÈME PARTIE

CORNÉE

CHAPITRE XXIV

ANATOMIE

La *cornée transparente*, membrane la plus antérieure de l'œil, est enchâssée dans l'ouverture que lui offre la sclérotique, à la manière d'un verre de montre dont elle a l'aspect et la forme.

Son *épaisseur* est plus considérable à la périphérie, où elle atteint 1 millimètre, qu'au centre où elle ne mesure que 0,8 de millimètre (Sappey). Cette différence est assez sensible pour qu'on puisse la constater à l'œil nu sur le profil d'une coupe antéro-postérieure. Toutefois, chez l'enfant, tous les points de la cornée offrent la même épaisseur. Chez le fœtus, elle est plus épaisse au centre qu'à la périphérie.

La *face antérieure* de la cornée est convexe. Son contour a la forme d'un ovale, à grand axe horizontal. La longueur de ce grand axe varie de 11 à 12 millimètres ; celle du petit axe vertical n'atteint que 10 millimètres.

Le rayon de courbure de cette face antérieure est de 7 millimètres d'après Sappey. Pour Beaunis, il mesurerait 8 millimètres, et même 9 1/2, pour Krause.

La *face postérieure* est concave, et son contour est régulièment circulaire.

La *circonférence* est taillée en biseau aux dépens de la face antérieure. Ce biseau est plus oblique en bas et surtout en haut que latéralement. Il en résulte que la sclérotique se prolonge sur la face antérieure, surtout en haut et en bas ; d'où la forme elliptique de la face antérieure de la cornée.

Comme structure la cornée se décompose en trois couches : une *moyenne*, très épaisse par rapport aux deux autres, et qui la constitue essentiellement ; une couche *antérieure* et une couche *postérieure*,

réductibles chacune en deux lames secondaires, l'une hyaline, l'autre
épithéliale.

1° La couche moyenne, ou couche du tissu propre cornéen, est composée de fibrilles de nature conjonc-
tive, formant par leur enchevêtrement
une lame réticulée. Ces fibrilles sont
disposées en lames, parallèles à la
surface de la membrane. Entre ces
lames, on rencontre des cellules étoilées, avec noyaux et nucléoles (*corpuscules de la cornée*); de ces cellules
partent des prolongements qui s'anastomosent avec ceux des cellules voisines et forment ainsi un système canaliculaire qui traverse la membrane
dans toutes les directions (fig. 56).

2° Appliquée en avant sur cette
couche moyenne, on remarque une
lame homogène, hyaline, intimement
adhérente au tissu propre (*membrane
de Bowmann*). Ce ne serait pour
quelques auteurs, qu'une couche de
fibrilles cornéennes condensées.

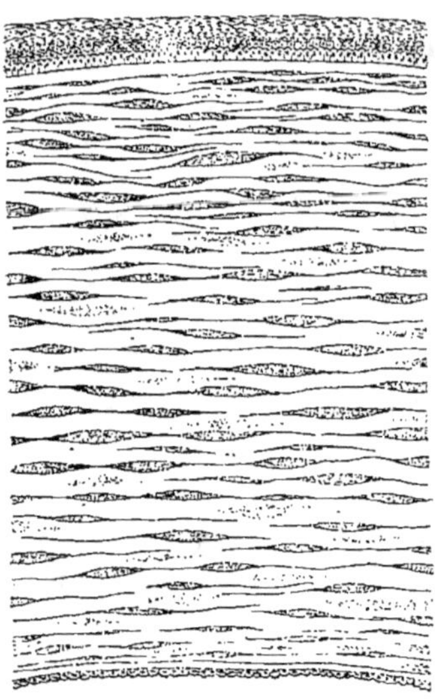

Fig. 56.
Coupe de la cornée.

Cette membrane de Bowmann sup-
porte l'*epithelium* de la cornée. Celui-ci se continue directement avec
l'épithélium conjonctival, et présente comme lui des cellules, disposées
sur trois plans : les plus superficielles sont aplaties ; les moyennes sont
rondes, et les plus profondes allongées et perpendiculaires à la lame de
Bowmann. Sous l'influence de l'inflammation, ces cellules épithéliales
se détachent et tombent. D'où l'aspect dépoli que prend alors la cornée.

3° A la face postérieure du tissu propre cornéen, est une autre lame
hyaline, élastique : c'est la *membrane de Demours* ou de *Descemet*,
plus mince encore que la lame de Bowmann, et qui porte sur sa face libre
une couche de belles cellules plates hexagonales (fig. 57).

A la circonférence, la membrane de Descemet s'étale en fibres rayonnantes et divergentes, qui doublent la paroi interne du canal de *Schlemm*
ou de *Fontana*, puis se réfléchissent sur l'iris (*ligament pectiné de l'iris*).
L'épithélium modifié se continue sur le ligament pectiné et sur l'iris.

La cornée est dépourvue d'*artères* et de *veines*. A l'état normal elle ne
contient même pas de capillaires sanguins.

Quant aux *lymphatiques*, qui, décrits par les auteurs allemands,
auraient pour point de départ les cellules étoilées, ils sont niés énergiquement par M. Sappey.

Les *nerfs* de la cornée, très nombreux, viennent des nerfs ciliaires, au nombre de 20 ou 25 filets. Ils abordent la cornée par sa périphérie, se dépouillent de leur myéline, et deviennent ainsi parfaitement transparents. Ils se dirigent vers la lame de Bowmann, et forment au-dessous de celle-ci un riche plexus. De ce réseau partent des fibres qui traversent la lame élastique, et qui, après s'être de nouveau anastomosées à la base de la couche épithéliale, traversent l'épithélium et se terminent par un petit renflement (Cohnheim), (fig. 58).

Au point de vue chimique, le caractère de la cornée est de donner par l'ébullition, naissance à de la chondrine, tandis que les autres tissus cellulaires, notamment la sclérotique, donnent de la gélatine.

Sensibilité, résistance. — La cornée d'ordinaire assez sensible au toucher, s'anesthésie sous certaines influences pathologiques. Il suffit, pour s'en convaincre, soit de la toucher avec la pulpe du doigt, avec une sonde, soit de promener à sa surface une barbe de plume, l'extrémité d'un morceau de papier.

C'est encore en la touchant avec le doigt, avec une sonde, qu'on s'assurera de sa résistance. En effet la cornée nor-

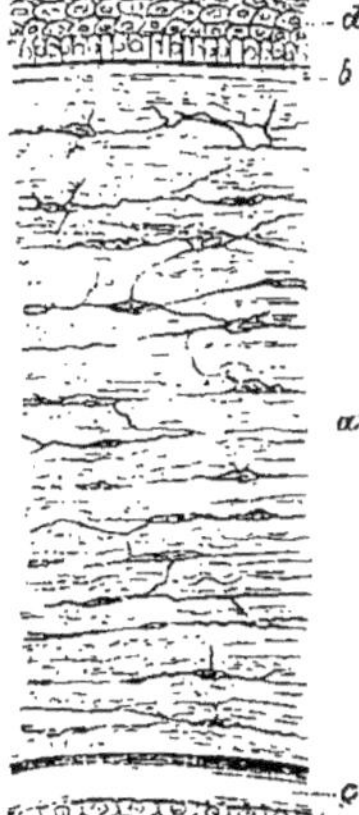

Fig. 57.
Coupe perpendiculaire de la cornée (Leydig).

a, couche propre de la cornée; — *b*, couche de Bowmann; — *c*, membrane de Descemet; — *d*, conjonctive; — *e*, épithélium de la membrane de Descemet.

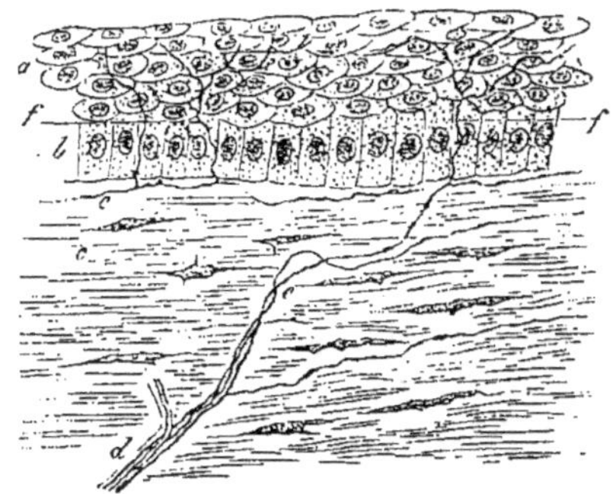

Fig. 58.
Coupe de la cornée du lapin.

a, épithélium de la face antérieure; — *b*, assise des cellules profondes de cet épithélium; — *c*, tissu propre de la cornée; — *d-e*, nerf qui va se terminer dans l'épaisseur de l'épithélium.

male n'accuse qu'une dépression à peine sensible quand on appuie une sonde à sa surface.

Si, au contraire, elle est amincie comme dans le kératocône, son affaissement, produit par la même manœuvre, devient des plus évidents.

CHAPITRE XXV

EXPLORATION DE LA CORNÉE

L'examen de la cornée présente à considérer sa forme, son revêtement de surface, sa transparence, sa sensibilité, sa résistance. Les mêmes méthodes d'examen, servent pour s'assurer de l'intégrité de *forme*, de *surface* et de *transparence*. Elles sont au nombre de trois, et, appliquées successivement, elles se contrôlent. Ce sont : la kératoscopie fenestrale, l'éclairage oblique avec grossissement, l'ophtalmoscopie.

Kératoscopie fenestrale. — Pour bien examiner un œil, on placera toujours l'observé en face d'une fenêtre de manière qu'aucune ombre n'étant projetée sur l'organe examiné, la moindre altération physique soit facilement perceptible. Dans cette position 'la cornée physiologique réfléchit régulièrement l'image géométrique de la fenêtre. Par contre, si la membrane présente quelque modification de courbure, quelque altération de surface, soit en dépression, soit en saillie, l'image réfléchie se trouve déformée, brisée. Enfin s'il y a quelque nébulosité, quelque trouble de transparence, l'image fenestrale perd, dans les points correspondants, de son brillant, de sa netteté. Mais pour être certain de ne laisser aucun point inexaminé, il faut faire exécuter à l'œil observé des mouvements de façon à ce que l'image de la fenêtre se réfléchisse successivement sur toute la surface cornéenne.

Éclairage oblique. — Cette méthode sert à déceler les mêmes altérations, mais plus spécialement la déformation en saillie (corps étrangers) et la perte de transparence. Pour bien faire cet examen, il ne suffit pas, d'ordinaire, de concentrer, à l'aide d'une loupe, sur la membrane examinée les rayons émis par un foyer lumineux, l'on doit en même temps examiner la cornée à un fort grossissement et se servir pour cela d'une lentille de 18 à 20 dioptries. De la sorte les plus petits corps étrangers, la moindre infiltration sont découverts.

Ophtalmoscopie. — L'examen ophtalmoscopique de la cornée doit être fait de deux façons différentes suivant qu'on veut s'assurer de l'intégrité de courbure et de surface ou de transparence.

Dans le premier cas on se sert du miroir concave ordinaire de 25 centimètres de foyer avec lequel on projette sur la cornée la lumière d'une lampe. Tout d'abord on se rend compte de la forme de l'image réfléchie du foyer lumineux. La surface cornéenne est-elle normale ? L'image réfléchie reproduit régulièrement le foyer lumineux. Y a-t-il une ulcération, une vésicule, un corps étranger, l'image apparaît irrégulière, brisée.

On cherche ensuite le jeu des ombres cornéennes par le procédé de Cuignet (kératoscopie). La moindre altération de courbure de la membrane se traduit par des ombres irrégulières, indéfinissables, s'entremêlant (astigmatisme irrégulier) ou par un segment d'ombre paracentral, animé d'un mouvement de rotation autour du centre cornéen à chaque mouvement imprimé au miroir (déformation conique de la cornée).

Veut-on examiner la transparence de la cornée ? On se sert d'un miroir plan en arrière duquel on place une lentille convexe de 15 à 20 dioptries. Puis, projetant les rayons d'une lumière sur la cornée, on se rapproche jusqu'à ce qu'on ait l'image la plus distincte de cette membrane. Elle apparaît considérablement grossie grâce à la lentille et montre ses plus petites altérations de transparence qui, d'ailleurs, si l'œil est convenablement placé, font tache sur le fond rouge de la pupille.

CHAPITRE XXVI

ANOMALIES CONGÉNITALES

Les affections congénitales de la cornée résultent de modifications de transparence, d'épaisseur, de grandeur et de résistance de la membrane. Quoique prononcées elles peuvent être compatibles avec un état considéré comme normal; c'est le cas en particulier des anomalies de courbure qui seront étudiées à propos des amétropies (myopie, hypermétropie, astigmatisme). Autrement, la cornée est réduite suivant tous ses diamètres ou au contraire son développement est excessif, mais en même temps il existe de la microphtalmie ou de la buphthalmie, états qui seront ultérieurement décrits. Par suite, dans le présent chapitre, trouveront place à côté des troubles de transparence — *opacités cornéennes,* — les tumeurs dermoïdes qui, intéressant la cornée et la conjonctive, sont dites *dermoïdes scléro-cornéens.*

I. — OPACITÉS CORNÉENNES

Les *leucomes cicatriciels,* dus à des ulcérations survenues pendant la vie intra-utérine, laissés de côté, les altérations de transparence de la cornée sont partielles ou totales. *Partielles,* elles n'en occupent presque jamais le centre, mais plutôt le limbe où lorsqu'elles sont épaisses elles simulent un prolongement de la sclérotique dont parfois une bandelette bleuâtre les sépare. La partie centrale de la cornée, qui a conservé sa transparence, offre une étendue et une forme très variables, oblongue ou ovale, quelquefois triangulaire, jamais arrondie.

Si l'opacité est *totale,* la cornée présente une coloration crayeuse ou nacrée, quelquefois elle miroite comme une lame de porcelaine, ou bien elle prend une teinte bleu foncé. Sa surface est lisse, tapissée par un épithélium intact, un bord mal dessiné la sépare plus ou moins de la sclérotique. Tantôt les deux yeux, tantôt un seul sont touchés; parfois les lésions congénitales sont différentes de l'un à l'autre.

Les troubles fonctionnels varient suivant l'étendue des opacités cornéennes et aussi les autres désordres (hydrophtalmie, amétropies) qui les accompagnent. La photophobie semble être la règle; d'ordinaire très marquée elle se révèle par les cris et les pleurs de l'enfant dès qu'on le met en face du jour. Quant à la vision elle peut, suivant les cas, être peu troublée ou nulle; de même, le champ visuel présente un rétrécissement variable de forme.

Quand l'opacité est légère, elle peut disparaître en quelques semaines; mais le fait est rare, c'est ordinairement au bout de la première année que le tissu cornéen commence à s'éclaircir de la périphérie vers le centre. La transparence parfois redevient complète et comme le tissu s'amincit en même temps, chez certains sujets l'apparition d'un kératocône ou d'un kératoglobe à marche progressive peut entraver plus ou moins le retour de la vision.

Si quelques cas heureux permettent d'espérer un pronostic favorable, ce dernier doit être subordonné à l'étendue de l'opacité, et à la marche de l'affection.

Pour favoriser l'éclaircissement de la membrane on a conseillé : les compresses de flanelles imbibées d'une décoction chaude, le collyre d'atropine, et un traitement ioduré. Plus tard une iridectomie optique peut se trouver indiquée, ou il devient urgent de combattre par la paracentèse de la cornée et la sclérotomie, plutôt que par l'iridectomie, les désordres qui résultent de l'excès de tension oculaire.

Comme pathogénie de ces opacités congénitales on peut admettre l'arrêt du travail normal qui aboutit à donner à la cornée sa transparence physiologique ; mais pour certaines observations au moins l'on est porté à invoquer l'influence d'un état morbide, soit une kératite parenchymateuse intra-utérine, probablement syphilitique, soit encore une irido-choroïdite.

II. — DERMOÏDES SCLÉRO-CORNÉENS

Les *dermoïdes* de la cornée et de la conjonctive siègent le plus souvent sur le diamètre transversal bicommissural, le plus souvent à la limite de la conjonctive et de la cornée, la tumeur empiétant sur les deux membranes. D'ordinaire situé en dehors de la cornée, le dermoïde parfois s'implante sur la sclérotique dans l'angle externe ou interne de l'œil. On en a vu deux sur le même œil, ou bien un seul symétriquement placé ou non sur chacun des deux organes.

Tantôt on voit une tumeur isolée sur le globe oculaire, tantôt c'est une languette cutanée unissant la paupière supérieure ou inférieure ou toutes les deux à la cornée, ou bien une bride qui de la cornée s'étend au delà de la paupière sur une tumeur exencéphalique par exemple, ou bien la bride est tendue d'une cornée à l'autre.

Le dermoïde coexiste parfois avec un colobôme palpébral et lorsque les deux paupières sont fermées il se loge exactement dans l'échancrure de la paupière. Enfin cette anomalie s'accompagne assez souvent d'autres difformités congénitales dans des régions éloignées. Pour Lannelongue et Ménard la théorie des adhérences amniotiques rendrait un compte suffisant des faits observés.

Le dermoïde scléro-cornéen au moment de la naissance ne présente que rarement l'aspect qu'il aura plus tard ; d'ordinaire on constate alors un point saillant sur le limbe de la cornée, point blanc ou rose, dépourvu de poils. Parfois la tumeur devient visible entre deux et quinze ans et même plus tard ; en quelques mois elle prend le volume d'un grain de chènevis, d'une lentille, d'un pois, d'une cerise. De très bonne heure parfois des poils apparaissent à sa surface, ou bien ils peuvent manquer. Lorsqu'ils existent, l'irritation que cause leur frottement sur la conjonctive détermine une kérato-conjonctivite comme dans le trichiasis. De là une gêne fonctionnelle qui s'ajoute chez certains sujets à la gêne de la vision causée mécaniquement par la seule présence de la tumeur.

En général, malgré leur tendance à grossir souvent par périodes pendant les premiers mois de la vie, puis surtout à l'époque de la puberté, les dermoïdes scléro-cornéens se comportent comme des tumeurs bénignes. Toutefois il est possible que certains épithéliômes et sarcômes qui se développent à la surface de la conjonctive, de préférence en dehors de la cornée, sans tendance à envahir l'intérieur de l'œil, aient pour origine une production épithéliale ou dermoïde d'origine congénitale. Ce fait a été signalé par Parinaud à propos de dermo-épithéliômes de l'œil. Il s'agit alors d'une tumeur rouge jaunâtre, translucide, quelquefois lobulée, développée sur le bord externe de la cornée, bilatérale et symétrique dans un cas, s'étendant en nappe, envahissant le bord cornéen sur une assez grande étendue, mobile sur la sclérotique, ne s'ulcérant pas. L'affection observée chez des sujets de douze, vingt-quatre et vingt-sept ans peut dater parfois d'une époque très éloignée.

On respectera le dermoïde scléro-cornéen s'il est peu disgracieux et pas gênant ; on l'enlèvera dans le cas contraire.

CHAPITRE XXVII

LÉSIONS TRAUMATIQUES

La cornée peut être le siège de contusions, de plaies, de brûlures, de corps étrangers.

I. — CONTUSIONS ET PLAIES

Les *contusions* simples de la cornée sont exceptionnelles. La résistance du tissu cornéen à l'action des corps contondants mérite même d'être signalée; dans la plupart des chocs directs sur la membrane ou des coups portés sur elle à travers les paupières fermées, son intégrité contraste avec les lésions oculaires des parties sous-jacentes (déchirures de la choroïde). Parfois, cependant, l'on a noté (Longmore) à la suite de chocs gazeux, dus à la déflagration de la poudre, un certain trouble de transparence des couches profondes de la cornée, trouble qu'il est logique d'attribuer à leur imbibition par l'humeur aqueuse. C'est encore par une lésion de même ordre qu'il faut expliquer cette petite tache circulaire trouble, à surface brillante, que Cohn observa chez un blessé, dont la paupière supérieure avait été contusionnée par un petit éclat d'obus. Cette déchirure de la membrane de Descemet n'est-elle pas à rapprocher des fissures que présentent parfois après contusion les os du crâne? Enfin, dans ses expériences relatives à la commotion de la rétine, Berlin a obtenu des lésions de même nature.

Dans la pratique, toutefois, l'on a moins affaire à des contusions qu'à des *plaies contuses* de la cornée, résultant de l'action d'un corps de petit volume, tel qu'un grain de poudre, un gravier, qui a frôlé la membrane sans s'y arrêter. La plaie contuse se présente comme une petite perte de substance, irrégulière, limitée à la couche épithéliale ou intéressant plus ou moins les plans sous-jacents, voire même la membrane de Bowmann. A l'œil nu, ou avec l'aide d'une loupe et de l'éclairage oblique, on voit une petite dépression qui devient plus visible lorsque le corps contondant y a laissé quelque peu de sa substance, ou, après quelques heures, lorsque survient la réaction du tissu voisin. Cette dernière est même à peine appréciable, lorsque la petite plaie n'est pas infectée primitivement par l'agent vulnérant ou ultérieurement par les sécrétions conjonctivales. Par contre, quand elle devient septique, on voit se dérouler, à son niveau et à son pourtour, à des degrés variables, suivant le degré d'infection et le traitement suivi, tous les désordres d'une kératite suppurative, aboutissant à un abcès de la cornée (voir plus loin).

Si la réparation du tissu cornéen a lieu sans réaction intense, il y a restitution *ad integrum*, la membrane retrouve sa transparence et sa courbure normales; mais il n'en est plus de même s'il y a eu kératite suppurative, car suivant son intensité il persiste une simple nébulosité, une taie opaque, un staphylôme, ou même l'œil dans son entier est complètement atrophié.

Comme traitement il importe donc de désinfecter le sac conjonctival par de larges irrigations boriquées, de désinfecter en particulier, s'il y a lieu, les voies lacrymo-nasales. Puis, par des douches ou des applications fréquentes de compresses imbibées de solution boriquée chaude, on excitera le travail de réparation, tandis qu'un pansement à la vaseline boriquée ou iodoformée assurera la permanence de l'asepsie de la région.

A côté des plaies contuses de la cornée doivent trouver place les pertes de substance plus nettes qui reçoivent les noms d'*éraflures*, ou d'*éraillures* et qui sont produites en particulier chez les moissonneurs, par les barbes des épis de blé. Très superficielles, ces éraillures sont susceptibles de causer des douleurs très vives, avec photophobie intense par suite de la mise à nu des filets superficiels du plexus nerveux cornéen. Aussi, outre le repos de l'organe, on prescrira l'emploi d'un collyre à la cocaïne; mais, et cette indication thérapeutique est capitale, il importe surtout de prendre les mesures de désinfection et d'antisepsie qui viennent d'être indiquées. Or, trop souvent les gens de la campagne viennent réclamer des soins lorsque la suppuration cornéenne est déjà établie, heureux encore si la cautérisation au galvano ou au thermo-cautère arrive à temps pour en arrêter la marche.

On a signalé de véritables récidives d'érosions cornéennes, indépendamment de tout nouveau traumatisme. Après une guérison complète datant de quelques semaines, sans cause apparente, surviennent des phénomènes irritatifs intenses qui font rechercher et découvrir une perte de l'épithélium cornéen au niveau même de la première blessure. Sans doute un pareil fait s'explique par un défaut de vitalité du tissu qui avait comblé la brèche cornéenne.

Les *piqûres* de la cornée s'observent surtout chez les enfants qui manient des épingles, des aiguilles à coudre ou des plumes à écrire. Insignifiants quand l'agent traumatique est propre et quand il ne traverse pas toute l'épaisseur de la membrane, ces traumatismes deviennent graves si l'iris ou le cristallin a été touché, et surtout si la piqûre a été pénétrante et est infectée. Ici encore, les accidents peuvent aboutir au phlegmon de l'œil.

Les plaies par les instruments tranchants, les *coupures* de la cornée, lorsqu'elles ne sont pas infectées, guérissent sans laisser de traces, comme le démontrent les incisions pratiquées sur la membrane dans un but chirurgical. L'humeur aqueuse qui s'est échappée au moment du traumatisme se reproduit, la cornée reprend sa convexité normale, les deux lèvres de la plaie sont accolées l'une à l'autre et rapidement se soudent sans interposition de tissu de cicatrice, ou dans les cas moins heureux il persiste à leur niveau une petite traînée grisâtre. Ceci s'observe quand la plaie est irrégulière, mal coaptée et surtout septique.

Outre ces conditions défavorables, il faut encore signaler que les coupures un peu étendues de la cornée exposent à la hernie et à l'enclavement de l'iris dans la plaie. Cette complication, qui sera étudiée plus loin, est tantôt primitive, c'est-à-dire se produit au moment même du traumatisme sous l'influence de la compression que l'agent vulnérant fait subir à tout le globe oculaire ou de l'issue brusque de l'humeur aqueuse; tantôt elle survient secondairement, en général dans les vingt-quatre heures qui suivent l'accident, par le fait d'un mouvement brusque de l'œil, d'une manœuvre intempestive de pansement. Enfin, la hernie de l'iris complique surtout les plaies qui occupent la périphérie de la membrane et intéresse le limbe scléro-cornéen. Grave par la déformation pupillaire et les accidents ultérieurs auxquels elle expose le globe de l'œil (voir plus loin), la hernie de l'iris retarde la cicatrisation de la plaie et par là même prolonge les chances d'infection intraoculaire. Il importe donc de s'opposer à sa production et, à cet effet, la suture de la cornée (voir chapitre des *Opérations*), d'abord très discutée, est à recommander. Autrement, il faut, lorsque l'iris fait hernie, si l'on arrive peu après l'accident, en tenter la réduction par de douces pressions avec un fin stylet ou une petite spatule, ou détruire la partie saillante en l'excisant d'un coup de ciseaux, en la touchant avec la pointe du thermo-cautère. Inutile de revenir sur les exigences d'une désinfection soigneuse et d'un pansement antiseptique et modérément compressif. Des instillations d'un collyre à l'ésérine trouvent également ici leur indication.

Indépendamment des complications que le traumatisme a pu produire sur l'iris et le cristallin, les coupures de la cornée laissent à leur suite une opacité et une déformation de la membrane d'où, dans les cas relativement favorables, un astigmatisme prononcé et une diminution très notable de l'acuité visuelle.

On a encore signalé, mais le fait est exceptionnel, des *fistules* de la cornée à la suite de plaies non cicatrisées de la membrane. Alors si l'écoulement de l'humeur aqueuse est continu, la cornée se ride, l'œil à la longue s'atrophie. D'autres fois, l'issue de l'humeur aqueuse est intermittente, la cornée se trouvant fermée tant que la cornée reste affaissée. Enfin, si comme cela peut arriver lorsque la plaie a intéressé le limbe scléro-cornéen, l'orifice externe de la fistule se trouve au-dessous de la conjonctive, celle-ci est soulevée sous forme d'une vésicule transparente. Cette complication réclame comme traitement la cautérisation au galvano-cautère du trajet fistuleux et l'application d'un pansement compressif après instillation d'ésérine. Sa guérison est difficile.

II. — BRÛLURES

Grâce à la protection des paupières, la cornée est rarement brûlée par les vapeurs ou les gaz en ignition, dans les cas d'inflammation accidentelle de l'alcool, ou des essences qui servent à l'éclairage, dans les explosions de gaz. Plus souvent, la *brûlure* résulte de la projection sur la membrane d'une escarbille enflammée, ou d'un fragment métallique incandescent. Autrement encore ce sont les métaux en fusion, en particulier le plomb, le zinc, qui sont projetés dans l'œil, où parfois ils causent des désordres moins graves qu'on ne serait porté à le croire. Grâce à l'irritation du traumatisme, il se produit une abondante sécrétion de larmes qui refroidissent la masse en fusion et qui forment entre elle et la cornée une véritable couche isolante, grâce à l'état sphéroïde du liquide. Ces corps comme les liquides fortement chauffés agissent seulement en raison de leur température, mais il est d'autres agents qui modifient le tissu de la cornée grâce à leurs propriétés chimiques. Les uns sont alcalins, tels la potasse, la soude, l'ammoniaque et surtout la chaux; les autres sont acides, ainsi les acides sulfurique, nitrique et chlorhydrique. On a encore signalé des brûlures de la cornée provoquées par des substances employées dans un but thérapeutique : le beurre d'antimoine, le nitrate acide de mercure, le chlorure de zinc, utilisés autrefois dans les affections des voies lacrymales, ont causé cet accident.

Indépendamment de la cornée, les paupières et la conjonctive peuvent être lésées; mais, leurs lésions laissées de côté, on remarquera que l'effet produit sur la cornée, ne permet pas de reconnaître à quel agent caustique est due la lésion. Dans les cas très légers, l'épithélium cornéen mortifié, s'opacifie, se desquame et après avoir présenté un certain dépoli, la membrane retrouve sa transparence. Plus gravement atteinte, d'emblée elle paraît laiteuse, plus tard elle s'altère et, lente à se cicatriser, elle conserve des taies opaques. Enfin, quand l'action a été assez intense pour que toute l'épaisseur de la cornée ait été mortifiée, elle est transformée en une eschare ridée, grisâtre ou jaunâtre, dont la chute sera suivie de l'évacuation du contenu du globe de l'œil.

En raison même des difficultés du diagnostic du degré de la brûlure cornéenne, le pronostic doit toujours être réservé.

Si la brûlure résulte de l'action d'un caustique chimique solide, le premier soin doit être d'enlever soigneusement avec une aiguille à cataracte ce qu'il en peut rester. Puis, si l'on a affaire à une brûlure par la chaux, dont l'infiltration entre les lamelles de la cornée en provoque l'opacification rapide, on tentera de la dissoudre en employant une solution sucrée qui forme avec cette base un saccharate soluble.

Dans les brûlures par les acides ou les alcalis liquides, on pourra utiliser une solution alcaline ou acide pour les diluer et les neutraliser, Toujours les lavages antiseptiques avec une solution boriquée ou sublimée (à 1/2000) sont de mise, ainsi que les applications permanentes de compresses imbibées de ces liquides refroidis par des fragments de glace; cela peut prévenir l'infection et, au début au moins, modérer la réaction.

III. — CORPS ÉTRANGERS

Les *corps étrangers* incrustés dans la cornée constituent la lésion la plus fréquente de cette membrane. Leur nature varie avec la profession des malades; ce sont des parcelles d'acier, de fer, de cuivre, chez les ouvriers qui battent les métaux; des petits éclats de pierre chez les cantonniers, les maçons, les tailleurs de meules; des fragments de charbon chez les chauffeurs et les mécaniciens de chemins de fer; des grains de poudre chez les soldats ou les chasseurs; des débris de végétaux chez les cultivateurs, parfois encore des détritus d'animaux, ainsi de petites esquilles chez les bouchers. Cette différence de nature des corps étrangers : minéraux, végétaux ou animaux, mérite tout d'abord d'être signalée en raison des différences pronostiques qui en découlent. Les corps étrangers minéraux sont souvent inoffensifs et peuvent rester des années implantés dans la cornée sans provoquer de réaction, les végétaux causent presque toujours la suppuration, mais cette complication est moins grave que lorsqu'il s'agit de débris d'animaux.

A l'action contondante des corps étrangers s'ajoute parfois une brûlure due à sa haute température. Mais leur degré d'implantation dans la cornée tient surtout à leur puissance de choc. Les uns sont pour ainsi dire simplement déposés à la surface de la cornée, d'autres sont implantés dans la membrane de Bowmann, mais ils font encore saillie à l'extérieur; certains, enfin, sont enfouis dans l'épaisseur de la cornée (Yvert).

Les corps étrangers superficiels ont détruit la lame épithéliale et mis à nu les extrémités nerveuses, de là une douleur vive, une réaction intense qui se traduit par de l'injection périkératique avec hyperhémie conjonctivale, hypersécrétion de larmes et spasme de l'orbiculaire; phénomènes qui peuvent persister quelque temps, même lorsque le corps étranger a été enlevé ou entraîné par les mouvements des paupières. Lorsque l'implantation est peu profonde, aux phénomènes réactionnels précédents s'ajoute une infiltration grisâtre de la cornée au pourtour du corps du délit. Toutefois, il est à remarquer que s'il a pénétré profondément, en particulier s'il est enfoui dans la membrane, le corps étranger peut être toléré d'une façon remarquable s'il est aseptique.

Avec une loupe et l'éclairage oblique, on arrivera à découvrir l'agent vulnérant, surtout si l'on examine la cornée sous diverses incidences, soit que l'observateur se déplace, soit que l'observé imprime des mouvements à son œil. Sans cet artifice, en effet, il peut être difficile de voir un corps étranger situé en face de la pupille ou devant un iris de couleur foncée.

Grâce à la cocaïne, l'extraction des corps étrangers de la cornée est devenue très simple. Parfois un barreau aimanté permet de les enlever ou facilite leur venue. Une aiguille à cataracte râclant la surface de la membrane pourra suffire, ou bien on creusera le tissu de la cornée autour du corps étranger, afin de se servir de la pointe comme d'un levier pour dégager une implantation profonde. Au besoin même on grattera les parois de la perte de substance laissée par le corps étranger pour la débarrasser des débris qu'il aurait pu y laisser. Dans quelques cas, aucune saillie ne permet à l'instrument d'accrocher le fragment implanté dans la cornée, on doit même craindre que les tentatives d'extraction ne le précipitent dans la chambre antérieure; aussi, avant de les entreprendre, il est indiqué d'introduire à travers la membrane une aiguille à cataracte, destinée à fournir un point d'appui en arrière du corps étranger. Autrement, si celui-ci est tombé dans la chambre antérieure, une ponction au niveau du limbe scléro-cornéen lui permettra d'être entraîné par l'humeur aqueuse ou d'être saisi avec une pince appropriée.

En général, ces extractions de corps étrangers ne laissent aucune trace, sauf s'il persiste quelques parcelles dans la plaie ou s'il est survenu à son niveau des accidents de kératite suppurative.

CHAPITRE XXVIII

LÉSIONS INFLAMMATOIRES DE LA CORNÉE

Plusieurs théories ont été émises au sujet du processus inflammatoire de la cornée et ont donné lieu à de nombreuses controverses. Aujourd'hui le plus grand nombre des auteurs semble s'être rallié à l'opinion de Cohnheim qui veut que la diapédèse soit l'origine exclusive de tous les éléments cellulaires pathologiques que l'on rencontre dans une cornée enflammée. La diapédèse se fait de la périphérie vers les parties centrales et provient des nombreux vaisseaux péri-kératiques toujours engorgés dans ces cas. De sorte que, bien que la lésion soit exclusivement centrale en apparence, la périphérie participe au processus en permettant le passage des éléments cellulaires. La transparence de cette périphérie n'est que factice et non réelle et sa démonstration devient négative, si on examine la cornée à un fort grossissement et à un faible éclairage.

Cependant Sœmisch, qui a fait des états pathologiques de la cornée une étude toute spéciale, soutient qu'en clinique on observe des altérations centrales de cette membrane sans trace d'aucune modification marginale. On lui objecte, il est vrai, qu'il n'a pas fait son examen à un grossissement suffisant, ou que déjà, à ce moment, le travail de diapédèse était achevé, les troubles périphériques dans les lésions centrales n'existant que pendant la migration cellulaire.

Quoi qu'il en soit, nous nous rangeons à l'avis du plus grand nombre et adoptons la théorie de Cohnheim et rejetons l'idée de la prolifération cellulaire des corpuscules cornéens autrefois admise.

Mais sous quelle influence se fait la diapédèse? Si on a longtemps discuté et si l'on discute encore sur le mode d'évolution du processus inflammatoire, les mêmes divergences se produisent sur l'origine de ce processus d'où va dépendre la division générale des kératites. Pour nous, nous ne saurions admettre que la théorie de l'irritation nerveuse, soit qu'elle se produise sur les nerfs ciliaires voisins plus ou moins éloignés de la cornée, soit sur les nerfs cornéens eux-mêmes. Toute kératite, quelle que soit sa nature ou sa forme, a eu pour point de départ une névrite. Elle suit une marche différente suivant que cette névrite est périphérique ou plus ou moins centrale et suivant la couche de la cornée où se produit l'infiltration cellulaire. Ici l'accumulation cellulaire suivant son degré modifiera plus ou moins la structure anatomique de la membrane.

En effet, parfois les cellules immigrées traversent la cornée et se résorbent sans trop dissocier ses fibrilles lui permettant ainsi de reprendre son aspect primitif. C'est l'infiltration cornéenne simple.

Parfois, au contraire, l'immigration trop intense dissocie les éléments cellulaires fixes de la cornée, les désagrège et amène leur destruction par compression.

L'infiltration est-elle superficielle ? On a un soulèvement épithélial qui donne lieu à des vésicules. L'altération est toute superficielle et n'intéresse nullement la couche propre de la cornée.

Si les cellules s'infiltrent dans la partie moyenne et s'y entassent en trop grande quantité, la compression ne fait pas que désagréger les cellules propres de la cornée, elle amène en plus une desquamation épithéliale superficielle qui ouvrira la porte aux agents infectieux exogènes, lesquels fournissent les éléments d'un *abcès*.

Dans certains cas, l'infection ne se produit pas, mais la perte de substance se traduit par un *ulcère*, qui peut n'être que superficiel ou intéresser plus ou moins profondément les différentes couches.

Dans d'autres cas au contraire, l'abcès après avoir évolué et successivement éliminé les éléments infectieux se transforme et ne laisse plus apparaître que la place de la substance perdue. L'abcès est devenu ulcère.

Si enfin l'infiltration cornéenne est prononcée et profonde, la désagrégation et l'infection se généralisent : c'est la *nécrose* plus ou moins totale.

Les différents états pathologiques, que nous venons rapidement d'exposer, ne sont que la succession naturelle, ainsi que nous l'avons dit, de l'excitation des nerfs ciliaires qui sont les facteurs principaux de la nutrition de la cornée.

Mais nous avons dit aussi que les mêmes phénomènes pouvaient se produire alors que l'excitation est plus ou moins centrale ou périphérique. En effet, on les voit survenir à la suite d'altérations des nerfs ciliaires soit par inflammation directe (cyclites), soit par compression interne (glaucome) ou externe (ophtalmie purulente). De même, on les observe dans les inflammations des nerfs périphériques (kératite herpétique) ou dans les traumatismes directs de la cornée intéressant ces mêmes nerfs. En règle générale le phénomène initial produit par l'irritation nerveuse, quel que soit son siège, c'est l'infiltration cellulaire par diapédèse. Les diverses manifestations locales consécutives : vésicules, abcès, ulcère, nécrose, ou infiltration simple du parenchyme sans désagrégation des cellules propres de la cornée sont la conséquence de ce premier phénomène.

En général les symptômes de douleur et photophobie sont d'autant plus accusés que l'infiltration est plus superficielle.

Quant aux conséquences finales de ces diverses transformations pathologiques, elles varient suivant les désordres produits.

Nous avons vu que le rétablissement de l'état normal de la cornée peut se faire *ad integrum*, quand l'infiltration est restée simple et que les corpuscules cornéens n'ont pas eu trop à souffrir de la compression.

Quand la lésion n'intéresse que l'épithélium superficiel, sa reproduction se fait avec la plus grande facilité et sans laisser de traces. Mais, quand il y a abcès, ulcère ou nécrose, une fois le siège de la perte de substance bien détergé, il se fait, à sa surface, un revêtement épithélial qui le recouvre en totalité. Sous lui se produit un tissu de nouvelle formation composé de fibrilles et de cellules disposées parallèlement aux surfaces de la cornée ; leur entassement est tellement grand que la transparence en est altérée. A mesure que la réparation progresse, la couche épithéliale est repoussée en avant de façon à venir bientôt se mettre au niveau des autres parties contiguës et normales.

La cicatrisation peut, dans certains cas, présenter des difficultés beaucoup plus grandes ; quand, par exemple, l'ulcère est profond et qu'il se fait dans son centre une hernie de la membrane de Descemet (*kératocèle*), qui empêche le revêtement épithélial de se produire en le comprimant et le refoulant vers les parties latérales ; ou bien, lorsque cette hernie, se perforant, il s'établit une fistule qui permet à l'humeur aqueuse en s'écoulant de balayer l'épithélium à mesure qu'il se produit. Enfin lorsque l'iris vient faire hernie dans l'ulcère perforé, il gêne aussi considérablement la cicatrisation.

Il nous faut enfin signaler les déformations cicatricielles (*staphylôme*) qui se produisent le plus communément dans les cas où l'iris est enclavé dans la cicatrice (*leucôme adhérent*) et qui sont la conséquence d'une augmentation de la tension oculaire (*glaucôme*) sous l'influence du tiraillement permanent effectué sur la région ciliaire par l'iris adhérent.

Telle est, à peu près rapidement résumée, la théorie des inflammations de la cornée et de ses conséquences.

I. — DIVISION GÉNÉRALE DES KÉRATITES

Étant donnée la conception que nous avons des altérations inflammatoires de la cornée et restant conséquents avec nous-mêmes, nous rangerons les kératites en deux grandes classes : les *kératites superficielles* et les *kératites profondes ;* les premières, développées sous l'influence d'un trouble nerveux périphérique, les secondes reconnaissant pour origine une lésion plus centrale. Les deux formes peuvent donner lieu à un abcès, l'infection venant ici jouer le premier rôle et pouvant se produire dès que la moindre érosion épithéliale de la membrane lui ouvre les portes. Nous ferons enfin quelques réserves au sujet de la kératite granuleuse où, sans aucun doute, se rencontre une névrite périphérique due à l'étranglement des nerfs conjonctivaux par le tissu granuleux, névrite qui prépare l'évolution de l'altération cornéenne, mais pour laquelle, à notre avis, l'action mécanique ou frottement des granulations, doit aussi jouer un certain rôle en favorisant la desquamation épithéliale et donnant ainsi accès à l'infiltration du pus granuleux.

Nous décrirons les affections inflammatoires de la cornée dans l'ordre suivant :

Kératites superficielles.
1). Kératite phlycténulaire.
2). Kératite herpétique.
3). Kératite bulleuse.
4). Kératite granuleuse ou panniforme.

Kératites profondes.
1). Kératite parenchymateuse ou interstitielle.
2). Abcès de la cornée.
3). Kératite neuro-paralytique.
4). Ulcères de la cornée.

1° KÉRATITE PHLYCTÉNULAIRE

Cette affection se caractérise par de petites saillies arrondies, de couleur grisâtre, à contenu liquide avec une base d'implantation légèrement opaque, circonscrite, et se développant soit dans un point quelconque de la surface cornéenne, soit à sa périphérie. Elles sont le résultat d'un soulèvement épithélial produit par une infiltration de sérosité contenant des leucocytes qui viennent, par diapédèse, des vaisseaux voisins et cheminent le long du trajet des filets nerveux. Suivant la plus ou moins grande immigration cellulaire, les couches antérieures de la cornée sont plus ou moins comprimées et il se produit peu ou beaucoup de destruction, d'où la terminaison de l'affection par une réparation rapide, par un ulcère ou par un abcès.

Les *phlyctènes* peuvent être isolées ou en plus ou moins grand nombre, très apparentes ou parfois à peine appréciables. Elles s'accompagnent quelquefois de douleurs péri-orbitaires et toujours de photophobie intense et de larmoiement. La photophobie, si l'affection se prolonge, produit un certain degré de blépharospasme.

Elles donnent lieu d'ordinaire à une vascularisation plus ou moins vive, qui est généralisée si les phlyctènes sont nombreuses et disséminées au pourtour ou à la surface de la cornée. Si la phlyctène est isolée, la vascularisation est limitée et affecte la forme d'un triangle dont le sommet aboutit au soulèvement épithélial.

Le plus communément les phlyctènes apparaissent après une conjonctivite et sont marginales. Développées d'abord dans un point circonscrit de la périphérie cornéenne, elles se succèdent graduellement de façon à envahir tout le pourtour de la membrane.

Elles peuvent aussi, avons-nous dit, apparaître dans un point quelconque de la surface de la cornée, y rester isolées, ou se montrer disséminées sans ordre. Mais parfois elles adoptent un arrangement régulier, suivant un rayon de la courbure de la membrane et affectent alors la forme dite en *bandelettes*. Dans ce cas, c'est sur le trajet immédiat et direct d'un filet nerveux qu'elles se produisent.

La phlyctène met de trois à quatre jours à se développer (*période d'évolution*), reste apparente pendant quatre à six jours (*période d'état*), puis s'ulcère et donne lieu à une petite ulcération très superficielle (*période de résolution*) qui, rapidement se recouvre d'un épithélium nouveau (*période de réparation*). Les vaisseaux alors disparaissent et tout revient à l'état normal. Les deux dernières périodes demandant de six à dix jours, l'affection a une durée de quatorze à vingt jours. C'est là l'évolution des phlyctènes isolées, mais quand elles sont nombreuses et confluentes la durée de l'affection varie suivant le degré des désordres produits.

. Il est des cas où la phlyctène évolue anormalement. Loin de rester limitée et petite, elle s'étale, se déprime à son sommet en même temps qu'elle devient purulente. Elle se transforme en *pustule* qui va donner lieu à un large ulcère dont la réparation sera des plus lentes et pourra devenir le point de départ de complications graves, telles que la nécrose partielle de la cornée et plus tard le staphylôme.

Enfin la kératite phlycténulaire peut devenir *panniforme* et provoquer la vascularisation complète de la cornée. Ici les phlyctènes succèdent aux phlyctènes; tandis que les unes se réparent, les autres s'ulcèrent; le travail phlegmasique continu, dont la cornée est le siège, fait qu'elle s'infiltre et se vascularise ; de sorte que bientôt on n'aperçoit plus qu'une membrane avec ses nébulosités diffuses, parsemée de vacuoles et sillonnée de vaisseaux en tout sens. C'est là le type de la kératite dite *scrofuleuse ou phlycténulaire généralisée*.

Quelle que soit la forme que prenne cette affection, son caractère dominant c'est la récidive.

Elle se rencontre plus spécialement chez les enfants et en particulier chez ceux dont la constitution n'est pas des plus brillantes. Aussi la plupart des auteurs en font-ils la conséquence de la scrofule et du lymphatisme. Sans être aussi absolus et admettant que la misère physiologique y prédispose, nous pensons que la kératite phlycténulaire peut avoir exclusivement une origine locale. Ne voyons-nous pas en effet que la simple conjonctivite catarrhale, loin de rester comme chez l'adulte, à l'état exclusif d'inflammation de la muqueuse conjonctivale, se complique toujours par propagation de phlyctènes de la cornée ? Et l'épithélium cornéen soulevé, la porte n'est-elle pas ouverte aux microbes de toutes sortes, que contiennent, dans ces cas, les culs-de-sac conjonctivaux ? Et par suite ne trouvons-nous pas expliquées ces kératites phlycténulaires où domine la forme pustuleuse ?

Bien que la kératite phlycténulaire ne se rencontre qu'exceptionnellement chez l'adulte, il est un cas spécial où elle ne fait presque jamais défaut. C'est dans la conjonctivite catarrhale se développant chez une femme enceinte ou nourrice. Presque toujours cette conjonctivite se présente alors comme chez les enfants et se complique de phlyctènes cornéennes.

Le *pronostic* est généralement bénin et beaucoup plus quand la lésion est périphérique que lorsqu'elle est centrale. Il ne devient sérieux que si l'affection est mal soignée, si elle se prolonge, si elle donne lieu à des ulcères plus ou moins profonds, dont les opacités consécutives seront une gêne pour la vision.

On doit absolument proscrire comme inutile et débilitante la méthode révulsive conseillée par les anciens auteurs et exclusivement employer localement un traitement émollient. L'application fréquente de compresses trempées dans une solution antiseptique bien chaude seront d'un excellent effet. L'acide borique à 4 p. 100, l'acide salicylique à 0,20 p. 100, l'acide phénique à 0,50 p. 100 seront employés de préférence.

Pour rendre les mouvements palpébraux moins douloureux et permettre de porter un antiseptique directement sur la phlyctène elle-même, on fera, plusieurs fois par jour, introduire entre les paupières, une pommade à l'acide borique, au salol ou à l'aristol à $0^{gr},25$ pour 10 grammes de vaseline.

On diminuera la photophobie en ordonnant le port de lunettes fumées qu'on fera entourer de taffetas et dont la teinte variera suivant l'effet désiré. On pourra aussi utilement avoir recours à l'occlusion et à la compression, surtout si l'affection est monoculaire.

Jusqu'à ces dernières années on s'accordait à prescrire les instillations d'atropine, qui amenaient une accalmie presque immédiate, et diminuaient la vascularisation en même temps que la photophobie. Nous croyons que tout le monde en est resté partisan dans les cas graves avec forte injection péri-kératique ; mais dans la majorité des cas on a voulu leur substituer les instillations d'ésérine à cause du pouvoir antidiapédésique de ce médicament. A notre avis, du moment qu'il n'y a aucune complication irienne, on pourrait bannir l'usage de toute espèce de collyre, la phlyctène ayant une évolution bien connue, toute naturelle, se faisant spontanément et se terminant par un rétablissement *ad integrum*, de sorte que notre rôle pourrait se borner à faire de l'antisepsie et à hâter la marche de l'affection. Mais, si nous devons donner le choix à l'une des deux substances, nous conseillerons l'usage de l'atropine à cause de son action topique que personne ne conteste, tandis que l'action de l'ésérine, expérimentalement vraie, ne nous a paru en l'espèce, après l'avoir consciencieusement essayée, que d'un bien minime effet sur l'évolution de la maladie.

Quand la période aiguë est passée, on peut stimuler la réparation par l'usage de la pommade à l'oxyde jaune à 0^{gr},05 pour 10 grammes de vaseline. Nous rejetons complètement l'usage du calomel qu'on prescrivait tant autrefois, parce qu'il expose l'œil à des brûlures graves, la plupart des malades à qui il serait destiné, faisant usage à l'intérieur, de préparations iodées. Or, l'iode s'éliminant par les muqueuses, viendrait chimiquement se combiner à la surface de la conjonctive, avec le calomel et donner lieu à une réaction essentiellement caustique, ainsi que nous avons maintes fois eu l'occasion de l'observer.

Si la kératite prend la forme pustuleuse ou panniforme, si elle s'accompagne d'une sécrétion conjonctivale abondante, nous avons toujours eu recours avec profit aux cautérisations avec les solutions de nitrate d'argent.

Au point de vue général, les soins de propreté doivent être minutieux. On prescrira toute la gamme des toniques et reconstituants : huile de foie de morue, préparations ferrugineuses, arsenicales. On conseillera la bonne nourriture, les bains salés, le grand air, car, sous aucun prétexte, il ne faut laisser ces malades enfermés dans une chambre noire où ils s'étiolent. Enfin le séjour au bord de la mer sera utile dans les cas de récidive fréquente.

2° KÉRATITE HERPÉTIQUE

L'apparition sur la cornée de petites vésicules superficielles disposées par groupes et en rayons constitue cette affection. Elles contiennent un peu de sérosité et leur rayonnement tient à ce qu'elles se développent sur le trajet des filets nerveux.

Comme sur toutes les autres parties du corps *l'herpès cornéen* fait suite à un mouvement fébrile qu'aura provoqué un embarras gastrique, un état catarrhal des muqueuses respiratoires.

Il a beaucoup d'analogies avec l'herpès zona ou zona ophtalmique

que nous avons décrit; cependant, dans ce dernier cas, l'altération cornéenne devient beaucoup plus profonde, partant plus grave, et laisse des traces indélébiles qui font d'ordinaire défaut dans l'herpès fébrile simple.

Cette dernière forme a des caractères très précis correspondant à chacune de ses trois périodes d'évolution. La *période d'incubation* ou *d'invasion* est remplie par les phénomènes généraux : céphalalgie, inappétence, fièvre, courbature.

A peine cet état s'amende-t-il que l'œil devient rouge, douloureux, larmoyant, photophobe. En même temps apparaît à la surface de la cornée un semis vésiculaire de forme linéaire ou circinée, tandis que parfois se produisent de violentes douleurs péri-orbitaires, c'est là la *seconde période* dite d'*éruption*. Il est assez fréquent de trouver à ce moment un engorgement du ganglion préauriculaire.

L'ophtalmologiste n'observe que rarement cette période d'éruption, qui évolue rapidement. En deux ou trois jours, en effet, les vésicules éclatent et donnent issue à un liquide séro-purulent, qui laisse ensuite à nu une ulcération dont les caractères sont typiques et ceci constitue la *troisième période*.

En effet, les vésicules rompues se réunissent entre elles et donnent lieu à une ulcération tout à fait superficielle, épithéliale, dont les bords sont des plus irréguliers. On dirait presque une érosion, s'il n'y avait l'absence de tout traumatisme. Ajoutons que la plupart du temps la cornée est absolument anesthésiée dans la partie ulcérée.

Pendant plusieurs jours encore l'œil reste rouge, douloureux par crises. La photophobie est plus intense que jamais. Mais peu à peu la vascularisation diminue, le larmoiement se fait plus rare, seule l'horreur de la lumière persiste et il ne reste que l'ulcération dont la réparation est des plus lentes. Ajoutons que la tension de l'œil paraît légèrement diminuée.

Avec pareille symptomatologie le diagnostic est facile et l'herpès cornéen ne saurait être confondu qu'avec les érosions traumatiques ou la kératite phlyténulaire.

L'absence d'antécédents et de tout corps étranger dissipe rapidement tous les doutes. Quant au diagnostic différentiel d'avec la kératite phlycténulaire il sera facilité si l'on se rappelle que cette affection est l'apanage de l'enfant, l'herpès cornéen se rencontrant plus spécialement chez l'adulte et le vieillard. La phlyctène est souvent précédée de conjonctivite qui n'existe jamais dans l'herpès. Ce dernier fait suite à des troubles généraux qu'on ne rencontre pas dans la première. Enfin, dans la kératite phlycténulaire, la réparation est rapide; elle est au contraire très lente dans l'herpès cornéen.

L'herpès de la cornée peut, mais rarement, se compliquer d'iritis.

Parfois il provoque un véritable œdème des paupières qui exagère les douleurs ciliaires. Enfin son ulcération peut être le point de départ d'altérations plus profondes : abcès ou ulcère rongeant.

Le *traitement* local varie suivant la période à laquelle on s'adresse. Tant que la vascularisation est vive, la douleur continue et la photophobie gênante, on pourra pallier à ces symptômes en prescrivant des instillations répétées de cocaïne qui agira sur la terminaison des nerfs cornéens enflammés en les parésiant. En même temps on fera usage d'une des pommades antiseptiques que nous avons conseillées pour la kératite phlycténulaire. Cette pommade joue le rôle d'isolateur en mettant à l'abri de l'air la terminaison des nerfs mis à découvert par la rupture des vésicules. On fera fréquemment des fomentations chaudes antiseptiques et à l'intérieur, après un purgatif salin, on donnera tous les jours du sulfate de quinine. Enfin, dès qu'il y aura la moindre complication irienne ou que l'on aura constaté une diminution du tonus de l'œil, on instillera l'atropine. On obtient avec tous ces moyens combinés d'excellents effets que l'on rendra encore plus certains en faisant la compression de l'œil. Celle-ci a pour but d'empêcher le frottement très douloureux de la paupière sur la cornée et de mettre les nerfs dénudés à l'abri de l'air. Trousseau dans ses cliniques sur la fièvre typhoïde, bien que partant d'un point de vue faux, avait déjà signalé les bons résultats donnés par l'occlusion.

Enfin lorsqu'on est arrivé à la période de réparation toujours si lente et si difficile, on la stimulera par les douches oculaires chaudes, les insufflations de poudre d'acide borique ou d'aristol, les cautérisations avec la solution de nitrate d'argent. Dans certains cas encore on pourra avoir recours à la cautérisation de l'ulcère par la pointe galvanique.

3° KÉRATITE BULLEUSE

La *kératite bulleuse* est peu connue. Elle est rare. Certains auteurs la décrivent comme une manifestation glaucomateuse; d'autres la considèrent comme la conséquence d'une altération de la substance même de la cornée et la font accompagner d'une infiltration profonde. Quant à nous, nous avons eu plusieurs fois l'occasion de l'observer, et depuis plusieurs années nous donnons nos soins à une malade qui en a présenté plusieurs récidives. Ici, il n'y a jamais eu le moindre trouble glaucomateux, et la cornée a toujours conservé la plus grande transparence.

Cette affection se caractérise par un soulèvement épithélial sous forme de bulles plus volumineuses que la phlyctène, s'accompagnant à leur apparition de douleurs violentes dans le domaine du trijumeau, de photophobie intense provoquant une sorte de blépharospasme. Caractère particulier, ces bulles n'entraînent pas la moindre réaction, aucune injection péri-kératique. Elles durent de quinze à vingt jours, puis éclatent; l'épithélium se desquame ne laissant aucune érosion après sa chute. On constate, au contraire, que l'épithélium de nouvelle formation est venu combler le vide provoqué par celui qui avait formé la bulle. Ajoutons que ces bulles peuvent être plus ou moins nombreuses et symétriquement disposées sur le trajet d'un filet nerveux, tantôt sur le segment supérieur, tantôt sur le segment inférieur de la cornée. Depuis le moment du soulèvement de l'épithélium jusqu'à sa chute, les mêmes douleurs et la même photophobie persistent et toujours sans réaction. Puis, au moment où la cornée redevient normale, tous ces phénomènes cessent subitement. Cependant il est des cas où l'épithélium se reproduit moins vite et où il reste une érosion épithéliale superficielle entremêlée de vésicules nouvelles, qui en rendent la réparation encore plus difficile.

C'est ainsi que les faits se sont passés dans les cas que nous avons observés. Il est probable que dans les observations rapportées par les auteurs avec infiltration cornéenne ou phénomènes glaucomateux les symptômes étaient différents, surtout au point de vue réactionnel. Toutefois, malgré la différence étiologique, la pathogénie nous semble toujours la même. Il s'agit là d'une névrite ciliaire, secondaire, due à la pression intra-oculaire dans le glaucome, primitive et idiopathique dans les cas analoguesà ceux que nous avons observés. En effet, nous avons toujours constaté une névrite manifeste du sus-orbitaire avec hyperesthésie notable sur toutes ses ramifications.

La thérapeutique est assez inefficace dans cette altération. Si elle est d'origine glaucomateuse, notre premier devoir est de traiter le glaucome soit par l'iridectomie, soit par des sclérotomies répétées. Mais lorsque l'affection est primitive et qu'il y a absence de toute réaction, il nous a semblé que quoi qu'on fasse la kératite bulleuse suit une évolution normale.

On a préconisé l'abrasion des bulles cornéennes, qui est d'abord très douloureuse et nous a semblé sans effet ; elle a même, entre nos mains, provoqué l'éclosion en grand nombre de bulles nouvelles, et cela, pensons-nous, à cause de l'irritation qu'elle produit sur la terminaison des nerfs cornéens. Nous avons aussi essayé la cautérisation galvanique des bulles, mais sans avantage.

Toutefois, pendant la période d'état, la chaleur humide, les instillations de cocaïne, les pommades antiseptiques, l'occlusion amèneront un soulagement en diminuant la douleur et la photophobie. Mais on ne doit pas oublier que la névrite de la cinquième paire est la cause première de l'altération. On pourra l'amender par les vésicatoires morphinés placés au niveau d'émergence du sus-orbitaire, par l'usage du valérianate de quinine ou de l'antipyrine. Dans certains cas trop douloureux, on devra aller jusqu'à la section du nerf ou son élongation. Pour prévenir les récidives la faradisation nous a donné d'excellents résultats.

4° KÉRATITE GRANULEUSE

Dans son tiers ou sa moitié supérieure, la cornée présente, d'abord par places, une desquamation épithéliale, marquée par une série de petites vacuoles ou facettes, et à côté, de petites saillies produites par le soulèvement de ce même épithélium dont elles préparent la chute, le tout entremêlé de quelques infiltrations blanchâtres disséminées et recouvertes par des vaisseaux plus ou moins nombreux, prolongements des vaisseaux péri-cornéens, le segment cornéen inférieur restant absolument physiologique. Tel est l'aspect de la *kératite granuleuse* ordinaire ou *pannus tenuis* de quelques auteurs par opposition au *pannus crassus* où les ulcérations et les infiltrations sont plus profondes, les vaisseaux très nombreux et serrés, la surface de la cornée, par suite de la prolifération cellulaire, recouverte d'une sorte de membrane bourgeonnante, épaisse, opaque à tel point qu'on ne distingue plus rien des parties sous-jacentes.

Cette prolifération vasculaire et cellulaire devient parfois telle, que la surface de la cornée permet de penser au développement d'une véritable néoplasie, d'où le nom qu'on lui donne alors de *pannus sarcomateux*.

Très rarement et d'ordinaire seulement à une époque très avancée de la maladie, le segment inférieur de la cornée se trouve envahi.

Les symptômes fonctionnels ne sont pas en rapport avec l'aspect physique de la cornée. Douleurs, photophobie, larmoiement existent bien, mais à un degré moindre que dans la kératite phlycténulaire, par exemple.

La paupière supérieure a un certain degré de ptosis, autant provoqué par la photophobie que par son épaississement dû aux granulations.

Parfois on voit les couches profondes de la cornée être intéressées et un ulcère apparaître, mais presque jamais il ne se forme d'abcès. L'iris, rarement aussi, peut prendre part au processus et son inflammation s'annonce par de violentes douleurs. A la longue, la choroïde est touchée à son tour et des accidents glaucomateux éclatent d'autant plus facilement que la cornée, envahie par les éléments cellulaires, se trouvant plus ou moins altérée, se déforme et devient staphylomateuse.

Si la kératite n'intéresse que la couche épithéliale, elle guérit sans laisser de traces. Si, au contraire, elle envahit les couches plus profondes, elle laisse des cicatrices qui constituent plus tard des *taies* ou *leucómes*, quelquefois même, comme nous l'avons dit, des *déformations staphylomateuses*, qui gènent considérablement la vision.

La kératite granuleuse ne peut guère être confondue qu'avec la kératite phlycténulaire généralisée ; mais, tandis qu'elle se limite d'ordinaire au segment supérieur, celle-ci se dissémine à toute la surface de la cornée. La première évolue pendant des mois, la seconde est beaucoup plus rapide. Enfin l'examen de la conjonctive de la paupière supérieure qui, dans le premier cas, présente toujours les granulations, cause de la kératite, lève tous les doutes.

Dans le cas de *pannus crassus* ou *sarcomateux*, on peut parfois aussi être très embarrassé pour établir le diagnostic différentiel d'avec l'épithélioma scléro-cornéen. C'est toujours l'examen des conjonctives qui, avec l'histoire des antécédents, de la marche et de l'évolution de l'affection, nous éclairera et dictera notre conduite thérapeutique.

On a longuement discuté sur la genèse de la kératite granuleuse, et aujourd'hui encore deux camps bien distincts divisent les adversaires. Les uns veulent une origine absolument mécanique et prétendent que les granulations conjonctivales sont les seules coupables, en frottant rugueusement la cornée à chaque mouvement palpébral à tel point que son épithélium s'en trouve lacéré. Les autres, au contraire, partisans exclusifs de l'infection, font jouer le rôle principal au pus granuleux qui, d'une façon permanente, inondant et baignant l'épithélium cornéen, le macère, l'infiltre et amène sa destruction. Pour nous, nous serons éclectiques et pensons qu'il y a du vrai dans les deux opinions que nous adopterons à la fois. Il nous semble que le frottement granuleux doit jouer un certain rôle, le siège presque exclusif de la kératite dans le segment supérieur de la cornée en est la preuve, cette partie seule étant soumise au frottement, tandis que le pus balaye la cornée tout entière en se répandant à sa surface, chassé à chaque instant de haut en bas, ou de bas en haut par les mouvements palpébraux. A notre avis, le frottement rugueux des granulations amène donc, à la façon d'un corps étranger, une érosion de l'épithélium, érosion qui ouvre la porte à l'infection. Celle-ci, s'infiltrant plus ou moins profondément, va provoquer tous les désordres signalés plus haut.

Enfin nous signalerons comme très fréquente la récidive de la kératite granuleuse guérie depuis plusieurs mois et même plusieurs années, alors même que toute trace de granulations a disparu des conjonctives. Nous avons démontré que, dans ces cas, le canal lacrymal et le nez se trouvaient le réceptacle des granulations d'où l'infection remontait pour de nouveau se propager à l'œil.

Le traitement se résume dans celui de la conjonctivite granuleuse, auquel nous renvoyons. Rappelons simplement que dans les cas anciens l'excision des culs-de-sac avec cautérisation ignée de la muqueuse tarsienne ou le brossage au sublimé en forment la base.

Localement, c'est-à-dire pour la cornée elle-même, la thérapeutique varie suivant l'épaisseur du pannus. Les antiphlogistiques sont de rigueur dans l'état aigu : compresses chaudes antiseptiques, pommade à l'iodoforme, atropine. Ils devront être, même, seuls employés à l'exclusion de tous les caustiques si le malade est un enfant strumeux, pouvant présenter en même temps que les granulations, des poussées de kératite phlycténulaire, qu'exagéreraient les cautérisations. S'il y a des poussées glaucomateuses, on instillera l'ésérine. Quelques sangsues à la tempe calmeront des douleurs trop vives, aidées de quelques frictions à l'onguent napolitain belladoné sur le front.

Les cautérisations au nitrate d'argent, dans la kératite granuleuse simple (*pannus tennuis*), sont du meilleur effet et suffisent à provoquer la réparation épithéliale.

Quant au traitement chirurgical, il varie suivant les indications. Quelquefois la cornée menace de se nécroser par suite d'une trop grande compression. Il y a étranglement par phimosis palpébral, on pratique alors la canthoplastie. Contre le pannus trop envahissant, on a recours aux scarifications, à l'ignipuncture péri-cornéenne, à la péritomie qui consiste, à l'aide de ciseaux courbes, à exciser jusqu'au tissu scléral la conjonctive péri-bulbaire sur une plus ou moins grande étendue. Ici toute la région étant fortement vascularisée, on peut faire la tonsure de la muqueuse totale et sans laisser de pont conjonctival, la cornée n'ayant rien à craindre pour sa nutrition. Tout récemment, M. Abadie, généralisant le brossage conjonctival au sublimé, a préconisé de l'appliquer sur la cornée. Nous l'avons pratiqué consciencieusement et avons pu constater que s'il débarrasse la cornée du pannus, il provoque des trainées cicatricielles profondes qui laissent la vision défectueuse pour toujours.

Nous ne parlerons que pour mémoire des inoculations conjonctivales de pus blennorrhagique et des badigeonnages au Jequirity, méthodes qui ont eu leurs partisans et leur vogue momentanée, mais qui semblent abandonnées aujourd'hui par la plupart des praticiens.

5° KÉRATITE PARENCHYMATEUSE, INTERSTITIELLE

On dénomme ainsi une infiltration dans le tissu propre de la cornée de cellules lymphoïdes, qui se présentent sous l'aspect de taches blanc bleuâtre à bords diffus et envahissants.

Cette infiltration peut apparaître dans la cornée sans aucune autre altération oculaire préalable apparente. Elle peut, au contraire, débuter à la suite d'une sclérite ou d'une épi-sclérite voisine. Dans ce dernier cas, que nous éliminerons tout de suite, l'infiltration est toujours périphérique, elle a une marche toute différente de la kératite parenchymateuse type, et, contrairement à elle, elle laisse d'ordinaire des traces indélébiles dans la cornée, des scléroses qui en troublent la transparence.

La *kératite parenchymateuse*, proprement dite, peut être centrifuge ou centripète, avec une tache unique, ou des taches disséminées.

De toutes les affections cornéennes, c'est celle dont la marche est la mieux caractérisée, la plus régulière. On peut la diviser en trois périodes distinctes.

Dans la première, *période d'infiltration*, l'opacité cornéenne se montre sous forme de tache blanche, laiteuse, à reflets bleuâtres, le plus souvent au centre de la cornée ; ses bords, mal limités, s'étendent peu à peu et ne tardent pas à envahir la membrane tout entière. Parfois ce n'est pas une tache que l'on observe, mais plusieurs, de dimensions plus restreintes, éparpillées dans la cornée et semblant isolées, tandis qu'un examen fait avec un fort grossissement, permet de constater qu'elles sont reliées entre elles par des 'infiltrats moins épais, disposés en bandelettes. Enfin la tache peut débuter par la périphérie de la cornée en un ou plusieurs points à la fois. Elle est alors segmentée. Quel que soit le siège du début, les caractères physiques de l'infiltration sont toujours les mêmes, et la diffusion de ses bords indique sa tendance à la progression. Dans des cas rares, l'infiltration reste limitée et respecte une certaine étendue

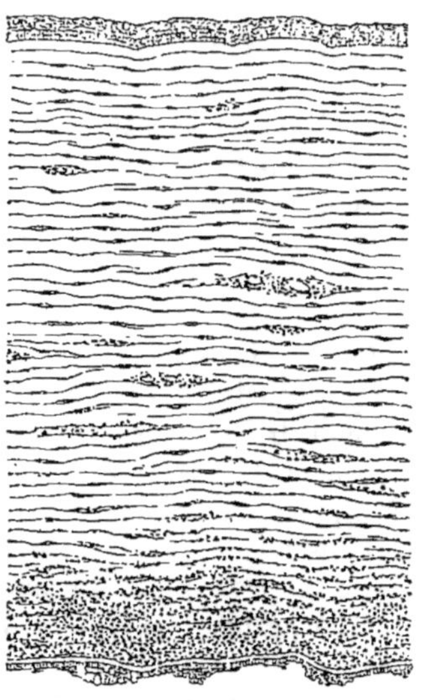

Fig. 59.

Kératite parenchymateuse.

de la membrane. A mesure que l'infiltrat progresse, la surface de la cornée perd son poli, son épithélium se soulève, se hérisse en quelque sorte, mais ne se desquame pas. Ce soulèvement provient de la trop grande compression des éléments propres de la cornée par les cellules infiltrées, de sorte que la nutrition devient défectueuse et l'épithélium superficiel est le premier à en subir le contre-coup.

Malgré l'altération profonde de la cornée, la réaction est peu vive. Pas d'injection péri-kératique pendant la plus grande partie de cette période, la vascularisation n'apparaissant qu'à la fin ; pas ou peu de photophobie et de larmoiement. Quant aux troubles visuels, ils sont en rapport avec le siège de l'infiltration ; si elle est centrale, ils sont considérables dès le début ; si elle est périphérique, l'affection peut déjà exister depuis plusieurs jours, même plusieurs semaines, sans que le malade s'en soit aperçu. Cette période dure environ de trois à six semaines.

Quand l'infiltration est arrivée à son maximum, on voit la région péri-kératique, à peu près indemne jusque-là, se vasculariser. Peu à peu les vaisseaux empiètent sur la cornée, ils s'avancent vers le centre et la recouvrent bientôt tout entière. Sur le limbe ils sont très nombreux, très serrés les uns contre les autres, à tel point qu'ils peuvent simuler une extravasation sanguine, dont on rejette vite l'idée après un examen à la loupe. Ils s'écartent, au contraire et deviennent plus rares vers le centre cornéen. A la fin de cette période, *période de vascularisation*, qui dure de quatre à huit semaines, les symptômes fonctionnels deviennent très accusés. Le larmoiement, la photophobie sont intenses. La vascularisation cornéenne complète, l'affection entre en régression. On voit alors les vaisseaux devenir moins compacts, ils laissent entre eux quelques interstices, ils se rétractent vers le limbe, et en même temps commence la résorption des infiltrats.

C'est là la troisième période, dite de *résolution*, qui débute par l'apparition, le plus souvent à la périphérie, entre l'interstice de deux vaisseaux, d'un point cornéen qui s'éclaircit en reprenant son poli et sa transparence. Ces points bientôt se multiplient, de sorte qu'à un moment donné la cornée offre une marbrure de points opaques et de points clairs. En même temps les vaisseaux se font de plus en plus rares. Cette résorption marche beaucoup plus vite à la périphérie qu'au centre, qui est le dernier à revenir à l'état normal. Toutefois il faut accepter comme règle générale que la résolution se fait dans le même sens que l'infiltration ; les parties, les premières envahies par les cellules lymphoïdes, sont les premières éclaircies. Cette dernière période a une durée extrêmement variable, qui peut aller de trois à quinze mois et même plus. A mesure qu'elle évolue, les phénomènes de photophobie et de larmoiement disparaissent.

Malheureusement, la résorption ne se fait pas toujours complètement. Certaines parties de la cornée, ayant trop souffert dans leur nutrition, se sont sclérosées. Dans d'autres, les infiltrats trop épais s'y sont organisés ; toujours est-il que la cornée ne reprend pas sa transparence complète ; elle présente dans la suite des *taies* ou *leucômes* que recouvre un épithélium sain et qui rendent la vision plus ou moins confuse suivant leur siège. Quelquefois même la cornée ramollie, amincie, ne pouvant plus résister à la pression intra-oculaire, se déforme et devient *staphylomateuse*.

Mais ce ne sont pas là les seules complications de la kératite parenchymateuse. Il en est d'autres très graves se produisant en dehors de la cornée,

Nous avons dit, au début de ce chapitre, que la *sclérite* peut amener, une kératite. Inversement, la kératite parenchymateuse peut graduellement envahir le tissu épi-scléral et même scléral du voisinage. Mais l'altération le plus communément rencontrée en même temps, c'est l'*iritis* qui peut se développer à toutes les périodes de la kératite. Elle est d'autant plus grave qu'elle passe souvent inaperçue, les troubles cornéens empêchant de constater ses symptômes physiques, et l'atropine, mal absorbée par une cornée si altérée, ne dilatant qu'imparfaitement la pupille, de sorte que des synéchies postérieures sont toujours à craindre. L'iritis cependant s'annonce par de violentes douleurs périorbitaires que l'on n'éprouve pas dans la kératite simple.

Enfin quand la kératite a eu une longue durée, lorsque la période de résorption est suffisamment avancée pour permettre l'exploration ophtalmoscopique, il est fréquent de constater des *atrophies choroïdiennes* disséminées dans l'ora serrata. Ce sont là les complications usuelles de la kératite interstitielle. Il en est une autre, très rare, il est vrai, et que certains auteurs nient complètement, c'est la formation d'un *abcès cornéen*. Nous avons, pour notre part, eu plusieurs fois l'occasion de le constater. Il se fait toujours assez large et produit rapidement une nécrose assez étendue. Sa genèse nous parait des plus simples, grâce à l'étranglement dont les couches cornéennes sont le siège, étranglement prédisposant au sphacèle, et grâce au soulèvement épithélial qui facilite l'infection.

On semble être presque complètement d'accord sur l'origine de cette kératite, car tous les auteurs admettent que la syphilis héréditaire ou acquise en est la cause capitale. Volontiers, nous ajouterions qu'elle en est la cause exclusive, malgré la savante discussion qui a eu lieu à la Société de Chirurgie de Paris, d'où il ressort que le lymphatisme et la scrofule sont les deux facteurs étiologiques principaux.

N'y a-t-il pas, en effet, à peu près unanimité aujourd'hui pour croire que la scrofule n'est qu'une manifestation de la syphilis héréditaire? D'ailleurs, le traitement conseillé par tous les auteurs pour la kératite interstitielle est un traitement anti-syphilitique. C'est le meilleur argument que l'on puisse donner de son origine.

Cette affection s'accompagne souvent de lésions concomitantes de l'oreille. Elle est plus spécialement l'apanage de l'enfance. C'est de cinq à vingt ans qu'on l'observe d'ordinaire. Chez les adultes elle est le fait de la syphilis acquise et dans ce cas elle se développe le plus souvent de la périphérie vers le centre.

Quant à son anatomie pathologique, si elle est bien connue quant à la lésion cornéenne elle-même, grâce aux travaux de Sœmisch, elle l'est moins au point de vue de la lésion primitive qui provoque l'infiltration. Il nous semble cependant qu'elle est des plus simples et les complications fréquentes d'iritis et parfois de sclérose choroïdienne, que nous avons signalées, doivent nous mettre sur sa voie. Nous pensons qu'une névrite ciliaire avec cyclite latente développée sous l'influence de la diathèse spécifique la précède et la provoque, d'où les altérations si fréquentes du tractus uvéal.

La kératite interstitielle peut être localisée à un seul œil, mais elle atteint généralement les deux, soit à la fois, soit l'un après l'autre.

Son diagnostic différentiel ne présente pas de grandes difficultés. Elle peut être confondue à la première ou à la troisième période avec des taies de la cornée, mais celles-ci sont à bords très limités et sans réaction aucune. Les infiltrats de la kératite sont toujours diffus et ne tardent pas à provoquer la formation de vaisseaux. Les taies sont d'un blanc nacré, à surface lisse; les taches de la kératite sont d'un blanc grisâtre et l'épithélium qui les recouvre est rugueux.

A la période de vascularisation, on peut la confondre avec la kératite strumeuse amenant rapidement infiltration et abcès. Mais ici les vaisseaux apparaissent sur la cornée dès les premiers jours et sont surtout développés du côté de l'abcès, qui donne une tache blanche beaucoup moins épaisse, le reste de la cornée n'offrant qu'une vascularisation beaucoup moindre.

L'iritis séreuse avec trouble de la chambre antérieure peut simuler cette affection, mais un examen attentif du siège de l'opacification et de l'épithélium cornéen superficiel établiront le diagnostic différentiel.

Le glaucome aigu ou subaigu produit aussi l'infiltration interstitielle de la cornée, mais ici il y a toute une série de symptômes physiques et fonctionnels qui lèveront tous les doutes. Qu'il nous suffise de signaler l'absence de vascularisation de la cornée, la perte interne du champ visuel et l'augmentation du tonus de l'œil.

Enfin, nous ne signalerons que pour mémoire la kératite granuleuse avec laquelle aucune confusion n'est possible, le lieu d'élection et le siège anatomique étant essentiellement différents.

La kératite parenchymateuse, entrée dans la voie de résolution et même à peu près guérie, peut présenter de nouvelles poussées de récidive, mais ces cas sont assez rares.

Le traitement doit être local et général, mais il doit aussi être moral. Notre premier devoir est de prévenir le malade, ou son entourage si c'est un enfant, de la longue durée de la kératite parenchymateuse et de la nécessité d'un traitement continu. Il arrive, en effet, que sans cette précaution les malades voyant leur affection progresser, s'aggraver malgré les soins dont ils sont l'objet, perdent confiance et le plus souvent se livrent aux empiriques.

Le traitement local devra réaliser plusieurs conditions, dont la première sera de favoriser le plus rapidement possible l'évolution des trois

périodes de la kératite. Pour cela, la chaleur humide est l'agent le plus
puissant, que ce soit sous forme de compresses trempées dans des infu-
sions chaudes de camomille, de jusquiame ou de belladone, compresses
appliquées plusieurs heures par jour et que nous prescrirons en peau de
chamois, qui s'imbibe à la façon d'une éponge et conserve la chaleur
beaucoup plus longtemps que le coton hydrophile ou, ce qui est mieux,

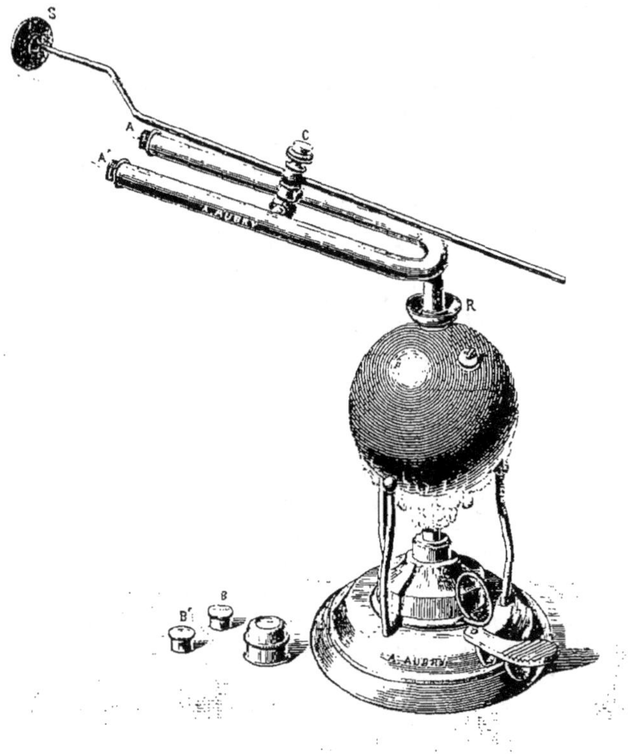

Fig. 60.
Appareil de Lourenço.

que ce soit sous forme de douches oculaires de vapeur avec l'appareil de
Lourenço. Cet appareil se compose d'une chaudière dont l'orifice supérieur est fermé par un bouchon métallique à pas de vis, d'où partent deux branches métalliques presque horizontales, qui sont creuses et
en rapport avec l'intérieur de la chaudière. On remplit cette dernière
à moitié d'eau, que l'on chauffe à l'aide d'une lampe à alcool placée au-
dessous. Graduellement l'eau entre en ébullition, elle se vaporise et la

vapeur se condense dans la partie supérieure de la chaudière restée vide. Quand elle est suffisamment condensée, par le fait de sa pression naturelle, elle sort à l'extérieur par les deux tubulures, et le malade, placé au-devant, la reçoit sur les yeux, les paupières fermées, en se tenant plus ou moins près des embouchures. Il a soin, pour éviter toute brûlure, de recouvrir préalablement sa face d'une simple compresse trempée dans l'eau chaude. Ces douches auront une durée de dix minutes au moins et seront répétées plusieurs fois par jour. Tout danger d'explosion de l'appareil est évité grâce à une petite soupape d'échappement placé sur le côté ou au-dessus de la chaudière, soupape qui se soulève spontanément à un certain degré de pression intérieure, pression trois ou quatre fois plus faible que celle à laquelle peuvent résister les parois de la chaudière.

On fera bien, dès le début de l'affection, de prescrire les instillations d'atropine, non pas tant pour leur action thérapeutique que pour la mydriase qu'elles vont produire et qui mettra à l'abri des adhérences en cas d'iritis. On évitera avec soin l'emploi de tout astringent dont l'effet ici est toujours désastreux.

Si des complications d'iritis surviennent, on les combattra par des sangsues à la tempe, des frictions à l'onguent napolitain sur le front. S'il y a des phénomènes glaucomateux, on instillera à l'ésérine.

Chirurgicalement on fera des scarifications sur le limbe si la vascularisation ne se fait pas nettement; on aura aussi recours, à cette période, à la péritomie ou tonsure conjonctivale, opération qui sera aussi indiquée à la période de résolution, si les infiltrations ont de la peine à se résorber.

Dans les cas d'iritis, d'irido-choroïdite, on pratiquera des sclérotomies.

Certains auteurs préconisent l'iridectomie ; nous pensons qu'elle est plutôt nuisible qu'utile à la période aiguë, et nous la réservons pour la dernière période. Grâce aux modifications de tension et de nutrition de l'œil qu'elle produit, elle agit très utilement sur la résorption des exsudats.

Mais, tout en traitant l'œil, nous ne devons pas oublier que la kératite parenchymateuse a une origine diathésique que nous combattrons par les frictions générales d'hydrargyre, les injections hypodermiques de sels mercuriques et l'iodure de potassium à haute dose. Nous leur associerons les toniques, une hygiène générale parfaite, le séjour aux bords de la mer. Dans ces derniers temps Pflüger et Abadie ont signalé les bons effets des injections sous-conjonctivales, le premier de trichlorure d'iode, le second, de sublimé.

6° KÉRATITE PONCTUÉE

Contrairement à la plupart des auteurs modernes nous ouvrons un chapitre pour la *kératite ponctuée*, non parce que nous la considérons comme une entité morbide, mais pour protester contre une opinion généralement admise que c'est là une affection rare et ne se rencontrant que consécutivement à l'iritis séreuse. Nous pensons tout autrement à son endroit. Nous la croyons très fréquente, et pouvant survenir après toute forme d'iritis et quel que soit son origine. En effet, nous sommes convaincus que toute inflammation de l'iris durant plus de quinze jours s'en complique d'ordinaire. C'est du moins la conclusion que nous tirons d'une statistique nombreuse. Depuis trois ans, nous avons pris l'observation méticuleuse de toutes les iritis qui se sont présentées à nous, et nous avons rencontré la kératite ponctuée dans presque tous les cas ayant duré plus de deux septennaires.

Notre désaccord avec nos prédécesseurs provient de ce que ces derniers n'ont pas fait l'examen de la cornée avec un grossissement suffisant. C'est avec une loupe de 20 à 25 dioptries qu'il faut examiner le parenchyme cornéen, si l'ont veut ne pas laisser inaperçus les exsudats punctiformes de la membrane de Descemet. Mais à part cette divergence, comme tous les auteurs, nous sommes d'avis que c'est là une affection secondaire caractérisée par des exsudats miliaires, punctiformes des lames profondes de la cornée, qui se développent plus spécialement dans le segment inférieur et qui gênent considérablement la vision, exsudats dont la résorption est très lente, mais contre lesquels nous ne pouvons rien que le traitement local et général de l'iritis qui les a produits.

7° ABCÈS DE LA CORNÉE

L'abcès de la cornée se présente sous forme d'une tache blanc jaunâtre, épaisse, circonscrite, occupant tantôt le centre, tantôt la périphérie. Autour d'elle une infiltration diffuse, semblant être sa continuation, se prolonge plus ou moins loin. Cette tache est due à une infection provoquant une invasion de leucocytes qui, se localisant dans un point, où la trame cornéenne est déjà altérée, viennent y constituer le foyer abcédé. L'infiltration provient de l'irritation de voisinage. L'abcès peut être superficiel ou profond, simple ou multiple. Il donne lieu à une irritation vive, injection péri-kératique. Au point de vue fonctionnel, il s'accompagne de douleurs violentes périorbitaires, de photophobie intense, de larmoiement.

Son évolution offrira des modifications différentes suivant son siège, son étendue. Toutefois il n'est pas rare de voir un abcès très petit, très limité, donner lieu aux complications les plus graves.

L'abcès superficiel peut se résorber sur place, et laisser ensuite pendant quelque temps une nébulosité cornéenne qui, peu à peu, se dissipera. Mais d'ordinaire il s'ouvre rapidement au dehors et se transforme en *ulcère*.

L'abcès profond, lui, ne se résorbe jamais et se fait jour soit au dehors, soit au dedans. Dans le premier cas, il donne lieu à une ulcération, étendue, profonde, irrégulière, à bords à pic. Dans le second cas, il perfore la membrane de Descemet et fait irrup-

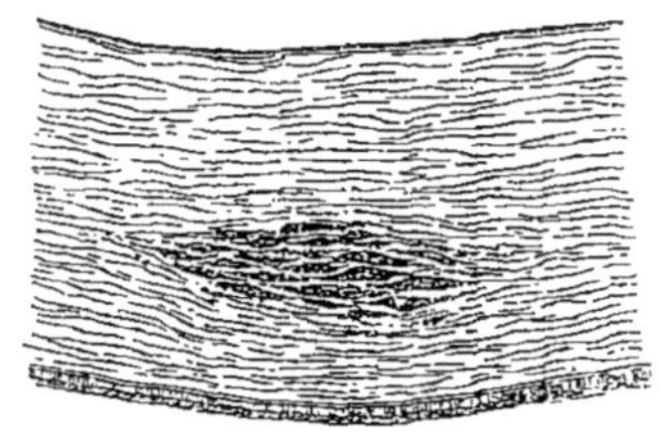

Fig. 61.

Infiltration cornéenne.

tion dans la chambre antérieure, où le pus, s'accumulant dans la partie déclive, constitue l'*hypopyon*.

Parfois le pus s'infiltre dans le parenchyme cornéen, et se porte à la périphérie où il forme une tache segmentée qu'on dénomme *onyx*.

L'abcès est surtout important à étudier au point de vue de ses complications. Nous ne dirons rien de sa transformation en ulcère, cette forme d'altération cornéenne devant faire l'objet d'un chapitre spécial. Nous venons de signaler l'*hypopyon*, qui, d'intensité variable, peut être très faible et simuler une ligne courbe, blanchâtre, traçant les limites scléro-cornéennes, ou bien il peut envahir la chambre antérieure en partie et même en totalité. Le volume de l'hypopyon a son importance au point de vue thérapeutique, de même que la concrétion du pus qui le compose. Un hypopyon moyen, formé surtout de pus liquide ne doit pas préoccuper. Il se résorbe à mesure que nous améliorons l'abcès, foyer de production. Mais si la chambre antérieure est par trop envahie, si surtout le pus est épais, l'hypopyon nécessitera l'ouverture de la cornée pour son évacuation et même un lavage antiseptique de la chambre antérieure.

A cause de la grande quantité de pus dont il peut être formé, on a longuement discuté sur l'origine de l'hypopyon. Certains auteurs ont pensé qu'il ne provenait pas uniquement de l'évacuation de l'abcès cornéen dans la chambre antérieure ; mais, à sa production prendraient part aussi par diapédèse les vaisseaux péri-kératiques, ceux de l'iris et même du cercle ciliaire. Rien n'est moins démontré que l'immigration directe des leucocytes des vaisseaux du bourrelet conjonctival dans la chambre antérieure. Quant à l'origine irienne ou ciliaire du pus de l'hypopyon, elle ne saurait davantage être admise, car dans beaucoup de cas, il n'y a même pas d'iritis. Nous pensons donc que c'est l'abcès cornéen seul qui le produit suivant l'opinion de Weber.

Quant à l'*onyx*, il résulte du ramollissement du parenchyme cornéen qui permet l'infiltration du pus. Il peut être confondu avec l'hypopyon au début. Pour les différencier il suffit de faire baisser la tête du malade et de la secouer légèrement. Si le pus est dans les lames de la cornée, la tache qu'il produit ne change ni de position, ni de forme. Si, au contraire, le pus se trouve dans la chambre antérieure, après cette petite manœuvre, il se répand à la surface de l'iris et ne forme plus la petite tache segmentée inférieure.

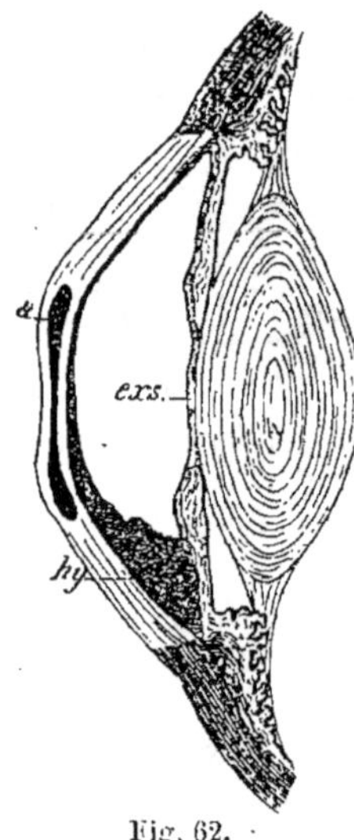

Fig. 62.

Abcès de la cornée (schéma).

a. abcès; — *hy*, hypopyon; *exs*, exsudat pupillaire.

L'abcès, assez fréquemment, ne fait pas que s'ulcérer, il perfore la cornée de part en part. C'est subitement que cela se produit, et le malade en est aussitôt averti par un écoulement de liquide très chaud qui se fait le long de sa joue, écoulement fourni par l'issue de l'humeur aqueuse. En même temps il est pris de violentes douleurs périorbitaires. Si l'on examine son œil, on trouve que la cornée est perforée, que la chambre antérieure n'existe plus, et que l'iris projeté contre la cornée forme hernie dans la plaie. Il faut alors bien se garder de faire l'excision de cet iris, car l'expérience a démontré qu'il se faisait presque aussitôt une nouvelle poussée de hernie. En outre l'excision ouvre la porte à l'infection. Le mieux est, ou de temporiser en employant les myotiques et la compression, ou de détruire l'iris hernié au galvano-cautère et de favoriser la cicatrisation par la compression prolongée. La conséquence forcée de cette perforation sera, plus tard, un *leucôme adhérent* qui, suivant son siège, son étendue, demandera une intervention spéciale.

Quelquefois la perforation se fait sur une très grande surface, l'iris est projeté en masse dans la plaie. La membrane cicatricielle qui se forme consécutivement est mince, elle ne résiste pas à la pression intra-oculaire, et il se développe un *staphylôme*. Enfin, quand la perforation est centrale, le cristallin, qui est porté en avant, se trouve pendant quelque temps en contact direct avec l'ulcère, aussi il n'est pas rare de voir quelque exsudation se déposer à la surface de la cristalloïde antérieure, s'y organiser et présenter plus tard, une fois l'humeur aqueuse reproduite, une tache blanc crayeux, bien limitée, qui constituera une *cataracte capsulaire*.

Dans certains cas enfin, la perforation est petite, elle ne laisse pas sortir de hernie irienne, mais il reste une *fistule*, la cicatrisation ne se faisant pas grâce au plissement dans la plaie de la membrane de Descemet, d'après les uns, grâce au suintement continuel de l'humeur aqueuse d'après les autres. Autrefois on touchait la fistule avec un crayon de nitrate d'argent pour obtenir son oblitération; ce moyen est démodé, et on l'a remplacé fort avantageusement par les cautérisations à la pointe galvanique et la compression continue.

L'iritis complique quelquefois l'abcès cornéen, surtout s'il est profond; le fait est assez rare. Enfin dans des cas exceptionnels l'abcès, gagnant en étendue, peut amener l'infection des milieux de l'œil et produire la *panophtalmie*.

Nous avons dit que l'abcès cornéen s'accompagnait le plus souvent de phénomènes fonctionnels assez intenses tels que photophobie, larmoiement, douleurs ciliaires (*abcès sténiques*), il est cependant des cas où tout ce cortège inflammatoire et réactionnel est peu accusé, la marche est insidieuse et néanmoins l'étendue abcédée est vaste et l'infiltration purulente profonde (*abcès asthéniques*). La méfiance est de règle dans ces cas insolites dont la gravité est grande et il faut de bonne heure intervenir.

Le diagnostic de l'abcès est facile et ne prête guère à une erreur. Sa coloration jaunâtre, l'acuité de la réaction qu'il produit ne permettent pas de le confondre avec une infiltration simple du parenchyme. Son diagnostic différentiel d'avec l'ulcère se fait par la perte de substance qui se produit dans ce dernier.

Son pronostic varie suivant son siège, son étendue et surtout ses complications. Mais il prend aussi une importance plus grande d'après les causes qui le produisent.

Elles peuvent se diviser en *locales* ou *générales*.

Locales. — Les conjonctivites infectieuses, soit par blennorrhée, soit par larmoiement consécutif à un ozène ou toute autre altération du sac lacrymal ou de la muqueuse pituitaire peuvent produire un abcès cornéen qui offre des caractères particuliers de gravité.

Il peut survenir à la suite de la kératite phlycténulaire, et dans ce cas est le plus souvent marginal. La kératite parenchymateuse exceptionnellement s'en complique. Enfin, très fréquemment, l'abcès est la conséquence d'un traumatisme de la cornée.

Les inflammations profondes, telles que irido-choroïdite, glaucôme, y donnent rarement lieu.

Générales. — Tout trouble nerveux de la cinquième paire peut faire développer un abcès cornéen, C'est ainsi qu'on l'observe à la suite de la dentition ou d'une carie dentaire, dans certaines névrites sus-orbitaires *a frigore*, dans le zona. Les fièvres éruptives, rougeole, scarlatine, variole, la fièvre typhoïde, la fièvre puerpérale, amenant très fréquemment une névrite du trijumeau, se compliquent d'abcès cornéens.

Les diathèses, et toute affection amenant une débilitation générale de l'organisme, y prédisposent.

Au point de vue du traitement, à ne considérer que l'abcès en lui-même, nous devons, quelle que soit son origine, favoriser le plus possible sa résorption. Pour cela, nous prescrirons l'application fréquente et prolongée de compresses trempées dans la solution chaude de sublimé, d'acide borique. On pourra, pour calmer les douleurs trop vives, y mélanger de l'extrait de belladone. Contre la congestion, on instillera le collyre d'atropine, qui aura l'avantage de prévenir l'iritis. Toutefois il faudra bien surveiller la tendance à la perforation, l'augmentation de tension, car alors l'atropine serait d'un mauvais effet, et on doit lui préférer l'ésérine qui diminue le tonus et gêne la diapédèse. Contre le même élément douloureux et congestif, on conseillera les émissions sanguines par les sangsues à la tempe, ou la sangsue artificielle, les frictions sur le front et les tempes avec l'onguent napolitain belladoné, la pommade morphinée. Si les douleurs sont trop violentes, on fera usage des injections hypodermiques de chlorhydrate de morphine. Enfin l'occlusion antiseptique et la compression donneront les meilleurs effets.

Ce sont là des moyens thérapeutiques s'adressant à tous les abcès cornéens en général, mais il est d'autres indications fournies par la cause génératrice de l'abcès. C'est ainsi que dans l'ophtalmie purulente nous devons continuer la cautérisation de la conjonctive comme s'il n'existait aucune complication du côté de la cornée. Dans le cas d'abcès par infection lacrymale, notre premier devoir est d'antiseptiser soigneusement et autant que possible le sac lacrymal, le canal et les fosses nasales. D'ailleurs une désinfection rigoureuse des culs-de-sac conjonctivaux s'impose toujours.

Dans les névrites de la cinquième paire, on devra simultanément faire de la révulsion par les vésicatoires aux points d'émergence des nerfs, donner à l'intérieur le sulfate ou le valérianate de quinine. On surveillera les dents qui peuvent être les causes premières de la névrite, en favorisant la dentition par des scarifications gingivales chez les enfants, ou en demandant l'avulsion des dents cariées chez les adultes. Si l'état général des malades est défectueux, on le relèvera par les préparations martiales et une bonne hygiène.

Mais, malgré toutes ces précautions, l'abcès peut ne pas s'amender, s'aggraver au contraire, et tendre à provoquer des complications. On doit alors avoir recours au traitement *chirurgical*. Beaucoup d'auteurs préconisent les *paracentèses* répétées ayant pour but de diminuer la tension de l'œil, et, par suite, de faciliter la nutrition de la cornée. Nous leur préférons la *transfixion de l'abcès* ou la *kératotomie* de

Sœmisch, comme s'attaquant directement au foyer malade. Elle doit être faite dans le sens le plus large de l'abcès et empiéter par ses deux extrémités sur la partie saine de la cornée. On doit enfin la pratiquer lentement de façon à ne pas avoir une sortie brusque de l'humeur aqueuse. Cette opération n'est qu'une sorte de débridement, permettant l'élimination des parties sphacélées, et hâtant la réparation d'autant mieux qu'on la fera suivre d'un lavage complet de toute la région avec une solution antiseptique. Malheureusement elle prédispose aux hernies iriennes, même malgré l'emploi immédiat des collyres d'atropine ou d'ésérine suivant le siège central ou périphérique de l'ouverture et son étendue. Aussi, cette méthode, fort en vogue il y a quelques années, est-elle mise de moins en moins en pratique. On lui a substitué l'igni-puncture ou cautérisation galvanique de toute la région et au delà sur une certaine zone de la partie malade. Le feu est un excellent modificateur de ces abcès, et l'on est parfois étonné des résultats donnés par la cautérisation que l'on fait suivre de l'application d'une pom-made antiseptique à l'iodoforme, à l'aristol, et de l'occlusion. C'est cer-tainement à ce mode de traitement que nous accordons la préférence. Sous son influence la suppuration d'ordinaire s'arrête, et le pus qui peut exister dans la chambre antérieure se résorbe, s'il n'est pas en trop grande quantité.

Toutefois si l'hypopyon est trop prononcé, on fera une paracentèse, on laissera écouler l'humeur aqueuse et le pus s'il est liquide, puis on prati-quera un lavage de la chambre antérieure avec une solution d'acide borique tiédie. Si le pus est trop concret, s'il forme une sorte d'exsudat, on le saisira avec une pince pour l'extraire. Nous avons dit ce que nous pensions au sujet des hernies et de la fistule et indiqué les modes d'intervention de notre choix.

Enfin, quand l'abcès, guéri, aura laissé une infiltration, on en faci-litera la résorption par des solutions légèrement astringentes, le tannin au 1/100 par exemple, ou par l'emploi de la pommade à l'oxyde jaune au 1/100 ou au 1/50 que l'on mettra tous les soirs entre les paupières.

8° ULCÈRE SIMPLE DE LA CORNÉE

Les *ulcères simples* de la cornée, caractérisés par une perte de subs-tance, sont ou primitifs ou le plus ordinairement secondaires ; on les voit en effet survenir à la suite des différentes variétés de kératites, des abcès ou des traumatismes.

On les a divisés en *superficiels* ou *profonds*. Mais cette division n'indique que la plus ou moins grande profondeur de l'altération. Elle ne préjuge pas la durée du traitement, et ne donne aucune indication sur la thérapeutique à suivre. La durée de réparation d'un ulcère varie suivant la plus ou moins grande réaction qu'il produit. Certains provoquent une inflammation violente, leur cicatrisation est généralement rapide. D'autres, au contraire, sont torpides, ne s'accompagnent d'aucune vascularisation ; leur guérison est d'une lenteur désespérante. Or, plus une ulcération persiste, plus la porte reste ouverte à l'infection, et, par suite, aux complications. Notre but doit donc tendre à désinfecter les ulcères, à les protéger contre toute infection nouvelle et à amener le plus rapidement possible leur réparation.

Les tendances actuelles portent à admettre des ulcères variant de forme, de profondeur, de réaction, suivant le produit infectant, de sorte que tel microbe pathogène aura son ulcération spéciale. Dès lors, la division des ulcères sera basée sur la variété des agents septiques et la thérapeutique sera dictée par le laboratoire où l'on aura reconnu l'action efficace de telle substance· sur tel ou tel agent infectieux. Malheureusement cette étude est encore à l'état embryonnaire, et force nous est de conserver l'une des classifications anciennes. Nous adoptons celle qui est basée sur la présence ou l'absence de phénomènes réactionnels, comme s'appliquant aux ulcères superficiels ou profonds, et surtout parce qu'elle nous indique le traitement à instituer.

Nous diviserons donc les ulcères en inflammatoires ou *sthéniques* et torpides ou *asthéniques*.

a. *Ulcère simple inflammatoire ou sthénique*. — Il peut être *superficiel* ou *profond*. Superficiel, il est la conséquence de la kératite phlycténulaire, herpétique, granuleuse ou d'un traumatisme. On le voit fréquemment se produire, mais sans cause préalable appréciable, dans les yeux atteints de cicatrices anciennes, sur des taies, des leucomes. Il n'intéresse guère que la couche épithéliale, quelquefois atteint la membrane de Bowmann. Dans le premier cas, il est étendu, à bords irréguliers. Dans le second, il est petit, arrondi, en cupule. Toujours les bords en sont infiltrés, mais cette infiltration qui s'étend assez loin au delà de l'ulcère peut être très faible et visible à la loupe seulement. Cet ulcère peut être plus étendu, à bords réguliers, de forme géométrique, boursouflés et opalescents tandis que le fond même est régulier de surface, c'est l'ulcère dit à *facette*. La régularité de sa surface, très marquée par rapport à celle des ulcérations en général, qui est grenue, doit rendre le pronostic plus défavorable, la cicatrisation étant beaucoup plus lente dans ce cas.

L'*ulcère profond* a d'ordinaire envahi les différentes couches de la cornée jusqu'à la membrane de Descemet. Il est le plus souvent la transformation d'un abcès ou la conséquence d'un traumatisme. Ses bords plus ou moins irréguliers, sont taillés à pic, boursouflés, infiltrés de leucocytes. Le fond en est grisâtre, irrégulier.

Dans ces différentes variétés d'ulcérations superficielles ou profondes les symptômes de réaction : injection péri-kératique, larmoiement, photophobie, blépharospasme, douleurs péri-orbitaires, sont plus ou moins accusés, parfois même peu sensibles, mais le caractère dominant, qui constitue le type inflammatoire, c'est l'infiltration des bords et du fond de l'ulcère.

L'ulcération superficielle ne gagne pas d'ordinaire en profondeur à moins d'infections nouvelles. Elle se répare assez rapidement, si ce n'est quand elle est à facette, ou quand elle se trouve développée sur une cicatrice ancienne.

L'ulcération profonde, au contraire, amène parfois des complications. Elle peut donner lieu à de l'hypopyon, à de l'iritis. Elle provoque le *kératocèle*, qui n'est autre que la hernie dans l'ulcère de la membrane de Descemet. Du fond de l'ulcère on voit cette membrane,

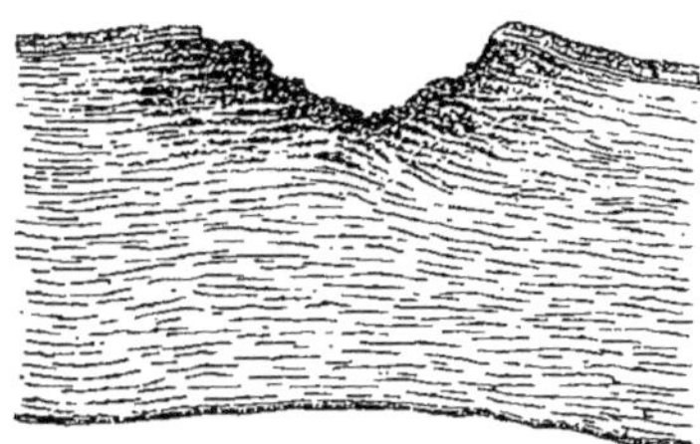

Fig. 63.
Ulcère cornéen en voie d'évolution.

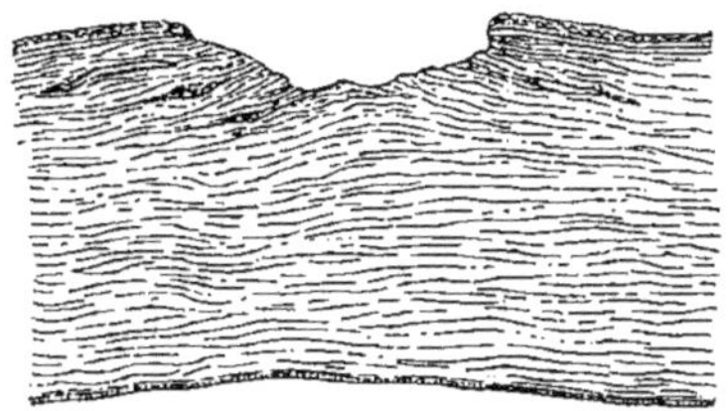

Fig. 64.
Ulcère cornéen en voie de réparation.

que n'appuient plus les couches antérieures de la cornée, refoulée par la pression intra-oculaire, faire saillie sous forme de bulle arrondie, transparente, qui se rompt assez rapidement et produit une fistule.

Ces ulcérations qui peuvent être centrales ou périphériques semblent avoir une évolution déterminée. Après leur période d'état, il n'est pas rare de voir la vascularisation envahir la cornée et y apporter les éléments nécessaires à leur réparation.

Notre rôle doit donc se borner à prévenir les complications, à empêcher toute infection nouvelle et à favoriser par tous les moyens cette tendance naturelle à la cicatrisation.

Les fomentations chaudes seront excellentes par la congestion qu'elles produisent, congestion qui force l'apport des éléments de réparation. On conseillera les pommades antiseptiques qui mettent l'ulcère à l'abri de l'infection exogène et rendent les mouvements palpébraux moins irritants. On instillera les solutions d'atropine pour prévenir l'iritis, mais si l'ulcère est périphérique, on fera de préférence usage de l'ésérine pour empêcher les synéchies antérieures possibles en cas de perforation.

Si la sécrétion conjonctivale est abondante, on fera en outre des cautérisations des culs-de-sac avec une solution de nitrate d'argent à 1/40 que l'on neutralisera immédiatement avec une solution saturée de sel marin. On lotionnera plusieurs fois par jour l'œil avec une solution antiseptique. Enfin on tirera de très bons effets de la compression.

Dans le cas d'iritis, avec douleurs violentes, on appliquera des sangsues à la tempe et on fera sur le front des onctions à l'onguent napolitain belladoné. S'il y a hypopyon, on pratiquera la kératotomie à laquelle on ajoutera un lavage boriqué de la chambre antérieure.

S'il y a *kératocèle*, on maintiendra la compression, sans discontinuer, plusieurs jours consécutifs. Parfois on pourra toucher légèrement l'ulcère au galvano-cautère. Si la fistule se produit et que la compression prolongée soit sans effet, on devra essayer soit la cautérisation galvanique, mais avec de grandes précautions à cause du voisinage du cristallin, soit la dilacération avec un crochet.

b. *Ulcère simple torpide ou asthénique.* — Il se produit généralement d'emblée sans être précédé d'une forme quelconque de kératite ou d'un abcès. Ses bords sont taillés à pic, ils sont transparents ainsi que sa surface; leur pourtour ne présente pas la moindre infiltration. On dirait, en effet, une perte de substance dans une cornée absolument saine. Cette ulcération peut être centrale ou périphérique. Elle est toujours très profonde. Elle se perfore rarement quand elle est marginale, et se termine au contraire fréquemment par le kératocèle quand elle est centrale.

Ce qui la distingue principalement, en dehors de sa profondeur, c'est l'absence de toute infiltration concomitante. Elle ne donne lieu à aucune réaction. Pas d'injection d'aucune sorte, pas de larmoiement, de photophobie ou de douleur. Il n'apparaît quelques phénomènes inflammatoires que lorsque la hernie de la membrane de Descemet survient, et encore sont-ils fort légers.

L'origine de ces ulcères est absolument inconnue. On trouve bien parfois que la cornée, où ils siègent, présente des cicatrices anciennes, mais parfois aussi elle n'offre aucune trace d'altération. Il est plus fréquent de constater un état général mauvais chez les gens qui les portent. Ce sont des diathésiques, des cachectiques ou des convalescents le plus souvent.

Enfin, il est des cas où l'ulcère se transforme, sa cupule s'exagère, son fond se régularise, ses bords s'arrondissent, en même temps son voisinage s'éclaire peu à peu, tandis que la photophobie cesse et que l'injection disparaît. Il prend la forme *sthénique*.

Cette ulcération non inflammatoire peut durer indéfiniment sans se

cicatriser. Nous en connaissons qui ont persisté des mois et des années
sans que rien ait pu les modifier.

On pourra ici faire appel à tout l'arsenal thérapeutique et chirurgical
pour provoquer une réaction bienfaisante. Les insufflations de poudre
de calomel, aristol, acide borique, iodoforme, agiront et comme antiseptiques et comme agents mécaniques irritants. Les cautérisations à la
solution de nitrate d'argent répétées quotidiennement pourront provoquer une infiltration salutaire. Mais c'est surtout à l'intervention opératoire qu'il faudra avoir recours, par la kératotomie de Sœmisch ou par
les cautérisations galvaniques que l'on répétera plus ou moins fréquemment. Si le kératocèle se produit, on réglera sa conduite comme nous
l'avons dit pour l'ulcère inflammatoire.

On stimulera, en même temps, l'état général par les toniques et les
cordiaux.

9° ULCÈRE INFECTANT, RONGEANT, SERPIGINEUX

Cette variété d'ulcère, toute particulière, nécessite une description
spéciale, tant par son origine et sa forme que par la rapidité de son
évolution toujours très grave.

On l'observe plus spécialement chez les faméliques, les débilités. Il
peut aussi survenir à la suite de blessures spéciales. Il est toujours le
résultat d'une infection et exige préalablement une érosion de la cornée.
Les affections infectieuses de la muqueuse du nez (ozène), les altérations
des voies lacrymales, de la conjonctive, du bord ciliaire, en sont les
causes principales. Les traumatismes avec des débris animaux ou végétaux le produisent (*kératite des équarisseurs, des moissonneurs*).

Il a une marche essentiellement progressive, produit souvent l'hypopyon et aboutit généralement à la perforation.

C'est d'ordinaire au centre de la cornée qu'il siège sous forme d'abord
d'une petite ulcération ovalaire, peu profonde, à fond grisâtre, à bords
arrondis, saillants, transparents d'un côté, opaques de l'autre, entourés
d'une infiltration piquetée, gris blanchâtre avec prolongements striés
périphériques. Peu à peu, l'ulcère gagne en étendue et c'est toujours du
côté du bord opaque infiltré qu'il se propage. En même temps, il gagne
en profondeur, tandis que certains points primitivement ulcérés se cica-
trisent, d'où le nom de *serpigineux*. L'humeur aqueuse, troublée dès
le début, se remplit de flocons fibrineux, coagulés, dont les uns restent
adhérents à la face postérieure de la cornée ou vont rejoindre le pus
dans la partie déclive de la chambre antérieure, pendant que les autres
viennent se déposer à la surface de l'iris. La chambre antérieure,
à un moment donné, est tellement remplie de ces exsudats qu'on
dirait que la cornée, transformée en un vaste abcès, forme toute la

masse purulente. On peut se convaincre du contraire par une kératotomie qui, en évacuant la chambre antérieure, permet d'apercevoir
la cornée ulcérée redevenue transparente.

Arrivé à ce degré, l'ulcère marche avec une très grande rapidité et il
ne reste plus bientôt qu'un anneau périphérique de cornée saine, lorsque
cette membrane se perfore en un ou plusieurs points à la fois.

L'ulcère rongeant débute parfois à la périphérie sous forme d'un croissant à bord interne irrégulier, diffus, infiltré ; ce croissant s'étend peu
à peu au point de contourner toutes les parties centrales restées transparentes qui, étranglées par le sphacèle périphérique, ne tardent pas
à s'infiltrer et se nécroser à leur tour. C'est là une forme très grave.

L'évacuation de l'humeur aqueuse avec ses produits pathogènes peut
être le point de départ de la réparation. Le sphacèle cornéen s'élimine,
et l'iris, projeté en avant, vient adhérer à la cicatrice nouvelle pour former un staphylôme adhérent. Dans certains cas, les masses fibrineuses
de la chambre antérieure, trop compactes, s'arrêtent au niveau de la
perforation de l'ulcère, et l'obturant sous forme de champignon, sont le
point de départ d'une généralisation de l'infection. Celle-ci détruit tout le
segment antérieur de l'œil qui s'atrophie, ou elle envahit les milieux de
l'œil et produit la panophtalmie.

La réaction est absolument variable dans cet ulcère. Parfois fort vive
au début, avec douleurs violentes, elle se calme dès que se produit la
perforation. C'est la forme la plus commune.

Parfois, au contraire, presque nulle pendant la période d'invasion de
l'ulcère, elle devient aiguë quand l'humeur aqueuse s'écoule.

Sa nature infectieuse ne saurait être mise en doute à la suite des expériences fort souvent répétées de Leber, Eberth, Stromeyer et Fritsch,
qui, après avoir sectionné la cornée, y introduisent des produits septiques divers, pus, viandes putréfiées, leptothrix buccalis, etc., et toujours reproduisent l'ulcère rongeant.

C'est une affection de l'âge adulte, surtout des vieillards. On la rencontre rarement chez l'enfant.

Le *traitement* doit viser l'ulcère et son voisinage. C'est ainsi que notre
première préoccupation doit être de désinfecter les narines, les voies
lacrymales, les culs-de-sac conjonctivaux. On devra y pratiquer des irrigations antiseptiques plusieurs fois par jour. On modifiera le sol ciliaire
malade par la cautérisation avec le crayon de nitrate d'argent ou les
attouchements avec la teinture d'iode ou la glycérine sublimée
à 1/30.

Quant à l'ulcère lui-même, on cherchera, dès le début, à en modifier
la nature par des pommades à l'iodoforme, à l'huile de cade, à l'aristol,
par des lavages à l'acide salycilique, au sublimé, à l'eau chlorée. On le
saupoudrera plusieurs fois par jour avec la poudre d'iodoforme ou

d'aristol. On le cautérisera toutes les douze ou vingt-quatre heures avec une solution de nitrate d'argent au 1/40. Enfin, on activera sa réparation par les fomentations chaudes et les instillations d'ésérine.

Nous proscrirons la cautérisation avec le crayon de nitrate d'argent. On a tiré de beaux avantages dans ces dernières années des attouchements avec l'aniline, la pyoctanine ou la teinture d'iode.

Mais nous pensons que la plupart du temps il faut rapidement en arriver au traitement chirurgical. Les paracentèses de la cornée, fort en honneur jadis, ont été supplantées par la kératotomie dans l'ulcère même (*opération de Sœmisch*). Quand on la pratique, il faut avoir soin de bien s'assurer qu'il ne reste entre les lèvres de la plaie aucun coagulum purulent. Aussi est-il prudent, l'humeur aqueuse écoulée, de pratiquer une petite injection de solution boriquée pour achever le nettoyage. Dans le cas où le magma fibrineux s'engagerait mal dans l'ouverture et aurait quelque difficulté à sortir, on irait à sa rencontre avec une pince pour le saisir et l'extraire. Après la kératotomie, il faut toujours instiller l'ésérine. Sitôt la chambre antérieure rétablie, on instille l'atropine.

Si le lendemain de l'opération, l'humeur aqueuse reproduite est trouble, on entrouve la plaie cornéenne à l'aide d'un stylet mousse et on l'évacue de nouveau. On répète cette manœuvre plusieurs jours consécutifs, jusqu'à ce qu'on ait obtenu sa limpidité et l'éclaircissement des bords de l'ulcère.

L'opération de Sœmisch, très employée dans ces dernières années, peut être très efficace dans les ulcérations au début, de peu d'étendue. Mais elle est loin de produire les mêmes heureux effets dans les ulcères larges ou périphériques. Aussi, à notre avis, lui a-t-on très utilement substitué depuis quelque temps la cautérisation ignée. On doit la pratiquer *larga manu*, sous forme pointillée, sur toute la surface de l'ulcère, en ayant soin de la faire très légère dans les points amincis, profonde au contraire dans les points où la cornée a conservé son épaisseur. Enfin, et nous insistons beaucoup sur ce fait, elle doit dépasser sur une certaine étendue la zone d'infiltration située au pourtour de l'ulcère, envahir la cornée saine, de façon à établir une barrière cicatricielle à l'in-

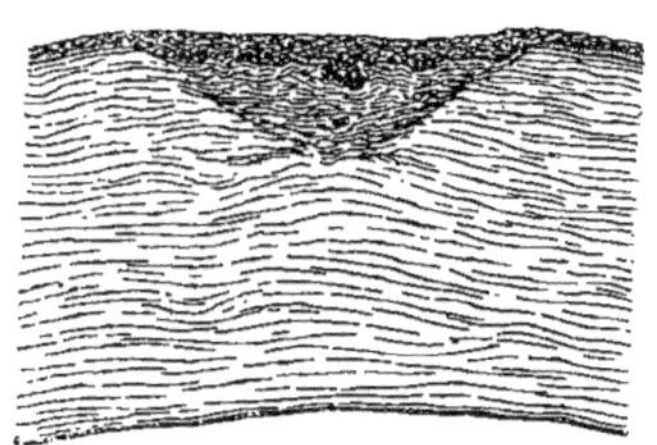

Fig. 65.
Cicatrice ancienne de la cornée.

vasion infectieuse. Il ne faut pas redouter cette cautérisation à cause de la large surface sur laquelle on opère, la réaction se fait d'ordinaire très bien et, chose curieuse, il nous a été donné plusieurs fois de constater que la cornée, loin de rester opaque dans toutes les parties cautérisées, reprenait en partie sa transparence, les escarres éliminées.

La réparation est assez rapide, mais quand l'ulcère est comblé, il reste une infiltration cornéenne qui met des mois à se résorber. Il est bien entendu que l'on devra continuer l'usage des pommades et des lotions quel que soit le traitement chirurgical adopté. Enfin, dans tous les cas, on fera utilement l'occlusion de l'œil dans l'intervalle des applications thérapeutiques.

Si la perforation s'est produite et que l'iris fasse hernie, on pourra diminuer la propulsion par des paracentèses, par la compression, mais nous n'engageons pas à l'excision, le plus souvent l'iris excisé étant remplacé dès le lendemain par une hernie nouvelle. Le mieux serait encore de toucher légèrement le prolapsus au galvano-cautère.

10° KÉRATITE NEURO-PARALYTIQUE

Bien que nous soyons convaincus que la plupart des affections de la cornée sont sous la dépendance d'un trouble nerveux, nous décrirons dans un chapitre spécial la *Kératite neuro-paralytique,* parce qu'il est une altération grave, de tout temps connue sous cette appellation, qui a pour point de départ une paralysie complète, non douteuse, de la cinquième paire.

On a longtemps discuté, et l'on n'est d'ailleurs pas encore d'accord sur l'origine des nerfs trophiques de la cornée. Sont-ils des ramifications du trijumeau, ou proviennent-ils du grand sympathique ? La question est encore à l'étude malgré les expériences démonstratives de Claude Bernard qui, coupant la cinquième paire en avant et en arrière du ganglion de Gasser, produisait l'ulcération et la nécrose de la cornée, malgré les recherches de Laborde et Duval qui, en déchirant la cinquième paire à son origine ont provoqué les mêmes accidents. Jaccoud et Dieulafoy n'ont-ils pas publié une observation de paralysie complète du trijumeau où la cornée avait conservé toute sa sensibilité ? La question n'est donc pas tranchée. D'ailleurs il resterait à faire la démonstration que les nerfs sensitifs de la cornée président à sa nutrition. Snellen n'a-t-il pas démontré que l'occlusion de l'œil prévient la nécrose de la cornée après la section du trijumeau. Aussi ne nous attarderons-nous pas à la discussion des différentes théories émises, et attendant que la physiologie nous donne la solution du problème, nous nous contenterons d'enregistrer les faits cliniques.

Or il est indéniable que dans la paralysie du trijumeau nous observons d'ordinaire une kératite qui débute par une infiltration grisâtre centrale, tantôt formant rapidement abcès avec ou sans hypopyon, dont la surface s'exfolie, tantôt, au contraire, s'exulcérant et donnant lieu à une ulcération profonde, pouvant se cicatriser d'un côté, tandis qu'elle se propage de l'autre.

Le caractère de cette kératite c'est son indolence, l'absence de tout phénomène réactionnel, sa tendance à la progression. En outre la cornée est généralement d'une anesthésie complète.

Il est fréquent de trouver réunies la paralysie de la cinquième et de la septième paire. Aussi dans ces cas la kératite se complique-t-elle d'un larmoiement continu, d'une impossibilité d'occlusion palpébrale qui la rendent plus maligne. En effet, et ceci confirme les expériences de Snellen, on a observé que si, simultanément avec la lésion du trijumeau, il y avait une paralysie de la troisième paire avec ptosis, la kératite prenait un caractère beaucoup plus bénin. Est-ce à dire, comme l'a écrit Trousseau, dans ses cliniques sur la fièvre typhoïde, que la lésion du trijumeau n'est pour rien dans la kératite, ou plutôt qu'anesthésiant la cornée, les corps étrangers atmosphériques peuvent, sans provoquer de réaction, venir se déposer à sa surface et là produire l'altération que nous déterminons? Non, et la meilleure preuve, c'est que l'occlusion complète, préventive, ne met pas toujours à l'abri de la kératite. Certainement l'infection exogène peut jouer dans cette altération un certain rôle d'autant plus important qu'elle est facilitée par l'anesthésie cornéenne, mais pour nous la lésion primitive, l'infiltration et la desquamation épithéliale, sont le fait de la lésion de la cinquième paire.

On observe cette forme de kératite dans les paralysies du trijumeau d'origine centrale ou périphérique, à la suite de la fièvre typhoïde, de la scarlatine, de la méningite, de l'encéphalite, etc., etc.

On ne la confondra pas avec l'ulcération asthénique dont l'indolence et la marche progressive ont des points de ressemblance avec elle ; tandis que là l'anesthésie cornéenne est complète, ici la sensibilité est normale.

Dans le traitement, nous devons nous inspirer des recherches de Snellen et faire l'occlusion. Parfois même il est indiqué de pratiquer la blépharorraphie. On pourra activer la réparation par les fomentations chaudes antiseptiques, par les instillations d'atropine ou d'ésérine, suivant le siège de l'abcès et suivant le degré d'infiltration.

Nous chercherons à réveiller la sensibilité du trijumeau par les courants continus, les révulsifs au point d'émergence du sus-orbitaire.

Pour la thérapeutique générale, tout en tenant compte de l'affection aiguë qui a donné lieu à la paralysie, nous prescrirons le sulfate de quinine et l'iodure de potassium.

CHAPITRE XXIX

OPACITÉS DE LA CORNÉE

On classe d'ordinaire sous cette dénomination toute une série de dégénérescences cornéennes n'ayant, du reste, aucun point de rapprochement que l'opacification.

C'est ainsi que nous étudierons successivement : 1° les *taies* ou *leucomes*; 2° le *gerontoxon*; 3° la *sclérose cornéenne*; 4° la *dégénérescence calcaire*, toutes altérations n'amenant pas de déformation sensible de la cornée.

TAIES ET LEUCOMES

Les *taies* et *leucomes* sont le produit de cicatrices formées par le résidu d'anciens abcès ou ulcères de la cornée. Quelquefois cependant de petites taies imperceptibles restent après la kératite parenchymateuse. La tache, ainsi formée, est-elle peu étendue, peu épaisse? on lui donne le nom de *taie;* plus large elle s'appelle *leucome*. La tache cicatricielle cornéenne est d'un blanc bleuâtre, nacré, teinte s'accusant d'autant plus qu'elle est plus étalée en surface et en même temps plus profonde. Quand elle est ancienne, ses bords, à l'œil nu, paraissent bien nets, bien limités; quand elle est récente, ils sont diffus à cause de l'infiltration qui les accompagne et qui semble faire corps avec elle, infiltration qui, graduellement et à la longue, finit par se résorber. Il n'est pas rare, en effet, de voir après plusieurs mois un leucome présenter une étendue moitié moindre qu'au début.

Ces taches peuvent à l'infini varier de forme et d'intensité, cela dépend de la nature, du volume et des dimensions de l'abcès ou de l'ulcère qui les a produites. Mais il en est de si peu accusées qu'elles passent inaperçues et provoquent cependant d'assez notables troubles fonctionnels. Aussi ne faut-il pas se contenter d'un simple examen de la cornée à l'œil nu ou à la loupe. L'ophtalmoscope seul permet de découvrir ces opacités.

Pour cela il faut ou examiner la cornée avec un miroir plan derrière lequel on placera une lentille convexe de dix ou quinze dioptries, ou on fera l'examen du fond de l'œil à l'image renversée. Dans ce cas on observera le phénomène appelé « *miroitement du fond de l'œil* », qui consiste à voir la papille, prise par exemple comme point de repère, tantôt nette, tantôt confuse, selon qu'on la voit à travers les parties transparentes ou opaques de la cornée. En règle générale ces taies, imperceptibles à l'œil nu, sont la conséquence de la kératite interstitielle dont quelques exsudats se sont organisés.

Les *leucomes* peuvent parfois être confondus avec certaines infiltrations parenchymateuses inflammatoires, cependant il est des caractères qui les distinguent. C'est ainsi que dans le leucome la tache a une coloration plus franche, plus uniforme, moins diffuse; l'épithélium qui le recouvre est uni, lisse; il est soulevé, rugueux dans l'infiltration. Enfin, dans ce dernier cas, on constate toujours un certain degré d'injection périkératique qu'on ne rencontre pas dans le premier.

Les conséquences fonctionnelles de ces *taies* ou *leucomes* varient suivant leur siège et leur étendue. Elles sont d'autant plus fâcheuses que les parties plus centrales de la membrane se trouvent atteintes. Les rayons lumineux peuvent complètement être arrêtés par un leucome *épais* situé au centre de la cornée; mais il est d'autres cicatrices, à demi transparentes, beaucoup plus gênantes à cause de la *diffusion* des rayons lumineux qu'elles produisent et qui troublent la netteté de l'image. Enfin, dans le plus grand nombre de cas de *taies* ou *leucomes*, il se produit toujours une légère déformation qui engendre l'astigmatisme irrégulier.

Le *pronostic* des cicatrices cornéennes dépendra donc de leur siège et de leur épaisseur, mais il faudra toujours être fort réservé à leur endroit surtout chez les enfants, car il n'est pas rare de les voir s'éclaircir dans de notables proportions.

Leur *traitement* consiste à favoriser par tous les moyens possibles la résorption des infiltrats qui les accompagnent et qui d'ordinaire doublent ou triplent leur volume. Pour cela la *thermalité* joue le premier rôle en activant la circulation dans l'œil. Appliquer localement le plus de calorique possible, soit sous forme de compresses sèches ou humides qu'on répétera plusieurs fois par jour, soit sous forme de douches de vapeur avec l'appareil de Lourenço, doit être notre première prescription. On pourra conseiller en outre la pommade à l'*oxyde* jaune au 1/50°, les solutions de borate de soude ou d'iodure de potassium en lotion. Quand la réaction sera absolument nulle, on tirera de bons résultats des insufflations d'acide borique ou de calomel.

Enfin on a vanté les effets heureux des courants électriques et de l'électrolyse.

Toutes ces indications doivent être très surveillées et abandonnées quand la réaction qu'elles produisent devient trop vive.

Quand, après plusieurs mois de durée et de soins consécutifs, on n'a plus d'espoir de voir la cicatrice diminuer d'étendue et s'éclaircir, et que la vision se trouve notablement altérée, il faut pratiquer une pupille artificielle en bien cherchant la place où elle sera le plus profitable au malade. On pourra compléter le résultat obtenu par un tatouage de la taie. (Voir chapitre des *Opérations*.)

LEUCOME MÉTALLIQUE. — On désigne sous ce nom une opacité cornéenne résultant d'un dépôt médicamenteux à la surface de la membrane. Le plus souvent elle se produit dans les cas d'ulcères que l'on a traités par le sous-acétate de plomb, le nitrate d'argent. Le sel métallique, qui se précipite avec une très grande facilité, vient se déposer dans les anfractuosités de l'ulcération qu'elle finit par combler. Faisant là l'office de corps étranger, il entretient d'ordinaire un état irritatif fort gênant.

On a préconisé dans ce cas, s'il s'agit de dépôt plombique, les bains d'œil avec une solution d'iodure de potassium de façon à produire un iodure de plomb qui est soluble, mais la plupart du temps, cette réaction, très facile dans les laboratoires, ne se produit pas. L'iodure n'entame pas, ou n'entame que très peu le leucome. Il faut donc avoir recours au grattage, à l'abrasion, qu'il faudra pratiquer après cocaïnisation, et, en plusieurs fois, si le leucome est étendu, pour ne pas provoquer de réaction trop violente. Il nous faut signaler aussi les dépôts de chaux à la surface de la cornée contre lesquels on pratiquera aussi l'abrasion après avoir essayé les lotions avec une solution de sucre qui transforme la chaux en un saccharate soluble.

LEUCOME ADHÉRENT. — C'est toute cicatrice cornéenne comprenant des adhérences de l'iris. Ces prolapsus iriens dans les leucomes portent encore le nom de *synéchies antérieures*. Cet état pathologique est toujours consécutif à des perforations de la cornée. Tantôt il y a simple juxtaposition des deux membranes qui sont soudées l'une à l'autre par une couche exsudative intermédiaire, tantôt l'iris est engagé dans la profondeur de la cicatrice cornéenne et il y a *enclavement*.

Les ophtalmies purulentes, surtout celle du nouveau-né, les kératites strumeuses, neuro-paralytiques, les ulcères rongeants, le zona ophtalmique, les traumatismes sont les causes les plus communes de cette affection.

Son *pronostic* est toujours grave à cause des complications dont le leucome peut être le point de départ. Et, de fait, l'iris qui est en rapport intime avec le *cercle ciliaire*, que l'on a appelé le *nœud vital* de l'œil, se trouvant altéré dans sa nutrition, dans sa structure, dans ses mouvements, offre un danger permanent.

Les complications du leucome adhérent sont nombreuses. En premier lieu nous citerons les névralgies périorbitaires et oculaires, qui sont à peu près constantes chaque fois que le malade se livre à un travail d'application un peu prolongé. Elles se produisent même quand l'œil ne voit plus par le seul fait du travail de son congénère. Elles sont parfois tellement aiguës qu'elles peuvent être le point de départ de phénomènes inflammatoires. Elles sont la conséquence de l'excitation des nerfs ciliaires et iriens produite par la traction permanente qu'exercent sur eux les divers mouvements de contraction de l'iris, dont une partie, se trouvant enclavée dans la cicatrice cornéenne, oppose un obstacle d'autant plus grand à ses divers mouvements que les adhérences sont plus étendues.

La plus fréquente des complications est l'*ulcération* de la surface cicatricielle. A la moindre poussée inflammatoire dont l'œil est le siège, soit dans les conjonctives, soit dans toute autre membrane, presque toujours le leucome s'en ressent et s'ulcère. La cause en est que le tissu cicatriciel qui a remplacé les parties de cornée détruites est plus ou moins compacte, résistant. Il comprime, par suite, les parties cornéennes voisines et gêne leur nutrition. En outre, la portion d'iris comprise dans la cicatrice est surtout aussi une cause permanente d'irritation. Souvent elle remplit le vide laissé par la perforation cornéenne ; elle est entourée de ce tissu inodulaire, cicatriciel, et n'est séparée de l'extérieur que par une mince couche épithéliale dont la nutrition est également des plus défectueuses et dont le plus léger frottement amène souvent la desquamation.

La déformation conique, staphylomateuse, de la cornée est une des conséquences fréquentes du leucome adhérent et résulte de l'amoindrissement de la résistance de la partie leucomateuse qui, luttant mal contre la pression intra-oculaire, cède sous son effort.

La pression intra-oculaire est ainsi déplacée et ne se fait plus également sentir sur toutes les parties du globe. Ajoutons que les névralgies ciliaires, que nous avons signalées, provoquent à la longue une augmentation de la sécrétion, qui vient encore exagérer la tension, d'où le *glaucome* que l'on observe assez fréquemment.

Quant aux crises d'*iritis*, elles sont nombreuses, et on les explique d'autant mieux que sur la face postérieure du leucome l'iris se trouve aminci, distendu, recouvert d'une exsudation organisée. Si l'œil est au repos, cette membrane est naturellement entraînée, tirée vers la cicatrice, et parfois le tiraillement est tel qu'elle semble faire des plis longitudinaux de la cicatrice vers la région ciliaire opposée. A chacun des mouvements de dilatation de son sphincter, l'iris est tiraillé dans la cicatrice. Si c'est au contraire un mouvement de contraction qu'il exécute, c'est sur la partie diamétralement opposée à la synéchie que la traction se produit. Il en résulte donc une irritation permanente de ses fibres qui doit fatalement aboutir à l'inflammation. On a vu ces iritis conduire à des cyclites qui, prenant comme agent de transmission les vaisseaux et les nerfs, produisaient des *ophtalmies sympathiques*.

Enfin une des complications que nous avons mise en lumière [1] c'est l'*irido-choroïdite suppurative* ou *phlegmon de l'œil* survenant spontanément, parfois des années après l'existence du leucome adhérent. Pour l'expliquer, nous avons admis le réveil des microbes infectieux à l'état latent dans l'œil depuis la période ulcérative de la cornée, réveil d'autant plus facile que l'œil offre une irritation permanente produite par la synéchie antérieure qui le favorise à merveille. Mais nous nous sommes montré aussi grand partisan de la théorie irritative de la région ciliaire, qui est le point de départ de cette infection, et nous en avons donné la preuve dans l'examen anatomo-pathologique des yeux énucléés où la suppuration avait débuté, non autour du leucome, mais dans la partie ciliaire diamétralement opposée. Or nous avons dit plus haut comment cette partie était le siège de l'irritation maxima, produite par le tiraillement irien. A notre avis donc, le phlegmon oculaire consécutif au leucome adhérent était d'origine endogène. Plus tard Wagenman, sans infirmer notre opinion, a démontré par ses travaux que l'infection pouvait aussi être exogène et se produire à travers la cicatrice ancienne, qui souvent est une cicatrice filtrante. Nous avons cependant dans notre travail rapporté une observation d'irido-choroïdite suppurative où l'infection cessa du jour où la cicatrice devint filtrante. Quoi qu'il en soit de sa pathogénie, le *phlegmon* est une complication certaine et encore assez fréquente du leucome adhérent.

En présence de complications aussi nombreuses et aussi graves, tous nos efforts doivent-ils tendre à les prévenir. Pour cela nous ne devons avoir qu'un but : faire cesser les tractions iriennes, et nous n'avons qu'un moyen : pratiquer une large iridectomie dans la partie diamétralement opposée au leucome. Si la cicatrice cornéenne et l'adhérence offrent une trop grande surface, les tractions ne devant pas forcément cesser par le fait d'une simple iridectomie, il sera indiqué d'en pratiquer une de chaque côté du leucome. Parfois même devra-t-on, comme l'a conseillé Cuignet, chercher à arracher l'iris en entier.

Enfin nous devons mettre en garde contre le *tatouage* du *leucome* adhérent, opération des plus dangereuses, quand par notre manœuvre nous dépassons la fine pellicule qui recouvre l'iris et que c'est à même cette membrane que nous enfonçons nos aiguilles et faisons pénétrer notre encre le plus souvent septique, de sorte qu'on ne tarde pas, après cette opération, à voir surgir de violents phénomènes inflammatoires que compliquent souvent des accidents suppuratifs.

(1) Despagnet. *De l'irido-choroïdite suppurative dans le leucome adhérent*. — Félix Alcan, éditeur, 1887.

GERONTOXON OU ARC SÉNILE

On désigne sous ce nom une opacification cornéenne, spéciale aux vieillards, se présentant sous forme d'un anneau blanchâtre situé à la périphérie de la cornée et séparé du bord scléro-cornéen par une bandelette d'environ 1 millimètre de membrane transparente. C'est là une altération régressive très régulière débutant par le segment supérieur d'abord, le segment inférieur ensuite, pour gagner beaucoup plus tard les parties latérales. Sa largeur ne dépasse guère jamais 2 millimètres Toutefois on a observé des cas où le processus régressif gagnait les parties centrales et recouvrait une partie des pupilles; jamais aucune réaction ne l'accompagne. Enfin, bien que ce soit là une altération de la vieillesse, on peut dans certaines familles la voir apparaitre à un âge beaucoup plus précoce.

Les recherches anatomo-pathologiques ont démontré qu'il s'agissait là d'une atrophie des cellules cornées avec dégénérescence graisseuse. La même altération existe dans les vaisseaux : dégénérescence graisseuse des parois, de sorte que le *gerontoxon* paraît être la conséquence d'une dénutrition.

Malgré cette dégénérescence, les sections traumatiques ou chirurgicales opérées dans cette partie dégénérée de la cornée se réparent normalement.

SCLÉROSE OU DÉGÉNÉRESCENCE GRISE DE LA CORNÉE

C'est une affection sans réaction aucune, débutant, comme le gerontoxon, par la périphérie de la cornée, dans le segment supérieur le plus souvent, et, contrairement à lui, envahissant la membrane non circulairement suivant son limbe de façon à former un anneau, mais se développant progressivement sur toute la surface du segment envahi. Comme dans le gerontoxon la tache sclérosée est blanc nacré, parfois grisâtre. Il s'agit là d'une destruction des cellules cornéennes avec substitution graisseuse, destruction pouvant être la conséquence de certains états inflammatoires voisins tels que la sclérite ou la scléro-kératite.

D'autres fois cette affection survient sans traces phlegmasiques plus ou moins éloignées, et, dans ce cas, presque toujours les deux yeux sont atteints simultanément et symétriquement. Nous avons observé un cas où dans les deux yeux la sclérose, qui avait débuté par le limbe du segment supérieur, avait peu à peu envahi plus de la moitié de la cornée, de telle sorte que, les deux tiers de la pupille étant recouverts, la vision se trouvait fortement endommagée.

Le développement symétrique et également progressif dans les deux yeux nous a fait émettre l'idée que cette sclérose pouvait bien être la conséquence de troubles trophiques.

On a essayé avec bien peu de succès d'arrêter son progrès par l'électrisation à courants continus et l'électrolyse. Dans le cas, que nous signalons plus haut, nous l'avons enrayée en traçant au delà de ses limites sur la cornée saine une tranchée au galvano-cautère allant jusqu'à la membrane de Descemet. Nous avons, deux ans après, pu constater que le résultat s'était maintenu.

DÉGÉNÉRESCENCE CALCAIRE

C'est une maladie très rare et fort peu connue, caractérisée par une opacification. débutant par le diamètre transversal de la cornée et à sa partie médiane sous forme d'un nuage à contours mal définis, qui peu à peu s'étend de façon à former une bandelette de 5 à 8 millimètres de large et partageant horizontalement la cornée en deux. Puis la tache se répand au-dessus et au-dessous de la ligne horizontale en constituant ainsi, au bout d'un temps plus ou moins long, une languette de teinte uniformément grise, recouvrant tout le champ pupillaire et interceptant les rayons lumineux. La surface de la cornée reste lisse et unie. Il n'y a pas d'inflammation.

Bowmann d'abord, puis, au Congrès de 1878, M. Galezowski, ont donné la description de cet état pathologique. Nous-même, en 1881, avons publié une observation de ce genre avec examen histologique à l'appui.

Aucune thérapeutique n'amène le moindre résultat dans ces cas et c'est toujours à l'abrasion qu'il faut recourir. On constate alors que la portion opaque est toute superficielle, et qu'à peine on a enlevé une lamelle très fine on trouve au-dessous la cornée transparente.

Si l'on examine cette lamelle, on constate que sa partie antérieure est recouverte d'une masse de petites granulations très compactes et présentant un aspect uniforme. La surface profonde n'offre pas d'altération. Ces granulations ne sont point graisseuses, l'acide osmique ne changeant point leur coloration. L'acide acétique n'a aucune prise sur elles, ce qui prouve leur dureté. L'acide chlorhydrique seul les dissout, ce qui démontre qu'elles sont constituées par du phosphate et du carbonate de chaux. Débarrassée de ces granulations, la lamelle se trouve formée par l'épithélium cornéen qui n'a subi aucune altération anatomique mais qui a eu ses cellules élargies, distendues, et quelquefois même rompues par l'entassement de ces granulations, qui se trouvent réunies en si grand nombre que toute trace d'épithélium est invisible avant leur dissolution.

C'est donc là une dégénérescence ou plutôt une infiltration calcaire des cellules épithéliales de la cornée.

(1) Despagnet. *Recueil d'Ophtalmologie*, 1881.

CHAPITRE XXX

ALTÉRATIONS DE COURBURE DE LA CORNÉE

La courbure normale de la cornée subit diverses modifications morbides. Tantôt elles résultent d'une altération du seul tissu cornéen dont la transparence est conservée (*staphylôme pellucide conique* ou *globuleux*) ou altérée (*kératéclasie*). Tantôt, la cornée est remplacée en tout ou en partie par une cicatrice saillante formée aux dépens de son tissu et de l'iris hernié (*staphylome opaque*).

STAPHYLOME PELLUCIDE CONIQUE. KÉRATOCONE

Sous les noms de *staphylôme pellucide conique* ou de *kératocone*, on désigne une altération de courbure de la cornée, qui de convexe est devenue conique.

Cette déformation, rare en France, survient de préférence chez les jeunes sujets avant vingt-cinq ans et particulièrement chez la femme. Elle résulte d'un défaut d'équilibre entre la tension oculaire et la résistance du tissu cornéen. Cette dernière surtout semble seule devoir être incriminée, car en amincissant, par grattage de la face profonde, le centre de la cornée, Ilis a provoqué le développement d'un véritable kératocone. Sans cause

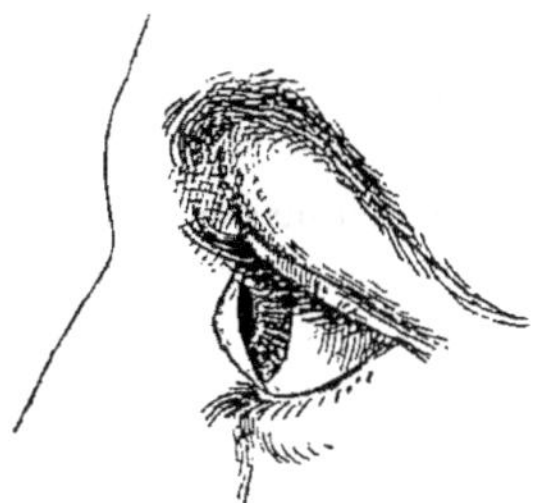

Fig. 66.
Kératocone.

connue, il se produit donc une *kératomalacie*, et la partie centrale de la cornée commence à bomber tandis que la périphérie conserve sa courbure normale. Plus tard, lorsque le cône central s'accentue, la déformation gagne jusqu'au limbe scléro-cornéen, et, en regardant obliquement l'œil, on en peut constater la forme conique. Le sommet du cône ne répond pas d'ordinaire exactement au centre même de la cornée, il est plutôt placé un peu au-dessous de lui. Longtemps, à son niveau, la membrane reste transparente, puis elle peut devenir le siège d'une légère opacité, et, dans quelques cas même, faisant saillie entre les paupières, dont il empêche l'occlusion, le conus irrité s'ulcère, et, avant de se perforer, la membrane de Descemet fait hernie sous forme de petite bulle au milieu de l'ulcération cornéenne.

Au début, tant que la cornée n'a pas pris une forme conique évidente, le diagnostic de l'affection est difficile. Subjectivement le malade accuse de la myopie, il regarde de très près les objets qu'il veut voir. Toutefois aucun verre sphérique concave ne parvient à corriger ce vice de réfraction, et, en effet, la surface cornéenne n'est pas sphérique mais conique. Dans un grand nombre de cas les verres hyperboliques de Raéhlmann rendent de bons services, pourvu que le porteur regarde exactement suivant leur axe. On ne peut donc pas s'en servir lorsqu'on est obligé de mouvoir le regard, ainsi pour la marche, qui cependant est fort gênée par suite de l'irrégulière réfraction des rayons lumineux reçus à travers la périphérie de la cornée. Le même reproche s'adresse au port de lunettes sténopéiques. Dans ces derniers temps on a vanté les bons effets des verres de contact, mais l'expérience n'est pas encore suffisamment établie à leur endroit. D'ailleurs ils ne peuvent être longtemps tolérées.

Très prononcé, le kératocone peut abaisser l'acuité visuelle jusqu'à 1/30 ou 1/50 de l'état normal. Parfois aussi il provoque de la polyopie. Objectivement la kératoscopie permet de saisir un signe pathognomonique de l'affection. Près du centre cornéen on aperçoit un segment d'ombre qui l'entoure et qui est animé d'un mouvement de rotation autour du sommet du conus à chaque déplacement que l'on imprime au miroir. A la périphérie de la cornée par contre on trouve des ombres qui se déplacent comme dans les yeux hypermétropes ; il y existe de l'hypermétropie, ce que Parent avait depuis longtemps établi théoriquement et démontré pratiquement en améliorant la vision de ces yeux exclusivement avec des verres cylindriques convexes.

A l'ophtalmoscope l'image droite ou renversée permet de voir la papille tantôt dans son entier, tantôt dans une de ses parties, phénomène caractéristique du kératocone.

Atteignant en général successivement les deux yeux, la maladie progresse fatalement avec lenteur, dans le plus grand nombre des cas. Enfin jamais l'on n'a vu la cornée conique reprendre ses courbures normales.

Le pronostic du kératocone est donc sérieux, d'autant que, si le traitement palliatif par les verres ne donne à peu près aucun résultat, les divers traitements curatifs se comptent encore.

Admettant *a priori* que le kératocone résulte d'une augmentation de la tension oculaire, certains oculistes ont préconisé l'iridectomie ou la sclérotomie, mais en raison des échecs de cette méthode de traitement, ils se sont rabattus sans beaucoup plus de succès sur les instillations d'ésérine ou de pilocarpine combinées avec la compression. Plus rationnelles paraissent être les tentatives de modification directe de la courbure cornéenne. A cet effet, Parinaud pratique des scarifications profondes, les unes verticales, les autres horizontales, allant d'un bord à l'autre de la cornée en passant près du centre sans l'intéresser. Ces scarifications peuvent être répétées après trois semaines ou un mois, lorsque l'on juge que l'effet cicatriciel des premières est produit. De Graefe abrasait la cornée au sommet du conus, évitant de pénétrer d'emblée dans la chambre antérieure afin de ne pas voir survenir la hernie de l'iris et son enclavement dans la cicatrice. Une fois la plaie cornéenne faite, de Graefe y entretenait une ulcération véritable par des cautérisations prudentes avec le nitrate d'argent et pratiquait au fond de l'ulcère des paracentèses de la chambre antérieure répétées plusieurs jours de suite en maintenant dans l'intervalle sur l'œil un bandeau compressif. Ce procédé a donné des guérisons. Il en a été de même du procédé de Galezowski et de Bader, qui enlèvent un petit lambeau en forme de croissant dans toute l'épaisseur de la cornée, non point au centre de la membrane, mais au sommet du staphylome ; puis, une fois l'excision faite, un pansement compressif est maintenu en place pendant dix ou quinze jours.

Au lieu de recourir à l'instrument tranchant, certains auteurs préconisent de se servir du galvano ou du thermo-cautère pour obtenir une cicatrice cornéenne au sommet du conus. Il est bon toutefois d'être prévenu que lorsque la pointe de l'instrument pénètre dans la chambre antérieure, l'humeur aqueuse s'écoule brusquement, ce qui expose à blesser le cristallin appliqué contre la cornée aplatie. En outre, ce même contact du cristallin empêche de détruire autant de substance cornéenne qu'on le désirerait.

En somme, si l'on se trouve en présence d'un début de staphylome pellucide, il convient de le combattre par les myotiques et la compression; puis, si au bout de quelques mois on n'a rien obtenu, il faut recourir aux cautérisations du sommet du conus. Si, malgré ce traitement, le mal progresse, ou si, au moment où le malade se présente, le kératocone est accentué, alors sans tarder on pratiquera l'excision d'un lambeau de la cornée plutôt que de procéder pendant huit, dix ou quinze jours consécutifs à des paracentèses de la chambre antérieure, dont chacune offre un nouveau danger d'infection de l'œil. Enfin dans le cas d'un kératocone arrivé à la dernière période, c'est-à-dire prêt à s'ulcérer, la compression et le collyre à l'ésérine peuvent être employés, associés aux cautérisations et aux paracentèses.

STAPHYLOME PELLUCIDE GLOBULEUX. KÉRATOGLOBE

La distension régulière de la cornée sous forme d'un demi-globe a reçu le nom de *staphylôme pellucide globuleux* ou encore de *kérato-*

globe. En général cette déformation s'accompagne d'une augmentation de volume de tout le globe oculaire, c'est-à-dire qu'il y a *buphtalmie.*

Autrefois on attribuait cette altération de la forme de la cornée à l'existence d'une hydropisie de la chambre antérieure. Maintenant l'on ne peut, sans réserve, accepter ici l'influence d'une augmentation de la tension occulaire ; ne sait-on pas en effet que dans le glaucome on observe plutôt un aplatissement de la membrane. Il faut encore faire intervenir une diminution de résistance du tissu cornéen, consécutive dans certains cas à une kératite vasculaire.

Globuleuse, la cornée presque toujours conserve sa transparence et laisse voir une chambre antérieure très profonde, un iris terne parfois tremblotant avec une pupille un peu dilatée et immobile. La physionomie du sujet se ressent du volume exagéré du globe oculaire que les paupières recouvrent avec peine ; de plus, son attitude est modifiée en raison du peu de vision qu'il possède, surtout quand il y a buphtalmie.

La marche du *kératoglobe* est lente, mais fatale. Parfois il cesse de progresser sans toutefois rétrocéder ; d'autres fois il acquiert un développement énorme ; on n'aurait cependant jamais vu la cornée se rompre.

Le traitement palliatif par le port de verres ne procure aucune amélioration ; aussi faudra-t-il tenter les interventions déjà signalées à propos du kératocone, et dans les cas ultimes, quand la vision est tout à fait perdue, quand les paupières sont incapables de se fermer, alors l'on pourra proposer l'excision du *kératoglobe* comme s'il s'agissait d'un staphylome opaque.

KÉRATECTASIE. KÉRATOCÈLE

Le tissu cornéen, aminci par une plaie ou un ulcère, ramolli par inflammation et altéré dans sa transparence, se laisse distendre et alors se trouve constituée la *kératectasie.*

La *kératectasie* suite d'ulcère est le plus souvent partielle et irrégulière de forme, tandis que la cornée est régulièrement ectasique dans sa totalité lorsque la déformation succède à un pannus épais du tissu propre de la membrane ou à une kératite parenchymateuse

Lorsque la cornée est ulcérée jusqu'à la membrane de Descemet, celle-ci se laisse distendre, fait hernie à travers la perte de substance, et constitue un *kératocèle.* Celui-ci se présente sous forme d'une vésicule transparente, entourée d'un anneau cicatriciel opaque, et saillante au-dessus du niveau de la membrane. Plus souvent l'ulcère dont la présence a provoqué l'ectasie cornéenne se cicatrise, et à son niveau existe une cicatrice saillante, amincie et opaque, qui se distingue du tissu voisin normal par sa structure plus dense, l'épaississement de l'épithélium superficiel et l'absence de la membrane de Bowmann. Derrière elle la membrane de Descemet avec son épithélium ne présente aucune solution de continuité.

Les échecs, qui jusqu'à ce jour ont suivi les tentatives de greffe cornéenne, ne doivent pas cependant détourner de toute tentative nouvelle. Toutefois mieux vaut s'efforcer de prévenir le développement du mal par des ponctions répétées de la chambre antérieure, suivies de compression, et plus tard par l'iridectomie. S'il s'agit d'un petit kératocèle, on peut le détruire par cautérisation, et obtenir à sa place une cicatrice plate par l'application longtemps prolongée d'un bandeau compressif.

STAPHYLOME OPAQUE

Le *staphylôme opaque* se distingue de la simple kératectasie parce que dans la constitution du tissu qui remplace la cornée entrent des débris de l'iris hernié.

Tandis que la kératectasie survient sans perforation cornéenne, il y a au contraire perte de substance de la membrane et hernie de l'iris dans le

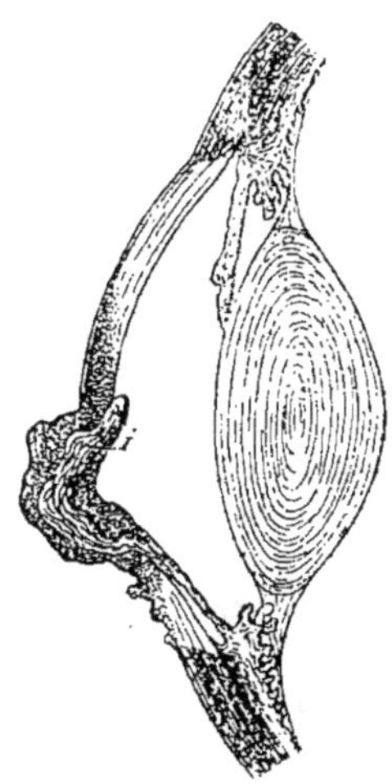

Fig. 67.
Staphylôme partiel au début.

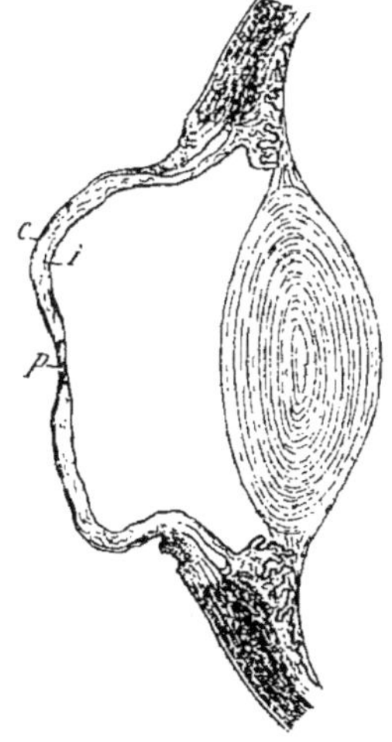

Fig. 68.
Staphylôme total.

cas de *staphylôme opaque*. L'iris hernié bombe en avant. Dans ce cas ou bien la cicatrisation est impuissante à produire un tissu assez rétractile et résistant pour faire disparaître cette saillie et alors le staphylôme peut être dit *primaire*, ou bien il se forme une cicatrice plate qui ultérieurement se distend en un staphylôme *secondaire*. Les causes, qui maintiennent ou provoquent la saillie cornéenne, sont : l'étendue de la perforation de la membrane, et les augmentations temporaires de la pression oculaire sous l'influence des mouvements intempestifs des paupières ou du globe lui-même, ou à la suite d'efforts exagérés.

Anatomiquement, dans la paroi du *staphylôme* l'on trouve du tissu cornéen qui a subi la transformation fibreuse (*c*) et qui est doublé par les débris de l'iris (*i*). Du reste la part respective des deux membranes dans la formation de la cicatrice varie suivant les cas ; toutefois il est exagéré de prétendre que le *staphylôme* résulte d'une modification du seul tissu irien (fig. 68).

Suivant que la lésion déforme une partie ou la totalité de la cornée, le staphylôme est dit *partiel* ou *total*.

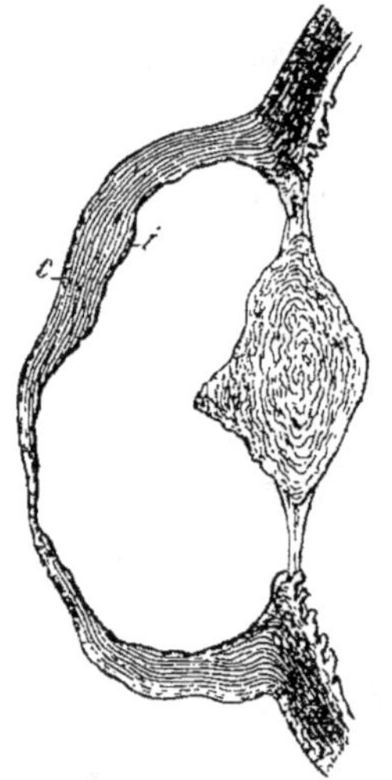

Fig. 69.

Staphylôme total adhérent.

Partiel, il est central ou périphérique suivant le siège de la perforation à laquelle il succède. C'est une saillie gris bleuâtre ou noire, assez régulièrement arrondie et rétrécie à sa base par une sorte de collet, ou bien le staphylôme s'étale irrégulièrement, plus particulièrement au niveau de la moitié inférieure de la cornée. A travers la portion encore transparente de cette membrane on peut apercevoir l'iris qui vient se fusionner avec le tissu staphylomateux, et la pupille qui est plus ou moins déplacée, déformée et masquée par le tissu de cicatrice. La vision par suite varie beaucoup suivant le degré d'opacité et d'irrégularité de courbure du tissu cornéen placé en avant de la pupille (fig. 67).

Total, le staphylôme forme à la place de la cornée une saillie plutôt globuleuse que conique, à surface régulière ou bosselée (*staphylôme en grappe ou racémeux*). Récent, il varie comme teinte du gris d'ardoise au bleu noir, coloration qui résulte de ce que le niveau de sa paroi laisse voir plus ou moins par transparence la couche de pigment irien qui le tapisse profondément. C'est en raison de cet aspect que l'on a comparé la lésion à un grain de raisin (σταφυλή), d'où son nom de staphylôme. Plus tard, lorsque la paroi s'est épaissie, elle est blanche avec des taches sombres dues encore à des dépôts de pigment ; assez souvent aussi elle est parcourue par un réseau vasculaire plus ou moins développé. Derrière, l'humeur aqueuse s'est accumulée, et souvent elle renferme des débris d'exsudats devenus graisseux, et parfois des cristaux de cholestérine. Le cristallin, ou s'est échappé au moment de la perforation de la cornée, ou bien il est cataracté, ratatiné ; la zonule est distendue, les procès ciliaires atrophiés, le corps vitré et les membranes profondes comme la sclérotique plus ou moins altérés. La lésion n'est plus limitée à la cornée (fig. 69).

Entraînant une cécité complète, le staphylôme total peut devenir gênant par son volume qui empêche l'occlusion des paupières, d'où une irritation, voire aussi une ulcération de son tissu, un état catarrhal de la conjonctive et parfois encore un véritable ectropion palpébral. Dans les cas où la paroi est très mince, il peut survenir une rupture et une abondante issue d'humeur aqueuse, d'où une réduction de volume du staphylôme qui se referme, se distend à nouveau, puis se rompt encore. Cela peut se répéter jusqu'à ce que survienne, du fait de la rupture, une hémorragie intra-oculaire abondante, une irido-cyclite, une panophtalmie, accidents dont les conséquences sur le globe de l'œil seront ultérieurement étudiées.

Le traitement du *staphylôme* doit être prophylactique, c'est-à-dire que l'on surveillera avec un soin particulier la cicatrisation des perforations cornéennes avec hernie de l'iris. La thérapeutique qui permet d'obtenir dans ces cas une cicatrice plate sera étudiée à propos de la hernie de l'iris. Une fois la lésion établie, s'il s'agit d'un staphylôme total volumineux et gênant, il est indiqué d'en pratiquer l'excision, et même on excisera un staphylôme partiel pour prévenir son développement ou améliorer la vision (voir *Chirurgie de la cornée*). Autrement, contre les staphylômes récents à paroi mince, on pourra tenter les ponctions répétées et le bandeau compressif. Très souvent encore on se trouvera mieux d'une large iridectomie faite de façon à placer la pupille artificielle derrière la partie la plus transparente de la cornée. Dans certains cas enfin, il peut être avantageux de faire l'excision du staphylôme partiel, puis ultérieurement de pratiquer une iridectomie dans le double but de rétablir le passage des rayons lumineux et régulariser la pression intra-oculaire, ce qui prévient la distension ultérieure de la cicatrice obtenue.

CHAPITRE XXXI

TUMEURS DE LA CORNÉE

Les *tumeurs primitives* de la cornée sont extrêmement rares, on en a même discuté l'existence. Cependant on relève un exemple de *mélano-sarcôme* de la cornée (Blanquinque), de *carcinôme* des couches superficielles de la membrane (Galezowski), d'*épithelioma* (Pasquale Sgrosso).

A tort l'on a rangé parmi les néoplasmes cornéens des *plaques épithéliales* (Hocquard) constituées par une hyperplasie du revêtement épidermique et la formation de cônes épithéliaux. Elles résultent en général d'une irritation légère, longtemps continuée, ou quelquefois de la cicatrisation d'une plaie cornéenne.

La cornée se laisse envahir *secondairement* par les néoplasmes de la conjonctive, de la sclérotique ou des autres membranes de l'œil. Parfois encore, elle ne se laisse pas pénétrer par eux, ils ne font que la recouvrir sans y adhérer.

CHAPITRE XXXII

CHIRURGIE DE LA CORNÉE

On pratique sur la cornée l'*abrasion* de ses couches superficielles altérées. On la cautérise, on *ponctionne* la membrane pour évacuer le contenu de la chambre antérieure, on l'*incise* pour agir dans la profondeur sur l'iris ou le cristallin, on l'*excise* quand elle est staphylomateuse, enfin on *suture* ses plaies, on tente de réparer par la *greffe* ses pertes de substance ou de masquer par le *tatouage* la difformité qui résulte de son opacité. A propos de l'incision de la cornée il sera question de l'*oulédialyse* et de l'*oulétomie*.

ABRASION DE LA CORNÉE

Déjà à propos des corps étrangers implantés dans la membrane il a été question de l'abrasion des couches cornéennes soit pour faciliter l'extraction, soit pour enlever les débris qui y étaient intimement accolés. On a encore pratiqué l'*abrasion* pour faire disparaître des taies superficielles. A cet effet, après avoir désinfecté le sac conjonctival, anesthésié la membrane avec un collyre à la cocaïne et placé un écarteur des paupières, l'œil étant maintenu par une pince à fixation, l'opérateur décrit sur la cornée avec la pointe d'un couteau à cataracte, une incision périphérique à la tache ; puis, saisissant avec une pince à griffes le bout du lambeau ainsi circonscrit, il le dissèque avec précaution, et enlève par raclage les parties qui résistent. Quelquefois une simple traction décolle le lambeau en tout ou en partie. Au dire de Malgaigne cette opération, moins grave que délicate, peut rendre à la cornée sa transparence sans exposer le patient à voir empirer son mal.

CAUTÉRISATION

La *cautérisation* de la cornée avec le *thermo* ou le *galvano-cautère* ne réclame pas de description spéciale, qu'il s'agisse de modifier une ulcération infectée de la membrane ou d'obtenir en son centre une cicatrice destinée à modifier la courbure du kératocône.

PONCTION

La *ponction* de la cornée se pratique à l'aide de l'aiguille à paracentèse ou simplement de l'aiguille ou du couteau à cataracte.

Comme dans toute opération sur la cornée, les précautions de désinfection, d'anesthésie, d'immobilisation des paupières précédemment signalées ont été prises. Alors l'opérateur prend dans la main gauche une pince à fixation et l'applique au point diamétralement opposé à l'emplacement de la ponction, laquelle intéresse le plus souvent la périphérie de la membrane. De la main droite il enfonce presque perpendiculairement l'aiguille à paracentèse, puis, dès que sa pointe a pénétré dans la chambre antérieure, il abaisse le manche pour éviter de piquer l'iris et enfonce la lame. Dans le mouvement de sortie qui doit toujours être assez brusquement effectuée pour qu'elle s'opère avant que la chambre antérieure ne soit complètement vidée, la pointe de l'aiguille doit rester en contact avec la cornée pour ménager la cristalloïde et l'iris. Si cette membrane vient à faire hernie, elle doit être réduite, ou en cas d'échec, traitée comme il sera dit ultérieurement.

Dans les cas d'ulcère infectieux, on modifie le manuel opératoire de la ponction de la cornée, qui prend alors le nom d'*opération de Sœmisch*. Un couteau de Graefe est enfoncé dans l'un des bords de l'ulcère de façon que, glissé en arrière de lui suivant son plus grand diamètre, il ressorte à l'autre extrémité, le tranchant tourné en avant. Il est par suite facile d'achever la section, ce qui permet d'évacuer le contenu de l'ulcère et de la chambre antérieure.

KÉRATOTOMIE

L'*incision de la cornée* prend encore le nom de *kératotomie*. Elle se pratique avec le couteau de Graefe, et, suivant la forme qu'elle affecte, on la dit *linéaire* ou *courbe*. La section linéaire se trouve dans un grand cercle de la surface de la membrane sur lequel elle représente une ligne droite, constituant le chemin le plus court pour réunir les deux bouts de l'incision. Courbe, elle est encore dite à lambeau, et alors elle correspond à un cercle parallèle. Entre la plus grande section à lambeau et la section linéaire on peut se figurer une infinité de sections intermédiaires qui représentent la transition de l'une à l'autre. Toutes sont des sections courbes à lambeau plus ou moins haut dont la limite inférieure est formée par la section linéaire. Celle-ci même est une section courbe avec un lambeau dont la hauteur serait nulle.

A propos de l'opération de la cataracte l'incision de la cornée sera étudiée en détail.

On peut encore inciser la cornée en enfonçant un couteau à lame triangulaire, celui de Beer ou celui de Richter, avec lequel on taille un

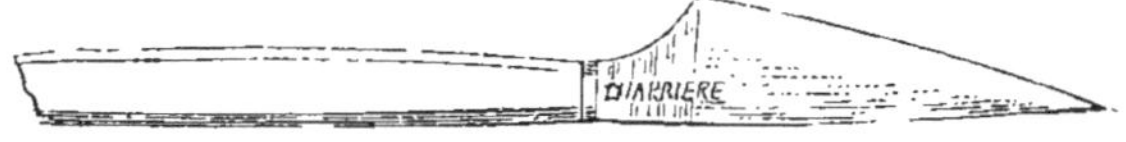

Fig. 70.
Couteau de Beer.

grand lambeau. A cet effet, l'œil étant fixé comme il a été dit, le couteau est présenté à la cornée la pointe horizontale, le tranchant tourné en haut ou en bas. Il est enfoncé dans la direction du diamètre transversal de l'iris, parallèlement à cette membrane, et pénétrant à un millimètre au-devant du limbe scléro-cornéen. Il entre ainsi dans la chambre anté-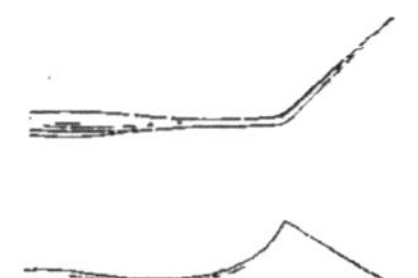rieure, et, sans dévier, afin de ne pas entre-bâiller les lèvres de l'incision et donner issue à l'humeur aqueuse, il poursuit sa marche pour ressortir de dedans en dehors au point diamétralement opposé

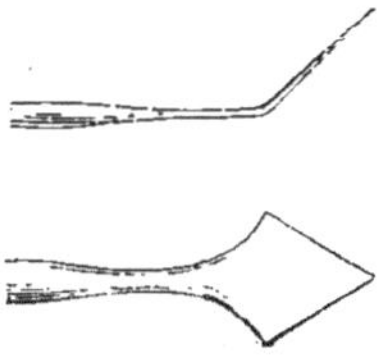

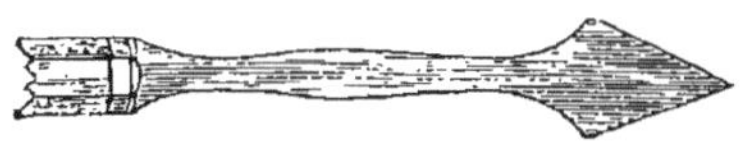

Fig. 71.
Couteau lancéolaire courbe.
de face et de profil.

Fig. 72.
Couteau lancéolaire droit.

à celui de la ponction. Continuant à pousser l'instrument, le chirurgien achève la section de la demi-circonférence cornéenne par les simples progrès de la lame.

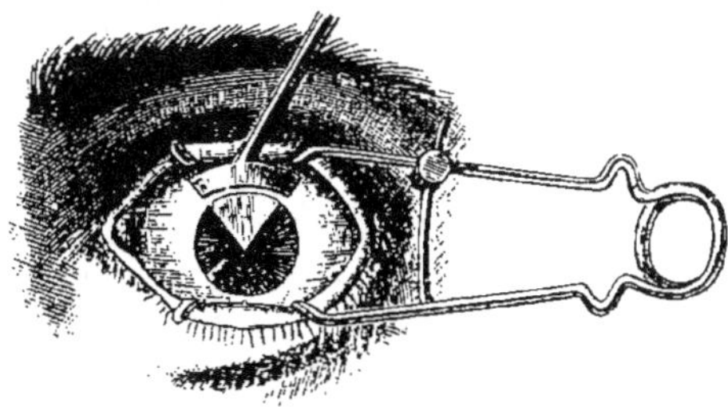

Fig. 73.
Kératotomie supérieure avec le couteau lancéolaire.

A propos de l'iridectomie, enfin il sera encore question d'un autre mode d'incision de la cornée pour lequel on utilise le couteau lancéo-laire droit ou courbe. On pratique alors une incision cornéenne qui,

suivant sa situation, est appelée kératotomie supérieure, inférieure,
latérale...

On a donné le nom d'*oulédyalyse* à une manœuvre qui consiste à
rouvrir en partie une incision cornéenne en voie de cicatrisation afin de
permettre secondairement après l'opération de la cataracte le nettoyage
des masses corticales, l'extraction à la pince d'un lambeau de capsule
antérieure, la discision ou l'enlèvement d'un lambeau de la capsule postérieure, la section de synéchies ou l'iritomie. Enfin cette réouverture de
l'incision rend possible au besoin la désinfection de la chambre antérieure.

Pour pratiquer l'oulédialyse, il suffit d'engager doucement entre les
lèvres de l'incision la pointe d'un fin
stylet mousse ou le petit bouton du couteau de Weber. Si l'on arrive trop tard,
si la soudure est déjà solide, alors il faut
recourir à une incision véritable de la
cicatrice et l'on pratique alors l'*oulétomie.*

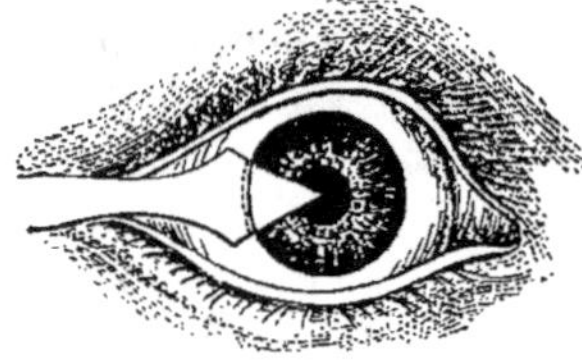

Fig. 74.
Kératotomie latérale.

Peu appliquée dans les opérations de
cataracte, où elle a été cependant pré-
conisée en vue de prévenir la hernie de l'iris, la *suture* de la cornée
est très indiquée dans les plaies irrégulières à lambeaux dont la coaptation est difficile.

SUTURE

Après une régularisation économique des bords des déchirures, après
excision s'il y a lieu de l'iris ou du corps vitré qui font hernie, on passera
de dedans en dehors avec des aiguilles courbes et en s'aidant d'une pince,
des fils de soie ou mieux de catgut. On aura soin d'éviter sur le globe
toute pression, qui en chasserait le contenu, et on disposera les points
d'entrée et de sortie de chaque fil en vue d'une exacte coaptation des
lambeaux. Il n'est même pas toujours besoin d'assujettir par un nœud
chaque point de suture, le fil étant maintenu serré par le tissu cornéen
qu'il traverse. Inutile de dire que la région aura été aussi complètement
désinfectée que possible et qu'un pansement compressif à la vaseline
boriquée ou iodoformée sera maintenu jusqu'à cicatrisation.

EXCISION. — TRÉPANATION. — GREFFE

Nous avons dit que, dans le *kératocone pellucide*, Galezowski et Bader
pratiquaient un excision d'une portion de cornée. Voici la technique
de Galezowski. On fait au-dessous du sommet du cône sur une étendue

de trois millimètres une section linéaire avec le couteau de Graefe, section intéressant toute l'épaisseur de la cornée. Prenant ensuite à l'aide d'une pince la lèvre supérieure de la plaie on fait d'un coup de ciseaux courbes l'excision d'un petit lambeau semi-lunaire comprenant

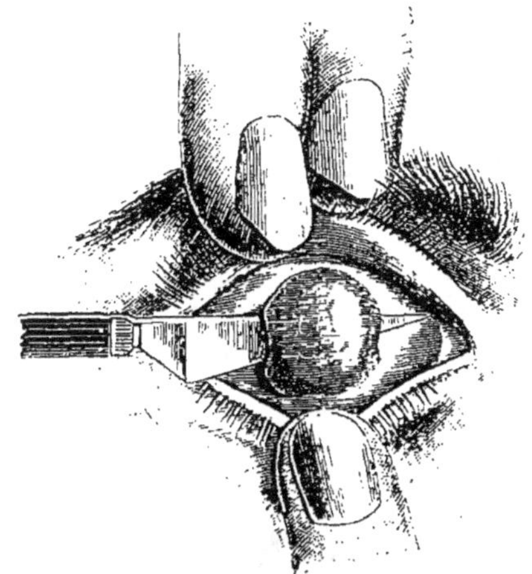
Fig. 75.
Excision du staphylôme (procédé de Beer).

toute l'épaisseur de la membrane. Puis, la toilette de l'œil bien faite, on applique un bandeau compressif qu'on ne lèvera que dix jours après, temps nécessaire pour que les deux bords de la plaie soient suffisam-

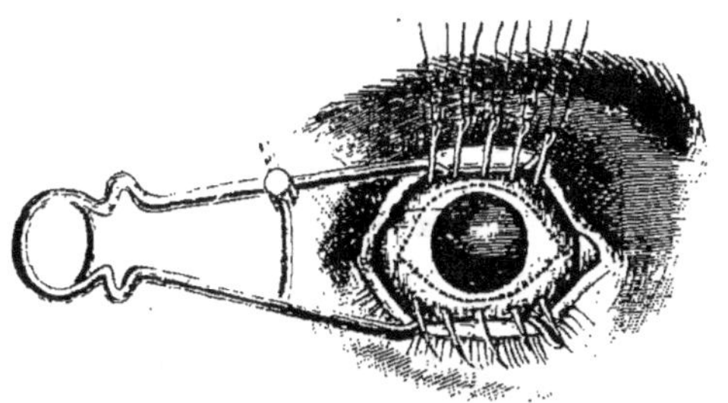
Fig. 76.
Opération de Critchett (placement des aiguilles).

ment soudés, pour éviter toute évacuation nouvelle de la chambre anté-rieure qui serait dangereuse. En effet, le danger de cette opération réside dans les hernies iriennes qu'on n'évite que par compression et

l'occlusion prolongées. Trois à quatre semaines environ sont nécessaires pour que la cicatrisation soit complète.

L'*excision* de la cornée staphylomateuse dans son entier se pratique
suivant le procédé de Beer, en détachant la moitié inférieure de la
membrane par une incision faite avec le couteau triangulaire, puis en
achevant avec la pince et les ciseaux la section de la circonférence cornéenne. De la vaste plaie ainsi produite on extrait le cristallin qui tend
à s'échapper, puis on laisse la cicatrice se faire sous un pansement
antiseptique ou compressif. Autrement on peut, comme de Wecker,
disséquer dans un premier temps la conjonctive, puis après l'excision du
staphylome la suturer en avant de la perte de substance.

Mieux vaut encore opérer à la manière de Critchett. Tout d'abord,
on commencera par traverser la sclérotique au delà les limites de la
base du staphylôme par quatre ou cinq aiguilles courbes disposées
verticalement et parallèles entre elles. Cela fait, après excision du
staphylome, on les retirera successivement et avec les fils dont elles
sont armées on fermera l'ouverture de la sclérotique.

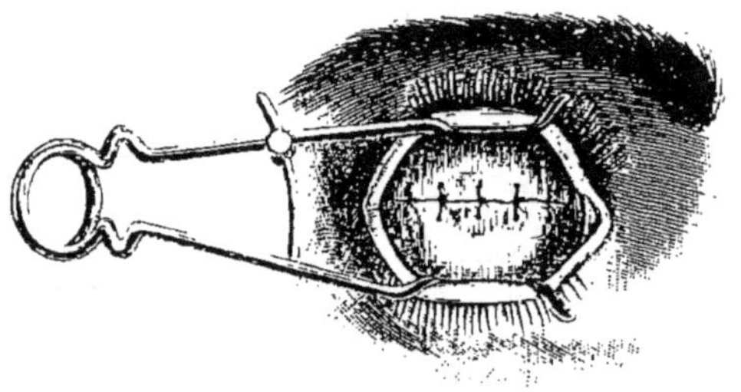

Fig. 77.
Procédé de Critchett (sutures).

Dans les cas de staphylome partiel de la cornée, le procédé de Critchett
peut être appliqué avec les modifications convenables suivant l'étendue
de la partie enlevée. Autrement l'on pourra opérer comme Trousseau,
c'est-à-dire après excision du staphylôme, on rabattra à sa place un
lambeau de cornée encore transparente et on le maintiendra coapté
par une suture au-devant du bord de la conjonctive primitivement
disséquée dans une grande étendue, sur tout le pourtour de la cornée.

A diverses reprises l'on a tenté chez l'homme de *transplanter* ou de
greffer, à la place d'une cornée opaque, une cornée saine prise sur un
animal. En général on s'est alors contenté d'enlever avec un petit trépan
une rondelle de la taie cornéenne et d'y substituer une autre rondelle de
tissu cornéen normal. La greffe prend d'ordinaire, mais elle ne tarde
pas à perdre sa transparence. Cependant, mais ce n'est pas toujours pos-

sible, l'on obtient un meilleur résultat quand, les couches antérieures étant seules opaques, l'on peut appliquer la greffe sur la membrane de Descemet. Comme la cavité oculaire n'est pas ouverte, la cornée conserve sa courbure et la greffe se présente dans de bonnes conditions, parfois même elle conserve sa transparence.

Pour maintenir en place la greffe cornéenne, de Wecker se sert d'une petite coque de verre très mince et transparente choisie de manière à s'adapter très exactement sur l'œil de l'opéré. Cette coque serait parfaitement tolérée sous le pansement compressif.

TATOUAGE DE LA CORNÉE

Pour masquer la difformité, qui résulte de la présence en avant de la pupille d'une large taie, on pratique le *tatouage* de la cornée qui fait disparaître ce que cette tache blanche a de choquant. On peint en réa-

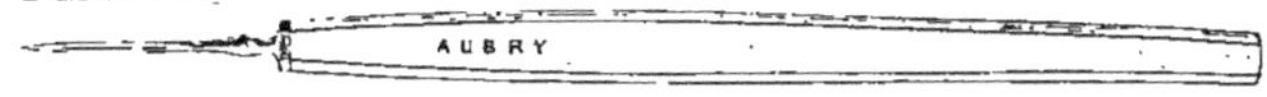

Fig. 78.
Aiguille à tatouer.

lité une pupille sur la cornée. Dans ce but, avec une aiguille simple, une aiguille en gouge ou mieux un faisceau d'aiguilles disposé à cet effet,

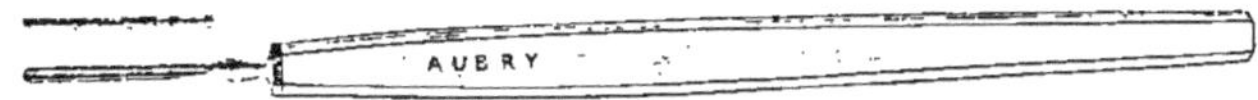

Fig. 79.
Aiguille à tatouer en gouge.

on incruste, par des piqûres répétées, dans les lames de la cornée une bouillie d'encre de Chine déposée à la surface de la membrane. Plusieurs

Fig. 80.
Aiguille à tatouer multiple.

séances sont en général nécessaires pour obtenir la coloration voulue. Si l'on a pris des précautions antiseptiques, cette petite opération n'offre aucun danger, grâce à la tolérance du tissu cornéen pour les corps minéraux.

QUATRIÈME PARTIE

SCLÉROTIQUE

CHAPITRE XXXIII

ANATOMIE

Membrane d'enveloppe, la sclérotique, avec la cornée, constitue un
globe creux que doublent intérieurement les membranes vasculaire et

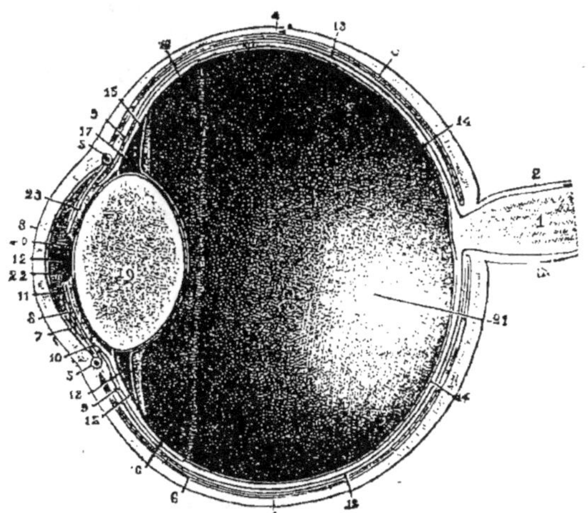

Fig. — 81.

1. nerf optique; — 2. gaine du nerf optique; — 3. cornée; — 4. sclérotique; — 5. canal de Fontana.
— 6. choroïde; — 7. portion extérieure de la membrane de l'humeur aqueuse; — 8. sa portion postérieure; — 9. corps ciliaire; — 10. procès ciliaires; — 11. iris; — 12. pupille; — 13. rétine; — 14.
membrane hyaloïde; — 15. portion ciliaire de la membrane hyaloïde; — 16. zone de Zinn; — 17. adhérence de la zone de Zinn avec la capsule cristalline; — 18. canal de Petit; — 19. cristallin; — 20. capsule du cristallin; — 21. corps vitré; — 22. chambre antérieure; — 23. chambre postérieure.

nerveuse de l'œil, et que remplissent les divers milieux réfringents. A son
pôle postérieur s'insère le nerf optique, et, en divers points de sa surface
extérieure, les muscles moteurs de l'œil. A noter encore sur le pourtour
de la circonférence de la cornée les trous de pénétration des ramuscules

anastomotiques entre le canal de Schlemm et les veines ciliaires antérieures, ainsi que les orifices d'entrée des divisions des artères ciliaires
antérieures. Autour de l'entrée du nerf optique se voit l'entrée du faisceau vasculo-nerveux constitué par les artères ciliaires postérieures
courtes et longues et les nerfs ciliaires ; enfin intermédiaires aux précédents sur la zone moyenne de la sclérotique, émergent les veines choroïdiennes. Ces divers organes traversent la couche celluleuse très lâche,
véritable espace lymphatique, placée entre la sclérotique et la capsule de
Tenon (espace lymphatique sous-ténonien). Sur sa face interne, la membrane est tapissée par la choroïde dont la sépare un tissu cellulaire
séreux (espace lymphatique supra-choroïdien). Ce dernier est également

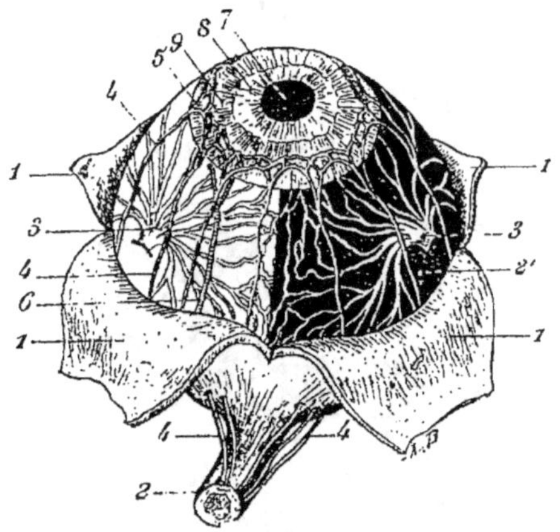

Fig. 82.

Sclérotique. — Iris. — Choroïde.

1. lambeaux de la sclérotique ; — 2. nerf optique ; — 2'. choroïde ; — 3. vasa vorticosa ; — 4. nerfs
ciliaires ; — 5. plexus ciliaire ; — 6. une artère ciliaire longue ; — 7. pupille ; — 8. iris ; — 9.
zone ciliaire de la choroïde.

traversé par les ramuscules vasculaires et nerveux déjà signalés, qui
constituent pour les deux membranes un second moyen d'union. Il sera
question ailleurs des rapports qui existent entre la sclérotique et les
gaines du nerf optique ; les connexions de la membrane fibreuse avec
la cornée, ont été précédemment décrites.

La sclérotique est une membrane fibreuse, très dense, extrêmement
résistante, non élastique. Elle se compose essentiellement de faisceaux de
fibres lamineuses, entre-croisées de manière à constituer un tissu inex-
tricable où l'on trouve des lacunes avec leurs canalicules analogues à
celles de la cornée. Ce sont des espaces lymphatiques qui renferment les
cellules sclérales et quelques cellules pigmentaires, adhérentes aux faisceaux fibreux, ainsi que de rares corpuscules migrateurs.

CHAPITRE XXXIV

LÉSIONS TRAUMATIQUES DE LA SCLÉROTIQUE

I. — CONTUSIONS DE LA SCLÉROTIQUE

La sclérotique participe dans certains cas aux traumatismes de la conjonctive bulbaire qui la recouvre. En particulier dans les coups de feu à blanc, on observe une pigmentation anormale de la membrane par pénétration de grains de poudre dans son épaisseur. Ou bien encore, il y a eu implantation d'un grain de plomb, d'une parcelle de capsule. L'abstention est la règle, quand il ne survient pas de désordres indiquant une lésion du contenu de l'œil ; d'ordinaire le tissu scléral s'hypertrophie et se pigmente sans réaction au pourtour du corps étranger.

Dans les contusions violentes, le globe de l'œil se rompt au niveau de la sclérotique ; il est douteux que pareil accident puisse causer une rupture de la cornée. Alors, tantôt la déchirure est limitée à la sclérotique, la conjonctive parfois même n'étant pas rompue, les membranes sousjacentes faisant hernie sous elle ; tantôt, au contraire, la lésion est complexe, les diverses membranes sont plus ou moins altérées.

Causées d'ordinaire par le choc d'un corps assez volumineux et arrondi (coup de poing, de bâton), les *ruptures* de la sclérotique surviennent soit au point d'application de la violence, soit au point diamétralement opposé. Dans ce dernier cas, le globe oculaire viendrait presser sur le bord de l'orbite d'où la rupture scléroticale, qui serait favorisée par la moindre résistance de la membrane en arrière du cercle ciliaire. Pour Arlt, la rupture scléroticale coïncide assez exactement avec un cercle affectant la position d'équateur par rapport à l'axe qui joint le point frappé au point diamétralement opposé. Il admet toutefois le rôle que peut jouer la faible épaisseur de la sclérotique en certains points. C'est en particulier à cette dernière cause que Yvert attribue les localisations habituelles des ruptures scléroticales, malgré la transmission uniforme du choc éprouvé par le contenu liquide incompressible du globe oculaire (fig. 83 et 84).

La déchirure de la sclérotique située d'ordinaire à sa partie supérieure

et interne, est linéaire ou un peu arquée, plus ou moins dentelée, longue
de 6 à 12 millimètres, elle suit en général une direction parallèle au bord
cornéen dont elle s'écarte en moyenne de 2 à 5 millimètres. Parfois elle
présenterait l'aspect d'une plaie à lambeaux, surtout lorsque la lésion
est voisine du bord de la cornée. La conjonctive se trouve déchirée et

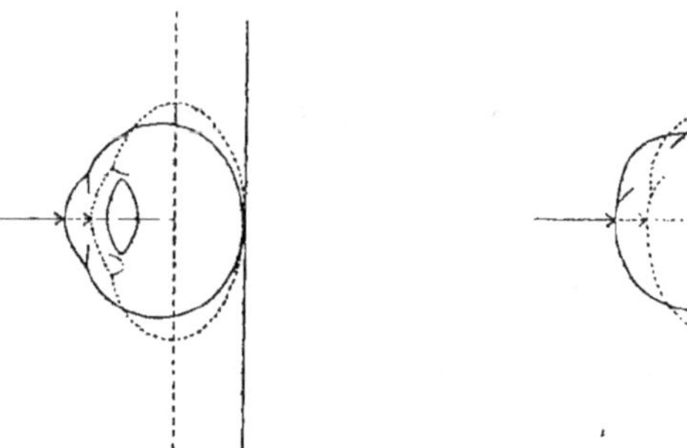

<table>
<tr><td>Fig. 83.</td><td>Fig. 84.</td></tr>
<tr><td>Contusion du globe (choc sur la cornée).</td><td>Contusion du globe (choc porté en bas).</td></tr>
</table>

laisse à nu une portion de l'iris, une hernie du corps vitré, après avoir
livré passage au cristallin. Si la muqueuse est respectée, une ecchymose
sous-conjonctivale et du chémosis peuvent masquer la déchirure scléroticale, ou bien au-dessous de celle-ci la conjonctive intacte forme une
poche que double parfois la choroïde non déchirée ou qui renferme du
sang, de l'humeur aqueuse, un segment de l'iris, le cristallin, du corps
vitré. L'ouverture de la sclérotique peut alors se dissimuler plus ou
moins sous cette petite tumeur.

Le diagnostic sera basé sur l'examen même de la lésion scléroticale,
de la petite tumeur sus-jacente, et aussi sur la constatation de désordres
possibles du côté de l'iris (tremblement, déformation pupillaire), du
cristallin (luxation), enfin sur la diminution de la tension oculaire.

En général l'énergie du choc semble avoir été épuisée par la déchirure
de la sclérotique et du cercle ciliaire, aussi il ne se produit que peu ou
point d'altération dans la rétine et les parties postérieures du tractus
uvéal.

La réaction immédiate, consécutive au traumatisme, n'atteint pas d'ordinaire un degré élevé, probablement à cause de la diminution de tension de la coque oculaire qui persiste un certain temps. Les dangers,
dont le pronostic doit tenir compte, consistent dans une perte trop abondante d'humeur vitrée, d'où la possibilité d'une hémorragie sous-choroï-
dienne ou d'un décollement graduel de la rétine, et dans une irritation
consécutive de l'iris, soit par enclavement dans la cicatrice en voie de
consolidation, soit par pression du cristallin sur l'iris et le corps ciliaire.

L'épanchement sanguin, qui remplit la chambre antérieure, a une importance bien moindre que l'issue du corps vitré. Enfin, si certains blessés ont pu, même après luxation du cristallin, conserver une bonne acuité visuelle, quelques-uns ont couru les dangers d'une ophtalmie sympathique dans l'autre œil.

Lorsque la conjonctive n'est pas déchirée en regard de la rupture scléroticale, il faut attendre qu'elle soit oblitérée avant d'ouvrir et d'évacuer la poche qui a pu se former à ce niveau. Dans le cas contraire, on cherchera à réduire le prolapsus irien à l'aide d'instillations d'ésérine et on placera un pansement compressif. S'il existe une hernie du corps vitré, mieux vaut l'abraser et fermer par la suture la déchirure, qui lui livrerait encore facilement passage.

Si le cristallin est luxé, on se conduira comme il sera dit ultérieurement. Si la plaie suppure, ce que l'on doit prévenir par une désinfection exacte du sac conjonctival, on sera autorisé à toucher ses bords avec la lame d'un galvanocautère dans le but d'arrêter le développement de la panophtalmie, qui réclamerait son traitement habituel.

II. — PLAIES DE LA SCLÉROTIQUE

Les *plaies* de la sclérotique sont produites par des instruments piquants ou tranchants, par de petits projectiles. On peut les distinguer en *plaies non pénétrantes* et *plaies pénétrantes*. Ces dernières intéressent d'ordinaire à la fois la conjonctive, la sclérotique, la choroïde, la rétine et permettent l'issue du contenu oculaire.

Les *piqûres* (coups de plumes à écrire, d'aiguilles) provoquent, outre une très étroite solution de continuité dans la coque fibreuse, une ecchymose sous-conjonctivale et un épanchement dans le corps vitré quand elles perforent la choroïde et la rétine. Si, dans bien des cas, leurs suites sont bénignes, elles fournissent parfois une porte d'entrée aux germes infectieux et exposent à l'irido-choroïdite suppurative et à la panophtalmie.

Les *plaies* par petits projectiles irréguliers (éclats de verre, de pierre, de bois, d'acier), ou réguliers (grains de plomb), les plaies par instruments tranchants, elles aussi, intéressent de règle toute l'épaisseur de la sclérotique. Elles acquièrent par cela même un haut degré de gravité, soit à cause de la lésion simultanée du corps ciliaire, soit à cause de la perte plus ou moins considérable de corps vitré, ou la hernie du contenu oculaire.

Ces *plaies* siègent le plus souvent dans la zone scléroticale antérieure, la plus exposée aux traumatismes. Leur direction est variable, ce qui présenterait quelque importance au point de vue de l'écartement de leurs lèvres. Une plaie longitudinale bâille peu, tandis que le contraire se trouve quand elle est concentrique à la cornée (Yvert), ou quand elle est déchiquetée. Il se fait au moment du traumatisme une hémorragie, souvent aussi une ecchymose sous-conjonctivale ; la solution de continuité plus ou moins étendue laisse passer une sorte de fongus noirâtre dû au mélange du sang et de l'humeur vitrée; parfois il y a issue du cristallin. Il y aurait toujours hémorragie du vitré, fait que n'admet pas Yvert. L'œil mou, flasque, aplati, se ride souvent à mesure que le blessé le meut, et par suite la rétine se décolle et la vision se perd.

Le pronostic doit toujours être réservé. Quoique la réaction en général ne soit pas vive d'abord, on doit craindre la venue de nombreuses complications : irido-choroïdite, panophtalmie, atrophie du globe, ophtalmie sympathique. On ne doit pas porter un jugement définitif sur la gravité d'une plaie pénétrante de la sclérotique avant que plusieurs mois se soient écoulés. Même après une cicatrisation avec vision satisfaisante, il arrive parfois, en particulier lorsque la plaie scléroticale est située en arrière sur le globe, que la sclérotique se rétracte à son niveau, puis survient avant la cécité complète un rétrécissement du champ visuel correspondant à un décollement de la rétine dû au tiraillement exercé par la cicatrice scléroticale. Dans d'autres cas le décollement résulte de la rétraction du vitré.

Les plaies de la sclérotique seront traitées par la suture qui sera pratiquée avec une très fine aiguille et de la soie ou un fin catgut. En plus, le repos de l'organe sous un pansement compressif antiseptique, préviendra la venue des accidents inflammatoires qui seront combattus ainsi qu'il a été dit à propos des déchirures de la membrane.

CHAPITRE XXXV

LÉSIONS INFLAMMATOIRES DE LA SCLÉROTIQUE

I. — HYPÉRÉMIE

Sous le nom d'*injection péri-kératique*, on désigne la vascularisation exagérée de l'anneau sclérotical péricornéen ; elle se présente comme un anneau, large de 6 à 8 millimètres, formé par des vaisseaux très déliés qui, juxtaposés, convergent vers la cornée, tranchant sur un fond bleuâtre par suite de l'injection des capillaires les plus fins du tissu épiscléral et de la sclérotique elle-même. Parfois l'hypérémie est localisée en un point de la surface apparente de la membrane. A son niveau, la conjonctive offre une légère tuméfaction œdémateuse et souvent ses vaisseaux sont gorgés de sang, mais faciles à reconnaître, par leur volume, leur déplacement possible avec la muqueuse et les larges mailles du réseau qu'ils forment.

Cette lésion constitue un symptôme propre aux diverses affections, dont la localisation principale réside tantôt dans la conjonctive, dans la cornée, dans l'iris, ou encore dans la sclérotique elle-même. De même les difficultés de la circulation intra-oculaire par augmentation de la pression interne se traduisent encore par la distension des anastomoses péri-cornéennes des réseaux vasculaires extérieur et intérieur de l'œil. Ces anastomoses résultent de la pénétration des artères ciliaires antérieures dans la zone ciliaire et de leur réunion avec les ciliaires postérieures pour constituer le grand cercle artériel de l'iris. Correspondant au réseau artériel existe un réseau veineux qui, lui aussi, participe à l'hypérémie.

Phénomène accessoire d'affections qui réclament une thérapeutique spéciale, l'hypérémie scléroticale ne nécessite aucune intervention propre.

II. — SCLÉRITE ET ÉPISCLÉRITE

L'inflammation du tissu sclérotical s'étend d'ordinaire à la couche cellulo-séreuse sus-jacente, le tissu épiscléral ; il y a *sclérite* et *épisclé-*

rite. Pour certains auteurs (Sichel père), l'affection débuterait toujours par la choroïde, tandis que d'autres (Desmarres père) admettent le début dans la sclérotique même. Il n'y aurait pas toujours scléro-choroïdite, affection qui demande d'ailleurs une étude spéciale, dont il sera question à propos des affections de la choroïde.

Pour le moment, il sera question de la sclérite avec épisclérite, que l'on observe surtout chez les adultes, particulièrement chez les hommes. Les sujets rhumatisants, goutteux et scrofuleux, les syphilitiques y sont prédisposés; les troubles de la circulation abdominale, la dysménorrhée ou l'aménorrhée, la suppression des hémorroïdes fluentes en provoqueraient l'apparition. Chez les rhumatisants, un traumatisme pourrait en être la cause occasionnelle (Yvert).

L'affection se traduit par la formation d'une tache rouge sombre, située d'ordinaire à 2 ou 3 millimètres du bord cornéen, d'ordinaire près de l'insertion du muscle droit externe ou supérieur, tache rarement multiple, atteignant de 6 à 7 millimètres de diamètre. Due à l'injection des vaisseaux de la sclérotique et du tissu sous-conjonctival, elle est d'un rouge sombre qui tend à devenir vineux; puis sur elle apparaît une bosselure aplatie, dure, de la grandeur d'une demi-lentille. Son sommet est d'un rouge jaunâtre, tandis que les bords, d'un rouge écarlate, se perdent insensiblement dans les parties saines. Lorsque la lésion siège tout près du bord de la cornée, le tissu cornéen s'infiltre et subit une sorte de sclérose qui persiste longtemps. Quant au bouton de sclérite, il s'efface peu à peu, aussi lentement qu'il s'est formé, durant parfois des mois et même des années, puis disparaissant sans laisser de traces, si ce n'est quelquefois une petite tache ardoisée à peine apparente. La réapparition de boutons vers les parties voisines du point primitivement atteint explique souvent la longue durée de la maladie.

L'indolence habituelle de la sclérite fait parfois place à un état aigu avec photophobie, larmoiement et névralgies ciliaires.

D'après Galezowski, chez certains malades la sclérite ne reste pas localisée, elle s'étale sur toute la moitié inférieure ou supérieure de la portion visible de la sclérotique, qu'elle colore en rouge vineux. Elle s'accompagne alors de douleurs péri-orbitaires, de larmoiement, et disparaîtrait en six à huit jours, mais ses récidives sont fréquentes et peuvent même lui mériter l'épithète de périodique.

On ne peut guère confondre le bouton de sclérite qu'avec une grosse phlyctène développée sur la conjonctive bulbaire. Mais cette phlyctène présente à son sommet une couche épithéliale extrêmement mince, qui ne tarde pas à s'ulcérer. De plus, c'est une affection de l'enfance et de la jeunesse, plus encore que de l'adolescence. Enfin, la phlyctène disparaît en quinze à vingt jours, plus rapidement que la sclérite.

Le traitement sera tout d'abord interne, en rapport avec la diathèse

du malade. Localement, avec les instillations de myotiques, l'emploi de
la chaleur se montre toujours favorable : douches de vapeur cinq ou six
fois par jour, pendant quinze à vingt minutes; applications prolongées
sur les paupières de compresses trempées dans l'eau aussi chaude que
possible; bandage légèrement compressif la nuit. On a encore vanté le
massage pratiqué avec le pouce et l'index à travers la paupière supérieure pendant trois ou quatre minutes chaque jour. Quelquefois des
scarifications perpendiculaires au bord de la cornée et assez profondes
pour intéresser toute l'étendue du mal en arrêtent l'évolution. On a
même proposé l'excision du tissu malade; il sera exceptionnellement
indiqué d'y avoir recours.

Concurremment on instituera le traitement général visant la cause de
la sclérite. Le plus souvent, à la période aiguë, le salicylate de soude
ou de lithine en feront les frais. Toutefois si l'affection était reconnue
d'origine syphilitique, les frictions générales d'hydrargyre seraient de
rigueur. A la période chronique on conseillera l'iodure de potassium.

CHAPITRE XXXVI

STAPHYLOMES DE LA SCLÉROTIQUE

La forme globuleuse régulière de la sclérotique peut se modifier sous des influences morbides, la membrane se laisse distendre (*sclérectasie*), tantôt en une région limitée, il y a *staphylôme de la sclérotique*, tantôt dans toute son étendue, il y a *sclérectasie totale*, *hydrophtalmie*, *buphtalmie*, états dont la description trouvera place ailleurs.

Les *sclérectasies partielles* ou *staphylômes proprement dits* se manifestent soit dans le segment antérieur de l'œil, près de la cornée, et alors ils sont appréciables à l'examen direct ; soit au niveau du pôle postérieur ; enfin des staphylômes peuvent siéger au voisinage de l'équateur du globe. Le staphylôme antérieur seul sera décrit ici. Son étude, du reste, comme celle des autres formes sera complétée à propos de la scléro-choroïdite.

Le *staphylôme antérieur de la sclérotique* traduit une altération du tissu sclérotical causée par une sclérite prolongée, plus souvent par une scléro-choroïdite, une irido-choroïdite ou un glaucôme. On l'observe encore à la suite des traumatismes de la sclérotique.

Suivant l'affection initiale, le début de la sclérectasie évolue avec ou sans phénomènes inflammatoires locaux, parfois d'une façon tout à fait insidieuse ; en général, lentement. Une fois formé, le staphylôme se présente sous l'aspect d'une saillie ardoisée, bleuâtre ou noirâtre, souvent entourée d'une zone vascularisée, et traversée à sa surface par des vaisseaux volumineux, flexueux et variqueux. Saillie unique et bien limitée, ou saillie volumineuse entourée de plus petites, le staphylôme, dans certains cas, circonscrit la cornée d'un véritable bourrelet annulaire.

A son niveau, la membrane est distendue, amincie ; intimement soudée aux membranes sous-jacentes, elle laisse voir, par transparence, le pigment choroïdien qui tend à l'envahir, d'où sa coloration gris bleuâtre. Autrement, la sclérotique est seule distendue et séparée de la choroïde par une petite collection liquide ; d'autres fois, la rétine passe au-devant de la cavité du staphylôme scléro-choroïdien.

La sclérectasie s'accompagne souvent de staphylôme cornéen, d'opacités de cette membrane, de synéchies avec atrophie de l'iris, de troubles

du corps vitré. En raison de sa localisation habituelle au niveau de la
jonction de l'iris et du corps ciliaire, la distension scléroticale entraîne
à la fois ce dernier et l'iris, distend et rompt la zonule de Zinn, d'où la
luxation du cristallin. Enfin, les désordres circulatoires qui résultent de
l'altération des vaisseaux de la zone scléro-cornéenne expliquent la
venue d'accidents glaucomateux.

On ne saurait confondre le staphylôme antérieur de la sclérotique
avec autre chose qu'une tumeur intra-oculaire, particulièrement un sarcôme mélanique développé dans la région ciliaire. Pareille erreur, du
reste, sera évitée si l'on s'assure que la pression, exercée à la surface du
staphylôme à l'aide d'un stylet ou du dos d'une curette, le déprime temporairement, ce qui ne peut avoir lieu dans le cas de tumeur solide dure
et résistante.

En raison de sa marche progressive, de ses terminaisons par
hydrophtalmie ou glaucome, des accidents d'ophtalmie sympathique
auxquels elle expose, cette affection est d'un pronostic sérieux.

Après l'échec du traitement opposé à l'affection cause du staphylôme,
on s'attaquera au staphylome lui-même s'il progresse et surtout si, par
son volume, il fait saillie entre les paupières et se trouve ainsi exposé
aux irritations extérieures, favorables à son développement. A la compression de l'œil qui ne saurait être suffisante et nécessiterait tout au
moins une application très prolongée, aux caustiques légers (crayon de
nitrate d'argent mitigé) mieux vaut préférer la cautérisation légère au
thermo ou galvano-cautère dans le but de provoquer la formation d'un
tissu de cicatrice. Si l'on échoue, si la sclérectasie est assez limitée, si la
vision est perdue surtout, on tentera l'ablation de la tumeur en plaçant
tout d'abord à sa base deux, trois ou quatre fils qu'il suffira de serrer,
sitôt l'excision faite, pour fermer la brèche scléroticale. Enfin, quand le
staphylôme envahissant la cornée, occupe pour ainsi dire tout le segment
antérieur de l'œil, il est indiqué de pratiquer l'amputation du globe,
voire même l'énucléation.

CHAPITRE XXXVII

TUMEURS DE LA SCLÉROTIQUE

Les *tumeurs* de la sclérotique sont assez rares, et d'ordinaire elles n'intéressent que secondairement la membrane. En raison de sa texture fibreuse, de sa résistance, la sclérotique forme comme une barrière devant les tumeurs nées dans la choroïde ou la rétine, et de plus elle protège ces membranes contre l'envahissement des tumeurs orbitaires. Son point faible, c'est la lame criblée, par où s'échappent les néoplasmes intraoculaires qui, n'ayant pu surmonter la résistance de la coque fibreuse, gagnent le nerf optique et envahissent bientôt la cavité de l'orbite.

Les tumeurs qui attaquent la sclérotique s'insinuent plus ou moins dans sa trame par dissociation ou usure ; plus souvent encore elles dépriment la membrane en l'amincissant ; il est rare (sarcôme à cellules rondes) que le néoplasme pénètre intimement dans le tissu scléral au point de faire corps avec lui.

Quant aux tumeurs décrites par les auteurs comme *kystes*, *fibrômes*, *sarcômes*, *ostéômes* de la sclérotique, d'après de Wecker, il ne faudrait y voir que des productions nées dans les tissus voisins et secondairement propagées à la couche fibreuse.

CHAPITRE XXXVIII

CHIRURGIE DE LA SCLÉROTIQUE

SCLÉROTOMIE — SCLÉRO-IRIDECTOMIE

La *sclérotomie* consiste dans une incision du limbe scléro-cornéen, dont la cicatrice, sinon cystoïde, du moins relativement élastique et perméable, contre-balance la perte d'élasticité de la coque sclérale et permet la filtration de l'humeur aqueuse, d'où une réduction permanente de la pression intra-oculaire. Préconisée surtout par Quaglino, cette opération sera étudiée en tant qu'indications à propos du glaucôme.

Le sujet couché, l'œil tenu largement ouvert par le blépharostat et en même temps soumis à l'action de l'ésérine, l'opérateur se place du côté de la tête s'il opère l'œil droit, près de l'épaule gauche pour l'autre œil. La pince à fixation, tenue de la main gauche, fixe l'œil en évitant toute compression; un étroit couteau de Græfe est engagé, le tranchant en haut, à 1 millimètre du bord cornéen, comme s'il devait former à la partie supérieure du limbe scléro-cornéen un lambeau de 2 millimètres de hauteur. Enfoncée très lentement, la lame marche parallèle à l'iris, perfore la cornée dans le point opposé à la ponction, puis par de très lents mouvements de va-et-vient sectionne incomplètement le lambeau, respectant, entre les deux incisions de ponction et contre-ponction, un pont de tissu sclérotical de même largeur. Avant de retirer le couteau, on enlève la pince à fixation afin d'éviter toute pression fâcheuse sur le globe et prévenir le prolapsus de l'iris. Au moment de sortir la lame, on l'applique par le plat sur l'iris pendant que l'humeur aqueuse s'écoule lentement, puis, à mesure que le tranchant sort de la chambre antérieure, l'on abaisse le manche de l'instrument, de façon à inciser encore avec la pointe les arcades de la rigole de Fontana et à ne respecter dans le pont, qui mesure le tiers de la section, que le feuillet externe de la sclérotique.

Si l'iris vient faire hernie par l'une des incisions, on tente de le réduire avec la spatule et en s'aidant de douces frictions avec la curette en caoutchouc. En cas de non-réussite, on pratique l'excision. Pour cela,

on commence avec les pinces-ciseaux par inciser la conjonctive qui
recouvre le prolapsus, puis, ce dernier mis à nu, on le soulève légèrement
avec une pince à iridectomie droite et on l'excise au ras de la sclérotique. L'iris sectionné rentre, sous l'influence de l'ésérine, dans la
chambre antérieure. On a alors fait une *scléro-iridectomie*.

Fig. 85
Sclérotome de Galezowski.

On évitera toute hernie de l'iris et on fera un débridement plus étendu
en utilisant le sclérotome de Galezowski (fig. 85). Cet instrument
présente une lame en grain d'orge à double tranchant et à pointe relevée. On l'introduit dans le limbe scléro-cornéen, sa face convexe
tournée vers l'iris et on l'enfonce jusque son milieu, dont le diamètre
transverse mesure 3 millimètres. La convexité de la lame fait que la
pointe est toujours portée vers la cornée à mesure qu'on enfonce l'instrument. Elle ne risque donc pas de blesser le cristallin dont elle
s'éloigne. Cette particularité rend la sclérotomie possible et sans danger
dans les cas où la chambre antérieure est des plus réduites. On répète
la même ponction dans les quatre points cardinaux, d'où une incision
totale de 12 à 14 millimètres.

La sclérotomie donne des cicatrices scléroticales plus étendues que
l'unique cicatrice de l'*iridectomie*. Mais, si l'on considère quel grand
courant nutritif intra-oculaire traverse la périphérie de l'iris, on trouvera
préférable à la sclérotomie, pour certains cas au moins, l'iridectomie à
grand lambeau détaché exactement à son insertion sclérale.

CINQUIÈME PARTIE

IRIS

—

CHAPITRE XXXIX

ANATOMIE ET PHYSIOLOGIE

L'*iris* est un diaphragme membraneux, circulaire et contractile, perforé en son centre (*pupille*) et transversalement situé dans l'humeur aqueuse entre la cornée qu'il sous-tend et le cristallin dont il voile la périphérie.

Sa grande circonférence s'insère sur le limbe scléro-cornéen, maintenu par le ligament pectiné à un peu plus de trois millimètres en arrière de la circonférence apparente de la cornée dont le sommet se trouve distend de quatre millimètres du plan de l'iris. La petite circonférence, qui circonscrit la pupille, repose sur le cristallin ; elle est un peu déjetée vers le bord nasal de l'iris et présente des dimensions très variables. La face antérieure de la membrane, légèrement convexe, offre une coloration très variée suivant les sujets ; en général, d'un brun jaunâtre chez les bruns, elle est bleu clair chez les blonds. Du reste on y distingue deux zones différentes : les anneaux interne et externe. Enfin cette face se présente comme couverte de stries. Ces détails sont intéressants, car ils sont modifiés par l'inflammation de l'iris. La face postérieure de la membrane repose sur le cristallin du moins dans la zone centrale, ce qui explique la facilité avec laquelle elle y contracte des adhérences.

On reconnaît à l'iris : une *couche endothéliale,* une *couche élastique,* une *membrane propre,* elle-même constituée par une trame cellulaire au sein de laquelle se trouvent des *cellules pigmentaires,* des *fibres musculaires (sphincter* et *dilatateur),* des *nerfs* émanés des nerfs ciliaires de la choroïde, des *artères* provenant des artères ciliaires antérieures et postérieures, ramifiées de façon à former un grand cercle et un petit cercle

artériel près des deux circonférences iriennes; des *veines* qui contribuent à former les plexus veineux des procès ciliaires. La face postérieure est tapissée par une couche pigmentaire, l'*uvée*.

La *sensibilité* de l'iris n'est pas très développée. Les patients éprouvent
toutefois de vives douleurs du fait des tractions exercées pour rompre

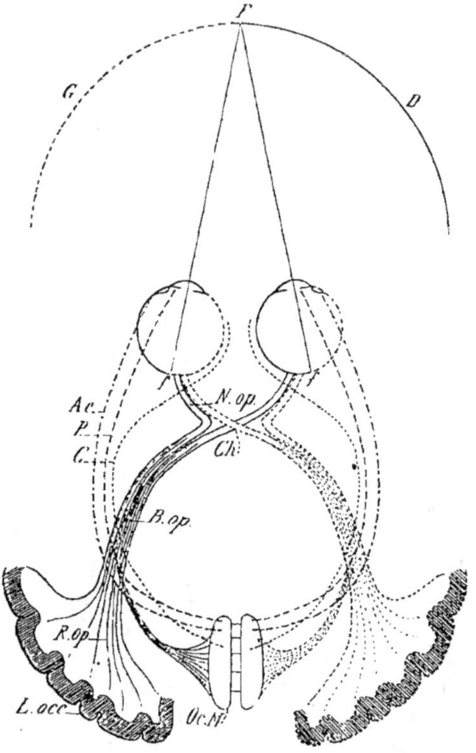

Fig. 86.

Schéma de l'innervation de l'iris et du parcours des fibres optiques.

Oc.M. noyau de l'oculo-moteur commun; — *Ac*, fibres du muscle accommodateur; — *P*, fibres du sphincter irien; — *C*, fibres du muscle de la convergence; — *N.op*, nerf optique; — *Ch*, chiasma; — *B. op*, bandelette optique; — *L.occ*, lobe occipital; — *F*, point de fixation; — *D*, champ visuel droit; — *G*, champ visuel gauche.

des synéchies anciennes ou attirer l'iris lors de l'iridectomie. Plus intéressante pour le clinicien est l'étude des *mouvements de la pupille* qui
se contracte et se dilate sous des influences multiples dont les principales, celles de la lumière et de l'accommodation pour les objets rapprochés, amènent la contraction pupillaire.

Les auteurs discutent encore le mécanisme physiologique des mouvements de l'iris et, si l'on veut résumer les diverses opinions émises à ce sujet, l'on peut dire que : 1° le rétrécissement pupillaire est produit ou par l'action du sphincter de l'iris ou par la dilatation des ramuscules vasculaires qui irriguent la membrane ; 2° la dilatation de la pupille résulte ou de la contraction du muscle dilatateur ou du rétrécissement des vaisseaux, ou encore de l'élasticité du tissu propre de la membrane réagissant après l'action du sphincter. (Voir *Troubles fonctionnels de l'iris.*)

Comme l'oculo-moteur innerve par l'intermédiaire du ganglion ophtalmique et des nerfs ciliaires le sphincter irien, l'irritation du nerf rétrécit la pupille et sa paralysie en provoque la dilatation. D'autre part, la dilatation pupillaire résulte encore de l'excitation du centre ciliospinal de la moelle cervicale ou du sympathique cervical qui en conduit à l'iris les filets efférents. La paralysie de ce centre médullaire s'accompagne de rétrécissement de la pupille.

La réaction de la pupille n'est pas perçue et échappe à l'action de la volonté ; tantôt elle est d'*ordre réflexe,* c'est-à-dire que l'excitation qui la provoque, l'excitation lumineuse par exemple, passe des nerfs centripètes aux centres et aux nerfs de l'iris ; tantôt elle est *associée,* c'est-à-dire que les fibres iriennes du moteur oculaire commun transmettent l'incitation nerveuse en même temps que les fibres du même nerf qui président à la convergence et à l'accommodation. Sous l'influence de la lumière encore, la pupille se contracte ; la rétine impressionnée a réagi jusque sur le noyau du moteur oculaire commun, et même si un seul œil a été éclairé, en raison des connexions des noyaux oculo-moteurs, les deux pupilles se contractent, il y a *réaction consensuelle.* (Voir plus loin *Physiologie de l'appareil nerveux optique.*) C'est encore par suite des connexions qui existent dans le noyau de l'oculo-moteur commun entre les divers groupes cellulaires, dont émanent les faisceaux de fibres destinés à l'iris, au muscle ciliaire et au muscle droit interne, que l'on peut expliquer la contraction pupillaire qui accompagne les efforts d'accommodation et les mouvements de convergence. (Voir plus loin *Appareil moteur de l'œil.*)

Enfin, sous une influence purement mécanique, la pupille peut encore se contracter ; c'est ce qui arrive au moment où la chambre antérieure se vide pendant l'opération de la cataracte et, la preuve qu'il s'agit bien ici d'un phénomène purement mécanique, c'est que le myosis survient même sur le cadavre dont on évacue l'humeur aqueuse.

CHAPITRE LX

EXPLORATION DE L'IRIS

Grâce à sa situation, l'iris est facilement examiné, tant que la transparence de la cornée et de l'humeur aqueuse ne se trouve pas altérée. L'examen à l'œil nu, au besoin avec l'aide d'une loupe, suffit d'ordinaire pour rendre compte des lésions que cette membrane peut présenter. Parfois encore l'observateur trouvera avantage à se placer latéralement par rapport à l'œil examiné, afin de constater une saillie générale ou locale du plan irien dans la chambre antérieure; ses adhérences à la cornée. Dans certains cas aussi, la distance de l'iris à la cornée paraîtra exagérée. De plus, toujours par comparaison avec le congénère, si un seul œil est malade, on cherchera à reconnaître les modifications survenues dans la coloration et le degré de poli de sa surface. On notera les plaies, les solutions de continuité du diaphragme, lésions qui seront également reconnues par l'examen au miroir, quand elles laisseront apercevoir la teinte rouge du fond de l'œil.

En utilisant l'éclairage oblique combiné avec l'examen à la loupe ou encore l'ophtalmoscope à réfraction, on étudiera les détails des tumeurs, des corps étrangers implantés sur l'iris. Enfin l'éclairage oblique permettra de reconnaître, outre les synéchies antérieures, les adhérences au cristallin et les déformations de la pupille.

L'orifice du diaphragme irien mérite un examen attentif; tout d'abord il convient de constater l'intégrité de sa forme et de sa position, autrement dit de rechercher l'existence des synéchies postérieures ou antérieures, des hernies de la membrane, etc. En second lieu les dimensions de la pupille doivent être relevées ; et alors, en se reportant à la pupille de l'autre œil, quand il est sain, on constatera l'égalité ou l'inégalité des deux disques. Si les deux yeux sont malades, il convient de juger par comparaison avec l'état des pupilles chez un homme bien portant, placé dans les mêmes conditions d'éclairage et de direction du regard.

Il importe, de plus, de s'assurer que la pupille est mobile, que l'iris réagit à la lumière et à la convergence. En raison de la synergie des mouvements iriens, il convient de maintenir fermés les deux yeux, puis d'ouvrir seulement l'œil à examiner, en y projetant au besoin avec une lentille un cône lumineux. Si l'iris ne réagit pas à l'impression lumineuse portée sur la rétine, on ouvrira alors le second œil, et l'on constatera si cette nouvelle impression lumineuse se traduit par un mouvement de l'iris jusque-là immobile. Pour étudier les changements du diamètre pupillaire suivant le degré de convergence du regard, il suffit de faire fixer par le patient, d'abord un point très éloigné, puis un objet placé à quelques centimètres de son nez.

L'on a parfois intérêt à conserver trace des dimensions de la pupille à un moment donné, comme terme de comparaison pour des examens ultérieurs. A cet effet il suffit de dessiner sur une feuille de papier une série de petits cercles noirs de diamètres connus, et de déterminer au juger celui qui offre les mêmes dimensions que la pupille examinée. C'est là le mode de faire le plus pratique. Dans le même but on a proposé des instruments appelés *pupillomètres*.

M. Perrin avait fait construire un petit bâti, qui, destiné à s'appliquer sur le rebord orbitaire, supportait deux pièces mobiles dans le sens transversal au moyen de deux vis. Chacune des pièces portait un fil fin tendu verticalement. L'observateur, placé en face du malade, devait déplacer successivement les deux fils jusqu'à ce qu'ils lui parussent tangents aux deux extrémités du diamètre transversal de la pupille ; leur écart mesurait la longueur de ce dernier. Inutile de faire ressortir les difficultés de cette mensuration.

Le disque de l'ophtalmomètre de Javal (voir plus loin sa description) porte inscrit sur la moitié de son diamètre horizontal des chiffres qui peuvent servir à mesurer la pupille à condition d'éclairer l'œil observé : le numéro du cercle qui coïncide avec la pupille en indique en millimètres la longueur du diamètre.

Le pupillomètre de Robert Houdin se compose d'un petit cylindre en forme d'œilleton qui s'applique sur l'orbite devant l'œil, et porte à son extrémité opposée une plaque de cuivre percée en son centre de deux très petits orifices capillaires, l'un fixe, l'autre dont la distance au premier peut varier et être mesurée à chaque observation. Placé devant l'œil exposé à une large surface éclairée et à la distance de 12 millimètres (position du foyer principal antérieur de l'appareil dioptrique oculaire), cet instrument envoie vers la cornée deux faisceaux coniques de rayons lumineux, que la réfraction transforme en faisceaux de rayons parallèles, lesquels dessinent sur la rétine deux cercles de diffusion de même diamètre que la pupille. Par suite, lorsqu'on a amené ces deux cercles à être tangents, la distance de leurs centres mesure le diamètre pupillaire, et cette distance des centres est précisément donnée par l'écartement des orifices de la plaque de cuivre. M. Badal a modifié légèrement le pupillomètre de Robert Houdin ; il y a fait adapter une graduation dans laquelle l'index donne en millimètres ou fractions de millimètre le diamètre de la pupille.

CHAPITRE XLI

ANOMALIES CONGÉNITALES DE L'IRIS

Les *anomalies congénitales* de l'iris portent sur la coloration de la membrane, son absence totale ou partielle, et les modifications que présente la pupille.

I. — ANOMALIES DE COLORATION DE L'IRIS

Les *variations de couleur de l'iris* tiennent tantôt à un défaut de pigment, tantôt à un excès de cette substance.

Dans le premier cas il y a *albinisme;* l'iris est rose ou d'un rouge clair surtout près de sa grande circonférence tandis que le pourtour de la pupille est lilas, violet ou bleu clair. La pupille est rouge en raison du défaut de pigment de la choroïde. Dans l'albinisme imparfait l'iris est d'un gris clair ou bleuâtre, les pupilles sont plutôt violettes. De cette anomalie se rapprochent les taches blanches qui existent sur certains iris.

La pigmentation très prononcée de la membrane existe normalement chez les nègres; chez les blancs il s'agit de taches ou de stries plus ou moins grandes et nombreuses, variant du brun le plus foncé au rouge cannelle, ce sont les *taches de rouille.* On a voulu sur certains iris voir ces stries disposées sous forme de lettres ou de chiffres.

Chez certains sujets les deux iris sont de couleur différente, et les yeux sont dits : *vairons.*

II. — ANOMALIES DE FORME DE L'IRIS

L'*absence d'iris* peut être totale (*iridérémie*) ou partielle (*colobôme irien*).

L'*iridirémie* ou *aniridie*, le plus souvent est héréditaire et s'accompagne d'autres anomalies de l'œil. De règle elle est bilatérale. Les pupilles présentent alors des dimensions égales à celles de la cornée, et, quand le sujet est placé en face de la lumière et dans une bonne position, on aperçoit la lueur rougeâtre du fond de l'œil. L'un de nous a publié une rare observation de ce genre où l'on relevait que trente-deux membres de la même famille présentaient cette anomalie [1]. Pour combattre la gêne visuelle qui en résulte, il est utile de prescrire l'emploi des lunettes sténopéiques (disque opaque percé en son centre d'un très petit trou).

Le *colobôme* de l'iris consiste dans la présence d'une fente plus ou moins large dirigée suivant l'un des rayons de l'écran irien (fig. 87).

Il constitue la plus fréquente des anomalies de l'iris et probablement de l'œil. Il est souvent héréditaire ; d'habitude bilatéral il offre à peu près la même direction des deux côtés et le plus souvent il est vertical ou bien il se dirige en bas et en dedans. On en a vu deux sur un seul œil. D'après la direction des bords de la fente on distingue quatre formes de colobôme : 1° les bords convergent vers la pupille (pupille en

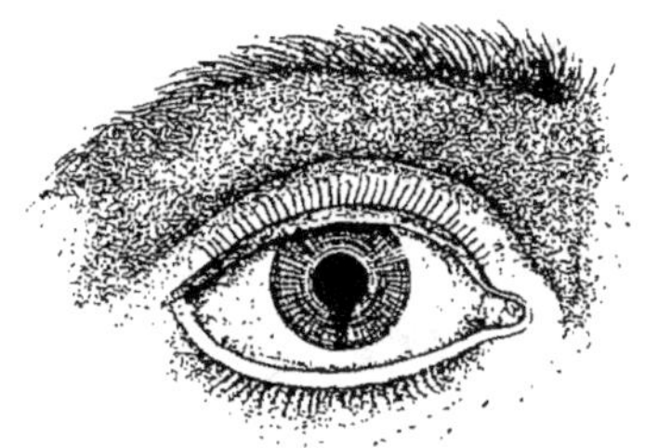

Fig. 87.
Colobôme de l'iris.

poire) *colobôme rayonnant* le plus rare ; 2° ils sont parallèles, ce qui est rare ; 3° ils convergent vers le bord ciliaire ; 4° ils décrivent un arc de cercle (*pupille de chat*).

Cette anomalie s'accompagne le plus souvent de lenteur des mouvements de la pupille, mais d'ordinaire la vision s'en trouve peu altérée. Au besoin on pourrait encore avoir recours au port de lunettes sténopéiques.

III. — NŒVI PIGMENTAIRES

Sous les noms de *nœvi pigmentaires*, *verrues pigmentaires de l'iris*, *mélanôme bénin*, on a groupé des tumeurs bénignes composées de cellules analogues à celles du stroma de l'iris, cellules la plupart pigmentées, ramifiées et anastomosées entre elles. Cette prolifération cellulaire n'est pas parfaitement limitée, elle intéresse surtout la couche pigmentaire de la membrane. Les petites tumeurs ainsi formées mesurent quelques millimètres de diamètre, elles sont de couleur noire ou brunâtre, à surface lisse, à contours nets et arrondis. Leur marche est fort lente, mais, en raison des accidents que peut causer leur simple présence, il est indiqué de les enlever.

IV. — ANOMALIES DE LA PUPILLE

Aux modifications que présente la pupille, on a donné les noms de : *acorie, micorie, polycorie, corectopie, dyscorie, persistance de la membrane pupillaire*.

(1) Despagnet. *Recueil d'ophtalmogie*, 1889.

La *micorie* est caractérisée par l'étroitesse extrême de la pupille, tandis que dans l'*acorie* l'aire de l'orifice pupillaire normal est occupé par un tissu qui présente tous les caractères du tissu irien. Cette dernière anomalie ne doit pas être confondue avec la *persistance de la membrane pupillaire*. L'iridectomie ou l'iridotomie permettent de lui porter remède.

La *polycorie* consiste dans la présence de pupilles multiples. Tantôt il existe une pupille centrale plus ou moins régulière, et, à côté, des ouvertures plus ou moins arrondies comparables aux fentes de l'iris. Tantôt l'iris présente deux ou trois ouvertures dont aucune ne correspond à son centre. Chez certains sujets il s'agit d'un colobôme irien séparé de la pupille normale par une étroite bandelette. En général, cette anomalie ne trouble pas la vision.

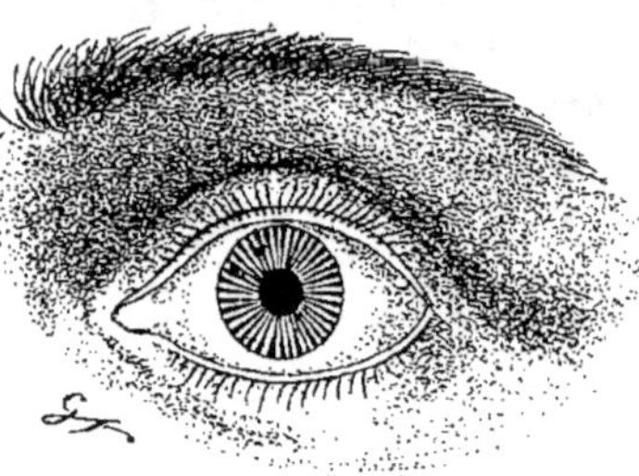

Fig. 88.
Polycorie.

La *coreclopie* n'est que l'exagération d'une disposition normale : la pupille est placée un peu en dedans et au-dessus du centre de l'iris ; or, par suite d'un développement irrégulier de la membrane, l'excentricité de l'orifice se trouve exagérée et la pupille déjetée le plus souvent en haut.

La *dyscorie*, c'est-à-dire l'irrégularité de forme de la pupille constituerait une anomalie fréquente, si l'on tenait compte des cas où elle est peu prononcée. On a observé des pupilles ovales à grand diamètre vertical ou horizontal, des pupilles cordiformes, anguleuses, à bords dentelés. Ici encore il s'agirait d'un développement irrégulier de l'iris.

Dans les cas de *persistance de la membrane pupillaire*, il y a eu absence ou arrêt de résorption de la membrane, qui chez le fœtus clôt la pupille. Tantôt il existe une membrane véritable qui masque en totalité ou en partie l'ouverture pupillaire et le petit cercle de l'iris. Tantôt on voit une petite membrane suspendue en avant de la pupille par des filaments attachés au petit cercle. Tantôt enfin il ne persiste qu'un réseau de simples filaments. Il est à noter encore que la membrane pupillaire, suivant les cas, adhère ou non à la cristalloïde antérieure.

Les troubles fonctionnels, qu'elle occasionne, sont très variables ; rarement le sujet accuse une amblyopie assez forte pour nécessiter l'iridectomie, cela d'autant que cette anomalie parfois se corrige avec l'âge.

CHAPITRE XLII

TROUBLES FONCTIONNELS DE L'IRIS

La motilité irienne qui normalement se traduit par des changements de diamètre de l'orifice pupillaire peut se trouver altérée par des influences diverses qui provoquent entre autres symptômes soit une dilatation permanente (*mydriase*), soit un rétrécissement permanent (*myosis*) de la pupille.

Si le fait se produit des deux côtés ou s'il existe sur un seul iris, le clinicien aura à tenir compte de l'égalité (*isocorie*) ou de l'inégalité (*anisocorie*) des pupilles.

Parfois encore on constate des ondulations de toute la membrane (*iridodonésis* ou *tremblement de l'iris*).

En raison de l'importance séméiotique de la pupille, quelques données anatomiques et physiologiques doivent être rappelées ici. L'état de la pupille dépend de l'état d'activité ou de repos des muscles de l'iris et de l'état de plus ou moins grande réplétion de ses vaisseaux. L'excitation directe du sphincter irien provoque du myosis ; la mydriase résulte d'une excitation du dilatateur. De plus les nerfs ciliaires courts, émanés du ganglion ophtalmique, excités provoquent un myosis extrême, sectionnés une mydriase moyenne. Par contre l'excitation des nerfs ciliaires longs, constitués par des filets du nerf nasal et du sympathique cervical, est suivie d'une mydriase extrême et leur section d'un myosis moyen. Quand un seul de ces derniers est excité, la pupille ne se dilate que dans une partie de sa circonférence.

Les nerfs ciliaires courts (nerfs myotiques) peuvent être suivis à travers le glanglion ophtalmique dans le nerf moteur oculaire commun jusqu'à son noyau d'origine (dans la partie antérieure de la substance grise au-dessous de l'aqueduc de Sylvius sous le tubercule quadrijumeau antérieur et la commissure postérieure). Des fibres de la troisième paire passent à travers le noyau et au delà vont rejoindre les nerfs du côté opposé, d'où la synergie des deux pupilles.

Les nerfs ciliaires longs (mydriatiques) ont un trajet beaucoup plus long : leur foyer d'origine est situé dans la moelle dorsale supérieure et dans la portion inférieure de la cervicale ; les filets qui en émanent sortent avec le deuxième nerf dorsal et gagnent le sympathique puis le ganglion ophtalmique.

L'excitation de l'écorce cérébrale au niveau de la moitié postérieure des circonvolutions frontales supérieure et moyenne provoque des mouvements latéraux de la tête et des yeux du côté opposé et de la *mydriase*.

Quelques auteurs ont nié l'existence des fibres radiées de l'iris et expliqué le resserrement de la pupille, consécutif à la section du sympathique, par une hyperhémie de ce diaphragme musculo-vasculaire. Mais les recherches de Fr. Frank ont démontré que les variations importantes et durables de l'orifice pupillaire consécutives à l'action directe ou réflexe de certains nerfs résultent de l'action des muscles de l'iris et ne sont pas subordonnées aux variations de la circulation. Ces dernières possèdent une action peu marquée, surtout appréciable lors des grands mouvements respiratoires.

A l'état normal les mouvements de la pupille surviennent, soit lorsqu'il se produit une modification dans l'excitation lumineuse de la rétine, soit lorsque l'œil modifie son adaptation pour la vision nette (accommodation). Une vive lumière, la fixation d'un objet rapproché provoquent le rétrécissement de la pupille, les conditions inverses la dilatent.

Dans le premier cas, l'impression nerveuse est transmise de la rétine par le nerf optique, le chiasma, les fibres non entre-croisées de la bandelette optique, le ganglion habenula, la commissure postérieure au centre situé dans le plancher du quatrième ventricule; puis l'excitation réflexe revient à l'iris par le nerf de la troisième paire. Cet acte réflexe est empêché par une destruction de la rétine, une section du nerf optique ou du chiasma ou des deux bandelettes optiques, la destruction du noyau du moteur oculaire commun, la section de ce nerf, la destruction du ganglion ophtalmique, ou la section de tous les nerfs ciliaires courts. Alors il y a mydriase. Comme l'excitation lumineuse d'une seule rétine provoque, par action réflexe, les mouvements des deux iris, le défaut de synergie des deux membranes peut s'expliquer du côté de l'œil affecté, soit par une lésion sur la voie réflexe (moteur oculaire commun et noyau d'origine), soit par une lésion propre de son appareil myotique.

Dans la vision de près la pupille se contracte; pour la vision au loin elle se dilate. Les mouvements de l'iris sont synergiques de ceux du muscle ciliaire et du droit interne. Certaines affections médullaires, le tabes en particulier, détruisent cette synergie; la pupille réagit alors parfaitement pendant l'accommodation et la convergence, tandis qu'elle reste immobile sous l'influence de la lumière (*signe d'Argyll Robertson*). L'axe réflexe, qui unit les nerfs optiques à l'oculo-moteur, est interrompu ; tandis que persistent les communications entre les groupes cellulaires, qui dans le noyau de l'oculo-moteur président aux mouvements de la pupille, de l'accommodation et de la convergence. A l'immobilité réflexe de la pupille dans le tabes dorsal s'ajoute d'ordinaire un myosis prononcé ; dans quelques cas cependant l'orifice irien conserve son diamètre normal ou même s'élargit.

On peut encore signaler que l'excitation des terminaisons du trijumeau au voisinage de l'œil provoque du myosis sans doute par dilatation réflexe des vaisseaux iriens. Autrement, quand la pupille est modérément éclairée, la stimulation d'un nerf sensitif est suivie d'une certaine dilatation de l'orifice, il y aurait alors inhibition du réflexe lumineux.

1. — MYDRIASE

Il y a *mydriase* ou *dilatation pupillaire* lorsque chez un malade une seule ou les deux pupilles présentent des dimensions supérieures à ce que l'on constate chez les personnes placées dans les mêmes conditions que l'observé.

Les deux pupilles sont dilatées, il y a mydriase avec *isocorie* (égalité pupillaire), ou une seule pupille est élargie, mydriase avec *anisocorie*.

Dans le premier cas, il peut exister une excitation (*mydriase spasmodique*) en un point quelconque des deux faisceaux des fibres mydriatiques, soit à la périphérie (collyre à l'atropine, à la cocaïne), soit au niveau du centre médullaire (empoisonnement par la strychnine, le curare, sans doute aussi sous l'influence des vers intestinaux, de l'onanisme, la chorée, l'hypocondrie, l'hystérie). Autrement il existe un spasme vasculaire comme dans l'intoxication par la quinine ou à la suite des hémorragies abondantes. Autrement encore (*mydriase paralytique*), il y a paralysie ou destruction des faisceaux myotiques consécutives à des affections centrales (hémorragies, tumeurs cérébrales), ou bien les filets nerveux terminaux et les fibres musculaires de l'iris sont directement altérés (diphtérie, commotions et hémorragies iriennes des deux yeux). Enfin la cécité double, complète ou non, s'accompagne de mydriase par perte du réflexe lumineux ; de même au sein de l'obscurité complète les pupilles sont dilatées au maximum (photographie instantanée) et la mydriase survient aussi au moment de la mort.

Le *mydriase avec anisocorie* résulte de l'action directe sur l'iris soit d'une exagération de la tension oculaire, soit d'un collyre mydriatique instillé dans un seul œil. Le même fait survient après l'exaltation d'un seul des faisceaux mydriatiques (*mydriase unilatérale*), dans les irritations de la région cilio-spinale par traumatisme médullaire, dans les irritations du sympathique par des lésions rachidiennes, par certaines tumeurs du cou, certaines affections aortiques ou pulmonaires. On constate encore de la mydriase unilatérale par paralysie d'un seul des faisceaux myotiques (paralysie d'un moteur oculaire commun ou du moteur oculaire externe, quand il fournit la racine motrice du ganglion ophtalmique). Ces désordres sont en rapport soit avec des lésions dans le trajet des nerfs (traumatisme), soit des désordres au niveau de leurs foyers d'origine (syphilis, ataxie). Enfin, par inhibition du réflexe lumineux l'excitation d'une ou de plusieurs branches du trijumeau (dents cariées) peut donner lieu à de la mydriase, ce qui est la forme clinique la plus commune.

Le *diagnostic* pathogénique de la mydriase est parfois difficile. D'ordinaire il est aisé de reconnaître la mydriase artificielle due à l'action des médicaments mydriatiques surtout quand il s'agit d'atropine. La pupille est dilatée au maximum et l'accommodation paralysée ; en outre les collyres myotiques restent impuissants.

Liée à une paralysie des filets dilatateurs, la mydriase est moyenne, elle s'accroit notablement par l'instillation d'atropine et diminue sous l'action de l'ésérine. De plus, si l'accommodation est presque toujours simultanément paralysée, ce n'est pas là une règle invariable comme dans la variété précédente.

Quant à la mydriase provoquée par l'excitation du sympathique, elle respecte souvent l'accommodation, s'efface transitoirement sous l'influence de l'ésérine ou même d'une vive lumière.

La coexistence d'autres symptômes, dus à la lésion cause première de la mydriase, doit concourir avec elle pour assurer le diagnostic.

Comme *donnée thérapeutique* il ne découle de la mydriase elle-même que la nécessité de combattre le trouble visuel résultant des éblouissements que provoquent l'entrée dans l'œil d'une trop grande quantité de lumière et le défaut de netteté des images par suite de la différence de réfraction subie par les rayons lumineux centraux et marginaux. A cet effet il est indiqué de recourir à l'instillation de quelques gouttes de collyres au sulfate neutre d'ésérine (1/500) ou de chlorhydrate de pilocarpine (1/100).

Le traitement étiologique s'impose.

II. — MYOSIS

Le *rétrécissement pupillaire* ou *myosis* peut être *unilatéral* ou *bilatéral*. Le myosis avec *isocorie* résulte d'une stimulation des deux faisceaux myotiques soit à leurs centres d'origine (l'empoisonnement par la morphine, le tabac, l'aconit, ou encore pendant le sommeil, dans la paralysie générale, la méningite, l'encéphalite, les accès convulsifs de l'hysté-

ric), soit à la périphérie par suite de l'instillation de collyre à l'ésérine ou
à la pilocarpine dans les deux yeux. Quelquefois le spasme du sphincter
irien accompagne le spasme du muscle ciliaire. Autrement la paralysie
des deux faisceaux sympathiques mydriatiques (ataxie locomotrice ou
chloroformisation à la période d'anesthésie) provoque le myosis (*paralytique*) avec *isocorie*. En plus on signale encore du myosis par réplétion
vasculaire (dans l'iritis double, dans les fièvres graves, dans les troubles
de la circulation veineuse cardiaque).

Le myosis avec *anisocorie* s'observe par suite de la paralysie d'un seul
des tractus mydriatiques en un point quelconque de son trajet (ataxie
locomotrice), par suite de l'excitation d'un seul des tractus myotiques
(méningite, encéphalite, paralysie générale, collyre myotique), du fait de
la congestion vasculaire d'un seul iris (iritis ou diminution de la tension
oculaire), enfin par action réflexe liée à une stimulation douloureuse de
la cinquième paire comme dans la kératite, l'iritis et d'autres affections
oculaires.

Par lui-même le myosis quand il est très prononcé provoque un rétrécissement appréciable du champ visuel et un affaiblissement de la vision
centrale par défaut d'éclairage. Il est rare cependant qu'il soit nécessaire
d'intervenir autrement que par le traitement réclamé par la cause
même du myosis. Au besoin on utilisera le collyre à l'atropine

III. — TREMBLEMENT DE L'IRIS

Chez certains malades l'iris n'est pas immobile, il se déplace d'avant
en arrière ondulant comme une voile qui flotte au vent par un temps
calme, ou bien on constate une sorte de frémissement, une série d'oscillations rapides, on dirait une membrane flottante à la surface d'un
liquide toujours en mouvement.

Le tremblement (*irido-donesis*) est parfois limité au segment inférieur
de l'iris parce que la partie déclive de la chambre postérieure est remplie
de liquide : la membrane à ce niveau ne repose plus sur le cristallin.
D'autres fois le tremblement est limité au niveau d'un segment irien
détaché de son insertion ciliaire ; ou encore, dans la luxation du cristallin, parfois une seule portion de l'iris tremble, le reste de la membrane étant fortement distendu par la lentille déplacée. Dans bien des
cas la portion péripupillaire de l'iris oscille plus que le segment périphérique fixé par ses attaches. Le tremblement enfin est rarement continuel, sauf peut-être dans le ramollissement du corps vitré ; il est exagéré
par les mouvements de l'œil.

Les troubles fonctionnels observés dépendent surtout des lésions concomitantes.

Le tremblement irien dépend d'ordinaire d'une lésion mécanique. Une rupture de l'équilibre entre les deux segments post et préiriens de l'œil entraine une inégalité de pression sur les deux faces de la membrane et son tremblement, cela dans le kératocône ou staphylôme antérieur, l'hydropisie de la chambre antérieure, la rupture de la zonule de Zinn, le ramollissement ou l'issue du corps vitré, le décollement de la rétine. La présence de liquide dans la chambre postérieure (hydropisie, certaines luxations du cristallin, rupture de la zone de Zinn, hydrophtalmie) prive l'iris de son appui sur le cristallin et provoque son tremblement. La perte des moyens de fixation de la membrane concourt au même effet lors de la rupture ou du relâchement du ligament de Zinn, de cataractes morganiennes, siliqueuses et branlantes, après l'opération de la cataracte.

Il va sans dire que le traitement de ce trouble fonctionnel relève du traitement de la lésion qui le provoque.

CHAPITRE XLIII

LÉSIONS TRAUMATIQUES DE L'IRIS

Ce sont ou des *plaies* ou les divers degrés de la *contusion* de l'iris
savoir : la *commotion*, le *décollement*, la *déchirure*, le *renversement*,
enfin la *hernie* de la membrane.

I. — PLAIES DE L'IRIS

Les *plaies de l'iris* sont produites par des instruments aigus (aiguilles,
plumes), ou des éclats de verre, des fragments de bois. A la lésion de la
cornée ou de la sclérotique vient s'ajouter du côté de l'iris une piqûre
ou une coupure, une plaie nette ou contuse, de plus il y a toujours lieu
de craindre une blessure simultanée du cristallin et une cataracte traumatique. Outre une douleur très vive, le resserrement de la pupille et
quelquefois un épanchement de sang dans la chambre antérieure, la
plaie de l'iris se traduit par une solution de continuité en forme de trou
ou de fente, sorte de colobòme traumatique qui permet d'explorer la
transparence des milieux postérieurs. Si la plaie a été infectée, ce n'est
plus seulement la cataracte traumatique qui devient la menace principale, mais bien l'iritis suppurative. Le traitement doit s'adresser à cette
complication (voir *Iritis*) et en tout cas, sitôt l'accident produit, il est
indiqué de désinfecter le sac conjonctival, d'instiller quelques gouttes
d'atropine et de couvrir l'œil de compresses froides.

Les plaies de l'iris peuvent se compliquer de la présence de *corps
étrangers* (parcelles de métal, de bois, de verre, grains de poudre ou de
plomb) qui, en général, sont très mal supportés. Ils provoquent souvent
une iritis suppurative, suivie d'accidents sympathiques sur l'autre œil.
Quant ils sont tolérés, la trace de la plaie cornéenne, la saillie qu'ils forment sur l'iris, leur coloration particulière, permettent de les reconnaître
soit à l'examen direct avec la loupe, soit à l'aide de l'éclairage oblique.
Leur extraction est recommandable en prévision des accidents auxquels
ils exposent. Après instillation d'ésérine on incise la cornée en un point
qui favorise la sortie du corps étranger entraîné par l'humeur aqueuse au
moment où s'achève la section cornéenne, ou qui en facilite la prise, de
préférence avec la curette en caoutchouc ou encore avec un petit barreau

aimanté quand il s'agit de parcelles de fer ou d'acier. Au besoin on aura recours à l'excision de la partie irienne qui supporte le corps à enlever.

II. — CONTUSIONS DE L'IRIS

Un choc violent sur le globe oculaire et quelquefois sur le pourtour de l'orbite peut, avec ou sans autres lésions, provoquer une paralysie du sphincter irien : il y a eu *commotion de l'iris*. Dans d'autres cas, il s'est produit une rupture des moyens d'union de la grande circonférence irienne à la zonule, c'est-à-dire une *iridodialyse traumatique* ou un *décollement de l'iris* (fig. 89).

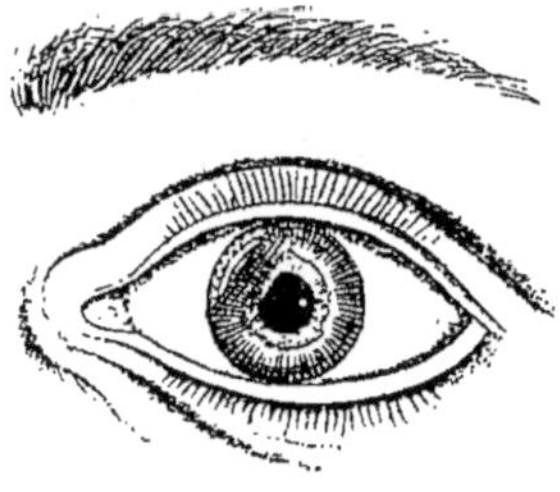

Fig. 89.
Iridodialyse.

A l'examen au miroir on aperçoit alors par la pupille anormale le fond rouge de l'œil. Si le décollement est un peu étendu, les fibres radiées, qui lui correspondent, ne contre-balancent plus l'action du sphincter, d'où une déformation de la pupille. Le segment décollé de l'iris se décolore et parfois flotte terne et grisâtre dans l'humeur aqueuse. La présence d'un hypohéma vient s'ajouter aux désordres concomitants du cristallin et des membranes profondes pour altérer la vision. Dans les cas de décollement simple, la pupille anormale cause de l'éblouissement ou de la diplopie monoculaire.

On cite quelques observations de décollement complet de l'iris avec issue de cette membrane et du cristallin à travers une plaie cornéenne (*aniridie traumatique*).

Rare est la *déchirure de l'iris* qui, le plus habituellement, se présente comme une incision du bord pupillaire, parfois elle simule une perte de substance analogue à celle qui résulte d'une iridectomie.

Exceptionnel encore est le *renversement de l'iris* qui, enfoncé dans le corps vitré, disparaît dans une portion de son étendue et masque les procès ciliaires au niveau de la perte de substance apparente qui élargit la pupille. Le plus souvent l'iris est renversé dans toute sa largeur.

III. — HERNIE DE L'IRIS

La *hernie* ou le *staphylôme* (σταφυλη, grain de raisin) de l'iris consiste dans l'issue d'une portion de la membrane à travers une plaie ou une ulcération de la cornée ou du limbe scléro-cornéen.

La hernie de l'iris présente généralement une teinte sombre ou même une couleur noire et une surface unie et luisante, d'où son nom de *myocéphale* (mouche-tête).

Elle peut être globuleuse, lisse ou bombée, disposée en bourrelet ; ses dimensions varient avec l'étendue et la position de la plaie cornéenne qui lui a donné passage.

Au contact de l'air et des sécrétions conjonctivales, par suite du frottement continuel des paupières la tumeur se tuméfie, s'étrangle ; elle provoque une douleur comparable à celle que produirait la présence d'un corps étranger, d'où de l'hypérhémie conjonctivale avec blépharospasme et photophobie. Ces accidents aigus se calment plus ou moins rapidement, et l'observateur constate, outre la tumeur de la cornée, une déformation de la chambre antérieure dont la paroi irienne est en un point attirée en avant, tandis que la cornée elle-même se montre plus ou moins affaissée. Cette déformation cornéenne se voit nettement à l'examen direct ou par réflexion des cercles du disque astigmatique. A l'éclairage au miroir on perçoit les ombres kératoscopiques propres à l'astigmatisme irrégulier. Enfin le déplacement de l'iris s'accompagne encore d'une déformation de l'orifice pupillaire, qui est ovale ou même a disparu, engagé dans la perforation cornéenne. Les choses restent stationnaires ou parfois la petite tumeur se déchire, laisse écouler l'humeur aqueuse qui la distend, le staphylôme s'affaisse et disparaît, la cornée se cicatrisant au point où il se trouvait. D'autre fois l'œil s'atrophie, ou le staphylôme de l'iris se transforme en staphylôme de l'iris et de la cornée (fig. 90).

Le *pronostic* est toujours grave, car indépendamment du trouble visuel causé par l'astigmatisme cornéen et l'irrégularité de la pupille l'iris hernié subit des tiraillements, qui par l'irritation des nerfs ciliaires provoquent de l'hypersécrétion intraoculaire, d'où une exagération de la tension d'autant plus prononcée que le prolapsus irien s'accompagne d'une certaine occlusion des voies d'excrétion. Cela

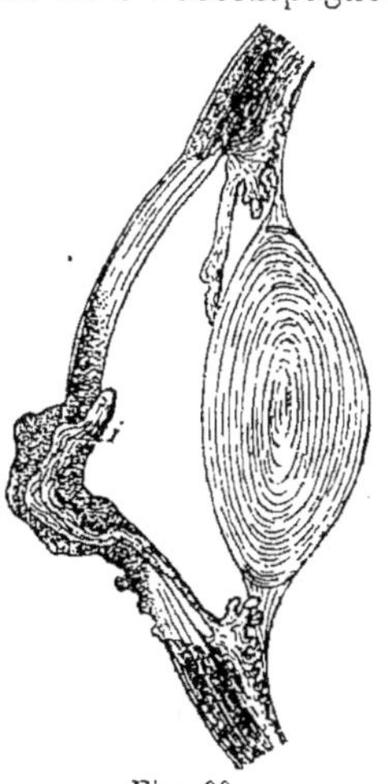

Fig. 90.
Hernie de l'iris. Staphylôme
en voie de formation.

explique la venue d'accidents glaucomateux. (Voir *Leucôme de la cornée*.)

Le *traitement* comporte au début comme première indication la réduction de la hernie. L'instillation d'atropine ou d'ésérine devient alors avantageuse suivant le siège central ou périphérique de la portion irienne herniée.

Si la hernie ne se réduit pas, il sera indiqué de faire soit la résection du prolapsus, soit la destruction galvanique. On fera ensuite la compression jusqu'à cicatrisation.

Dans les cas d'adhérence ancienne, l'indication est de régulariser la pression intraoculaire et de prévenir les complications possibles, pour cela on fera l'iridectomie ou la synéchotomie. (Voir *Leucôme adhérent*.)

CHAPITRE XLIV

LÉSIONS INFLAMMATOIRES DE L'IRIS

L'iris peut être atteint d'une simple *hypérhémie* ou d'une *inflammation* véritable (*iritis*).

I. — HYPÉRHÉMIE DE L'IRIS

L'*hypérhémie* de l'iris résulte d'une irritation portant moins souvent peut-être sur l'iris que sur les autres parties de l'appareil oculaire. Quand la choroïde ou la rétine, quand la cornée ou la conjonctive sont enflammées, en raison des relations vasculaires qui existent entre ces membranes et l'iris, celui-ci est hypérhémié. Quatre symptômes principaux caractérisent cette affection : 1° une injection périkératique plus ou moins accusée; 2° le changement de coloration de l'iris, dont les teintes normales ont été modifiées par l'addition d'une nuance rouge jaunâtre; 3° la paresse des contractions de la pupille, qui résiste à l'action des mydriatiques et des myotiques, et qui 4° reste contractée.

L'absence de tout produit inflammatoire distingue de l'iritis la simple hypérhémie, qui, en plus du traitement de la lésion principale qu'elle accompagne, ne réclame que l'emploi des mydriatiques (instillation d'atropine).

II. — IRITIS

L'*inflammation* de l'iris a reçu le nom d'*iritis*. La vascularité de la membrane rend compte de sa fréquence et l'indépendance relative de son réseau sanguin explique que, cliniquement, elle puisse exister sans participation des autres membranes de l'œil. Différenciée de la simple hypérhémie par la production d'un exsudat ou l'hypergenèse des éléments du tissu cellulaire, ou encore une infiltration d'éléments cellulaires, l'iritis présente de nombreuses variétés. Au point de vue anatomo-pathologique on peut théoriquement n'en admettre que trois formes principales : 1° *iritis simple* ou *plastique*; 2° *iritis séreuse*; 3° *iritis paren-*

chymateuse. Dans la pratique toutefois on rencontre des formes intermédiaires. Au point de vue étiologique l'iritis peut être : 1° *diathésique, syphilitique, rhumatismale, goutteuse, blennorhagique, scrofuleuse, tuberculeuse, glycosurique*; 2° *dysménorrhéique*; 3° *traumatique*; 4° *secondaire*. Enfin, en raison des rapports intimes qui unissent l'iris et la choroïde, les deux membranes participent dans certains cas à l'inflammation; il y a *irido-choroïdite*, affection dont il sera question après l'étude des états inflammatoires de la choroïde.

Le plus souvent la *cause* de l'iritis doit être cherchée dans l'état général du sujet (syphilis, rhumatisme, goutte, blennorrhagie, scrofule, tuberculose, glycosurie, troubles menstruels, etc.). De plus, tantôt l'iris s'enflamme à la suite d'un traumatisme, tantôt l'iritis résulte de la propagation d'une inflammation voisine (kératite, choroïdite).

Parmi les *inflammations spécifiques de l'iris*, l'iritis *syphilitique* est la plus commune, et cela sans qu'il y ait lieu d'admettre sa venue sous l'influence du traitement mercuriel. Au second rang se placerait l'iritis *rhumatismale*, qui parfois constitue la première manifestation de la diathèse. Chez certains malades on trouve de la glycosurie ou des antécédents goutteux (migraines, coliques néphrétiques, gravelle, accès de goutte). Chez d'autres on observe la coexistence d'une blennorrhagie ou encore de troubles menstruels.

Des *traumatismes de l'iris*, les uns, en particulier les plaies opératoires, ne sont pas suivis de réaction inflammatoire; les autres, au contraire, provoquent l'infection de la membrane et une iritis suppurative.

Enfin l'iritis peut être *secondaire*, c'est-à-dire survenir comme complication d'une inflammation de la conjonctive, de la cornée, de la choroïde et même de la rétine du même œil. Parmi les iritis secondaires, la plus intéressante est l'*iritis sympathique*, qui le plus souvent est une *irido-choroïdite*.

Suivant les lésions subies par l'iris, on distingue une *iritis plastique ou simple*, une *iritis séreuse*, et une *iritis parenchymateuse (suppurative)*.

1° *Iritis simple ou plastique*. — La quantité d'exsudation, qui se produit dans l'*iritis simple*, est fort variable. Parfois le brillant de la surface irienne est à peine diminué, l'humeur aqueuse à peine troublée, les adhérences entre la cristalloïde et le bord pupillaire à peine formées. Parfois des masses exsudatives obstruent la pupille et envahissent la chambre antérieure ; alors aussi la membrane paraît tuméfiée. Parfois encore l'humeur aqueuse se collecte sous des membranes fibrineuses qui simulent une vésicule, un cristallin luxé et opaque, puis tombent dans la chambre antérieure. Si l'iritis dure 2 ou 3 septennaires, on voit la cornée, en l'examinant avec une forte loupe, devenir le siège d'exsudations punctiformes (*Descemetite*), complication que nous étudierons mieux à propos de l'iritis séreuse, forme dans laquelle la plupart des auteurs prétendent exclusivement la rencontrer.

Tout d'abord les adhérences, établies entre l'iris et la cristalloïde, sont constituées par des masses fibrineuses amorphes, entremêlées de rares cellules pigmentées et, plus tard lorsqu'elles se rompent, leurs débris s'atrophient et disparaissent assez rapidement à l'exception toutefois des éléments pigmentaires qui résistent davantage. Mais, si l'iritis récidive, la production morbide se laisse envahir par des cellules, elle se transforme en une trame de cellules fusiformes, dans laquelle se prolongent les vaisseaux de l'iris. De son côté, cette membrane subit des troubles nutritifs (atrophie) du fait de la rétraction du tissu nouveau qu'elle supporte.

2° *Iritis séreuse.* — Cette variété est caractérisée : 1° par l'hypersécrétion de l'humeur aqueuse, par l'exagération de la tension et l'agrandissement consécutif de la chambre antérieure et 2° par de petits dépôts grisâtres et brunâtres souvent disposés en forme de triangle sur la membrane de Descemet. Le parenchyme de l'iris n'est que peu altéré, et, s'il se forme des synéchies, elles sont fragiles et peu nombreuses. Cette affection consisterait en une lymphangite antérieure de l'œil avec infiltration cellulaire du ligament pectiné de l'iris, principalement dans ses couches antérieures. Les petits dépôts sur la membrane de Descemet

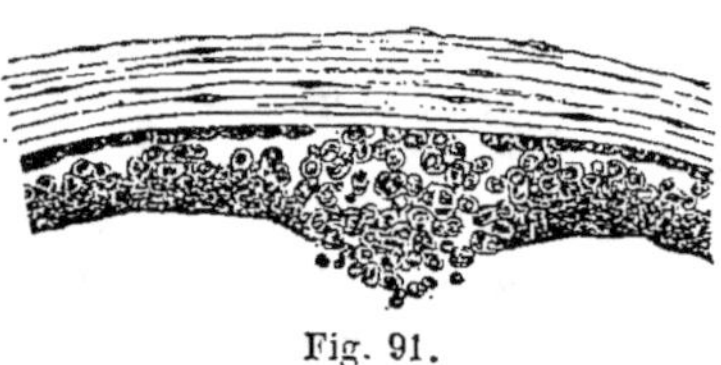

Fig. 91.

sont constitués par des exsudats fibrineux amorphes, qui se laissent infiltrer par des éléments cellulaires provenant de la membrane elle-même, d'où de véritables excroissances papuleuses à la surface postérieure de la cornée (fig. 91). — Quoi qu'il en soit, l'existence même de ces dépôts enlève une partie de sa valeur à l'épithète séreuse attribuée à cette forme d'iritis. Du reste, si dans les cas légers il n'y a guère plus que de l'œdème de l'iris, dans les formes graves l'iritis est à la fois séreuse et plastique, ou encore séreuse et parenchymateuse.

3° *Iritis parenchymateuse (suppurative).* — Tandis que dans les deux formes précédentes on note l'exsudation fibrineuse, la transsudation séreuse et l'infiltration cellulaire, dans l'iritis parenchymateuse les produits inflammatoires résultent d'une nucléation et d'une prolifération cellulaire de la trame même de l'iris. Celle-ci s'épaissit soit par place (*iritis gommeuse et tuberculeuse*), soit dans toute son étendue. Les conséquences en sont variables. Parfois tout revient à l'état normal, parfois il se produit de véritables abcès qui s'ouvrent (*iritis à hypopyon*), parfois l'iris s'atrophie plus ou moins complètement. Il va sans dire que dans cette variété d'iritis on voit encore survenir des synéchies postérieures et même l'obstruction de la pupille.

Envisagés en général, les *symptômes* de l'iritis sont objectifs et fonctionnels. Parmi les premiers :

1° L'injection périkératique varie beaucoup d'intensité, pouvant s'accompagner d'hyperhémie et de chémosis conjonctival, voire même d'œdème des paupières ;

2° La couleur de l'iris est modifiée par le manque de limpidité de l'humeur aqueuse et les altérations de son tissu propre. Elle est plus foncée et plus terne, sa surface paraît moins nette ; dans quelques cas il s'y montre des vaisseaux de nouvelle formation ;

3° La pupille est rétrécie et immobile (parésie inflammatoire et synéchies) ;

4° L'humeur aqueuse se trouble, devient louche et floconneuse, renferme du sang ou du pus ;

5° Rappelons encore les dépôts de la membrane de Descemet.

Moins importants que les précédents au point de vue diagnostic, les symptômes *fonctionnels* guident souvent la thérapeutique en décélant l'acuité plus ou moins vive de la maladie.

1° La douleur oculaire et périorbitaire est précédée d'une sensation particulière de chaleur et de pesanteur. Elle siège au niveau du sourcil et du front, ou s'irradie en simulant une névralgie du trijumeau avec des exaspérations vespérales (syphilitiques, rhumatisants, paludéens) ;

2° La photophobie et le larmoiement sont d'ordinaire en rapport avec l'intensité des douleurs ;

3° Le trouble visuel varie beaucoup ; il dépend du trouble de la cornée, de l'humeur aqueuse, de la cristalloïde antérieure et parfois de la participation de la choroïde à l'inflammation.

L'iritis est *aiguë* ou *chronique*, c'est-à-dire disparaît en deux ou quatre semaines, ou persiste des mois et même des années. D'ordinaire même, en raison de la persistance des conditions qui ont favorisé son apparition, l'iritis est sujette à des récidives.

L'iritis syphilitique, la plus fréquente, apparaît à toutes les époques de la vérole ; on l'a même signalée comme un accident de la syphilis héréditaire. Dans les syphilis galopantes, au bout de cinq ou six mois on peut voir une iritis parenchymateuse généralisée ou circonscrite (*iritis gommeuse*).

Au point de vue clinique l'iritis syphilitique se fait remarquer par l'irrégularité de ses symptômes : indolence, injection périkératique très légère où très marquée, surface irienne terne avec des taches cuivrées, ou des taches rouges comme hémorrhagiques constituées par une accumulation de très fins capillaires, enfin présence sur l'iris de petites tumeurs arrondies, grosses comme un grain de mil ou capables de masquer le quart ou la moitié de la membrane, tumeurs recouvertes de vaisseaux capillaires très fins et de couleur brun rougeâtre ou jaune intense, simulant un abcès. Ce sont de véritables végétations ou condylômes, des gommes au début, que l'on rencontre le plus souvent sur le petit cercle irien et par exception sur la surface ou dans l'angle iridocornéen.

Comme autres particularités, il faut encore citer le trouble de l'humeur aqueuse, le pointillé de la cornée, les lésions concomitantes (choroïdite, rétinite, névrite, paralysie musculaire) du côté de l'œil et de l'ensemble de l'économie.

D'abord unilatérale, cette iritis atteint fréquemment les deux yeux; elle expose à des récidives de plus en plus sérieuses; d'abord plastique, elle devient gommeuse. Son pronostic est d'autant plus grave que le sujet est plus âgé.

L'*iritis rhumatismale*, qui parfois constitue la première manifestation de la diathèse, mais d'ordinaire succède ou alterne avec des poussées articulaires, se caractérise : 1° par l'intensité des douleurs périorbitaires et leur irradiation dans la sphère du trijumeau ; 2° par la participation du tissu épiscléral et scléral à l'inflammation (rougeur péricornéenne); 3° par la présence de produits exsudatifs très plastiques sur l'iris, par des synéchies rebelles ; 4° par sa tendance aux rechutes.

L'*iritis goutteuse*, diagnostiquée surtout en raison des antécédents du malade (migraines, coliques hépatiques, gravelle, accès de gouttes), se reconnaît parfois : 1° à la violence des douleurs périorbitaires ; 2° à des hémorrhagies dans la chambre antérieure (athérome vasculaire d'origine goutteuse) ; 3° à sa tendance à l'envahissement du cercle ciliaire et de la choroïde, d'où une diminution de transparence du cristallin ; 4° par la fréquence de ses récidives.

L'*iritis blennorrhagique* ne se déclare pas seulement chez les individus atteints de rhumatismes blennorrhagiques, elle peut constituer une manifestation isolée de l'infection blennorrhagique. Elle est plus souvent monoculaire, récidive fréquemment, présente au début les caractères d'une iritis séreuse, puis peu à peu des flocons fibrineux troublent la transparence de l'humeur aqueuse, aboutissant à de l'hypopyon, et il se forme des synéchies susceptibles de disparaître sans laisser de traces. L'un de nous en a publié un cas bien net[1].

L'*iritis scrofuleuse* survient parfois consécutivement à une affection de la cornée et ne présente rien de spécial. Cependant, mais beaucoup plus rarement, l'inflammation chez les scrofuleux pendant la deuxième enfance se localise d'emblée sur l'iris et provoque les symptômes d'une

---

(1) DESPAGNET : *De l'iritis blennorrhagique.* — Compte rendu de la société française d'ophtalmologie, 1888.

iritis peu intense, à marche lente caractérisée par l'apparition à la surface de l'iris de petites tumeurs lisses, jaune verdâtre, ne dépassant pas le volume d'un pois. Ce sont des abcès qui tantôt se résorbent, tantôt crèvent et produisent un hypopyon.

La *tuberculose*, surtout la granulie, provoque du côté de l'iris des lésions que certains regardent comme une forme spéciale d'iritis, tandis que d'autres n'y voient que l'évolution d'une tumeur particulière, le *tubercule de l'iris* (voir plus loin).

L'*iritis glycosurique* signalée un très petit nombre de fois se caractérise par sa tendance aux hémorragies dans la chambre antérieure, elle peut s'accompagner d'hémorrhagies rétiniennes, liées également au diabète dont les symptômes habituels donneront le diagnostic.

L'*iritis dysménorrhéique* se présente sous l'aspect d'une iritis séreuse à répétition périodique, accompagnée de kératite ponctuée; elle se diagnostique par la concomittance des troubles utérins.

L'irritation mécanique de l'iris ne provoque pas fatalement son inflammation; mais, sans rechercher cliniquement si c'est à une action mécanique, clinique ou microbienne qu'il faut attribuer la plus grande part dans l'éclosion de l'*iritis traumatique*, on peut constater que cette iritis est surtout parenchymateuse, et que dans les cas infectieux, elle tend à la suppuration et à la destruction du globe de l'œil.

Sous la rubrique *iritis secondaires* peuvent être groupées les iritis qui surviennent comme complications des synéchies antérieures ou postérieures dans les inflammations des différentes membranes de l'œil (conjonctive, cornée, rétine), ou qui se manifestent dans un œil comme conséquence de lésions de son congénère (ophtalmie sympathique).

Ce n'est pas le lieu de discuter ici les indications thérapeutiques qui découlent de l'état diathésique des malades atteints d'iritis, il suffit d'en signaler l'importance.

Contre l'iritis elle-même, au début, si la maladie est aiguë et les douleurs vives, on appliquera des sangsues (une à trois chez les enfants, cinq à dix chez les adultes), ou des ventouses scarifiées près de l'angle externe de l'œil. Si l'affection ne paraît pas assez aiguë pour réclamer une saignée locale, on prescrit des pédiluves sinapisés, quelques purgatifs salins, du calomel à doses fractionnées (1 gramme en 10 paquets à prendre d'heure en heure). En outre, l'œil sera protégé contre la lumière par des lunettes fumées forme coquille ou un bandeau noir. En vue de prévenir leur formation ou pour rompre les synéchies, on instillera quelques gouttes de collyre à l'atropine (1/500), on fera faire des onctions périorbitaires de pommade belladonée (1/20). Si les douleurs sont très vives, si elles résistent à une injection de morphine, surtout si au palper on note un certain degré de tension intra-oculaire, on pratiquera la paracentèse de la chambre antérieure.

CHAPITRE XLV

ALTÉRATIONS DE L'IRIS
CONSÉCUTIVES A SON INFLAMMATION ET A SES TRAUMATISMES

Atrophie de l'iris. — L'atrophie de l'iris peut être *partielle* ou *complète*, lorsque fixé par son bord pupillaire au cristallin, il a subi par l'accumulation de liquide en arrière de lui une distension prolongée. L'atrophie succède encore à l'iritis parenchymateuse et résulte de la rétraction du tissu de nouvelle formation et des troubles nutritifs qui en sont la conséquence. La membrane, finalement, est réduite à une mince couche cellulaire parsemée de molécules pigmentaires doublée en avant d'une couche vitreuse ou colloïde et en arrière d'un dépôt de pigment uvéal.

L'atrophie partielle s'observe de préférence chez les enfants qui, à la suite d'une perforation de la cornée, ont présenté une adhérence assez étendue du bord pupillaire. Ainsi, à la suite d'une conjonctivite purulente avec perforation centrale de la cornée et enclavement irien, l'atrophie peut déterminer de véritables fissures de l'iris avec formation de pupilles artificielles.

Ossification de l'iris. — C'est là une curiosité trouvée à l'autopsie d'yeux atteints de cancer ou de tuberculose.

Synéchies (συνεχω, je maintiens ensemble). — Le mot *synéchie* désigne toute espèce d'adhérences morbides de l'iris. Lorsque la soudure a lieu avec la cornée, on l'appelle *synéchie antérieure*, si elle existe entre l'iris et la cristalloïde antérieure, c'est la *synéchie postérieure*. Ces deux variétés peuvent résulter d'iritis, mais la synéchie antérieure se voit encore à la suite d'une plaie accidentelle ou bien chirurgicale, ou d'une perforation de la cornée, l'iris entraîné par l'humeur aqueuse qui s'écoule au dehors, s'enclavant dans la plaie cornéenne.

On observe quelquefois, surtout dans la synéchie antérieure, la déchirure ou la résorption de l'iris près de sa grande circonférence, ou en plusieurs points de sa surface, d'où parfois une amélioration de la vision.

Lorsqu'il y a synéchie postérieure du bord pupillaire, les mouvements mêmes de la membrane suffisent dans certains cas à lui rendre sa liberté, et alors il persiste sur la cristalloïde antérieure des dépôts d'uvée, vestiges des adhérences rompues ; mais le plus souvent la libération est incomplète, la pupille reste déformée, et, sous l'influence des tractions répétées, l'iritis se réchauffe. Les synéchies se complètent, se renforcent (fig. 92) ; toute communication entre les deux chambres disparaît et l'humeur aqueuse, sécrétée derrière l'iris, le repousse en avant (*iris en corolle*) ; de là encore des tractions qui provoquent l'exagération de la tension oculaire, des désordres nutritifs et la cécité.

L'oblitération de la pupille survient par un mécanisme analogue à celui qui produit les synéchies ; alors des fausses membranes masquent l'ouverture pupillaire et fixent l'iris sur la cristalloïde. La perte de la vision est en rapport avec l'épaisseur et l'étendue du voile pupillaire ; les dangers, que court le malade, résultent encore des accidents glaucomateux auxquels expose l'exagération de la tension oculaire et les tiraillements de la zone ciliaire.

En prévision des synéchies et de l'oblitération de la pupille, on emploiera les mydriatiques dans le cours de l'iritis ; si

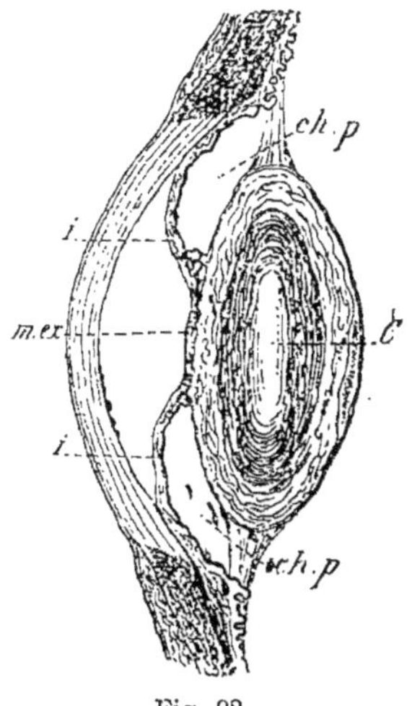

Fig. 92.

Synéchie postérieure totale.

i, iris ; — *c*, cristallin ; — *ch p*, chambre postérieure ; — *m ex*, exsudats oblitérant la pupille.

ces lésions existent, on y aura encore recours pour rompre les adhérences et rendre la liberté à la membrane. Ce résultat a été cherché par l'emploi alternatif de l'atropine et de l'éserine, mais il faut attendre pour faire cet essai, car les myotiques réveillent l'iritis. Du reste les mydriatiques, administrés seuls, réussissent souvent et de plus présentent l'avantage de paralyser l'iris et le muscle accommodateur, ce qui met la membrane à l'abri des tiraillements. Mais si, au bout de quelques jours, l'adhérence persiste, mieux vaut abandonner les mydriatiques, dont l'emploi prolongé provoque alors des douleurs et favorise la venue d'accidents glaucomateux. Parfois on peut être amené à pratiquer chirurgicalement la rupture des synéchies ou à faire une pupille artificielle.

CHAPITRE XLVI

TUMEURS DE L'IRIS

On observe sur l'iris des *kystes*, des *tumeurs par greffe irienne*, des *sarcômes*, des *granulômes*, des *tubercules*, des *tubercules lépreux*, enfin des *condylômes syphilitiques*. Ces derniers ont été étudiés à propos de l'iritis syphilitique, comme les *nœvi pigmentaires* l'ont été à propos des lésions congénitales de la membrane.

I. — KYSTES DE L'IRIS

Les *kystes de l'iris* sont des tumeurs à contenu liquide qui résultent d'un simple plissement ou d'une déformation sacciforme de l'iris.

Ces tumeurs ont des parois très minces, translucides, parfois cloisonnées; elles sont formées des éléments distendus et raréfiés du tissu irien et sont tapissées d'une mince couche épithéliale. La raréfaction, dans certains cas, peut être telle qu'on n'y trouve plus qu'une membrane amorphe, garnie à l'intérieur d'un épithélium, plus épaisse vers la base d'implantation du kyste dont le contenu est identique à l'humeur aqueuse. Cette structure s'explique aisément quand on connaît la pathogénie de l'affection.

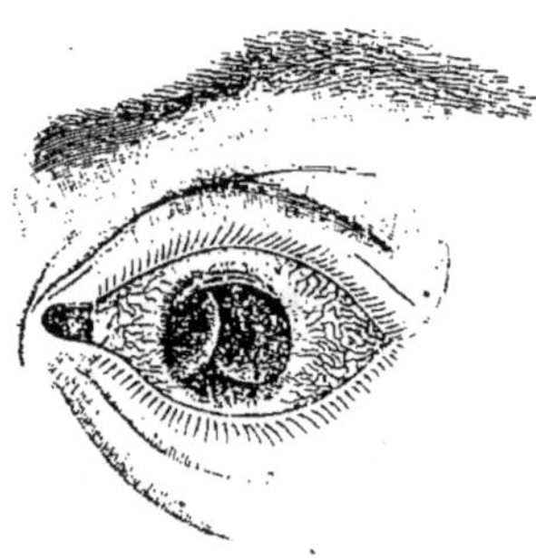

Fig. 93.

Kyste de l'iris. (Chevallereau.)

Un pli accidentel de l'iris résulte d'une synéchie antérieure; il forme alors une cavité, fermée en arrière par des adhérences à la cristalloïde, que vient distendre l'humeur aqueuse sécrétée par ses parois. Une pareille distension s'observe encore, lorsqu'une synéchie en fer à cheval isole une portion de l'iris du restant des chambres de l'œil.

La surface du kyste irien est d'ordinaire lisse, uniforme, d'une teinte semblable à celle de l'iris et sans aucune trace des fibres radiées ou circulaires. Tantôt circonscrite et arrondie sans contact avec la cornée, tantôt conique et accolée à cette membrane, la tumeur masque plus ou moins la pupille et tend à remplir la chambre antérieure. Son développement marche de pair avec les phénomènes irritatifs que provoque dans l'œil l'accident (plaie pénétrante ou simple commotion), cause première du mal. Très souvent le kyste formé est toléré, puis brusquement, sans raison appréciable, apparaissent des poussées irritatives, qui doivent faire réserver le pronostic. Ou bien la cornée comprimée par la tumeur s'ulcère, ou bien des poussées inflammatoires successives aboutissent aux graves lésions de l'irido-choroïdite et même de l'ophtalmie sympathique; des accidents glaucomateux peuvent aussi succéder aux troubles d'excrétion que cause la compression du canal de Fontana.

Pour mettre à l'abri de ces menaces, on aura recours à une intervention opératoire. La ponction simple du kyste, l'ablation partielle de la paroi kystique, exposent à la récidive; il faut en pratiquer l'ablation.

II. — TUMEURS PAR GREFFES IRIENNES

Les *tumeurs par greffes iriennes* se distinguent suivant la nature de leur contenu : *tumeurs perlées, kystes à contenu demi-fluide* et *kystes séreux*.

Les *tumeurs perlées de l'iris* sont de véritables excroissances de l'iris, elles ressemblent à s'y méprendre, par leur forme et leur couleur, à de petites perles fines, elles sont formées presque exclusivement de lamelles épithéliales imbriquées, et, entre celles-ci, existent des cellules renfermant de la graisse et des cristaux de cholestérine.

Au point de vue clinique, les tumeurs perlées se distinguent des *kystes* à contenu liquide par leur forme, leur couleur, leur aspect extérieur, la lenteur de leur développement. Elles sont essentiellement bénignes ; parfois indéfiniment tolérées; dans certains cas, elles provoquent des accidents d'irido-choroïdite ou des phénomènes sympathiques; il est donc indiqué de les enlever.

La pathogénie de ces tumeurs se résume en une plaie pénétrante de la cornée avec greffe irienne. Quand il y a *greffe cutanée*, il se produirait une *tumeur perlée;* quand la greffe est fournie par l'*épithélium conjonctival*, il se développerait un *kyste séreux*. Cette manière de voir n'est pas admise par tous. Il est plus probable en effet que la tumeur perlée provient de la prolifération de la couche épithéliale de la greffe cutanée ou conjonctivale. D'ailleurs les glandes sébacées, les follicules pileux, les glandes conjonctivales, qui entrent parfois dans la composition de la greffe, ne peuvent-elles pas donner lieu, les premières (glandes sébacées), à des kystes à parois épaisses qui contiennent des amas épithéliaux et de la graisse, les secondes (follicules pileux), aux tumeurs épidermiques, les glandes conjonctivales enfin, aux kystes séreux ?

III. — SARCOME DE L'IRIS

Le *mélano-sarcome* primitif de l'iris est exceptionnel, le néoplasme s'y propage d'ordinaire après s'être développé dans la choroïde ou le corps ciliaire. Si l'existence antérieure d'un nœvus sur le siège de la tumeur, si la teinte noire de cette dernière peuvent faire songer au diagnostic, le plus souvent il ne sera établi qu'après examen histologique et dans ce cas l'énucléation immédiate de l'œil s'impose comme seul moyen de prévenir la généralisation.

IV. — GRANULOMES ET TUBERCULES DE L'IRIS

1° Le *granulôme simple* de l'iris se développe surtout chez les enfants cachectiques après une destruction suppurative de la cornée, ou à la suite d'ablations de staphylôme. Sans grande réaction on voit se produire une masse charnue, fongueuse, saignant facilement, qui disparait d'ordinaire au bout de quelques mois.

Au total, ce ne sont que des bourgeons charnus développés sur l'iris.

A côté de cette variété de tumeur doit trouver place la *granulie de l'iris*, affection qui ne préjuge ni l'existence d'une tuberculose, ni une altération gommeuse de la membrane. Chez un jeune enfant, apparaissent sur l'iris de petites tumeurs semblables aux gommes, mais plus pâles, et, en même temps, évolue une iritis d'abord séreuse, puis plastique. Des synéchies postérieures se forment, les tumeurs iriennes plus nombreuses, plus confluentes, remplissent la chambre antérieure ; des amas cellulaires forment des plaques sur la membrane de Descemet et l'épithélium cornéen perd son poli. L'œil devient dur, très sensible ; puis ces phénomènes glaucomateux s'amendent, la transparence de la cornée se rétablit assez pour laisser voir un iris atrophié, une pupille rétrécie et oblitérée. Au bout de quelques années enfin, la tension de l'œil est diminuée, sa sensibilité disparue, toute hyperhémie éteinte et l'iris est fondu avec la cornée en une membrane opaque. Il y a phtisie de l'œil. Peut-être s'agit-il là d'un accident de la syphilis héréditaire ? en tout cas comme traitement, au début, on prescrira des frictions mercurielles, de l'iodure de potassium, de l'huile de foie de morue, du fer, de l'arsenic. Pendant les poussées glaucomateuses, l'iridectomie soulagera les douleurs. Enfin l'œil atrophié se prête au port d'un œil artificiel ou au tatouage.

2° *Tubercule de l'iris.* — D'après quelques auteurs, la nature du *tubercule de l'iris* ne pourrait être diagnostiquée que par un examen bactériologique ou par la concomitance d'une infection tuberculeuse générale.

Les observations s'en peuvent ainsi se résumer : apparition d'un bouton sur l'iris, suppuration, ulcération cornéenne et infiltration de tout l'iris et d'une partie du corps ciliaire (*irido-cyclite tuberculeuse*) en rapport avec le siège habituel de la lésion qui est l'angle irido-cornéen.

D'ailleurs, d'après les observations cliniques, il semble que le tubercule de l'iris n'est que la propagation de l'affection qui a débuté dans la région ciliaire.

D'après Parinaud, le tubercule de l'iris se développe de préférence près du bord adhérent, il est jaunâtre, quelquefois teinté de rose par le développement d'un fin réseau à sa surface ; quand il proémine dans la chambre antérieure, ses contours sont très nets. Le condylôme, avec lequel on pourrait le confondre, siège de préférence près du bord libre de l'iris, il a un aspect velouté et une coloration brunâtre. Il existe parfois dans le voisinage du tubercule des granulations dont on peut suivre l'évolution caractéristique. D'abord grises et demi-transparentes, elles deviennent jaunes en se développant, puis se flétrissent et diminuent de volume (période de ramollissement). A ce moment surtout, les tubercules sont multiples ; il peut se former, dans la chambre antérieure, un dépôt jaunâtre qui diffère de l'hypopyon par l'absence de douleurs et qui ne se déplace pas comme le fait le pus liquide. La cornée peut s'infiltrer et présenter des taches blanches comme dans la kératite interstitielle. L'absence de douleurs constitue un caractère important de l'affection.

En raison des difficultés du diagnostic au début, on hésitera à faire l'iridectomie tant que des accidents glaucomateux ne viendront pas y contraindre ; tardivement on pratiquera l'énucléation sans pouvoir assurer ainsi le patient contre l'infection générale. Mieux vaut donc, sauf phénomènes légers, se contenter d'un traitement général dont les toniques formeront surtout la base sans intervention opératoire, car on a vu parfois le prétendu tubercule se flétrir sur place.

Tubercule lépreux de l'iris. — La lèpre morphée détermine chez certains malades l'apparition sur l'iris de petits tubercules dont la nature se reconnaît à la coexistence des autres symptômes de l'affection. Ces tubercules débuteraient d'ordinaire dans les couches les plus profondes de la cornée, puis gagneraient l'iris, où ils provoquent de l'iritis. D'abord lisses et grisâtres, simulant un hypopyon quand elles siègent, ce qui est habituel, sur le segment inférieur de l'iris, ces productions finissent par remplir la chambre antérieure, opacifier la cornée, amincir la sclérotique, envahir la choroïde, transformer enfin l'œil en une tumeur lépreuse. Pareille lésion n'est justiciable d'aucune intervention utile autre que le traitement général.

CHAPITRE XLVII

CHIRURGIE DE L'IRIS

I. — IRIDECTOMIE

L'iridectomie consiste dans l'excision d'un segment de l'iris. On pratique cette opération soit pour ouvrir un passage aux rayons lumineux

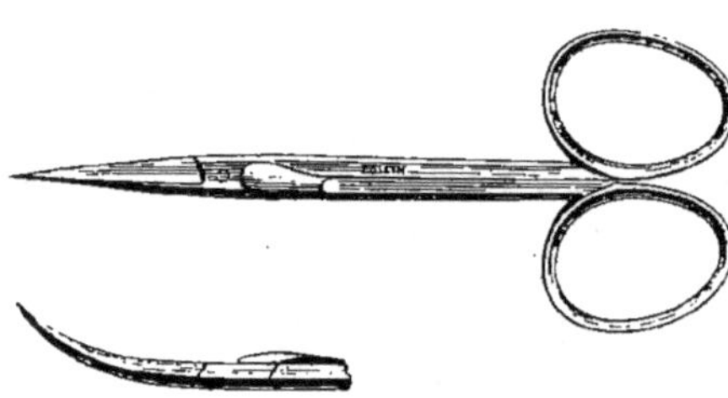

Fig. 94.
Ciseaux à iridectomie.

(*iridectomie optique*), soit pour diminuer la tension intraoculaire par l'établissement d'une cicatrice scléro-cornéenne (*iridectomie antiphlogistique*). L'on excise encore un lambeau irien dans certains procédés de cataracte, afin de favoriser l'issue de la lentille, lorsqu'il s'agit d'enlever une tumeur de l'iris ou un corps étranger implanté solidement dans son épaisseur ;

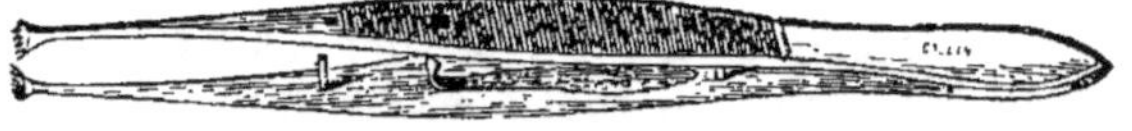

Fig. 95.
Pince à fixation.

enfin lorsque, dans un traumatisme accidentel ou chirurgical, un segment de l'iris a été contusionné, il peut être indiqué de le réséquer.

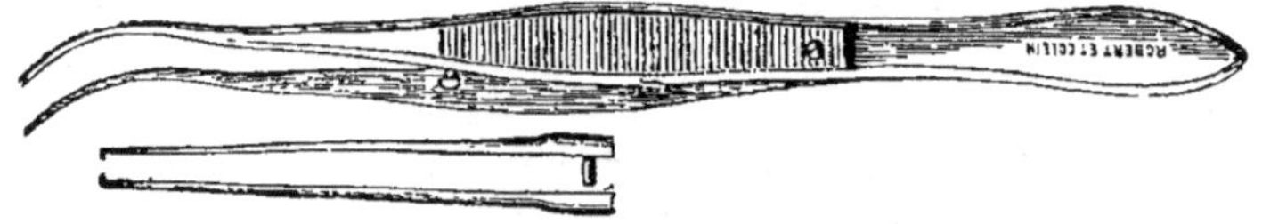

Fig. 96.
Pinces à iridectomie.

Au point de vue opératoire, il y a lieu de distinguer deux variétés d'iridectomie, l'une à petite perte de substance irienne convient comme iridectomie optique, l'autre à grande brèche irienne est réclamée dans les autres indications de l'opération.

L'appareil instrumental comprend : des écarteurs des paupières ou un blépharostat, une pince à fixation (fig. 95), des couteaux lancéolaires (fig. 71 et 72) droits ou coudés à lame étroite, des couteaux de Graefe, des pinces à iridectomie droites et courbes

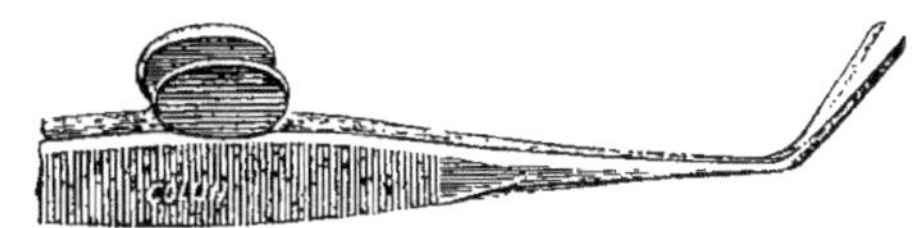

Fig. 97.
Pinces-ciseaux.

(fig. 96), des ciseaux courbes et des ciseaux coudés sur le plat (fig. 94), des pinces-ciseaux (fig. 97), un crochet, un stylet mousse, des tampons d'ouate boriquée.

1° IRIDECTOMIE OPTIQUE, SPHINCTÉRECTOMIE, PUPILLE ARTIFICIELLE

La *pupille artificielle* doit se trouver placée derrière un segment de la cornée, transparent et de courbure régulière ; de plus, on évitera d'agir sur la moitié supérieure de l'iris, que masque la paupière supérieure, et, sur sa partie inférieure, le point le plus favorable comme emplacement de la nouvelle pupille réside dans son segment inféro-interne.

La brèche irienne doit être faite très petite, en particulier chez les enfants, car elle tend à s'agrandir avec l'âge. Ses dimensions dépendent non seulement du lambeau excisé, mais aussi de la rétractilité de l'iris qui peut être fixé par des synéchies. La grandeur du lambeau résulte encore de la position et de la largeur de la plaie cornéenne. Si le couteau est enfoncé près du centre de la cornée, on ne pratiquera guère que l'excision du bord pupillaire, du sphincter de la pupille (*sphinctérectomie*). Si, au contraire, l'incision est faite à la périphérie de la membrane ou dans le limbe scléro-cornéen, la nouvelle pupille s'allongera d'autant. Enfin, suivant que la plaie cornéenne, ou plutôt sa lèvre interne, est longue ou étroite, elle laissera passer un lambeau irien de largeur différente.

Le malade doit être couché, l'œil en bonne lumière désinfecté et fortement cocaïnisé. L'opérateur se place près du bord du lit du côté malade ; en avant de la tête, s'il opère sur la partie externe de l'œil gauche ou interne de l'œil droit ; en arrière d'elle, s'il agit sur le côté interne de l'œil gauche ou le côté externe du droit. Les paupières écartées, le chirurgien saisit avec la pince à fixation tenue de la main gauche la conjonctive et le fascia sous-jacent près du bord cornéen du côté opposé au point de pénétration du couteau. Ce dernier, lancéolaire étroit et droit pour la moitié temporale de la cornée (fig. 74), coudé sur le plat pour la moitié nasale, est tenu de la main droite. Le plat du couteau étant tourné vers l'iris, la pointe pénètre dans la cornée en un point plus ou moins rapproché de son bord, suivant l'emplacement désigné de la nouvelle pupille, mais autant que possible assez distant du centre pour que, si la section cornéenne laisse quelque trouble de transparence, la vision n'en soit pas gênée. On l'enfonce perpendiculairement à la surface cornéenne, et dès que la lame a perforé la face interne de la membrane, on abaisse le manche de façon à lui faire éviter l'iris et la cristalloïde. On continue à pousser la lame jusqu'à ce que la plaie ait la grandeur voulue; puis, le couteau retiré, on va chercher l'iris avec la pince courbe à iridectomie. Introduite fermée, la convexité tournée vers l'iris, elle est entr'ouverte quand son extrémité se trouve à un demi-

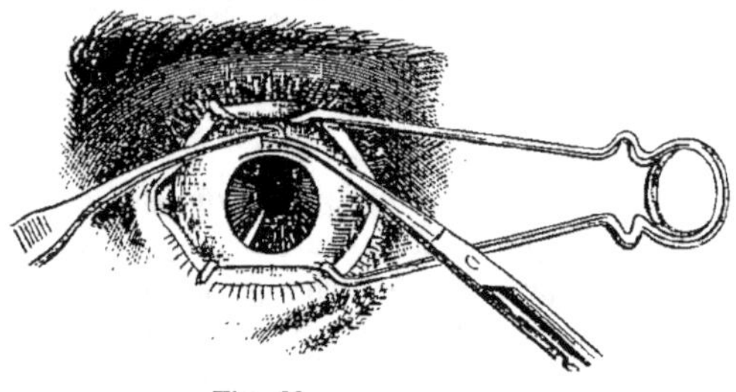

Fig. 98.
Iridectomie. — Excision de l'iris.

millimètre du bord pupillaire, et saisit un pli irien. Quand l'iris est dur et adhérent à la cristalloïde, il est difficile de le saisir, si l'un des mors de la pince ne déborde pas l'autre en manière de dent. Saisi et attiré au dehors, le lambeau est sectionné par l'opérateur qui confie à son aide la pince à fixation (fig. 98). La section sera faite avec des ciseaux courbes ou une pince-ciseau dont le plat appuiera assez fortement sur la cornée pour la déprimer légèrement de façon que, l'iris sectionné le plus profondément possible, il n'en reste pas dans la plaie. L'excision pratiquée, la pince à fixation et le blépharostat sont enlevés. Par de douces frictions sur la cornée, au besoin en entre-bâillant la plaie cornéenne, on corrige l'enclavement de l'iris, s'il a persisté. Une goutte d'ésérine en assure le retrait, si on craint sa hernie. Si du sang s'est épanché dans la chambre antérieure, l'entrebâillement de la plaie cornéenne et des frictions légères sur l'œil, les paupières fermées, en favorisent la sortie.

Pendant quatre à cinq jours un pansement légèrement compressif sera maintenu pour assurer la cicatrisation de la plaie cornéenne, et, pendant quelques jours, il peut être utile de favoriser par l'atropine la dilatation de la pupille nouvelle.

2° IRIDECTOMIE A LARGE LAMBEAU (IRIDECTOMIE ANTIPHLOGISTIQUE).

Le segment irien excisé mesurera de 6 à 8 millimètres et sera sectionné dans ses attaches ciliaires. L'ouverture irienne ainsi créée sera relativement très large et par suite, pour éviter l'éblouissement auquel elle expose, il est indiqué de la pratiquer dans le segment supérieur de l'iris, afin qu'elle soit masquée par la paupière supérieure.

Le malade disposé comme précédemment, l'opérateur se tient derrière la tête du sujet et utilise le couteau lancéolaire de préférence, cependant en l'absence de chambre antérieure, le couteau de Graefe trouve mieux sa voie en avant de l'iris. Ayant décrit à propos de l'iridectomie optique la manière d'opérer avec le couteau lancéolaire, nous allons exposer le mode d'emploi du couteau de Graefe. Le blépharostat mis en place, la pince à fixation, tenue de la main gauche, saisit la conjonctive à hauteur du pôle inférieur de la cornée. Le couteau de Graefe est tenu de la main droite en supination, le pouce sur un des côtés du manche, l'index et le médius de l'autre côté, le petit doigt prendra point d'appui sur la joue ou sur la tempe. Le tranchant tourné en haut, le plat parallèle au plan irien, le couteau pénètre dans le limbe scléro-cornéen à un millimètre en dehors de son bord transparent, et, suivant la longueur à donner à la plaie, à 4 ou 5 millimètres en dehors du pôle supérieur de la cornée. Poussée d'abord dans la direction de la pupille, afin de donner la même largeur aux lèvres interne et externe de la plaie cornéenne, dès qu'elle a pénétré dans la chambre antérieure, la pointe est ramenée à l'horizontale, glisse en avant de l'iris et sort en dedans au point symétrique. Par de larges mouvements de va et vient la lame sectionne l'arc scléro-cornéen sans remonter jusqu'au niveau de la conjonctive. L'iris est souvent chassé dans la plaie par l'humeur aqueuse, sinon avec la pince courbe l'opérateur va le saisir et l'attire au dehors par de douces tractions, tandis que l'aide tient la pince à fixation. L'excision du lambeau hernié doit prévoir l'enclavement de l'iris dans les angles de la plaie, à cet effet un premier coup de ciseau doit en sectionner la moitié externe tout contre la cornée légèrement déprimée, puis un second coup en détache la moitié interne. La pince à fixation et le blépharostat enlevés, une goutte d'ésérine, quelques frictions sur la cornée à travers la paupière, l'entre-bâillement de la plaie assureront au besoin le dégagement de la partie irienne enclavée. L'évacuation du sang épanché dans la chambre antérieure, le pansement consécutif ne présentent ici rien de spécial.

II. — IRITOMIE OU IRIDOTOMIE

L'*iritomie* ou *iridotomie* consiste dans une simple section de l'iris, allant du sphincter irien vers le bord ciliaire ; elle est pratiquée dans un simple but optique (*iritomie optique*) ou bien elle est de plus destinée à porter remède à des états irritatifs de l'œil (*iritomie optique et anti-phlogistique*).

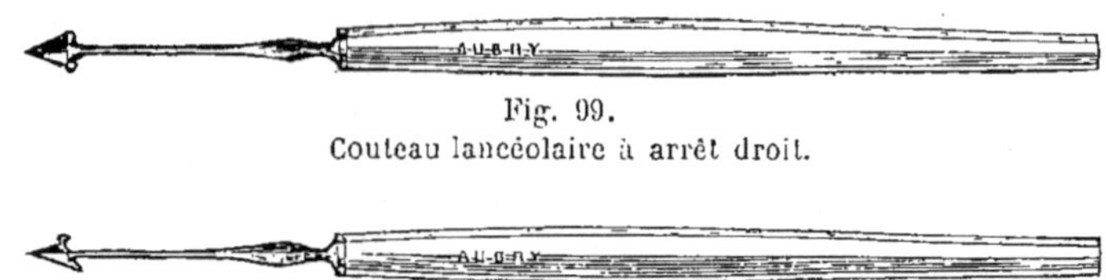

Fig. 99.
Couteau lancéolaire à arrêt droit.

Fig. 100.
Couteau lancéolaire à arrêt courbe.

L'appareil instrumental comporte, outre un blépharostat, une pince à fixation, des couteaux lancéolaires et des pinces-ciseaux. Les couteaux lancéolaires sont droits et coudés, la largeur de leur lame est telle qu'enfoncée jusqu'à leur arrêt ils font une plaie qui, sur la face interne de la cornée, mesure 4 millimètres. A la place des pinces-ciseaux ordinaires dans les cas d'iris adhérents, on peut avoir besoin de pinces-ciseaux dont la lame inférieure forme une lame fixe et tranchante pendant que la supérieure plus longue d'un millimètre se termine par un petit bouton dirigé en arrière.

Le manuel opératoire présente quelques différences suivant les indications de l'opération et l'état de l'iris, qui tantôt est sain et rétractile, tantôt adhérent.

Dans le cas de cataracte zonulaire, l'opérateur et l'opéré, disposés comme il a été dit pour l'iridectomie, l'œil fixé, le couteau est enfoncé au milieu du rayon supérieur externe de la cornée, la plaie cornéenne devant affecter une direction parallèle à sa direction. Ayant évité de blesser l'iris, le chirurgien introduit les pinces-ciseaux fermées, les conduit vers la pupille, ouvre légèrement les mors, engage dans la direction du rayon inféro-interne la lame supérieure entre l'iris et la cristalloïde, imprime à l'instrument un faible mouvement de rotation, puis sectionne la membrane sur la hauteur désirée (sphincter irien).

Conseillée dans la cataracte zonulaire l'iridotomie est dangereuse en raison de la déchirure possible de la cristalloïde antérieure, mieux vaut alors l'iridectomie ; mais dans le cas de luxation du cristallin, sa pratique est préférable ; l'absence de soutien de l'iris rend difficile l'iridectomie, et la rupture possible de la zonule de Zinn expose à des pertes d'humeur vitrée.

Lorsque l'iris a été le siège d'inflammation, l'iritomie est contre-indiquée, si la membrane est largement accolée au cristallin, si son appareil musculaire étant atrophié, on ne peut espérer aucun écartement de l'incision. Pour favoriser celle-ci, on aura soin de faire tomber l'incision irienne perpendiculairement à la direction suivant laquelle la membrane aura subi son maximum de traction.

On fait à 1 ou 2 millimètres du bord cornéen une plaie verticale à cheval sur l'extrémité externe du diamètre horizontal. Le couteau est enfoncé jusqu'à l'arrêt, puis retiré aux deux tiers pour laisser écouler l'humeur aqueuse qui permet ainsi à l'iris de s'appliquer contre la cornée sur la pointe du couteau; il suffit d'enfoncer à nouveau ce dernier pour y faire une boutonnière. Les pinces-ciseaux sont alors introduites et, l'une des branches glissée en avant, l'autre en arrière de l'iris suivant son diamètre horizontal, d'un coup sec on sectionne la membrane sur la longueur voulue.

L'iritomie ne se pratique guère que dans les cas de cataracte secondaire avec obstruction de la pupille, attirée du côté de la plaie cornéenne.

III. — SECTION ET DÉTACHEMENT DES SYNÉCHIES IRIENNES

Dans le cas de synéchie antérieure avec simple enclavement du bord pupillaire dans la cornée, l'on peut insinuer un fin couteau de Graefe au-dessous du pont irien et en pratiquer la section. Autrement par une petite incision cornéenne bien placée, l'on pourrait introduire l'extrémité des pinces-ciseaux ou un petit crochet tranchant (synéchotome) et sectionner la partie irienne fixée.

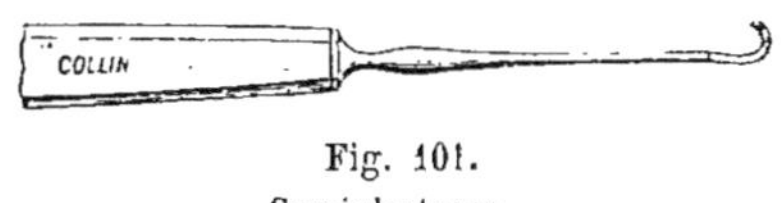

Fig. 101.
Synéchotome.

S'il s'agit de synéchies postérieures, le danger de déchirer la cristalloïde antérieure contre-indique à peu près toute tentative de décollement. En particulier, il semble dangereux d'introduire entre l'iris et le cristallin un instrument (spatule échancrée de Streatfield, crochet mousse de Weber) destiné à agir directement par traction sur les adhérences. Un procédé plus simple, dû à Passavent, consiste à faire dans le limbe cornéen une incision qui permet l'introduction de fines pinces dont les branches vont saisir l'iris qu'il suffit de tirailler légèrement pour en obtenir la libération. Il va sans dire qu'on s'expose encore ici à déchirer la cristalloïde ou à détacher l'iris au niveau de sa grande circonférence (*iridodyalise*). On aura plutôt recours à l'iridectomie quand il surviendra des accidents oculaires du fait de synéchies postérieures iriennes.

SIXIÈME PARTIE

CHOROÏDE

CHAPITRE XLVIII

ANATOMIE ET PHYSIOLOGIE

Incluse dans la sclérotique, tapissée intérieurement par la rétine, la *choroïde* se continue avec l'iris à 1 millimètre du bord cornéen, et forme avec lui un tout appelé par quelques auteurs *tractus uvéal*.

Très mince, cette membrane vasculaire se trouve faiblement unie à la sclérotique par un tissu cellulaire lâche et des tractus vasculaires e nerveux ; l'adhérence est plus intime en arrière au niveau du nerf optique, et en avant où, en raison de la modification de sa structure, la choroïde prend le nom de *zone ciliaire*. Cette *zone*, dont la largeur mesure de 5 à 6 millimètres, se compose de deux couches, l'une externe, qui relie la choroïde à la sclérotique et à la cornée, c'est le *muscle ciliaire*, le *ligament ciliaire* des anciens ; l'autre, interne, qui entoure le cristallin, c'est le *corps ciliaire*.

Le *muscle ciliaire* sera étudié à propos de l'accommodation et des troubles qu'elle peut présenter ; pour le moment, il suffit de l'envisager comme un anneau de fibres musculaires lisses, aplati de dehors en dedans, plus épais en avant qu'en arrière, véritable prisme triangulaire et annulaire, adossé à la sclérotique par sa face externe, aux procès ciliaires par l'interne. Sa base, tournée en avant, adhère supérieurement à la paroi du canal de Schlemm et plus bas à la grande circonférence de l'iris. Son sommet se continue en arrière avec la choroïde au niveau de l'*ora serrata*.

Les *procès ciliaires*, au nombre de soixante à soixante-dix, constituent entre le muscle ciliaire et le cristallin une couronne de plis rayonnés. Chacun d'eux revêt plus ou moins la forme d'une pyramide à trois faces, dont une repose sur le muscle ciliaire et les deux autres s'engrènent avec des plis analogues de la *zone de Zinn* (voir *Membrane hyaloïde*). La base des procès s'applique sur la circonférence de l'iris.

Longtemps on a reconnu à la choroïde trois couches : une externe *celluleuse*, une interne *pigmentaire*, et une moyenne *vasculaire*. En

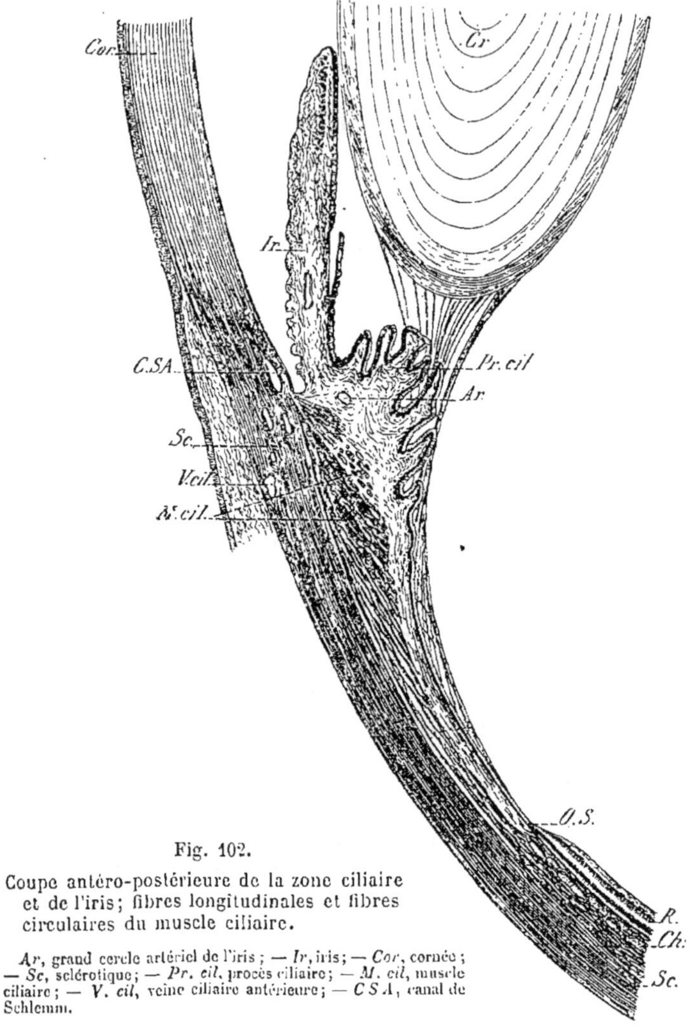

Fig. 102.

Coupe antéro-postérieure de la zone ciliaire
et de l'iris; fibres longitudinales et fibres
circulaires du muscle ciliaire.

Ar, grand cercle artériel de l'iris; — *Ir*, iris; — *Cor*, cornée;
— *Sc*, sclérotique; — *Pr. cil*, procès ciliaire; — *M. cil*, muscle
ciliaire; — *V. cil*, veine ciliaire antérieure; — *C S A*, canal de
Schlemm.

réalité, la couche interne appartient à la rétine. Sa participation fréquente aux lésions de la choroïde autorise toutefois à la signaler ici.

La *couche externe* se compose de fibres lamineuses, d'une substance propre granuleuse et de cellules pigmentaires; on peut artificiellement la dédoubler en *lamina fusca*, qui s'enlève avec la sclérotique, et *couche supra-choroïdienne*, qui reste adhérente à la couche sous-jacente. Ces deux couches en arrière iraient former la gaine moyenne du nerf optique et se continuer avec l'arachnoïde : en avant elles tapissent la face super ficielle du muscle ciliaire.

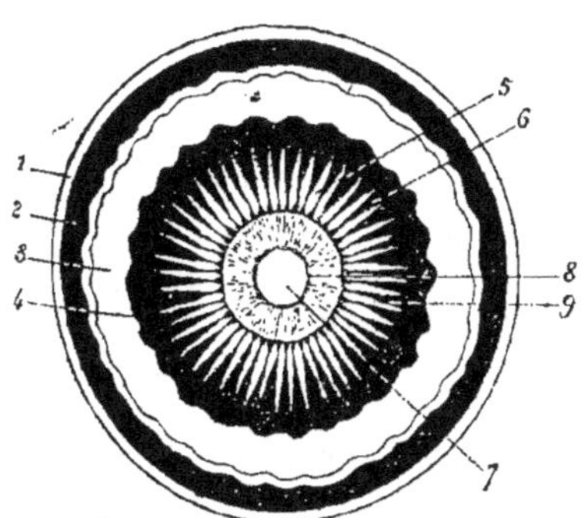

Fig. 103.

Corps ciliaire vu de face, observé par la face postérieure de l'hémisphère antérieur de l'œil, après ablation du corps vitré et du cristallin.

1, sclérotique; — 2, choroïde; — 3, rétine; — 4, zone choroïdienne; — 5, couronne ou corps ciliaire; — 6, vallons ciliaires; — 7, pupille; — 8, petit cercle; — 9, grand cercle.

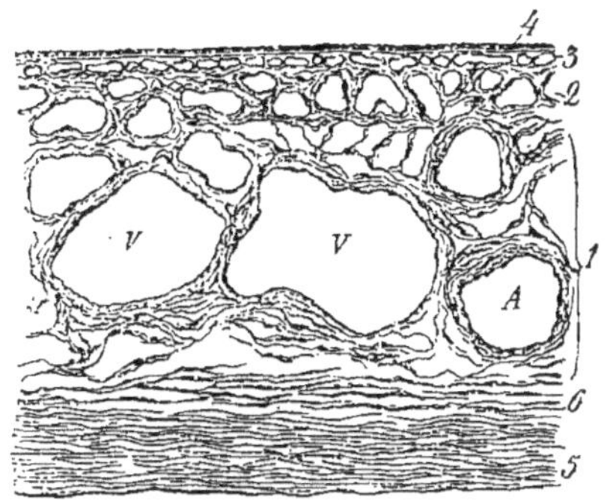

Fig. 104.

Coupe de la choroïde.

1, couche des gros vaisseaux, A, artères. V, veines; — 2, couche des vaisseaux moyens; — 3, chorio-capillaire; — 4, épithélium pigmenté; — 5, sclérotique; — 6, lamina fusca.

Dans la *couche moyenne*, la couche *vasculaire*, on trouve une trame celluleuse, des cellules pigmentaires disposées en longues traînées dans l'intervalle des gros vaisseaux, enfin des vaisseaux. En procédant de dehors en dedans on rencontre une couche de veines très multipliées et très volumineuses, puis des artères moins nombreuses et plus petites, mêlées aux ramuscules veineux qui réunissent les veines à la couche profonde ou choriocapillaire. Celle-ci s'étend de l'orifice postérieur de la choroïde au bord festonné de la zone choroïdienne (*ora serrata*). Sa face interne est tapissée par une lame vitreuse sur laquelle

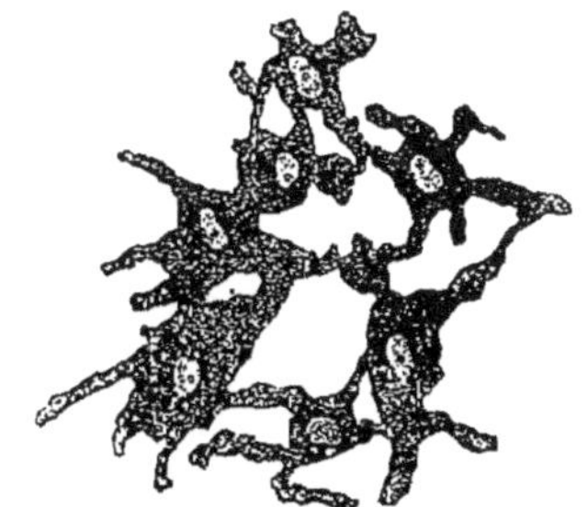

Fig. 105.

Cellules pigmentaires du stroma choroïdien.

repose la couche pigmentaire. Les artères viennent des artères ciliaires courtes postérieures; les veines se réunissent en quatre groupes de vaisseaux tourbillonnés (*vasa vorticosa*) dont les troncs aboutissent à la veine ophtalmique ou à l'une de ses branches.

Véritable épithélium pigmenté de la rétine, plus intimement unie à la couche vasculaire de la choroïde, la *couche interne* est formée de cellules pigmentées. aplaties, hexagonales, très régulières, juxtaposées par leurs bords et réparties suivant les points en un ou plusieurs plans (fig. 105). Chez quelques animaux (cheval, la plupart des ruminants), la choroïde, en dehors du nerf optique, présente un reflet métallique particulier qui varie selon les incidences de la lumière. C'est le tapis.

Enfin, la choroïde reçoit encore des nerfs qui proviennent des troisième et cinquième paires et du grand sympathique. En plus des filets destinés au muscle ciliaire, ces nerfs fournissent à la membrane un véritable réseau nerveux riche en cellules ganglionnaires.

La choroïde joue dans la nutrition de l'œil un rôle très important, ses vaisseaux fournissent à la rétine, au corps vitré et au cristallin la majeure partie de leurs éléments nutritifs. En particulier cette membrane prend part à l'acte de la vision en favorisant la production du rouge rétinien et en tapissant de son pigment l'intérieur de la chambre noire optique.

L'étude de son rôle fonctionnel sera faite en détail à propos de la physiologie de la rétine.

Le rôle de la zone ciliaire dans l'accommodation sera étudié plus loin.

Quant à l'examen de la choroïde, il en sera question au chapitre de la *Technique ophtalmoscopique.*

CHAPITRE XLIX

ANOMALIES CONGÉNITALES

Parmi les anomalies congénitales de la choroïde devraient trouver place, à côté du *colobome* de cette membrane, les *kystes séreux intra-orbitaires*, l'*anophtalmie* et la *microphtalmie*, états qui seront étudiés ailleurs. Ici, il sera question du *colobome* et de l'*albinisme* de la choroïde.

I. — COLOBOME DE LA CHOROÏDE

On désigne sous le nom de *colobome choroïdien* une anomalie congénitale de la choroïde résultant de la fermeture tardive de la fente oculaire primitive. Cette lésion s'observe plus fréquemment chez l'homme que chez la femme. D'ordinaire, elle est bilatérale et se montre souvent plus prononcée sur l'œil gauche, qui est aussi de préférence atteint dans les cas de colobome monoculaire. En outre, on remarque une coexistence presque constante des divisions de l'iris et de la choroïde, les deux solutions de continuité se prolongeant l'une l'autre, mais sans qu'il y ait concordance exacte entre leurs dimensions réciproques. Chez certains sujets, en plus de la malformation choroïdienne, on note l'existence d'un cristallin ovoïde, quelquefois échancré en regard du colobome, ou encore la présence d'une fente de la zonule de Zinn avec configuration particulière du corps vitré, qui rappelle plus ou moins la forme d'une pêche.

Le siège du colobome choroïdien est caractéristique ; il se trouve au niveau de la fente oculaire primitive, c'est-à-dire qu'il s'étend entre la papille optique et l'iris un peu en dedans de la ligne suivant laquelle le méridien vertical antéro-postérieur du globe en longe l'hémisphère inférieur. *Total*, il s'étend de la papille à l'iris ou au colobome irien, envahissant d'ordinaire la papille ; il peut en être séparé par une mince bandelette de tissu choroïdien, et de même il peut être séparé du colobome irien par un pont étroit, languette blanchâtre peu pigmentée, que forment les procès ciliaires incomplètement développés. *Partiel*, il affecte avec les anomalies du nerf optique des rapports si étroits que leur étude ne saurait être dissociée.

Le colobome total se présente comme un ovale ayant une extrémité antérieure dont le diamètre couperait en deux parties égales la fente du colobome irien quand il en existe un. Ses bords sont d'ordinaire nets et comme bordés par une zone de pigment d'étendue variable. De teinte blanc bleuâtre plus ou moins chatoyante, la couleur du colobome varie suivant le degré d'amincissement de la choroïde, qui, rarement absente, est réduite à une pellicule plus ou moins pigmentée ; inégalement amincie, cette membrane simule à la surface du colobome comme des marches de plus en plus foncées à mesure que l'on se rapproche de l'iris. En arrière, au voisinage du nerf optique, le bord du colobome, tranchant, correspond souvent au bord de la papille, qui, aplatie de haut en bas, forme un ovale transversalement allongé.

La sclérotique elle aussi est diminuée d'épaisseur ; son ectasie fait à la surface externe du globe une saillie bosselée, qui s'accuse à l'ophtalmoscope par des différences de coloration simulant des lignes correspondant aux bords des excavations et par la déviation des vaisseaux du colobome.

Du côté de la cornée on constate une tendance de la membrane à se porter vers l'ectasie scléroticale. Elle prend la forme d'un ovale dont la grosse extrémité est dirigée en haut tandis que la petite se porte en bas et un peu en dedans.

Enfin, la rétine tantôt tapisse la dépression scléro-choroïdienne, tantôt passe sur elle à la manière d'un pont. Dans ce dernier cas son épaisseur est souvent peu différente de l'état normal, tandis que si elle tapisse l'ectasie elle présente un amincissement en rapport avec la profondeur du colobome. Elle pourrait même être absente, ou réduite, ainsi que la choroïde, à quelques éléments disséminés à la surface de la sclérotique. L'aspect des vaisseaux rétiniens dépend de l'état de la rétine ; on ne saurait de plus les confondre avec les vaisseaux ciliaires que la minceur des membranes au niveau du colobome permet parfois de voir perforer la sclérotique.

Au point de vue fonctionnel le colobome total entraîne une amblyopie variable suivant les troubles apportés dans la réfraction de l'œil par les désordres de la zone ciliaire et de son cristallin. Il existe en outre une lacune du champ visuel en rapport avec l'état de la rétine, l'absence du pigment choroïdien.

II. — ALBINISME CHOROÏDIEN

L'absence ou l'insuffisance congénitale de pigment dans l'iris et la choroïde s'observe chez les albinos et coïncide avec un désordre analogue de la pigmentation des cheveux et de la peau. Il s'agit d'un' arrêt de développement qui répond à une période de la vie fœtale antérieure au quatrième ou cinquième mois, date de l'apparition du pigment. Même complet, l'*albinisme* n'entraine que peu de modifications de forme des cellules destinées à contenir le pigment, qui, dans les cas d'albinisme *incomplet*, continue progressivement à s'y déposer, si bien que l'anomalie congénitale peut guérir. Le fait du reste n'offre rien d'étonnant, si l'on songe que d'une manière générale la couleur de l'iris se transforme avec l'âge.

Translucide et n'absorbant plus la lumière qui a pénétré dans l'œil, la choroïde se laisse traverser par elle, d'où la teinte rosée de la sclérotique ; de plus, elle réfléchit les rayons lumineux vers l'orifice pupillaire et lui donne un reflet rougeâtre. Il est même à remarquer que chez certains de ces sujets on peut voir le fond de l'œil en les plaçant au grand jour d'une fenêtre et en regardant un peu obliquement à travers la pupille dilatée par l'atropine.

Eblouis par la lumière, que laissent passer la pupille et aussi la sclérotique amincie et la choroïde non pigmentée, les albinos la fuient ; ils baissent la tête, portent la main en abat-jour au-dessus des yeux, tiennent les paupières à moitié closes. Dans le but de rétrécir autant que possible l'étendue du champ d'éclairage de leurs yeux, ils rapprochent les objets qu'ils fixent, d'où des efforts d'accommodation et de convergence dont certains ont voulu faire la cause de la myopie fréquemment observée dans ces yeux. Peut-être aux causes précédentes d'amblyopie (photophobie et myopie) faut-il ajouter et le nystagmus assez ordinaire chez les albinos et même une faiblesse particulière de la rétine. Cette dernière condition du reste ne saurait être invoquée dans les cas assez fréquents où le port de lunettes sténopéiques ou de verres bleus soulagent les individus atteints d'albinisme choroïdien.

CHAPITRE L

LÉSIONS TRAUMATIQUES DE LA CHOROÏDE

Les *piqûres* et les *plaies* de la choroïde s'accompagnent de lésions analogues de la sclérotique, voire même de la rétine ; plus spéciale se présente l'étude des *contusions* et des *corps étrangers* de cette membrane.

I. — CONTUSION, HÉMORRHAGIE ET RUPTURE DE LA CHOROÏDE

La *contusion* de la choroïde résulte d'un choc direct sur le globe oculaire ou d'une contusion transmise à cet organe par les parties qui l'entourent. Tantôt il y a épanchement sanguin, *apoplexie traumatique* de la choroïde, tantôt *rupture* de la membrane.

L'*ecchymose choroïdienne* se présente comme une tache d'un rouge vif ou sombre, à contours nets, éloignée de tout vaisseau rétinien, ou nettement sous-jacente à l'un de ces vaisseaux intacts, tache elliptique dont le grand axe est parallèle au cercle scléro-cornéen et par là même bien différente d'aspect des ecchymoses rétiniennes plutôt allongées en flammèches. Ces hémorrhagies se rencontrent communément dans la zone ciliaire ou dans la région de la macula.

Lorsque le sang est non plus infiltré, mais épanché, alors il peut exister une *collection sanguine* intra-choroïdienne ou un *véritable décollement traumatique de la choroïde*, le sang étant extravasé entre cette membrane et la sclérotique, entre elle et la rétine. A l'ophtalmoscope la proéminence de pareils épanchements n'échappe pas à l'observateur.

.Enfin la contusion dans certains cas provoque une *rupture* de la choroïde et de la rétine, le sang s'épanche alors dans le vitré. Cette lésion sera étudiée à propos des altérations du corps vitré.

En général, les épanchements sanguins de la choroïde causent peu de troubles fonctionnels. Quand ils siègent dans les parties antérieures de la membrane, l'ophtalmoscope permettra de poser le diagnostic, pourvu que la lésion ne soit pas trop périphérique et que le sang n'ait pas troublé la transparence du vitré. Peut-être aussi l'examen du champ visuel périphérique donnera lieu alors à quelque indication. Quand la région maculaire se trouve intéressée, le trouble visuel attire davantage l'attention.

D'ordinaire l'ecchymose disparaît sans laisser de traces ; une petite collection sous-rétinienne peut, elle aussi, être résorbée et les parties décollées de la rétine reprendre leurs fonctions. Il n'en est plus de même si la lésion s'enflamme à la suite des altérations consécutives de la rétine, alors persiste souvent une tache blanche, atrophique, bordée de pigment.

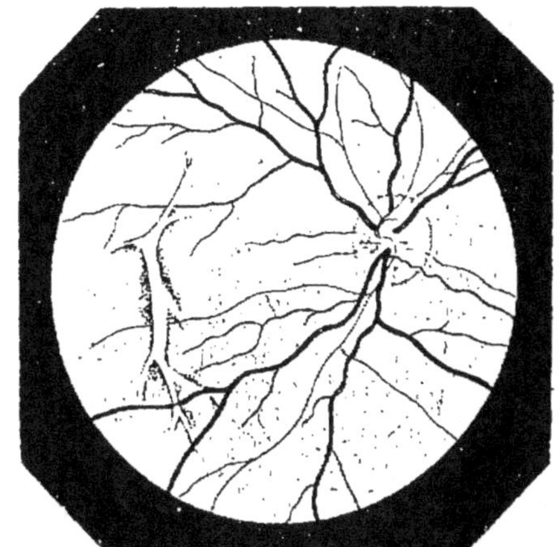

Fig. 106.
Rupture de la choroïde.

Les *ruptures de la choroïde* s'observent surtout au voisinage du pôle postérieur de l'œil, en dehors du nerf optique, près de la région maculaire ; parfois aussi la rupture a lieu vers l'ora serrata, et dans certains cas la membrane est déchirée en plusieurs points.

Ces lésions sont produites par des contusions directes ou indirectes du globe de l'œil sous l'action d'un corps contondant ; on les a vues survenir à la suite de chutes sur la tête. Dans un cas la rupture résultait de la fulguration.

Plus souvent unique, la rupture se présente concentrique à la papille, ou plus rarement oblique et transversale, elle rayonne de la papille comme d'un centre ; elle simule un arc, quelquefois un angle ou une croix. En largeur elle ne dépasse pas de règle le tiers ou la moitié du diamètre papillaire ; sa longueur atteint trois ou quatre fois ce diamètre. Parfois à l'une de ses extrémités la rupture se bifurque, parfois il s'en détache à angle droit des prolongements effilés qui peuvent s'anastomoser à des déchirures voisines (fig. 106).

Le mécanisme de ces lésions choroïdiennes est différemment interprété par les auteurs. Les uns prétendent, et cela est vrai pour certains cas, que la rupture résulte du choc direct d'un corps mousse qui déprime la sclérotique sans la perforer. D'autres invoquent un véritable contre-coup comme pour les fractures du crâne. Vraisemblablement la déchirure se produit consécutivement à un aplatissement du globe de l'œil; le contenu en étant incompressible, et la choroïde étant fixée en avant (zone ciliaire), à sa partie moyenne (veines choroïdiennes et vaisseaux ciliaires), enfin en arrière (nerf optique), cette membrane se déchire dans les parties intermédiaires aux circonférences que décrivent ses attaches et concentriquement à elles.

Immédiatement après l'accident, si un épanchement de sang ne trouble pas la transparence des humeurs aqueuse ou vitrée, la plaie choroïdienne apparaît à l'ophtalmoscope comme une traînée rougeâtre à bords ecchymotiques. Il est souvent difficile de se prononcer sur l'intégrité de la rétine au niveau de cette déchirure ; sans doute les couches les plus profondes en sont altérées, parfois cette membrane elle-même est déchirée et le sang s'épanche alors dans le corps vitré. Enfin on peut voir les vaisseaux rétiniens passer sans déviation par-dessus la fente choroïdienne, ou bien constater leur rupture à son niveau.

Ultérieurement la lésion se présente avec sa forme primitive, mais remarquable par l'éclat et le brillant de la teinte blanc jaunâtre du tissu sclérotical mis à nu. Parfois à son pourtour il existe des dépôts de pigment, traces de l'infiltration sanguine, et à sa surface certains points brunâtres semblent être des débris de la choroïde.

Les troubles fonctionnels consécutifs aux ruptures de la choroïde dépendent et du siège de la lésion et de l'hémorrhagie qui l'accompagne. Très accusés au début, ils dépendent de l'hémorrhagie rétinienne et vitréenne qui altère la couche sensorielle et empêche l'impression lumineuse. Plus tard, si la région maculaire est atteinte directement ou par la rétraction cicatricielle, de telle sorte que la macula soit altérée, il persiste ou une abolition de la vision, ou un scotome central. On a encore signalé une échancrure périphérique du champ visuel, l'apparition d'une raie noire dans le champ du regard, enfin des phénomènes de métamorphopsie, c'est-à-dire de déformation apparente des objets. Ces derniers seraient dus au déplacement des éléments rétiniens consécutif à la rétraction cicatricielle.

La persistance de ces désordres, comme aussi la possibilité d'accidents inflammatoires immédiats (choroïdite, névro-rétinite), doivent faire réserver le *pronostic*.

Quant au *traitement*, il consiste à prévenir la venue des phénomènes inflammatoires et à favoriser la résorption du sang épanché par le repos, les antiphlogistiques, voire même dans quelques cas l'application de quelques sangsues à la tempe et les révulsifs intestinaux. Les injections sous-cutanées de pilocarpine sont ici d'un excellent effet.

II. — CORPS ÉTRANGERS

En raison de son peu d'épaisseur en arrière, la choroïde ne saurait loger un *corps étranger;* ce dernier, après avoir déchiré cette membrane et la rétine, tombe dans le corps vitré, rarement il s'enkyste en dehors de l'hyaloïde sans provoquer des accidents.

En raison de la gravité des phénomènes auxquels expose la présence d'un corps étranger dans la zone ciliaire, il est indiqué d'aller à sa recherche et de l'extraire. Puis on se laissera guider par l'évolution des accidents consécutifs.

Les corps étrangers, que l'on rencontre le plus fréquemment dans la zone ciliaire, sont des morceaux de capsule, des grains de poudre, des plombs de chasse, des petits éclats de pierre. On cite des exemples d'enkystement sans accidents immédiats, mais même dans ces cas heureux des phénomènes graves peuvent se montrer tôt ou tard.

Tantôt on observe des désordres inflammatoires (irido-choroïdite et panophtalmite), tantôt ce sont des phénomènes d'irritation nerveuse. qui non seulement se montrent dans l'œil blessé, mais aussi dans son congénère (irritation sympathique).

Le traitement consiste uniquement à extraire les corps étrangers si possible. On trouvera l'exposé des différentes méthodes d'extraction à propos du corps vitré.

CHAPITRE LI

TROUBLES CIRCULATOIRES DE LA CHOROÏDE

L'*hyperémie* de la choroïde et les *hémorragies* choroïdiennes peuvent trouver place dans ce chapitre.

I. — HYPERÉMIE DE LA CHOROÏDE

Cette affection était autrefois très souvent diagnostiquée ; de nos jours on en parle beaucoup moins parce qu'on se rend mieux compte des difficultés que présente l'appréciation de la teinte du fond de l'œil éclairé à l'ophtalmoscope. Cette coloration en effet ne dépend pas seulement de l'injection plus ou moins vive des vaisseaux choroïdiens, mais surtout du degré de pigmentation de la couche épithéliale, pigmentation variable suivant les sujets, et de la quantité de lumière projetée dans l'œil examiné.

On pourra soupçonner l'existence de l'*hyperémie choroïdienne*, s'il y a une injection périkératique portant surtout sur les veines ciliaires antérieures ainsi qu'une légère suffusion séreuse sous la conjonctive bulbaire. Un autre signe est encore fourni par la rougeur de la papille dont les bords cependant restent nets (injection du réseau capillaire fourni à la papille par les vaisseaux choroïdiens). Enfin, si l'affection se prolonge, il survient un léger trouble de l'humeur aqueuse où flottent des débris de cellules épithéliales.

Subjectivement les malades accusent une sensation de plénitude de l'œil, quelquefois de faibles douleurs spontanées ou provoquées par la pression, une sensibilité exagérée à la lumière, une fatigue rapide de l'accommodation.

Les causes de l'hyperémie choroïdienne sont assez obscures. Parmi elles on note les efforts exagérés d'accommodation auxquels se livrent les hypermétropes et certains myopes, l'action prolongée d'une vive lumière, enfin les congestions encéphaliques et les troubles circulatoires résultant de lésions cardiaques ou de la suppression des flux normaux.

En plus de l'indication étiologique, le *traitement* comporte en première ligne le repos de l'œil, puis quelques sangsues ou ventouses à la région temporale, des purgatifs légers, des bains de pieds sinapisés.

II. — HÉMORRAGIES DE LA CHOROÏDE

Déjà à propos des traumatismes de la choroïde il a été question d'infiltration ou d'épanchement de sang dans cette membrane, mais en l'absence de toute violence extérieure il survient parfois des *apoplexies choroïdiennes*.

Pas n'est besoin de revenir sur la description de cette lésion et sur ses conséquences. Quant à son étiologie, elle se résume dans des troubles circulatoires soit locaux, soit généraux ; c'est ainsi qu'on l'a signalée lors de la dégénérescence scléreuse des capillaires choroïdiens, qu'on l'a attribuée à des embolies dans les artères ciliaires, qu'on l'a vue survenir dans les affections caractérisées par une gêne dans la circulation de l'œil (choroïdite atrophique, ophtalmie sympathique, glaucôme). Enfin les troubles cardio-pulmonaires peuvent aussi provoquer les hémorragies choroïdiennes.

CHAPITRE LII

LÉSIONS INFLAMMATOIRES DE LA CHOROÏDE

L'étude des *lésions inflammatoires* de la choroïde présente une certaine complexité. S'il est en effet rationnel d'étudier l'inflammation étendue à toute la membrane, il n'est pas moins nécessaire de signaler certaines affections inflammatoires plus spécialement localisées dans la zone ciliaire ou dans les régions maculaire et péripapillaire, localisations qu'expliquent bien la différence de structure des deux segments de la choroïde. Enfin, si pour l'anatomiste la choroïde forme avec l'iris le tractus uvéal, pour le pathologiste il existe aussi des inflammations étendues aux deux membranes, des *irido-choroïdites*.

De là résulte qu'il faut étudier : 1° les *choroïdites diffuses ;* 2° les *choroïdites localisées antérieures* et *postérieures ;* 3° les *irido-choroïdites*. Celles-ci seront l'objet d'un chapitre à part à cause de la multiplicité de lésions qu'elles entraînent. Enfin, en raison de l'importance des manifestations de la *syphilis*, du *rhumatisme* et de la *goutte* sur la choroïde, il leur sera consacré un chapitre spécial.

I. — CHOROÏDITES DIFFUSES

Les lésions intéressent les diverses régions de la choroïde, variant quant à leur nature et quant à leurs causes.

Anatomiquement on distingue une *choroïdite séreuse*, une *choroïdite plastique*, une *choroïdite parenchymateuse*.

1° CHOROÏDITE SÉREUSE

Très rare aux deux extrémités de la vie, la *choroïdite séreuse* frappe entre vingt et quarante ans des individus goutteux, rhumatisants ou syphilitiques. Parfois elle apparaît lors de la ménopause, parfois elle coïncide avec des troubles menstruels ou la suppression d'un flux hémorroïdaire. Fréquemment elle se présente comme la première manifestation de l'ophtalmie sympathique.

Il s'agit d'une véritable *lymphangite* de la choroïde succédant souvent à une iritis séreuse que peuvent encore traduire un léger pointillé sur la face profonde de la cornée et un trouble peu accusé de l'humeur aqueuse. A l'ophtalmoscope la couche épithéliale choroïdienne semble macérée, absente par places, ceci surtout dans la zone équatoriale, où, sur les places dépouillées de pigment, l'œil aperçoit les gros troncs vasculaires et le stroma de la membrane. Ces lésions du reste cessent rapidement d'être visibles, car l'humeur vitrée se trouble et le cristallin peut s'opacifier, puis, dans des cas rares, se luxer spontanément grâce au ramollissement du vitré et à la rupture de la zone de Zinn.

En plus de ces lésions, que révèle l'ophtalmoscope, les signes objectifs de la maladie sont peu marqués, sauf lors de véritables poussées aiguës que traduisent l'injection des vaisseaux ciliaires antérieurs, la formation de synéchies postérieures, la perte de transparence des milieux, l'ulcération de la cornée à sa périphérie. En même temps, par suite de la suractivité de la sécrétion intra-oculaire chez les jeunes sujets, survient de l'hydrophtalmie et des accidents glaucomateux chez les malades qui ont dépassé la quarantaine.

Subjectivement le malade se plaint que sa vue diminue, qu'il a devant les yeux un brouillard, des mouches volantes ou fixes ; il accuse de la photopsie. Lors des poussées aiguës il survient de la photophobie et les troubles s'exagèrent pour aboutir parfois à la cécité.

Le *pronostic* de cette affection est relativement bon, car elle peut guérir, mais après des oscillations de mieux et de plus mal pendant un laps de temps fort long.

En plus du *traitement* diathésique, quand il est indiqué, on aura recours aux diurétiques, aux purgatifs salins, aux sudorifiques (bains chauds, injections sous-cutanées de pilocarpine). Les révulsifs (vésicatoires à la tempe), les émissions sanguines locales (ventouses scarifiées) ont été aussi utilisés. Enfin, quand se produisent des accidents glaucomateux, il y a lieu d'intervenir, comme il sera dit, au chapitre du *Glaucôme*.

2° CHOROÏDITE PLASTIQUE ET ATROPHIQUE

L'étiologie de la *choroïdite plastique* est encore obscure. En dehors de la syphilis acquise et aussi de la syphilis héréditaire, qui constituent les causes habituelles de cette maladie, on incrimine ici : la goutte, le rhumatisme, les troubles de la ménopause, les affections utérines. Cette choroïdite aurait de plus été observée à la suite de graves maladies (fièvre puerpérale et éruptive), d'hémorrhagies abondantes.

Dans le stroma même de la membrane vasculaire il se forme des nodules constitués par une masse amorphe, que parcourent quelques fibres isolées, et par des cellules absolument incolores entassées les unes contre les autres. Au début, la couche épithéliale est intacte et la rétine sous-jacente à peine soulevée, aussi la lésion est-elle peu appréciable à l'ophtalmoscope dans les yeux fortement pigmentés. D'ordinaire elle se présente comme une plaque arrondie, mal limitée, se détachant par sa teinte indécise jaune rougeâtre. Parfois les vaisseaux rétiniens font un léger coude pour franchir le nodule devenu plus saillant. A son pourtour la choroïde paraît intacte, ou assez souvent il est comme encadré par le pigment déplacé.

Le nodule choroïdien, après s'être agrandi, après avoir formé des taches, qui ne mesurent guère plus du quart d'une surface de papille optique, s'atrophie. Il peut disparaître complètement ne laissant d'autre trace qu'une cicatrice qui accole la rétine au point malade de la choroïde, point marqué par un amas pigmentaire. En raison de la rétractilité de cette cicatrice la rétine est déprimée ; ses éléments sensibles sont détruits ou déplacés, ses fibres convergent vers le tissu cicatriciel choroïdien, où l'on ne trouve que quelques cellules du stroma, quelques troncs vasculaires ; parfois même l'épaisseur de la choroïde est tellement réduite que la rétine adhère à la sclérotique. Alors la rétraction cicatricielle altère le contour des taches vues à l'ophtalmoscope, elles sont frangées, dentelées, et en leur centre l'irrégularité de la marche du processus explique leurs différences d'aspect. Du rouge jaunâtre, elles sont passées au blanc jaunâtre ; elles sont arrondies, entourées de pigment, elles sont piquetées de nombreuses marbrures noirâtres, irrégulières, traces des débris du tissu choroïdien, ou encore elles présentent le reflet bleuâtre du tissu sclérotical.

Lorsque les nodules nombreux se rapprochent beaucoup les uns des autres, la rétraction des cicatrices, qu'ils laissent, altère non seulement le point primitivement malade, mais aussi les parties intermédiaires de la rétine et du stroma choroïdien dont les vaisseaux s'oblitèrent, dont les cellules laissent échapper leur pigment. De là, par suite de l'étendue des désordres, un aspect particulier qui vaut à l'affection le nom de *choroïdite atrophique*. En outre, il n'est pas inutile de faire remarquer que dans cette affection, vu la participation de la rétine au processus morbide, on serait en droit de parler de *chorio-rétinite* plutôt que de *choroïdite*.

Le nombre des nodules de la choroïdite plastique varie considérablement ; dans certains cas, qui seront étudiés à propos des choroïdites localisées, on n'en trouve que quelques-uns situés au pôle postérieur (*choroïdite aréolaire, choroïdite maculaire*). Chez les malades, dont il est actuellement question, les nodules sont nombreux ; semés irrégulièrement dans la membrane (*choroïdite disséminée*), ils apparaissent d'abord dans la région équatoriale, puis progressivement vers le pôle postérieur ; aussi, suivant leur place, l'aspect des lésions diffère en raison même de leur différence d'âge.

Le *diagnostic* de la choroïdite plastique repose sur l'examen ophtalmoscopique, et, à ce propos, on doit être prévenu que des altérations très
étendues sont compatibles avec une bonne vision, cela tant que la région
maculaire reste intacte. Alors la vision périphérique présente parfois
des scotomes correspondants aux points malades, où l'absence de pigment provoque un léger degré de photophobie.

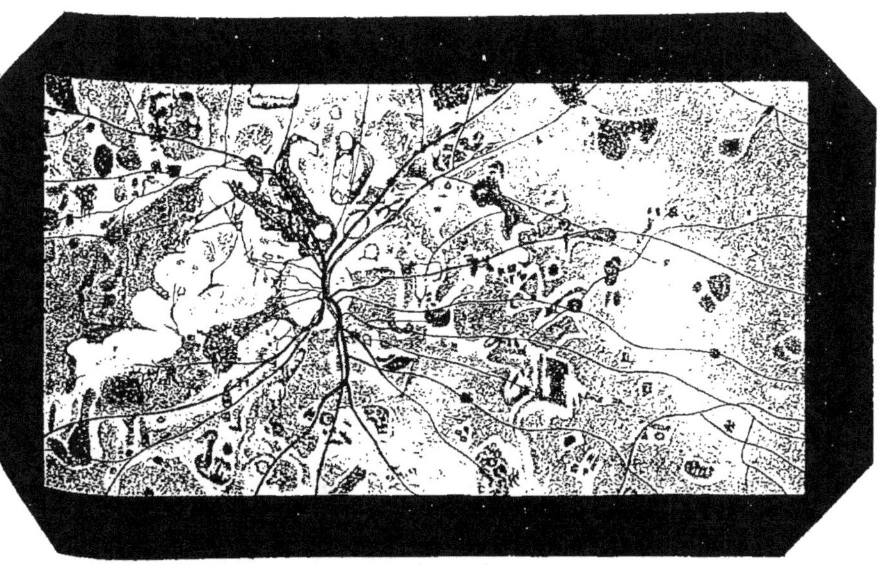

Fig. 107.
Choroïdite atrophique disséminée.

Parfois aussi la présence de fins flocons dans le corps vitré attire
encore l'attention, cela surtout quand l'éruption a gagné la zone ciliaire,
dont l'influence sur la nutrition du vitré est considérable. Cette propagation de la maladie dans la région antérieure explique que certains malades accusent de légers phénomènes d'iritis chronique. Quand
la macula est atteinte, un scotome central altère immédiatement la vision,
sans cependant qu'il y ait cécité complète, grâce à la vision périphérique.

De la choroïdite disséminée, telle qu'elle vient d'être décrite, doivent
être rapprochées diverses autres altérations du fond de l'œil susceptibles
d'en imposer au seul examen ophtalmoscopique.

Chez des sujets souvent encore jeunes il se forme dans la *lame
vitreuse de la choroïde* des nodules de substance vitreuse (Masselon).
En se développant, ils se dégagent de leur membrane d'origine et vont

se loger dans l'épaisseur même de la rétine, dont ils déplacent et altèrent les éléments. Débutant dans la zone équatoriale, cette affection s'étend vers le pôle postérieur, mais sans gagner la région maculaire et la papille. Ceci la distingue de la choroïdite disséminée vraie, dont elle diffère encore par l'absence de fusion des taches visibles à l'ophtalmoscope.

Ces taches tout d'abord peuvent être noires, il y a simple prolifération pigmentaire devant un nodule naissant; puis elles apparaissent jaunâtres avec un liseré pigmentaire, et ultérieurement font saillie dans le corps vitré. A leur niveau, la rétine est relativement peu altérée, si l'on songe à ses lésions dans la choroïdite disséminée; aussi l'affection ne se traduit guère que par des scotomes dans la périphérie du champ visuel.

Dans d'autres cas les altérations, qui peuvent faire songer à une choroïdite disséminée, ont pour point de départ l'ancienne couche interne de la choroïde, l'épithélium pigmenté de la rétine. On y observe parfois une prolifération des éléments du tissu cellulaire suivie de rétraction, cela surtout dans les fibres radiées auprès des vaisseaux. Il en résulte des amas disséminés de pigment et des troubles de transparence de la rétine auprès de ses vaisseaux sclérosés. Chez d'autres malades la pullulation par places des éléments cellulaires de cette couche aboutit à la formation de nodules qui s'enfoncent dans la couche des grains. Ces nodules, formés de cellules dépourvues de pigment, tranchent par là même sur les parties voisines, où l'altération morbide a exagéré la formation pigmentaire. Alors la rétine peut avoir conservé sa transparence, et même n'être pas soulevée. Enfin, comme les lésions siègent de préférence dans la région équatoriale, leur influence sur la vision est fort minime.

Le *traitement* de la choroïdite plastique comporte tout d'abord les indications causales. En outre, dans tous les cas, on préconise l'emploi du mercure (frictions, injections sous-cutanées de sublimé 1 centigramme) et de l'iodure de potassium (dose de 5 à 10 grammes), les dérivatifs sur le tube digestif, les révulsifs aux tempes (vésicatoires, ventouses scarifiées), le séton à la nuque, les sudorifiques (injections de pilocarpine), enfin le repos des yeux et spécialement la mise à l'abri de la lumière (verres coquilles bleus et fumés).

3° CHOROÏDITE PARENCHYMATEUSE ET PANOPHTALMITE SUPPURÉE

La *choroïdite parenchymateuse* survient dans le cours de maladies graves telles que la méningite et les fièvres éruptives chez les enfants, la méningite cérébro-spinale, la fièvre typhoïde, la fièvre puerpérale, la pyohémie, l'endocardite ulcéreuse chez l'adulte. Elle est encore consécutive aux traumatismes oculaires, en particulier lorsque le corps ciliaire est blessé ; de même elle complique certaines conjonctivites ou kératites graves.

La *pathogénie* de la lésion choroïdienne dans ces divers cas est aisée à comprendre : ou bien il s'agit d'une localisation dans le réseau capillaire de l'agent morbide qui infecte toute l'économie, ou bien l'agent infectieux a été apporté au point malade par un traumatisme, ou encore il a trouvé dans la conjonctive et la cornée une porte d'entrée accidentelle. Il est encore un autre mode pathogénétique particulier aux affections cérébrales ; ici l'exagération de la pression intra-crânienne dans les espaces lymphatiques chasse le liquide cérébro-spinal à travers les gaines du nerf optique jusque dans l'œil et même dans la conjonctive. Dans l'œil, le liquide s'accumule principalement entre la choroïde et la sclérotique, s'infiltre dans tout le tractus uvéal et imbibe le corps vitré.

Le plus souvent la choroïdite parenchymateuse aboutit à la suppuration, qui envahit tout le globe de l'œil, et alors il y a *ophtalmite suppurée* plutôt que simple *choroïdite suppurée*.

Dans quelques cas la choroïdite parenchymateuse se traduit surtout au niveau de l'hémisphère postérieur de l'œil par des amas de cellules embryonnaires mélangées de granulations pigmentaires. Ces amas se développent, d'après quelques auteurs, dans la couche chorio-capillaire, suivant d'autres entre la lame vitreuse et l'épithélium pigmentaire de la rétine. A l'ophtalmoscope ils se présentent comme des bosselures d'un rouge jaunâtre ou grisâtre, entourées de pigment, et à la surface desquelles rampent des vaisseaux propres. Ces agglomérations cellulaires subissent diverses transformations, tantôt elles suppurent et il survient une panophtalmite suppurée, tantôt elles subissent la dégénérescence graisseuse, fibreuse ou même osseuse, et donnent lieu à l'ossification de la choroïde, qui sera étudiée plus loin.

Lorsque la choroïdite suppure, le pus se montre d'abord disposé en traînées dans le tissu conjonctif périvasculaire ; puis il forme bientôt une nappe dans la couche celluleuse externe ; il imbibe, il double ou triple l'épaisseur de la membrane, en oblitère les vaisseaux, en déplace et comprime les cellules pigmentées. Celles-ci s'éclaircissent, deviennent transparentes et disparaissent, tandis que leur pigment est entraîné par les leucocytes qui envahissent la rétine et le corps vitré. En outre, la suppuration gagnant l'iris et la région ciliaire, la chambre antérieure se remplit de pus. L'œil entier constitue alors un abcès (*Panophtalmite suppurée*), qui tend à se faire jour à travers la cornée ou la sclérotique.

Dans quelques cas exceptionnels, en particulier à la suite de blessures de la zone équatoriale de l'œil, la suppuration reste circonscrite et aboutit à la formation d'un abcès dans la choroïde et la partie voisine du vitré.

Les *symptômes* de la choroïdite suppurée présentent d'ordinaire un

caractère d'acuité remarquable. Les paupières, surtout la supérieure,
s'œdématient. La conjonctive devient rouge et gonflée, parfois se couvre
d'un exsudat fibrineux, sans sécrétion purulente notable. La cornée,
insensible au toucher, infiltrée par le pus, se trouble, devient jaunâtre,
s'ulcère et se perfore, sauf si la sclérotique cède la première dans un de
ses points faibles au niveau de l'insertion d'un des muscles droits (le
supérieur en général). Derrière la cornée encore transparente on voit
le pus s'accumuler dans la chambre antérieure, en même temps que l'iris
montre les altérations caractéristiques de l'iritis purulente et que la
pupille présente un reflet caractéristique de la présence du pus dans le
corps vitré. Enfin, avant même que le pus se soit fait jour à travers la
sclérotique, le globe oculaire tendu se meut difficilement dans la capsule
de Tenon enflammée, où le contenu de l'œil s'accumule avant de perforer la conjonctive et de se vider à l'extérieur.

Au point de vue fonctionnel, les douleurs provoquées par la tension
oculaire sont violentes dès le début, et s'irradient dans tout le côté de la
tête ; ce sont des battements douloureux, isochrones aux pulsations
cardiaques, qui ne disparaissent parfois qu'au bout de trois et quatre
semaines au moment de la perforation du globe. Enfin est-il besoin de
dire qu'une cécité complète survient rapidement, à peine annoncée par
de la photophobie, du larmoiement et de la photopsie.

Quand la choroïdite suppurée n'est qu'un épiphénomène d'une maladie
générale, le tableau clinique se complique des manifestations symptomatiques, qui sont propres à cette dernière. Par contre, dans les cas rares
où l'inflammation ne s'étend pas au loin d'une plaie choroïdienne, il se
forme un abcès circonscrit dans le corps vitré, la réaction est bien
moins accusée, les symptômes appréciables sur la conjonctive, la cornée
et l'iris sont moins prononcés, l'œil ne se vide pas, mais s'atrophie progressivement. Enfin les douleurs sont moins vives, et, si la vision persiste
plus longtemps, elle finit cependant par disparaître.

Quant au *diagnostic* de la choroïdite suppurée terminée par panophtalmite il offre peu de difficultés ; la prédominance des troubles oculaires
et l'absence d'exophtalmie empêcheront de croire à un phlegmon de
l'orbite. Au début de l'affection, les conditions étiologiques et l'acuité de
ses manifestations ne permettent pas une erreur.

La *thérapeutique* d'une pareille affection réclame une intervention
générale en rapport avec la cause qui l'a provoquée ; ce n'est pas ici le
lieu d'en discuter les indications. Mais, en raison des accidents locaux de
l'œil, on doit au début combattre l'inflammation par les émissions sanguines locales et les applications glacées. En outre, s'il existe une plaie de
l'œil, on la désinfectera en y portant la lame rougie du galvano-cautère,
et, dans tous les cas, il n'est pas irrationnel au moyen d'une injection
antiseptique intra-oculaire de rechercher soit la destruction dans la

plaie de l'agent infectieux, soit une modification du terrain suffisante pour entraver son évolution (Abadie).

Dès que le pus est formé, la vision étant perdue, si le patient s'oppose à une intervention radicale, les applications chaudes et les injections sous-cutanées de morphine soulageront la douleur et permettront d'attendre la perforation spontanée de l'œil. Mais, mieux vaut prévenir un pareil désordre qui expose aux accidents immédiats et consécutifs du phlegmon de l'orbite, et, pour ce faire, on pratiquera l'énucléation de l'œil, opération particulièrement délicate dans le cas actuel. En effet, le globe tendu et sur le point de se rompre peut céder sous les pressions et déverser son contenu septique dans les voies lymphatiques de l'orbite, d'où le danger d'une méningite. Il ne faut pas toutefois exagérer ce danger; la désinfection de la cavité ténonienne est facile à pratiquer et dans la majorité des cas malheureux rien ne prouve que l'infection des méninges n'était pas déjà produite avant une opération trop tardivement pratiquée.

Enfin, on ne saurait préférer à l'énucléation le simple débridement crucial de l'œil, l'excision de son hémisphère antérieur ou l'exentération; car, si ces opérations sont plus faciles à exécuter, elles fournissent en général des moignons irréguliers et douloureux. Ces interventions toutefois sont plus particulièrement indiquées dans les cas où l'affection oculaire n'est qu'une manifestation d'une infection générale.

II. — CHOROÏDITES LOCALISÉES

Les lésions inflammatoires peuvent se localiser dans la région ciliaire, ou au voisinage du pôle postérieur dans la région maculaire et près de la papille. Dans ces cas, comme la sclérotique participe le plus souvent aux altérations de la choroïde, on dit qu'il y a *scléro-choroïdite antérieure* ou *postérieure*.

1° CHOROÏDITES LOCALISÉES ANTÉRIEURES OU SCLÉRO-CHOROÏDITES ANTÉRIEURES

Cette variété de choroïdite présente des différences cliniques notables, suivant que son évolution est *aiguë, subaiguë* ou *chronique*.

a. La *scléro-choroïdite antérieure aiguë* se localise d'ordinaire dans la partie supérieure ou supéro-externe de la zone ciliaire. En regard du point malade il existe un, deux ou trois foyers d'injection sclérale et conjonctivale, sans tuméfaction du tissu épiscléral, ce qui les distingue des noyaux d'épisclérite. Au même niveau, on constate une injection péricornéenne diffuse, et, en regard, une échancrure du bord pupillaire, parfois avec des synéchies. Sur la portion voisine de l'iris on peut observer des vaisseaux gorgés de sang par suite de la gène circulatoire qu'y provoque l'affection choroïdienne. Enfin, l'humeur aqueuse se trouble légèrement et la chambre antérieure paraît être devenue plus profonde.

Plus tard, toujours à hauteur du foyer de choroïdite, la cornée présente une opacité, qui d'une part s'effile vers le centre de la membrane et de l'autre n'atteint pas tout à fait le bord cornéen, disposition différente de l'élargissement localisé du cercle sénile, qui survient dans l'épisclérite.

Ultérieurement encore, lorsque l'affection décroît, les foyers de scléro-choroïdite et de sclérose cornéenne se confondent, deviennent d'abord d'un jaune lardacé, puis prennent une faible teinte bleuâtre. Si la maladie a duré longtemps, si ses récidives ont été fréquentes, tout l'hémisphère antérieur de l'œil offre un aspect blanc jaunâtre uniforme, la différence des courbures cornéenne et scléroticale ayant disparu; seul le centre de la cornée a conservé quelque transparence et laisse apercevoir les altérations de l'iris et la synéchie totale de la pupille.

b. La *scléro-choroïdite antérieure subaiguë* se différencie d'abord de la forme précédente par un degré moindre de l'injection sclérale et conjonctivale. L'infiltration de la cornée intéresse un tiers ou la moitié de son pourtour sur une assez grande largeur; elle rappelle les opacités qui accompagnent une iritis séreuse intense et, en particulier, elle présente de petits dépôts en plaques sur la membrane de Descemet.

Après une marche traînante, entrecoupée d'accès de douleur sus-orbitaire en rapport avec des poussées du mal et des phénomènes glaucomateux, cette scléro-choroïdite aboutit à la formation d'un ou plusieurs staphylômes. L'injection périkératique s'efface sauf au niveau des principaux foyers, qui, à leur tour, pâlissent, deviennent bleuâtres et se soulèvent par suite de l'amincissement de la sclérotique. Ces staphylômes, suivant l'étendue des lésions primitives, peuvent intéresser la zone d'insertion de l'iris, la zone ciliaire ou même la région équatoriale de l'œil.

c. Dans la *scléro-choroïdite antérieure chronique* tout signe appréciable d'inflammation fait défaut, le mal se révèle par la formation insidieuse d'un staphylôme antérieur, cela chez de tout jeunes enfants qui ont été atteints de perforation de la cornée ou encore chez des jeunes sujets qui, après avoir subi une irido-choroïdite séreuse, ont progressivement perdu la vue. Dans le premier cas l'attraction de l'iris par la cicatrice cornéenne, dans le second l'oblitération du sinus de Fontana par l'exsudat inflammatoire, gênent la filtration des liquides oculaires, d'où la distension progressive de la zone scléro-choroïdienne malade.

Comme conséquences de la scléro-choroïdite antérieure subaiguë ou chronique on a noté la formation des *staphylômes antérieurs*, c'est-à-dire une distension localisée de la coque oculaire tantôt au niveau de la zone d'insertion de l'iris, tantôt dans la zone ciliaire, tantôt enfin plus en arrière dans la région équatoriale.

Le *staphylôme antérieur marginal* altère la zone de filtration péri-cornéenne. Tout d'abord un tissu de nouvelle formation accolé près de leur insertion l'iris et la cornée, entrave à ce niveau la circulation sanguine et lymphatique, d'où une exagération de pression interne. De là résulte une distension du tissu scléro-choroïdien ramolli par l'inflammation, puis aminci par le travail d'atrophie, conséquence de la distension elle-même. Si la scléro-choroïdite intéressant tout le pourtour de la cornée provoque un staphylôme annulaire, les désordres nutritifs, qui en découlent, intéressent alors et le corps vitré et le cristallin qui s'opacifie et souvent se luxe.

Dans le *staphylôme ciliaire* il y a intégrité relative de la zone de filtration; l'insertion de l'iris est bien refoulée en avant, mais la limite entre la cornée et la sclérotique reste appréciable. La partie ectatique est très amincie, les fibres musculaires et les vaisseaux de la choroïde ont disparu, et les lésions de la zonule amincie par places, épaissie en d'autres points, menacent la nutrition et la fixité du cristallin. Dans ces cas, la tension oculaire peu exagérée ne provoque guère d'accidents glaucomateux, excepté s'il survient une subluxation de la lentille ou une progression du mal vers la zone filtrante.

Quant au *staphylôme équatorial pur*, il s'observe rarement, sauf chez les jeunes sujets glaucomateux, au niveau du passage des grosses veines choroïdiennes à travers la sclérotique. D'ordinaire, la rétine, tendue devant la dépression staphylomateuse, est à ce niveau réduite à sa trame celluleuse, et au pourtour présente un épaississement vitreux avec infiltration pigmentaire. Ces lésions s'accompagnent de refoulement de la papille, nouvel indice de l'augmentation de la tension oculaire.

En plus des symptômes physiques qui viennent d'être passés en revue, la scléro-choroïdite antérieure cause aux malades quelques phénomènes subjectifs, qui ne sont nullement en rapport avec le degré de déformation auquel est exposé le globe oculaire. Suivant l'acuité de l'affection, l'œil est larmoyant, sensible à la lumière, siège de photopsies et cause de douleurs sus-orbitaires, tous symptômes qui traduisent des poussées glaucomateuses et qui diminuent à mesure que le staphylôme progresse. Ce dernier peut aboutir à une ectasie générale de l'œil (*buphtalmie*).

La *marche* de la maladie est traînante et après de nombreuses alternatives, au bout de cinq à six mois au moins, on constate l'existence d'un staphylôme. Sa formation se montre plus rapide chez les enfants atteints de leucome adhérent à la suite d'une ophtalmie purulente, il se développe alors en quatre ou six semaines.

L'*étiologie* de la scléro-choroïdite antérieure, et par suite son *traite-*

ment, sont très peu précis. On conseille d'agir dès le début de l'affection, et de prescrire les altérants (frictions mercurielles, iodure de potassium et sudorifiques), auxquels il convient d'ajouter de fortes doses de salicylate de soude ou de lithine. Quand il existe un leucome adhérent, l'iridectomie peut prévenir ou arrêter la distension staphylomateuse, pourvu que l'opération soit pratiquée de bonne heure. Tardivement, par contre, elle est contre-indiquée en raison de la raréfaction de la zonule et de la liquéfaction du corps vitré.

Contre les poussées glaucomateuses, on agira ainsi qu'il sera dit au chapitre *Glaucôme*.

Enfin, s'il existe un staphylôme bien localisé, son excision avec suture est à pratiquer ; autrement il faut recourir à l'énucléation.

2° CHOROÏDITES LOCALISÉES POSTÉRIEURES

Dans l'hémisphère postérieur de l'œil les altérations de la choroïde siègent soit contre la papille optique, soit dans la région maculaire. Les premières intéressent souvent et la choroïde et la sclérotique, c'est la *scléro-choroïdite postérieure*. Les autres, ou bien se localisent sur la macula même (*choroïdite maculaire*), ou bien se groupent à l'entour d'elle (*choroïdite de la région maculaire*). Enfin on peut observer la coexistence de ces diverses lésions.

C'est grâce à l'absence de précision du mot inflammation que l'on peut rapprocher dans un même chapitre ces maladies du fond de l'œil ; la nature du processus morbide est loin d'être établie pour toutes, et de plus à la lésion choroïdienne viennent d'ordinaire s'ajouter des altérations soit de la sclérotique (*scléro-choroïdite*); soit de la rétine (*chorio-rétinite*).

a. — *Scléro-choroïdite postérieure* et *staphylôme postérieur*.

A l'examen ophtalmoscopique de certains yeux on constate que la papille optique présente un croissant blanc jaunâtre ou bleuâtre accolé à l'un de ses bords, d'ordinaire l'externe. Tantôt ce croissant est nettement délimité, tantôt au contraire, irrégulier ; il se fond insensiblement au niveau de sa convexité avec les parties voisines de la macula qui, elles-mêmes, n'offrent plus leur aspect normal. Dans ce cas on dit qu'il y a *staphylôme postérieur* avec *scléro-choroïdite ;* cette dernière est considérée comme absente lorsqu'il n'existe qu'un croissant bien net.

La *pathogénie* de cette affection se résumerait en une altération des tissus par suite de tiraillements répétés des insertions de la choroïde à la gaine du nerf optique. Chez certains sujets, grâce à un manque de résistance congénitale, ces insertions céderont sous la simple traction, qui résulte du développement progressif du globe oculaire. Celui-ci terminé, la lésion produite reste stationnaire, c'est le *staphylôme postérieur stationnaire.* L'explication ne rend pas compte du siège habituel du staphylôme sur le bord externe de la papille. Faut-il invoquer les tractions que subissent l'insertion du nerf optique surtout à sa partie interne, et la sclérotique lors des mouvements d'adduction de l'œil ? Certains admettent que la contraction des fibres longitudinales du muscle accommodateur, lesquelles s'insèrent à la choroïde, tiraillent cette membrane ; ici encore le maximum d'effet appréciable se localise au pourtour du nerf optique, d'où l'atrophie de la membrane ou une scléro-choroïdite, qui (comme sa lésion terminaison, le staphylôme postérieur) présentera un caractère progressif. Mais pourquoi dans ces cas également la lésion se localise-t-elle au bord externe de la papille ? D'après cette théorie, on comprendrait plutôt la présence du staphylôme sur le bord interne, plus voisin des insertions musculaires fixes. Pour peu que l'on réfléchisse, on voit que la traction s'exerce à ce niveau suivant une ligne plus courte et moins courbe que sur le bord externe ; le nerf optique en effet s'insère en dedans du pôle postérieur de l'œil. Une autre objection, qui pour certains contredit l'action prédominante du muscle accommodateur dans la production du staphylôme postérieur, c'est son existence surtout chez les myopes qui accommodent peu. On répond, il est vrai, que le myope ne fait pas d'efforts d'accommodation pour exagérer la réfraction de son œil, que bien au contraire il s'efforce de détendre son accommodation et qu'il y arrive en contractant les fibres longitudinales de son muscle ciliaire. Cette action musculaire provoque une gêne de la circulation oculaire et une augmentation de la tension dans l'intérieur du globe. Cette augmentation de la tension intra-oculaire est encore provoquée par les efforts de convergence ; alors, en effet, les deux muscles obliques enserrent l'œil dans une sangle à direction verticale, et de plus le globe oculaire se trouve encore comprimé suivant un plan horizontal entre les muscles droits interne et externe. La résultante de ces diverses forces aurait son point d'application non pas exactement au pôle postérieur de l'œil, mais un peu en dedans, sur le bord externe de la papille optique ; de là, au niveau de ce point, l'altération de la choroïde et de la sclérotique qui se laisse déprimer. On comprend de plus que la cause morbide persistant, l'affection progresse ; aussi a-t-on affaire alors à un *staphylôme postérieur progressif.*

Le *staphylôme postérieur stationnaire* apparaît à l'ophtalmoscope comme un croissant nettement limité, dont les deux cornes atteignent ou débordent les extrémités du diamètre vertical de la papille et dont la plus grande largeur correspond au niveau de la macula. De règle, en effet, il est externe par rapport à la papille, rarement supérieur ou inférieur ; parfois il entoure tout le disque papillaire et lui forme un anneau généralement plus large dans sa partie externe. Cette largeur du croissant ou de l'anneau staphylomateux est très variable ; dans certains cas, le croissant est assez léger pour simuler un faible élargissement de l'anneau sclérotical : quand il dépasse, comme plus grande largeur, un quart du diamètre papillaire, il figure avec la papille un ovale à grand [axe horizontal, qui tend de plus en plus à s'étendre dans la région maculaire, à mesure que la largeur du staphylôme devient plus grande.

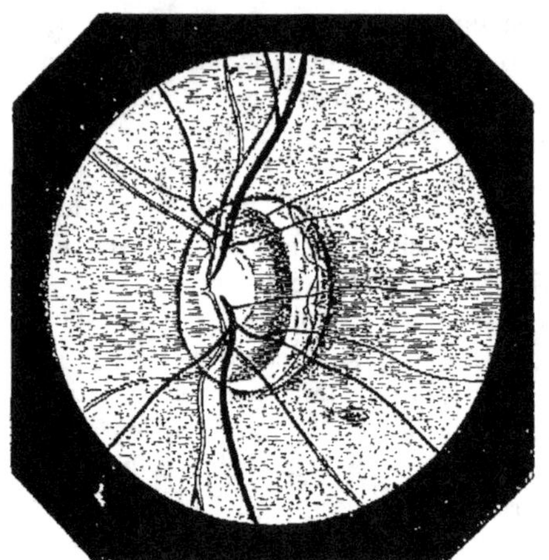

Fig. 108.
Staphylôme postérieur stationnaire.

Cette variété de staphylôme se caractérise par la netteté de son bord convexe qui tranche sur le tissu intact des parties voisines de la choroïde ; son bord interne, par contre, est quelquefois peu marqué et dans certains cas le staphylôme se continue sans limite précise avec l'excavation centrale de la papille, dont le bord externe s'est émoussé au point de disparaître, tandis que l'interne, tranchant, surplombe et masque le point d'émergence des vaisseaux centraux. Alors le staphylôme présente nettement un enfoncement de la sclérotique ; celle-ci lui donne sa teinte bleue chatoyante ; à son niveau la choroïde paraît absente et la rétine enfoncée. Les vaisseaux rétiniens par suite décrivent un coude plus ou moins marqué au point où ils sortent de l'excavation staphylomateuse. De plus, du fait de la dépression staphylomateuse, le bord externe de la papille est attiré en arrière et le disque papillaire subit un déplacement tel, qu'au lieu d'être vu de face et rond comme à l'état normal, il apparaît plus ou moins de trois quarts et consécutivement ovale.

Dans nombre de cas, le staphylôme est séparé de l'excavation centrale par la zone des fibres incomplètement effacée, ou même bien respectée, et alors la papille offre son aspect normal avec ses trois zones et en plus son croissant staphylomateux.

Le *staphylôme postérieur progressif* est précédé par des lésions de choroïdite : on observe tout d'abord auprès de la papille, et généralement en dehors d'elle, que le tissu choroïdien est raréfié, que le pigment, irrégulièrement réparti, y forme de petites taches informes, à côté desquelles on reconnaît parfois de petites apoplexies choroïdiennes.

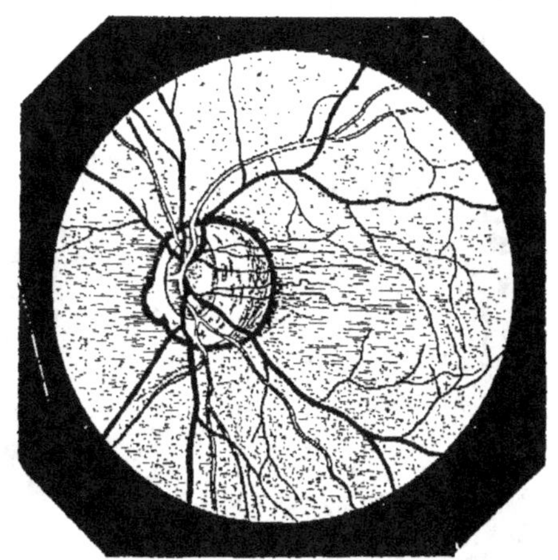

Fig. 109.
Staphylôme postérieur progressif.

La région malade apparaît comme *craquelée*, sa forme est irrégulière et sa limite extrême, qui gagne progressivement sur la région maculaire, se dessine mal. En même temps qu'elle s'étend en surface, la lésion gagne en profondeur; à la tache marbrée de rouge et de noir succède une plaque blanche parsemée de taches noires. Simultanément la région malade se déprime, il y a ectasie scléroticale et staphylôme postérieur. Ce dernier, lui aussi, est mal limité, irrégulier, et à son pourtour les altérations de la choroïde font prévoir qu'il augmentera encore d'étendue. Dans certains cas, à côté de la papille staphylomateuse, l'on aperçoit dans la région maculaire une ou plusieurs plaques de choroïdite atrophique généralement séparées du staphylôme par un petit pont de choroïde restée saine ou recouverte de pigment. Enfin il est encore à signaler que la lésion choroïdienne retentit quelquefois sur le corps vitré et en altère la transparence, en provoque la liquéfaction; parfois aussi on voit survenir des *opacités cristalliniennes* et le *décolle-*

ment de la rétine, tous désordres qui dénotent un trouble considérable de la nutrition du globe oculaire.

Contre le staphylôme stationnaire il n'y a rien à faire, et d'une façon générale, le traitement du staphylôme postérieur et de la scléro-choroï-dite postérieure se confond avec celui de la myopie progressive, dont il sera ultérieurement question.

b. — *Choroïdite maculaire.*

Chez certains sujets, exactement derrière la macula, la choroïde se laisse envahir par des cellules et des masses pigmentaires qui repoussent la rétine, et finalement aboutissent à l'atrophie des deux membranes dans le point affecté.

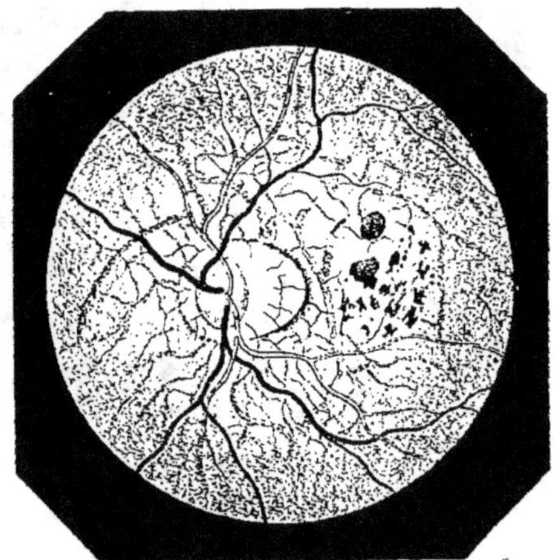

Fig. 110.

Myopie. — Staphylôme postérieur. — Choroïdite maculaire.
(Image renversée.)

A l'ophtalmoscope, on constate d'abord une tache rouge jaunâtre, indice d'une hémorragie ; tranchant peu sur les parties voisines, elle est ronde ou ovalaire. Progressant, cette tache prend une couleur jaunâtre, plus accentuée, elle fait saillie vers le corps vitré, puis elle pâlit, s'entoure d'un liséré pigmentaire et finalement devient bleuâtre ; il y a atrophie de la choroïde et destruction des éléments sensibles de la rétine, ce qui permet de désigner cette affection comme une chorio-rétinite. Subjectivement le malade accuse d'abord les phénomènes caractéristiques du déplacement des éléments rétiniens au niveau de la macula, c'est-à-dire de la métamorphopsie ou de la déformation des images, puis la disparition de la sensibilité du tissu rétinien se traduit par un scotome central bien limité. Dans un mot, le patient lit les lettres extrêmes, et ne voit pas celles du milieu. D'ailleurs les dimensions de ce scotome sont en rapport avec celles de l'altération rétinienne, dont la largeur d'ordinaire ne dépasse pas un quart de diamètre papillaire. Si dans quelques cas la tache cicatricielle mesure plusieurs diamètres papillaires, on peut y reconnaitre en général des traces de fusion de plusieurs noyaux primitivement isolés.

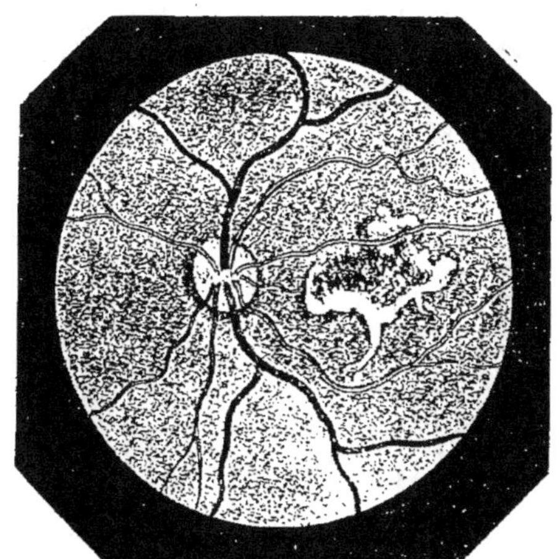

Fig. 111.
Choroïdite suite d'hémorrhagie.

Inutile de signaler la gravité de cette affection, dont les malades ne se plaindront qu'indirectement en raison du scotome qu'elle provoque, c'est-à-dire lorsque le tissu rétinien est déjà atteint. Contre elle il est indiqué de recourir au traitement ioduré et mercuriel et aux révulsifs locaux.

c. — *Choroïdites de la région maculaire.*

Tandis que les lésions de la scléro-choroïdite postérieure s'étendent de la papille vers la macula, tandis que dans la choroïdite maculaire c'est au niveau même de la macula que se manifeste l'altération morbide de la choroïde, dans d'autres cas les désordres de cette membrane apparaissent disséminés dans toute la région maculaire. Cela se voit et dans une forme de choroïdite décrite sous le nom de *choroïdite aréolaire* et dans certaines manifestations choroïdiennes de la syphilis qui seront étudiées sous le nom de *choroïdites syphilitiques*.

La *choroïdite aréolaire* n'est autre chose qu'une *choroïdite plastique* localisée au niveau du pôle postérieur de l'œil, et relativement bénigne en raison de sa marche lente et de la moindre gravité des lésions rétiniennes concomitantes.

Au début, la région maculaire se couvre de petites taches pigmentaires, qui, en s'élargissant, deviennent rondes ou ovales, puis se transforment

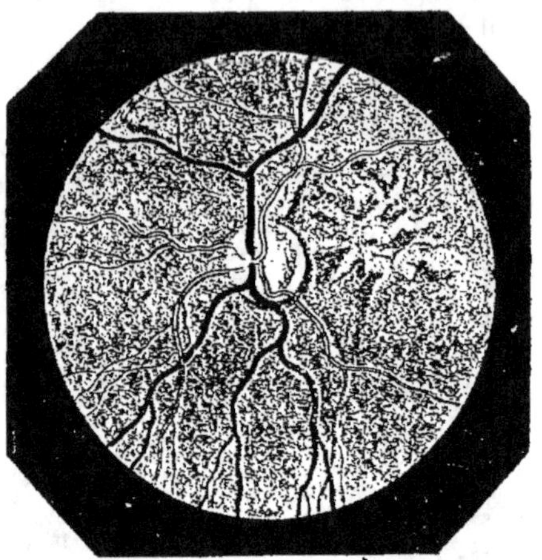

Fig. 112.
Choroïdite de la région maculaire.

progressivement en plaques nettement délimitées par un cadre de pigment. De ces plaques, les plus blanches occupent le centre de la zone malade, tandis qu'à la périphérie elles sont plus petites et plus colorées. Entre elles, la choroïde paraît saine, particulièrement au niveau de la macula elle-même, qui ne se trouve altérée que très tardivement. Ce fait explique que la vision des malades reste longtemps bonne. Cette variété de choroïdite localisée postérieure serait surtout fréquente chez les instituteurs, elle a aussi été donnée comme de nature syphilitique.

CHAPITRE LIII

CHOROÏDITES SPÉCIFIQUES

Déjà, à propos de la description générale des choroïdites, il a été question de l'influence étiologique que possèdent la *syphilis*, la *goutte* et les *troubles menstruels*. Quelques données anatomiques ou symptomatiques relatives à l'action de ces états particuliers de l'économie sur la choroïde méritent encore d'attirer l'attention.

I. — CHOROÏDITES SYPHILITIQUES

La syphilis provoque dans le tractus uvéal des *irilis*, *irido-choroïdites* ou *choroïdites diffuses, séreuses, plastiques ;* elle y produit des *gommes ;* enfin elle est donnée comme l'une des causes de la *choroïdite aréolaire*, variété de choroïdite localisée dans la région de la macula. En plus de ces manifestations il y a lieu de décrire une forme spéciale de *chorio-réti-nite syphilitique*.

CHORIO-RÉTINITE SYPHILITIQUE. — Affection qui traduit le passage de la période secondaire à la période tertiaire d'une syphilis souvent contractée à un âge déjà avancé, la *chorio-rétinite syphilitique* ne présente aucun *symptôme* fonctionnel pathognomonique, mais l'ensemble des troubles qu'elle provoque lui donne un cachet particulier.

Au début, le malade se plaint d'avoir constamment devant les yeux un voile léger, comme une toile d'araignée mobile, sans qu'il existe de diminution notable de l'acuité visuelle. Cette dernière toutefois est un peu émoussée, ainsi que l'indique la vive lumière que recherche le patient lorsqu'il veut bien y voir. Plus tard le malade perçoit souvent des lueurs qui lui passent devant les yeux (photopsies), puis c'est la micropsie ou la métamorphopsie qui attirent son attention. Les objets lui paraissent plus petits parce que les lésions rétiniennes écartent les éléments sensibles de la membrane, si bien que l'image vient se peindre au fond de l'œil sur un plus petit nombre de cônes et de bâtonnets; le déplacement irrégulier de ces éléments sensibles explique aussi l'irrégularité de leur impression par l'image rétinienne d'où la déformation apparente de l'objet, la métamorphopsie. Ces désordres fonctionnels sont parfois masqués par la diminution de l'acuité visuelle, diminution qui n'est pas régulièrement progressive, mais qui survient par crises de cécité presque complète pendant huit à quinze jours. Après chaque crise, la vision revient en partie, toujours diminuée, jusqu'à ce que finalement arrive une cécité complète. Parfois, cette fâcheuse terminaison est précédée par l'apparition d'un scotome central, indice d'une lésion maculaire; et parfois aussi le champ visuel se rétrécit concentriquement en raison du mode d'extension des lésions de la périphérie vers le centre. A ce symptôme, qui fait penser à la rétinite pigmentaire, vient s'en ajouter un autre, propre aussi à la même affection, l'héméralopie. Le malade voit mal le soir; une diminution de l'éclairage entraîne un affaiblissement considérable de la vision par suite d'un notable degré d'anesthésie rétinienne.

Les désordres anatomiques rendent compte des troubles fonctionnels observés; au début, dans les couches postérieures de l'humeur vitrée, le miroir plan et une lentille assez forte permettent de percevoir, en avant de la papille et de la macula, de très fines opacités qui tombent comme un nuage en avant de la rétine. C'est là la cause du brouillard accusé par les malades, et plus tard leur sensation de corps flottants s'explique par la présence d'opacités plus grosses, mobilisées par les brusques déplacements de l'œil. De même, les oscillations, que présente par crises successives l'acuité visuelle, sont en rapport avec des opacifications passagères de tout le vitré. Enfin, en plus de ces lésions, existe un trouble au niveau de la papille et dans son voisinage immédiat, sur une largeur de deux à trois diamètres papillaires. Les vaisseaux centraux n'offrent d'autre altération qu'une légère réduction du calibre des artères.

A l'anémie rétinienne s'ajoutent, pour rendre compte des troubles visuels observés, des lésions diverses suivant les cas. Souvent, pendant des mois ou des années, les désordres restent tels qu'ils viennent d'être décrits, puis le corps vitré s'éclaircit et l'on constate une diminution de la pigmentation de la couche épithéliale rétinienne, surtout au niveau des régions papillaire et maculaire, tandis qu'à la périphérie apparaissent de petites masses de pigment d'un noir intense, situées dans la rétine elle-même. Cet état du fond de l'œil concorde bien avec le rétrécissement concentrique du champ visuel, tandis que la micropsie, la métamorphopsie, l'anesthésie rétinienne, l'héméralopie trouvent leur raison d'être dans le rétrécissement des vaisseaux centraux et la sclérose progressive du tissu conjonctif rétinien, qui déplace et comprime les éléments sensibles de la rétine. Cette altération se traduit encore par la décoloration de la papille, qui prend une teinte jaunâtre (atrophie jaune de la papille). Quant à la choroïde, elle présente parfois une intégrité, au moins apparente, remarquable, ou bien on y constate des taches exsudatives ou atrophiques disposées par groupes. Au total, cette forme de chorio-rétinite syphilitique mérite la qualification de *pigmentaire;* et pour la distinguer de la rétinite pigmentaire, lorsque les lésions choroïdiennes sont peu marquées, le clinicien doit faire appel aux antécédents du sujet, aux lésions de même nature dans d'autres membranes oculaires (iritis) ou dans d'autres organes, enfin à la marche même de l'affection. Ces mêmes données permettent le diagnostic de l'affection syphilitique et de la cyclo-choroïdite sympathique au début.

Dans une seconde variété de chorio-rétinite syphilitique, que l'on pourrait qualifier de *disséminée*, aux lésions du début dans le vitré et la rétine, vient s'ajouter une véritable éruption de choroïdite disséminée, qui intéresse soit la zone équatoriale, soit la région maculaire. Sans revenir ici sur l'aspect que donnent au fond de l'œil les désordres subis par la choroïde du fait de cette choroïdite disséminée, il y a lieu de faire remarquer que les plaques choroïdiennes sont dans ce cas entremêlées parfois de taches pigmentaires dentelées, lesquelles siègent dans la rétine.

La chorio-rétinite syphilitique peut être *hémorrhagique*. A chacune des crises précédemment signalées dans l'évolution de la maladie, il se produit des hémorrhagies qui envahissent la choroïde, la rétine et en partie le corps vitré. Le sang extravasé se transforme dans le vitré en membranes qui masquent la papille optique, ou bien dans la rétine, le foyer hémorragique, au voisinage de la papille, prend peu à peu une teinte blanc bleuâtre, nacrée, et simule des traînées cicatricielles qui masquent par places les vaisseaux, et parfois couvrent la macula. C'est la *rétinite proliférante* de quelques auteurs. Enfin, outre ces lésions, on peut encore constater des plaques atrophiques de *choroïdite disséminée*, parfois mélangées d'amas pigmentaires dans la rétine.

Pas n'est besoin d'insister sur l'importance du traitement spécifique, promptement institué. On prescrira les frictions mercurielles (4 gr.) et l'iodure de potassium (8 à 10 grammes), combinés avec les injections de pilocarpine; puis on recommandera de ne pas se borner à une seule cure, mais de revenir au même traitement à deux ou trois reprises, même si l'affection paraissait arrêtée.

C'est pendant des mois que les frictions générales doivent être continuées en surveillant les accidents de stomatite possible. Parfois, pour agir plus rapidement, ou leur adjoindra les injections hypodermiques de *cyanure d'hydrargyre* à la dose de 0,005 milligrammes, à 0,01 centigramme.

II. — CHOROÏDITE GOUTTEUSE

Manifestation larvée de la goutte, la *choroïdite goutteuse* se distingue par cela même des iritis et des irido-choroïdites de même nature, qui, elles, succèdent à des accès francs ou alternent avec eux.

Son début rapide s'annonce par un trouble variable du corps vitré, où l'ophtalmoscope démontre la présence de gros flocons hémorragiques fibrineux et mobiles. Accumulés vers les parties déclives, après le repos de la nuit, ils permettent, au matin, une acuité relativement bonne. Cette dernière, du reste, persiste toujours à un certain degré, car les plaques d'atrophie choroïdienne bien circonscrites, dépourvues de pigment à leur surface et sur leurs bords, qui traduisent la choroïdite plastique, se localisent dans la zone équatoriale sans envahir la région maculaire.

Souvent limitée à un œil pendant plusieurs années, cette affection, plus particulière à la vieillesse, se caractérise encore par les antécédents goutteux du malade, et souvent par d'autres lésions oculaires propres à la goutte qui l'accompagnent : sclérite, iritis avec hyphéma, iritis séreuse avec accidents glaucomateux.

Un régime anti-goutteux, des cures à La Bourboule ou à Bourbon l'Archambault, enfin un traitement par les alcalins et le salicylate de soude ou de lithine doivent être prescrits. En plus on fera des instillations alternatives d'atropine et d'ésérine, et l'application de vésicatoires volants sur les tempes.

III. — CHOROÏDITE DYSMÉNORRHÉIQUE

Quelques traits particuliers sont à signaler dans les choroïdites que l'on observe chez les femmes atteintes de troubles menstruels. C'est d'abord cette coexistence de la dysménorrhée pendant la vie sexuelle, ou des désordres de la ménopause. Puis du côté des yeux, ce sont des poussées d'iritis séreuse avec kératite ponctuée, avec perte de transparence (état jumenteux) du corps vitré. Du côté de la choroïde, les lésions de la choroïdite séreuse et plastique aboutissent à la formation de plaques d'atrophie et, dans les cas graves, le retentissement de ces désordres se traduit par un décollement de la rétine.

Le traitement comporte comme indications spéciales celles qui découlent de l'existence des troubles utérins.

CHAPITRE LIV

IRIDO-CHOROÏDITES

Pour l'anatomiste, la choroïde, le corps ciliaire et l'iris forment un tout, le *tractus uvéal*; il n'est par suite pas étonnant de voir les inflammations intéresser d'emblée toute cette membrane, ou s'étendre de l'iris au corps ciliaire (*irido-cyclite*), ou même à la choroïde (*irido-choroïdite*), ou inversement gagner de la choroïde l'iris (*choroïdo-iritis*).

La *cause* la plus fréquente de l'irido-choroïdite paraît résider dans la présence de synéchies postérieures nombreuses ou d'une obstruction de la pupille, soit par des dépôts plastiques, soit par l'adhérence de ses bords avec la cristalloïde antérieure, toutes lésions qui sont les traces d'une iritis ancienne. Cette variété a reçu le nom de *irido-choroïdite secondaire*. Dans ce cas, la communication entre les deux chambres antérieure et postérieure est plus ou moins complètement interrompue; de plus, la filtration de l'humeur aqueuse à travers l'iris ne suffit pas à compenser l'obstacle apporté à son passage de la chambre postérieure, où la verse les procès ciliaires, dans la chambre préirienne. Il en résulte qu'elle refoule l'iris en avant; de là une traction au niveau de son insertion ciliaire, de la gêne circulatoire en ce point et des modifications consécutives dans la zone ciliaire, de la *cyclite*.

Toute différente est la pathogénie de l'affection, quand elle résulte de causes qui agissent directement sur les diverses membranes, en particulier la syphilis, la goutte, le rhumatisme et les traumatismes, surtout quand il y a pénétration d'un corps étranger. Il ne s'agit plus ici d'une action mécanique, mais bien d'une influence encore inconnue de l'agent morbide diathésique sur les tissus ou d'une infection microbienne provoquée par le trauma; enfin, à propos de l'ophtalmie sympathique, le mode d'action des corps étrangers provocateurs de l'irido-choroïdite sera discuté.

Quant à l'anatomie pathologique de ces lésions, elle varie suivant qu'il s'agit d'*irido-choroïdites primitives* ou d'*irido-choroïdites secondaires*.

Dans l'*irido-choroïdite secondaire*, en plus des synéchies postérieures ou de l'obstruction pupillaire, indices de l'iritis ancienne, on voit que l'iris bombe en avant soit par places, près de sa grande circonférence, soit dans toute son étendue; par suite, la chambre antérieure devient moins profonde. Si la pupille est encore assez libre pour permettre l'examen ophtalmoscopique, les parties antérieures du corps vitré se montrent occupées par de très fines opacités qui, plus tard, se transforment en filaments et en membranes. Parfois il survient un hypopyon fugace, parfois de gros vaisseaux se développent sur l'iris et peuvent être suivis sur la sclérotique dans la zone périkératique elle-même fortement injectée. Cette gêne de la circulation veineuse, peut entraîner parfois des ruptures vasculaires et de l'hyphéma, trouble profondément la nutrition de l'œil, et, suivant les cas, ou bien elle entrave la sécrétion de l'humeur aqueuse, d'où le ramollissement de l'œil; ou bien cette sécrétion est exagérée en même temps que les voies d'excrétion sont obstruées, d'où une augmentation de la tension intra-oculaire et des phénomènes glaucomateux.

Les *irido-choroïdites primitives,* au point de vue anatomique, se distinguent comme les iritis et les choroïdites, suivant qu'elles sont : *séreuses, plastiques* ou *parenchymateuses.*

De même que l'iritis et la choroïdite séreuses, l'*irido-choroïdite séreuse* doit être considérée comme une lymphangite, mais c'est une lymphangite généralisée à tout le tractus uvéal.

L'exagération de la tension oculaire, et par suite une augmentation de profondeur de la chambre antérieure et de la paresse de l'iris, une injection périkératique modérée, de fins dépôts sur la face postérieure de la cornée, des opacités très légères dans la partie antérieure du corps vitré, parfois un certain état œdémateux et trouble du pourtour de la papille, tels sont les signes de cette affection. Dans certains cas, l'abondance des dépôts cornéens et des opacités du vitré empêchent d'éclairer le fond de l'œil; alors la quantité même des éléments immigrés dans les humeurs aqueuse et vitrée dénote l'envahissement inflammatoire des parties profondes du tractus uvéal. En général, cette affection se caractérise encore par son indolence et ses allures traînantes.

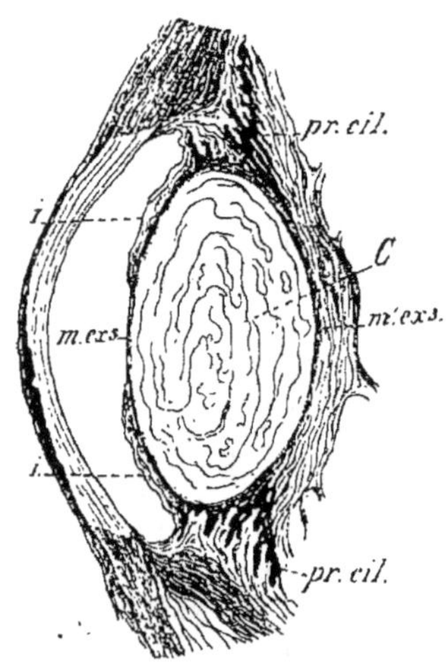

Fig. 113.

Irido-choroïdite plastique.

(*m. exs.*) Exsudats englobant le cristallin (*C*). — *i*, iris. — *pr. cil.*, procès ciliaires.

L'*irido-choroïdite plastique* évolue d'une façon insidieuse, tant que l'affection reste localisée dans la zone ciliaire. Une injection périkératique souvent assez prononcée par places, au niveau desquelles la pression réveille de la douleur, une certaine augmentation de profondeur de la chambre antérieure et sur l'iris un léger changement de couleur, tels en sont tout d'abord les symptômes. Plus tard, les manifestations de la cyclite et de l'iritis s'accusent; des opacités dans la partie antérieure du corps vitré masquent le fond de l'œil; des synéchies postérieures obstruent la pupille, fixent l'iris et le refoulent en avant; des exsudats analogues dans le corps ciliaire entravent la circulation et la nutrition de l'œil, d'où la congestion irienne et finalement l'atrophie et la désorganisation du globe de l'œil.

Anatomiquement, il s'agit d'une hyperhémie avec infiltration cellulaire du corps ciliaire et de l'iris; cette exsudation peut combler la chambre postérieure, former un véritable diaphragme derrière le cristallin, qui se trouve ainsi complètement englobé par elle et soudé à l'iris. L'organisation de la masse exsudée aboutit à la formation d'un tissu cellulaire plus ou moins pigmenté qui, d'abord très vasculaire, devient le siège d'hémorrhagies, s'imprègne de sels calcaires et s'ossifie, ou simplement se transforme en un tissu fibreux dont la rétraction désorganise la zone ciliaire et l'iris, et par suite entrave la nutrition de l'œil.

L'*irido-choroïdite parenchymateuse*, elle aussi, provoque l'infiltration de la zone ciliaire par des cellules rondes qui envahissent les parties antérieures du corps vitré, mais ce qui caractérise cette affection, c'est qu'elle aboutit à la formation de pus. Cette suppuration s'explique sans difficulté dans les cas (et c'est la règle) où l'irido-choroïdite succède à un traumatisme du corps ciliaire, en particulier à la pénétration d'un corps étranger. Sa pathogénie, par contre, est plus obscure, lorsque l'affection résulte d'une simple contusion de la région ciliaire.

La marche de l'irido-cyclite suppurative ne présente pas toujours une acuité qui fasse songer à une infection de l'œil; le mal peut évoluer sourdement. On constate une faible injection périkératique, un léger trouble de l'humeur aqueuse, un peu de décoloration de l'iris, ainsi que de la zone ciliaire. Brusquement se forme un hypopyon qui, étant donné l'état apparent de l'iris, ne peut provenir que du corps ciliaire. Cet hypopyon parfois présente des changements subits; il disparaît plus ou moins complètement en quelques heures, puis réapparaît tout aussi brusquement. Plus tard, il persiste en même temps que s'accentuent les symptômes de l'iritis suppurative avec chémosis et œdème palpébral. Finalement, l'affection aboutit à une panophtalmite, ou dans les cas d'envahissement incomplet de la région ciliaire, il s'y forme, ainsi que dans la partie voisine du vitré, un abcès circonscrit qui se fait jour à l'extérieur ou se résorbe en provoquant une phtisie plus ou moins totale de l'œil.

Le traitement de l'irido-choroïdite comporte des indications causales, variables suivant la diathèse (syphilis, rhumatisme, goutte) ou l'état général (troubles utérins) qui ont provoqué l'affection, indications qui ont déjà été signalées à propos des iritis et des choroïdites de même nature. Quand l'affection est provoquée par la présence d'un corps étranger, sa recherche s'impose ; s'il s'agit d'une irido-choroïdite secondaire ou d'une ancienne iritis, cause de nombreuses synéchies, une large iridectomie doit lever l'obstacle au passage de l'humeur aqueuse.

En plus, le traitement tire des indications de l'acuité des phénomènes inflammatoires (application à la tempe de sangsues ou de ventouses Horteloup, dérivatifs de toutes sortes, mercuriaux), de l'état de la tension oculaire (instillations d'ésérine, ou même ponctions cornéennes ou scléroticales), enfin de l'état de l'iris et de la pupille. En effet, l'iridectomie s'impose presque toujours, et pour ouvrir une nouvelle voie aux rayons lumineux quand la pupille est obstruée par des exsudats, et pour régulariser la circulation intra-oculaire. Grâce à cette intervention, on peut voir l'iris revenir plus ou moins à son état normal, le corps vitré reprendre sa transparence, l'atrophie oculaire s'arrêter et même disparaître. L'excision de l'iris doit être large, elle intéressera sa partie supérieure si la pupille est encore libre, elle sera inféro-interne dans le cas contraire. L'épaississement de la membrane ne doit pas être perdue de vue, car dans certains cas on est exposé à en respecter les couches profondes dont la teinte noire en impose pour une pupille artificielle, erreur qui sera facilement reconnue à l'éclairage oblique. Enfin il n'y a pas lieu de s'inquiéter si après l'excision de l'iris il s'écoule une certaine quantité de liquide jaunâtre ; il ne s'agit pas alors d'humeur vitrée, mais bien d'humeur aqueuse plus ou moins modifiée par sa rétention en arrière de l'iris.

Quand une irido-choroïdite déjà ancienne a provoqué l'oblitération de la pupille, il faut s'attendre à trouver le cristallin opaque, et en pareil cas son extraction peut être tentée immédiatement après l'iridectomie, ou mieux encore lorsque cette opération aura amélioré l'état de nutrition de l'œil.

Même dans les yeux profondément désorganisés par une irido-cyclite, l'iridectomie peut être utile et diminuer l'intensité des crises douloureuses ou des poussées inflammatoires qui font le tourment des malades, accidents qui parfois ne disparaîtront qu'après l'énucléation de l'œil. Cette dernière intervention est surtout légitime lorsque la présence d'un corps étranger dans l'œil entretient les désordres morbides ou que le phlegmon est déclaré.

CHAPITRE LV

DÉCOLLEMENT DE LA CHOROÏDE

Comme conséquence de vieilles irido-choroïdites chroniques, il peut arriver que la choroïde se détache de la sclérotique sous l'influence de la rétraction cicatricielle des exsudats qui s'y sont formés. D'autres fois, le *décollement choroïdien* résulte d'un traumatisme. Après ce dernier, les extravasations sanguines intra-oculaires, dans le cas d'iridochoroïdite antérieure les troubles concomittants de la transparence des milieux de l'œil masquent parfois la lésion qui, quand elle est visible, en impose pour un décollement de la rétine ou une tumeur de la choroïde.

La lésion choroïdienne se présente à l'examen ophtalmoscopique comme une tumeur arrondie, lisse, rouge sombre et absolument immobile. Sur sa surface on distingue, plus ou moins net, le réseau des vaisseaux choroïdiens sous-jacents aux branches vasculaires de la rétine. Pareil aspect diffère notablement, mais pour les cas types seuls, de celui que présente le décollement de la rétine. Du reste, cette dernière membrane, elle aussi, peut être décollée de la choroïde, cela d'abord dans les parties déclives, puis plus tard sur toute la saillie choroïdienne; en même temps elle perd sa transparence et cache ainsi la lésion primitive. Le diagnostic devient alors impossible. Ses difficultés sont aussi très grandes lorsqu'il s'agit de différencier le décollement des néoplasmes de la choroïde. Alors il faut se souvenir que le décollement choroïdien s'accompagne d'une diminution progressive de la tension oculaire et conduit à la phtisie du globe de l'œil, tandis que si parfois avec les néoplasmes l'on constate un abaissement de la tension de l'œil, de règle ils ne produisent pas la phtisie oculaire sans provoquer des phénomènes glaucomateux.

La thérapeutique est à peu près impuissante contre le décollement de la choroïde ; si l'on est en droit de tenter les traitements en usage contre le décollement rétinien, on ne doit pas se faire grande illusion sur leur valeur et négliger d'avertir le malade de l'issue de son affection.

CHAPITRE LVI

TUMEURS DE LA CHOROÏDE

Les tumeurs de la choroïde sont des *excroissances verruqueuses* des *tubercules* ou des *sarcomes;* on y a encore décrit des *kystes.*

1° KYSTES

Comme *kystes de la choroïde*, on a désigné les tumeurs qui résultent de la présence de *cysticerques* entre cette membrane et la rétine.

Le kyste se présente comme une tumeur fixe, arrondie, d'un blanc chatoyant ou nacré, sillonnée par les vaisseaux rétiniens qui se coudent pour passer sur elle. Au pourtour, la choroïde est fortement pigmentée et la rétine, décollée par places, forme à la tumeur une sorte de collerette plissée.

2° EXCROISSANCES VERRUQUEUSES

Les *excroissances verruqueuses* de la lame vitreuse de la choroïde se développent surtout vers la périphérie de la membrane, et alors elles échappent à l'examen ophtalmoscopique. Masselon, toutefois, les signale comme assez fréquentes au voisinage de la papille ; parfois même elles seraient localisées dans la région maculaire, et cela sans altérer d'une façon notable l'acuité visuelle. A l'image droite, les taches vitreuses assez étendues se laissent décomposer en petits corps arrondis, dont le diamètre ne dépasse guère celui des plus gros vaisseaux de la rétine. De coloration rosée ou jaunâtre quand elles sont isolées, elles prennent une teinte blanchâtre quand elles sont entassées et superposées.

D'après de Wecker et Masselon, les parties épaissies de la couche vitreuse de la choroïde devant, pour pénétrer dans la rétine, traverser la couche épithéliale, dont les éléments se trouvent entraînés ou repoussés latéralement, il en résulte que les bords des petits boutons se perdent plus ou moins dans une zone légèrement pigmentée, qui les enveloppe et les rend en général quelque peu vagues. Cette légère enveloppe de pigment se dessine surtout chez les sujets très pigmentés et s'efface quand la choroïde est peu colorée. Plus les boutons ont pénétré profondément dans la rétine, plus aussi ils apparaissent nettement; dans tous les cas les vaisseaux rétiniens non altérés, et en apparence non soulevés, passent au-devant d'eux.

Cette altération de la choroïde s'observe à un degré sensiblement le même dans les deux yeux chez les sujets qui approchent ou dépassent la soixantaine; elle s'accompagne d'autres altérations séniles de l'œil, en particulier d'opacités du cristallin. Masselon l'a constatée indépendante de la vieillesse dans certains cas de glaucômes, de dégénérescences pigmentaires de la rétine, de chorio-rétinites congénitales.

Le diagnostic de l'affection se basera sur l'apparence même des excroissances verruqueuses, sur leur existence dans les deux yeux avec une vision normale, ou encore avec un trouble de la vue en rapport avec les autres lésions concomitantes.

Aucun traitement spécial n'a été dirigé contre cette altération sénile ou morbide de la choroïde.

3° TUBERCULES

L'infection tuberculeuse peut se localiser uniquement dans la choroïde, mais plus souvent les *tubercules* ou l'*infiltration tuberculeuse* de cette membrane s'observent chez les individus atteints de tuberculisation d'autres organes et en particulier des méninges.

Généralement l'affection se voit dans les deux yeux et de préférence au voisinage de la papille. A peine assez gros chez quelques sujets pour faire saillie à travers la rétine, ces tubercules atteignent par exception la grosseur d'une lentille, soulèvent la rétine et dépriment la sclérotique. Leur nombre est très variable, tantôt il en existe un seul, tantôt on en compte un grand nombre. Ils sont hémisphériques, grisâtres ou d'un blanc jaunâtre, et leurs bords se perdent peu à peu dans le tissu choroïdien sans dépôt pigmentaire au pourtour. Parfois il existe un épaississement généralisé ou partiel de la choroïde avec ou sans bosselures à sa surface.

D'ordinaire l'absence de troubles visuels permet à la lésion de passer inaperçue, et, dans certains cas, elle ne se traduit que par la production d'accidents glaucomateux. Le diagnostic doit être fait particulièrement avec les boutons de choroïdite disséminée; ces derniers, en raison de leur couleur rouge sombre, se détachent mal sur le fond de l'œil, tandis que le tubercule se caractérise par sa saillie sphérique, sa teinte jaune pâle ou rose, enfin les symptômes indicateurs des autres localisations de l'infection tuberculeuse. Quant au traitement, il est à peu près nul, car sauf s'il survient des accidents douloureux, sauf encore s'il pouvait être établi qu'il n'y a pas généralisation de la tuberculose, l'énucléation de l'œil ne saurait être proposée.

4° SARCÔME

On rencontre dans la choroïde presque toutes les espèces de *sarcômes : sarcômes à cellules fusiformes, sarcômes à cellules rondes* et surtout le *mélano-sarcôme* dont les cellules sont plus souvent rondes que fusiformes. Peu intéressante au point de vue clinique est la classification de ces tumeurs en *sarcôme caverneux, alvéolaire, cysto-sarcôme, myxo-sarcôme, chondro-sarcôme et ostéo-sarcôme.* Par contre, l'intensité de la pigmentation du néoplasme doit être signalée comme un caractère spécial de sa malignité, une indication au point de vue de ses aptitudes à la généralisation.

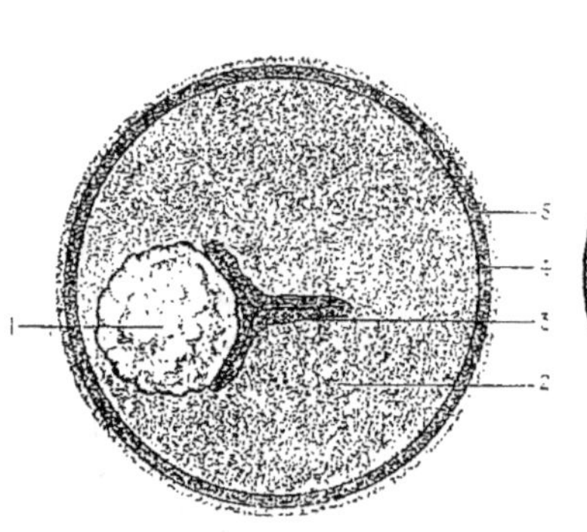

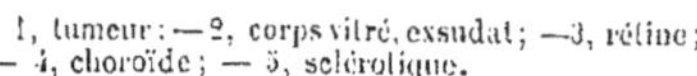

Fig. 114.
Sarcôme de la choroïde (Poncet).

1, tumeur ; — 2, corps vitré, exsudat ; — 3, rétine ; — 4, choroïde ; — 5, sclérotique.

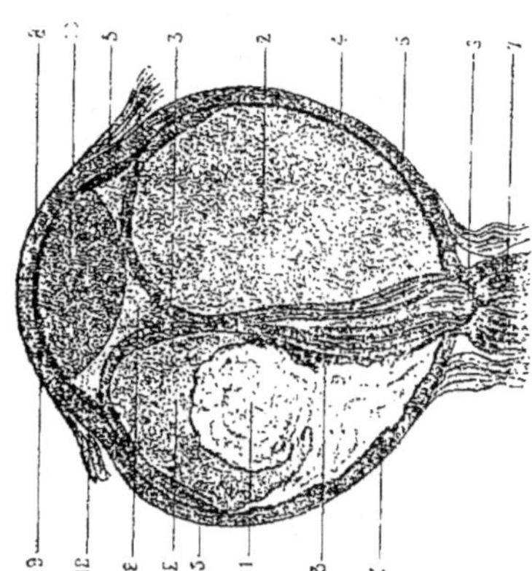

Fig. 115.
Sarcôme de choroïde (Poncet).

1, tumeur ; 2, exsudat ; — 3, rétine pliée ; — 4, choroïde ; 5, sclérotique ; — 6, excavation glaucomateuse ; — 7, nerf optique ; — 8, cornée ; — 9, iris ; — 10, cristallin ; — 12, procès ciliaire.

Ces tumeurs se développent surtout dans l'hémisphère postérieur de l'œil ; peut-être les sarcômes à cellules rondes, pigmentés ou non, se rencontrent-ils de préférence dans la partie antérieure du tractus uvéal, les sarcômes à cellules fusiformes dans la partie postérieure, enfin les sarcômes blancs dans le corps ciliaire. Formés aux dépens de la choriocapillaire ou du tissu conjonctif de la choroïde, les sarcômes envahissent et repoussent les membranes voisines. La rétine se laisse parfois décoller ou parfois est atteinte par le néoplasme ; le corps vitré se trouble, se résorbe et lui cède la place ; le nerf optique lui-même est envahi ou bien subit la dégénérescence scléreuse. Le cristallin et l'iris, repoussés en avant, comblent la chambre antérieure ; enfin la sclérotique, qui résiste tout d'abord, est perforée le plus souvent au niveau des points de passage des vasa-vorticosa ; la cornée elle aussi peut céder, et alors se développe, hors du globe de l'œil, un champignon vasculaire, souvent noir ou noirâtre, qui remplit l'orbite et fait hernie à l'extérieur. Le néoplasme enfin se généralise et des tumeurs secondaires se forment dans la plupart des viscères.

Tout d'abord les phénomènes que provoque le sarcôme de la choroïde sont peu marqués ; une lacune de champ visuel, des sensations lumineuses subjectives attirent l'attention du malade, puis ce sont les troubles visuels du décollement de la rétine, qui décident à pratiquer l'examen ophtalmoscopique. Cette dernière lésion, chez une personne d'un certain âge, en l'absence de prédisposition oculaire et de traumatisme, doit faire supposer une tumeur, surtout si le décollement siège à la partie supérieure et latérale du fond de l'œil, s'il a peu de tendance à gagner les régions déclives, si ses limites sont arrondies, si la portion rétinienne décollée offre peu de plis et reste immobile. Quand le décollement est peu accusé, s'il est absent, on reconnaît le sarcôme à la présence d'un réseau vasculaire de nouvelle formation au-dessous du réseau rétinien. La tache vasculaire gagne avec le temps, et à sa surface peuvent apparaître des ecchymoses.

Quelquefois des années (cinq et plus) se passent sans autres symptômes ; mais par son développement, le néoplasme refoule l'iris, diminue la profondeur de la chambre antérieure, donne un reflet chatoyant à la pupille, augmente la tension oculaire. Il survient des accidents glaucomateux (voir *glaucome*). Ceux-ci persistent d'ordinaire jusqu'à ce qu'une détente

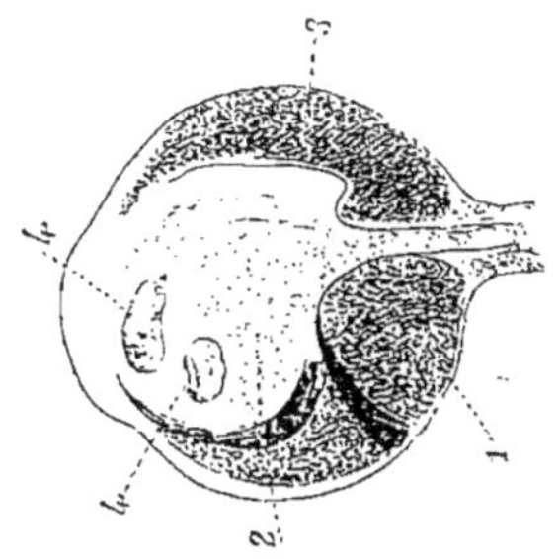

Fig. 116.

Mélano-sarcôme de la choroïde
(région maculaire).

1, tumeur pigmentée ayant décollé la rétine ; — 2, rétine pédiculisée dans sa partie inférieure ; — 3, choroïde ; — 4, débris du cristallin sectionné par la coupe.

soit causée par la perforation de l'enveloppe scléro-cornéenne. Si la cornée cède, on voit alors un bourgeon charnu, saignant, souvent noirâtre, qui fait saillie entre les paupières. Si la perforation intéresse la sclérotique, la tumeur envahit l'orbite, chasse le globe en avant et vient finalement se faire jour à travers la conjonctive.

La généralisation du sarcôme enlève de règle le malade. En moyenne, l'affection durerait de deux à trois ans. Cependant on a cité quelques cas exceptionnels d'arrêt plus ou moins long dans l'évolution de la tumeur à la suite de symptômes inflammatoires et de phtisie de l'œil.

Quant à la cause de cette affection, elle est aussi mal connue que celle du sarcôme en général. On la prétend plus fréquente chez la femme que chez l'homme ; on l'a vue comme manifestation primitive ou secondaire de l'infection sarcomateuse. Elle se développe parfois à la suite d'un traumatisme de l'œil, ou encore dans un moignon d'œil phtisique.

Le pronostic en est grave, vu sa récidive fréquente et sa généralisation souvent rapide malgré l'énucléation, qui doit être pratiquée immédiatement, dès qu'on constate un sarcôme de la choroïde sans indices de sarcôme dans d'autres organes. Quand ces indices existent, alors l'iridectomie permettra de faire disparaître les douleurs de la période glaucomateuse, et l'énucléation n'aura de raison d'être que pour éviter l'envahissement de l'orbite et la formation d'un bourgeon extérieur à l'œil. Le curage de l'orbite envahi ne constitue qu'une dernière ressource bien précaire. Avec raison quelques chirurgiens préconisent cette intervention lorsque, après énucléation, l'examen histologique de la tumeur intra-oculaire révèle qu'il s'agit d'un sarcôme embryonnaire, surtout avec des traces de propagation le long des vaisseaux à travers la sclérotique.

CHAPITRE LVII

DÉGÉNÉRESCENCE DE LA CHOROÏDE

FORMATION DE MASSES OSSEUSES

A proprement parler, l'*ossification de la choroïde* n'existe pas ; le tissu osseux que l'on rencontre dans cette membrane s'y développe aux dépens de produits inflammatoires ou encore de néoplasmes, et en particulier du sarcôme. Dans ce dernier cas, le sarcôme se transforme d'abord en chondro-sarcôme, puis apparaît dans son intérieur une masse osseuse plus ou moins irrégulière. Lorsque l'ossification envahit des exsudats inflammatoires, ce qui se voit surtout dans les choroïdites suppuratives lentes traumatiques, il se constitue à la face interne de la choroïde une coque osseuse plus ou moins complète, formée d'anneaux, de plaques incurvées, de trabécules en réseaux. Les vaisseaux de cette néoplasie osseuse communiquent avec ceux de la chorio-capillaire, qui lui fournissent les matériaux nécessaires à son développement ; de là la formation d'une capsule osseuse complète qui vient s'adosser, en avant, à l'iris atrophié et au cristallin pétrifié. Dans certains cas, le début de l'ossification a été constaté au pourtour de la papille.

Au point de vue pratique, cette dégénérescence de la choroïde est intéressante par les accès douloureux et les poussées inflammatoires consécutifs aux déplacements des plaques osseuses, dont l'irrégularité de la surface blesse les filets nerveux et les espaces lymphatiques de la région ciliaire. Ces accidents qui surviennent à la suite de pressions, de chocs ou de mouvements brusques des yeux peuvent être évités, du reste ils cessent de se produire quand la coque osseuse, devenue complète, s'immobilise.

L'énucléation du moignon oculaire de l'œil s'impose chaque fois qu'il y a probabilité d'ossification, l'ophtalmie sympathique pouvant en être la conséquence.

SEPTIÈME PARTIE

HUMEUR AQUEUSE

CHAPITRE LVIII

ANATOMIE

L'humeur aqueuse, qui remplit la chambre antérieure, c'est-à-dire l'espace compris entre la cornée et l'iris, n'est autre chose que le résidu des liquides nourriciers de l'œil. L'étude de sa formation trouvera place au chapitre de la *Nutrition du globe oculaire*. Pour le moment, nous nous bornerons à la considérer comme un liquide incolore, limpide, d'une fluidité qui rappelle celle de l'eau. D'après Sappey, sa quantité varierait de 40 à 45 centigrammes. Comme composition chimique, elle diffère très notablement de la substance cristallinienne et peu de l'humeur vitrée; elle renferme un peu plus de 98 parties p. 100 d'eau, du chlorure de sodium, une matière extractive soluble dans l'eau, et à peine une trace d'albumine.

CHAPITRE LIX

ALTÉRATIONS DE L'HUMEUR AQUEUSE
ÉPANCHEMENTS

Laissant de côté l'*issue* de l'humeur aqueuse qui résulte d'une perforation de la coque cornéenne, devant étudier ailleurs les désordres qu'entraîne sa *rétention* dans la chambre postérieure, nous signalerons ici les altérations que cause son mélange avec du pus (*hypopyon*), du sang (*hypohéma*), ou la présence *de corps étrangers*. Il n'y a plus lieu de décrire, comme on le faisait autrefois, une inflammation limitée à la membrane de Descemet (*descemetite, aquo-capsulite*), affection qui n'est autre qu'une kératite profonde ou une iritis séreuse.

I. — ÉPANCHEMENT DE PUS DANS LA CHAMBRE ANTÉRIEURE. — HYPOPYON

Le *pus*, qui se mélange avec l'humeur aqueuse, provient, suivant les cas, de la cornée, de l'iris ou des procès ciliaires; l'*hypopyon* se voit, en effet, dans le cours de certaines kératites, iritis ou irido-choroïdites.

Quelle que soit l'affection oculaire qui le produit, l'épanchement du pus dans la chambre antérieure se traduit par la présence, à la partie déclive de cette cavité, d'une tache jaune moulée sur elle. L'hypopyon forme, par suite, un croissant à bord inférieur convexe, limité supérieurement par une ligne droite, qui tend à rester horizontale, lorsque la tête est inclinée latéralement. Plus il se déplace aisément, plus il est fluide, mieux se fera sa résorption. S'il est considérable, s'il remplit la moitié ou les trois quarts de la chambre antérieure, s'il est peu mobile, c'est-à-dire formé d'un magma dense, susceptible d'être enlevé comme une vraie membrane, il se résorbera difficilement, pourra laisser des synéchies iriennes plus ou moins étendues, ou bien la cornée s'ulcérera et, le pus rejeté au dehors, il se produira un staphylome de l'iris ou une fonte purulente de l'œil.

Au point de vue diagnostique, l'hypopyon demande à être différencié de l'infiltration purulente des lames de la cornée (*onyx*). Si l'on constate le déplacement de la collection purulente lors des mouvements de la tête, toute erreur devient impossible; au cas contraire, on pratiquera l'examen à l'éclairage oblique pour reconnaître l'intégrité du liquide contenu dans le sinus irido-cornéen inférieur. Parfois, enfin, les deux lésions coexistent.

Le pronostic varie suivant la cause du symptôme, il en est de même des principales indications thérapeutiques. Contre l'hypopyon même, on a recours aux applications de compresses chaudes pour en favoriser la résorption ou on pratique son évacuation. A cet effet, avec le couteau lancéolaire à arrêt, on fera une incision de la cornée dont la longueur sera en rapport avec la densité présumée du pus à évacuer. L'issue du liquide se fera grâce à la projection de l'humeur aqueuse sous l'influence de la tension intra-oculaire. Autant que possible, on évitera l'intervention de pinces ou de curettes, on se contentera d'écarter légèrement les lèvres de la plaie, ou on tentera l'aspiration du pus avec une petite seringue qui servira encore à faire un lavage de la chambre antérieure avec une solution boriquée.

II. — ÉPANCHEMENT DE SANG. — HYPOHÉMA

L'*épanchement de sang* dans la chambre antérieure peut être traumatique ou spontané. Dans le premier cas, l'*hypohéma* succède à une contusion du globe oculaire, à une blessure accidentelle ou chirurgicale de l'iris, enfin on l'observe encore à la suite d'une diminution brusque de la tension oculaire par évacuation de l'humeur aqueuse. Quant à l'hypohéma spontané, il résulte soit d'un effort violent amenant une rupture vasculaire (accès de toux, vomissements, efforts de la parturition), soit d'un désordre de la circulation sanguine dans les membranes de l'œil (iritis, glaucome, tumeurs intrá-oculaires), ou de la circulation générale (troubles menstruels, maladies du cœur).

La présence, dans le segment inférieur de la chambre antérieure, d'une masse rougeâtre limitée en haut par une ligne horizontale, pouvant se déplacer dans les mouvements de latéralité de la tête, traduit la lésion. Parfois la collection sanguine est formée de deux couches, l'une supérieure, séreuse; l'autre inférieure, constituée par un véritable caillot. Le diagnostic de l'hypohéma avec l'infiltration sanguine dans l'épaisseur de la cornée, sera basé sur les déplacements du caillot sanguin, lors des mouvements de la tête.

Traumatique, l'hypohéma se résorbe d'ordinaire assez vite. Parfois cependant, il se reproduit plusieurs fois, surtout après l'iridectomie ou après les opérations de cataracte avec iridectomie; parfois encore le traumatisme provoque une iritis, une luxation du cristallin, accidents

qui compliquent la situation et rejettent au second plan l'importance
de l'épanchement sanguin.

Quand celui-ci se produit spontanément, sa résolution est souvent
incomplète. Une portion du caillot reste dans la chambre antérieure et
peut provoquer des phénomènes inflammatoires à la manière d'un
véritable corps étranger. Comme traitement on utilisera, sauf dans les
cas de glaucome, les instillations d'atropine et la compression méthodique du globe. Par crainte d'une nouvelle hémorragie, on ne tentera
pas d'évacuer le sang qui s'est spontanément épanché dans la chambre
antérieure. A titre exceptionnel, pareille intervention serait indiquée, si
un hypohéma abondant tardait à se résorber. Si l'hypohéma récidive et
envahit la plus grande partie de la chambre antérieure, on pourra
appliquer de la glace sur l'œil et faire à la tempe des injections hypodermiques d'ergotine.

CHAPITRE LX

CORPS ÉTRANGERS ET CYSTICERQUE DE L'HUMEUR AQUEUSE

Les *corps étrangers*, qui pénètrent dans la chambre antérieure, s'implantent en général dans ses parois; rarement ils sont libres et alors ils tombent en général dans sa partie déclive. S'ils sont aseptiques, s'ils résistent à la décomposition chimique, ils s'y enkystent et peuvent être tolérés pendant des années. Dans les conditions contraires, ils provoquent les accidents déjà décrits à propos des corps étrangers de la cornée et de l'iris. Enfin, il sera ultérieurement question de la luxation du cristallin dans la chambre antérieure.

On cite une vingtaine d'observations de *cysticerque de la chambre antérieure*, la plupart observés dans l'œil gauche; de règle aussi il n'en existe qu'un. Sorti des vaisseaux de l'iris, le cysticerque se développe et se présente comme une vésicule jaune grisâtre, chatoyante comme une perle, grosse comme une tête d'épingle. Il repose sur le fond de la chambre antérieure, ou bien adhère soit à l'iris, soit à la cornée. Par moments, il pousse un prolongement filiforme terminé en massue, c'est le col avec la tête caractéristique de l'animalcule. Ces parties, lorsqu'elles sont rentrées dans le corps de l'animal, se dessinent par un pli ou une tache blanchâtre. Les mouvements de l'iris excitent mécaniquement le cysticerque, qui offre alors des mouvements ondulatoires et des alternatives d'allongement ou d'invagination de son col.

La présence de l'entozoaire dans la chambre antérieure provoque des accidents inflammatoires plus ou moins intenses du côté de l'iris, aussi est-il indiqué de l'enlever. Si le cysticerque est libre, on instille de l'ésérine afin d'éviter, autant que possible, la hernie de l'iris à travers la plaie de la cornée qu'on fera longue de 4 millimètres environ et qui doit donner passage au parasite entraîné par le courant d'humeur aqueuse lorsqu'on retire le couteau. Si l'animalcule ne sort pas, il est indiqué d'aller le saisir avec des pinces, et s'il est adhérent à l'iris, il devient indispensable d'exciser son point d'implantation en pratiquant une iridectomie.

HUITIÈME PARTIE

CORPS VITRÉ

CHAPITRE LXI

ANATOMIE ET PHYSIOLOGIE

Le *corps vitré*, le plus volumineux des milieux réfringents du globe de l'œil, dont il occupe les deux tiers postérieurs, revêt la forme d'un sphéroïde tapissé par la rétine, sauf à sa partie antérieure où il se déprime pour loger le cristallin. On y distingue une membrane d'enveloppe, l'*hyaloïde*, et un contenu gélatineux, la *gélatine du corps vitré*.

L'*hyaloïde*, après avoir tapissé la cupule rétinienne, se modifie au niveau de l'ora serrata et se recourbe pour aller se fixer à la capsule du cristallin : cette portion particulière de la membrane a reçu le nom de *zone de Zinn* ou de *zonule*. Elle sera étudiée avec le cristallin.

Dans l'hyaloïde proprement dite on reconnaît une face externe lisse assez adhérente à la rétine pour que certains auteurs aient confondu cette membrane avec la limitante interne de la rétine. La face interne est intimement unie avec la gélatine du corps vitré. Absolument transparente, si bien qu'elle n'est visible que lorsqu'elle forme des plis, l'hyaloïde est constituée par une substance amorphe sans éléments figurés propres.

La *gélatine du corps vitré* est une substance transparente, visqueuse, qui renferme plus de 98,5 p. 100 d'eau et de faibles quantités de sels (chlorures), d'albumine et de matières extractives. On y distingue une partie liquide et une partie consistante. Cette dernière était autrefois considérée comme formant des cloisons membraneuses divisant la cavité hyaloïdienne en un grand nombre d'alvéoles, on a depuis reconnu qu'il s'agissait là d'une erreur causée par des artifices de préparations. En réalité, il n'existe dans l'intérieur de l'hyaloïde d'autre membrane qu'une mince pellicule, qui revêt un canal central antéro-postérieur où se loge

chez le fœtus *l'artère du corps vitré*. La substance même du vitré est homogène, ce qui n'exclut pas qu'elle puisse présenter une certaine condensation à sa périphérie, d'où une espèce d'écorce à fissures concentriques
et un noyau moins dense subdivisé par des plans radiés étendus du canal
central à la couche corticale. Dans cette gélatine chez l'adulte on constate la présence de rares cellules très variables quant à leur forme.

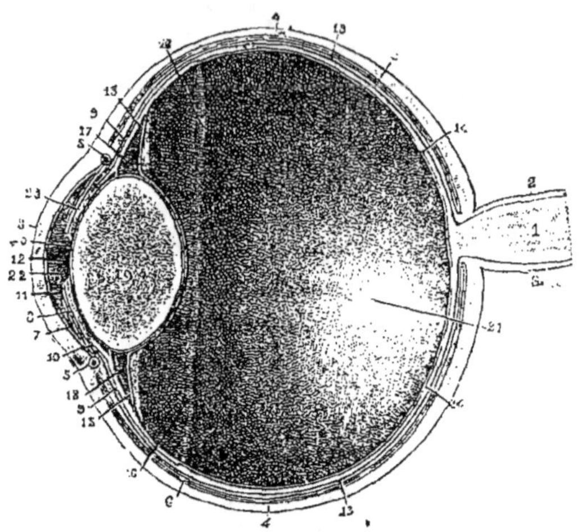

Fig. 117.

Coupe antéro-postérieure du globe oculaire.

1. nerf optique; — 2, gaine de nerf optique; — 3, cornée; — 4, sclérotique; — 5, canal de Fontana ;
6, choroïde; — 7, portion antérieure de la membrane de l'humeur aqueuse; — 8, portion postérieure
de la membrane de l'humeur aqueuse; — 9, corps ciliaire; — 10, procès ciliaires; — 11, iris; —
12, papille; — 13, rétine; — 14, membrane hyaloïde; — 15, portion ciliaire de la membrane hyaloïde; —
16. zone de Zinn; — 17, adhérence de la zone de Zinn avec la capsule cristalline; — 18, canal de
Petit; — 19, cristallin; — 20, capsule cristalline; — 21, corps vitré; — 22, chambre antérieure, —
23, prétendue chambre postérieure.

Tantôt elles sont rondes, munies de un ou plusieurs noyaux, tantôt fusiformes ou étoilées; elles sont rendues très irrégulières par leurs prolongements protoplasmatiques. D'autres fois, elles se montrent comme des
vésicules à contenu clair et homogène. Tous ces éléments, qui jouissent
de mouvements propres, ne seraient autre chose que des corpuscules
lymphatiques immigrés dans la gélatine du corps vitré, où leur présence
provoque dans certains cas la sensation de mouches volantes.

Le *canal central du corps vitré* ou *canal hyaloïdien* logeant chez le
fœtus *l'artère hyaloïdienne*, ne renfermant plus chez l'adulte qu'un
liquide transparent, court, cylindrique, de la papille au pôle postérieur
du cristallin, et mesure 2 millimètres environ de diamètre. Un peu
renflé à son origine papillaire, il se terminerait aussi en massue à son
extrémité antérieure, qui ne correspond pas toujours au centre de la face

postérieure du cristallin. Ceci et la position excentrique de la papille optique expliquent que le canal central ne suive pas exactement l'axe optique. Ainsi qu'il l'a déjà été dit, la paroi du canal est constituée par une membrane vitreuse qui paraît finement striée.

Au point de vue physiologique la substance solide, qui constitue la charpente du corps vitré, est remarquable par son hygrométricité. Grâce à cette propriété, elle assure un certain état de tension dans le segment postérieur de l'œil, d'où la fixité de l'étalement de la rétine. De plus, c'est à la résistance que cette hygrométricité apporte à la sortie des liquides, que l'on doit de pouvoir évacuer le contenu de la chambre antérieure et extraire le cristallin sans danger pour la membrane nerveuse. C'est encore cette propriété qui permet au corps vitré de soustraire au fur et à mesure de leur production les déchets rétiniens et d'assurer ainsi le renouvellement incessant de la substance rétinienne et le bon fonctionnement de la membrane. Enfin, si le coefficient hygrométrique du vitré est altéré, il en résulte, quand il augmente, de l'hypertonie et des accès glaucomateux, quand il diminue, de l'hypotonie et des troubles rétiniens par stase des produits de décomposition, le ramollissement du vitré, le décollement de la rétine, la phtisie du globe (Hache).

CHAPITRE LXII

EXAMEN DU CORPS VITRÉ

L'éclairage latéral est de peu d'utilité pour le diagnostic des lésions morbides dont le siège se trouve en arrière du cristallin. Il peut suffire cependant pour reconnaître les décollements antérieurs de la rétine, l'existence de néoplasmes intra-oculaires, les épanchements de sang abondants provenant de l'ora serrata et enfin les collections purulentes ou hypopyons postérieurs qui caractérisent la choroïdite suppurative (Chauvel).

Le véritable instrument pour l'exploration du corps vitré, c'est le miroir plan. Après ou sans dilatation de la pupille, le large cône de rayons lumineux peu condensés, qui pénètrent dans le vitré, permet d'y constater la présence des corps opaques qu'il peut renfermer. Ces corps pour l'œil de l'observateur font tache dans le faisceau lumineux réfléchi par la rétine. Comme d'ordinaire leur présence coïncide avec une liquéfaction de l'humeur vitrée, l'observateur devra les chercher dans la partie déclive de la coque oculaire, c'est-à-dire qu'il plongera le regard derrière le segment inférieur de l'iris. Autrement, il invitera le malade à regarder brusquement en haut, puis immédiatement devant lui : grâce à cette manœuvre, les corps étrangers d'abord projetés vers les parties supérieures du vitré descendent doucement sous l'influence de la pesanteur et sont perçus au moment où ils passent à hauteur de l'orifice pupillaire.

Les corps étrangers venus du dehors sont parfois visibles à l'extrémité de leur trajet qu'accuse une traînée grisâtre; mais de règle, à brève échéance ils sont voilés par une opacité membraneuse ou un trouble diffus de tout le corps vitré. C'est encore un trouble diffus qui caractérise l'état jumenteux du corps vitré, ou bien l'on y constate la présence d'opacités membraneuses, des cristaux brillants, ou bien encore un épanchement de sang opacifie complètement le milieu et il est impossible de rien voir, la pupille paraît comme un disque noir. Ces divers aspects trouveront plus loin leur description.

Il reste à signaler que dans certains cas l'on a avantage à monter le

miroir plan sur un ophtalmoscope à réfraction et à examiner les détails
en utilisant comme une loupe les verres les plus forts de la roue des
lentilles convexes. Ainsi avec le verre de 10 dioptries, s'il se tient à 4
ou 5 centimètres de l'œil, s'en rapprochant ou s'en éloignant de 1 ou
2 centimètres suivant le siège du flocon ou du corps étranger qu'il
examine, l'observateur se trouve avoir ce flocon ou ce corps étranger
entre sa lentille et le foyer de celle-ci, c'est-à-dire qu'il l'examine à la
loupe. D'ailleurs pour procéder avec méthode dans l'examen du corps
vitré il faut, par la pensée, le diviser en trois segments : antérieur,
moyen et postérieur. On examine séparément chacun d'eux de face et
dans toutes les parties équatoriales, et si l'on se sert, avec le miroir
plan, d'une lentille convexe forte, on se rapproche plus ou moins de
l'œil, suivant la profondeur du segment examiné, de façon que toujours
le foyer de la lentille située derrière le miroir, se trouve au delà du
point qu'on explore.

Enfin pour affirmer le siège des opacités vues à l'éclairage direct, il
suffit, si elles sont fixes, de faire mouvoir l'œil observé. Ces mouvements
s'exécutent autour d'un centre de rotation, correspondant au quart postérieur de la lentille cristallinienne. Les opacités placées en avant de ce
centre marchent dans le même sens que le pôle antérieur du globe ; les
opacités placées en arrière se déplacent dans le sens opposé. Mais il
importe de ne pas confondre ce déplacement avec le mouvement apparent des images quand se meut latéralement la tête de l'observateur.
Dans ce dernier cas, les opacités placées derrière le cristallin et vues en
image droite semblent fuir dans le même sens que la tête de celui qui
examine.

CHAPITRE LXIII

ANOMALIES CONGÉNITALES

Il ne sera pas question ici de l'anomalie par *absence du corps vitré*, ni des *altérations inflammatoires intra-utérines*, qui rentrent dans l'étude de la *microphtalmie*; dans ce chapitre seront étudiées la *persistance de l'artère hyaloïde* et la *persistance du canal de Cloquet*.

I. — PERSISTANCE DE L'ARTÈRE HYALOÏDE

Tandis que normalement dans les périodes de la vie intra-utérine l'artère hyaloïde s'oblitère, puis disparaît sans laisser de traces, chez certains individus elle persiste sans causer aucun trouble fonctionnel ou en provoquant la sensation d'un vers qui se déplacerait sans cesse devant l'œil. A l'éclairage oblique on reconnaît parfois son insertion sur la cristalloïde postérieure; et, à l'ophtalmoscope on arrive à la suivre dans toute sa longueur. Elle se présente alors comme un cordon tendu entre la papille et le pôle postérieur du cristallin, serpentant sous l'influence des mouvements de l'œil. De couleur rougeâtre, si l'artère est restée perméable, ce cordon en général est opaque et muni parfois d'une sorte d'enveloppe grisâtre. Souvent détaché de son insertion antérieure, rarement il se rompt dans sa longueur; quelquefois il n'en persiste que l'extrémité postérieure fixée à la papille comme un doigt de gant; dans d'autres cas, c'est le bout antérieur qui persiste adhérent à une cataracte polaire postérieure. A titre exceptionnel on a cité la coexistence de plusieurs vaisseaux; par contre, fréquemment, la persistance de l'artère hyaloïde accompagne d'autres anomalies de développement de l'œil (colobome, microphtalmie); de beaucoup la plus ordinaire est la cataracte polaire postérieure, qui peut évoluer comme toute cataracte congénitale, de capsulaire devenir lenticulaire, puis généralisée, et de liquide aboutir à la forme siliqueuse. On a encore signalé l'ectopie du cristallin attribuée à une périvasculite des divisions de l'artère hyaloïde, à une iritis plastique consécutive avec synéchie totale, d'où des troubles nutritifs du cristallin, sa liquéfaction, son augmentation de volume, la rupture de la cristalloïde postérieure et le

déplacement de la lentille, que favorise encore la rétraction cicatricielle
de la zone ciliaire.

II. — PERSISTANCE DU CANAL HYALOÏDIEN OU CANAL DE CLOQUET

Autour d'une artère hyaloïde persistante, l'on reconnaît parfois l'existence du canal qui normalement l'entoure; on observe alors un cordon
blanc, d'une certaine transparence, inséré en entonnoir sur la papille et
affectant la même forme à son attache sur la cristalloïde postérieure.
Dans cette gaine se trouvent les débris de l'artère hyaloïdienne, ou ce
vaisseau rudimentaire mais encore perméable.

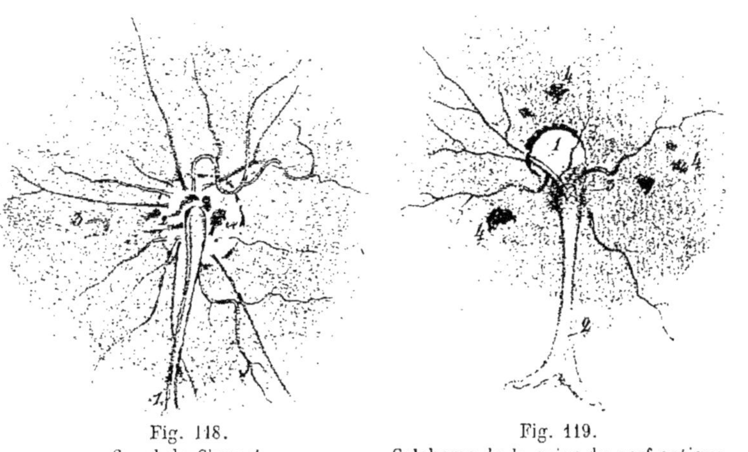

<table>
<tr><td align="center">Fig. 118.
Canal de Cloquet.
(Hegg.)</td><td align="center">Fig. 119.
Colobome de la gaine du nerf optique
et persistance du canal de Cloquet. (Hegg.)</td></tr>
</table>

Chez certains sujets encore, toute trace d'artère hyaloïde a disparu et
le canal de Cloquet, persistant seul, dénote sa présence à l'examen
ophtalmoscopique par un certain reflet de la cristalloïde postérieure, et la
présence dans le centre du vitré d'un mince cordon réfléchissant la
lumière lors des déplacements que lui impriment les mouvements de
l'œil; on dirait un tube de verre tordu et très mince de même diamètre
que les grosses branches de l'artère centrale. Si le regard de l'observateur est dirigé suivant l'axe du cordon et s'il est adapté pour les couches
antérieures du vitré, le cordon donne l'impression d'un ruban noirâtre
aplati, tandis que lorsque l'œil s'adapte pour la distance de la papille
et regarde un peu obliquement l'extrémité postérieure du canal, celui-ci
est d'une transparence telle qu'il est difficile de reconnaître son mode
d'insertion à la papille. Nous en avons présenté un cas de conservation
complète à la Société d'Ophtalmologie de Paris en 1888.

CHAPITRE LXIV

LÉSIONS TRAUMATIQUES DU CORPS VITRÉ

Comme conséquence des traumatismes on trouve dans le corps vitré, des *plaies*, des *épanchements de sang*, des *corps étrangers*.

Les *plaies* du vitré ne constituent d'ordinaire qu'une lésion accessoire ; ceci par exemple quand il y a en même temps plaie simultanée de la zone ciliaire ou du cristallin. Simples, elles sont particulièrement intéressantes, si elles s'accompagnent de *hernies* de la gélatine. Tout d'abord celle-ci se présente avec sa transparence parfaite, puis peu à peu elle se trouble, car elle se laisse envahir par des cellules venues des vaisseaux de la plaie choroïdienne ou conjonctivale voisine. Parfois cet envahissement aboutit à une véritable fonte purulente de la partie herniée, et par propagation une panophtalmite est à craindre. Plus souvent le pédicule du prolapsus se condense, se transforme en un cordon cicatriciel, qui adhère aux parties voisines et se rétracte, tandis que le corps même de la hernie se liquéfie et s'élimine.

Les *épanchements traumatiques de sang* seront étudiés avec l'*apoplexie spontanée du corps vitré*.

Parmi les *corps étrangers*, qui se rencontrent dans le corps vitré, les plus habituels sont des éclats de capsules, des grains de plomb, des parcelles de fer ou d'acier, des morceaux de pierre ou de verre. Leur nature et les germes infectieux, dont ils peuvent être chargés, méritent d'être signalés au point de vue des accidents qu'ils provoquent. Aseptique et indifférent aux actions chimiques, le corps étranger est bien toléré ; aseptique, mais susceptible de s'oxyder, il provoque de l'hyalitis suivie de rétraction du vitré et de décollement de la rétine ; enfin, véhicule de germes, il cause la suppuration de l'œil.

Tantôt le corps étranger pénètre à travers la cornée, l'iris et le cristallin causant ainsi une cataracte qui masque les désordres consécutifs. Tantôt il perfore la sclérotique, la choroïde et la rétine, et respecte les milieux transparents antérieurs. Parvenu dans la cavité oculaire, il tombe par son propre poids dans les parties déclives, ou projeté avec une certaine force il va buter contre la paroi opposée au point d'entrée, et là il se fixe dans les membranes, ou bien se réfléchit et creuse ainsi un canal brisé dans l'intérieur du vitré.

Au moment même du traumatisme, le blessé éprouve une douleur souvent irradiée dans les branches de la cinquième paire; parfois au contraire cette douleur est presque nulle. En même temps le sang, qui fait irruption en quantité variable dans le vitré, obscurcit la vision, que peut troubler encore un scotome correspondant à la lésion rétinienne du point où s'est fixé le corps étranger, du point où il a ricoché.

Si les milieux antérieurs sont transparents, à la lésion superficielle conjonctivale le miroir permet d'ajouter la constatation dans le corps vitré de traînées grisâtres, traces du chemin parcouru par le corps étranger qu'il est parfois possible de découvrir irrégulier ou arrondi, noirâtre ou d'un brillant métallique, surtout si l'on a eu soin de dilater la pupille pour élargir le champ d'exploration.

Les conséquences auxquelles expose la présence d'un corps étranger dans le vitré ont déjà été signalées, ce sont : l'hyalitis suppurée partielle ou totale, l'hyalitis condensatrice, qui, comme la précédente, aboutit à la destruction du globe oculaire, enfin l'enkystement du corps étranger. Cette dernière terminaison, qui le plus souvent s'accompagne d'une diminution ou d'une perte de la vision, expose tout aussi bien que les précédentes aux dangers de l'ophtalmie sympathique.

En raison de ces accidents immédiats ou consécutifs, il est indiqué dans toute plaie du vitré de rechercher la présence des corps étrangers. A cet effet l'aiguille aimantée rendra parfois des services et pourra être associée à l'exploration de la plaie scléroticale avec un fin stylet et surtout à l'examen de l'œil à l'éclairage oblique ou avec le miroir.

Le traitement des traumatismes du corps vitré comporte, lorsqu'il fait partiellement hernie ou même s'il n'a que de la tendance à s'échapper à l'extérieur, la suture de la plaie scléroticale et un pansement compressif, puis l'on agira suivant les accidents qui se développeront (voir *Hyalitis*).

Quand il y a eu pénétration d'un corps étranger, s'il est resté dans la plaie, son extraction s'impose; quand il a pénétré, s'il est impossible de l'apercevoir, on attendra la venue des accidents inflammatoires ou sympathiques, et alors, comme le traitement habituel ne les arrête pas, l'énucléation devient la seule intervention opportune. Si le corps étranger est apparent, bien que par elle-même l'opération ne soit pas sans dangers au point de vue de la vision, il est indiqué de l'extraire. Antérieur, on le saisira après incision de la cornée, excision de l'iris et extraction du cristallin; logé plus profondément, il peut être abordé soit par une section méridienne de la sclérotique, soit par une incision parallèle au limbe cornéen. Dans ces recherches il est indiqué, quand le corps étranger s'y prête, d'aimanter la pince destinée à le saisir ou simplement d'aller l'accrocher avec un petit barreau aimanté ou la tige d'un électro-aimant.

Deux conditions défavorables méritent d'être signalées, sinon d'être tenues pour des contre-indications. Quand il est nécessaire d'ouvrir largement la sclérotique ou d'introduire profondément la pince dans l'intérieur, la hernie du vitré est à craindre et les désordres, qui résultent de l'intervention, aboutissent à sa rétraction cicatricielle et par suite à la phtisie de l'œil. En second lieu, si l'intervention a été faite tardivement, le corps étranger a déjà provoqué la liquéfaction de la gélatine, qui s'écoule en quantité considérable par l'incision, d'où l'affaissement immédiat de la coque oculaire et la phtisie oculaire consécutive.

CHAPITRE LXV

TROUBLES DE NUTRITION DU CORPS VITRÉ
ÉPANCHEMENTS

Comme *troubles de nutrition et épanchements du vitré*, nous étudierons l'*hyalitis*, les *opacités du vitré*, les *apoplexies*.

I. — HYALITIS. — SYNCHYSIS SIMPLE

On considère comme *inflammation du corps vitré* l'ensemble des désordres nutritifs qui surviennent dans ce milieu, consécutivement aux états inflammatoires du tractus uvéal, ou qui résultent d'une irritation directe de son tissu, qu'elle soit microbienne ou non. Ces désordres se résument dans la *liquéfaction*, la *condensation* ou la *suppuration* du vitré; de là pour certains auteurs trois variétés d'*hyalitis : séreuse, condensatrice* et *suppurée*.

A la suite du trouble qu'apportent à la nutrition du vitré les affections choroïdiennes très chroniques, la périphérie de la gélatine se laisse envahir par des cellules lymphatiques; en même temps sa consistance sirupeuse diminue. La liquéfaction du corps vitré est alors la lésion la plus appréciable, il y a *hyalitis séreuse*.

Une importante immigration de cellules lymphoïdes dans le corps vitré, peut avoir pour conséquence sa liquéfaction (*synchysis*). Celle-ci résulte d'une action mécanique exercée sur le tissu par les éléments cellulaires, qui se déplacent dans son intérieur, s'y gorgent de liquide, puis se dissolvent. Comme toutes les cellules ne disparaissent pas simultanément, il en résulte qu'au milieu d'un liquide transparent, on aperçoit des corps flottants, qui se déplacent avec une grande rapidité au moindre mouvement de l'œil.

La liquéfaction, dans certains cas, est générale; d'autres fois elle se limite, soit aux parties antérieures du corps vitré, comme à la suite des luxations du cristallin et de l'abaissement de la cataracte, soit dans les couches postérieures, ainsi qu'on l'observe dans les atrophies choroïdiennes.

On a donné comme signes du synchysis le tremblement de l'iris et la diminution de consistance du globe de l'œil. Or l'iridodonésis indique seulement que l'iris a perdu la fixité d'appui que lui fournit normalement le cristallin. L'hypotonie de l'œil n'a pas davantage une valeur pathognomonique; dans le cas de glaucôme, on constate en effet une exagération de tension, coïncidant avec une liquéfaction du vitré. En réalité, la rapidité du déplacement des opacités dans les parties centrales et périphériques du vitré constitue le meilleur signe pour établir le diagnostic.

Plus vive, l'irritation inflammatoire provoque l'*hyalitis condensatrice*, en particulier s'il y a eu pénétration d'un corps étranger; alors il se produit une immigration cellulaire très active; les cellules, au lieu de se détruire comme dans la variété précédente, se transforment ainsi que les couches de gélatine voisines du corps étranger. Finalement celui-ci se trouve enkysté dans une membrane cellulaire, et il n'est pas rare que le kyste soit rattaché par un cordon véritable au point qui a donné passage à l'agent du traumatisme.

Tous les cas n'offrent pas une marche aussi heureuse; l'immigration cellulaire par son abondance peut envahir tout le corps vitré. L'opacification se traduit à l'éclairage oblique par une teinte jaunâtre de la pupille et à l'ophtalmoscope par l'impossibilité d'éclairer le fond de l'œil. La substance même du vitré, modifiée par cet envahissement cellulaire, se transforme en pus, il y a *hyalitis suppurée*. Autrement, à la suite de suppuration du tractus uvéal, le pus se déverse dans le corps vitré et l'hyalitis suppurée complète l'ensemble des phénomènes de l'ophtalmite suppurée. Souvent générale, l'hyalitis suppurée reste parfois localisée grâce à la coexistence d'une hyalitis condensatrice, qui l'enkyste, pour ainsi dire, et limite l'abcès dont le pus se déverse à l'extérieur ou même se résorbe. Ultérieurement la rétraction des parties malades entraîne le décollement des membranes voisines et un certain degré de phtisie de l'œil.

Il y a peu à dire sur la symptomatologie de l'hyalitis: épiphénomène de lésions oculaires plus graves, elle se traduit, lorsque l'exploration au miroir du fond de l'œil reste possible, par la perte de transparence du vitré; parfois ce sont tout d'abord des poussières que l'on y constate, parfois on y suit la formation de membranes opaques qui, autour des corps étrangers, prennent une teinte d'un blanc brillant. Dans d'autres cas, une teinte grisâtre uniforme, puis jaunâtre, indique la transformation purulente du corps vitré.

Pas plus que la symptomatologie, le traitement ne mérite de longs développements; on combattra les poussées inflammatoires du tractus uvéal; on pratiquera, si elle est possible, l'extraction des corps étrangers ou la désinfection des plaies qui intéressent l'enveloppe scléro-choroïdienne.

II. — MOUCHES VOLANTES. — OPACITÉS DU CORPS VITRÉ

La perception dans le champ visuel de points noirs de forme variable, mobiles, et par là même susceptibles de disparaître par moments, constitue la *myiodopsie* ou la *vision de mouches volantes*. Au point de vue clinique, on peut distinguer les mouches volantes suivant qu'elles s'accusent ou non à l'ophtalmoscope par la présence de corps flottants dans le vitré. L'absence de toute opacité, appréciable à l'examen objectif, ne suffit pas en effet pour permettre de nier l'existence des mouches volantes subjectives ou physiologiques.

Les mouches volantes subjectives sont perçues par les malades comme des globules brillants au centre, obscurs à la périphérie; isolés ou réunis en chapelet, ils se déplacent devant l'œil. Autrement ce sont des filaments rectilignes ou entortillés, agglomérés de manière à simuler une toile d'araignée qui flotte dans le champ du regard. Parfois le corps étranger paraît fixe, ou bien c'est en projetant vivement l'œil en haut que le patient le voit apparaître et descendre lentement devant lui, tout cela sans qu'il en résulte de gêne bien notable pour la vision. Ces phénomènes entoptiques s'observent de préférence quand l'œil a été fatigué par un travail prolongé ou par des efforts de convergence (myopie), quand la lumière, en pénétrant dans son intérieur, subit une certaine dispersion du fait de la présence de larmes sur la cornée, ou mieux d'opacités dans le cristallin. Toutefois, un œil normal lui-même peut percevoir des mouches volantes; pour les voir apparaître, il suffit de fixer à travers une carte percée d'un trou d'épingle soit un ciel bleu, soit une surface blanche et bien éclairée.

Cette vision de corps étrangers dans le vitré est due soit à l'immigration de leucocytes dans le vitré, soit à la présence de corpuscules dans les larmes, soit à des débris épithéliaux de l'hyaloïde qui restent dans le voisinage de la limitante de la rétine et qui, fortement éclairés, font ombre sur la membrane nerveuse.

Rassurer le patient, lui conseiller le repos de l'organe et l'usage des conserves de teinte foncée, voilà à quoi se bornent les données thérapeutiques.

Visibles à l'ophtalmoscope, les corps, qui flottent dans le vitré plus ou moins liquéfié, donnent également la sensation de mouches volantes; on les dit pathologiques pour faire ressortir qu'il ne s'agit plus ici des éléments cellulaires normalement immigrés dans le corps vitré, mais bien d'une immigration en rapport avec un état morbide de ce milieu. D'après l'aspect et la nature de ces opacités, on les classe en *cristaux de cholestérine, poussières. filaments et flocons, membranes du corps vitré.*

Chez les vieillards, de règle, il se produit un certain degré de liquéfaction du corps vitré et chez quelques-uns, particulièrement des hommes, on voit apparaître dans le milieu des cristaux de cholestérine; le *synchysis* est alors dit *étincelant* ou *scintillant*, en raison de l'aspect spécial qu'il présente à l'examen ophtalmoscopique. Si l'on éloigne progressivement la lentille de façon à mettre au point les divers plans de l'intérieur de l'œil, on voit, après dilatation de la pupille, au sein de la lueur rouge habituelle, voltiger des cristaux de tyrosine, remarquables par leur teinte d'un blanc brillant, et des plaques chatoyantes, souvent agglomérées de cholestérine, parfois des houppes de cristaux de tyrosine sont accolées à des plaques de cholestérine, parfois encore il existe des masses phosphatiques sous forme de boules garnies d'innombrables pointes. Ces divers cristaux siègent de préférence dans les couches antérieures du vitré où l'on peut, dans quelques cas, les apercevoir à la simple lueur du jour; quand ils se déplacent, leur chute ressemble à une véritable pluie d'or. Chez certains sujets, ils incrustent d'anciens foyers de choroïdite avec dégénérescence graisseuse de la rétine, et alors le vitré peut être absolument intact.

N'entraînant d'ordinaire par lui-même aucun trouble visuel, le synchysis étincelant doit être considéré comme le résultat d'une dégénérescence sénile de la choroïde et de la rétine qui fournissent les cristaux observés dans le vitré. Accidentellement, la même affection s'observe chez l'adulte après les blessures du cristallin, et dans quelques cas, on a noté la présence des cristaux dans l'humeur aqueuse comme dans le corps vitré.

Aucun médicament ne saurait arrêter la dégénérescence sénile, cause de la maladie; quant à la dissolution et à la résorption des cristaux, on peut les rechercher en faisant prendre au malade chaque jour deux doses de 20 gouttes de succinate de fer dans 20 grammes de chloroforme.

La *poussière du corps vitré* siège de préférence dans les couches postérieures ou antérieures du milieu et s'observe presque exclusivement dans la chorio-rétinite syphilitique, ou, comme indice de réaction, dans certains yeux sympathisés. Pour la percevoir, il faut se servir d'un miroir plan muni, derrière son orifice central, d'un verre convexe de 10 ou 15 dioptries. Même, avec ce grossissement, il est parfois difficile de ne pas confondre ces très fines opacités avec une diminution de transparence de la rétine. Cependant elles s'en distinguent par leur tendance à descendre vers les parties déclives, à tourbillonner sous l'influence des mouvements de l'œil, enfin par les variations mêmes que l'on constate dans l'épaisseur du nuage de poussière en rapport avec les oscillations de l'affection qui l'a causée. Derrière ces opacités, le fond de l'œil et particulièrement la papille apparaissent nébuleux et d'un rouge plus foncé que d'ordinaire. Enfin, au point de vue fonctionnel, la poussière du corps vitré donne au malade la sensation d'un brouillard devant les yeux; le trouble visuel, qui en résulte, est bien supérieur à celui que provoquent les flocons volumineux qui, quelque nombreux qu'ils soient dans le vitré, laissent toujours entre eux des intervalles transparents.

Les *filaments et les flocons*, comme les opacités précédentes, dont parfois ils ne sont qu'une transformation, occupent de préférence la périphérie du vitré. On les y aperçoit surtout quand ils se déplacent, pendant les mouvements de l'œil, et, ici encore, il est indiqué de faire l'examen avec le miroir plan pour ne pas les noyer dans un jet de lumière trop vive. De plus, pour obtenir un grossissement favorable à leur examen, on interposera entre l'œil et le miroir une lentille de 20 dioptries que l'on écartera et rapprochera alternativement de la cornée, afin d'explorer les diverses couches. Alors on distingue des corpuscules noirs, floconneux ou filamenteux, plus ou moins mobiles suivant le degré de liquéfaction du corps vitré. Subjectivement, le malade accuse un trouble visuel en rapport surtout avec le siège des opacités. Siégeant dans les couches antérieures du vitré elles ne déterminent qu'un obscurcissement peu appréciable de la vue, tandis que dans les couches postérieures leur ombre influençant la rétine donne au malade la sensation d'un cheveu, d'une araignée, d'une mouche qui se meuvent dans le champ visuel.

Dans d'autres cas, l'aspect de la lésion est autre; c'est une opacification totale, filamenteuse et floconneuse, que l'on désigne sous le nom d'*état jumenteux du corps vitré*. Il n'est pas rare d'observer alors en plus du trouble général, en plus des flocons et des filaments, de véritables membranes qui, adhérentes aux membranes d'enveloppe, ondulent pendant le mouvement des yeux. Pour le malade la vision est absente, ou bien il y a simple perception lumineuse; parfois seulement avec la résorption des opacités, l'acuité visuelle se rétablit et dans quelques cas redevient normale ou presque, jusqu'à ce que, à nouveau, le corps vitré se trouble.

Les filaments et les flocons, les membranes dont il vient d'être question, sont le plus souvent des résidus d'apoplexies. (Voir *Apoplexie du corps vitré*.)

En outre des opacités membraneuses précédemment signalées, on en rencontre parfois dans la région du canal hyaloïdien, où elles se présentent sous forme de membranes enroulées d'aspect vitreux, qui sont des débris de l'enveloppe du canal central accidentellement déchirée, ou des lambeaux fibrineux, traces d'hémorragies qui ont rompu ce canal après s'être fait jour dans son intérieur. On observe encore des opacités membraneuses étalées devant la rétine, opacités qui résultent elles aussi de l'organisation de nappes sanguines étalées dans les couches postérieures du vitré. L'aspect particulier que revêt le fond de l'œil a été considéré par certains auteurs comme le résultat d'une prolifération spéciale du tissu rétinien. Grisâtre ou gris bleuâtre à reflets noirs, la tache très irrégulière de forme, masque çà et là les vaisseaux rétiniens et la papille ; elle fait, par places, saillie dans l'intérieur du vitré. Son influence fâcheuse sur la vision n'offre rien de surprenant quand elle s'étale au-devant de la région maculaire (*rétinite proliférante* de Manz).

La thérapeutique s'attaque aux causes des opacités plutôt qu'à ces dernières. On combattra les diverses lésions choroïdiennes qui favorisent l'immigration des cellules dans le corps vitré ; l'on modifiera l'état général ou local regardé comme la cause des apoplexies dans le milieu. Pour faire résorber les opacités, la compression de l'œil, l'emploi des courants continus (4 à 5 éléments, pôle négatif sur les paupières, pôle positif à la nuque), les injections de pilocarpine, les diurétiques ou les purgatifs répétés seront tour à tour prescrits, mais sans que l'on puisse faire grand fonds sur leur efficacité. Enfin la dilacération ou l'extraction des membranes ne saurait être tentée que dans des cas bien exceptionnels.

III. — APOPLEXIE DU CORPS VITRÉ

Les *épanchements de sang dans le corps vitré* surviennent à la suite de contusions ou de plaies du globe oculaire avec lésion des vaisseaux de la choroïde et particulièrement de la zone ciliaire, ou encore après une rupture des vaisseaux rétiniens ; autrement on les voit survenir en dehors de tout traumatisme. Dans ces cas l'étiologie reste souvent fort obscure : s'il s'agit de sujets âgés, l'on doit examiner le système cardio-vasculaire ; quand le patient est jeune, ou bien l'on trouve de l'hémophilie, ou l'on invoque une altération plus ou moins réelle du sang par suite de troubles digestifs ou intestinaux (stercorémie) ou encore par suite de goutte, d'albuminurie, de diabète, de scorbut. L'on recherche s'il existe quelque trouble de la circulation générale (maladie du cœur, suppression du flux hémorroïdal, des règles, d'épistaxis habituelles) ou de la circulation locale (irido-choroïdite, glaucôme).

Si la cause première de l'hémorragie reste souvent ignorée, il en est de même du vaisseau qui a fourni l'hémorragie ; tantôt, sans doute, les parois ciliaires ont déversé le sang dans la partie antérieure du vitré, tantôt ce sont les vaisseaux de la choroïde ou de la rétine, tantôt même le sang provient du nerf optique dont il a suivi les gaines jusqu'à la papille, puis fait irruption dans les couches postérieures.

Parfois l'hémorragie est peu importante, parfois le sang s'échappe en assez grande quantité pour imprégner tout le corps vitré ou s'insinuer entre le cristallin et lui ou se répandre en nappes entre la rétine et l'hyaloïde.

Le sang extravasé se présente à l'examen au miroir sous forme de gouttelettes libres et mobiles ou bien comme un petit caillot pédiculé appendu près d'un vaisseau rétinien déchiré. Chez certains malades, il enlève toute transparence à la rétine, et la pupille, qu'entoure un iris

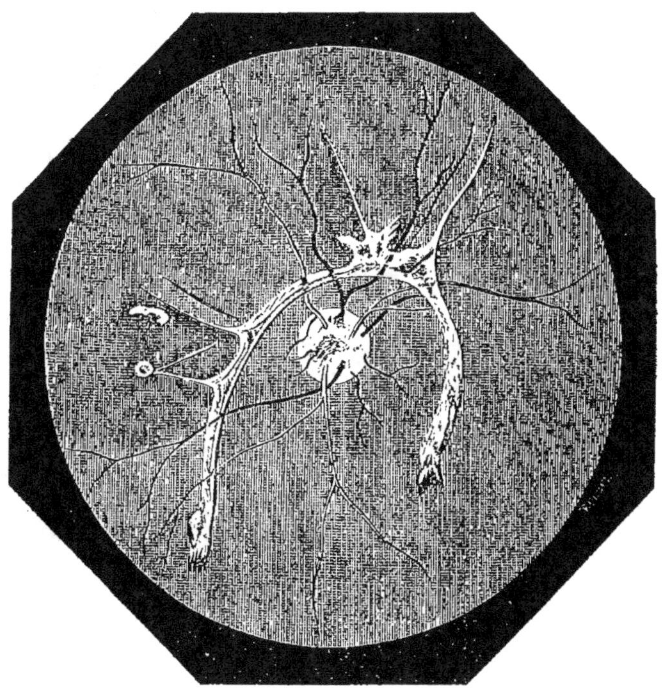

Fig. 120.

Néomembrane implantée dans la rétine et proéminent dans le corps vitré (PARENT).

parfois ecchymosé par imbibition, renvoie à l'observateur un reflet complètement noir, ou teinté en rouge suivant le siège profond ou superficiel du sang extravasé. Dans certain cas l'examen permet de suivre la marche de l'hémorragie : tout d'abord on constate la présence d'un caillot appendu à la paroi interne de la coque oculaire et à un second examen l'opacité est totale. Parfois on saisit le long des parois des vaisseaux rétiniens de fines stries sanguines qui, s'étalant en nappes, gagnent vers la papille et la région ciliaire, puis le sang s'infiltre dans le vitré. Chez quelques sujets même on voit le sang s'échapper des gaines du nerf optique et s'épandre par le canal central dans toute la vitrine.

Les phénomènes subjectifs varient suivant l'abondance de l'hémorragie ; la cécité survient plus ou moins complète, brusquement ou
précédée de la vision d'un brouillard rougeâtre, verdâtre, de plus en
plus noir.

Les changements qui surviennent ultérieurement dans le corps vitré
imbibé de sang se traduisent à l'examen par le retour d'un certain

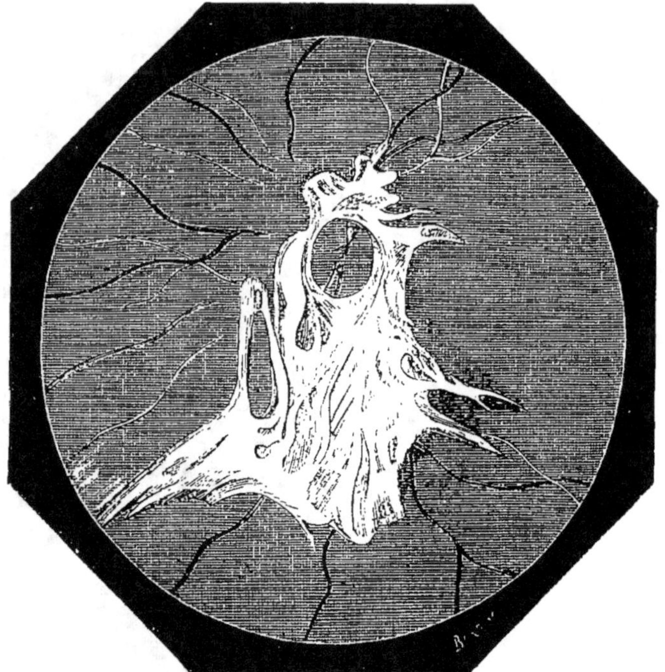

Fig. 121.
Néomembranes du corps vitré et de la rétine (Ed. de Jaeger).

degré de translucidité et l'apparition des opacités membraneuses dont il
a été déjà question, c'est l'état jumenteux du corps vitré. Si le malade
est jeune, si le sang se trouve répandu au voisinage de la zone ciliaire,
là où les échanges nutritifs sont très actifs, alors la résorption se complète, et après quelques semaines tout a disparu. Mais, plus souvent
peut-être, la résorption se fait très lentement, et parfois l'amélioration,
qui en résulte, disparaît brusquement du fait d'une nouvelle hémorragie. Après des mois et des années, l'on trouve encore des traces de
l'apoplexie du corps vitré. Ce sont ou bien des opacités du corps vitré —
flocons ou membranes — ou bien ces plaques nacrées, d'un blanc

bleuâtre que certains avec Manz attribuent à la *rétinite proliférante* et
que Parent, avec plus de raison, rattache à l'organisation de la fibrine
du sang épanché dans le vitré en trop grande quantité pour être résorbé.
Mieux que toute description, les figures 120, 121, 122, 123, 124 et 125.
empruntées au travail de Parent, rendront compte de ces lésions dont,
il est vrai. elles ne rappellent pas les teintes nacrées et blanchâtres.

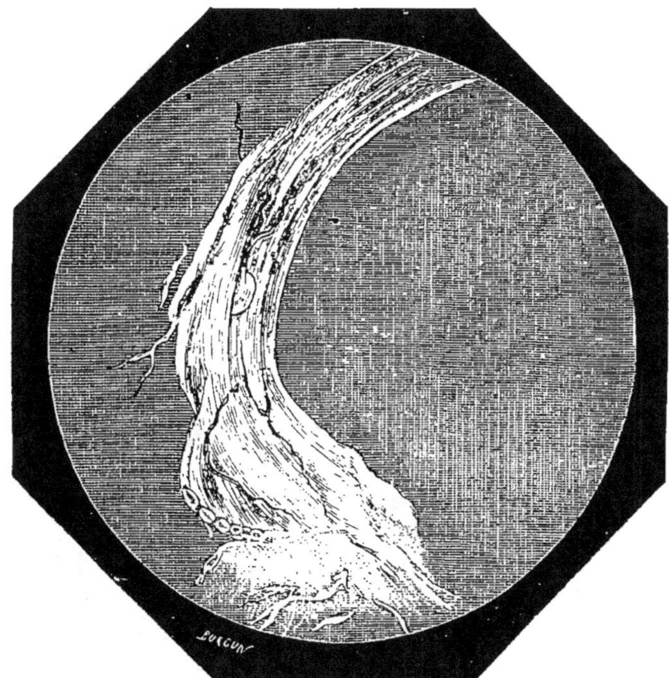

Fig. 122.
Néomembranes du corps vitré et de la rétine (Manz).

L'observateur aperçoit au fond de l'œil une membrane offrant, selon
l'endroit où on la considère, de notables différences comme largeur,
hauteur et épaisseur. Complètement opaque par places, en d'autres elle
est plus mince et laisse voir le ton rouge du fond de l'œil. Les rapports
avec les vaisseaux sont variables : tantôt ils passent tout à fait au-
dessous d'elle et disparaissent; tantôt ils semblent comme attirés dans
les couches superficielles, où on les suit par transparence. Quant à son
contour, cette tache est en partie bien limitée et entourée en divers
points d'un pigment rouge brun granulé. Ailleurs, elle offre des prolongements qui, transparents et indistincts, se perdent dans le trouble gris

rougeâtre du fond rétinien. La surface de cette plaque n'est pas, au reste, uniforme, et, entre une saillie l'on constate des prolongements qui s'avancent plus ou moins dans l'épaisseur du corps vitré. Comme structure, cette production paraît formée de minces membranes placées dans des plans différents et peu éloignées les unes des autres. En plusieurs points, elles se divisent en rubans d'une largeur variable, pour se réu-

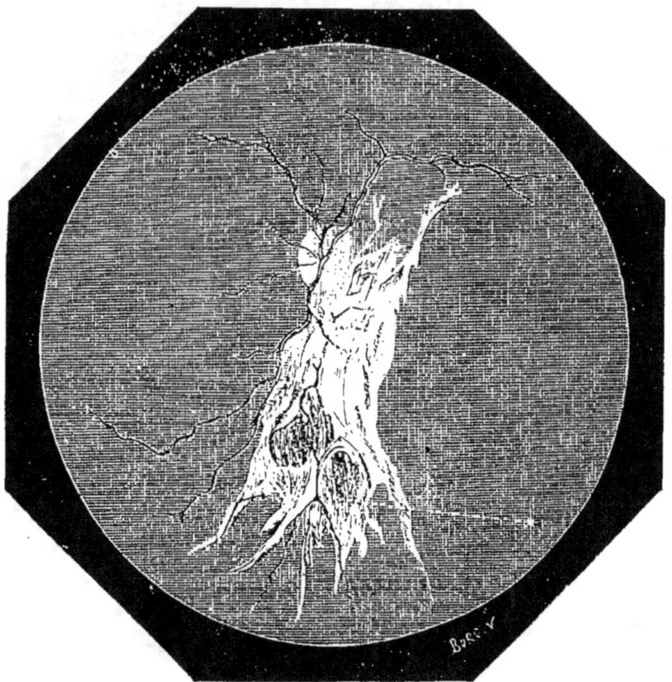

Fig. 123.

Néomembranes du corps vitré et de la rétine (Manz).

nir ensuite. Ainsi, elles se terminent et s'entrelacent, constituant une trame à réseau grossier et à couches superposées. Tardivement, la néomembrane entre en voie de régression; elle devient transparente; ses prolongements s'effacent; les excavations de sa surface se creusent ; çà et là, les vaisseaux deviennent apparents. Peut-être même, la disparition est-elle complète.

Quelquefois le patient accuse comme phénomène du début des sensations lumineuses provoquées par la compression des filaments rétiniens, puis la cécité.

Dans certains cas la sensation lumineuse persiste, d'autre fois la vision reste possible, mais alors avec des scotômes, des mouches volantes. Enfin, dans les cas les plus malheureux, le sang paraît agir comme corps étranger et provoquer une irido-cyclite torpide qui aboutit à des synéchies postérieures, à la rétraction inflammatoire de la zone ciliaire, au décollement de la rétine, au ramollissement et à la phtisie de l'œil. Cette terminaison, plus particulièrement observée chez les personnes

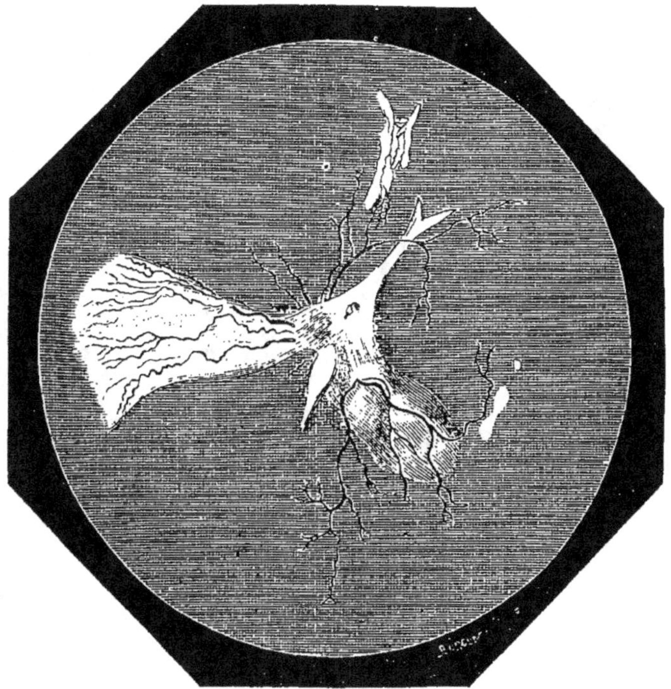

Fig. 124.
Néomembranes du corps vitré et de la rétine (Strawbridge).

qui ont dépassé la cinquantaine, expose aux accidents d'irritation sympathique. Le traitement comporte comme indications de favoriser la résorption du sang extravasé et de s'opposer au retour de l'hémorragie.

A cette dernière on obéira suivant la cause morbide reconnue dans chaque cas particulier; trop souvent il est vrai cette base thérapeutique échappe et l'on en est réduit au seul traitement symptomatique. Ce dernier comporte pour agir sur la vascularisation de l'œil les instillations alternatives d'atropine et d'ésérine, les fomentations chaudes, les frictions excitantes sur le front et la tempe, les vésicatoires promenés

autour de l'orbite, enfin l'emploi des courants continus. Dans le but
également de favoriser la résorption du sang épanché, on a prescrit les
frictions mercurielles associées à l'iodure de potassium à doses de 4 à

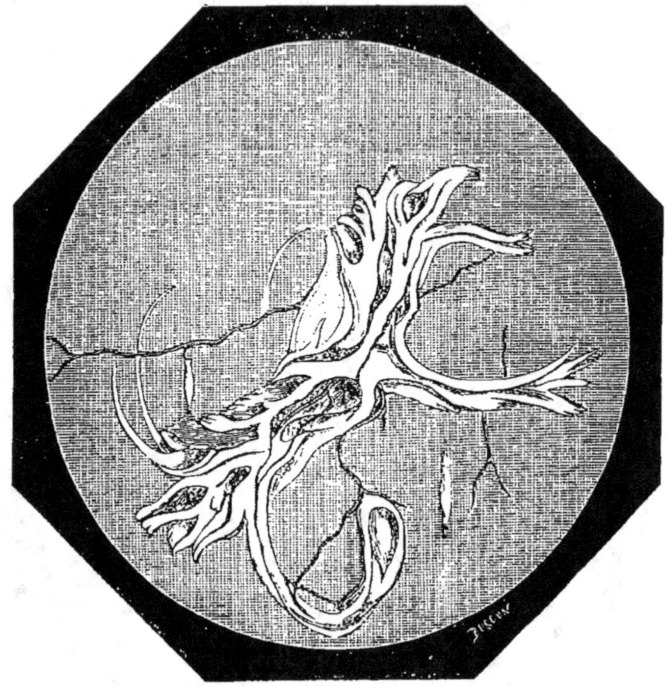

Fig. 125.
Néomembranes du corps vitré et de la rétine (Leber).

6 grammes par jour, et, ce qui doit être considéré comme une arme à
deux tranchants, les injections sous-cutanées de pilocarpine (5 milligrammes à 1 centigramme). Contre les poussées nouvelles, on aura
recours aux injections sous-cutanées d'ergotine.

CHAPITRE LXVI

DÉCOLLEMENT DE L'HYALOÏDE

Le *décollement du corps vitré* résulte de l'interposition d'un liquide ou d'une masse solide entre l'hyaloïde et la loge qu'elle tapisse, il y a disparition du contact normal de la membrane avec la rétine, la zonule ou la cristalloïde postérieure. Cette lésion s'observe à la suite de traumatismes oculaires suivis de perte d'une quantité notable de l'humeur vitrée, ainsi que cela arrive quelquefois pendant l'opération de la cataracte. Dans ces cas de décollement par ablation, il y a épanchement séreux et sanguin par appel lorsque les deux membranes s'écartent. Le mécanisme est le même quand il y a décollement par ectasie, c'est-à-dire par dilatation locale ou générale de la coque oculaire, dans la myopie, la scléro-choroïdite, l'ophtalmie ou l'hydrophtalmie. Enfin la même explication est encore valable pour le décollement par rétraction cicatricielle du vitré à la suite d'ulcération de la cornée, d'iritis et surtout d'hyalitis.

Il n'y a rien à dire ici du décollement provoqué par la présence d'une tumeur entre la rétine et l'hyaloïde, la lésion étant toute différente de ce qu'elle est dans les cas précédents.

Anatomiquement on différencie le décollement suivant qu'il siège en arrière entre la rétine et l'hyaloïde ou qu'un épanchement sépare cette membrane de la cristalloïde et de la zonule. Dans certains cas de décollements postérieurs l'adhérence de l'hyaloïde à la papille reste intacte, et le corps vitré affecte la forme d'un cône à sommet postérieur. De même en avant, le cristallin peut rester adhérent à sa loge hyaloïdienne et le décollement siéger au delà de sa circonférence. Le liquide, qui remplit l'intervalle laissé par les membranes écartées, est séreux, séro-albumineux, et renferme assez souvent quelques leucocytes et quelques hématies.

Quant au corps vitré rétracté ou refoulé, il a perdu fréquemment sa transparence, ce qui, avec certaines lésions parfois concomitantes (traces de kératite, iritis, irido-choroïdite), empêche l'examen du fond de l'œil.

Le diagnostic du décollement de l'hyaloïde est toujours chose délicate, même quand on peut explorer la région malade. Quand il est postérieur, on verrait, d'après Galezowski, une surface gris foncé dans la région papillaire limitée par une ligne circulaire concentrique à la papille; à travers cette zone, les vaisseaux rétiniens, situés au-dessous, apparaissent tortueux. Leur sinuosité n'est qu'apparente et due à ce qu'on les voit à travers les plis de la membrane décollée. Dans certains cas, enfin, il n'existerait aucun changement appréciable. Alors tout diagnostic est impossible, le patient n'accusant aucun symptôme subjectif. Quand il se plaint, on découvrira une certaine diminution de l'acuité visuelle, un scotome central, un rétrécissement concentrique du champ visuel, trois phénomènes qui sont en rapport, moins avec le décollement de l'hyaloïde qu'avec des altérations concomitantes de la rétine au niveau des points que ne soutient plus le vitré.

CHAPITRE LXVII

ENTOZOAIRES DU CORPS VITRÉ

Le plus fréquent des *parasites du corps vitré* est le *scolex du ténia*, le *cysticercus cellulosæ* ; exceptionnellement on y trouve la *filaire* et le *trichosomum*.

Très rare en France, le *cysticerque* du corps vitré s'observe surtout dans les pays ou règne l'habitude de consommer la viande crue ou incomplètement cuite (Allemagne). Parvenu dans l'œil, où d'ordinaire il est seul, le parasite, à l'examen au miroir ou à l'ophtalmoscope, s'y présente dans la vitrine comme un corps sphérique blanchâtre, à bords irisés, mobile ou fixe, dont le diamètre apparent varie suivant qu'il siège plus ou moins près du cristallin. Parfois le cysticerque se montre animé de mouvements ; c'est ainsi que d'un point de la vésicule, siège d'un reflet brillant mal délimité, on peut saisir l'émergence d'un prolongement, qui se termine par une tête carrée munie de crochets. Outre les mouvements propres du col du parasite, l'on constate parfois un déplacement de toute la vésicule, indépendant de tout mouvement oculaire ; alors, pour éviter toute erreur, il faut, l'œil étant immobile, examiner les positions réciproques du cysticerque et d'un point précis du bord pupillaire ou du fond de l'œil. Rarement les conditions de l'examen sont assez favorables pour permettre de constater ces particularités ; l'irruption du parasite cause, en effet, des lésions qui peuvent masquer sa présence. Tout d'abord, dans certains cas, on voit sur la rétine une plaque brillante blanc bleuâtre ou jaunâtre, avec quelques amas pigmentaires au pourtour. Cette tache, qui indique le point d'entrée du cysticerque, est souvent cachée par des opacités du vitré, lesquelles s'étendent vers le point où s'est arrêté le parasite. Ce dernier aussi se trouve englobé par elles, et alors il s'en distingue par son coloris plus blanc, plus brillant, par l'irisation de ses bords et surtout par les mouvements de son col. Parfois enfin le développement progressif des opacités empêche de voir le cysticerque et amène une diminution de la vision, puis sa disparition souvent brusque par suite d'un décollement étendu de la rétine. Ce dernier provoque une irido-choroïdite traînante avec poussées glaucomateuses et aboutit à la phtisie de l'œil. Quelquefois aussi l'œil malade expose son congénère à des accidents sympathiques. Exceptionnels enfin sont les cas où le cysticerque s'enkyste et laisse au malade un certain degré de vision.

Comme la présence d'un cysticerque dans le vitré entraîne, de règle, en quelques mois, la perte de la vision avec phtisie plus ou moins complète de l'œil, il est indiqué d'extraire le parasite. Plus tôt l'opération est pratiquée, moins la nutrition de l'œil a eu le temps de souffrir et par suite plus les chances de succès s'en trouvent accrues. Avant d'agir il est indispensable de bien préciser le point où se trouve l'animalcule, s'il reste fixé près de la coque oculaire. Certains conseillent de l'aspirer (Chibret), ou de le toucher avec la pointe du galvano-cautère afin de le tuer, ce qui favorise son enkystement. Mais, comme en cas de succès, par sa seule présence il expose encore aux dangers habituels des corps étrangers du vitré, mieux vaut d'emblée tenter son extraction. A cet effet, on a pratiqué une large iridectomie, suivie au bout de quelques semaines de l'extraction du cristallin, puis, après disparition de toute réaction oculaire, le cysticerque fut saisi avec une fine pince. Peut-être grâce aux précautions antiseptiques ces divers temps opératoires pourraient-ils être exécutés en une seule séance.

Le procédé précédent est surtout indiqué quand le cysticerque siège près du cristallin ; s'il se trouve au voisinage du pôle postérieur, alors on procède par incision de la sclérotique, de la choroïde et de la rétine, s'arrêtant à cette membrane si l'on se trouve en présence d'un parasite sous-rétinien. L'incision doit mesurer 8 millimètres au plus, être parallèle à l'un des méridiens du globe oculaire et habituellement située entre les muscles droits externe et inférieur. Aussitôt la plaie béante, le corps vitré s'y précipite et dans les cas heureux entraîne le parasite ; si pareil fait ne se produit pas, il faut alors avec la pince aller saisir le cysticerque en se servant de l'éclairage au miroir. Il est inutile d'insister sur les dangers immédiats et consécutifs auxquels expose l'issue du vitré. Quelques cas heureux (Haltenhoff) autorisent cette intervention, d'autant mieux que l'œil habité par un cysticerque peut être considéré comme voué à la phtisie et que son énucléation s'impose à la moindre alerte de phénomènes sympatiques.

NEUVIÈME PARTIE

CRISTALLIN

CHAPITRE LXVIII

ANATOMIE ET PHYSIOLOGIE

Le *cristallin*, dont l'étude au point de vue de l'optique oculaire sera
reprise à propos de la réfraction de l'œil, est une lentille transparente,
placée en arrière de l'iris dans une sorte de cupule que présente la
partie antérieure du corps vitré. Il est maintenu en place par la *zone
de Zinn*.

Lentille dont l'axe mesure de 4 à 6 millimètres et le diamètre de 9 à 10,
le cristallin est composé d'un sac, la *capsule cristalline ou cristalloïde*,
moulé sur un contenu solide, le *tissu cristallinien*. La capsule cristalline se décompose en deux moitiés, l'une la *cristalloïde antérieure* sur
laquelle repose l'iris et que baigne l'humeur aqueuse; l'autre postérieure, la *cristalloïde postérieure* en rapport avec le vitré. C'est une
capsule anhiste, transparente et élastique facilement déchirable, qui
présente à noter la tendance au recroquevillement des lèvres de ses
plaies.

La cristalloïde antérieure est tapissée à sa face profonde par une
couche de cellules épithéliales polyédriques à noyau ovalaire. Cet épithélium s'arrête à l'équateur de la lentille, où les cellules s'allongent
graduellement, et se transforment en fibres cristalliniennes. Les noyaux
de ces fibres se rangent suivant une courbe appartenant à la moitié
antérieure de la lentille et forment à ce niveau une zone de noyaux, la
zone nucléaire. La substance du cristallin résulte de la juxtaposition
des *fibres cristalliniennes*, qui s'engrènent par leurs bords et se juxtaposent par leurs faces, de manière à former une série de lamelles superposées et concentriques. De là pour le cristallin une structure, qui rappelle celle d'un bulbe d'oignon ; c'est-à-dire qu'il semble formé d'une

séric de squames imbriquées. De plus il se subdivise en plusieurs segments. Chez le fœtus on remarque sur chaque face du cristallin *trois
rayons* ou *secteurs* qui, écartés de 120 degrés, partagent la face antérieure en trois segments triangu-
laires à base circonférentielle et
à sommet au pôle de la lentille.
L'ensemble des rayons représente
un Y renversé. En arrière la disposition est analogue, sauf que
les rayons postérieurs ne correspondent pas exactement aux antérieurs ; la figure parait avoir
tourné de 60 degrés et l'Y est
droit. Souvent aussi l'un des rayons
se bifurque et l'étoile offre quatre
branches au lieu de trois. Dans
ces rayons on trouve une mince
couche homogène de substance
cémentaire qui unit entre eux les
divers segments, s'étend d'un pôle
de la lentille à l'autre, et s'inter-

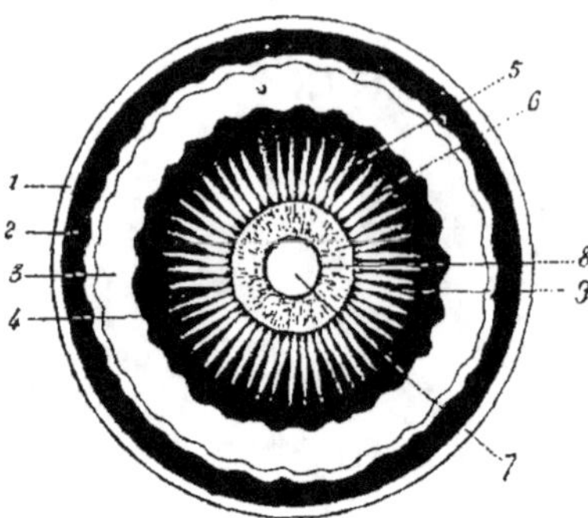

Fig. 126.

Cristallin entouré de son ligament suspenseur (zone de Zinn), vu par la face postérieure de la calotte antérieure de l'œil.

1, rétine; — 2, *ora serrata* ; — 3, couronne ciliaire de la zone de Zinn ; — 4, procès ciliaires de la
zone de Zinn ; — 5, sillons qui s'engrènent avec (6),
les procès ciliaires de la choroïde ; — 7, cristallin.

pose entre les diverses lamelles. Quant à la marche des fibres elle est
assez complexe ; dans chaque segment les fibres de la partie moyenne

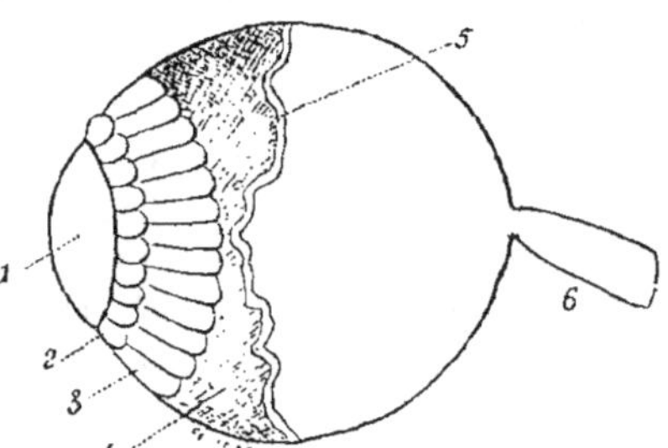

Fig. 127.

Cristallin et zone de Zinn ou ligament
suspenseur du cristallin, vus de côté.

1, cristallin; — 2, canal godronné de Petit
insufflé; — 3, procès ciliaires de la zone de
Zinn; — 4, rétine; — 5, coupe de la rétine; —
6, nerf optique.

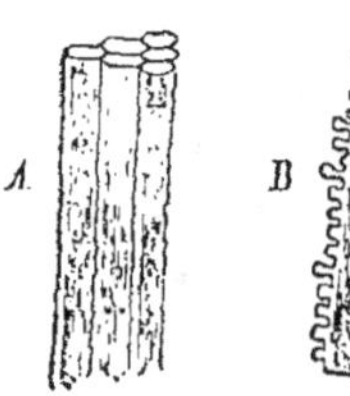

Fig. 128.

Fibres du cristallin vues dans
leur longueur.

A, fibres réunies montrant le carrelage
hexagonal, vu de profil.

B, fibres crénelées isolées.

sont les plus longues, elles vont directement de l'équateur vers le pôle ;
les fibres latérales n'atteignent pas le pôle, mais viennent se terminer
sur les méridiens correspondants ; elles sont d'autant plus courtes et
plus courbes qu'elles sont plus éloignées de la partie moyenne du

segment. De plus les fibres d'une face se prolongent sur la face opposée; celles d'une face, lorsqu'elles arrivent à l'équateur de la lentille, contournent cette circonférence et descendent sur la face opposée en affectant une direction inverse de leur direction primitive; elles présentent en outre un trajet d'autant plus long sur cette face qu'il a été plus court sur l'autre.

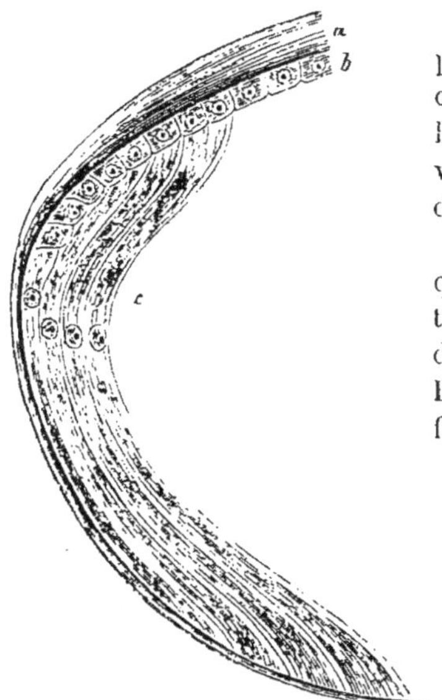

Chez l'adulte la disposition est bien plus compliquée par suite de la division de chaque rayon en deux ou trois branches secondaires. Les étoiles peuvent ainsi compter six, neuf et même douze ou quatorze rayons.

On attribue aux cellules épithéliales, qui doublent la face interne de la cristalloïde antérieure, un rôle important dans le développement du cristallin. Elles président à l'accroissement des fibres cristalliniennes. A mesure que

Fig. 129.

Coupe perpendiculaire du cristallin.

a, paroi antérieure de la capsule (cristalloïde antérieure); — *b*, son épithélium; *a*, fibres du cristallin avec la zone des noyaux.

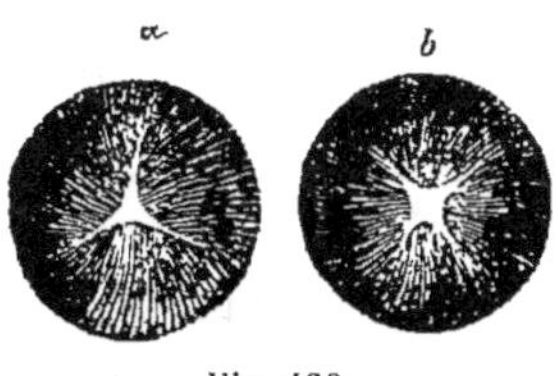

Fig. 130.

Cristallin

a. face antérieure avec l'étoile à trois branches; — *b*, face postérieure avec l'étoile à quatre branches.

ces dernières vieillissent, elles sont refoulées vers le centre de la lentille, perdent de leur eau, deviennent plus réfringentes et plus brunes et ainsi se trouve constitué le noyau du cristallin.

Le cristallin, comme tous les organes de l'économie, est le siège d'échanges nutritifs. Tout d'abord il augmente notablement de volume puisque, comparé chez l'enfant et chez l'adulte, son poids diffère du simple au double (10 et 22 centigrammes) et qu'il en est de même de son diamètre équatorial (5 et 10 millimètres). Puis, une fois constituée, la lentille transparente se trouve baignée par le grand courant nourricier de l'œil, lequel dirigé du nerf optique vers la chambre antérieure, l'aborde par son équateur et sa face postérieure. Par endosmose les éléments nouveaux pénètrent le tissu du cristallin et par exosmose les déchets sont déversés dans l'humeur aqueuse. Ces échanges incessants assurent l'intégrité des tissus, la transparence du milieu; de là l'importance des désordres de la nutrition du cristallin.

Au chapitre de l'accommodation la *zone de Zinn* sera décrite avec plus de détails, il suffira ici de la considérer comme une collerette, tendue de l'ora serrata à l'équateur du cristallin. Destinée à fixer la lentille dans la fossette hyaloïdienne du corps vitré, la zonule, grâce à sa largeur, permet au cristallin une certaine mobilité dans le sens antéro-postérieur et même certains mouvements de latéralité sans préjudice pour son union avec le vitré. Ces déplacements, qui ne s'observent pas à l'état physiologique, se produisent par exemple après évacuation de l'humeur aqueuse ; le cristallin peut alors avancer de 2 à 3 millimètres par rapport aux procès ciliaires. De même sans doute il peut reculer en cas d'issue du corps vitré à travers une plaie de la sclérotique, ou encore après atrophie de ce milieu.

Cette zonule empiète parfois de façon anormale sur la lentille au point de laisser voir, sur la face antérieure, une couronne de stries grisâtres, dont la régularité seule empêche de la confondre avec les opacités corticales au début.

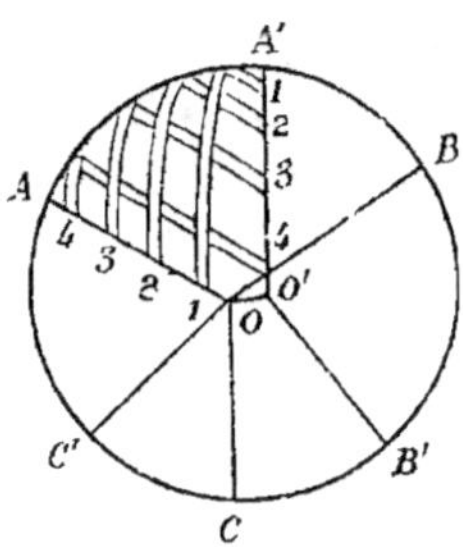

Fig. 131.

Diagramme du trajet des fibres du cristallin

A, B, C, rayons de l'étoile antérieure du cristallin ; — A', B', C', rayons de l'étoile postérieure ; — O, O', axe du cristallin ; — 1, 2, 3, 4, quatre fibres de la lentille.

Nous avons dit que le cristallin était transparent. Contrairement à la loi physique, qui régit les corps, il ne réfléchit pas la lumière. Aussi, bien que placé derrière l'iris et malgré son volume, la pupille parait-elle toujours noire. Toutefois, chez les personnes âgées, quand le cristallin a subi un certain degré de dessiccation, ce phénomène n'est-il pas absolu et le cristallin semble-t-il rentrer dans la loi générale de la réflexion des corps. Tout en restant complètement transparent, tandis que la plus grande partie des rayons lumineux le traversent pour aller jusqu'à la rétine, certains sont réfléchis à sa surface, et la pupille par suite, s'éclairant, devient opalescente au point de simuler le reflet fourni par une cataracte avancée.

CHAPITRE LXIX

EXAMEN DU CRISTALLIN

Situé derrière deux milieux transparents, la cornée et l'humeur aqueuse, le cristallin est accessible à un examen direct, du moins dans son milieu quand la pupille est largement dilatée. Au besoin l'observateur peut s'armer d'une loupe pour mieux saisir le détail des lésions qui siègent dans la cristalloïde antérieure ou les couches superficielles de la lentille.

Nous verrons plus loin le parti que l'on tire des images d'une flamme réfléchie par la surface convexe antérieure et la face concave postérieure du cristallin (fig. 132).

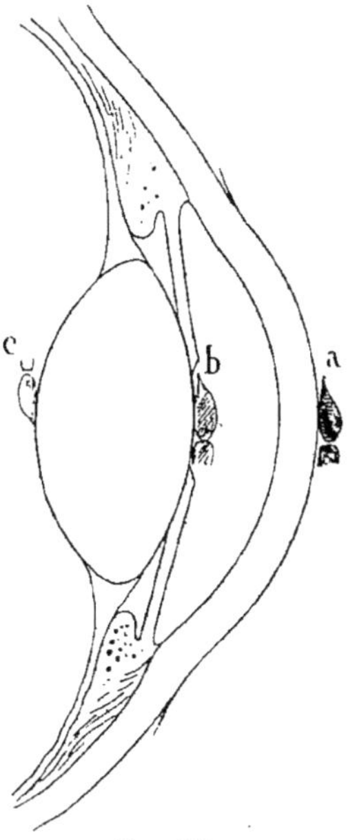

A l'éclairage oblique le cristallin normal donne un reflet bleuâtre chez l'adulte, verdâtre chez le vieillard; parfois on distingue vaguement la disposition en étoile à trois branches des lamelles qui forment la lentille. Ce même procédé d'examen permettra de saisir les troubles de transparence, et aussi les déplacements du cristallin resté transparent. Dans ce dernier cas les bords et les faces de la lentille luxée offrent une teinte gris bleuâtre, qui contraste avec la coloration noire satinée du reste de l'ouverture de la pupille.

L'examen au miroir plan ou concave, la pupille étant dilatée au maximum, laisse voir le bord équatorial du cristallin comme un anneau légèrement grisâtre entourant un disque rouge. S'il existe une luxation, l'aspect de la pupille devient typique ainsi que l'image du fond de l'œil; de même dans le cas de cataracte.

Toutefois il est certaines règles, dont il ne faut pas se départir, si l'on

Fig. 132.

Images de Purkinje.

a et *b*, images droites, réfléchies par la cornée et la cristalloïde antérieure; — *c*, image renversée réfléchie par la cristalloïde postérieure.

veut faire cet examen complet. On peut y procéder simplement avec l'un
des deux miroirs, ou en plaçant derrière eux une lentille convexe de 10
ou 20 dioptries; dans ce cas il faudra se tenir à une distance du point
qu'on examine égale à la distance focale de la lentille employée. En
agissant ainsi on a l'avantage d'éclairer la partie examinée et de considérablement la grossir. C'est en quelque sorte un examen à la loupe.
On projette d'abord les rayons lumineux perpendiculairement à la surface du cristallin, dont on explore en premier lieu les parties centrales;
puis, faisant obliquer l'œil dans tous les sens, on éclaire tous les points
périphériques qu'on examine à leur tour. Cette façon méthodique de
procéder a le double avantage de ne laisser inexplorée aucune partie et
de découvrir les plus faibles altérations de transparence. A propos de la
cataracte nucléaire au début, nous reviendrons sur ces avantages et les
ferons mieux ressortir.

Déjà, à propos du corps vitré, il a été indiqué comment l'on pouvait
reconnaître que l'opacité siège dans les couches antérieures ou postérieures du cristallin, sur la cristalloïde ou dans le vitré.

CHAPITRE LXX

ANOMALIES ET MALADIES CONGÉNITALES

Comme anomalies et maladies congénitales le cristallin présente un *déplacement* plus ou moins complet (*ectopie*), des *déformations* (*colobome, lenticonus*), la *segmentation physiologique apparente*, enfin des *troubles de transparence* (*cataractes*). *L'absence congénitale* du cristallin (*aphakie congénitale*) n'a jamais été signalée.

I. — ECTOPIE DU CRISTALLIN

Le *déplacement congénital* ou *ectopie du cristallin* est encore appelé *luxation congénitale*. Le plus souvent incomplet, il consiste dans une simple décentration de la lentille qui, parfois, présente un certain degré d'atrophie. Il peut s'accompagner d'autres anomalies oculaires, comme la corectopie, la microphtalmie, la persistance de la membrane pupillaire, les vestiges de l'artère hyaloïdienne.

Ordinairement héréditaire, toujours bilatérale et souvent assez symétrique dans les deux yeux, la lésion résulterait d'une fermeture prématurée de la fente oculaire d'où l'impossibilité pour le vitré de se loger entre la rétine et le cristallin (Otto Becker), ou bien elle serait encore la conséquence d'une distension de la zonule, de son absence, d'un colobome des procès ciliaires. Manfredi pense que la liberté d'excursion du cristallin tient à une réduction congénitale des parties antérieures du vitré ou à une augmentation de l'espace situé entre ce dernier et l'iris. Dans un cas de Vassaux il y aurait eu périvasculite des divisions de l'artère hyaloïde et de la membrane pupillaire, iritis plastique consécutive et synéchie totale ; enserré de tissu fibreux, le cristallin dégénéra et fut repoussé en avant en même temps que la rétraction cicatricielle attirait les procès ciliaires en arrière.

Le déplacement, qui peut s'être produit dans les directions les plus diverses, provoque des symptômes analogues à ceux que l'on constate dans la luxation accidentelle de la lentille. Rarement placé de champ, le cristallin repousse l'iris par une partie de sa circonférence et ne le soutient plus au point opposé, d'où un changement de forme de la chambre antérieure et le tremblement de l'iris. Si le bord cristallinien est dans l'aire de la pupille, on aperçoit à l'éclairage oblique une ligne plutôt brillante et à l'ophtalmoscope une courbe rouge sombre. On note encore parfois un certain défaut de transparence, et souvent à l'examen du fond de l'œil on voit deux papilles, grâce à la différence de réfraction subie par les rayons lumineux qui ont été réfléchis par la rétine en dehors ou au travers du cristallin.

Les troubles visuels sont variables; en sus de la diminution d'acuité, due au déplacement de la lentille et parfois à son défaut de transparence, le patient accuse de la diplopie monoculaire.

La fente sténopéïque, parfois les verres convexes ou concaves améliorent la vision; ou bien l'on aura recours à une iridotomie, à une iridectomie, pour mettre à jour la lentille, dont le défaut de transparence dans certains cas justifie l'extraction. Cette dernière, il est vrai, expose à la perte du corps vitré en raison de l'état de la zonule.

II. — COLOBOME DU CRISTALLIN ET LENTICONUS

Au lieu de se présenter comme une lentille régulière, le cristallin offre, en un point de sa circonférence, une échancrure à bord horizontal ou sinueux plus ou moins marqué, pouvant intéresser le quart de son volume. Quelquefois son contour prend la forme d'un triangle. La lésion, d'ordinaire, siège dans le segment inférieur du cristallin, dont la transparence, le plus souvent, est défectueuse.

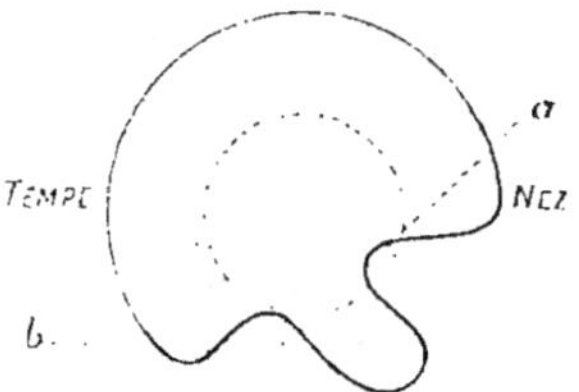

Fig. 133.
Colobome double du cristallin (Meyer).

Chez un enfant, Meyer a observé un colobome double du cristallin, les deux échancrures, situées dans le quadrant inféro-interne de la lentille, étaient séparées l'une de l'autre par une languette de substance cristallinienne transparente, qui, dirigée en bas et en dedans, atteignait l'emplacement normal de l'équateur du cristallin. Tandis que le sommet de la grande échancrure (l'interne) était déjà visible au bord de la pupille normale, celui de la petite était alors caché par l'iris et ne pouvait être aperçu qu'après mydriase artificielle.

La pathogénie de cette malformation est encore obscure. Pour Arlt, il faudrait voir ici une conséquence de la fermeture tardive de la fente oculaire. L'absence d'une portion variable du corps ciliaire entraincrait une moindre tension du côté de la zonule, d'où l'encoche. D'autres auteurs cherchent une explication dans un trouble de développement et de groupement des cellules cristalliniennes.

Enfin l'échancrure du cristallin pourrait résulter de la non-atrophie d'une branche du réseau vasculaire qui, émanant du pôle postérieur du cristallin, l'enveloppe en se portant vers la membrane pupillaire. La persistance de la bride ainsi formée s'oppose au développement du segment cristallinien sur lequel elle appuie et où elle creuse un sillon.

Le *lenticonus* constitue une malformation tout à fait exceptionnelle, qui consiste dans une saillie conique centrale et transparente de la face antérieure du cristallin. Il rappelle le kératocône, et, vu l'absence de toute opacité, se distingue de la cataracte pyramidale. Gênant plus ou moins la vision, le lenticonus se diagnostique difficilement en explorant le reflet de la cristalloïde antérieure et la réfraction des parties centrales et périphériques de la lentille.

III. — SEGMENTATION ANORMALE DU CRISTALLIN

Malgré sa structure un peu complexe le cristallin apparaît communément à l'ophtalmoscope comme un corps d'une transparence parfaitement uniforme dans toute son épaisseur. Toutefois dans certains cas très rares les segments antérieurs et postérieurs ne sont pas confondus entre eux et deviennent visibles à un éclairage faible et suivant certaines incidences. On voit alors la lentille coupée par plusieurs lignes grisâtres, segmentées, qui pourraient en imposer pour des opacifications, si l'on ne prenait en considération, leur longueur, leur forme, leurs bords. Enfin malgré cette anomalie l'image du fond de l'œil est toujours parfaite et l'acuité visuelle normale.

IV. — CATARACTE CONGÉNITALE

Les troubles de transparence du cristallin, qui existent dès la naissance ou s'accentuent pendant les premières années de la vie, présentent entre eux de notables différences cliniques et étiologiques ; de là des *cataractes* dites : *totales, zonulaires, disséminées, centrales* ou *polaires*.

La *cataracte totale*, une des plus fréquentes des cataractes congénitales, est bilatérale ; parfois incomplète au moment de la naissance, elle donne à l'ouverture pupillaire une coloration d'un blanc laiteux, quelquefois bleuâtre ; l'iris conserve sa mobilité et sa forme normale. Elle est parfaitement visible, molle, homogène, sans augmentation de volume de la lentille ; ou bien les couches superficielles sont liquéfiées et la masse centrale vient s'appliquer contre la cristalloïde, lorsque le malade incline la tête en avant. Avec l'âge ces états se modifient, les parties liquides se résorbent, la capsule se recouvre de dépôts crétacés et finalement il ne reste du cristallin qu'une écaille enveloppée par la cristalloïde indurée. C'est la *cataracte aride siliqueuse congénitale*, qui se reconnaît à la présence des masses crétacées, au siège profond de la cataracte, parfois au tremblement de l'iris.

Cette variété s'observe comme tare héréditaire chez des enfants bien conformés par ailleurs ou exceptionnellement atteints de nystagmus ou de microphtalmie.

En pareils cas il est indiqué de pratiquer, avant six mois s'il est possible, ou vers l'âge de deux ou trois ans au plus tard, la discision ou le broiement, ou encore de recourir à l'extraction de la cataracte.

La *cataracte zonulaire* existe presque toujours dans les deux yeux, ou bien unilatérale, elle coexiste avec une autre variété de troubles de transparence du cristallin. Elle résulte de l'existence de couches opaques entre le noyau et la périphérie de la lentille, d'où le nom de *périnucléaire* qui lui est encore attribué. A l'examen direct et mieux encore à l'éclairage oblique, après dilatation de la pupille, on voit autour du centre du cristallin une tache opaque plus foncée vers son bord externe. Avec l'éclairage au miroir, l'opacité centrale, plus épaisse à la périphérie qu'au centre, est entourée d'un anneau rouge dû à la réflexion des rayons lumineux par le fond de l'œil. C'est là la forme la plus fréquente. Exceptionnellement on constate l'existence de plusieurs zones opaques, séparées par des zones transparentes.

On a aussi observé la cataracte congénitale sous forme d'une tache plus ou moins rectangulaire, avec ou sans renflement central, occupant verticalement le milieu du cristallin et laissant de chaque côté une certaine étendue de surface transparente.

Au point de vue fonctionnel les malades atteints de cataracte zonulaire, ne pouvant utiliser pour la vision que les parties périphériques du cristallin, se rapprochent beaucoup des objets, afin de soustraire autant que possible leurs yeux à l'action du grand jour et permettre la dilatation de la pupille. De cette attitude on conclut à tort qu'ils sont myopes.

Héréditaire le plus souvent, la cataracte zonulaire développée dès la naissance, rarement postérieure à celle-ci, s'accroît pendant quelque temps, puis reste stationnaire. Ce dernier état serait indiqué par l'absence de toute strie dans les parties périphériques de la lentille et la parfaite délimitation de la zone opaque.

Lorsque l'iridectomie ou l'iridotomie ne suffisent pas à donner à la lumière un passage suffisant, on aura recours à l'extraction.

La *cataracte disséminée* ou *ponctuée* constitue une variété intermédiaire aux deux précédentes. Elle se traduit à l'éclairage direct ou oblique par une multitude de petits points arrondis, grisâtres ou bleuâtres, disséminés dans les couches corticales. Occupant en grand nombre le centre de l'orifice pupillaire, ils y dessinent parfois une sorte d'Y renversé.

Ces opacités gênent peu la vision, dont le trouble résulte d'ordinaire d'une hypermétropie ou d'un astigmatisme concomitants. Elles restent très longtemps stationnaires ; parfois cependant elles progressent vers l'âge de cinq à six ans et entre vingt-cinq et trente occupent toute la lentille.

La *cataracte centrale* se voit, sous forme d'une petite opacité arrondie, très blanche et brillante, au centre du cristallin. Comme elle ne gêne pas la vision, c'est par hasard le plus souvent qu'on la découvre ; parfois cependant elle s'accompagne de nystagmus.

A côté de cette cataracte, on doit signaler la *cataracte fusiforme axile* qui d'ordinaire se présente comme un filet opaque tendu, suivant l'axe du cristallin, entre deux cataractes polaires.

Par *cataracte polaire*, on désigne une opacité cristallinienne siégeant à l'un des pôles de la lentille, de là deux variétés : la *cataracte polaire antérieure* et la *cataracte polaire postérieure* beaucoup plus rare que la première.

La *cataracte polaire antérieure* a encore été désignée sous les épithètes de *pyramidale*, de *capsulaire végétante antérieure*. Elle est constituée par une opacité limitée, occupant le centre de la pupille et siégeant soit dans la cristalloïde antérieure seule, soit dans cette membrane et les couches voisines du cristallin. On la divise encore en deux variétés : *cataracte avec dépôts sus-capsulaires* et *cataracte sous-capsulaire*. Dans la première, qui est la forme végétante de Sichel, les exsudats accumulés sur la partie centrale de la capsule plus ou moins altérée, constituent une petite pyramide dont le sommet prolongé, quelquefois par un mince filament, se trouve relié au centre de la cornée, opaque elle-même à ce niveau. Dans la cataracte *sous-capsulaire*, l'opacité siège dans l'épaisseur de la lentille, à la face interne de la cristalloïde.

La pathogénie de ces deux variétés de lésions est-elle unique ? D'après Poncet, la forme végétante peut s'expliquer par une traction exercée sur la cristalloïde quand le cristallin, adhérant à la cornée à la suite d'un travail inflammatoire, se trouve repoussé par l'humeur aqueuse. Cette théorie a l'avantage de rendre compte non seulement des cas où l'opacité était congénitale, mais aussi de ceux où la cataracte s'est formée après la naissance à la suite d'une perforation centrale de la cornée. Quant à la forme sous-capsulaire, elle résulterait d'un trouble de développement du cristallin encore mal précisé.

Objectivement, la cataracte pyramidale se caractérisera par la saillie qu'elle forme dans la chambre antérieure et par les désordres (opacités cornéennes, synéchies iriennes) qui l'accompagnent parfois. La forme sous-capsulaire se reconnaîtra à une opacité gris bleuâtre généralement arrondie, tantôt aplatie, tantôt surmontée d'une masse champignonnée, qui l'a fait comparer par Chauvel à un double bouton de chemise.

Les troubles fonctionnels quelquefois à peine appréciables, sont très marqués chez quelques sujets. La lésion reste stationnaire dans la plupart des cas.

La *cataracte polaire postérieure*, très rare sans doute par suite de l'absence d'une couche épithéliale à la face interne de la cristalloïde postérieure, se présente comme un point ou une étoile blanchâtre occupant le pôle postérieur ; son étendue est variable et sa saillie plus ou moins prononcée. Le plus souvent stationnaire, cette cataracte peut se compléter. Elle s'observe surtout dans les cas de persistance de l'artère hyaloïdienne ou encore dans les cas de rétinite pigmentaire. Son influence sur la vision en général est minime ; si, comme la précédente, elle constituait une gêne suffisante pour nécessiter une intervention, il faudrait recourir chez l'enfant à la discision ou à l'iridectomie suivant la plus ou moins grande étendue de zone transparente à la périphérie.

CHAPITRE LXXI

LÉSIONS TRAUMATIQUES DU CRISTALLIN
ET DE LA ZONULE DE ZINN

Laissant de côté les *cataractes traumatiques capsulaires* ou *lenticulaires* qui seront étudiées au chapitre suivant, il sera question ici de la *commotion* du cristallin, de ses *déplacements*, des *corps étrangers* qui viennent s'y loger.

I. — COMMOTION DU CRISTALLIN

Berlin a démontré qu'en frappant l'œil d'un lapin avec une tige élastique on obtient un trouble du cristallin sans rupture de la cristalloïde ni déchirure de la zonule. La même lésion pourrait s'observer chez l'homme à la suite d'un choc violent atteignant l'œil lui-même, ou bien à la suite d'un ébranlement violent du crâne ou du corps entier, ébranlement transmis au globe oculaire. Peut-être faut-il signaler ici les cataractes survenues chez des individus frappés par la foudre. Toutefois, avant d'admettre dans un cas donné la réalité de la simple *commotion du cristallin*, il faut chercher à reconnaître si la cristalloïde est intacte et si la zonule n'est pas altérée. Il est rare qu'un traumatisme produise indirectement la rupture de la cristalloïde antérieure sans luxation du cristallin, et, à titre exceptionnel, on cite un cas de rupture isolée de la cristalloïde postérieure, observé par Knapp. Plus fréquente est la distension partielle ou la rupture partielle de la zonule de Zinn, d'où une modification de forme, une convexité plus grande de la lentille se traduisant par de la myopie avec astigmatisme cristallinien plus ou moins marqué (voir pour le mécanisme au chapitre de l'*Accommodation*). De plus, même en l'absence de désordres du côté de la capsule, une cataracte peut survenir, non plus par commotion vraie, mais indirectement par suite d'une rupture traumatique de la choroïde, c'est-à-dire par l'intermédiaire de l'hémorragie et de ses suites, la chorio-rétinite et le décollement rétinien consécutifs (Arlt). En pareil cas les faits importants pour le diagnostic sont, en plus du traumatisme invoqué comme cause de la cataracte, son unilatéralité, l'amblyopie ou l'amaurose qui l'accompagne, une certaine décoloration de l'iris, peut-être des synéchies postérieures, voire encore le ramollissement du corps vitré, indices du travail inflammatoire provoqué par l'accident.

II. — LUXATIONS DU CRISTALLIN

Le déplacement du cristallin mérite le nom de *luxation complète*, lorsque la lentille a quitté la fossette hyaloïdienne pour se plonger dans le corps vitré (*luxation rétro-irienne*), tomber dans la chambre antérieure (*luxation pré-irienne*), ou enfin s'échapper en dehors du globe oculaire, soit pour se loger sous la conjonctive (*luxation sous-conjonctivale*), soit même se perdre complètement. On dira par contre qu'il y a *luxation incomplète* ou *subluxation*, lorsque le cristallin affecte dans la fossette hyaloïdienne une position anormale, soit qu'il la déborde par un point (*décentration simple*), soit qu'il ait subi une décentration avec inclinaison de son axe sur l'axe optique (Gayet).

Une autre division comporte encore des *luxations traumatiques* et des *luxations spontanées* du cristallin. En réalité ces lésions doivent être étudiées simultanément, car elles diffèrent surtout par les altérations de l'appareil suspenseur, qui ont permis à la lentille de quitter sa place.

Les *altérations de la zonule*, causes des luxations du cristallin, sont traumatiques ou morbides. A la suite d'un traumatisme, la zone de Zinn se déchire soit en un point, soit sur une grande partie de son étendue ou même en totalité. Autrement dans les degrés élevés de myopie, dans la buphtalmie, dans les staphylômes de la région ciliaire, la zonule s'atrophie par suite de la distension qu'elle subit, ou des désordres nutritifs qu'elle éprouve du fait de l'état morbide du tractus uvéal et du corps vitré ramolli. Dans quelques cas de cataracte sénile ancienne et trop mûre, la zone de Zinn se rompt mécaniquement par distension. Cette atrophie s'observe encore dans certains cas de luxation congénitale du cristallin. Quand la zonule a subi une distension et par suite est atrophiée, elle est très exposée à se déchirer sur une étendue plus ou moins grande ou même complètement, tantôt sans cause appréciable, tantôt par suite d'une circonstance sans gravité, ainsi lorsque l'individu se penche en avant ou fait une chute. A plus forte raison cet accident est à craindre, si l'œil ou la tête entière subit une commotion un peu vive (Arlt).

Dans la *luxation incomplète* du cristallin, la symptomatologie diffère suivant le degré de déplacement de la lentille. Du fait du défaut de tension du sac cristallinien, consécutif à la cessation d'action de la zonule, la convexité du cristallin augmente, l'œil devient myope. En outre comme le défaut de tension est inégalement réparti sur la lentille, celle-ci offre un certain degré d'astigmatisme. Enfin les contractions du muscle ciliaire ne retentissent plus sur le cristallin, il n'y a plus d'accommodation.

Lorsque le cristallin, au lieu d'être resté placé de champ, a pris une position oblique, en plus de l'astigmatisme particulier qui résulte de ce déplacement, il y a lieu de noter le refoulement de l'iris par le bord proéminent de la lentille, d'où une profondeur inégale de la chambre antérieure et le tremblement possible de l'iris mal soutenu par la lentille.

Si le cristallin a glissé en partie hors de la fossette hyaloïdienne de façon à ce que son équateur vienne couper l'orifice pupillaire, dont un segment seulement se trouve devant la lentille, il en résulte pour le sujet une diplopie monoculaire. Dans quelques cas les rayons émanés des objets situés très près de l'œil traversent le cristallin, forment une image rétinienne qui en permet la vision; tandis que la vision des objets éloignés résulte de l'image fournie par ceux de leurs rayons qui ont traversé la portion aphaque de l'appareil dioptrique oculaire. De

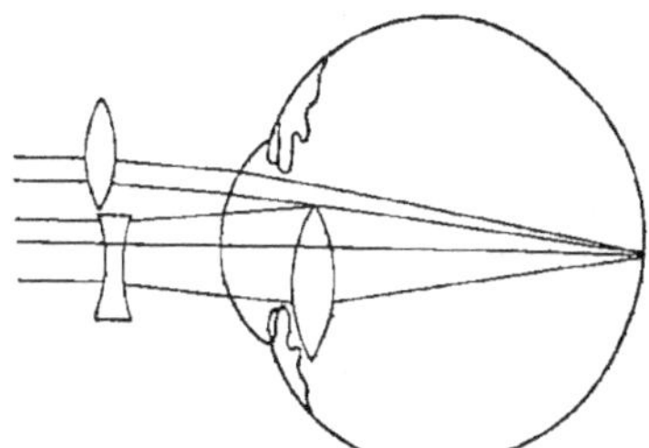

Fig. 134.
Examen du fond de l'œil après subluxation du cristallin.

son côté l'observateur perçoit l'image du fond de l'œil, grâce à l'emploi d'une lentille concave ou d'une lentille convexe suivant qu'il regarde par le segment pupillaire muni ou privé du cristallin. En outre à l'éclairage oblique, l'équateur du cristallin réfléchit fortement la lumière et apparaît comme un ménisque brillant, tandis qu'au miroir il se présente comme un ménisque obscur, parce que les rayons réfléchis par la rétine rencontrant le bord lenticulaire sous une incidence très prononcée subissent une réflexion totale.

Dans les cas les plus favorables, le cristallin conserve sa transparence et les troubles fonctionnels signalés précédemment persistent : autrement le cristallin ou bien s'opacifie, ou bien se luxe tout à fait ou encore il joue le rôle de corps étranger, irrite la région ciliaire d'où les désordres habituels de l'iridocylite et même de l'ophtalmie sympathique.

Le traitement de la luxation incomplète sans complication consiste dans le port de verres correcteurs, si l'on en trouve de favorables. Dans certains cas une iridectomie découvrira la lentille restée transparente : si elle est opacifiée on créera en bonne place une pupille artificielle. Enfin on aura recours à l'extraction de la lentille, s'il survient quelque accident d'irritation.

Complète immédiatement ou après une certaine période d'état incomplet, la luxation du cristallin est dite *postirienne*, *préirienne* ou *extraoculaire* suivant le siège qu'occupe la lentille.

Lorsque le cristallin est *luxé dans le corps vitré*, après résorption des hémorragies oculaires concomitantes, la chambre antérieure est profonde, l'iris, retiré en arrière, tremblote au moindre mouvement de la tête ou de l'œil. A l'ophtalmoscope, on constate un haut degré d'hypermétropie et, si la pupille n'est pas trop étroite, on reconnaît la lentille. Si celle-ci a conservé sa transparence, alors elle réfléchit la lumière et tranche sur le fond oculaire comme une tache arrondie, noire à la périphérie, grisâtre dans son centre ; opacifiée, elle est encore plus appréciable. En général, le cristallin luxé se trouve sur la paroi inférieure du globe en avant de l'équateur ; il obéit à ses mouvements brusques, se déplace dans le corps vitré. Au besoin l'absence des images de Purkinje démontrerait la vacuité de la fossette hyaloïdienne.

Si l'œil, ainsi traumatisé, peut fonctionner longtemps comme un œil aphaque, on voit cependant encore ici des phénomènes d'irritation de la zone ciliaire, l'iridocyclite, le glaucôme, ou une ophtalmie sympathique. Il faut alors, après dilatation au maximum de la pupille, tenter de faire tomber le cristallin dans la chambre antérieure par de petits coups réitérés donnés sur l'œil, la tête penchée en avant ; puis après avoir obtenu le myosis par des instillations d'ésérine, on pratiquera l'extraction, sachant que l'on devra s'efforcer de prévenir une perte trop abondante d'humeur vitrée. Si, ce qui est la règle, la manœuvre précédente ne déterminait pas la chute du cristallin dans la chambre antérieure, il faudrait tenter l'extraction en faisant une large incision à la cornée et en allant avec une large curette à la recherche de la lentille. Celle-ci loin de fuir dans le fond de l'œil est plutôt entraînée par le courant liquide vers la cornée sur laquelle elle glisse, maintenue et attirée par la curette.

Luxé dans la chambre antérieure, le cristallin est facile à reconnaître, même s'il est encore transparent ; il est jaune très pâle et son bord réfléchit fortement la lumière. Luxé secondairement, il peut être réduit considérablement de volume et cataracté ; souvent sa surface est alors inégale, tantôt convexe, tantôt aplatie ; il est d'un blanc crayeux ; il est libre et mobile ou bien adhérent à l'iris ou à la cornée. Cette dernière, au contact du cristallin luxé, s'opacifie peu à peu, parfois même s'ulcère. L'iris réagit également ; il survient de l'iridocyclite avec sclérite à son niveau. L'œil se déforme, le segment aminci et dilaté de la sclérotique porte en avant la base de la cornée sur une partie notable de sa circonférence ou même sur tout son pourtour, l'œil prend la forme d'une poire, sa tension augmente et aux accès névralgiques de l'iridocyclite succèdent ceux du glaucôme. Inutile de dire que la vision se perd. Il est donc indiqué d'extraire le cristallin tombé dans la chambre antérieure et alors on aura recours à une incision à lambeau inférieur, le couteau passant suivant le cas, en avant, en arrière ou même à travers la lentille. La plaie doit permettre une issue facile; et, si elle n'est pas spontanée, il faut saisir le cristallin à l'aide d'une curette, d'un petit crochet ou d'une pince en évitant sur l'œil toute pression qui favoriserait l'issue du corps vitré.

La *luxation sous-conjonctivale* se reconnaît à la présence d'une petite tumeur arrondie et aplatie, transparente si le cristallin est contenu dans sa capsule. Si le cristallin s'est échappé seul, la tumeur est irrégulière et opaque, siégeant auprès d'une déchirure de la sclérotique, en général à la partie supérieure ou interne du globe. Ce siège de prédilection s'explique par ce fait que les corps vulnérants atteignent surtout l'œil en bas et en dehors et que les enveloppes se déchirent au voisinage de l'insertion des muscles droits. La tension oculaire est diminuée, la cornée aplatie et dépressible, l'iris souvent déchiré ; et au niveau de la pupille l'on constate les phénomènes habituels dus à l'absence du cristallin. Si aucun accident inflammatoire ne survient on attendra la cicatrisation de la plaie scléroticale avant d'enlever le cristallin.

Dans les cas de *luxation extra-oculaire complète* le diagnostic s'impose si le blessé apporte son cristallin au chirurgien comme on l'observe quelquefois, autrement on reconnaîtra l'existence d'une plaie qui, intéressant à la fois la cornée et la sclérotique, n'est pas en rapport direct avec une déchirure de la conjonctive, enfin toute cause d'erreur sera évitée si l'on constate, à l'ophtalmoscope, l'absence du cristallin.

Après un pareil traumatisme on préviendra les accidents inflammatoires par la désinfection de l'œil et un pansement compressif, puis on corrigera ultérieurement l'aphakie par le port de lunettes convenables.

III. — CORPS ÉTRANGERS DU CRISTALLIN

La pénétration dans l'œil d'un instrument ou d'un corps étranger quelconque peut être suivie d'ouverture du sac cristallinien, de plaie ou même de perforation de part en part de la lentille. Il y a alors *plaie simple* et de règle *cataracte traumatique*. Dans les cas dont il est ici question, le *corps étranger* séjourne dans le cristallin. En général il s'agit de parcelles d'acier, de cuivre ou de pierre, d'un grain de plomb, corps étrangers qui ont traversé la cornée, puis la pupille ou l'iris, ou bien qui ont perforé la sclérotique et la zone ciliaire.

Les accidents qui résultent de la présence du corps étranger dans la lentille sont parfois, tout d'abord au moins, insignifiants; le corps est petit, il obture complètement la plaie de la capsule. Mais, de règle, le cristallin s'opacifie, les masses corticales font saillie et se résorbent chez l'enfant si bien qu'il ne conserve qu'une cataracte capsulaire renfermant encore le corps étranger, tandis que chez l'adulte il persiste un noyau avec le corps étranger, le tout entouré de la capsule. Dans quelques cas enfin le corps étranger s'échappe de la lentille avec les masses, qui font saillie dans la chambre antérieure, où il devient libre après leur résorption.

Si après l'accident l'examen de l'œil permet de constater la présence de la parcelle qui a pénétré dans le cristallin, plus tard, celui-ci opacifié, elle se trouve masquée. Alors s'il s'agit d'un éclat de fer, il colore en brun ou jaunâtre le tissu qui l'entoure. Du reste les commémoratifs, la constatation d'une plaie de la cornée, de la sclérotique, une cicatrice ou une synéchie postérieure de l'iris facilitent le diagnostic.

Quant au pronostic, il doit être réservé, car si l'on a cité quelques cas heureux de résorption du cristallin, d'ordinaire l'œil est exposé, par suite du gonflement rapide de la lentille, à des accidents glaucomateux, puis tardivement à des phénomènes inflammatoires intermittents que l'on attribue soit au déplacement du corps étranger, soit à des troubles dans la circulation des liquides intraoculaires.

L'extraction d'un corps étranger du cristallin nécessite en général l'extraction du cristallin lui-même. Par suite si le corps est enkysté et ne détermine pas de réaction, il faut attendre; au besoin pratiquer une iridectomie optique, si l'opacité du cristallin plus ou moins gênante laisse transparente une partie de la lentille. Peut-être chez l'enfant serait-on autorisé à tenter une discision en surveillant toutefois le corps étranger, afin de le faire sortir par une incision de la cornée, dès qu'il ferait hernie en dehors de la capsule. On doit en effet craindre qu'il ne tombe dans le sinus irido-cornéen, où il serait difficile à saisir. Enfin, lorsqu'on se trouve en présence d'accidents inflammatoires primitifs ou tardifs, il n'y a pas lieu de différer l'extraction du corps étranger et du cristallin; il est alors prudent d'exciser une portion de l'iris pour faciliter la sortie et prévenir la chute du corps étranger derrière cette membrane.

CHAPITRE LXXII

ENTOZOAIRES DU CRISTALLIN

A titre de curiosités pathologiques l'on a signalé la présence dans le cristallin de la *filaria lentis*, du *monostomum lentis*, du *distomum ophtalmobium* et peut-être du *cysticerque*. L'opacité de la lentille, causée par la présence de ces entozoaires, empêche de poser le diagnostic avant l'extraction de la cataracte.

A propos de ces faits exceptionnels, il convient de dire que récemment Galippe a reconnu l'existence de microbes dans certaines cataractes, sans cependant établir d'une façon certaine une relation de cause à effet entre leur présence et l'opacité du cristallin.

CHAPITRE LXXIII

TROUBLES DE NUTRITION DU CRISTALLIN
CATARACTES

Pour que les échanges nourriciers du cristallin s'effectuent d'une façon normale, il faut que le courant du liquide nutritif n'éprouve aucun obstacle et que sa composition ne soit pas altérée. Dans le cas contraire le trouble de la nutrition se traduit par une perte de transparence du milieu, la formation d'une *cataracte*.

Tantôt l'afflux du liquide nutritif est entravé du fait de modifications séniles athéromateuses des tissus au niveau de l'espace périlenticulaire, d'où une diminution de leur perméabilité et une altération de la sécrétion de l'humeur aqueuse. Ainsi s'explique, en partie du moins, la genèse de la cataracte chez les vieillards.

La même lésion résulte encore d'altérations pathologiques, qui elles aussi modifient la circulation lymphatique intraoculaire; tel est le cas pour les cataractes glaucomateuses, pour les cataractes qui succèdent aux irido-choroïdites, au décollement de la rétine.

Tantôt encore l'afflux nourricier est diminué en raison d'une réduction de l'afflux sanguin lui-même dans l'intérieur de l'œil. Cette pathogénie rend compte de l'influence que possèdent pour opacifier le cristallin les altérations séniles du cœur, en général les lésions cardiaques et aortiques, voire encore les modifications séniles des vaisseaux oculaires, les désordres qu'ils subissent dans la rétinite pigmentaire ou dans l'ergotisme.

Dans d'autres circonstances, il y a plutôt exagération du mouvement du liquide nutritif, c'est ainsi que les déchirures de la cristalloïde antérieure rompent l'équilibre du courant et permettent l'imbibition du tissu cristallinien par l'humeur aqueuse, de là la cataracte traumatique.

Parfois, le mouvement d'exosmose est activé par suite d'un changement de composition de l'humeur aqueuse. La déshydratation de la lentille pourrait tenir à un excès des sels dissous dans l'humeur aqueuse, d'où un appel exagéré de l'eau du cristallin. Cette théorie, qui a été invoquée pour expliquer la cataracte diabétique, est contredite par l'insuffisance de la quantité de sucre dissous dans l'humeur aqueuse. Chez ces malades, on est par suite amené à invoquer l'altération des vaisseaux ou du liquide sanguin lui-même, c'est-à-dire un trouble de nutrition comparable à celui qui parfois provoque des cataractes dans le cours des fièvres graves (typhus, fièvre typhoïde, variole) ou à la suite de la pénétration de certaines substances dans l'économie (cataractes naphtaliniques).

A côté des conditions pathologiques précédentes, il en est d'autres qui altèrent la transparence du cristallin en modifiant le sac capsulaire et indirectement parfois son contenu. Il s'agit alors de troubles de nutrition dus encore à la sénilité ou à des états inflammatoires des membranes voisines : cornée, iris et choroïde en particulier; de là la production de *cataractes capsulaires* que l'on oppose aux précédentes, dites *cataractes lenticulaires*.

En ne tenant compte que des conditions anatomiques du cristallin altéré dans sa transparence, on peut classer les diverses cataractes de la manière suivante :

1° *Cataractes capsulaires :* on les distingue en *cicatricielles* et *exsudatives*.

2° *Cataractes lenticulaires*. En voie d'évolution elles se divisent en *corticales antérieures, corticales postérieures* et *nucléolaires*. Une fois complètes elles sont : *dures, demi-molles* ou *demi-dures, molles* et *liquides*.

Quant à la désignation de *capsulo-lenticulaire*, elle convient à plusieurs des formes précédentes; la lésion principale intéresse alors tantôt la capsule, tantôt son contenu,

CATARACTES CAPSULAIRES. — 1° La *cataracte capsulaire cicatricielle* s'observe plutôt chez l'adulte que chez l'enfant à la suite d'une plaie, de la cristalloïde antérieure, assez étroite pour qu'il n'y ait eu qu'un très faible écartement de ses lèvres, d'où la possibilité de son occlusion. D'abord obstruée par la hernie des fibres cristalliniennes, la plaie, pendant que ces dernières se ramollissent et se dissolvent, se trouve fermée par suite de la prolifération de l'épithélium capsulaire. De là, résulte une véritable cicatrice, qui se montre à l'éclairage oblique comme une strie blanchâtre ou une opacité étoilée. Si, chez les jeunes sujets la restauration peut être assez complète pour que le tissu de la capsule et même les fibres voisines de la plaie reprennent parfois leur aspect normal, d'ordinaire l'opacité traumatique persiste indéfiniment, diminuant quelquefois d'étendue et d'épaisseur chez l'adulte, mais pouvant, à un âge plus avancé, devenir le point de départ d'un envahissement de toute la lentille. En réalité, cette cataracte dite *cicatricielle*, doit être considérée comme l'une des variétés de la cataracte que l'on qualifie encore de *traumatique*.

2° La *cataracte capsulaire exsudative* peut survenir à la suite de la perforation de la cornée, ou à la suite d'iritis ou d'irido-choroïdite. Dans le premier cas, il s'agit en général d'un abcès cornéen qui s'ouvre à la fois dans la chambre antérieure et à l'extérieur; de là une évacuation complète de l'humeur aqueuse et la mise en contact de la cristalloïde et de la cornée. Alors se forme une *cataracte polaire antérieure*. Sous l'influence du travail de réparation de l'ulcère cornéen, la cristalloïde à son niveau et les couches cristalliniennes sous-jacentes se modifient, la fusion s'établit avec la cicatrice cornéenne qui, retenant l'humeur aqueuse dans la chambre antérieure, repousse en avant la cornée, en arrière le cristallin, d'où la disjonction des surfaces soudées. ou parfois l'étirement sous forme d'une pyramide saillante du centre de la capsule (*cataracte pyramidale*), et d'une masse fibrineuse sous-jacente. Comme le point de contact primitif, ainsi du reste que l'abcès cornéen, correspond au centre des membranes, on trouve à l'examen optique de l'œil, en regard de la cataracte polaire antérieure, une petite taie cornéenne.

Il est de règle que les exsudats iriens, dans certaines iritis, si un traitement convenable ne s'y oppose, établissent des adhérences entre la membrane et la cristalloïde antérieure. Lorsque ces adhérences viennent à se rompre, elles laissent à leur niveau, sur la face antérieure du cristallin, des taches ordinairement pigmentées, qui, colorées en jaune brun à l'éclairage oblique, sont assez souvent disposées suivant une circonférence en rapport avec la ligne de contact du bord pupillaire. On dit alors qu'il existe des *dépôts d'uvée* sur la cristalloïde antérieure.

Dans d'autres cas, surtout dans certaines variétés lentes et chroniques d'iritis séreuse (iritis dysménorrhéique), Galezowski a vu se produire dans les deux yeux des taches blanchâtres mesurant de 1 à 2 millimètres de diamètre disséminées sur la cristalloïde, où l'on ne les aperçoit bien qu'en éclairant vivement la membrane et en l'examinant à la loupe.

A vrai dire, ces désordres ne mériteraient pas d'être rangés parmi les cataractes en raison du peu de gêne fonctionnelle qu'ils causent le plus souvent. Cependant des dépôts exsudatifs un peu abondants sont susceptibles de compromettre la nutrition de la lentille, en entravant les phénomènes d'osmose et d'exosmose, et cette action fâcheuse s'observe surtout après des irido-choroïdites, lorsque l'exsudation masque la cristalloïde antérieure tout entière et oblitère la pupille.

Pour Robin, il existerait, au point de vue anatomique, deux espèces de cataractes capsulaires : l'une est caractérisée par un dépôt pseudo-membraneux irrégulier sur la cristalloïde antérieure, dont la surface se présente alors avec un aspect rugueux ou framboisé. Dans l'autre variété, il se produit une incrustation de granulations de phosphate et de carbonate de chaux dans la cristalloïde antérieure, d'où son opacité.

Enfin, parmi les cataractes capsulaires l'on doit signaler les *cataractes secondaires* consécutives à l'opération de l'extraction, complication dont il sera question à propos de cette opération.

Lorsqu'il y a cataracte capsulaire, une intervention n'est indiquée que si la vision se trouve notablement altérée, ce qui d'ordinaire n'a pas lieu dans les cas de dépôts d'uvée sur la cristalloïde antérieure. Dans les autres variétés, suivant le siège de l'opacité et son étendue, on pratiquera l'iridectomie ou l'extraction de la lentille. Une opacité centrale, limitée, avec périphérie cristallinienne transparente, sera corrigée par une iridectomie; une opacité diffuse et étendue, surtout si elle est centrale, nécessitera l'extraction.

Cataractes lenticulaires. — Classées d'après la partie du cristallin où elles commencent à évoluer, elles se divisent en *corticales antérieures* ou *postérieures* et *nucléolaires*.

1° *Cataractes corticales antérieures.* — Développées à la surface du cristallin, elles sont parfois visibles à l'œil nu, souvent au simple éclairage oblique, toujours à l'ophtalmoscope. Elles peuvent affecter plusieurs formes. La plus commune est celle qui débute à la périphérie par une strie cristallinienne et qui progresse peu à peu vers le centre. On la désigne sous le nom de *cataracte corticale périphérique striée.* La strie opacifiée apparaît grisâtre avec ses bords diffus, arborescente, cherchant à atteindre la strie voisine, qui se prend à son tour, jusqu'à ce que la périphérie entière du cristallin soit envahie. Le centre de la lentille est pris le dernier. La surface entière de la couche corticale antérieure peut être opacifiée et le noyau rester encore transparent. Le lieu d'élection préféré de cette forme est l'angle interne et inférieur. Aussi pour la découvrir à l'ophtalmoscope, faut-il faire regarder l'œil en bas et en dedans et projeter la lumière de haut en bas derrière l'iris.

C'est la cataracte la plus rapide dans son évolution. De deux à six ans suffisent pour amener sa maturité Elle ne produit que tardivement des troubles fonctionnels, les opacités pendant longtemps se trouvant couvertes par l'iris, le champ pupillaire restant libre, le centre de la lentille n'étant atteint qu'en dernier lieu. C'est chez les persones relativement jeunes encore qu'on la rencontre. C'est la cataracte des gens de quarante-cinq à soixante ans.

Il est d'autres variétés d'opacités corticales antérieures plus rares, beaucoup plus longues dans leur évolution, certaines mêmes n'arrivant jamais à maturité. L'une, la *cataracte disséminée*, se caractérise par des opacifications se produisant à la fois dans diverses parties de la strie cristallinienne sans l'envahir en totalité, l'autre, la *cataracte poin-*

tillée, où l'opacification de la strie rappelle assez comme forme la ponctuation de la descemetite. Cette dernière cataracte ne se complétant presque jamais, se rencontre assez souvent à la suite de troubles de la choroïde, tels que la choroïdite diffuse, par exemple.

2° *Cataracte corticale postérieure.* — Tout à fait au début, quand la cataracte commence par la périphérie du cristallin, il n'est pas possible de dire si elle est antérieure ou postérieure, les deux surfaces se rejoignant en ce point. Mais dès qu'elle est à peine prononcée, la cataracte corticale postérieure se distingue par son grand éloignement de la surface irienne et par la *face concave* nettement accusée qu'elle présente. Elle offre deux formes principales. L'une *périphérique* striée se diagnostiquant par les deux signes que nous venons de signaler. Elle est d'une lenteur extrême comme évolution ; vingt, trente, quarante ans ne suffisent pas à la compléter. C'est là une cataracte assez fréquente chez les myopes. La seconde forme *centrale* est désignée sous le nom de *polaire postérieure.* Tantôt congénitale, tantôt acquise, on la rencontre plus particulièrement dans la rétinite pigmentaire et dans la choroïdite diffuse ou atrophique. Elle offre parfois une simple tache noirâtre arrondie et à bords assez nets, parfois la tache a deux ou trois prolongements. Elle est étoilée. On diagnostique son siège par le déplacement de la cataracte qui s'opère toujours en sens inverse des mouvements de l'œil. Congénitale, elle reste stationnaire la plupart du temps ; acquise, sa progression est si lente qu'elle ne se complète qu'exceptionnellement.

3° *Cataracte nucléolaire.* — On l'appelle la cataracte des vieillards. C'est après soixante ans que d'ordinaire on la rencontre. Dès le début, elle trouble la vision ; correspondant au champ pupillaire, elle est fort difficile à découvrir. En effet, elle n'occupe qu'une toute petite zone d'une épaisseur imperceptible et que traversent facilement les rayons lumineux projetés par le miroir. Aussi faut-il certaines précautions pour la diagnostiquer. Il faut d'abord se servir d'un faible éclairage, placer derrière le miroir, qui sera plan, une lentille de 15 ou 20 dioptries convexe et examiner le cristallin, non de face, mais obliquement, de façon à prendre l'opacité dans sa plus grande épaisseur. Son diagnostic est d'autant plus important que l'erreur est facile et peut être grossière. En effet, comme la vue est troublée d'emblée, on se figure facilement qu'il s'agit d'une lésion des membranes profondes qu'on cherche à découvrir. Or, le fond de l'œil vu à travers cette opacification centrale est nuageux et assez analogue à celui fourni par le trouble du corps vitré produit par la choroïdite diffuse syphilitique. Aussi, est-il fréquent de porter ce diagnostic et d'instituer le traitement qu'il comporte au grand détriment des malades, alors qu'un examen méthodique eût évité toute erreur et permis de constater que la lésion est dans le noyau du cristallin et qu'il n'existe aucune altération des membranes profondes.

La cataracte nucléolaire marche lentement. Douze à quinze années sont la durée moyenne de son évolution.

Il est possible d'améliorer la vision des gens qui en sont atteints. Une goutte d'une solution d'atropine à intervalles très éloignés permet, en dilatant la pupille, de mettre à découvert la périphérie transparente du cristallin et d'améliorer la vision. Inversement, dans la cataracte corticale périphérique, en resserrant la pupille par un myotique, on force les rayons lumineux à passer exclusivement par le centre de la lentille qui ne s'opacifie qu'en dernier lieu. Toutefois, nous conseillons de n'avoir recours qu'exceptionnellement à ces moyens qui ne sont pas sans inconvénient si on en abuse, tendance que prennent facilement les malades.

Cataracte lenticulaire complète. — Le diagnostic de la nature de la cataracte arrivée à sa maturité est d'une grande importance au point de vue opératoire, toutes les formes ne demandant pas l'application de la même méthode, et parmi celles qui sont traitées par l'extraction, les unes réclamant une plaie à grand lambeau, les autres à petite ouverture, le volume et la dureté de la cataracte servant toujours de guide à ce sujet.

Nous avons adopté la division des cataractes complètes en *dures, demi-dures* ou *demi-molles, molles* et *liquides*.

1° La *cataracte dure* ou *sénile* est celle qui, en débutant, a eu pour point de départ le noyau (*cataracte nucléaire*).

Le cristallin, qui a conservé son volume normal, présente un noyau d'autant plus volumineux que l'affection a débuté plus tardivement, et tout autour des masses corticales opaques. Le noyau est translucide, de coloration jaunâtre ou ambrée, plus foncée au centre qu'à la périphérie; il s'agit là d'un dessèchement du centre de la lentille, d'une sclérose avec rétraction de son noyau. Autour de celui-ci les couches des fibres se laissent dissocier par les liquides, surtout au niveau de l'équateur du cristallin, d'où leur opacification sous forme d'un gérontoxon plus ou moins complet. A l'examen microscopique, entre le noyau et les masses corticales, on constate une sorte de séparation due à la formation de vacuoles remplies de liquide. Ultérieurement l'opacification gagne d'une part de l'équateur vers les pôles, de l'autre de la profondeur vers la superficie. Ce sont alors des stries variées comme dessin, qui souvent paraissent rayonner autour du centre de l'orifice pupillaire et former une espèce d'étoile jusqu'à ce que leur fusion se complète. Leur présence en avant du noyau en masque plus ou moins la teinte; de plus, tant que les couches les plus superficielles conservent leur transparence, celle-ci se traduit par la présence d'un anneau noir interposé entre le contour pupillaire de l'iris et la tache opaque centrale du cristallin. La disparition de cet anneau indiquant l'opacité de toute la lentille, on dit alors que la cataracte est *mûre*.

Si le sujet conserve sa cataracte arrivée à maturité, celle-ci peut présenter diverses altérations. Tantôt il survient une fusion intime entre le noyau et les couches corticales ; au moment de l'extraction, la lentille s'échappe tout entière laissant un sac cristalloïdien transparent. Tantôt les masses corticales deviennent friables, s'opacifiant irrégulièrement, d'où un aspect nullement uniforme de l'écran pupillaire, d'où aussi la persistance de débris cristalliniens dans la cristalloïde après la sortie du noyau. Enfin sous une influence tout aussi inconnue, les masses corticales peuvent se transformer en une émulsion laiteuse dans laquelle nage et se déplace suivant les mouvements de la tête un noyau d'autant plus réduit que la venue de la cataracte a été plus précoce. C'est là la *cataracte morgagnienne*.

Lorsque la cataracte débute à un âge très avancé, ou plus exactement chez un vieillard dont le cristallin a subi une sclérose sénile physiologique, presque complètement la lentille prend une teinte qui tend vers le brun noirâtre et qui se fonce régulièrement de la superficie vers la profondeur. La cataracte est alors dite *noire*. Cette coloration noire de la cataracte qui provient d'après les uns de l'infiltration pigmentaire, qui d'après les autres est exclusivement formée par de l'hématine, peut être si prononcée qu'il est impossible de rien distinguer du cristallin et que la confusion peut être faite avec une apoplexie totale du vitré. Le diagnostic différentiel sera basé sur la perception lumineuse, qui sera toujours facile et rapide dans l'altération du cristallin, plus lente et parfois absente dans celle du vitré. Dans la cataracte tout est noir à l'ophtalmoscope, on aperçoit souvent à la périphérie un reflet rougeâtre dans l'apoplexie. Enfin, la première est venue progressivement et a mis des années à produire la cécité. C'est tout d'un coup que survient la seconde, entraînant avec elle la perte de la vision.

Il convient encore de signaler une autre variété de cataracte sénile que les auteurs considèrent comme *capsulo-lenticulaire* ; en réalité, il s'agit d'un degré plus avancé de l'altération du cristallin. Une cataracte dure corticale est mûre depuis longtemps, alors la capsule antérieure perd de sa transparence et présente une plaque d'un blanc plus ou moins opaque, à contours déchiquetés qui s'étendent sans l'atteindre vers l'équateur du cristallin. Cette opacité fait l'effet d'un voile jeté en avant des opacités de la lentille elle-même. Au point de vue opératoire, il y a lieu en pareil cas de pratiquer soit l'arrachement de la cristalloïde antérieure, soit l'extraction de la capsule et de son contenu.

2° La cataracte *demi-molle* ou *demi-dure* présente un noyau plus ou moins volumineux avec de nombreuses couches corticales séparées et ramollies. Sa teinte est blanche, fromageuse à la périphérie et formée par les couches corticales, jaune ambrée au centre et produite par le noyau. L'étendue de cette dernière fait préjuger du volume des parties dures. Cette forme de cataracte se rencontre le plus souvent chez les personnes encore relativement jeunes et fait suite à l'opacification qui a débuté par les couches corticales.

3° La *cataracte molle* ou *juvénile* résulte de l'imbibition des fibres cristalliniennes et de leur transformation en une émulsion graisseuse. Observée chez les enfants et les jeunes gens, c'est-à-dire avant trente-cinq à quarante ans, cette lésion débute dans les couches superficielles de la lentille dont le noyau n'est pas encore formé. Tout d'abord elle se traduit par de larges stries rayonnantes blanchâtres ou grisâtres : parfois il existe, tendues du centre vers la périphérie de la lentille trois stries, qui partagent le cristallin en trois segments triangulaires (*cataracte à trois branches de Cloquet*), parfois plus nombreuses ces stries dessinent une *cataracte en étoile*. A travers le treillage qu'elles constituent, ces opacités laissent apercevoir grâce à la transparence du noyau les opacités analogues de la calotte cristallinienne postérieure. L'aspect de la cataracte toutefois ne tarde pas à se modifier, la transformation du tissu cristallinien se généralise, l'opacité devient uniforme, blanchâtre, mais sans rien qui rappelle la teinte ambrée de la cataracte dure. De plus, comme les couches les plus superficielles de la lentille sont opaques, on ne voit pas l'anneau sombre qui dans certaines cataractes dures traduit leur transparence. Enfin le volume du cristallin est augmenté du fait de son imbibition, l'iris se trouve par suite projeté en avant et la chambre antérieure rétrécie ; l'augmentation de volume peut être portée au point de provoquer de la dilatation pupillaire, voire même des accidents glaucomateux.

Chez les jeunes sujets, l'affection marche vite et la cataracte se présente comme un cristallin volumineux, distendu par un liquide blanc bleuâtre analogue au lait. C'est la *cataracte laiteuse*, dont parfois la cristalloïde s'épaissit au point d'être difficile à déchirer. Mais dans d'autres circonstances le liquide se résorbe plus ou moins, des parties denses tenues en suspension tendent à se déposer dans les régions déclives du sac cristalloïdien, de là le nom de la *cataracte sédimentaire*. Autrement la résorption se complète, la capsule elle-même opacifiée s'aplatit sur les dépôts graisseux et calcaires, qui la remplissent incomplètement. Il y a *cataracte cystique* ou *aride siliqueuse*, voire encore *cataracte calcaire* s'il s'est déposé dans son intérieur de nombreux grains de phosphate et de carbonate de chaux. Ainsi altérée la cataracte subit, lors des mouvements de l'œil, des oscillations d'avant en arrière ou d'arrière en avant, de haut en bas ou de bas en haut, fait qui résulte des lésions consécutives de la zonule de Zinn, elle-même atrophiée et relâchée, et du corps vitré ramolli. On dit la *cataracte branlante* et, sous l'effort de quelque violence extérieure, elle est capable de se luxer.

4° La *cataracte liquide* peut exister avec *noyau flottant* où *sans noyau*. Avec noyau flottant elle est dite *morgagnienne*. Nous en avons parlé à propos de la cataracte dure. Sans noyau flottant elle est d'ordinaire la transformation de la cataracte molle, dont les couches de plus en plus imbibées et ramollies se désagrègent et se liquéfient. On voit alors, le malade étant dans la position verticale et l'œil bien au repos, les couches cristalliniennes se superposer suivant leur degré de densité. Il n'est pas rare de voir le segment supérieur occupé par une couche complètement liquide et transparente à travers laquelle la lumière passe, permettant un certain degré de vision.

Indépendamment des variétés anatomiques précédentes de cataractes dures ou molles, il y a lieu d'étudier certaines cataractes spéciales en raison de la cause même qui les a provoquées, savoir : les cataractes que l'on voit survenir dans le diabète, à la suite d'irido-choroïdite, de glaucome, de décollement de la rétine, de rétinite pigmentaire ou enfin comme conséquence d'un traumatisme du cristallin.

La *cataracte diabétique* doit être différenciée de la cataracte chez le diabétique. L'affection en effet peut être purement sénile ou présenter des particularités dues au diabète lui-même, et alors seulement elle mérite l'épithète de *diabétique*. Cette remarque explique les divergences des auteurs au sujet de sa fréquence ; en réalité elle est rare. Généralement les opacités apparaissent tout d'abord dans le segment postérieur de la lentille; d'autres fois elles se montrent simultanément dans les couches antérieures et postérieures, formant comme une enveloppe opaque au noyau resté transparent. Celui-ci s'opacifie et se ramollit secondairement; et, dans son ensemble la cataracte prend une consistance demi-molle ou molle. Enfin il n'est pas inutile de rappeler que le diabète provoque, en plus du trouble de nutrition du cristallin, des désordres dans les membranes profondes (taches hémorragiques ou exsudation sur la rétine en particulier), d'où des conditions fâcheuses au point de vue du retour de la vision après l'extraction de la cataracte.

A la suite d'une *irido-choroïdite* de longue durée le cristallin s'opacifie parce que ses échanges nutritifs se trouvent empêchés par les exsudats déposés sur la cristalloïde et les troubles de la circulation lymphatique. Plus ou moins masquée par suite de l'oblitération de la pupille, cette cataracte se présente comme une cataracte dure, qui se transforme grâce à des dépôts de cholestérine sous la cristalloïde et à l'incrustation calcaire des fibres cristalliniennes. Dans certaines formes même, la substance du cristallin se ramollit, se résorbe et la cataracte se réduit au sac cristalloïdien incrusté de chaux (*cataracte aride siliqueuse*). Les lésions rétiniennes concomitantes méritent souvent à cette cataracte le qualificatif d'*amaurotique*.

Le *glaucôme*, sauf peut-être la variété du glaucôme chronique simple, se complique de cataracte lorsqu'il est arrivé à sa période ultime, alors que le nerf optique est excavé et atrophié; c'est donc ici encore une *cataracte amaurotique*. Dure, repoussant l'iris en avant, cette cataracte se caractérise par sa teinte gris verdâtre uniforme et surtout par la coexistence des autres symptômes glaucomateux : dureté de l'œil, dilatation considérable de la pupille, injection de grosses veines scléroticales, enfin perte complète de la vision. Très sujette à se luxer, la cataracte glaucomateuse, tombée dans la chambre antérieure, entraîne par compression la nécrose limitée de la cornée, d'où la hernie du cristallin opacifié, le *phakocèle*. Cette tendance à la luxation doit être présente à l'esprit du chirurgien, qui se prépare à pratiquer une iridectomie chez un pareil cataracté.

Les désordres anatomiques de la choroïde et du cercle ciliaire, qui accompagnent ou provoquent le *décollement de la rétine*, entravent la nutrition du cristallin, d'où son opacification. Il se produit alors une cataracte molle ou demi-molle dont la cause est évidente, si la lésion rétinienne avait préalablement été constatée ou si l'exploration du champ visuel est encore possible. Souvent elle adhère à l'iris, et la pupille est parfois obstruée en raison des poussées d'iritis que provoque le décollement.

Nous avons signalé plus haut la *cataracte polaire postérieure* consécutive à l'altération générale de la nutrition de l'œil dans la *rétinite pigmentaire*.

Déjà à propos des cataractes capsulaires il a été question d'une *cataracte traumatique* due à la cicatrisation d'une plaie de la cristalloïde ; mais par *cataracte traumatique* on entend plus souvent l'opacification de la lentille elle-même. Cette lésion a été observée après de simples commotions de l'œil, fait qui a été contrôlé expérimentalement par Berlin. On l'a vue survenir après une attaque de convulsions. A la vérité il est plus facile de comprendre l'imbibition et l'opacification du cristallin après une déchirure de son enveloppe membraneuse. Rarement il existe une déchirure isolée de la cristalloïde postérieure ; plus souvent la cataracte résulte d'une plaie de la cristalloïde antérieure ou encore de la pénétration dans la lentille d'un corps étranger, qui s'y est arrêté ou l'a traversée de part en part. Suivant l'étendue de la plaie et l'âge du malade, l'affection évolue différemment. Une petite ouverture, surtout chez un sujet âgé, qui ne laisse pénétrer que peu d'humeur aqueuse, n'expose pas fatalement à l'opacification complète. Si, au contraire, la largeur de la plaie permet une imbibition facile et rapide, les fibres cristalliniennes se gonflent, se ramollissent, se désagrègent, font hernie et tombent dans la chambre antérieure. Là, elles sont résorbées, si le sujet est jeune, et le sac capsulaire se vide complètement. Autrement la résorption reste partielle et le résidu des fibres cristalliniennes constitue avec la capsule une *cataracte capsulo-lenticulaire* de petit volume, qui parfois devient *crétacée* ou *phosphatique*. Chez les adultes et surtout chez les vieillards la résorption fait défaut, le cristallin se transforme en une *cataracte molle*, ou *demi-molle* qui dans certains cas est assez volumineuse pour repousser l'iris en avant, comprimer le cercle ciliaire et provoquer un glaucôme secondaire.

SYMPTOMATOLOGIE. — La *symptomatologie* de la cataracte comporte un ensemble de signes et de symptômes dont le groupement varie suivant les formes anatomiques précédemment étudiées. Déjà il a été, à différentes reprises, question des signes offerts par le cristallin opacifié soit à l'examen direct, soit à l'éclairage oblique, soit enfin à l'examen avec le miroir ophtalmoscopique.

A l'examen direct, on constate que la coloration noire de l'orifice pupillaire a fait place à une teinte grisâtre, opaline, jaunâtre, tantôt plus ou moins uniforme, tantôt parsemée de stries. Parfois, la coloration noire de la cataracte en impose à première vue, mais alors la disparition de la troisième image de Purkinje, l'image moyenne et renversée, décèle l'opacification des couches situées en avant de la cristalloïde postérieure. Dans d'autres cas, il y a cataracte et cependant la pupille conserve sa couleur normale. Mais à l'éclairage oblique, les opacités cristalliniennes peu marquées réfléchissent la lumière et traduisent leur présence comme des taches blanchâtres, tandis que, à l'examen avec le miroir plan, elles font tache sur le fond rouge de l'œil, en raison de leur teinte grise ou noire.

De l'aspect même de la cataracte, l'on déduit parfois sa nature, les *cataractes polaires antérieure* ou *postérieure*, la *cataracte cicatricielle*, les *dépôts d'uvée* se reconnaissent aisément. Des plis, des rugosités, un volume très petit caractérisent la *cataracte aride siliqueuse*, tandis qu'une opacité globuleuse fait penser à la *cataracte cystique*. Une teinte gris blanchâtre ou jaune verdâtre, ambrée, indique une cataracte lenticulaire, dure, dont le noyau est d'autant plus consistant qu'à l'éclairage oblique sa coloration est plus foncée. Une tache blanc bleuâtre, quelquefois nacrée à l'éclairage direct et à l'éclairage latéral surtout après dilatation de la pupille, des opacités très variées comme forme et position, indiquent une cataracte molle. Alors une demi-transparence, des stries fines et radiées, une coloration gris foncé, font soupçonner une consistance analogue à celle du cristallin normal, tandis que des facettes larges, triangulaires, blanc bleuâtres, nacrées, caractérisent un ramollissement de consistance analogue à celle de la bouillie. Enfin une teinte homogène indique la dissociation totale des éléments figurés du cristallin, par conséquent une cataracte liquide (Liebreich). Il suffira encore de rappeler la présence du noyau flottant de la cataracte de Morgagni, les dépôts dans la partie déclive de la cataracte sédimentaire, les oscillations de la cataracte branlante...

Au point de vue fonctionnel, le *trouble de la vision* est en rapport avec l'étendue, l'épaisseur et surtout le siège de l'opacité cristallinienne. Centrale, elle gêne surtout lorsque le sujet est exposé à une vive lumière, car sa pupille se contracte, de là la démarche habituelle de ces cataractés qui s'avancent la tête baissée, les sourcils froncés, les yeux protégés par des coiffures à larges bords ou des verres fumés. Si au contraire la périphérie de la lentille s'opacifie la première, la mydriase est défavorable pour la vision, mieux vaut une pupille étroite qui met à l'abri des images diffuses provoquées par la réfraction irrégulière des parties altérées du cristallin. Dans l'un et l'autre cas, l'acuité visuelle baisse progressivement, plus ou moins vite, mais sauf l'existence de complications, il est toujours possible pour le sujet d'avoir une perception quantitative des rayons lumineux d'une bougie placée à quelques mètres de distance.

La diminution de l'acuité visuelle s'accompagne de la venue de la *presbytie;* ce fait, surtout frappant chez les jeunes sujets, s'explique par la résistance plus grande offerte à l'action du muscle ciliaire par le cristallin durci ou augmenté de volume. D'autres fois l'augmentation de densité de la lentille et son changement de volume se traduisent par le développement progressif d'une véritable *myopie acquise*, parfois avec *astigmatisme* plus ou moins irrégulier.

Parmi les symptômes qui, au début de l'affection, attirent l'attention du malade, il convient de signaler les *mouches volantes*, filaments allongés qui lui paraissent se déplacer en tous sens devant ses yeux à une distance de 25 à 50 centimètres. Impressionnée anormalement par des rayons lumineux que réfracte irrégulièrement le cristallin opacifié, la rétine réagit sous l'impression des ombres que projettent sur elle les corpuscules normaux du vitré. C'est encore à cette impression anormale de la membrane nerveuse que l'on attribue son hyperesthésie et la *photophobie* qu'accusent certains cataractés. Toujours sous la même influence de la réfraction irrégulière du cristallin, l'on peut constater les phénomènes de *diplopie* ou de *polyopie monoculaire*, surtout dans la vision des objets lumineux éloignés (becs de gaz) et aussi le phénomène connu sous le nom d'*irisation*. En s'opacifiant, le cristallin a cessé d'être achromatique, et de là la vision autour des flammes des auréoles, qui inquiètent les malades. Enfin, chez les enfants, la formation des cataractes s'accompagne souvent de l'apparition du *nystagmus*.

Des descriptions précédentes découle le *diagnostic* de la cataracte et de ses variétés. Toutefois, quelques causes d'erreur sont encore à signaler et il importe de fixer la question de savoir à quels signes on reconnaîtra qu'une cataracte doit ou ne doit pas être opérée.

Chez certaines personnes, surtout à un âge un peu avancé, l'examen de l'œil à l'éclairage oblique décèle un reflet vague, grisâtre du cristallin, que l'on peut être tenté de prendre pour un début de cataracte. Toute erreur est cependant impossible si, au besoin après dilatation de la pupille, l'on examine le fond de l'œil avec le miroir. Il en sera de même chez certains hypermétropes, dont les cristallins présentent des lignes rayonnantes assez distinctes pour être aperçues à l'œil nu ou à l'éclairage oblique. Enfin, toujours la même manœuvre empêchera encore de porter le diagnostic de cataracte chez un glaucomateux ; ici, de plus, on doit tenir compte des signes ordinaires de l'affection.

Certaines opacités du corps vitré peuvent en imposer pour une cataracte ; ce n'est pas le cas lorsqu'elles sont mobiles en tous sens aux moindres mouvements du globe. Mais, dans quelques cataractes nucléaires ou polaires postérieures, le nuage interposé devant la papille rappelle tout à fait le trouble du vitré dans la choroïdite syphilitique. Il est vrai que si l'on dilate la pupille, on trouve en général quelques points du cristallin assez transparents pour laisser voir le fond de l'œil avec son reflet normal, particularité qui ne s'observe pas dans l'hyalitis spécifique. Si de plus on éclaire obliquement avec un miroir concave, on reconnaît une opacité que l'on localise dans le cristallin. Autrement encore, l'on hésitera à localiser dans le cristallin plutôt que dans la vitrine une opacité fixe ; l'erreur, toutefois, est impossible si le point noir, vu au miroir, siège dans les parties antérieures de la lentille, car il suit les mouvements de l'œil, s'élève ou s'abaisse lorsque le sujet dirige le regard en haut ou en bas. Un déplacement en sens inverse de celui de l'œil caractérise l'opacité du vitré ou des couches les plus postérieures du cristallin. En cas de doute, on fera bien d'examiner le point en litige, en plaçant derrière le miroir plan, une lentille convexe de huit à dix dioptries et en se tenant assez près de l'œil pour voir à la loupe le point opacifié.

Quant au diagnostic de la *maturité de la cataracte*, il a perdu de son importance. Autrefois, l'on craignait beaucoup que les couches superficielles du cristallin encore transparentes ne restassent dans la cristalloïde, car leur opacification ultérieure provoquait une cataracte secondaire. Actuellement, une technique opératoire meilleure permet d'intervenir sans attendre l'opacification complète de la lentille. L'on pratiquera donc l'opération de la cataracte dès que la vision est assez diminuée pour que le sujet ne puisse plus se conduire. Si un seul œil est atteint, l'autre permettant une vision suffisante, il est indiqué encore de proposer l'opération ; sans doute l'œil opéré ne pourra pas être muni utilement du verre correcteur nécessaire (les images rétiniennes trop différentes troubleraient la vision binoculaire), mais le rétablissement de son champ visuel facilitera l'orientation.

Lorsque l'opération parait nécessaire, il convient encore de s'assurer qu'elle n'est pas contre-indiquée, et à cet effet, l'on doit rechercher certaines *complications* locales ou générales. Parmi les premières, les unes sont faciles à saisir; ce sont des taies ou des staphylomes de la cornée, des synéchies antérieures de l'iris. Les autres, plus délicates à constater, consistent dans des adhérences de l'iris à la cristalloïde, dans l'atrésie de la pupille par des fausses membranes pupillaires. On devra tenir compte de l'influence propre de ces obstacles sur la pénétration des rayons lumineux. Il doit en être de même de l'influence fâcheuse des lésions profondes, qui parfois échappent complètement au diagnostic en raison même de l'opacité du cristallin.

Afin d'éviter toute surprise, le chirurgien doit toujours s'enquérir des commémoratifs de l'affection, considérer la tension oculaire, la profondeur de la chambre antérieure, la mobilité de la pupille, l'état de l'iris. Puis il interrogera les phosphènes et déterminera le champ visuel. A cet effet, on recommande au malade de maintenir le regard fixe et l'on promène une lampe autour de lui dans différentes directions et à des distances variables, afin d'explorer la sensibilité des diverses parties de la rétine. La cataracte sénile avec noyau volumineux permet alors de voir la lumière à la plus grande distance, 6 ou 8 mètres environ. Les cataractes molles réduisent cette distance à 4 ou 6 mètres, et on la trouve plus courte (3 ou 4 mètres) dans les cataractes liquides ou les cataractes laiteuses des jeunes sujets (Galézowski). De l'intégrité apparente du champ visuel, l'on ne saurait conclure à l'intégrité absolue des membranes profondes; des hémorragies ou des exsudats chorio-rétiniens, par exemple, échapperont, si les scotomes qu'ils provoquent sont peu étendus. Les données ainsi obtenues seront néanmoins suffisantes, car même dans les cas précédents, l'opération serait utile; du reste, les chances d'erreur seront encore diminuées si l'on interroge l'état général du sujet. En particulier, l'analyse des urines doit toujours être pratiquée pour déterminer s'il existe de la glycosurie, de la phosphaturie ou de l'albuminurie, symptômes qui réclameront leur traitement médical préalable avant l'intervention. Il en serait encore de même des complications possibles du côté des voies respiratoires et circulatoires.

Traitement. — Le *traitement* de la cataracte ne se résume pas dans l'extraction du cristallin. Sans accepter l'illusion des améliorations de la vision, attribuées à l'influence d'un traitement purement médical sur la cataracte, améliorations qui s'expliquent dans quelques cas exceptionnels par une résorption de la lentille et qui résultent plus souvent soit d'une luxation spontanée du cristallin opacifié, soit de la disparition plus ou moins complète d'une lésion profonde concomitante, on ne doit pas tout d'abord négliger quelques moyens thérapeutiques médicaux utiles chez les cataractés. Déjà il a été signalé que dans certaines formes d'opacités, surtout prononcées au centre de la lentille, les mydriatiques (collyre à la cocaïne 1/50 ou à l'atropine 1/200) amélioraient la vision ; dans certaines variétés, au contraire, à opacités périphériques, les myotiques (collyre à la pilocarpine 1/20, à l'éserine 1/50) doivent être préférés. On n'oubliera pas, toutefois, les dangers de glaucome auxquels expose l'emploi prolongé de l'atropine. Chez certains sujets, le port de verres pourra être prescrit utilement, en particulier les verres fumés qui favorisent la dilatation de la pupille et agissent comme les mydriatiques. Autrement, pour améliorer la vision, on autorisera quelques malades à se servir de forts verres convexes ou de loupes, mais à la condition de n'en pas abuser, et au contraire on donnera aux cataractés myopes des verres concaves pour la vision de loin.

Tous ces moyens du reste ne sont que des palliatifs utiles pendant la période de durée si variable, qui s'écoule entre le début de la cataracte et le moment où la gêne qu'elle procure nécessite l'opération. Dans le but d'abréger cette période on a tenté entre autres choses le massage de l'œil, la capsulotomie, l'iridectomie ou encore les injections sous-cutanées de pilocarpine, mais ces interventions ne sont pas en réalité entrées dans la pratique, et la possibilité d'enlever la cataracte avant sa maturation complète, actuellement bien démontrée, enlève à ces recherches la plus grande partie de leur intérêt.

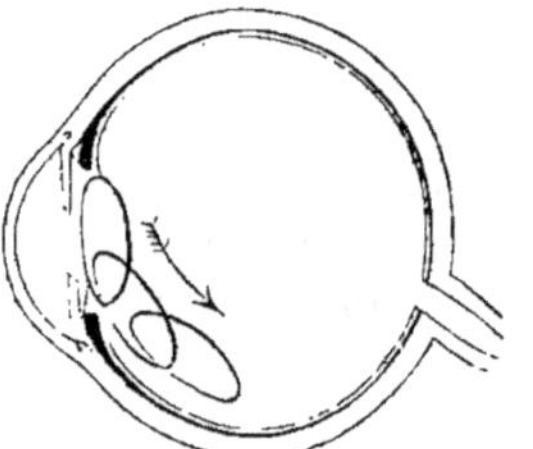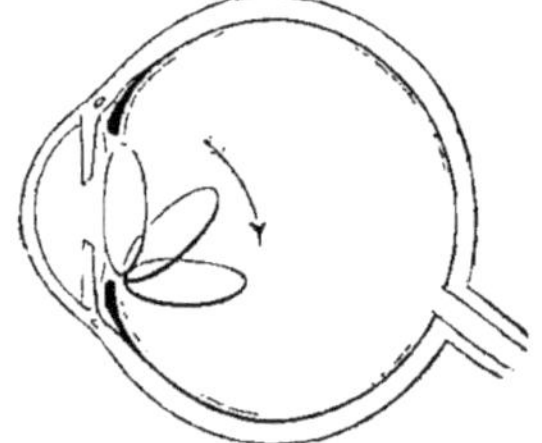

Fig. 135 et 136.
Déplacement du cristallin dans l'abaissement et dans la réclinaison.

L'*abaissement*, la *réclinaison*, l'*aspiration*, la *discision* et l'*extraction* du cristallin cataracté, telles sont les méthodes qui ont été utilisées pour opérer la cataracte, les deux dernières seules sont utilisées à notre époque, elles seront décrites dans le chapitre suivant. Toutefois l'aspiration conserve encore quelques partisans. Ici il sera question seulement des indications qui feront préférer l'une de ces méthodes ou l'autre.

Déplacer le cristallin opacifié pour désobstruer l'orifice pupillaire, abaisser en un mot ou mieux luxer la lentille dans le corps vitré, constitue une opération complètement abandonnée à cause des accidents glaucomateux que provoque la cataracte transformée en véritable corps étranger intra-oculaire. De même l'*aspiration* des cataractes molles ou liquides, pour laquelle un instrument très ingénieux et le meilleur du genre avait été fait par le Dʳ Redard, doit être actuellement délaissée. Sans parler des grandes chances d'infection avec une telle opération, faire pénétrer à travers une petite plaie du limbe scléro-cornéen jusque dans le sac capsulaire une aiguille creuse, qui permet l'aspiration de son contenu ramolli au liquide, ne suffit pas. Les deux feuillets de la cristalloïde restent en place et entre eux se forme le plus souvent une nouvelle opacité, dont l'étude rentre dans celle des cataractes secondaires, étude qui sera faite à propos des deux dernières méthodes, la *discision* et l'*extraction*.

Relativement au choix à faire dans un cas donné entre la discision et l'extraction, il suffit de dire que la discision doit être réservée aux cataractes molles des enfants et des adolescents; passé l'âge de vingt ans elle ne saurait donner de résultats assez certains pour être tentée. Enfin on la pratique dans le cas de cataracte secondaire.

CHAPITRE LXXIV

CHIRURGIE DU CRISTALLIN

OPÉRATIONS DE LA CATARACTE

Que l'on doive pratiquer chez un cataracté une *discision* ou une *extraction*, il est un ensemble de soins préliminaires qu'il convient de ne pas négliger. Sans revenir ici sur les indications particulières, qui peuvent découler de l'état général du sujet et qui ont déjà été signalées, il n'est pas inutile de rappeler que l'asepsie du champ opératoire, c'est-à-dire dans le cas actuel des voies lacrymales, des paupières, et du sac conjonctival est de rigueur. Au besoin un traitement préalable approprié devra combattre une rhinite, une dacryocystite chronique; puis, au moment d'opérer, un lavage exact de la surface cutanée depuis les sourcils jusqu'à la joue, une irrigation dans les culs-de-sac conjonctivaux avec une solution tiède de biiodure de mercure (biiodure de Hg 5 centigrammes, alcool à 90° 20 grammes, eau distillée 1,000 grammes) ou de sublimé au 2,000°, assureront la propreté de la région. Celles des instruments sera obtenue par leur désinfection ; à cet effet ils sont plongés un instant dans l'eau bouillante, laissés quelques heures dans l'alcool à 90°, puis immergés dans une cuvette contenant une solution saturée d'acide borique. C'est là que le chirurgien ira lui-même les prendre et les déposer suivant le besoin.

Le malade sera opéré couché, la tête appuyé sur un oreiller assez résistant pour être maintenu à la hauteur voulue suivant la convenance de l'opérateur qui se tiendra en avant et à droite du sujet pour opérer l'œil gauche, en arrière pour l'œil droit. Deux à trois instillations de collyre à la cocaïne au 1/40, faites de 5 à 10 minutes avant d'opérer, suffisent pour obtenir l'anesthésie de l'œil.

DISCISION

La *discision* de la cataracte consiste à pénétrer dans la chambre antérieure avec une aiguille de Bowmann et à déchirer plus ou moins largement la cristalloïde antérieure pour provoquer le gonflement et la résorption des masses cristalliniennes au contact de l'humeur aqueuse. Comme le gonflement de la lentille expose dans certains cas à des accidents glaucomateux chez les personnes âgées, il a paru indiquer de les prévenir en faisant précéder de trois ou quatre semaines la discision par une *iridectomie* préalable, c'est la *discision combinée*. Enfin les

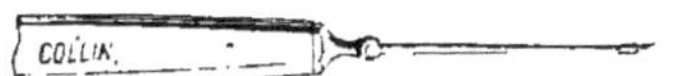

Fig. 137.
Aiguille à discision de Bowmann.

cataractes arides siliqueuses et les cataractes secondaires demandent parfois à être attaquées avec deux aiguilles de Bowmann, l'on pratique plutôt une *dilacération* de la cataracte qu'une discision.

L'appareil instrumental nécessaire pour une *discision simple* consiste dans un blépharostat, une pince à fixation et une aiguille de Bowmann à lance très petite, à col mince, pourvue d'un point d'arrêt. La pupille sera dilatée au maximum par des instillations d'atropine, le blépharostat mis en place, la pince à fixation saisit le globe au côté nasal un peu au-dessus du diamètre transverse de la cornée. L'aiguille à discision, tenue de la main droite, traverse la cornée au milieu de son rayon oblique

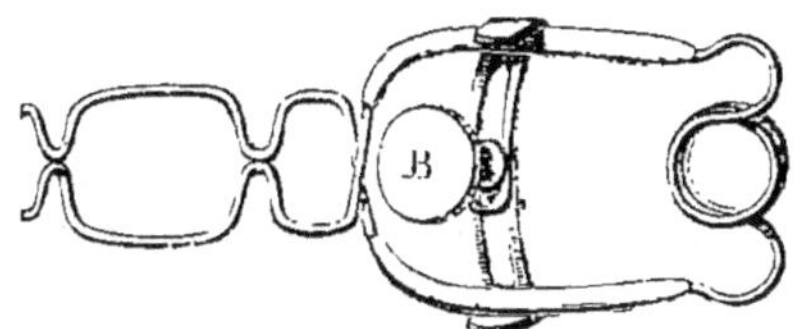

Fig. 138.
Blépharostat interne.

supéro-externe pour l'œil droit, inféro-externe pour le gauche et dès que la lance a pénétré dans la chambre antérieure le manche est incliné vers la joue de telle manière que la pointe gagne la partie la plus éloignée du champ pupillaire en regard du point d'entrée sans atteindre toutefois le bord de l'iris. Retirant doucement l'instrument en évitant de l'enfoncer trop profondément dans la lentille, l'opérateur pratique sur la cristalloïde antérieure une petite ouverture longue de 2 à 3 millimètres. L'aiguille est ensuite retirée en évitant autant que possible l'issue de l'humeur aqueuse, qui permettrait le contact de l'iris et de la plaie de la cristalloïde, d'où des synéchies possibles. Une goutte d'atropine est instillée, et, après application d'un pansement compressif sur l'œil opéré, le sujet garde le lit pendant vingt-quatre heures. Le pansement est ensuite levé, puis replacé après nouvelle instillation d'atropine, et dès le troisième jour on peut se contenter d'un bandeau de soie flottant devant l'œil.

La hernie des masses cristalliniennes et leur chute dans la chambre antérieure provoquent en général un certain degré de réaction qui se traduit par une injection périkératique quelquefois assez vive. Parfois même, si le cristallin a été subluxé ou trop largement intéressé, il s'est beaucoup gonflé ; par suite, surtout lorsque l'âge a diminué l'élasticité de la coque oculaire, des accidents glaucomateux éclatent. En pareil cas on pratiquera la paracentèse de la chambre antérieure, et, en plusieurs fois, après reproduction de l'humeur aqueuse l'on évacuera les masses qu'elle renferme. Au besoin encore l'on pourrait recourir à une extraction des masses cristalliniennes gonflées en sectionnant largement la cornée à sa périphérie (incision linéaire) et en excisant l'iris.

Si tout a bien marché, il y aura lieu de répéter la discision deux ou trois fois chez l'enfant, plus souvent chez l'adulte afin de compléter la résorption de la cataracte. Le mode opératoire n'offre alors rien de particulier, l'on attendra chaque fois la disparition de l'injection périkératique et, vu la diminution de volume de la lentille, on pourra l'inciser plus largement.

A notre avis pareille opération, qui peut être pratiquée dans la plupart des cataractes chez les enfants, ne saurait être qu'une opération d'exception chez les adultes et doit être réservée pour les cas de cataracte molle ou liquide sans noyau.

La *discision avec deux aiguilles* ou la *dilacération* a pour but de créer un petit orifice perméable aux rayons lumineux dans une cataracte constituée par les deux feuillets de la cristalloïde épaissis et soudés soit par suite de l'évolution même du trouble de nutrition du cristallin, soit consécutivement à une opération d'extraction (*cataracte secondaire*).

En plus de l'appareil instrumental utilisé pour la discision simple il est nécessaire d'avoir une seconde aiguille de Bowmann. L'œil atropinisé et cocaïnisé afin de dilater la pupille au maximum et d'insensibiliser l'organe, le blépharostat en place, l'opérateur saisit le globe avec la pince à fixation tenue de la main gauche et introduit l'une des aiguilles au milieu du rayon inféro-externe de la cornée. Retirant la pince et utilisant la première aiguille comme agent de fixation de l'œil, il introduit la seconde au point symétrique du quadrant inféro-interne de la cornée. Les deux lances sont ensuite dirigées vers le centre de l'orifice pupillaire et pénètrent dans l'opacité. L'une, laissée en place, fixe le voile membraneux que déchire l'autre ramenée doucement vers le bord pupillaire. Si le résultat obtenu paraît insuffisant, avec la première aiguille déplacée à son tour on essaye de l'améliorer. En tout cas il est important de ne jamais enfoncer profondément les pointes dans le corps vitré. L'instillation de quelques gouttes d'atropine, un pansement

compressif, le repos du sujet complètent l'intervention dont la réaction
reste d'ordinaire très modérée.

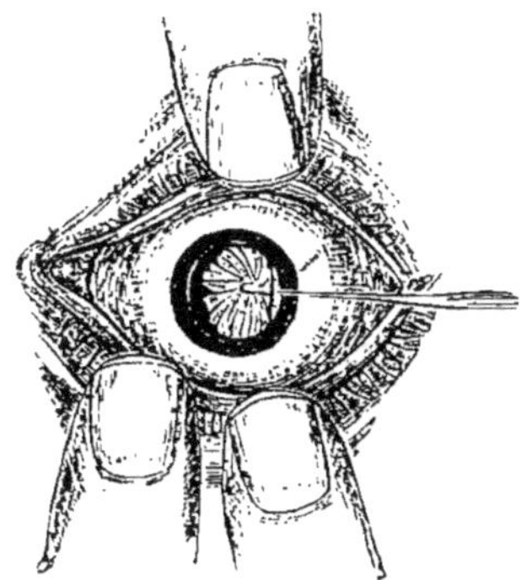

Fig. 139.
Dilacération de la cataracte capsulo-membraneuse.

Certains chirurgiens préfèrent commencer par pratiquer à la cornée
avec le contenu triangulaire une petite plaie qui leur permet d'introduire

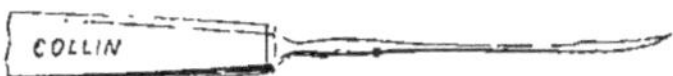

Fig. 140.
Aiguille à discision de Galezowski.

un kystitome (Prouff), et de faire avec la pointe une large brèche dans
la cataracte.

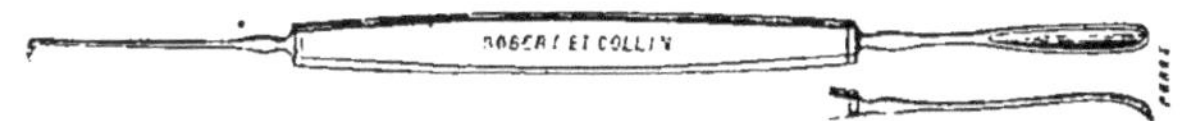

Fig. 141.
Curette kystitome.

D'autres, et avec raison, à l'exemple de Galezowski se servent d'une
aiguille en forme de serpette avec laquelle ils attaquent le cristallin, ou

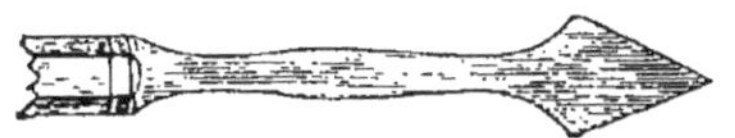

Fig. 142.
Couteau lancéolaire droit.

la capsule dans la cataracte secondaire, le plus loin possible et dans la
partie diamétralement opposée au point d'entrée dans la cornée ; puis
par des mouvements de scie ils pratiquent une incision soit linéaire, soit

semi-circulaire dans les cas de cataracte secondaire avec adhérences iriennes, en évitant le plus possible de pénétrer profondément dans le vitré.

On peut encore tenter de dilacérer la cataracte capsulo-membraneuse en y implantant un crochet auquel on imprime des mouvements combinés de rotation et de traction.

EXTRACTION

Il existe deux méthodes opératoires pour enlever le cristallin cataracté, l'une s'adresse aux cataractes dures, l'autre est réservée pour les cataractes molles ou liquides. L'une est dite : *l'extraction*

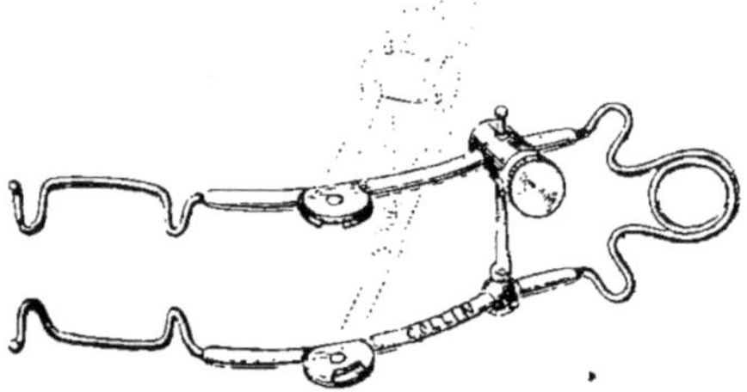

Fig. 113.
Blépharostat articulé.

à lambeau, l'autre est *l'extraction linéaire* dont il sera d'abord question.

L'extraction linéaire de la cataracte molle ou liquide se pratique chez l'enfant lorsqu'on ne veut pas revenir à la discision, et chez l'adulte

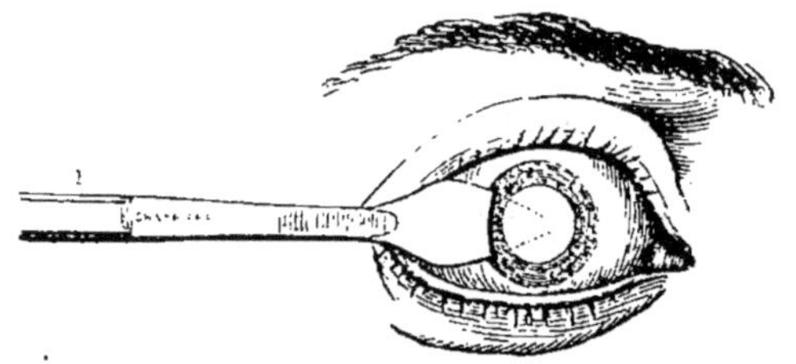

Fig. 114.
Extraction linéaire. — Incision de la cornée.

quand il n'y a plus chance d'obtenir une résorption par l'humeur aqueuse des masses discisées. Enfin c'est le procédé de choix dans la cataracte traumatique où le cristallin a subi l'imbibition et le ramollissement.

L'opérateur prendra les précautions qui seront indiquées en détail à propos de l'extraction à lambeau; il sera muni d'un blépharostat, d'une pince à fixation, d'un couteau lancéolaire large, droit ou courbe, d'un kystitome, d'une curette large, de pinces à iridectomie, d'un

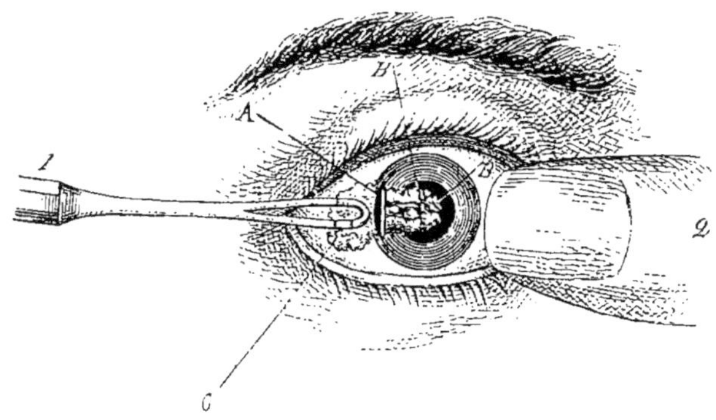

Fig. 145.
Extraction linéaire.

A, plaie de la cornée; — B, pupille commençant à devenir noire. — C, C, cataracte en partie hors de l'œil et dans la pupille; — 1, curette; — 2, doigt de l'opérateur pressant doucement l'œil.

couteau mousse, de ciseaux courbes et de ciseaux coudés sur le plat.

Les paupières écartées, la pince à fixation saisit la conjonctive à 3 millimètres en arrière du bord interne de la cornée à hauteur de son diamètre transverse. Le couteau droit, tenu comme une plume à écrire, le plat de la lame parallèle au plan irien et le manche horizontal, pénètre au milieu du rayon externe et transverse de la cornée par un simple mouvement d'extension des doigts. Son introduction est arrêtée, quand la plaie mesure 5 à 6 millimètres, et il est retiré, soit brusquement, soit lentement, mais toujours, si possible, en évitant l'issue de l'humeur aqueuse. Pendant cette sortie l'on peut, si on le juge à propos, élargir la lèvre profonde de la plaie cornéenne en abaissant ou en élevant le manche du couteau. On peut tout aussi aisément se servir d'un couteau courbe en surveillant toujours que son tranchant soit parallèle avec le plan de l'iris. Par la brèche ainsi faite on introduit le kystitome la pointe en bas le long de la face postérieure de la cornée et, lorsqu'il a atteint le bord nasal de la pupille, sa pointe est dirigée vers la cristalloïde qu'elle déchire dans un mouvement de traction. Le kystitome est alors retiré. L'opérateur appuie légèrement le dos de la curette contre la lèvre externe de la plaie cornéenne en même temps qu'il comprime légèrement le globe avec la pince. Les masses corticales ramollies s'échappent par la plaie, puis, en donnant à l'humeur aqueuse le temps de se reformer, on enlève les débris cristalliniens par des évacuations répétées de la chambre antérieure en y introduisant au besoin la curette. Si l'iris fait hernie, on le rentre en le refoulant avec une petite spatule ; si sa réduction est impossible on l'excise, ce qui doit autant que possible être évité. Le pansement et les soins consécutifs sont les mêmes qu'après l'extraction à lambeaux.

L'*extraction à lambeaux* comporte de très nombreux procédés opératoires qui n'ont plus qu'un intérêt historique. L'extraction à grand lambeau de Daviel, intéressant la moitié et même plus de la moitié de la circonférence de la cornée, a cédé peu à peu la place à des procédés à incision cornéenne de plus en plus courte. Pendant un certain temps même la préférence a été donnée à l'incision linéaire de de Graefe, laquelle dans le limbe scléro-cornéen supérieur mesure de 8 à 10 millimètres et décrit en réalité une courbe à convexité supérieure de 1,5 à 2 millimètres de flèche. Si pareille plaie prévient dans une certaine mesure les accidents de la sortie brusque du cristallin, elle a l'inconvénient de rendre difficile son extraction ; aussi, pour la faciliter, on fut amené à préconiser comme temps de l'opération l'*iridectomie*. L'abord de la plaie cornéenne devient ainsi plus facile pour la lentille, de plus l'iris excisé et par suite non contus par son passage, réagit moins vivement ; l'iridectomie est donc donnée comme antiphlogistique. Actuellement, l'on est revenu à la méthode de Daviel modifiée, c'est-à-dire que l'on pratique l'extraction sans iridectomie. Cette dernière sera exécutée

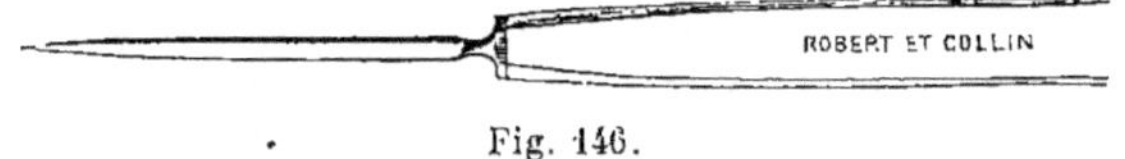

Fig. 146.
Couteau de Graefe.

dans le cours de l'opération si l'œil présente de l'hypertension, s'il existe une atrésie pupillaire compliquée de synéchies postérieures ; ou, après la sortie du cristallin, elle sera utilisée, s'il existe un prolapsus irien difficile à réduire ou à maintenir réduit, si encore par une fausse manœuvre l'iris a été déchiré ou fortement contus au niveau de la plaie de la cornée.

Relativement à la position à donner à l'incision cornéenne, l'on s'ac-

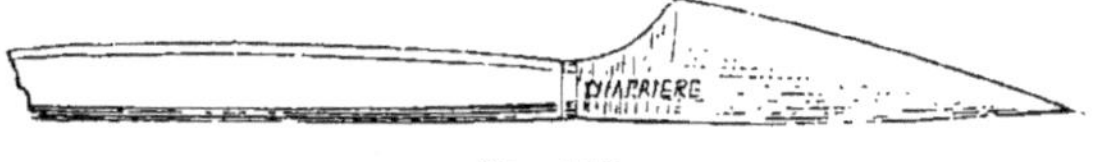

Fig. 147.
Couteau de Beer.

corde généralement à la pratiquer dans le segment supérieur de la membrane (kératotomie supérieure), ce qui offre comme avantages d'abord de tenir la plaie éloignée du cul-de-sac conjonctival inférieur et du liquide plus ou moins suspect qui peut s'y accumuler, puis de placer derrière la paupière supérieure la cicatrice de cette plaie et surtout la brèche de l'iris si l'on a été conduit à faire une iridectomie. Quant à sa forme, elle varie un peu suivant chaque opérateur (voir fig. 148, 149, 150).

Après avoir pris les précautions multiples préalables dont il a été question, relatives à l'état général du sujet, à l'asepsie de la région oculaire, l'opérateur se munit d'un blépharostat, d'une pince à fixation, d'un couteau à cataracte, d'un kystitome, d'une curette double, d'un stylet ou d'une spatule, d'une pince et de ciseaux à iridectomie, pouvant au besoin servir à élargir la plaie cornéenne. La désinfection de ces instruments sera rigoureuse.

Une seule remarque concernant les instruments a trait au couteau à cataracte; certains chirurgiens utilisent encore les couteaux à lame large et triangulaire de Beer ou de Richter, mais, en général, on leur préfère le couteau droit de Graefe.

Le malade couché, exposé à un bon éclairage, l'œil cocaïnisé comme il a été dit, l'opérateur se place derrière sa tête pour l'œil droit, et à

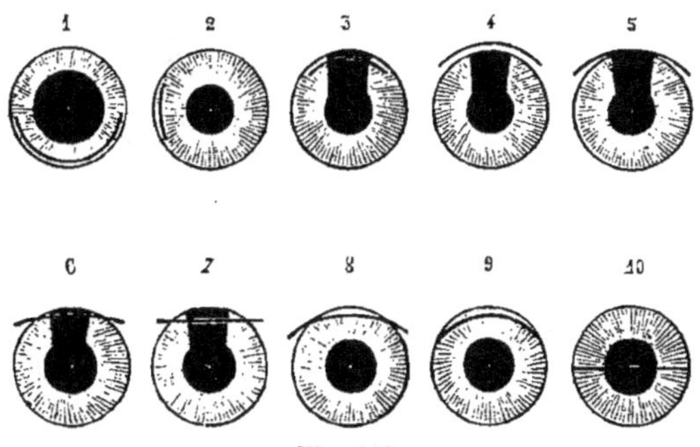

Fig. 148.

Incision de la cornée dans les procédés d'extraction.

1, Daviel; — 2, extraction linéaire Jœger; — 3, extraction linéaire Critchett; — 4, extraction linéaire modifiée Graefe; — 5, de Wecker; — 6, Critchett; — 7, Warlomont; — 8, Liebreicht; — 9, Lebrun; — 10, Kuchler.

côté de lui pour le gauche. Le blépharostat mis en place, la conjonctive bulbaire est saisie en bas et légèrement en dedans par la pince à fixation tenue de la main gauche. Le malade regardant en bas de façon à bien mettre à jour le segment supérieur de sa cornée et le globe maintenu par l'opérateur en cette position sans être comprimé, ce dernier jalonne ses points de ponction et de contre-ponction en calculant la longueur de la section cornéenne d'après la dureté et le volume présumés de la cataracte à enlever. La section doit mesurer au minimum le tiers de la circonférence de la cornée, elle ne doit pas en intéresser la moitié. Trop étroite, elle expose à une sortie difficile du cristallin, suivie d'un nettoyage pénible et incomplet. Trop large, elle favorise l'issue du vitré et menace la vitalité de la cornée. Enfin, elle suivra la limite du bord transparent de la cornée qui peut servir de tracé préalable, restant en deçà d'elle plutôt que de la dépasser.

Les temps opératoires sont les suivants : 1° *Section de la cornée;* 2° *capsulotomie;* 3° *extraction du cristallin;* 4° *nettoyage de la pupille;* 5° *pansement.* On y ajoutera au besoin l'*iridectomie,* soit après le premier, soit après le troisième, suivant les conditions particulières qui ont été précédemment signalées.

La *section de la cornée* se pratique par ponction au point fixé, le couteau tenu de la main droite (la gauche tient la pince à fixation), son tranchant dirigé en haut et le plat parallèle à la surface irienne. Il est enfoncé d'abord dans la direction du centre pupillaire pour donner même largeur aux deux lèvres de la plaie cornéenne, puis aussitôt sa pointe entrée dans la chambre antérieure, on abaisse le manche et on dirige l'instrument vers le point choisi pour la contre-ponction. La lame doit

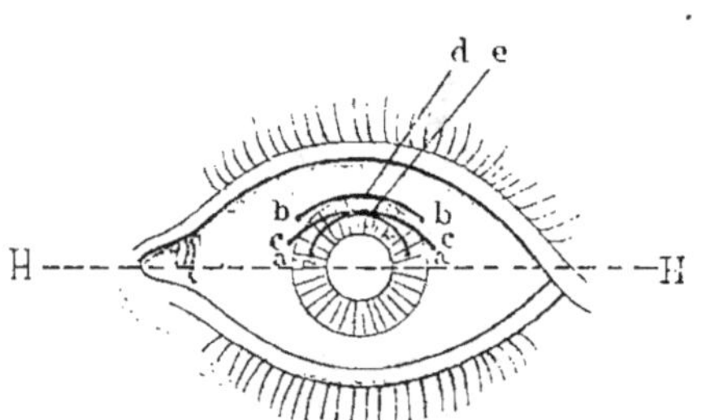

Fig. 149 (d'après Galezowski).

a, a. incision de Daviel.
b, b, incision de De Graefe.
c, c, incision de Galezowski.

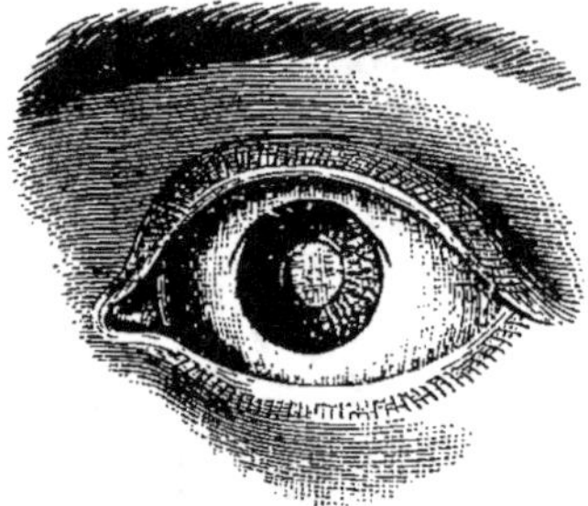

Fig. 150.

Incision de la cornée. (LE FORT.)

être conduite franchement sans issue de l'humeur aqueuse afin d'éviter d'accrocher l'iris; ponction et contre-ponction doivent être faites à la réunion de la cornée transparente avec la cornée opaque. Une fois la contre-ponction faite, par des mouvements de va-et-vient on sectionne suivant le limbe cornéen transparent, et à mesure que le couteau s'élève, on lui imprime un mouvement de rotation, qui porte le tranchant en avant et évite une section en biseau trop élevée. On évite que le couteau ne quitte trop brusquement l'œil et qu'à ce moment le malade ne contracte violemment ses muscles oculaires.

La cornée étant ainsi ouverte, l'opérateur enlève la pince à fixation et le blépharostat. Pour les temps ultérieurs de l'opération il se chargera de maintenir la paupière supérieure contre le bord orbitaire avec le pouce ou l'index gauche et invitera le malade à regarder ses pieds.

Pendant le premier temps il peut arriver, surtout si la chambre antérieure est peu profonde ou si l'humeur aqueuse s'échappe trop vite, que
l'iris vienne se mettre à cheval sur le couteau et qu'on ne puisse plus
faire passer la lame en avant de lui. Alors il convient de remettre l'opé-

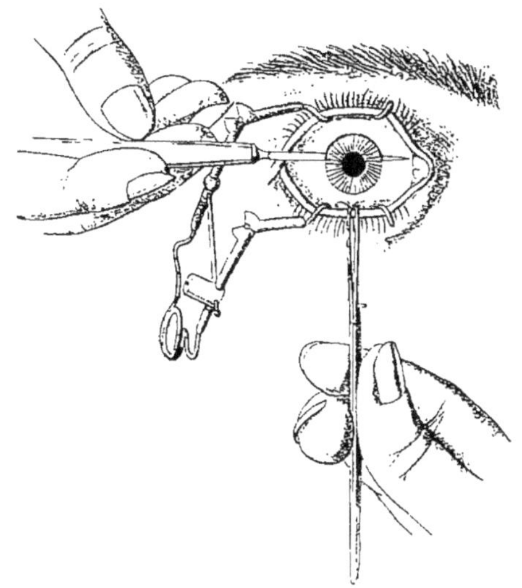

Fig. 151.
Extraction de la cataracte.
Tracé du lambeau (dimensions maxima).

ration pour laisser à la chambre antérieure le temps de se reformer,
ou bien lorsque le tranchant a entamé l'iris, on continuera la section,

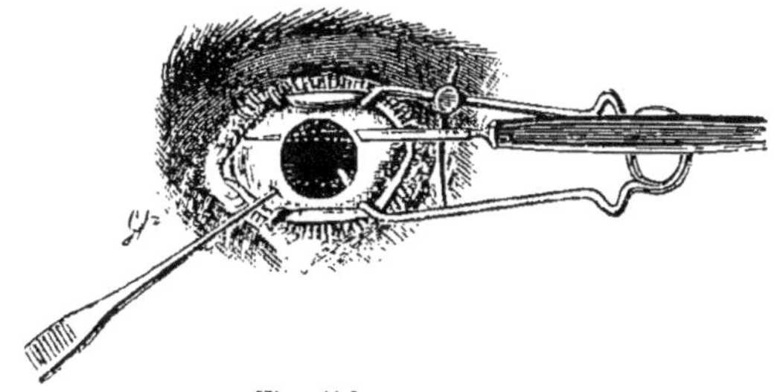

Fig. 152.
Extraction à petit lambeau sur la limite scléro-cornéenne.

quitte à régulariser ensuite l'iridectomie accidentelle ainsi pratiquée.
Pour pratiquer la *capsulotomie*, le kystitome, tenu de la main droite,
est introduit, la pointe parallèle à l'iris, en déprimant légèrement avec
son col la lèvre postérieure de la plaie au sommet du lambeau. Il est

ensuite conduit le long de la cornée jusque près du bord le plus éloigné de la pupille dilatée, ou même derrière lui si elle est revenue sur elle-même ; on prendra toutefois garde d'accrocher l'iris et, à cet effet on imprimera au crochet un mouvement de rotation qui le tourne vers la cristalloïde. Sans qu'il soit d'ordinaire utile d'appuyer, une simple traction ou mieux des déplacements en divers sens de la pointe de l'instrument déchireront le plus largement possible la cristalloïde antérieure. L'élasticité de son tissu élargira encore la brèche par laquelle s'échappera le contenu du sac cristalloïdien. Le kystitome est ensuite retiré, la pointe parallèle à l'iris. Dans toute cette manœuvre on évitera de déplacer dans le sens antéro-postérieur le manche de l'instrument, ce qui ferait bâiller les lèvres de la plaie cornéenne et entraînerait la pénétration d'une bulle d'air dans la chambre antérieure. De même, on évitera qu'une manœuvre un peu rude ne luxe le cristallin ou ne déchire la zonule. Si dans le temps suivant on constate que le cristallin reste en place faute d'une déchirure suffisante de son sac, on recommence la capsulotomie.

Cette capsulotomie peut être pratiquée avec une aiguille à discision ou une pince-ciseaux. D'autres, enfin, préfèrent supprimer ce temps et ouvrir la capsule avec la pointe du couteau de de Graefe dès que la cornée est ponctionnée (Galezowski, Gayet). Pour cela, la ponction étant faite, on dirige la pointe du couteau vers le bord inférieur de la pupille, si l'on fait l'extraction supérieure — ou inversement si l'on a pratiqué une kératotomie inférieure. On l'enfonce ensuite légèrement dans la capsule que l'on incise de bas en haut en exécutant un simple mouvement d'abaissement du manche du couteau ; puis l'on fait la contre-ponction et l'on achève le lambeau, comme il a été dit.

Enfin, on peut tenter d'arracher la cristalloïde antérieure avec une pince *ad hoc*. (Terson.)

Dans les cas de cataracte capsulo-lenticulaire, la cristalloïde épaissie et résistante ne se laisse pas attaquer par le kystitome et ne bâille pas largement après avoir été incisée. A chaque tentative de discision, on voit toute la cataracte se déplacer en masse et la capsule ne s'ouvre pas ; ou bien, si l'on arrive à l'entamer, les bords de la déchirure ne s'écartent pas. Alors, pour éviter, soit une luxation du cristallin, soit l'issue du vitré après rupture de la zonule, on doit s'abstenir de tentatives répétées de discision ou, après ouverture de la capsule adhérente, de pressions trop nombreuses pour arriver à en faire sortir la lentille. Il convient de saisir la capsule avec la pince à iridectomie, et par une petite traction sèche, on enlève la cristalloïde antérieure ou, si elle ne cède pas, le cristallin suit avec sa capsule.

La capsule ouverte, la sortie de la cataracte se fait parfois spontanément ou bien, plus souvent, il est utile de déprimer très légèrement

l'œil en appuyant le dos de la curette sur la sclérotique très en arrière
de la lèvre supérieure de la plaie cornéenne, le petit doigt maintenant la
paupière supérieure. Grâce à cette manœuvre la plaie s'entre-bâille et le
cristallin projeté en avant vient s'y précipiter; s'il est trop lent à s'engager, le pouce de la main gauche, qui
maintient la paupière inférieure, fait quelques frictions sur la cornée de façon à
faciliter sa progression.

Pendant ce temps, la sortie du cristallin
peut se trouver entravée par l'iris qui le
coiffe au lieu de le laisser échapper à
travers l'orifice pupillaire. Alors, si quelques douces pressions à hauteur du pôle
inférieur de la lentille ne la font pas
basculer dans la chambre antérieure, il
convient soit de décalotter le cristallin
en soulevant l'iris à l'aide d'un petit
crochet mousse passé au-dessous de lui
par le bord pupillaire, soit de pratiquer
une *iridectomie*.

Dans ce cas l'œil est de nouveau saisi
avec la pince à fixation, sauf si le sujet

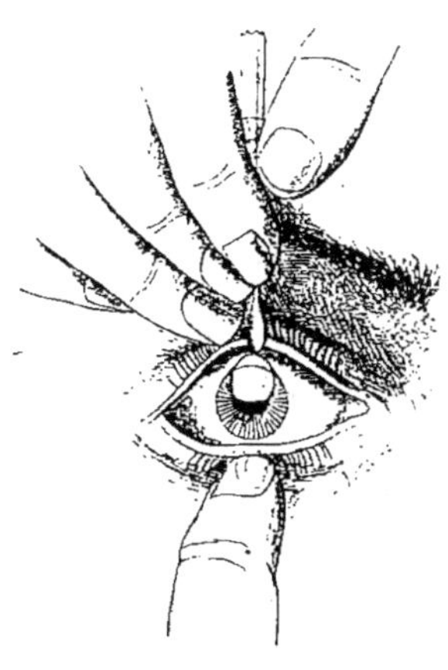

Fig. 153.
Extraction de la cataracte.
Sortie du noyau.

paraît bien maître de lui, et l'opérateur avec la pince courbe à iridectomie va suivant les règles prescrites saisir l'iris près du bord pupillaire, puis l'amène au dehors pour en exciser une petite portion. Cette
brèche transforme l'orifice arrondi de la pupille en un orifice analogue
à celui d'un trou de serrure. Outre qu'elle élargit la voie au cristallin,
l'iridectomie supprime la bride irienne qui le maintenait en place. Sa

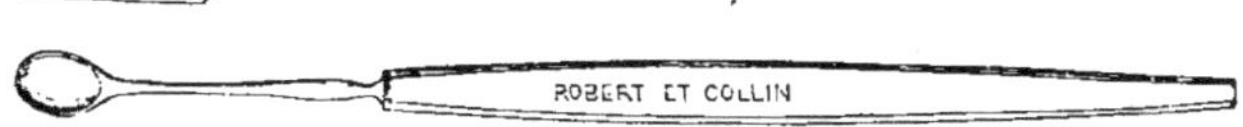

Fig. 154.
Large curette de Waldau.

luxation, puis sa sortie, s'exécutent alors facilement. Un obstacle à cette
dernière pourrait résulter de dimensions trop faibles données à l'incision cornéenne. Si, comme cela arrive parfois, le cristallin refuse, en pareil
cas, de se laminer à travers la plaie trop courte, d'un coup de ciseau il
est toujours facile de la prolonger à l'une de ses extrémités.

Au lieu de s'échapper au dehors, le cristallin se luxe parfois dans le
corps vitré; en pareil cas, l'opérateur doit aussitôt pratiquer une iridectomie, introduire une large curette plate en arrière de la lentille jusque
dans le corps vitré, et achever l'extraction.

Enfin la sortie de la cataracte peut s'accompagner de l'issue d'une certaine quantité d'humeur vitrée, soit par suite de rupture de la zonule de Zinn, soit par suite de déchirure de la cristalloïde postérieure. Le quart ou même le tiers du vitré ont pu s'échapper sans entraîner de résultats fâcheux, cependant, on doit alors redouter des hémorragies intra-oculaires ou un décollement de la rétine. Il conviendra, si pareil accident se produit, de s'assurer avant le pansement qu'il ne reste pas d'humeur vitrée entre les lèvres de la plaie cornéenne, dont elle entraverait la cicatrisation.

Le cristallin sorti, le *nettoyage de la pupille* est le plus souvent indispensable, c'est-à-dire il convient de chasser les débris cristalliniens qui sont restés au voisinage de la cristalloïde et d'évacuer le sang qui a fait irruption dans la chambre antérieure pendant l'iridectomie. A cet effet, sous les paupières fermées sans effort, on laisse se reformer l'humeur aqueuse; puis, par de douces frictions exercées avec le pouce sur la paupière supérieure, on rassemble les masses contenues dans la chambre antérieure. Au bout de quelques instants pendant que le pouce gauche soulève la paupière supérieure, l'opérateur appuie avec le dos de la curette sur la lèvre postérieure de la plaie qu'il entre-bâille de façon à permettre à l'humeur aqueuse de s'échapper en entraînant les corps étrangers. Autrement il repousse de bas en haut les opacités en pressant légèrement sur la cornée au travers de la paupière inférieure, enfin, introduisant la curette dans la chambre antérieure, il va y saisir les opacités qui ne sortent pas dans les manœuvres précédentes. Ce temps de l'opération est d'ordinaire le plus long, il exige beaucoup de patience, car il est nécessaire d'attendre à plusieurs reprises que l'humeur aqueuse évacuée ait pu se reformer. La minutie du nettoyage de la pupille mérite une attention particulière, lorsque l'iris n'a pas été excisé. Il ne devra être considéré comme satisfaisant que si la pupille parait absolument noire et si aucune opacité ne flotte dans la chambre antérieure. Un rapide examen de l'orifice pupillaire à l'éclairage oblique ou même au miroir plan permettra, au besoin, de contrôler les résultats obtenus. Nous ne croyons pas utile de recourir au lavage de la chambre antérieure préconisé dans ces dernières années.

Pendant ces manœuvres d'évacuation du contenu de la chambre antérieure, l'iris, chez certains opérés, vient faire hernie à l'extérieur. Parfois il n'est pas difficile de le réduire; parfois aussi, rentré à l'une des extrémités de la plaie cornéenne, il ressort à l'autre, ou bien encore, une fois réduit complètement, il ne reprend pas sa forme ronde, il ne tarde pas à sortir de lui-même lorsqu'on laisse l'œil tranquille. En pareil cas, il convient de pratiquer l'*iridectomie* afin d'éviter l'enclavement de la membrane sous le pansement.

Le *pansement* sera mis en place après lavage du sac conjonctival et du pourtour de l'œil, lavage pour lequel il suffit d'arroser largement les parties avec la solution saturée d'acide borique, dont on s'est exclusivement servi pendant toute l'opération pour imbiber les petites boules de coton hydrophile avec lesquelles on nettoie le champ opératoire. Une rondelle de lint ou de gaze à l'iodoforme ou au salol, préalablement enduite sur une de ses faces avec de la vaseline boriquée, est ensuite placée sur les paupières fermées, puis des disques de coton aseptique remplissent la dépression orbitaire, aussi bien du côté de l'œil opéré que du congénère. Enfin une bande de tissu léger, plutôt de tarlatane anglaise, longue de 5 à 6 mètres et large de 0,06 à 0,07 centimètres, assure la stabilité du pansement et comprime légèrement les parties. Il suffit de bien imbiber la bande avec une solution saturée d'acide borique pour rendre adhérents les divers tours et obtenir un véritable pansement inamovible.

Si l'on a eu soin d'opérer le malade dans son lit, on lui recommande d'éviter tous les efforts et en particulier tous les mouvements des yeux : au cas où l'opération a été faite sur un lit spécial, il convient de prendre des précautions pour le déplacement de l'opéré. Pour plus de sûreté, il n'est pas inutile d'avoir procuré au patient une selle avant l'intervention et de le tenir pendant les vingt-quatre heures suivantes à une demi-diète liquide. Si tout évolue normalement, il ne doit accuser que quelques douleurs oculaires très modérées, qui disparaissent dans les douze ou vingt-quatre heures. Si elles sont vives, si elles surviennent brusquement après une période satisfaisante, il y a lieu de songer à une complication et presque toujours c'est un *enclavement de l'iris*.

On laissera les choses en place au moins quarante-huit heures; mieux encore on attendra le troisième ou quatrième jour avant de découvrir l'œil. A cette date (troisième ou quatrième jour), on enlèvera le pansement avec le plus grand soin, supprimant tout effort de la part du malade et évitant de le mettre trop rapidement en face d'une lumière un peu vive. On nettoiera les paupières qu'on débarrassera des mucosités desséchées en les lavant très légèrement avec un petit tampon de coton hydrophile trempé dans une solution tiède d'acide borique. Puis, après avoir constaté que la plaie est en coaptation, que la pupille est régulière, il convient d'instiller quelques gouttes d'atropine afin de prévenir les adhérences de la capsule à l'iris. Le pansement est ensuite remis et refait tous les jours, l'œil sain laissé à découvert, pourvu que le malade soit tenu dans une demi-obscurité et qu'il ne survienne aucune poussée réactionnelle.

Comme *accidents* consécutifs à l'extraction de la cataracte, il y a lieu de signaler l'infection de la plaie, qui conduit rapidement à l'iritis suppurative et au phlegmon. Cette complication est devenue extrêmement rare aujourd'hui. On la combat localement par la désinfection de la plaie et sa cautérisation galvanique, les injections sous-conjonctivales de sublimé, les dérivatifs aux tempes. A l'intérieur on a recours aux mercuriaux. On peut observer *l'absence de cicatrisation* ou le *retard de la cicatrisation* de la plaie cornéenne, d'où la non-reconstitution de la chambre antérieure et le danger de hernie de l'iris et d'infection de l'œil. Cette dernière complication sera évitée si les pansements sont convenablement faits. On continuera l'occlusion avec compression des deux yeux tant que la chambre antérieure ne sera pas rétablie. Quant à

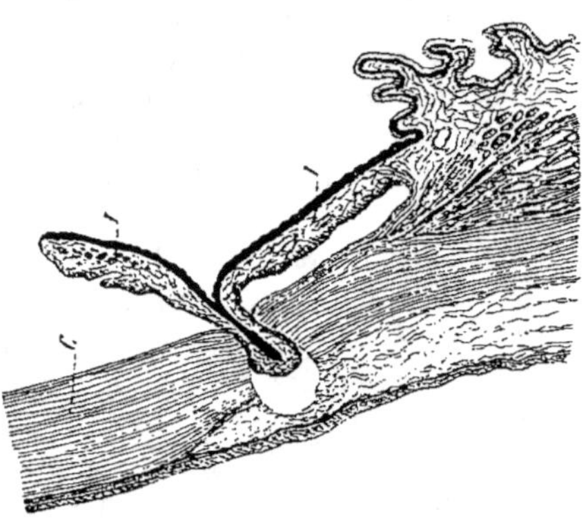

Fig. 155.
Enclavement de l'iris.

l'*enclavement de l'iris*, il se produit rarement après les quarante-huit premières heures. D'ordinaire, il occupe un angle de la plaie ou la plaie cornéenne tout entière. On peut, s'il est limité en tenter sans grand espoir de succès la réduction avec la spatule aidée des instillations d'ésérine ; si on échoue le mieux est de continuer la compression et d'attendre plusieurs jours que la réaction soit moins vive. Alors on essaye d'en pratiquer l'excision avec les ciseaux et les pinces à iridectomie ; ou mieux, on détruit avec le galvanocautère la partie irienne procidente. On est parfois obligé de recommencer deux et trois fois la cautérisation. Toutes ces manœuvres sont, bien entendu, précédées d'une anesthésie cocaïnique complète. Parfois même on doit avoir recours à la chloroformisation. Pour prévenir l'enclavement de l'iris, on a proposé la suture de la cornée, l'application sur la plaie de plaques de gélatine antiseptique adhésive, de coques de verre moulées sur le segment antérieur de l'œil, mais ces divers moyens compliquent grandement l'opération sans profit aucun.

La complication la plus apparente de l'opération résulte de la présence, dans le champ pupillaire, d'opacités auxquelles on a donné le nom de *cataracte secondaire*. Ce sont des tractus irréguliers blanchâtres ou grisâtres, résidus de la capsule ou des couches corticales du cristallin ; ou bien l'on voit de véritables membranes, qui obstruent complètement la pupille et qui résultent de l'adjonction aux opacités précédentes d'exsudats plastiques fournis par une véritable iritis. La mauvaise vision de l'opéré, l'examen à l'éclairage oblique ou au miroir plan, décèlent cette complication que l'on attaque par la *dilacération*, *l'arrachement*, l'*iridotomie* ou l'*iridectomie*.

Le mode opératoire de la *dilacération* a déjà été décrit, de même que la pratique de l'*iridotomie*. Quant à l'*arrachement*, il consiste dans une incision qui, faite à la partie supérieure de la cornée avec un couteau triangulaire, permet d'aller saisir la membranule avec une serretelle, un crochet ou la pince de Panas et de l'arracher. Dans ce temps, il faut prendre garde de désinsérer l'iris, aussi est-il indiqué de sectionner les adhérences un peu résistantes avec les pinces-ciseaux. Mieux encore, on peut parfois se contenter d'exciser la portion des membranules attirées à l'extérieur. Pas n'est besoin que la pupille rétablie soit très large ; sa situation au centre du disque irien mérite toutefois quelque attention. Tardivement enfin, par suite des adhérences pupillaires avec la capsule il peut survenir une irido-choroïdite qui nécessitera l'iridectomie.

La question des lunettes à faire porter par les opérés de cataracte sera ultérieurement étudiée au chapitre de l'*Aphakie*.

Nous avons dit qu'il suffisait, pour pratiquer l'opération de la cataracte, de l'anesthésie locale par la cocaïne. Certains auteurs cependant, et en particulier les Anglais, recommandent la chloroformisation. Nous croyons l'anesthésie générale non seulement inutile, mais encore nuisible, car par les nausées qu'elle produit souvent au réveil, elle favorise la production des hernies iriennes, parfois même des hémorragies intra-oculaires.

CAPSULO-IRITOMIE

Parfois, surtout dans le cas d'extraction combinée, c'est-à-dire avec iridectomie, la pupille est totalement obstruée par une membrane dure, résistante, formée par la capsule, que doublent des exsudats membraneux qui adhèrent complètement à l'iris et sur toutes les parties en rapport

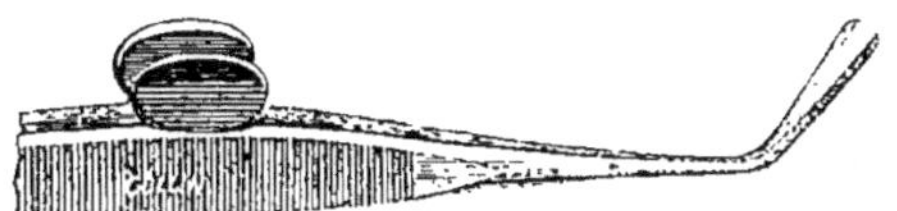

Fig. 156.
Pince-ciseaux de de Wecker.

avec lui. En outre, souvent cette membrane est soudée, soit à la plaie cornéenne, soit à la région ciliaire correspondante, de sorte que l'iris se trouve tiraillé vers elle. Si on veut l'attaquer au kystitome, la pointe n'a pas prise sur elle, pas plus que les mors de la pince si on veut en tenter l'arrachement. L'aiguille serpette l'incise sans permettre aux lèvres de l'incision de s'écarter. Si, du même coup, on veut entamer l'iris, on le déchire, il saigne abondamment et l'hémorragie vient former un exsudat nouveau dans la brèche qui a été faite. Aussi, dans ces cas, est-il de beaucoup préférable de pratiquer la capsulo-iritomie. On procède comme dans l'iritomie simple. On fait à la lance, à 3 millimètres de la périphérie de la cornée, une plaie de 6 millimètres, parallèle au sens de la traction de l'iris. En arrivant dans la chambre antérieure, on a soin, avec la pointe du couteau, de pénétrer aussitôt que possible dans la capsule, comme si on voulait ponctionner le corps vitré. Cela fait, le couteau retiré, on entre dans la plaie avec la pince-ciseaux, on engage l'une de ses branches dans la plaie capsulaire et on sectionne la fausse membrane et, une partie de l'iris, ce dernier perpendiculairement au sens de sa traction. Sitôt l'incision faite, les deux lèvres s'écartent, tirées l'une et l'autre par les parties de la membrane exsudative restées adhérentes à la région ciliaire et par l'iris. La section, faite sans aucun tiraillement, donne peu ou pas de sang. On obtient ainsi une pupille fusiforme. L'opération se fait presque sans réaction. Une compression de quatre à cinq jours suffit à guérir la plaie cornéenne. Inutile d'instiller ensuite l'atropine qui, le plus souvent, est sans effet et est une cause d'irritation.

EXTRACTION DU CRISTALLIN LUXÉ

Nous avons dit qu'il y avait trois ordres de luxation : l'une sous-conjonctivale, l'autre dans la chambre antérieure et la troisième dans le corps vitré.

Pour la première, il suffit d'inciser la conjonctive au niveau où siège le cristallin qui se libère aussitôt. Un point de suture au catgut réunit ensuite les bords de l'incision.

Quand le cristallin est tombé dans la chambre antérieure, c'est dans la partie inférieure qu'il se place, comprimant là l'angle irido-cornéen et produisant par suite souvent de violents phénomènes réactionnels. Pour l'extraire, on instille plusieurs fois de l'ésérine qui contracte la pupille, de sorte qu'il sera difficile à la lentille de repasser en arrière de l'iris. Puis au niveau de sa position, on fait un lambeau cornéen périphérique avec le couteau de Græfe. Parfois même, et sans inconvénient, le couteau embroche le cristallin qui, sitôt la section achevée, sort avec la plus grande facilité.

Dans la *luxation postérieure*, lorsque, sans accidents inflammatoires, le cristallin n'est pas suffisamment déplacé et obstrue encore une partie de la pupille on peut, surtout s'il est cataracté, pratiquer une iridectomie optique au point le plus avantageux. Dans le cas contraire, il est de règle de n'intervenir que lorsque la lentille, faisant l'office de corps étranger, provoque des symptômes inflammatoires, qui conduisent fatalement à la perte de l'œil et à l'énucléation. Aussi, dès leur apparition, faut-il se hâter d'intervenir par son extraction.

Plusieurs procédés ont été préconisés à cet effet. L'un consiste à faire une petite plaie périphérique par où l'on passe un crochet pointu qui sert à aller harponner le cristallin et à l'attirer vers le segment antérieur de l'œil, puis introduisant de nouveau le couteau de Græfe par la petite boutonnière cornéenne, on pratique un lambeau par où l'on ramène le cristallin au bout du crochet. Ce procédé présente de sérieuses difficultés pratiques, car rien n'est moins commode que de piquer le crochet dans le cristallin, qui est extrêmement mobile dans le corps vitré.

Agnew a imaginé, avant d'ouvrir la cornée, de fixer le cristallin dans le segment antérieur de l'œil. Pour cela, il place convenablement l'opéré de façon à amener le cristallin contre l'iris. Puis il pénètre en arrière de la région ciliaire avec une pique bivalve, qui fixe la lentille dans la position qu'il lui a donnée. Il fait alors la section de la cornée et obtient une extraction facile. Pas plus que le précédent, ce procédé ne nous semble facile et comme lui, il est loin de nous paraître sans dangers.

L'un de nous[1] a préconisé l'extraction du cristallin, absolument dans les mêmes conditions que s'il s'agissait d'une cataracte ordinaire, avec cette différence qu'ici il faut toujours pratiquer l'iridectomie pour manœuvrer plus à l'aise. Mieux, il sera plus sage, pour éviter de faire en une seule fois, sur un œil désorganisé, un trop grand traumatisme, de faire l'iridectomie quatre ou cinq semaines auparavant. On la fera supérieure. Puis le jour de l'extraction, on fait à la cornée une large plaie intéressant les 2/5 de la membrane. Aussitôt, l'écarteur enlevé à l'aide d'une curette large et plate, ou d'une anse de Taylor (Trousseau), on pénètre verticalement dans l'intérieur du corps vitré, dans la direction de la lentille, de façon à dépasser de quelques millimètres son bord postérieur. Cette manœuvre est rendue d'autant plus facile, que le cristallin, entraîné par le courant liquide, qui se fait de l'intérieur de l'œil vers l'extérieur par la plaie cornéenne, est porté vers elle. Sitôt que la curette est ainsi placée, en abaissant la main on la relève pour la porter contre la lentille. Opérant alors un mouvement de sortie, celle-ci se trouve prise entre la cornée et l'instrument. On continue le mouvement commencé vers l'extérieur et le cristallin glissant contre la cornée, maintenu toujours par la curette, sort sans la moindre difficulté. Il y a naturellement issue du corps vitré, mais l'opération est si rapide, qu'elle n'est pas dangereuse. D'ailleurs, sitôt le cristallin dehors, on rabat la paupière qui, d'elle-même, assure l'occlusion. C'est pour cela que nous préférons l'extraction supérieure. Inutile de dire que dans cette opération, il faut redoubler de précautions antiseptiques. Une compression de deux à trois semaines est nécessaire pour obtenir la réunion de la plaie et le sphacèle de la hernie du vitré.

(1) DESPAGNET, *Société d'ophtalmologie* de Paris, 1889.

DIXIÈME PARTIE

APPAREIL NERVEUX OPTIQUE

CHAPITRE LXXV

ANATOMIE

L'appareil nerveux optique se compose de deux moitiés symétriques anastomosées entre elles, et dans chacune l'on trouve : 1° une membrane sensible, la *rétine*, destinée à recevoir l'impression lumineuse; 2° un cordon de fibres nerveuses, désigné successivement sous les noms de *nerf optique, bandelette optique* et *faisceaux radiculaires*, lequel cordon est chargé de transmettre l'impression; 3° enfin le *centre cortical psycho-optique*, où l'incitation nerveuse provoque la perception lumineuse. En résumé, deux postes reliés par un conducteur constituent chacune des moitiés de l'appareil nerveux optique. Sur le parcours de chacun des conducteurs, en plus de leur fusion au niveau du *chiasma* intercalé entre les deux nerfs et les deux bandelettes optiques, s'échelonnent certains organes nerveux importants : les *corps genouillés externe* et *interne*, les *tubercules quadrijumeaux postérieur* et *antérieur*, la *couche optique*, c'est-à-dire une série de noyaux de substance grise appartenant au mésocéphale, groupés en un cordon appréciable à l'œil nu entre l'œil et les centres. Plus loin, le système conducteur se résout en faisceaux de fibres qui ne constituent plus d'unités macroscopiques, mais peuvent être suivis au microscope ou être mis en évidence par les expérimentations physiologiques ou l'observation clinique; ces faisceaux aboutissent l'un au centre opto-psychique de l'écorce du lobe occipital, l'autre devra être suivi vers les noyaux oculo-moteurs du plancher du quatrième ventricule. Il existe donc une déviation de l'appareil principal optique (*rétine, conducteurs, centre psycho-optique*), qui unit les centres ganglionnaires optiques (*corps genouillés, tubercules quadrijumeaux, couche optique*) aux centres nerveux bulbaires. Cette disposition permettra d'expliquer, dans les deux yeux, la synergie fonctionnelle de l'appareil sensible et de l'appareil moteur, et aussi de rendre compte de l'influence motrice que possèdent les impressions lumineuses perçues ou non.

I. — RÉTINE

Expansion périphérique de l'appareil nerveux optique, la *rétine* est une membrane incluse entre l'hyaloïde du corps vitré et la choroïde. Comme cette dernière, elle présente à étudier deux parties : l'une, la plus étendue, forme une cupule qui double la choroïde proprement dite, tandis que l'autre, sorte d'anneau, tapisse la zone ciliaire choroïdienne. L'amincissement brusque de la zone ciliaire de la rétine donne à la ligne de séparation des deux parties l'aspect d'un bord finement dentelé; c'est l'*ora serrata* qui correspond également à la limite des deux portions de la choroïde.

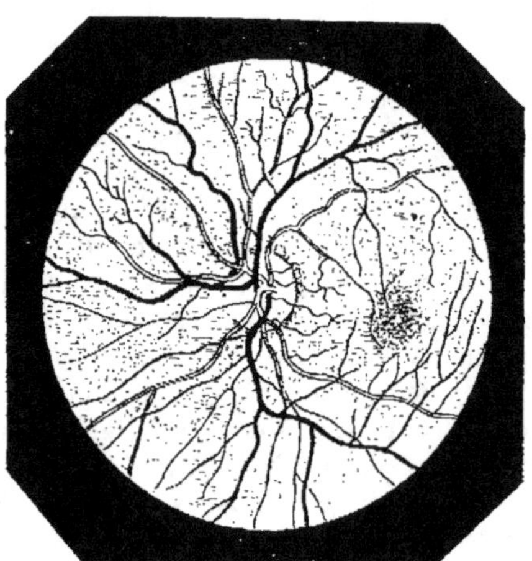

Fig. 157.
Fond d'œil normal.
Macula; — papille optique; — artère et veine centrales.

La cupule rétinienne ou la *rétine physiologique*, se présente détachée de l'œil comme une membrane ténue, translucide, légèrement opalescente; mais cet aspect cadavérique n'en donne pas une idée vraie. Il résulte d'une part, de ce que la couche externe, véritable *épithélium pigmenté* de la rétine, est restée adhérente à la choroïde et d'autre part, de la disparition du *pourpre rétinien*. Cette substance donne à la rétine une coloration rouge pourpre, sauf au niveau de la fovea centralis et près de l'ora serrata. Comme ce pourpre se décompose sous l'influence de la lumière pour se reproduire dans l'obscurité pendant la vie, son absence, après la mort, se traduit par la décoloration de la rétine.

La *rétine physiologique* peut être considérée comme perforée un peu au-dessus et en dedans du pôle postérieur de l'œil, de façon à se laisser pénétrer par les éléments du nerf optique; de là, en ce point, un aspect particulier (*papille*

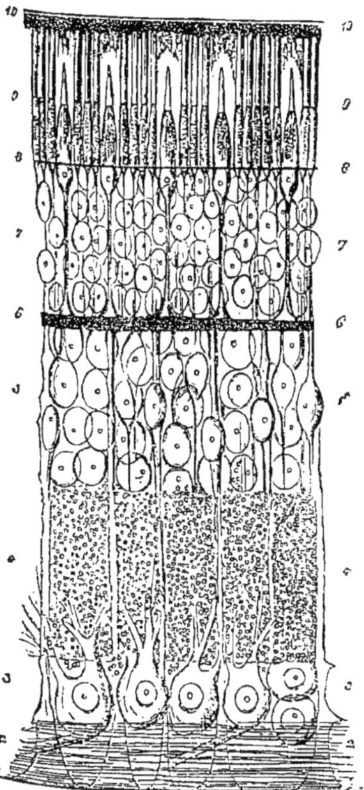

Fig. 158.

Coupe de la rétine.

1, limitante interne ; — 2, fibres du nerf optique ; — 3, couche des cellules nerveuses ; — 4, couche granuleuse interne ; — 5, couche nucléaire interne ; — 6, couche granuleuse externe ; — 7, couche nucléaire externe ; — 8, limitante externe ; — 9, couche des cônes et des bâtonnets (membrane de Jacob); — 10, pigment choroïdien.

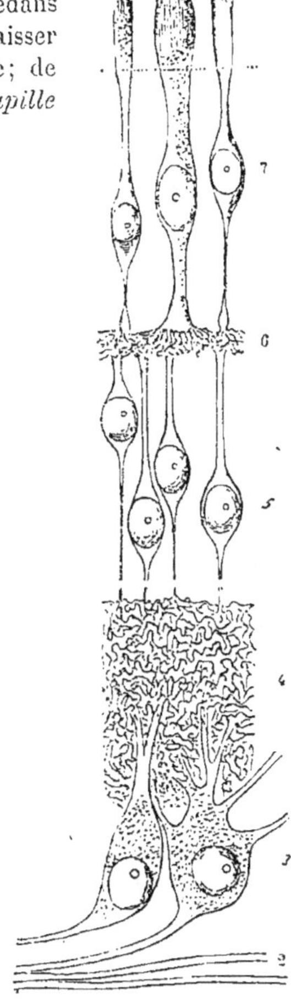

Fig. 159.

Les éléments nerveux de la rétine débarrassés de la gangue de Müller.

2, fibres de nerf optique ; — 3, cellules ganglionnaires ; — 4, couche intermédiaire ou granuleuse interne ; — 5, cellules de la couche nucléaire interne ; — 6, couche intermédiaire ou granuleuse externe ; — 7, cellules de la couche nucléaire externe ; — 9, couche des cônes et des bâtonnets.

du nerf optique). De plus, il existe à hauteur du pôle postérieur un autre point qui tranche sur le reste de la membrane, c'est la *macula*.

La *papille du nerf optique* ne mérite pas son nom puisque, au lieu de faire saillie à la surface de la membrane, elle se présente comme une tache blanchâtre, mesurant 1^{mm},5 de diamètre, légèrement excavée en son centre (excavation physiologique) d'où émergent les vaisseaux centraux.

L'*excavation centrale* vue à l'ophtalmoscope réfléchit fortement la lumière comme un miroir concave, de là sa teinte blanche brillante, qui tranche sur la coloration rosée de la zone voisine. Les vaisseaux centraux tantôt paraissent plonger brusquement dans son intérieur, tantôt ils s'incurvent légèrement et y descendent en pente douce. Autour d'elle, l'épanouissement des fibres nerveuses du nerf optique constitue une zone annulaire rosée, plus blanche cependant dans sa moitié nasale, par suite d'une inégale répartition des fibres nerveuses et des vaisseaux sanguins. Enfin, la périphérie de la papille est occupée par un anneau blanchâtre, étroit et plus ou moins complet, l'*anneau sclérotical*. En réalité, l'aspect ophtalmoscopique de la papille est très variable ; d'une part, il existe de grandes différences individuelles, et de l'autre, l'état de l'appareil réfringent placé en avant d'elle (système dioptrique de l'œil et lentilles employées par l'observateur), en modifie la forme et les dimensions.

La *macula*, ou mieux la *région maculaire*, a la forme d'un ovale dont le grand axe horizontal mesure environ 2 millimètres. Située au pôle postérieur de l'œil, elle se trouve à 4 millimètres en dehors et au-dessous du centre de la papille. Sur le cadavre, elle se reconnaît à sa coloration jaunâtre, mais pendant la vie, à l'ophtalmoscope, souvent elle ne se distingue en rien du reste de la rétine, sauf à son centre où, par suite de l'extrême minceur de la membrane (*fovea centralis*), la teinte de la choroïde est si peu modifiée qu'on y note souvent une tache rougeâtre. Chez certains sujets encore, la macula paraît entourée d'un anneau blanchâtre (*spectre* ou *fantôme de la macula*), ovale, à grand axe horizontal qui n'est autre chose qu'un reflet lumineux dû au léger relief des bords de la région.

Au point de vue de sa structure, la rétine se décompose en dix couches qui sont en allant de l'hyaloïde vers la choroïde :

1° La limitante interne ;
2° La couche des fibres du nerf optique ;
3° La couche ganglionnaire (cellules multipolaires) ;
4° La couche moléculaire (plexus cérébral) ;
5° La couche granuleuse interne (cellules bi et unipolaires) ;
6° La couche intermédiaire (plexus basal) ;

7° La couche granuleuse externe (cellules visuelles) ;

8° La couche limitante externe ;

9° La couche des cônes et des bâtonnets ;

10° La couche pigmentaire.

Deux de ces couches (les *limitantes interne* et *externe*) sont formées par des éléments de soutien et sont reliées l'une à l'autre par des fibrilles qui servent de support aux éléments des couches intermédiaires. Quant à la *couche pigmentaire*, elle a été à tort pendant longtemps considérée comme faisant partie de la choroïde avec laquelle elle a été décrite. Enfin les sept autres couches rétiniennes sont nerveuses.

Elles peuvent se répartir en quatre couches fibrillaires (2, 4, 6, 9) et trois cellulaires (3, 5, 7). Chaque cellule nerveuse présente des prolongements du cylindro-axe qui se réunissent aux fibrilles des deux couches fibrillaires entre lesquelle elle est placée. Ainsi les *cellules de la couche ganglionnaire* sont réunies

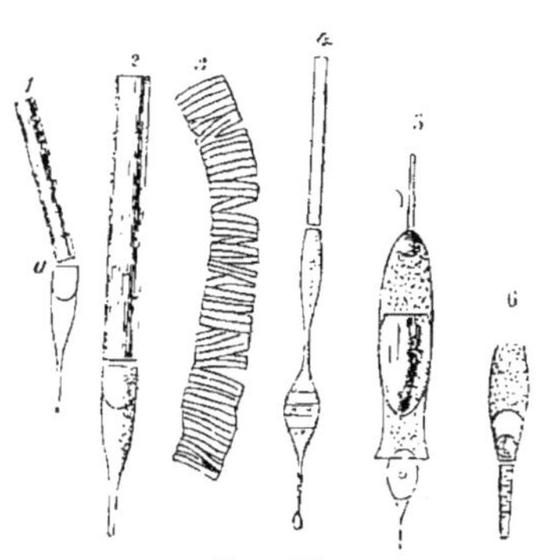

Fig. 160.
Bâtonnets et cônes.

1, bâtonnets du poulet ; — 2, de grenouille ; — 3, leur article externe dissocié en disques transversaux ; — 4, bâtonnets de cabiai ; — 5, cônes de grenouille ; — 6, de lézard.

aux *fibrilles du nerf optique* et à celles de la *couche moléculaire;* les *cellules de la couche granuleuse interne* se continuent avec les *fibrilles des couches moléculaire* et *intermédiaire;* enfin les *cellules de la couche granuleuse· externe* relient les *fibrilles de la couche intermédiaire* aux *segments profonds· ou internes des cônes et des bâtonnets.*

Les *cellules de la couche ganglionnaire* sont multipolaires; elles envoient un prolongement aux fibres du nerf optique, les autres aux fibres de la couche moléculaire. Les *cellules de la couche granuleuse interne* se divisent en deux groupes; les unes bipolaires, vont de la couche moléculaire à la couche intermédiaire; les autres, unipolaires, ne sont en rapport qu'avec les fibres de la couche moléculaire. La *couche moléculaire* forme un plexus fibrillaire (plexus cérébral) tout comme la couche intermédiaire (plexus basal); dans la première se trouve une substance de nature myélinique et dans la seconde on voit des cellules étoilées.

Au niveau de la macula, la rétine très amincie ne renferme plus comme couches nerveuses que celle des cônes et la granuleuse externe. Les couches intermédiaire, granuleuse interne, moléculaire, ganglionnaire et celle des fibres du nerf optique se fondent en une masse granuleuse commune.

Il existe en plus du *réseau vasculaire choroïdien* chargé d'assurer la nutrition des couches externes de la membrane un *système vasculaire propre à la rétine*. Fourni par l'*artère* et la *veine centrale* qui émergent de la papille optique, il est constitué schématiquement par deux branches artérielles et veineuses, l'une ascendante et l'autre descendante. Ces branches se bifurquent, puis se ramifient fournissant des rameaux internes qui rayonnent vers la périphérie et des rameaux supérieurs et inférieurs qui s'incurvent autour de la macula comme centre. Les branches des artères rétiniennes ne communiquent entre elles que par des capillaires; ce sont donc des artères terminales. Relativement à leur position dans l'épaisseur de la membrane, il est à remarquer que les troncs vasculaires se trouvent dans la couche des fibres nerveuses au-dessous de la limitante interne; les capillaires, par contre, constituent deux réseaux; l'un dans la couche des fibres nerveuses, l'autre dans la couche granuleuse interne.

Comme les vaisseaux du cerveau, toutes les divisions vasculaires de la rétine sont munies d'une gaine qui limite un *espace lymphatique péri-vasculaire*.

Au point de vue physiologique la rétine possède un second système vasculaire, qui lui fournit plus spécialement les matériaux nutritifs destinés aux processus fonctionnels spécifiques, c'est le *réseau choroïdien* chargé de subvenir aux besoins des éléments nobles dans les couches externes. Les vaisseaux rétiniens assurent la nutrition plus générale de la membrane surtout dans ses couches internes.

La *portion ciliaire* de la rétine située en avant de l'ora serrata tapisse la zone ciliaire choroïdienne. Beaucoup plus mince que la cupule rétinienne, elle se compose seulement de deux couches, la membrane limitante interne et la couche pigmentaire. Son étude sera faite à propos de l'accommodation.

II. — NERF OPTIQUE

Etendu du chiasma au globe oculaire, le *nerf optique* parcourt un trajet d'environ 5 centimètres de longueur, dont 1 dans le crâne, 1 dans le canal optique et 3 dans la cavité orbitaire. Ici il est légèrement incurvé en forme d'S et de plus tordu sur lui-même autour de son axe longitudinal, qui se dirige d'arrière en avant et de dedans en dehors. Aplati de haut en bas dans son trajet intra-crânien, il devient ensuite cylindrique; son diamètre mesure alors 3 millimètres environ. Enfin, au moment de pénétrer dans le globe de l'œil, le cordon nerveux s'effile à la manière d'un tronc de cône et ne présente plus qu'un millimètre et demi de diamètre.

Le nerf optique est constitué par des *gaines* et des *faisceaux de fibres nerveuses*. Celles-ci seraient au nombre de 500.000 d'après Salzer, de 1.000.000 suivant Krause, groupées en de nombreux faisceaux (environ 800), séparés par des tractus conjonctifs circonscrivant de véritables espaces lymphatiques. Ces tractus conjonctifs s'épaississent au niveau de la pénétration du nerf dans la coque oculaire, tandis que les faisceaux nerveux se réduisent par suite de la disparition de la couche de myéline de leurs fibres ; de là résulte la présence sur une coupe du nerf d'un véritable réseau conjonctif (*lame criblée*). Au centre du tronc nerveux dans les 15 à 20 derniers millimètres de son parcours, on note la présence d'un petit filet nerveux (*nerf de Tiedman*) et des *vaisseaux centraux* qui ont pénétré par son quadrant inféro-externe en entraînant une gaine conjonctive, prolongement de la gaine piale.

Si l'on compare le nombre des *fibres* à celui des éléments tactiles de la rétine (*cônes et bâtonnets*), l'on constate d'après certains anatomistes que ces derniers sont beaucoup plus nombreux et que chaque fibre doit être reliée à trois cônes ou même à sept bâtonnets. Peut-être aussi n'aurait-on pas tort d'admettre que certaines fibres au moins correspondent à un seul élément tactile, ce qui semble devoir être particulièrement nécessaire au niveau de la région maculaire pour que l'impression subie par chaque cône soit transmise isolément. A ce compte même, l'on comprend la sensibilité si parfaite de cette région, tandis que la multiplicité des récepteurs reliés à un seul conducteur explique la moindre netteté de la perception des impressions déposées sur la périphérie de la membrane.

Les *gaines du nerf optique* sont considérées comme des prolongements des enveloppes cérébrales. L'externe, fibreuse, continue avec la dure-mère, est dite *gaine durale*; l'interne vasculaire, comme la pie-mère, intimement adhérente aux tractus conjonctifs inter-fasciculaires, a reçu le nom de *gaine piale*. Enfin un prolongement de l'arachnoïde, la *gaine arachnoïdale* dédouble l'interstice des deux gaines précédentes, l'*espace intervaginal*. De là un *espace sous-arachnoïdien* parcouru par tout un réseau de fins trabécules conjonctifs et une *fente sus-arachnoïdienne* ou *sous-durale*. Dans le canal optique la fusion intime des différentes gaines sauf en bas, ne laisse qu'une étroite communication entre les espaces lymphatiques de même nom du nerf et du cerveau. De plus au niveau du globe oculaire la gaine durale se continue avec les deux tiers externes de la sclérotique; la gaine piale forme le tiers interne de la même membrane et envoie quelques faisceaux à la choroïde. L'espace sous-arachnoïdien par suite se présente autour de la papille optique comme une collerette plus large du côté de la macula et, à travers les fibres internes de la sclérotique, il communique avec l'*espace scléro-choroï-dien*. Quant à l'espace sous-dural il se termine en cul-de-sac au niveau de la lame criblée. Enfin, en dehors de la gaine durale, il y a encore lieu de signaler l'espace lymphatique qu'elle limite avec la gaine conjonctive du tronc nerveux, espace qui en avant communique avec l'*espace sous-ténonien*.

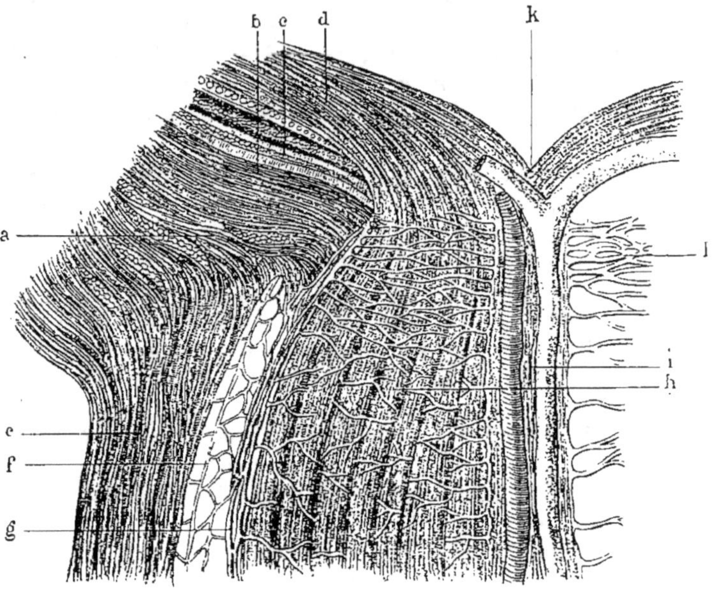

Fig. 161.

a, sclérotique; — b. choroïde; — c, rétine (couches profondes); — d, couche des fibres optiques; — e, gaine durale du nerf optique; — f. g, arachnoïdale; — g, g, piale; — h, nerf optique; — i, vaisseaux centraux; — k, excavation de la papille; — l, lame criblée.

En résumé la *circulation lymphatique* du nerf optique est assurée par tout un système de lacunes qui sont: les *espaces inter-fasciculaires* communiquant en arrière avec les espaces cérébraux et en avant avec l'espace rétino-hyaloïdien ; l'*espace sous-arachnoïdien* anastomosé en avant avec le scléro-choroïdien et par lui avec le sous-ténonien qui se continue lui-même avec la gaine extradurale du nerf optique. Les deux *espaces sous* et *sus-arachnoïdiens* communiquent en arrière avec les espaces des méninges. La continuation intra-crânienne de l'espace extradural n'est pas encore bien établie.

Les courants lymphatiques, qui circulent dans ces divers espaces, malgré leurs anastomoses, conservent une certaine indépendance et en cas de lésions pathologiques ils ne peuvent se suppléer complètement.

Il est inutile de faire ressortir davantage l'importance des connexions établies par le nerf optique entre les cavités lymphatiques du cerveau et de l'œil.

La *vascularisation* du nerf optique demande à être étudiée en tant qu'irrigation sanguine du tronc lui-même et comme voie de communication entre les circulations cérébrale et oculaire.

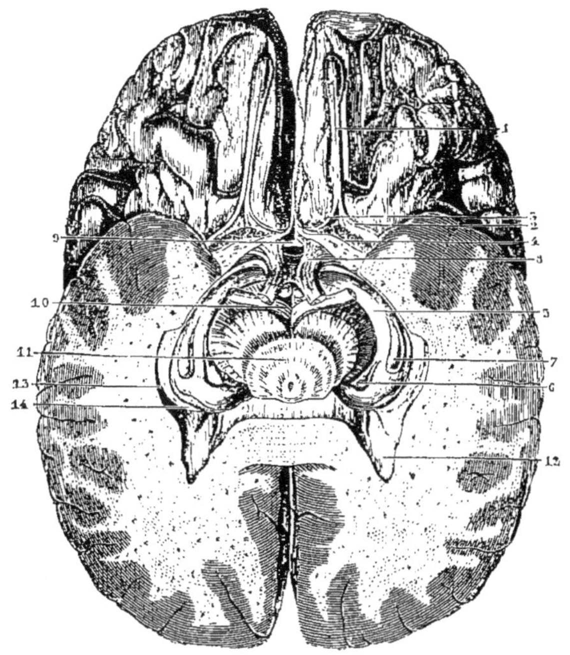

Fig. 162.
Origine des nerfs olfactif, optique et moteur oculaire commun
d'après Vicq-d'Azyr et Foville.

1, nerf olfactif; — 2, racine blanche externe; — 3, racine blanche interne; — 4, quadrilatère perforé; — 5, bandelette optique; — 6, corps genouillé interne; — 7, corps genouillé externe; — 8, racine grise des nerfs optiques; — 9, commissure antérieure et troisième ventricule; — 10, origine du nerf moteur oculaire commun; — 11, coupe de la protubérance annulaire au niveau des pédoncules cérébraux; — 12, prolongement postérieur des ventricules latéraux; — 13, origine du prolongement sphénoïdal des ventricules latéraux; — 14, bandelette demi-circulaire.

Les ramifications vasculaires du nerf optique lui sont fournies par les *vaisseaux centraux* pour une faible part et seulement près du globe oculaire; d'une façon générale ils proviennent des *vaisseaux vaginaux*. Ceux-ci constituent dans la gaine piale un réseau, dont les ramuscules se répandent dans les trabécules conjonctives inter et intra-fasciculaires. Ces vaisseaux vaginaux dans la première portion du nerf, entre le chiasma et le canal optique, proviennent des vaisseaux intra-crâniens ; dans le canal optique leur origine est simultanément intra-crânienne et orbitaire, tandis que dans l'orbite ce sont les vaisseaux orbitaires qui constituent le réseau vaginal. De plus, après la pénétration des vaisseaux centraux, les rameaux qu'ils émettent s'anastomosent avec le réseau inter-fasciculaire émané de la gaine piale et au point de pénétration dans le globe, le réseau capillaire s'enrichit encore des ramuscules qui lui sont fournis par la sclérotique et même la choroïde. De là résulte que le sang artériel arrive à la papille moins de l'artère centrale de la rétine que des rameaux émanés du cercle sclérotical et de la gaine piale, tous deux constitués par les artères ciliaires courtes postérieures. De même le sang veineux s'échappe moins par le système de la veine centrale que par l'intermédiaire de petites veines, qui perforent la sclérotique au pourtour des points d'implantation du nerf sur le globe. Ces faits rendent compte de l'indépendance souvent constatée entre les lésions du réseau capillaire de la papille et les altérations des vaisseaux centraux.

Des détails précédents il doit encore ressortir pour le lecteur que les modifications survenues dans la circulation cérébrale ne sauraient être appréciées par l'examen de la papille optique comme l'espérait Bouchut.

III. — CHIASMA ET BANDELETTES OPTIQUES

La description microscopique de la rétine y a révélé la présence d'une couche de fibres qui, émanations ultimes des éléments impressionnables, les cônes et les bâtonnets, se condensent pour former la papille optique. Les fibres émanées de l'intervalle situé entre la macula et le bord externe de la papille sont courtes et rectilignes; mais celles qui proviennent de la macula elle-même ou de la portion temporale de la rétine, décrivent une série de courbes concentriques à la tache jaune avant d'arriver à la papille, vers laquelle convergent d'en haut, d'en bas et d'en dedans les autres fibres rétiniennes. Ces conducteurs ne sont pas tous destinés au même *centre psycho-optique*, certaines fibres *directes* se rendent au *lobe occipital* de même nom (droit ou gauche) que l'œil d'où elles partent; les autres, *croisées*, aboutissent au lobe opposé. Or, les fibres directes émanent des éléments sensibles, qui tapissent le tiers externe ou temporal de la cupule rétinienne; les fibres croisées partent de la portion nasale. Entre ces deux régions de la rétine existe une zone commune, bandelette verticale englobant la région maculaire, zone dont les fibres se répartissent entre les deux faisceaux de fibres directes et croisées.

Dans le nerf optique, le *faisceau direct* — faisceau des fibres temporales — constitue environ le quart du cordon dont, à la sortie de l'œil, il occupe le quadrant externe. Au niveau du point de pénétration des vaisseaux centraux, ce faisceau direct est inclus sous forme d'un cordon arrondi dans la moitié externe du nerf, et plus loin il s'aplatit et vient progressivement se placer à son centre. D'une façon générale, l'on peut encore dire que les fibres émanées de la région maculaire, qui doivent se répartir entre les deux faisceaux direct et croisé, abordent le côté temporal de la papille, de là convergent vers le point où les vaisseaux centraux gagnent l'axe du nerf optique, puis se rangent en un faisceau cylindrique central entouré par les autres fibres, d'autant plus superficielles qu'elles émanent d'une zone plus périphérique de la rétine. Cette disposition est particulièrement nette au niveau du canal osseux optique. Arrivés dans le *chiasma*, les deux faisceaux directs et croisés du même nerf optique s'abandonnent. Le *faisceau croisé* ou *nasal*, émané d'un œil, s'entre-croise avec le faisceau homologue venu de l'autre œil; puis il s'insinue progressivement au-dessous et en dedans du *faisceau direct* ou *temporal*, lequel d'abord placé en dehors de lui suit le bord externe du chiasma; tous deux réunis constituent une *bandelette optique*.

Du fait de l'entre-croisement ou comme l'on dit encore de la *semi-décussation* des nerfs optiques, chaque bandelette optique se trouve formée de deux faisceaux : le direct (venu de l'œil du même côté) qui en occupe la partie supéro-externe; le croisé (venu de l'autre œil) situé au-dessous du précédent.

Le chiasma, comme les bandelettes optiques, renferme en plus des fibres précédentes, certaines fibres qui ne semblent pas destinées à conduire les impressions visuelles. A l'angle postérieur du chiasma, et cette position est à noter au point de vue morbide, se trouve un faisceau de fibres volumineuses — *commissure de Meynert* — qui s'accolent à la bandelette, traversent le pédoncule cérébral et vont se rendre dans le corps de Luys, noyau de substance grise situé entre le pédoncule cérébral et la couche optique. En avant de cette commissure de Meynert, s'en trouve une autre dite *commissure de Gudden*, dont les fibres constituent en majeure partie la racine interne de la bandelette optique et réunissent par une anse en fer à cheval le corps genouillé interne d'un côté à son congénère du côté opposé. Enfin, il reste encore à signaler comme fibres non optiques du chiasma, celles qui viennent du *ganglion optique basal de Meynert*, petit amas cellulaire situé dans la paroi antérieure du tuber cinereum au-dessus du chiasma. Ces fibres se rendent peut-être dans le nerf optique et la rétine du même côté.

IV. -- RACINES DES BANDELETTES. — CORPS GENOUILLÉS COUCHES OPTIQUES. — TUBERCULES QUADRIJUMEAUX

Les fibres constitutives d'une bandelette optique se répartissent entre les *racines superficielles* et *profondes* de ce cordon. Il existe trois *racines superficielles* qui sont visibles à l'œil nu : l'une dite *externe* qui aboutit au corps genouillé externe; une autre, l'*interne*, qui gagne le corps genouillé interne; la troisième, *intermédiaire* aux deux précédentes.

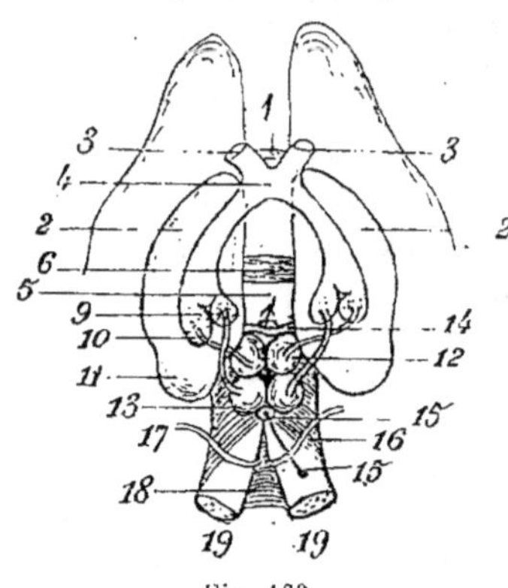

Fig. 163.

Schéma destiné à montrer les relations des tubercules quadrijumeaux avec les corps genouillés.

1, commissure blanche antérieure; — 2-2. couches optiques; — 3-3, nerfs optiques; — 4, chiasma; — 5, ventricule moyen; — 6. commissure grise; — 9, corps genouillé interne; — 10, corps genouillé externe; — 11, pulvinar de la couche optique; — 12. tubercules quadrijumeaux antérieurs; — 13, tubercules quadrijumeaux postérieurs; — 14, commissure blanche postérieure; — 15, aqueduc de Sylvius, dans lequel passe une flèche; — 16, ruban de Reil; — 17, nerfs pathétiques; — 18, valvule de Vieussens; — 19, pédoncules cérébelleux postérieurs.

Des fibres de la racine externe, ou *racine optique*, les unes se perdent dans le corps genouillé externe; le plus grand nombre passent au-dessus de lui et vont, soit contribuer à former la lamelle de substance blanche qui recouvre la couche optique, soit se perdre dans la partie postérieure de ce noyau de substance grise, au niveau du pulvinar, soit enfin gagner le tubercule quadrijumeau antérieur en passant par le bras conjonctival antérieur.

La racine interne, ou *racine non optique (commissure de Gudden)*, au delà du corps genouillé interne, auquel elle fournirait quelques fibres, se continue par le bras conjonctival postérieur jusqu'au tubercule quadrijumeau postérieur et donne aussi quelques fibres au tubercule quadrijumeau antérieur.

La *racine intermédiaire* se rend au tubercule quadrijumeau antérieur. Là, ses fibres s'arrêtent en partie, tandis que d'autres s'y entre-croisent avec celles du côté opposé et que certaines se prolongent le long de la ligne médiane jusqu'au *frein* de la valvule de Vieussens.

Les *racines profondes* de la bandelette optique ne peuvent être reconnues que par dilacération ou sur des coupes microscopiques. L'*une* remonte avec le pédoncule cérébral, contribue à former la partie postérieure de la capsule interne, et aboutit à l'écorce du lobe occipital. Une *seconde* se détache à hauteur du corps genouillé externe, gagne le pédoncule cérébral et descend avec lui à travers la protubérance jusqu'à l'entre-croisement où on la perd. Comme *troisième racine profonde*, on a signalé de nombreuses fibres de la bandelette qui passent au-dessous du corps genouillé interne et du bras conjonctival postérieur, puis, se joignant au lemnisque, peuvent être poursuivies jusque dans l'olive. Aux environs du corps genouillé interne encore, se détache une *quatrième racine* destinée au noyau du nerf moteur oculaire commun.

V. — RADIATIONS OPTIQUES

Toutes les fibres, dont il vient d'être question, ne servent pas à la transmission des impressions lumineuses.

Il en est qui, selon toute probabilité, relient directement l'appareil nerveux récepteur de la périphérie à l'appareil nerveux enregistreur du cerveau, tandis que d'autres vont de l'œil aux cellules ganglionnaires du corps genouillé externe, du tubercule quadrijumeau antérieur et de la couche optique. De ces cellules émanent d'autres fibres qui aboutissent, les unes (*radiations optiques*) à l'écorce occipitale, les autres, au moins certaines (racine superficielle, intermédiaire, 2ᵉ, 3ᵉ et 4ᵉ racines profondes), aux noyaux moteurs qui actionnent la musculature de l'œil.

L'expérimentation a démontré que seuls, les deux corps genouillés externes, la partie postérieure des deux couches optiques (pulvinar) et les deux tubercules quadrijumeaux antérieurs recevaient des fibres optiques. De plus, de ces régions émanent des fibres qui, sous le nom de *radiations optiques*, forment la presque totalité d'un gros faisceau de substance blanche situé assez superficiellement dans chaque lobe occipital. Ce faisceau à direction antéro-postérieure passe en dehors de la corne postérieure du ventricule et, sous le nom de *faisceau médullaire sagittal*, gagne l'écorce cérébrale. (Voir le paragraphe suivant.)

Ces radiations optiques ne sont pas formées de faisceaux distincts de fibres destinées à trois centres visuels distincts : centre visuel général, centre de la perception des formes, centre chromatique, mais bien d'un mélange intime de ces trois ordres de fibres qui toutes se rendent préalablement au centre de la perception lumineuse.

Prenant les fibres à leur terminaison dans l'écorce cérébrale (voir plus loin), Vialet indique que les fibres émanées du *cunéus* suivent deux voies différentes. Celles qui proviennent de la partie supérieure de ce dernier passent au-dessus du forceps major en contournant la paroi supérieure de la corne occipitale. Celles qui proviennent de la paroi inférieure se joignent au contraire aux fibres émanées de la *scissure calcarine* et du *lobe lingual*. Elles se portent obliquement de haut en bas et d'arrière en avant, contournant dans un trajet spiroïde la paroi inférieure de la corne occipitale

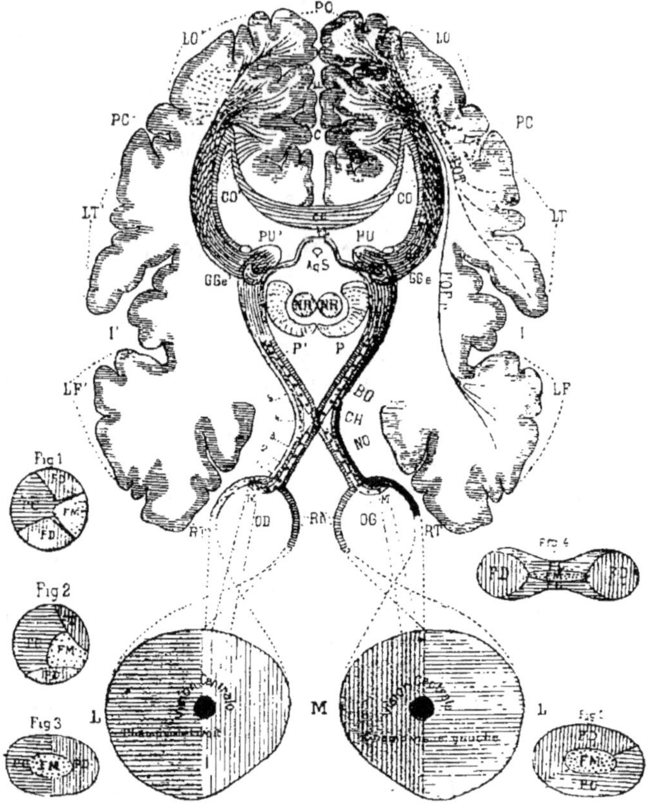

Fig. 164.

Appareil nerveux visuel (VIALET).

La figure 164 présente, résumées sous une forme schématique, les différentes particularités de l'appareil nerveux visuel et ses connexions intra-cérébrales.

Tout l'appareil nerveux visuel dépendant de l'hémisphère gauche, de l'écorce à la rétine, ainsi que la portion correspondante du champ visuel sont marqués par une teinte plus foncée.

On voit comment les conducteurs visuels arrivés au chiasma se dédoublent pour innerver la moitié *temporale* de la rétine de l'œil gauche et la moitié *nasale* de la rétine de l'œil droit. La lésion de ces conducteurs au-dessus du chiasma produit l'*hémianopsie homonyme* et se traduit par l'abolition de la vision dans la moitié droite des deux champs visuels.

Les portions de l'écorce marquées par une teinte plus foncée représentent les *centres corticaux*. A la partie postérieure de l'hémisphère se trouve le *centre cortical de la vision* représenté par le cunéus (C) le lobe lingual (LL) et le pôle occipital (PO). (Le lobe fusiforme n'est pas compris dans la coupe à cette hauteur.)

Le *centre des images visuelles des mots* est situé dans le pli courbe (PC) (centre de Kussmaul).

Le *centre des images auditives des mots* est situé dans les première et deuxième temporales (LT) centre de Wernicke).

Le *centre du langage articulé* est situé dans la troisième frontale (LF) (centre de Broca).

Les différents faisceaux du segment antérieur de l'appareil nerveux visuel sont marqués par les signes conventionnels suivants :

||| Faisceau direct. ☰ Faisceau croisé. ..... Faisceau maculaire croisé —.—.—. Faisceau maculaire direct.

Les figures 1, 2, 3, 4, 5 représentent la situation respective de ces faisceaux dans le nerf optique, le chiasma, la bandelette.

Fig. 1. Nerf optique gauche à sa sortie du globe oculaire. — Fig. 2. Nerf optique gauche dans sa

et se rassemblent sur la paroi externe de cette dernière. Les fibres émanées du *lobe fusiforme* se divisent en deux portions : les unes — c'est la minorité — nées de la moitié interne de cette circonvolution, se réunissent aux fibres précédentes pour suivre ultérieurement le même trajet; les autres, provenant de sa moitié externe, se portent, soit à la partie inférieure, soit à la partie externe du ventricule. Enfin, les fibres de projection, venues de la *pointe occipitale*, se rendent pour la plupart directement sur la paroi externe de la corne occipitale, en affectant un trajet plus direct.

Toutes ces fibres, confondues sous l'écorce avec les autres fibres d'association, s'en dégagent au voisinage de la substance blanche sagittale, traversent les faisceaux plus compacts et plus épais de la couche sagittale externe, et se réunissent sous le tapetum, qui les sépare de la cavité ventriculaire et de la substance grise sous-épendymaire, en une zone distincte caractérisée par la finesse de ses éléments constituants.

Après avoir traversé les lobes pariétal et temporal, elles *aboutissent à la partie inférieure du corps genouillé externe et du pulvinar, ainsi qu'à la face externe de ce dernier, en remontant jusqu'au tiers moyen de la couche optique*. Un faisceau moins important se met en relation avec le tubercule quadrijumeau antérieur (fig. 164).

Brissaud a adressé au travail de Vialet quelques critiques dont il résulte que les radiations optiques aboutissent à tout l'étage inférieur du *lobe lingual*, depuis l'extrémité postérieure de cette circonvolution jusqu'à l'*uncus de l'hippocampe* en arrière du *noyau amygdalien*. Un certain nombre se jettent aussi dans le *lobule fusiforme* et peut-être même dans la *troisième circonvolution occipito-temporale*. Il n'y a

---

portion intra-orbitaire. — Fig. 3. Nerf optique dans le canal optique. — Fig. 4. Chiasma. — Fig. 5. Bandelette optique gauche. — FD faisceau direct; FG faisceau croisé; FM faisceau maculaire.

Les *fibres d'association* réunissant le centre visuel cortical de l'hémisphère gauche à celui de l'hémisphère droit cheminent dans le corps calleux (bourrelet).

Les fibres d'association intra-hémisphériques sont représentés par :

——————— FOFr. Faisceau *occipito-frontal* faisant communiquer le centre visuel avec celui du langage articulé.

— — — — — — FOT. Faisceau *occipito-temporal* faisant communiquer le centre visuel avec le centre de la mémoire auditive des mots. L'interruption de cette voie d'association donne lieu à la cécité verbale pure (Dejérine et Vialet).

· · · · · · · · · Fibres d'association entre le centre visuel de perception situé à la face interne du lobe occipital et le centre des souvenirs visuels placé à la face externe de ce dernier. Ces fibres sont représentées par plusieurs faisceaux dont les mieux différenciés sont le *faisceau transverse du cuneus* (Sachs) et le *faisceau transverse du lobe lingual* (Vialet).

+ + + + + Fibres d'association entre le centre visuel de perception et le centre visuel des mots, c'est-à-dire entre la face interne du lobe occipital et le pli courbe.

o o o o o o o o o Fibres d'association entre le centre des souvenirs visuels et le centre des images visuelles des mots, c'est-à-dire entre la face externe du lobe occipital et le pli courbe.

AqS. Aqueduc de Sylvius; BO. Bandelette optique; C. Cuneus; CC. Corps calleux; — CO. Corne occipitale; Cge. Corps genouillé externe; CH. Chiasma; FOF. Faisceau occipito-frontal: FOT. Faisceau occipito-temporal; FC. Faisceau croisé; FD. Faisceau direct; FM. Faisceau maculaire; — I. Insula; LF. Lobe frontal; LL. Lobe lingual; L. L. Lobe limbique; LO. Lobe occipital; NO. Nerf optique; NR. Noyau rouge; NC. Noyau caudé; OD. Œil droit; OG. Œil gauche; *Rad. opt.* Radiations optiques; RN. Portion nasale de la rétine; RT. Portion temporale de la rétine; PU. Pulvinar; P. Pédoncule; TQa. Tubercule quadrijumeau antérieur.

pas de fibres de projection du *cunéus* proprement dit sur les noyaux visuels; ou, s'il en existe, elles sont en si petit nombre que leur destruction ne peut, à elles seules, produire l'hémiopie.

Certains faits cliniques, il est vrai, ne trouvent pas leur explication dans ces données anatomiques et pour en rendre compte Charcot, Grasset et Lannegrace ont proposé des hypothèses, dont il sera question plus loin à propos de l'amblyopie croisée.

VI. — CENTRE PSYCHO-OPTIQUE

Il n'est pas encore actuellement possible de délimiter exactement le siège du *centre opto-psychique* dans l'écorce du lobe occipital; ici le *cunéus* et la *partie postérieure de la circonvolution sus-jacente* paraissent être les principaux aboutissants des irradiations optiques. Toutefois, l'étendue de ce centre paraît à quelques physiologistes devoir être plus considérable.

D'après Vialet *le centre cortical de la vision occupe toute l'étendue de la face interne du lobe occipital;* il est limité en avant par la scissure perpendiculaire interne, en haut par le bord supérieur de l'hémisphère, en bas par le bord inférieur de la troisième occipitale, en arrière par le pôle occipital (fig. 165). La limite antérieure serait la mieux établie. Du côté de la convexité au contraire, soit au niveau de la pointe, soit au niveau du bord inféro-externe du lobe, on ne saurait tracer une ligne de démarcation définitive. Dans la région corticale ainsi circonscrite, la scissure calcarine a une importance toute spéciale; par son étendue et sa profondeur, elle offre un développement cortical considérable. De plus, mieux que dans tout le reste de l'écorce occipitale, la nutrition y est assurée par une branche artérielle (branche calcarinienne de l'artère occipitale), qui fournit d'innombrables rameaux. Enfin, l'apparition précoce de cette scissure pendant la vie intra-utérine en démontre l'importance.

Certains auteurs décomposent pour ainsi dire le centre opto-psychique

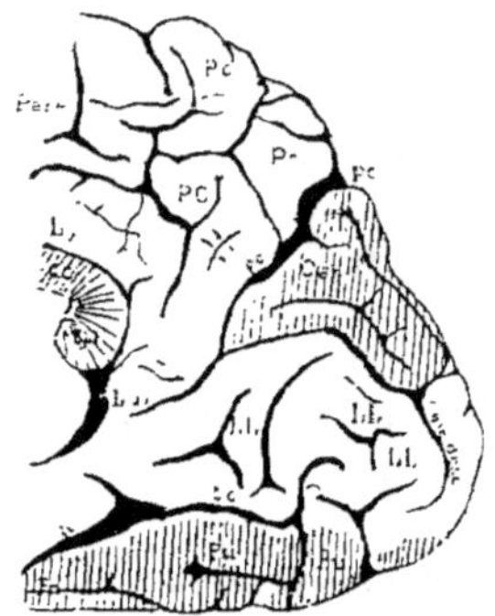

Fig. 165.

Face interne du lobe occipital, montrant la disposition du cunéus et des lobules lingual et fusiforme. Le cunéus et le lobule fusiforme sont marqués par des hachures (hémisphère droit). Dessin d'après nature. (VIALET.)

Cc. corps calleux; — *Cun.* cunéus; — *Fu,* lobule fusiforme; — *L,* lobe limbique (circonv. de l'hippocampe); *L (i)* isthme du lobe limbique (pied de l'hippocampe); *LL.* lobe lingual; *Parc,* lobule paracentral; — *PC.* præcuneus ou avant-coin; — *Spl,* splenium ou bourrelet du corps calleux; — *calc.* scissure calcarine; — *calc desc,* branche descendante de la calcarine; — *po,* sillon pariéto-occipital ou perpendiculaire interne; *to,* sillon collatérai.

à côté du *centre visuel des mots*, ils placent en arrière du lobule pariétal inférieur gauche le *centre cortical du sens chromatique ;* plus en arrière, se trouverait le *centre pour la perception des formes* et à la pointe du lobe occipital le *centre destiné à la perception de la lumière* (Eperon). D'autres admettent que le centre du sens chromatique se trouverait dans la partie la plus inférieure du lobe occipital, probablement dans la partie postérieure des plis lingual et fusiforme. Plus haut et vers la partie supérieure du lobe occipital se trouverait le centre de la perception lumineuse, et, probablement entre les deux, le centre de la perception des formes.

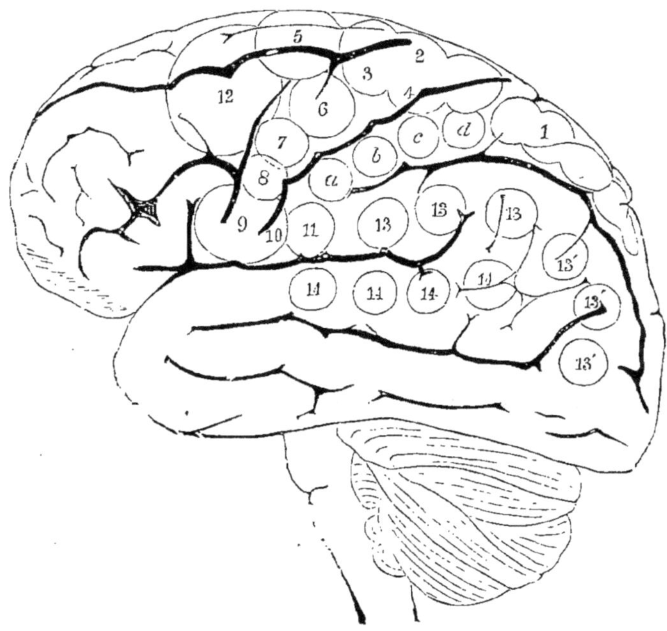

Fig. 166.

Centres psycho-moteurs de l'écorce du cerveau (FERRIER).

1 à 6, centres des mouvements des membres (*hémiplégie*) ; — 7 et 8, centre des mouvements des commissures des lèvres (*paralysie faciale*) ; — 9 et 10 centre des mouvements des lèvres et de la langue, destinés à l'articulation des mots (mémoire des mouvements du langage parlé ou mémoire motrice verbale (*aphasie motrice ou aphémie*) : — 11, centre de rétraction de la bouche ; — 12, centre pour les mouvements latéraux de la tête et des yeux et centre de la mémoire des mouvements de l'écriture ou mémoire motrice graphique (*agraphie*) : — 13, centre de la mémoire des mots écrits ou imprimés, ou mémoire visuelle verbale (*cécité verbale*), et 13' centre de la vision binoculaire (*hémianopsie*) ; — 14, centre de l'audition, mémoire des sons verbaux ou mémoire auditive (*surdité verbale*).

Au lieu d'accepter que les divers centres soient juxtaposés, certains physiologistes leur attribuent une disposition stratifiée ; les trois centres de la perception lumineuse, de l'acuité visuelle et des couleurs, se trouveraient superposés dans l'épaisseur de l'écorce cérébrale.

En résumé, si l'on schématise la description de l'appareil nerveux optique, l'on peut dire que chaque œil est relié par un faisceau de fibres à chacun des centres psycho-optiques occipitaux. Chaque lobe occipital est ainsi uni aux deux rétines, savoir à la portion temporale de la rétine du même côté, à la portion nasale de la rétine du côté opposé et aux deux régions maculaires. Il n'est toutefois pas établi si les fibres d'union se terminent au niveau de l'écorce cérébrale dans des zones distinctes pour chaque œil suivant leurs régions rétiniennes d'origine, ou si elles s'y disséminent de telle sorte que chaque point du lobe occipital soit pour ainsi dire en relation avec les deux segments rétiniens. La nature des troubles observés après la lésion d'un seul lobe cérébral plaide pour cette dernière manière de voir. Chez des névropathes encore, Schiele a pu fatiguer une moitié, un quart, un secteur d'une seule rétine par des mensurations périmétriques répétées, et il a constaté que, dans le champ visuel de l'œil non impressionné, apparaissait un trouble en rapport avec l'épuisement du secteur rétinien similaire de celui de la rétine directement fatiguée. L'excitation unilatérale retentit donc dans l'écorce sur les organes terminaux, qui commandent aux points symétriques des deux rétines.

Au total, la question du centre opto-psychique est loin d'être tranchée et à propos de l'amblyopie hystérique, il sera signalé que Parinaud admet des centres cérébraux distincts pour la vision périphérique et la vision centrale. De plus, au point de vue de la vision centrale, dans la vision monoculaire, chaque œil est en rapport avec l'hémisphère opposé, tandis que dans la vision binoculaire, les deux yeux sont en rapport avec un seul hémisphère qui peut être indifféremment le droit ou le gauche.

CHAPITRE LXXVI

PHYSIOLOGIE

La *physiologie de l'appareil nerveux optique* devrait rendre compte du mode d'action de la lumière sur les deux rétines, du mode de transmission de cette impression lumineuse aux deux centres psycho-optiques et aux divers noyaux ganglionnaires (centres d'actions réflexes), enfin de la transformation de cette impression en perception visuelle ou en mouvement réflexe. La lumière est loin d'être faite sur tous ces points ; il en est encore trop d'obscurs pour qu'il soit possible de donner plus qu'un exposé schématique basé sur des hypothèses dont l'avenir démontrera peut-être la valeur.

I. — IMPRESSION LUMINEUSE RÉTINIENNE

Les fonctions spéciales de la rétine, qui seront plus loin étudiées sous les noms de *sensibilité lumineuse, sensibilité chromatique* et de *faculté isolatrice*, présentent leur maximum de développement au niveau de la région maculaire. Or, l'anatomie a montré qu'en ce point la rétine se trouve à peu près réduite à la couche des *cônes*, il est par suite naturel d'attribuer à ces éléments et à leurs congénères les *bâtonnets* une importance physiologique toute particulière.

Une expérience très simple vient encore à l'appui de cette manière de voir. Les vaisseaux rétiniens situés dans les couches antérieures de la rétine projettent leur ombre sur les couches postérieures de cette membrane, cela sans que le sujet en ait conscience. Mais si, dirigeant le regard vers un fond obscur, on place une bougie allumée en dehors de la ligne de visée, les rayons lumineux, qui en partent, sont concentrés par le cristallin sur un point de la zone équatoriale de l'œil. Là ils sont réfléchis et vont éclairer le fond de l'œil, comme l'indique la figure 167 ; il en résulte que l'ombre portée des deux vaisseaux V et V' se peint sur les couches postérieures de la rétine en dehors des points habituels, par suite le sujet en a conscience et il perçoit dans son champ visuel, éclairé d'un rouge jaunâtre, un réseau sombre qui représente le réseau des vaisseaux rétiniens et auquel on donne le nom *d'arbre vasculaire de Purkinje*.

Par un procédé mathématique, dont il ne saurait être autrement question ici, Helmholtz a pu reconnaître que la membrane sensible, qui perçoit ces ombres, est éloignée des vaisseaux, qui les produisent, d'une distance précisément égale à celle que les mensurations microscopiques sur les coupes de la rétine font trouver entre la couche où se trouvent les vaisseaux et celle des cônes et des bâtonnets.

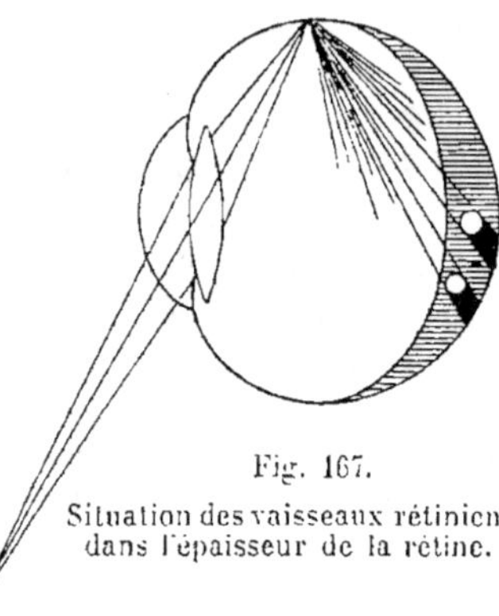

Fig. 167.

Situation des vaisseaux rétiniens dans l'épaisseur de la rétine.

Les éléments sensibles de la rétine occupent donc une des couches postérieures de cette membrane, par suite il ne suffit pas de dire que la rétine est un écran sur lequel se peignent les images des objets extérieurs En réalité, les rayons lumineux traversent sans les impressionner toutes les couches rétiniennes et arrivent ainsi jusqu'à la surface de contact des bâtonnets et de l'épithélium pigmentaire rétinien doublé par la choroïde elle-même pigmentée. Sur cette surface noire ils sont réfléchis ou absorbés. Comme le centre de l'appareil dioptrique coïncide sensiblement avec le centre de courbure de la rétine, la réflexion d'une partie de ces rayons a lieu sensiblement dans la direction de l'axe des bâtonnets et des cônes. La lumière réfléchie les pénètre, mais rencontre d'abord leurs segments externes, composés de petites lamelles superposées, qui, vu leur structure et leurs propriétés optiques, ne peuvent être considérés comme des éléments impressionnables. Ils modifient simplement la lumière et produisent une véritable transformation de force ; le mouvement lumineux devient à leur niveau mouvement nerveux.

Cette transformation de force paraît être en relation avec un acte chimique qui, lui aussi, se passe près de la surface postérieure de la couche des cônes et des bâtonnets. Il s'agit de la destruction dans les parties frappées par les rayons lumineux du pourpre rétinien découvert par Boll, matière rouge dont se chargent les segments externes des bâtonnets, du fait de leurs échanges nutritifs au sein de l'obscurité.

Les segments internes des cônes et des bâtonnets seraient donc les organes essentiellement impressionnables à la lumière ; mais de plus les bâtonnets percevraient seulement les *différences d'intensité* que peut présenter la lumière, tandis que les cônes seraient impressionnés par les *différences qualitatives* de la lumière, c'est-à-dire par les *couleurs*.

D'après Parinaud il existe deux espèces de sensibilité oculaire pour la lumière. La première nous donne une sensation lumineuse diffuse, indépendante de toute perception de couleur et de forme, c'est la sensation *de clarté*. Elle est l'attribut des bâtonnets et du pourpre. La seconde, qui est l'attribut des cônes, nous donne les sensations lumineuses définies, qui concourent à la perception des objets, laquelle repose essentiellement sur la propriété de ces éléments de recevoir des impressions lumineuses géométriquement distinctes et de transmettre au sensorium des différences très délicates d'intensité lumineuse et chromatique. Les cônes, dépourvus de pourpre, reçoivent directement de l'agent lumineux une excitation de nature plus spécialement physique; les bâtonnets, dont l'excitation se fait par l'intermédiaire du pourpre, sont le siège d'un processus de nature chimique. C'est l'impression des cônes, qui se spécialise en *sensation de couleur*, et c'est à ces éléments que la rétine doit ses *propriétés isolatrices* sur lesquelles repose l'*acuité visuelle proportionnelle* ou *distinction des formes*.

II. — TRANSMISSION DE L'IMPRESSION RÉTINIENNE

L'*impression lumineuse* après avoir agi sur les éléments rétiniens est transmise par les voies connues aux deux centres opto-psychiques occipitaux et là réveille la *perception visuelle*. Mais de plus, au niveau des ganglions basilaires, de substance grise, il se produit suivant les faisceaux de fibres nerveuses précédemment signalés une dérivation du courant nerveux vers les noyaux bulbaires ou médullaires, origines des nerfs moteurs. De ce fait résulte une *excitation motrice* qui se traduit par des mouvements dans la sphère d'innervation de l'un des nerfs moteurs de l'œil, de la tête, du tronc ou des membres.

III. — INCITATION CORTICALE

1° PERCEPTION LUMINEUSE. — A l'état normal une impression reçue par une rétine est transmise aux deux centres opto-psychiques quand la région maculaire en est le siège, au centre occipital du même côté si la portion temporale de la membrane est impressionnée, ou, s'il s'agit de sa portion nasale, au centre du côté opposé. Autrement dit la transmission est directe ou croisée suivant que l'impression rétinienne est temporale ou nasale; elle est double s'il y a impression au niveau de la macula. Ces données trouveront leur application, quand il faudra expliquer les troubles visuels causés par les lésions localisées en divers points de l'une ou de l'autre moitié de l'appareil visuel.

2° MOUVEMENTS VOLONTAIRES. — L'impression lumineuse a été suivie de perception visuelle; tout peut en rester là, ou bien, comme tous les centres de l'écorce cérébrale sont reliés entre eux, l'incitation du centre opto-psychique gagne un ou plusieurs des centres de la zone motrice, dont il provoque la mise en jeu. L'activité de ces derniers par suite de leurs connexions avec les centres bulbaires et médullaires, origines des nerfs moteurs, se traduit par des mouvements. Tels sont ceux nécessités par la préhension d'un objet que l'œil voit; ces mouvements sont dits volontaires par opposition avec les mouvements réflexes, dont il va être question.

3° MOUVEMENTS RÉFLEXES. — Au niveau des ganglions basilaires, a-t-il été dit, la voie offerte à la transmission lumineuse se bifurque. Le courant nerveux, qui va directement influencer les centres bulbaires et médullaires, provoque lui aussi leur activité, d'où la production de mouvements, dits mouvements réflexes. Tels sont les mouvements vulgairement qualifiés d'instinctifs, qui ont pour effet de faire éviter un obstacle apparent dans le champ visuel. Dans la production de ces mouvements la perception visuelle n'intervient pas, la preuve en est que même après la rupture de la communication supérieure, c'est-à-dire après suppression des centres opto-psychiques, l'impression lumineuse rétinienne cause encore ces mouvements, et cependant elle ne peut plus être perçue. Il y a alors *cécité corticale*, état que l'expérimentation réalise chez l'animal en excisant l'écorce cérébrale des lobes occipitaux. Un chien ainsi mutilé, après guérison de sa blessure se meut librement, évite les obstacles, mais ne reconnaît ni son maitre ni ses aliments habituels (pourvu que l'odorat n'intervienne pas). Chez cet animal l'impression lumineuse réveille les mouvements réflexes qui antérieurement, en dehors de toute intervention volontaire, lui permettaient d'aller et venir suivant les objets qui impressionnaient sa rétine.

D'autres mouvements réflexes, que commandent les impressions lumineuses, seraient sous la dépendance des couches optiques que des faisceaux de fibres précédemment décrits mettent en communication avec les noyaux du facial (clignement des paupières et mouvement de la face), du spinal (rotation la tête), des nerfs rachidiens (mouvements du tronc et des membres).

A propos de l'étude des mouvements propres des globes oculaires, il sera question de leurs connexions avec l'appareil visuel central. Mais parmi les mouvements oculaires qui se produisent en dehors de toute intervention de la volonté, ceux que provoque le plus manifestement l'influence d'une impression lumineuse se traduisent par des changements du diamètre pupillaire.

Les physiologistes ont établi que l'excision des hémisphères cérébraux et des couches optiques n'altère pas les mouvements qu'exécute l'iris sous l'action de la lumière; la clinique, elle aussi, corrobore ce résultat expérimental. Par contre la destruction des tubercules quadrijumeaux antérieurs est suivie d'une dilatation permanente au maximum de la pupille. Cette paralysie de l'iris dépend-elle de la destruction d'un centre réflexe qui, excité par l'impression lumineuse, influence les noyaux d'origine des filets nerveux chargés de l'innervation du sphincter irien? On est en droit de le croire, puisqu'une lésion située plus loin sur les fibres conductrices de l'impression lumineuse reste sans influence sur les mouvements de l'iris. Dans ce cas l'arc réflexe devrait ainsi être compris : rétine, nerf optique, bandelettes optiques, tubercules quadrijumeaux antérieurs, puis fibres d'union avec le noyau du moteur oculaire commun et enfin filets iriens de ce nerf.

D'après certains anatomistes (Bechtcreff) les fibres optiques, qui commandent aux mouvements réflexes de la pupille, prendraient leur origine dans la rétine, suivraient le nerf optique et derrière le chiasma pénétreraient dans la substance grise, qui entoure la cavité du troisième ventricule pour se diriger vers les noyaux du moteur oculaire commun, où serait le centre réflexe. Les deux arcs réflexes sont indépendants pour chaque œil, mais il existe entre eux un trait d'union compris suivant toute probabilité dans les fibres commissurales des noyaux d'origine des deux nerfs moteurs oculaires communs.

IV. — ÉTUDE DES PRINCIPALES FONCTIONS RÉTINIENNES

SENSIBILITÉ LUMINEUSE. — SENSIBILITÉ CHROMATIQUE
FACULTÉ ISOLATRICE

Les impressions physiologiques, que la rétine subit et qu'elle transmet au centre opto-psychique, sont ou des *impressions de lumière*, ou des *impressions de couleur*.

L'*impression de lumière* éveille, suivant qu'elle est causée par une source lumineuse unique, ou par une série de points lumineux, une sensation simple ou composée. Dans le premier cas, l'impression est perçue, pourvu qu'elle ne soit ni trop, ni trop peu intense ; dans le second, pour qu'il y ait perception nette, il faut, de plus, que les impressions multiples reçues par la membrane portent sur des éléments nerveux bien distincts. Dans le premier cas encore, la sensibilité rétinienne à la lumière est seule mise en jeu ; dans le second intervient la puissance isolatrice de la membrane nerveuse.

Par *sensibilité lumineuse*, il faut entendre la puissance que possède la rétine de réagir lorsque des rayons lumineux actionnent ses éléments sensibles. On peut la mettre en parallèle avec la sensibilité de la peau, dont les éléments nerveux réagissent au contact des corps extérieurs. En outre, de même que la sensation cutanée varie suivant la nature du contact (résistance, chaleur), de même la perception à point de départ rétinien est différente suivant que l'impression est causée par la lumière blanche ou une lumière colorée; de là donc, une différence entre la sensibilité rétinienne à la lumière (*sensibilité lumineuse*) et la sensibilité rétinienne aux couleurs (*sensibilité chromatique*).

Sans forcer outre mesure les analogies, on peut encore opposer le *tact* et le *toucher* à la *sensibilité lumineuse* et à la *faculté isolatrice de la rétine*. Le tact permet de percevoir la résistance et la température des corps; le toucher pousse plus loin l'analyse et donne la notion de nombre, de forme. De même, grâce à la sensibilité lumineuse et chromatique de la rétine, on perçoit la lumière et les couleurs, et grâce à sa faculté d'isoler les formes lumineuses simples séparées par un certain intervalle, on perçoit nettement des images complexes (notion de nombre, de forme).

La rétine possède donc trois fonctions principales en rapport avec les impressions lumineuses blanches ou colorées et les impressions lumineuses simples ou complexes. C'est tout particulièrement au niveau du pôle postérieur de l'œil, là où vient se peindre l'image de l'objet fixé par le regard, que la membrane est le mieux adaptée à ces diverses fonctions. Toutefois, il paraît bien établi que la sensibilité lumineuse est à peu près égale dans les différentes parties de la rétine, dont la *zone* la plus périphérique serait seule bien moins impressionnable. De plus, les parties les plus voisines de la fosse centrale, c'est-à-dire la *région maculaire*, est plus sensible que la *fovea centralis* elle-même. Enfin, sur la *papille du nerf optique*, l'absence d'éléments rétiniens sensibles se traduit naturellement par une insensibilité complète de la membrane à ce niveau.

La *sensibilité aux couleurs* diminue rapidement du centre vers la périphérie de la rétine; elle diminuerait même plus rapidement sur la moitié externe de la membrane que sur sa moitié interne. En outre, l'impression colorée, que l'on promène de la périphérie vers la macula, est d'abord perçue comme impression lumineuse simple avant de l'être comme impression chromatique, et encore la perception de la couleur réelle est-elle précédée d'une phase de perceptions chromatiques transitoires. C'est ainsi que le bleu apparaît d'abord gris, puis gris blanchâtre, puis bleuâtre, enfin bleu; — le jaune : gris clair, gris jaunâtre, jaune; — le rouge : gris, gris jaunâtre ou orangé, brunâtre, rouge... Enfin, la *zone* rétinienne impressionnable varie d'étendue suivant les couleurs, ainsi que le montre le schéma plus loin donné du champ visuel.

Plus rapide encore est la décroissance de la *faculté isolatrice* de la rétine, quand on l'examine du centre vers la périphérie de la membrane.

Volkmann a reconnu que des fils d'araignée, tendus parallèlement, ces-
saient d'être distincts lorsque leurs intervalles correspondaient à un
écartement, dont l'image sur la rétine mesurait :

Dans la région maculaire   2 à 3 millièmes de millimètre.
A 10° en dehors du point de
  fixation 14   —   —
A 20° en dehors du point de
  fixation 33   —   —
A 30° en dehors du point de
  fixation 117   —   —
A 40° en dehors du point de
  fixation 193   —   —
A 50° en dehors du point de
  fixation 301   —   —
A 60° en dehors du point de
  fixation 442   —   —

Comparant entre eux les degrés de développement de cette faculté
isolatrice, suivant les régions de la rétine, et les rapportant à ce qu'elle
est au niveau de la région maculaire, Snellen a trouvé que l'acuité de
cette fonction, *l'acuité visuelle*, étant au centre de 1, était en moyenne,
pour une partie, située :

A   5° du centre de 1/4
A 10°   — 1/15
A 15°   — 5/30
A 20°   — 1/40
A 25°   — 1/50
A 30°   — 1/70
A 35°   — 1/100
A 50°   — 1/200

1° SENSIBILITÉ LUMINEUSE : CHAMP VISUEL

A part la zone périphérique, la fosse centrale et le disque papillaire,
la rétine possède dans toute son étendue une sensibilité lumineuse à
peu près uniforme. Par suite, qu'une source lumineuse vienne se peindre
en un point quelconque de la membrane, elle l'impressionnera et pourra
être perçue.

C'est grâce à cette heureuse condition que l'œil n'a pas besoin d'être
dirigé exactement vers un objet pour que celui-ci soit, sinon vu nettement, du moins perçu comme un corps auquel l'expérience permet
d'attribuer certaines qualités.

Pour mettre bien en évidence l'utilité de cette vision indirecte, il
suffit de chercher à se conduire en regardant à travers deux tubes creux

placés tout contre les yeux. Ces tubes laissent arriver dans la région maculaire les rayons émanés du point fixé, la vision directe ne s'en trouve nullement altérée ; mais, tout objet situé en dehors de la ligne du regard cessant d'être vu, le sujet en expérience est incapable de les éviter et par là même de marcher.

A l'état normal un œil immobile peut concentrer sur les divers points de sa rétine des rayons émanés de sources lumineuses qui occupent en avant de lui une certaine portion de l'espace. A cette portion de l'espace on a donné le nom de *champ visuel*.

Le champ visuel est toute l'étendue de l'espace d'où nous pouvons recevoir une impression lumineuse, l'œil restant immobile et le regard fixe (Chauvel).

Limites du champ visuel. — Pour qu'un point lumineux forme son image sur la rétine il faut que dans le cône lumineux qu'il lance vers l'œil un rayon passe par le centre optique. Soit A la source lumineuse,

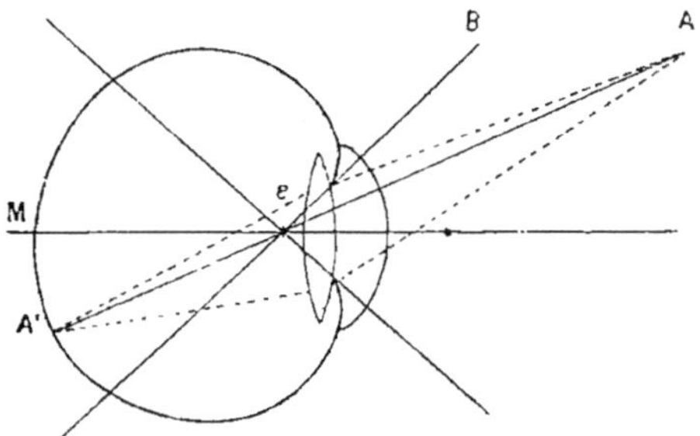

Fig. 168.
Limites du champ visuel.

le rayon A C, qui remplit la condition précédente, ne sera pas dévié et A' sera l'image de A. Il en sera de même de tous les points lumineux contenus dans le cône engendré par la droite Be laquelle, fixée au point *e* centre optique de l'œil, a tourné autour de lui en restant tangente à la circonférence de la pupille.

Si l'œil n'était pas contenu dans l'orbite, s'il ne subissait aucun changement dans son état de réfraction et les dimensions de sa pupille, le champ visuel aurait réellement une forme conique et sa section par un plan perpendiculaire à la ligne de visée se présenterait comme un cercle. Mais telle n'est pas la réalité.

Quand les paupières insuffisamment écartées masquent la partie supérieure ou inférieure de l'orifice pupillaire, le champ visuel naturellement est rétréci en haut ou en bas.

La saillie considérable du nez en dedans, celle moins forte du sourcil en haut et le faible relief du bord orbitaire inférieur réduisent d'une façon marquée et constante les dimensions du champ visuel.

Plus le plan pupillaire est situé en avant de la circonférence scléro-cornéenne, comme cela a lieu pendant l'accommodation, plus est considérable l'étendue du champ visuel.

Par contre les dimensions même de l'orifice pupillaire n'offrent pas l'importance qu'on serait tenté de leur attribuer *à priori*. En effet si le rétrécissement pupillaire réduit le champ visuel, comme il s'accompagne en général d'une exagération de la réfringence du cristallin son effet se trouve contre-balancé. Quant à la dilatation de la pupille, comme elle coïncide de règle avec le relâchement du cristallin et par suite avec le retrait du plan irien, elle ne présente pas non plus l'augmentation qu'elle semblerait devoir produire.

Il y aurait encore lieu de tenir compte :

1° De l'influence de la cornée qui en raison de sa réfraction propre permet à des rayons situés en dehors du cône précédent d'entrer dans l'œil et d'aller passer au centre optique (fig. 169).

2° De la longueur de l'axe antéro-postérieur de l'œil : dans un œil très allongé les rayons lumineux périphériques tombent en plus grand nombre sur la *zone* équatoriale insensible de la rétine que dans un œil, dont le diamètre antéro-postérieur est très court. Ce fait explique que chez les hypermétropes le champ visuel est en général plus étendu que chez les myopes.

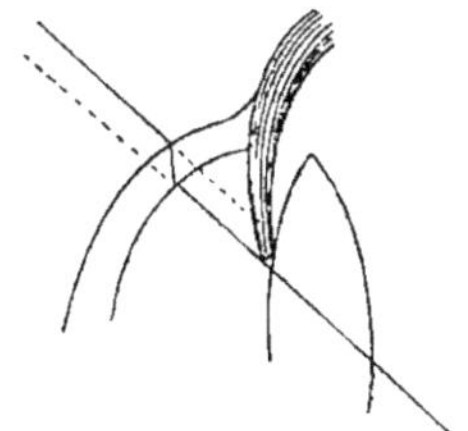

Fig. 169.

Influence de la réfraction de la cornée sur la limite du champ visuel.

3° De l'étendue de la partie sensible de la rétine. Comme la *zone* périphérique externe de la rétine d'après Donders est insensible, le champ visuel est plus étroit en dedans qu'en dehors. Du reste la saillie considérable du nez explique bien et ce rétrécissement interne, et peut-être l'insensibilité rétinienne est-elle en rapport avec l'inutilité de cette portion de la membrane.

Mesure du champ visuel. — De nombreux procédés fournissent une notion plus ou moins exacte de la forme et de l'étendue du champ visuel. On peut le mesurer : 1° avec les doigts ; 2° sur un tableau noir ou une feuille de papier, ou bien 3° on utilisera divers instruments appelés campimètres ou périmètres.

Pour mesurer le champ visuel d'un sujet avec les doigts, on se place en face de lui à 50 centimètres environ ; puis observé et observateur ferment l'un l'œil droit, l'autre le gauche et fixent tous deux le bout de l'index de l'observateur, tenu à égale distance des deux yeux précisément

sur leur ligne visuelle commune. Alors l'observateur porte successivement l'index de sa main restée libre dans les quatre directions cardinales, haut, bas, droite et gauche, en tenant ce doigt dans le plan de son
autre index et par suite à égale distance de son œil et de celui de l'observé. Le doigt sera toujours ramené de la périphérie vers le point de
fixation, et de légers mouvements lui seront imprimés pour solliciter
l'éveil de la sensibilité rétinienne périphérique. En jugeant comparati-
vement avec lui-même le moment où l'index est vu dans ses diverses
positions par l'observé, l'observateur se rend un compte très approximatif
de l'état du champ visuel qu'il désire connaître.

Dans les conditions indiquées plus haut, l'index fixé à 25 centimètres,
le doigt mobile doit être vu : en dehors jusqu'à la longueur du bras,
dans les autres directions au moins jusqu'à une demi-longueur du bras.

Sur un tableau noir perpendiculaire à la ligne de visée il est possible
d'obtenir la projection du champ visuel. Placé à 25 centimètres, l'observé fixe avec l'œil et examine une croix tracée en face de lui; puis
l'observateur, armé d'une baguette, en promène l'extrémité sur le
tableau, la rapprochant progressivement de la croix. Il marque dans les
directions cardinales et quelques axes intermédiaires le point où l'extrémité de la baguette est vue. En réunissant tous ces points par une
courbe, il obtient la limite de la projection du champ visuel sur le
tableau.

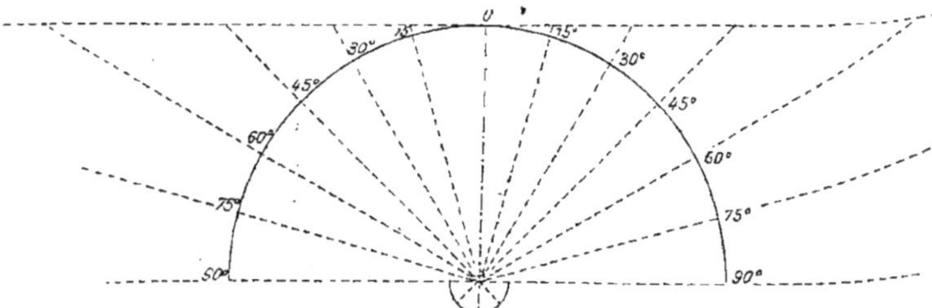

Fig. 170.

Coupe schématique du champ visuel.

Une manière de faire analogue permet au patient lui-même de tracer la
limite de son champ visuel sur une feuille de papier; il lui suffit de
regarder perpendiculairement une croix tracée sur la feuille tenue à
10 centimètres et de promener le bout d'un crayon comme tout à l'heure
l'extrémité de la baguette. L'effort accommodatif, que nécessite cette
manière de faire, ne saurait être soutenu assez longtemps par un sujet
un peu âgé.

Parmi les instruments appelés *campimètres*, parce qu'ils sont destinés
à mesurer le champ visuel, celui de M. de Wecker consiste en un tableau

vertical, d'un mètre carré environ, devant lequel est fixée une mentonnière, dont le support gradué indique la distance de l'œil au tableau. Au
centre de celui-ci est peinte une petite croix blanche, qui fournit le
point de fixation et qui doit se trouver à hauteur de l'œil examiné. Sur
des tiges métalliques, qui rayonnent de ce point de fixation, sont enchâs-
sées de petites billes d'ivoire, que l'on peut faire glisser sur les tiges à
l'aide d'un mécanisme particulier. En les rapprochant successivement

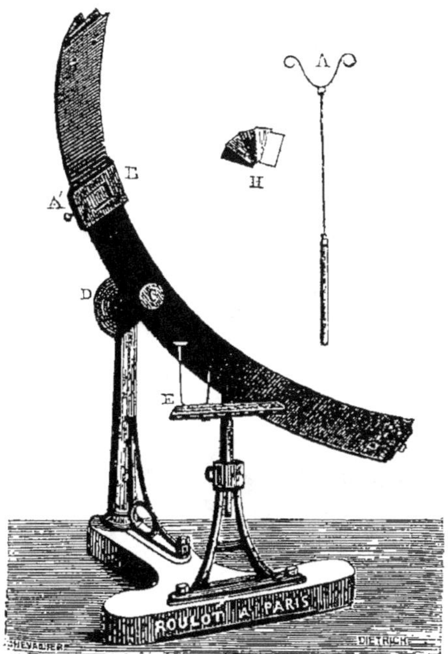

Fig. 171.

Périmètre de Forster modifié par Landolt.

de la croix on détermine sur chacun des rayons le point précis, où la bille
blanche commence à être perçue et finalement l'étendue du champ visuel
se trouve délimitée par l'ensemble de ces points.

Tous les procédés précédents de mensuration du champ visuel sont
inexacts et passibles des mêmes erreurs :

1º A mesure que l'objet mobile s'éloigne du point de fixation, la distance, qui le sépare de la rétine, va rapidement grandissant. Son image
rétinienne devient par conséquent plus petite, moins éclairée, et de
moins en moins perceptible.

2º Le champ visuel normal est tellement étendu du côté temporal qu'un objet situé dans un plan placé à quelque distance en avant de l'œil pourra être éloigné indéfiniment et sera toujours aperçu.

Bien préférables sont les *périmètres*. Pour mesurer exactement le champ visuel, le point de fixation et l'index mobile doivent être dans toutes les directions à la même distance du centre optique de l'œil observé. Alors seulement l'image rétinienne conserve pendant toute la durée de l'exploration la même grandeur et la même intensité lumineuse. Il faut donc que l'index mobile se déplace sur la surface concave d'une demi-sphère, dont le centre est au centre optique de l'œil examiné.

Tous les périmètres dérivent de celui de Förster, nous reproduisons ci-contre les figures des périmètres de Landolt et de Badal, et nous décrirons celui de M. Perrin.

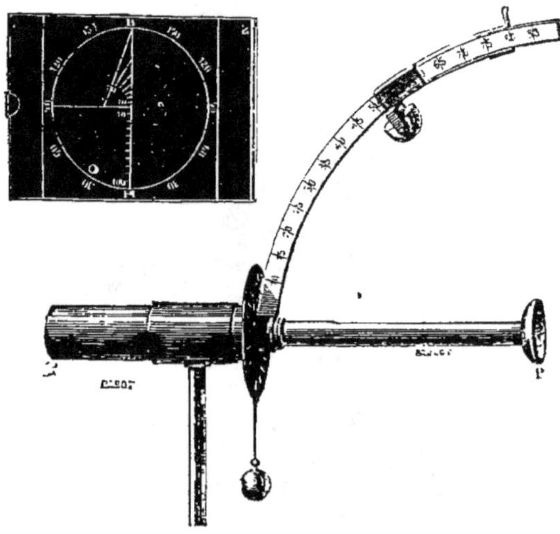

Fig. 172.

Périmètre de Badal.

Le périmètre de M. Perrin se compose :

1° D'un quart de cercle gradué de 0 à 90°, de 5 en 5°, et mobile autour d'un axe de la sphère. La position de cet arc, qui correspond à un des méridiens de la sphère, est indiquée par une aiguille, mobile avec lui autour du même axe, sur un cadran gradué de 0 à 180°. L'aiguille est à 0° quand le quart de cercle occupe la partie supérieure du méridien vertical ; elle est à 180° quand l'arc occupe la partie inférieure du même méridien. L'aiguille indique 90° à droite et à gauche, pour les parties interne et externe du méridien horizontal. Le cadran indicateur étant divisé en arcs de 5°, une simple lecture permet, à tout moment, de préci-

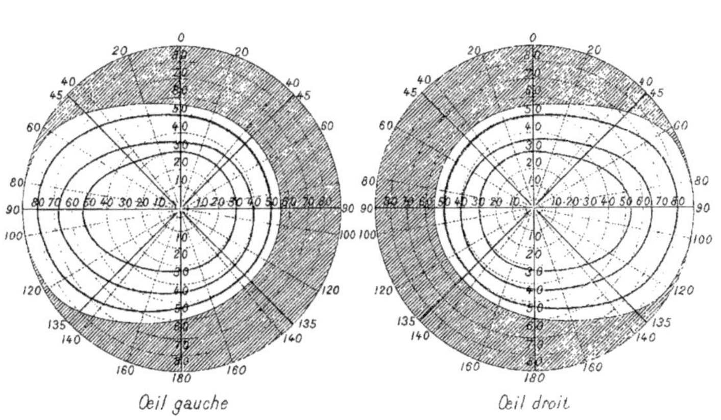

SCHÉMA DU CHAMP VISUEL.

Félix ALCAN, Éditeur.

ser le méridien dans lequel se trouve le quart de cercle, c'est-à-dire le *degré de longitude*.

2° Le *degré de latitude* nous est donné par la situation de l'index mobile. Fixé sur une chaine sans fin, il court sur la face concave du quart de cercle, dans le sens de sa longueur, par l'action de deux manivelles placées derrière le cadran et s'éloigne ou se rapproche à volonté du point de fixation. La graduation inscrite sur le quart de cercle de 0 à 90° indique sa situation exacte.

3° Le *point de fixation* est un disque blanc de 2 centimètres de diamètre occupant le pôle postérieur de la sphère.

4° L'index mobile est un disque de même grandeur blanc ou coloré suivant le but recherché.

Du côté opposé de la planchette qui porte la colonne de métal sur laquelle sont fixés le quart de cercle mobile et le cadran gradué, se trouve un support destiné à recevoir le menton de l'observé. Ce support peut être élevé ou abaissé pour amener l'œil du sujet à hauteur du point de fixation ; il peut être déplacé à droite ou à gauche selon que l'on opère sur l'un ou l'autre œil. La rayon de la sphère à laquelle appartient le quart de cercle mobile étant de 30 centimètres environ, il n'y a pas à redouter un effort exagéré de l'accommodation (Chauvel).

Pour déterminer avec cet instrument la limite du champ visuel l'arc mobile est dirigé suivant le méridien vertical et en haut ; l'aiguille marque zéro sur le cadran indicateur, le disque se trouve à l'extrémité de l'arc. Le sujet a le menton sur la mentonnière, qui par exemple est déjetée à gauche pour que l'œil droit se trouve en face du point de fixation ; de plus, cette mentonnière est plus ou moins élevée de façon que le plan du visage soit bien vertical. L'œil gauche est masqué par un bandeau assez peu épais pour ne pas augmenter la saillie du nez. Placé en face du sujet, dont le regard doit constamment fixer le point de fixation, l'observateur agit sur la manivelle et déplace le disque mobile. Dès que ce dernier est aperçu, il note le degré de latitude indiqué par la graduation de l'arc et connaît ainsi la mesure de l'angle formé par la rencontre de l'axe visuel du sujet et du rayon, qui, émané du disque mobile situé à la partie supérieure du champ visuel, a passé par le centre optique de l'œil.

Cette mesure est reportée sur un cercle analogue à celui de la planche hors texte ci-contre ; puis, inclinant successivement l'arc de 15 en 15°, de 30 en 30° suivant la précision qu'il désire, l'observateur recommence la même manœuvre, et finalement, en reliant par une courbe la série des points ainsi déterminés, il obtient la représentation graphique de la limite du champ visuel.

Pour que l'examen soit complet, il faut rechercher si en certains points de la rétine l'image du disque mobile cesse de provoquer une impression, qui soit perçue par le sujet. A cet effet, après avoir noté le degré où ce disque commence à être aperçu, l'observateur continue à le faire glisser vers le point de fixation, et par suite il en déplace d'une façon similaire l'image sur l'arc rétinien correspondant. Si dans tout ce trajet l'objet est vu, la sensibilité lumineuse de la membrane est intacte, si à un moment donné il disparaît, on lit sur l'arc le degré qui correspond à la place occupée par le disque, on le note, et l'on continue le mouvement. Le disque redevient visible pour le sujet, à nouveau le degré correspondant de l'arc est noté, et l'on a ainsi sur le méridien observé l'étendue de la lacune du champ visuel. En reproduisant la même recherche sur des méridiens très rapprochés, on arrive à circonscrire le *scotome* d'une façon assez précise. C'est en opérant de la sorte que l'on peut mesurer l'étendue du scotome correspondant à la papille optique. de la *tache de Mariotte*, qui d'une façon générale est placée à 15° en dehors du point de fixation et 3° au-dessous du méridien horizontal.

Quant à la limite même du champ visuel, elle se présente comme une ellipse irrégulière, dont le grand axe est oblique de haut en bas et de dedans en dehors. Le plus petit rayon est le naso-frontal, le plus grand l'inférieur externe ou le temporo-jugal. Du reste cette forme même varie assez notablement suivant le relief des saillies osseuses périorbitaires, et, en même temps que la forme, les dimensions du champ visuel présentent des variations individuelles très grandes.

Landolt donne comme minima d'un champ visuel normal les chiffres suivants :

0° en haut.	85°	180° en bas	60°
45° en haut et en dehors.	70°	135° en bas et en dehors	55°
90° en dehors.	90°	90° en dedans.	55°
135° en dehors et en bas.	85°	45° en dedans et en haut.	55°

Enfin le champ visuel serait plus petit chez les myopes et plus grand chez les hypermétropes que chez les emmétropes.

Les limites extrêmes seraient	Pour l'emmétropie	Pour la myopie	Pour l'hypermétropie
Diamètre horizontal . . .	142° et 137°	140°1 et 00°	174° et 147°
Diamètre vertical.	120° et 114°	120° et 92°	146° et 123°

Champ visuel binoculaire. — Grâce à la position spéciale de ses yeux, l'homme peut à volonté se servir des deux ou d'un seul dans l'action de regarder. La vision binoculaire fait paraître les objets plus nets et plus distincts sans toutefois doubler leur netteté et leur clarté. Du reste la grande supériorité de la vision binoculaire sur la monoculaire consiste en ce que, à la notion de direction que fournit la seconde, la première ajoute la notion de distance. Cette notion résulterait de la conscience des efforts d'accommodation et de convergence, qui seront ultérieurement étudiés, des données de l'expérience. L'impression subie par un seul œil permet de juger la *direction* du point visible ; la même impression subie simultanément par les deux yeux donne de plus la notion du *lieu d'entre-croisement* de ces deux directions.

Pour démontrer combien est différente la vision suivant que fonctionnent les deux yeux ou un seul, il suffit de regarder d'abord binoculairement le moule en creux d'une médaille, puis on ferme un œil et après quelques secondes le creux paraît en relief, on croit voir la médaille.

Dans ce chapitre il sera seulement question du *champ visuel binoculaire* Toute l'étendue de l'espace, dont nous pouvons recevoir une impression lumineuse, les deux yeux restant immobiles et le regard fixe, mesure le *champ visuel binocu-*

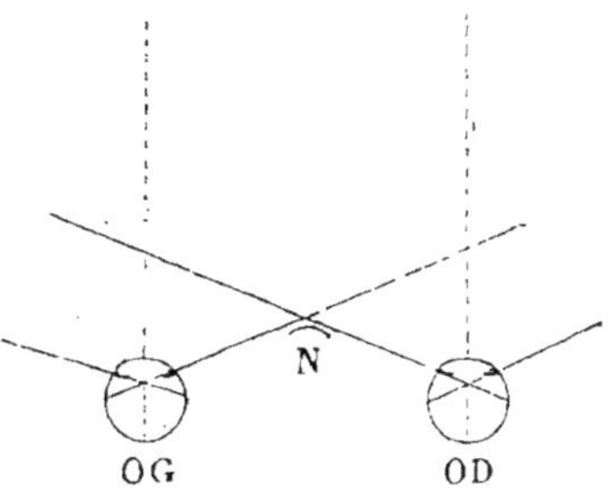

Fig. 173.
Champ visuel binoculaire,
axes visuels parallèles.

laire. Celui-ci ne résulte pas de la fusion entière des *deux champs visuels monoculaires;* il se décompose en trois parties : 1° l'une *centrale*, véritable champ de la vision binoculaire. Tous les points, qui s'y trouvent, se peignent simultanément sur les deux rétines.

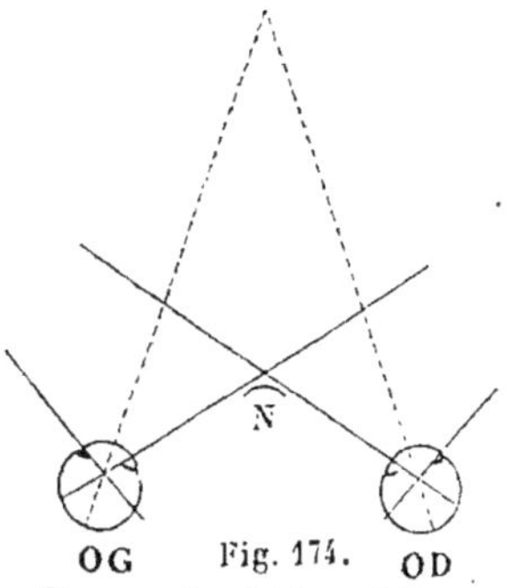

Fig. 174.
Champ visuel binoculaire, axes
visuels convergents.

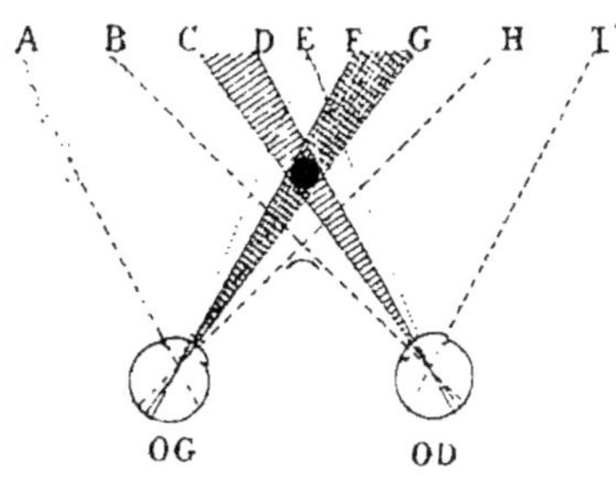

Fig. 175.
Vérification de la vision binoculaire
(expérience de Javal).

2° et 3° deux *périphériques* sont spéciales à chaque œil ; ce sont les deux *secteurs temporaux* du champ visuel binoculaire. Ici, une source lumineuse impressionne seulement l'œil du même côté. L'homme voit à son extrême droite avec la portion nasale de sa seule rétine droite, il voit à son extrême gauche avec la portion nasale de sa seule rétine gauche; toute suppléance est impossible. (Il est intéressant de rapprocher cette donnée de la description des fibres nerveuses de l'appareil nerveux optique, voir fig. 164.)

L'étendue du champ visuel binoculaire varie naturellement suivant les dimensions de ses deux composantes monoculaires, mais de plus il est influencé, quant à son étendue et aussi quant aux dimensions respectives de ses trois segments, par le degré de convergence des axes visuels. Si l'angle temporal est de 90° de chaque côté, quand les lignes de visée sont parallèles, le champ visuel binoculaire mesure horizontalement 180°. A mesure que les lignes visuelles convergent, le champ horizontal diminue, et il devient minimum, quand le point de fixation correspond au punctum proximum binoculaire (fig. 174 et 175). (Voir plus loin le chapitre relatif aux *Mouvements des yeux*.)

Pour s'assurer qu'un sujet possède la vision binoculaire, Javal conseille de placer à égale distance entre le visage de l'examiné et une page imprimée, qu'il doit lire, une tige, telle qu'un crayon, tenue perpendiculairement à la direction des lignes. Dans chacun des champs visuels monoculaires cette tige masque un certain nombre de lettres; mais, comme il n'y a pas concordance des lettres ainsi supprimées dans chaque champ visuel, il en résulte que, si la vision binoculaire existe, chaque œil supplée son congénère. L'observé lit par suite comme si le crayon n'existait pas, ce qui ne saurait avoir lieu au cas où l'un des yeux serait amblyope (fig. 175).

Stilling a encore indiqué, comme procédé de constatation de la vision binoculaire, de mettre devant les yeux de l'observateur deux verres, l'un rouge et l'autre vert pour regarder des lettres rouges et vertes *peintes sur fond noir mat*. Chaque œil ne voit que les lettres de même couleur que le verre dont il est muni; le rouge et le vert étant des couleurs complémentaires, l'œil armé d'un verre rouge ne voit pas les lettres vertes et de même son congénère armé d'un verre vert ne voit pas les lettres rouges. Si le sujet lit simultanément toutes les lettres, c'est que la vision est binoculaire et la différence de netteté entre les lettres de couleur différente permet de conclure à une inégalité entre les yeux.

On doit enfin à Javal un instrument vérificateur de la vision binoculaire. Il consiste en un arc de cercle taillé de manière à présenter des reliefs et des creux analogues à ceux d'une enceinte fortifiée. Lorsque les yeux sont placés convenablement, ils perçoivent tous les deux les parties saillantes et les parties profondes des bastions, tandis que chacun des yeux ne voit que la moitié des surfaces obliques. Sur toutes les surfaces sont tracées des lettres, ordinaires pour les surfaces qui sont vues de face, et anamorphosées pour les surfaces obliques; quand la vision est binoculaire et parfaite, toutes les lettres sont vues également bien.

2° SENSIBILITÉ CHROMATIQUE. — PERCEPTION DES COULEURS

La rétine réagit sous l'impression de la lumière, mais la lumière proprement dite, blanche ou incolore, résulte de la fusion de toutes les lumières monochromatiques, qui composent le spectre solaire. D'après Newton on en compterait sept principales qui, dans l'ordre décroissant de leur réfrangibilité, seraient : *violet, indigo, bleu, vert, jaune, orangé, rouge.* Pour Th. Young, elles se réduiraient même à trois : *violet, vert,* et *rouge.* La fusion de ces trois couleurs sur un même point de la rétine donnerait l'impression d'un blanc suffisamment pur, et ceci grâce à la mise en jeu de trois sortes d'éléments nerveux ou fibres nerveuses hypothétiques affectées aux ondulations respectives du rouge, du vert ou du violet. L'excitation des seuls éléments destinés au rouge, par exemple, provoquerait la sensation colorée correspondante, c'est-à-dire la perception de la couleur rouge, et de même pour le vert et le violet. Quant aux sensations des couleurs intermédiaires, elles résulteraient de l'ébranlement simultané, en proportions déterminées, de deux de ces éléments ou de tous les trois.

Helmholtz modifia un peu cette théorie après avoir reconnu que pour obtenir le maximum de saturation d'une couleur il fallait avoir préalablement rendu l'œil insensible pour la couleur complémentaire. Il admit par suite que, lorsqu'une couleur spectrale pure

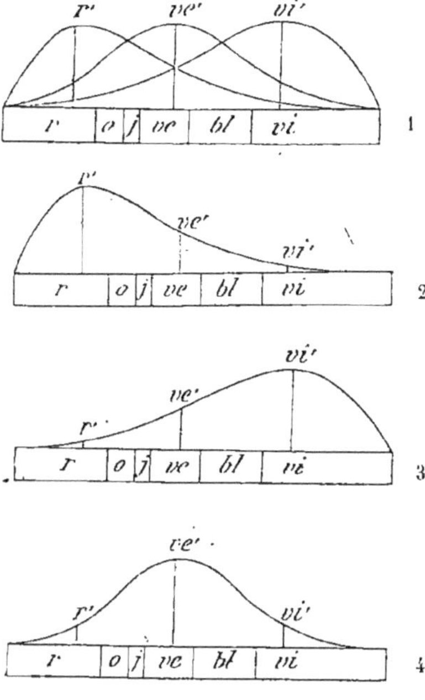

Fig. 176.

Perception des couleurs (Schéma de Young-Helmholtz).

r, rouge ; — *o*, orangé ; — *j*, jaune ; — *ve*, vert ; — *bl*, bleu ; — *vi*, violet.

Dans chaque figure l'abscisse représente le spectre des couleurs, et les courbes qui s'élèvent au-dessus figurent la sensibilité des trois variétés de fibres rétiniennes pour les rayons de longueur d'onde différente. Les ordonnées *r'*, *ve'*, *vi*, indiquent l'intensité de l'irritation des fibres rétiniennes par les rayons rouges, verts, violet.

Fig. 1, courbes des trois couleurs fondamentales, perception de la couleur blanche.

Fig. 2, courbe de sensibilité des fibres qui perçoivent le *rouge*.

Fig. 3, courbe de sensibilité des fibres qui perçoivent le *violet*.

Fig. 4, courbe de sensibilité des fibres qui perçoivent le *vert*.

ébranle la fibre qui lui correspond, elle étend en même temps son action sur les deux autres fibres fondamentales, mais avec une intensité différente. Le schéma de la figure 176 résume cette théorie. Les couleurs spectrales : rouge, orangé, jaune, vert, bleu et violet sont rangées en ordre sur une même ligne horizontale et les trois lignes sus-jacentes (Vi - Ve - R) indiquent le degré d'irritation subi simultanément par chacune des trois fibres élémentaires, lors de l'impression par les diverses couleurs monochromatiques précédentes.

L'excitation à peu près égale de toutes les fibres donne la sensation du blanc, et l'absence de toute excitation s'accompagne d'une sensation de noir.

Outre qu'elle repose sur une donnée absolument hypothétique, l'existence de trois sortes de fibres nerveuses, cette théorie de Young-Helmholtz a soulevé des objections nombreuses et actuellement elle paraît devoir être supplantée par une théorie nouvelle due à M. Héring.

Pour Héring l'impression des différentes couleurs s'accompagne de modifications de la substance même de la rétine et il existe un rapport intime entre cet acte physiologique et la perception des couleurs. Par suite, des sensations différentes résultent d'actes physiologiques différents — lorsque la sensation cesse, l'acte physiologique cesse également, — plus la sensation est intense, plus l'acte physiologique, qui le produit, est intense.

D'après l'auteur il existerait trois paires de couleurs fondamentales : noir et blanc, — rouge et vert, — bleu et jaune. Les couleurs de la première paire se combinant entre elles produiraient les sensations de gris plus ou moins foncé. Les deux couleurs des deux autres paires ne se combineraient pas entre elles, mais pourraient être modifiées par les couleurs de la première paire.

Lorsqu'un rayon coloré, noir ou blanc, impressionne la rétine, il y agit sur une substance spéciale destinée à répondre à son incitation. Si la lumière est blanche, elle agit en provoquant la destruction de cette substance, au point de vue physiologique il y a désassimilation; si le rayon coloré est noir, au contraire, il y a production ou régénération de la substance, c'est-à-dire travail d'assimilation. Ces deux actes physiologiques peuvent se produire simultanément; alors, s'il y a égalité dans la production et la destruction de la substance, l'œil perçoit la sensation de gris moyen, et, suivant que la première l'emporte sur l'autre ou réciproquement, le gris paraît foncé ou clair. De plus, lorsqu'un point de la rétine subit le travail de décomposition de la substance, celle-ci s'accumule dans le voisinage, ce qui explique les effets de contraste : un objet clair paraît plus clair quand il se détache sur un fond sombre. Autrement lorsqu'on passe brusquement d'un milieu très éclairé dans une pièce obscure, la désassimilation devenant très faible, puisque l'impression de la lumière blanche a disparu et au contraire l'assimilation s'exagérant du fait de l'obscurité, il y a perception d'une couleur noire, c'est-à-dire que le sujet ne voit rien. Mais, à mesure qu'elle s'accumule, la substance spéciale rétinienne devient plus facilement désassimilable, et l'action quoique très faible de la lumière blanche se fait peu à peu sentir.

Enfin, pour expliquer les images consécutives positives, que l'on perçoit par exemple après avoir fixé le soleil, Héring admet que l'action lumineuse a tout d'abord provoqué une consommation considérable de substance et que, par suite du trouble qui en résulte dans la nutrition de la rétine pendant un certain temps, la substance continue à se détruire au fur et à mesure qu'elle se produit, l'assimilation est ainsi surpassée par la désassimilation.

Or à chacune des paires de couleurs fondamentales correspond dans la rétine une substance propre dont la désassimilation entraine les sensations du blanc, du rouge ou du jaune, et dont l'assimilation provoque celles du noir, du vert ou du bleu. Peut-être y a-t-il lieu de rapprocher ces substances hypothétiques du rouge rétinien découvert par Boll.

La théorie de Hering, dont il vient d'être question, rend bien compte de ce fait qu'un œil fatigué par une impression colorée de longue durée perçoit mal les autres couleurs. Ainsi, lorsqu'un œil a fixé longtemps du blanc, il ressent moins vivement une autre impression colorée; au contraire l'intensité apparente d'une couleur est très augmentée, lorsque l'œil a été préalablement impressionné par la couleur complémentaire. Il y a donc lieu de tenir compte de l'état d'adaptation ou de repos de l'œil, quand on examine la sensibilité chromatique de la rétine.

Plus une couleur est saturée et plus elle est intense, mieux elle est perçue. En diminuant son degré de saturation par l'addition de blanc, on peut éteindre l'impression d'une couleur sur la rétine; en mélangeant cette couleur à du noir on arrive au même résultat; mais il est à remarquer qu'il faut ajouter aux couleurs beaucoup plus de noir que de blanc pour qu'elles cessent d'être perçues.

L'éclairage joue aussi un rôle important dans la perception des couleurs. Pour le démontrer, il suffit de rappeler qu'à la chute du jour l'on cesse de distinguer la couleur des objets, bien avant de cesser d'en percevoir très nettement la forme.

Enfin, la faculté d'analyser les différentes impressions colorées est plus ou moins développée suivant les sujets; les femmes la possèdent généralement à un degré plus élevé que les hommes, c'est là un résultat de l'éducation.

Vision centrale des couleurs. — La sensibilité chromatique de la rétine est particulièrement développée dans la région maculaire; et, pour la pratique courante, il est surtout important de préciser l'état de la vision des couleurs des objets, qui se peignent sur elle. Dans ce but l'on peut se contenter de présenter au sujet examiné un tableau sur lequel se trouvent peints une série de carrés différemment colorés, et de lui demander de désigner par son nom chacune des couleurs. Cette manière de faire est inapplicable, lorsque l'examiné ignore le nom de certaines couleurs; elle est de plus sujette à cette erreur que l'examiné, sans confondre deux couleurs entre elles, les désigne chacune par le nom de l'autre.

La méthode d'examen dite d'Holmgreen n'est pas passible de ces reproches. Elle consiste à faire grouper par le sujet en examen des objets de même couleur et de même nuance, et pour ce faire, le mieux est de se servir d'écheveaux de laine à broder. Le stock doit se composer de : *rouge, orangé, jaune, vert jaune, vert pur, vert bleu, bleu, violet, pourpre, rose, brun gris.* Il doit exister plusieurs écheveaux de chaque nuance. L'examen doit être pratiqué à la lumière du jour, afin d'éviter les modifications de coloris apportées par l'emploi d'une lumière artificielle.

L'examinateur prend dans le tas de laines un écheveau de la couleur, dont il désire connaitre l'action sur la rétine, et demande au sujet de mettre à côté tous les écheveaux qui s'en rapprochent. La décision, la rapidité avec laquelle les laines sont choisies indiquent déjà la faiblesse ou l'énergie du sens chromatique; la confusion des couleurs, d'autre part, saute à l'œil quand elle se produit. Habituellement on fait porter en premier lieu l'examen sur le *vert clair*, la plus blanche des couleurs spectrales et la plus facile à confondre avec le gris, le brun léger, le rose, l'orangé, ce que fera un aveugle pour le vert.

En second lieu, on pourra présenter l'écheveau de couleur *pourpre*. Cette couleur, quoique n'existant pas dans le spectre, pourrait être considérée comme huitième couleur spectrale fermant le cercle chromatique; elle résulte en effet de la combinaison à parties presque égales du rouge et du violet. Si le sujet la confond avec le violet et le bleu, c'est qu'il est aveugle pour le rouge; s'il la confond avec le rouge, c'est qu'il est aveugle pour le violet, enfin s'il la confond avec des nuances claires d'un gris verdâtre, c'est qu'il est aveugle pour le vert.

Comme troisième épreuve, on donne un échantillon *rouge* (de la couleur des drapeaux de chemin de fer). L'aveugle pour le rouge choisit avec le rouge, des nuances de vert et de brun plus *foncées* que le rouge. L'aveugle pour le vert choisit des nuances plus *claires* que le rouge. Dans des cas, excessivement rares d'achromatopsie totale, le patient confond toutes les couleurs de même nuance et de même intensité lumineuse.

Dans les cas ordinaires la méthode d'Holmgreen donne une idée très suffisante de la sensibilité chromatique de la rétine ; mais, quand il s'agit de l'examiner chez un homme (marin, employé de chemin de fer), qui est appelé à reconnaître à distance des signaux colorés, les épreuves qu'elle comporte sont trop différentes des conditions où se trouvera dans la pratique l'intéressé. Alors mieux vaut recourir à l'examen des surfaces diversement colorées, dont la grandeur, la distance et l'intensité peuvent varier d'une façon facile à déterminer.

Notre confrère le Dr Chibret, avec la collaboration de MM. Collardeau et Izarn, a construit un *chromatoptomètre*. Cet appareil est destiné : 1° à la constatation du daltonisme pour tous les groupes de couleurs complémentaires ; 2° à la mesure empirique du degré d'intensité de cette affection.

« Il est fondé sur l'obtention simultanée, par la polarisation chromatique, de deux images circulaires tangentes et de couleurs toujours complémentaires.

« On peut par de simples rotations de différentes pièces de l'instrument obtenir les divers résultats suivants :

« 1° Faire varier les nuances dans toute la gamme des couleurs ;

« 2° Modifier simultanément le degré de saturation des deux nuances depuis le blanc jusqu'à saturation complète ;

« 3° Modifier à volonté l'intensité lumineuse de chacune d'elles séparément.

« L'appareil se compose :

« 1° D'un nicol (objectif) polariseur ;

« 2° D'une lame rectangulaire de quartz taillée parallèlement à son axe optique. Elle est d'une épaisseur toujours bien définie, celle qui correspond à la teinte sensible dite de second ordre et que les constructeurs sont toujours sûrs de retrouver ;

« 3° D'un analyseur biréfringent (oculaire) donnant les deux images complémentaires de l'ouverture circulaire qui, placée devant le polariseur, à l'entrée de l'instrument, est destinée à limiter le champ.

« Des repères permettent toujours de placer initialement la section principale de l'analyseur parallèlement à l'axe optique de la lame et à 45° du polariseur. Dans cette dernière position les deux images sont blanches.

« Si, au moyen d'un dispositif convenable, on vient à incliner (d'un angle mesurable sur un limbe) la lame autour de son axe optique, la lumière, la rencontrant *obliquement*, en traverse une épaisseur croissant avec l'inclinaison ; il en résulte que la teinte de chaque image passe par toute la gamme des couleurs (toutes choses égales d'ailleurs).

« Étant donnée une position déterminée de cette lame correspondant à deux nuances complémentaires bien définies, si l'on tourne l'analyseur, les deux images se lavent simultanément de blanc et deviennent tout à fait blanches quand la rotation atteint 45°.

« On a donc le moyen de constater : 1° par le moyen de la lame, si le patient est capable de confondre deux nuances complémentaires, 2° par *celui de l'analyseur* jusqu'à quel degré de saturation cette confusion a lieu.

« Enfin si, à l'origine, le polariseur a été tourné de façon à faire avec l'axe optique du quartz un angle compris entre 0 et 45°, l'intensité lumineuse de l'une des deux images est affaiblie d'une façon variable avec cet angle, au point de pouvoir même devenir nulle; cette condition paraît être indispensable dans certains cas où le patient pourrait accuser une différence qui tiendrait à l'éclat et non à la couleur. »

Pour l'examen du sens chromatique le Dr Chibret conseille de suivre de point en point l'instruction suivante :

A. — *Épreuve d'élimination.* Mettre à 5° l'aiguille de l'échelle de saturation, et à orangé 0 l'aiguille de l'échelle des couleurs ;

2° Écarter du diaphragme le tube de l'objectif;

3° Faire asseoir le sujet à 3 mètres de la fenêtre s'il fait clair, près de la fenêtre si le temps est sombre ;

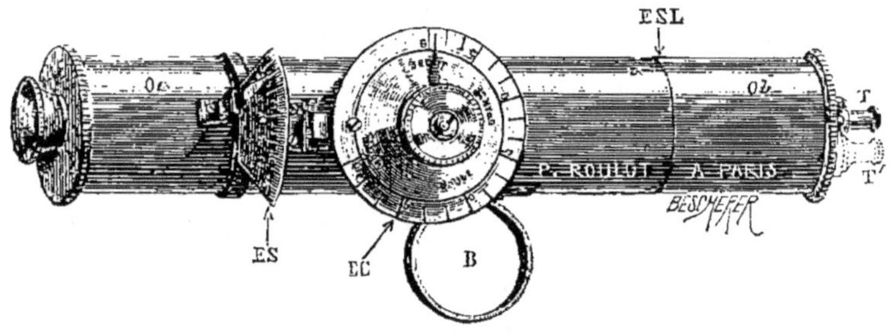

Fig. 177.

Chromatoptomètre de Colardeau, Izarn et Chibret.

Ox, bonnette de l'oculaire; — Ob, bonnette de l'objectif; — B, bague; — T, tube de l'objectif devant le diaphragme; — T', Tube de l'objectif écarté du diaphragme; — E S, échelle de saturation; — E C, échelle des couleurs; — E S L, échelle du sens lumineux.

4° Présenter l'instrument au sujet en engageant son index droit dans la bague;

5° Le sujet doit viser la fenêtre en regardant dans l'oculaire avec l'œil droit, la main gauche fermant l'œil gauche;

6° Poser la question suivante :

Voyez-vous deux ronds de même couleur?

Réponse : *Non.*

7° Répéter constamment la même question en tournant lentement l'aiguille de l'échelle des couleurs de manière à la promener alternativement et lentement dans la direction du rouge, puis du jaune.

Réponse : *Non*.

8° Amener successivement et brusquement l'aiguille sur le jaune, sur le rouge et sur le violet, en répétant toujours la question.

Réponse : *Non*.

9° Ramener l'aiguille de saturation à 0° et répéter une dernière fois la question.

Réponse : *Oui*, ou : *à peu près*.

Conclusion. — Le sujet n'est pas daltonien, ce qui se chiffre par l'expression :

0° T. C. (Toutes couleurs.)

Le même examen se pratique pour l'œil gauche en changeant de main.

Avec un peu d'exercice on arrive à éliminer les deux yeux en une minute.

Nota. — L'examen peut se pratiquer à la lumière artificielle : gaz, huile, pétrole, électricité ; commes ces sources lumineuses fournissent généralement un excès de rayons jaunes, les yeux normaux sembleraient quelquefois légèrement daltoniens pour le jaune (5° jaune 0), confusion dont il ne sera pas tenu compte et, au lieu de 5° jaune 0, on chiffrera l'examen 0° T. C. si l'examen a été négatif pour les autres couleurs.

B. — *Epreuve de détermination*. Si le sujet est daltonien, au lieu de répondre : *Non*, pendant le 7° de l'épreuve précédente, il répondra : *Oui* à un moment donné, soit par exemple au moment où l'aiguille de l'échelle des couleurs est sur le 0° de l'orangé.

1° Faire tourner lentement la bonnette de l'oculaire afin d'augmenter la saturation en répétant la question :

Voyez-vous deux ronds de même couleur ?

Réponse : *Non*.

2° Ramener comme vérification à 5° l'échelle de saturation et recommencer l'épreuve afin de s'assurer que le daltonien répond : *Non*, dans les deux épreuves, en présence du même degré de saturation.

3° Soit 15° le degré le plus élevé de l'échelle de saturation compatible avec la confusion des deux couleurs. On écrira 15° orangé 0.

On chiffrerait 15° orangé 2 rouge si, au lieu de s'arrêter à 0 l'aiguille de l'échelle des couleurs s'était arrêtée à la deuxième graduation sur l'arc qui va de l'orangé au rouge.

Champ visuel pour les couleurs. — Il a été dit primitivement que la sensibilité chromatique de la rétine diminue rapidement du centre vers la périphérie de la membrane, qu'une impression colorée à la périphérie est perçue comme impression lumineuse simple, puis plus près du centre comme impression lumineuse colorée, enfin que la perception de la couleur réelle est précédée d'une phase de perceptions chromatiques transitoires qui, elles aussi, se modifient à mesure que l'impression progresse vers le centre.

Si à cela on ajoute que certains états pathologiques altèrent la sensibilité chromatique de la zone équatoriale de la rétine, il devient évident qu'il y a lieu d'étudier le champ visuel des couleurs.

Le périmètre de M. Perrin, manœuvré comme il a été prescrit plus haut, permet de préciser le champ visuel des différentes couleurs, il suffit à cet effet de substituer au disque mobile blanc un disque coloré. Dans la pratique il suffit de déterminer les limites du champ de vision pour le bleu, le rouge et le vert. Si on les compare entre eux et avec le champ visuel pour le blanc, on constate que leur forme générale est sensiblement la même, et par ordre de décroissance, du plus étendu au plus restreint, ils se rangent ainsi : blanc, bleu, rouge, vert. Les limites minima acceptées par Landolt sont les suivantes :

	blanc	bleu	rouge	vert
En haut.	55°	50°	35°	30°
En dehors.	90°	80°	70°	55°
En bas	60°	55°	45°	35°
En dedans.	55°	50°	40°	30°

La recherche du scotome central pour les couleurs est facilitée par l'emploi du chromatoscope du Dr Ribeiro dos Santos. Cet instrument se compose de deux lamelles de caoutchouc noir mat percées d'un trou de 12 millimètres près de leur bord et d'une croix distante du précédent de 5 centimètres et demi. Entre les deux lamelles est monté un disque coloré qui peut présenter tour à tour devant leur orifice les couleurs blanc, rouge, vert, bleu en deux tons. Ce chromatoscope doit être tenu à la distance de 0^m,25 de l'observé, qui fixe l'ouverture de 12 millimètres. afin que l'image tour à tour colorée vienne se peindre sur sa macula. Si on veut procéder à un examen périphérique, l'observé doit fixer la croix pendant qu'on fait passer les couleurs; l'image colorée se trouve dans un angle de 15 degrés en dehors du point de fixation.

3° FACULTÉ ISOLATRICE DE LA RÉTINE. — ACUITÉ VISUELLE

Plus haut il a déjà été établi que la rétine possède une sensibilité spéciale, la *sensibilité lumineuse*, c'est-à-dire qu'elle jouit de la propriété de réagir sous une impression lumineuse et d'être ainsi le point de départ d'une série d'actes nerveux qui aboutissent pour l'individu à la *perception de la lumière*. De plus, en raison de la multiplicité des unités sensibles (cônes et bâtonnets) qui la constituent, la rétine possède le pouvoir de procurer des perceptions distinctes en rapport avec chacune des impressions lumineuses isolées qui la frappent simultanément : c'est là sa *faculté isolatrice* (Giraud-Teulon). Grâce à cette faculté de 'œil, des formes simples séparées par un certain intervalle (ainsi une série de points) ou des formes composées peuvent être nettement perçues et distinguées les unes des autres.

ACUITÉ VISUELLE. — *Détermination de son unité de mesure.* — Par *acuité visuelle*, il faut entendre *le degré de perfection de cette faculté isolatrice de la rétine*, degré de perfection variable suivant les individus, d'où la nécessité de le mesurer. Mais, toute mesure suppose une unité, et pour la déterminer dans le cas particulier l'on peut recourir à deux méthodes.

L'une, absolument empirique, consisterait à présenter à un grand nombre de personnes une série de caractères de dimensions uniformes, des lettres par exemple, et a déterminer à quelle distance ces caractères types sont lus par le plus grand nombre. Après avoir ainsi établi cette unité conventionnelle, l'on constituerait des séries de lettres doubles, triples, quadruples des précédentes comme dimensions propres et comme dimensions de leurs intervalles. En les plaçant toujours à la même distance des individus, dont l'acuité visuelle aurait été reconnue inférieure à la normale, on pourrait obtenir la mesure de cette dernière. Tel individu par exemple, qui lirait à la distance voulue seulement les caractères trois fois plus grands que ceux pris pour unité, aurait une acuité visuelle trois fois moindre que la normale.

Empiriquement encore on pourrait établir une mesure de l'acuité visuelle en choisissant des caractères d'une seule dimension, mais assez gros et assez écartés les uns des autres pour être lus à une certaine distance par les individus doués d'une acuité visuelle normale; puis, on préciserait à quelle distance ces caractères types sont lus par un sujet dont l'acuité visuelle est réduite. Si par exemple l'unité de convention devait normalement être lue à 10 mètres et que le sujet observé fût obligé de s'en approcher à 5 mètres, son acuité visuelle serait réduite à la moitié de la normale.

Autrement, l'anatomie et la physiologie permettent de trouver une mesure de l'acuité visuelle basée sur des données scientifiques. On peut en effet, schématiquement considérer la rétine comme un damier, chacun des petits carrés du quadrillage représentant la surface terminale d'un élément sensible. Toute impression lumineuse qui incite un seul de ces éléments, c'est-à-dire toute source lumineuse, qui vient se peindre

sur un seul des carrés du damier, provoque une perception lumineuse
unique, tout comme le doigt qui frappe une touche de piano provoque
une seule note.

Si deux sources lumineuses sont assez petites pour se peindre sur
un seul élément, deux impressions ne réveillent encore qu'une seule
perception, de même que le piano ne lance qu'une note, quand on
frappe une touche avec deux doigts. Mais, si l'écart entre les deux
images rétiniennes est suffisant pour qu'elles siègent sur deux éléments distincts, alors à chacune des impressions correspondra une perception distincte et les deux objets lumineux seront perçus et distingués.
Il s'agit donc de préciser quelle grandeur minimum doit avoir l'écart des
deux points lumineux peints sur la rétine pour qu'ils soient distingués.
Ils ne doivent pas se peindre sur le même élément sensible, or la largeur normale de la surface sur ces éléments (cône ou bâtonnet) mesure
environ 5 millièmes de millimètre (0^{mm},0043). En moyenne, par suite,
l'écart entre les deux images rétiniennes doit être, en raison de leur
petitesse, à peu près égale à la largeur d'un élément sensible, c'est-à-dire
de 5 millièmes de millimètre.

Soient donc deux images rétiniennes a et b peintes sur deux éléments
rétiniens et séparées l'une de l'autre par un arc rétinien (a b) de 5 mil-

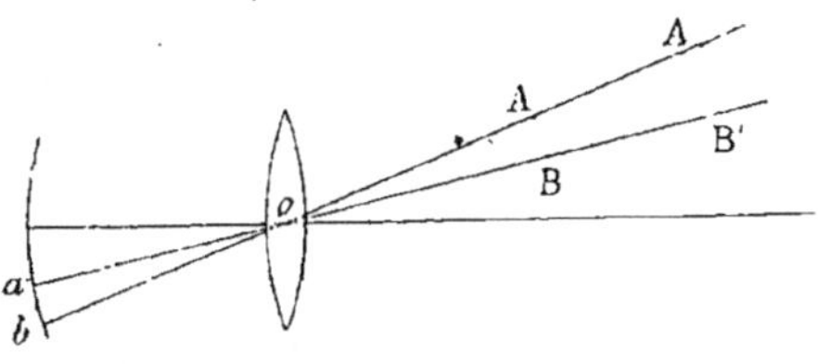

Fig. 178.

lièmes de millimètre (fig. 178). Chacune correspond à une source lumineuse (A et B), qui peut être placée plus ou moins loin devant l'œil, mais
ce qui reste fixe, à défaut de la distance des sources lumineuses A et B,
c'est l'angle (*angle visuel*) que forment les deux lignes AO et BO sur lesquelles elles se déplacent. Qu'elles soient en A ou en A' et en B ou en B'
par exemple, les deux sources lumineuses donneront toujours sur la rétine
les deux images a et b. Or, la valeur de cet angle évaluée en minutes
est, d'après le calcul, de 1 minute ou 60 secondes d'arc; comme preuve
de l'exactitude suffisante de cette mesure on peut rappeler que dès le
milieu du siècle dernier Hooke avait remarqué que sur cent personnes
une à peine peut distinguer deux étoiles, dont la distance apparente est
inférieure à 60 secondes.

Cet angle que l'on qualifie de minimum separabile peut encore être
mesuré non en minutes mais par la longueur de la tangente de l'arc qui

le sous-tend (fig. 179). Or, la longueur de cette tangente variera suivant
sa distance au sommet de l'angle. Si comme distance on compte d'abord
1 mètre, Giraud-Teulon calcule que la longueur de la tangente sera
de $0^{mm},3$ (trois dixièmes de millimètre), à 2 mètres elle sera de $0^{mm},6$,
à 3 mètres de $0^{mm},9$, à 5 mètres de $1^{mm},5$. Deux points lumineux dis-

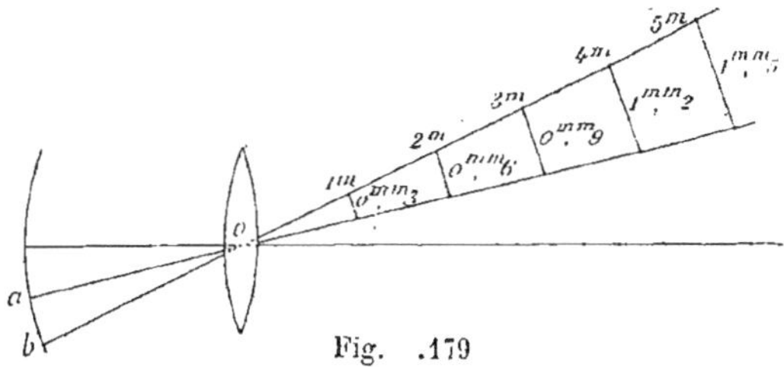

Fig. .179

tants de l'œil de 1, 2, 3, 5 mètres et successivement écartés l'un de
l'autre de $0^{mm},3$, $0^{mm},6$, $0^{mm},9$, $1^{mm},5$ seront distingués par un œil doué
d'une acuité visuelle normale, parce que dans ces diverses positions ils se
peindront toujours sur les deux mêmes points de la rétine et ceux-ci
seront écartés l'un de l'autre de 5 millièmes de millimètre.

Telle est la mesure linéaire du minimum separabile type généralement accepté. D'après certains auteurs la valeur de l'angle visuel serait
beaucoup plus petite, il mesurerait seulement 50, voire même 30 secondes. Cet angle de 30 secondes répond sur la rétine à un arc de
$0^{mm}0022$. Or, d'après les mensurations de Welker, le diamètre des cônes
dans la fovea varie de $0^{mm},003$ à $0^{mm},0036$. Schultze indique de $0^{mm},002$ à
$0^{mm},0025$ et H. Muller de $0^{mm},0015$ à $0^{mm},0020$. Ces derniers sont bien
en rapport avec un angle visuel inférieur à 60 secondes, ce que confirme
du reste l'examen clinique de nombreux sujets.

Chez les personnes, dont la faculté isolatrice de la rétine est moins
parfaite, il devient nécessaire, pour que deux points lumineux soient
distingués, qu'ils soient, aux distances successives de 1, 2, 3 mètres, plus
écartés l'un de l'autre que celles indiquées plus haut. Par suite l'angle
que forment entre elles les deux lignes, qui les relient au point nodal
de l'œil, augmente, et il en est de même de l'angle (*angle rétinien*) que
sous-tend l'arc rétinien. (Les deux angles restent toujours égaux comme
opposés par le sommet.) Dans ces cas l'angle du minimum separabile
est plus ouvert que l'angle normal.

Dans la pratique pour mesurer l'acuité visuelle on se sert de figures
qui ont reçu le nom d'*échelles optométriques, optotypes, test-types*.

Échelles optométriques. — Comme échelles types on pourrait faire
dessiner une série de carrés, alternativement blancs et noirs, disposés

en damier, mesurant $0^{mm},3$ de côté, sur un autre $0^{mm},6$, sur un troisième $0^{mm},9$, etc. On présenterait d'abord le premier à 1 mètre de l'œil à examiner ; et si les carrés noirs, tous de même grandeur, séparés par des carrés blancs de même grandeur qu'eux, étaient bien distingués, l'acuité visuelle serait normale, et alors à 2 mètres, puis à 3 mètres, les carrés du deuxième, puis du troisième damier devraient également être bien vus. Par contre, si à 1 mètre les plus petits carrés ne sont pas distingués, si le sujet ne peut percevoir nettement que les carrés du deuxième carton, on voit que la tangente de l'angle visuel au lieu de mesurer comme tout à l'heure $0^{mm},3$, en mesure $0^{mm},6$, elle a doublé de longueur, par suite l'angle rétinien lui aussi s'est accru dans les mêmes proportions. L'angle de minimum separabile du sujet est deux fois plus ouvert que l'angle normal, par suite la faculté isolatrice de la rétine est moitié moins développée que normalement. L'acuité normale étant 1, l'acuité visuelle du sujet n'atteint que $\frac{1}{2}$ ou 0,5.

Ne peut-on pas rapprocher cette manière de mesurer l'acuité visuelle de celle suivie pour mesurer la sensibilité cutanée en deux points du corps ? Les deux branches du compas de Weber, comparables aux deux lignes visuelles dans l'explication précédente, devront être par exemple écartées ici de 1 centimètre et là de 2 pour que la double impression soit perçue.

Au lieu de placer le sujet à examiner toujours à la même distance des tableaux destinés à mesurer son acuité visuelle, l'on peut agir autrement et chercher à quelle distance il voit l'un de ces tableaux, soit par exemple le damier, dont les carrés mesurent $1^{mm},5$ de côté ; ils doivent, d'après Giraud-Teulon, être distingués à 5 mètres, si l'acuité visuelle est normale ; or le sujet en expérience ne parvient à les distinguer qu'après s'en être approché à 1 mètre : son acuité est $\frac{1}{5}$ de la normale ou de 0,2.

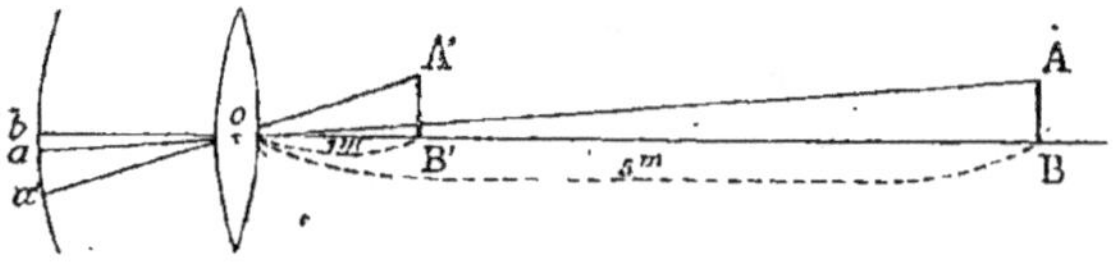

Fig. 180.

La géométrie démontre en effet (fig. 180) que l'angle A'OB' et l'angle AOB sont en raison inverse de leurs côtés OB' et OB, c'est-à-dire des distances de l'objet à l'œil. Le premier est donc cinq fois plus grand que l'autre, son côté OB' (1 mètre) étant cinq fois plus petit que OB (5 mètres) ; et il en est de même des angles bOa' et bOa opposés aux précédents par le sommet. Comme d'autre part l'acuité visuelle est, elle aussi, en raison inverse des angles de minimum separabile, l'acuité du sujet sera cinq fois plus petite que la normale, puisque placé à 1 mètre du damier son angle de minimum separabile est cinq fois plus grand que le même angle chez le sujet placé à la distance normale de 5 mètres.

En résumé, l'acuité visuelle se mesure : *par le plus petit angle sous lequel un objet de grandeur déterminée peut être distingué d'objets de même grandeur séparés les uns des autres par un intervalle de même grandeur que ces objets.*

Echelles typographiques. — Comme il serait difficile de s'assurer si l'individu examiné distingue nettement les carrés des divers damiers, dont il a été précédemment question, on a choisi comme objets-types les caractères habituels d'imprimerie. En les faisant lire à haute voix, l'on reconnaît de suite s'ils ont été ou non distingués nettement. Mais, en raison même de la forme spéciale des diverses lettres, il est presque impossible qu'elles présentent exactement des traits noirs séparés par des intervalles de même largeur que l'épaisseur uniforme des traits; cependant c'est là un desideratum qu'il faut s'efforcer de remplir. La largeur des traits et des blancs importe plus que la hauteur même des lettres. En effet, dans les n, m, u, par exemple, la distinction à établir pour que la lettre soit perçue devra porter surtout sur l'intervalle des traits verticaux et non sur la longueur de ces traits, et même pour que deux lettres voisines, t, l, par exemple, soient distinguées, il faut que leur intervalle comme la largeur de leurs traits sous-tendent des angles égaux au minimum separabile du sujet. De bien moindre importance est leur hauteur qui, dans certaines échelles, mesure cinq fois la hauteur des traits.

Du reste, le problème d'une échelle unique adoptée par tous les ophtalmologistes n'est pas encore résolu et les bases mêmes qui servent à la construction de ces diverses échelles présentent quelques différences. En particulier, ainsi qu'il l'a été dit plus haut, l'on a reproché à Giraud-Teulon d'avoir adopté comme écart minimum normal entre les deux images rétiniennes 5 millièmes de millimètre, au lieu de 4, ou moins de 4 millièmes. Or il va de soi que si l'on réduit la longueur de l'arc rétinien, l'on réduit de même l'angle (rétinien) qu'il sous-tend ainsi que l'angle (angle visuel) qui lui est opposé par le sommet. Celui-ci se fermant, la tangente à l'arc, qui sert à le mesurer, diminue elle aussi de longueur et par suite dans les explications précédentes les chiffres admis comme mesure du côté des carrés des damiers sont trop forts.

Deux autres reproches ont encore été adressés par Javal à l'échelle de Giraud-Teulon : elle n'est pas construite avec des caractères de forme simple croissant *en progression géométrique* et l'on n'a pas tenu compte de ce fait que l'acuité visuelle est pour une même distance inversement proportionnelle à la *surface* des lettres et non à leurs *dimensions linéaires.*

Quoi qu'il en soit de ces critiques, l'on peut adopter, tant qu'il n'en existera pas un modèle type, l'une quelconque des échelles typographiques de Snellen, Giraud-Teulon, Monoyer, Galezowski, de Wecker, Parinaud :

L'échelle adoptée pour être d'un usage satisfaisant, doit : 1° présenter des caractères nets, bien gravés, d'un noir intense saturé, sur un fond blanc ;

2° Les lettres doivent être groupées et autant que possible de même grandeur ;

3° Ces caractères ne doivent pas former, par leur réunion, des *mots*, qui puissent être devinés plutôt que lus, sauf cependant pour les premiers numéros de l'échelle qui servent à mesurer la *lisibilité* ;

Pour l'examen des illettrés, les tableaux porteront des figures connues : cartes à jouer, croix, ronds, carrés fermés ou ouverts d'un seul côté. Ces figures il est vrai ne donneront jamais qu'une mesure approchée de l'acuité visuelle ;

5° En regard de chaque série de lettres doit se trouver indiquée la distance à laquelle ces lettres sont lues par un œil doué d'une acuité visuelle normale, et en second lieu quelle est la valeur de l'acuité visuelle du sujet, qui lit ces lettres à 5 mètres.

Pratique de la mesure de l'acuité visuelle. — L'échelle typographique sera suspendue bien verticalement à bonne hauteur et en face du sujet observé. Elle sera éclairée de telle sorte que l'observateur, s'il est doué d'une acuité visuelle normale, puisse distinguer les caractères du numéro correspondant à la distance d'observation. A cet effet un éclairage artificiel constant est d'ordinaire préférable à la lumière du jour, trop variable dans nos climats. Si cette condition de l'éclairage n'était pas remplie, l'observateur devrait par lui-même s'assurer de la diminution d'acuité visuelle, qui en résulte, et en tenir compte.

Quant à l'observé, il sera placé à cinq mètres de l'échelle ; c'est la distance acceptée comme suffisante pour que les rayons émanés des lettres puissent être tenus pour parallèles et par suite pour que l'accommodation de l'œil ne soit pas sollicitée d'entrer en jeu.

Debout ou assis, regardant les tableaux bien en face, la tête droite et à peu près à leur hauteur, l'observé masque l'œil non examiné en plaçant devant lui le creux de la paume de la main correspondante. Il évite de le comprimer avec le talon de la main, ce qui en altérerait temporairement l'acuité visuelle. Si sa bonne foi est sujette à caution, on ne saurait accepter qu'il cache son œil derrière les doigts, car grâce à un léger écartement ceux-ci ne fourniraient qu'un écran illusoire.

Enfin, après avoir laissé au sujet le temps de s'accommoder à l'éclairage de la pièce où il se trouve, on lui demande de lire les divers caractères de l'échelle typographique en commençant par les plus gros

5,55

V L C A D Z N B 0,9

6,25

T U D E H P R 0,8

8,33

C L V Z K S 0,6

10

D T H R N 0,5

12,50

L C A P Z 0,4

16,66

V D H B 0,3

25

T F R 0,2

37,5

D N 0,15

50m

U H 0,1

Fig. 181.
Échelle typographique de Parinaud (réduite au quart).
(D'après Monoyer).

et en passant successivement aux plus fins. En notant ceux qui sont lus en dernier lieu, si l'échelle comporte toutes les indications voulues, en regard de ces lettres on lira la valeur de l'acuité visuelle du sujet. Si cette indication manque, on y trouvera tout au moins l'indication de la distance à laquelle ces caractères doivent être lus par un œil doué d'une acuité normale : soit 10 mètres par exemple (ou D). Or comme le sujet observé est placé à 5 mètres (ou d), son acuité visuelle, comparée à celle d'un œil doué d'une acuité normale, est dans le rapport de $\frac{5}{10} = \frac{1}{2}$ ou 0,5, ou d'une façon générale $V = \frac{d}{D}$. — (V signifiant *vue* et par abréviation *acuité visuelle*.)

Si l'on ne possède pas une pièce qui mesure 5 mètres de profondeur, l'on fera placer l'observé à la plus grande distance possible de l'échelle, de préférence à 2, 3 ou 4 mètres pour que les calculs soient plus faciles. Alors encore l'acuité visuelle sera exprimée par la formule $V = \frac{d}{D}$ et dans la pratique on peut se dispenser de tenir compte de la mise en jeu de l'accommodation.

Enfin avec un seul type de caractères on peut encore mesurer l'acuité visuelle. Le sujet est tout d'abord placé devant eux à la distance à laquelle ils doivent être lus par un œil normal. S'il ne les reconnaît pas, c'est que son acuité visuelle est inférieure à la normale; on le fait approcher progressivement jusqu'à ce qu'il puisse les lire et la distance qui le sépare des optotypes permet de déduire le degré de son acuité visuelle. Soit par exemple des caractères lisibles normalement à six mètres, l'observé est obligé pour les lire de s'en approcher à deux mètres, son acuité sera donc égale à $\frac{2}{6}$ ou $\frac{1}{3}$ ou 0,33.

Conditions qui font varier l'acuité visuelle. —L'éclairage de l'échelle typographique, l'âge du sujet, les dimensions de sa pupille, l'état dioptrique de son œil, les lunettes dont il peut avoir besoin, les troubles de transparence des milieux de l'œil et les désordres de l'appareil nerveux optique peuvent modifier l'acuité visuelle.

L'acuité visuelle croît dans une certaine limite avec l'*intensité de l'éclairage* des objets fixés; toutefois si la lumière devient trop vive l'acuité diminue, il en est de même lorsqu'elle est insuffisante. Dans ces cas la sensibilité lumineuse de la rétine est trop peu impressionnée et par suite la perception lumineuse s'en trouve affaiblie.

Supérieure en général à l'acuité admise comme normale dans la jeunesse et jusqu'à vingt-cinq ans, l'acuité visuelle diminue ensuite peu à peu et à partir de quarante ans elle se trouve inférieure à la normale, elle tombe même à $\frac{1}{9}$ dans la vieillesse.

Les *dimensions de la pupille* influent beaucoup sur l'acuité visuelle : quand il y a mydriase, les cercles de diffusion qui, en raison de l'imperfection habituelle de l'appareil dioptrique oculaire, constituent les images rétiniennes, sont bien plus grands que si la pupille est rétrécie. Sans doute alors aussi les images rétiniennes sont plus éclairées, puisque le cylindre lumineux, qui pénètre dans l'œil à travers la pupille dilatée, est plus large que le cylindre qui traverse la pupille rétrécie, mais quoique plus éclairées, ces images sont moins nettes, et, au total, elles sont moins bien perçues. L'image rétinienne perd plus en netteté qu'elle ne gagne en clarté.

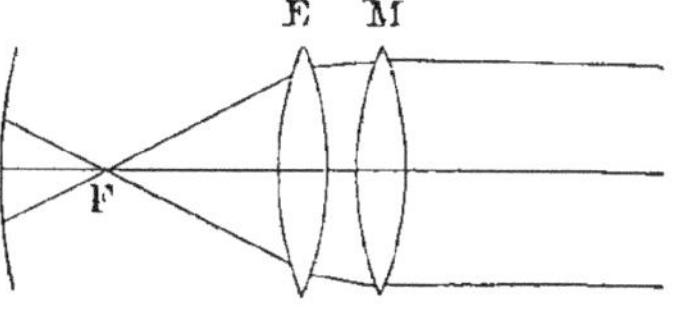

Fig. 182.

L'état dioptrique de l'œil, lui aussi, modifie l'acuité visuelle en raison des cercles de diffusion, qui peuvent se produire sur la rétine, quand les rayons parallèles émanés de l'échelle typographique ne viennent pas former leur foyer sur cette membrane. Ce trouble est plus marqué dans le cas de myopie (fig. 182) que pour l'hypermétropie (fig. 183), car ici l'accommodation, sollicitée à entrer en jeu même par les rayons paral-

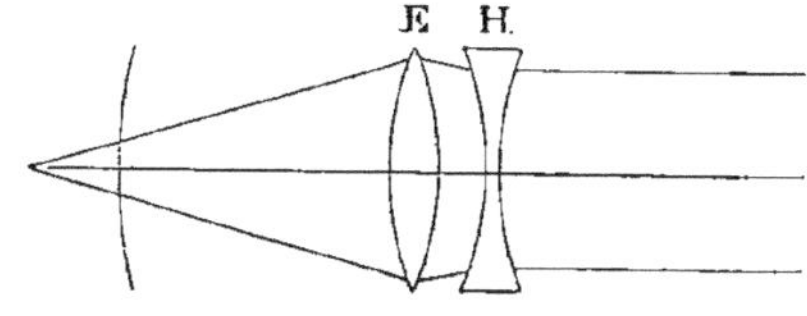

Fig. 183.

lèles, ordinairement masque l'amétropie (fig. 184). Il n'en est plus ainsi à la vérité quand l'hypermétrope a perdu son pouvoir accommodateur. On aura donc soin de toujours mesurer l'acuité visuelle des amétropes avant et après correction.

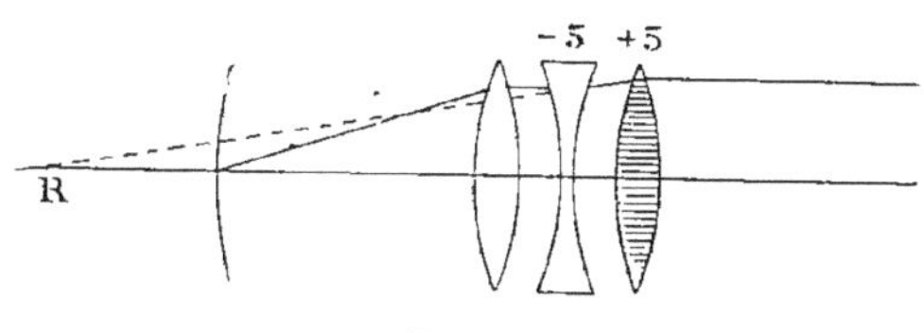

Fig. 184.

Du reste, l'emmétrope et le myope, tout comme l'hypermétrope, ont besoin de faire appel à leur accommodation, lorsqu'ils cherchent à voir des objets situés en deçà de leur remotum. Alors l'acuité visuelle est influencée par *l'accommodation ;* si celle-ci est insuffisante pour faire converger sur la rétine du sujet les rayons lumineux émanés de l'objet qu'il fixe, l'image rétinienne de ce dernier sera floue et la perception en sera mauvaise.

Les *verres* destinés à la correction de l'amétropie influent eux aussi sur l'acuité visuelle du sujet, parce qu'ils agrandissent ou rapetissent l'image rétinienne des objets placés devant l'œil. Les verres convexes chez l'hypermétrope, en portant en avant le point nodal, agrandissent les images, et par là même augmentent l'acuité visuelle, tandis que chez le myope les verres concaves ont un effet inverse, parce que, en reculant le point nodal, ils réduisent les dimensions des images. Toutefois jusqu'aux verres de 3,5 dioptries, cette influence est peu sensible parce que chez le myope la plus grande longueur de l'axe antéro-postérieur du globe corrige le rapetissement de l'image produit par le verre concave ; de même, chez l'hypermétrope, la plus petite longueur de l'axe contrebalance l'agrandissement de l'image dû au verre convexe.

Les *troubles de transparence* des milieux dioptriques de l'œil en diminuant la quantité de lumière qui arrive sur la rétine, c'est-à-dire en affaiblissant l'impression lumineuse, diminuent l'acuité visuelle. De même les *lésions de l'appareil nerveux oculaire* ont une influence analogue en altérant la sensibilité propre de la rétine, en mettant obstacle à la transmission de l'impression lumineuse ou en s'opposant au jeu régulier du centre percepteur opto-psychique. En raison même de la diversité de ces troubles de transparence ou de ces lésions nerveuses la diminution d'acuité visuelle, qui en peut résulter, varie considérablement suivant les cas et parfois ne paraît pas être en rapport avec les conditions que révèle l'examen objectif de l'œil.

Diagnostic des causes de l'affaiblissement de l'acuité visuelle.— Il va sans dire que l'éclairage de l'échelle typographique, l'âge du sujet, les dimensions de sa pupille, les lunettes dont il est porteur en tant que causes d'affaiblissement de l'acuité visuelle sont choses aisées à reconnaître. Mais, pour préciser si en leur absence la diminution visuelle tient à une amétropie ou à un défaut de transparence des milieux, ou à une lésion de l'appareil nerveux oculaire, l'on doit recourir au *trou sténopéique.*

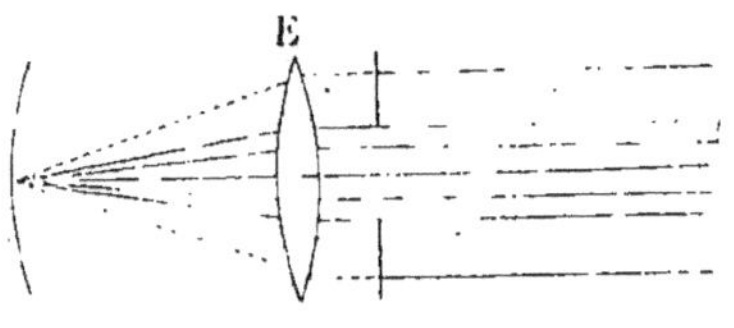

Fig. 185.

Emmétropie. — Trou sténopéique.

Le trou sténopéique par l'amélioration de l'acuité visuelle qu'il procure aux amétropes permet de diagnostiquer l'existence d'un défaut de réfraction de l'œil. Comme il diminue la vision dans les cas de troubles

de transparence des milieux et des lésions nerveuses, il appelle par là
même l'attention sur leur existence.

Les trois figures (185, 186, 187) rendent compte de l'influence du
trou sténopéique dans la production des images rétiniennes. Il supprime dans le cylindre lumineux, qui traversait la pupille avant son
interposition devant l'œil, tous les rayons marginaux, et ne laisse pénétrer que les rayons centraux. La quantité de lumière, qui impressionne

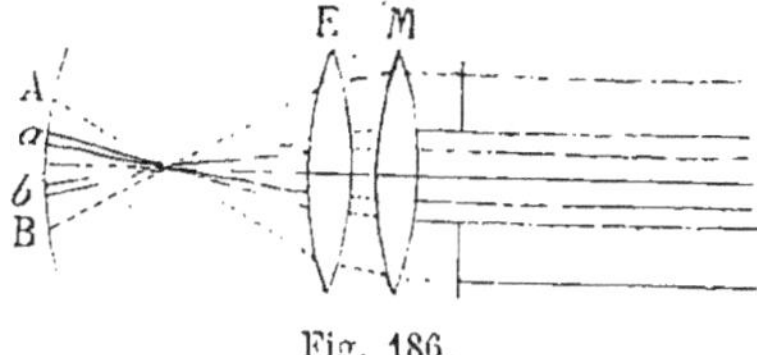

Fig. 186.

Myopie. — Trou sténopéique.

la rétine, se trouve par suite diminuée, et, de ce fait, l'acuité visuelle
doit être réduite. C'est en effet ce qui a lieu chez l'emmétrope. Mais,
quand il s'agit d'yeux myopes, hypermétropes ou n'accommodant pas
les cercles de diffusion (A B), qui représentent sur la rétine la source
lumineuse, sont bien plus larges que les cercles de diffusion ($a\,b$), images
de la même source après interposition d'un trou sténopéique. Si au lieu
d'envisager comme source lumineuse un point, l'on avait pris une ligne,

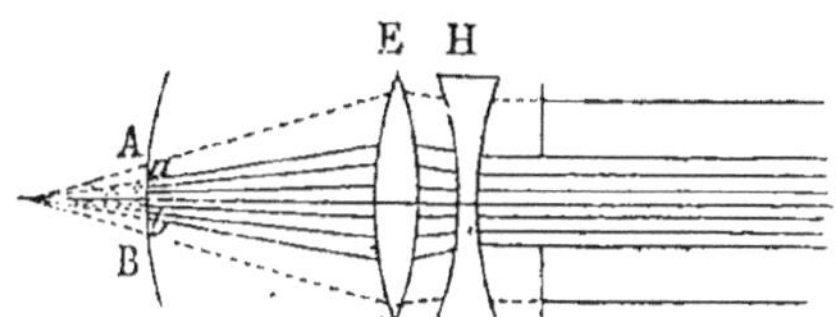

Fig. 187.

Hypermétropie. — Trou sténopéique.

dans les figures précédentes sur les rétines d'yeux myopes ou hypermétropes cette ligne se serait peinte tout d'abord sous forme d'une série
de cercles de diffusion larges et éclairés correspondant à chacun des
points constitutifs de la ligne, puis comme une série de cercles de
diffusion plus petits et moins éclairés. L'expérience démontre que
l'image gagne plus en netteté après interposition du trou sténopéique
qu'elle ne perd en clarté; par suite elle est mieux perçue. Ce qui est
vrai pour une ligne, l'est également pour les lettres de l'échelle typographique et pour tous les objets que l'amétrope regarde à travers
le trou sténopéique.

CHAPITRE LXXVII

TROUBLES FONCTIONNELS DE L'APPAREIL NERVEUX OPTIQUE

Les troubles fonctionnels, qui traduisent les altérations du système nerveux optique, consistent dans 1° une diminution notable ou une suppression de la perception lumineuse (c'est-à-dire *amblyopie* ou *amaurose*) indépendantes des conditions de l'impression lumineuse; 2° les modifications de la perception lumineuse, lorsque l'impression lumineuse elle-même est faible (*héméralopie*), ou au contraire exagérée (*nyctalopie*); 3° les désordres dans la perception des couleurs (*dyschromatopsie, daltonisme*); 4° la suppression partielle du champ visuel, soit à sa périphérie (*rétrécissement périphérique* régulier ou non), soit dans son étendue en un ou plusieurs de ses points (*scotomes*), soit dans une de ses moitiés (*hémianopie*); 5° la perception de lueurs indépendantes d'impression lumineuse, (*phosphènes, scotome scintillant*).

Ces différents symptômes peuvent coexister chez le même malade.

I. — AMBLYOPIES ET AMAUROSES

Tout individu, dont l'acuité visuelle est assez réduite pour mettre entrave à sa vie de relation, est *amblyope*, que l'acuité visuelle soit réduite des deux yeux ou d'un seul, et alors on fait abstraction de la bonne vision possédée par l'autre. Cependant, si le trouble visuel dépend de l'appareil de la réfraction oculaire, qu'il soit susceptible ou non de correction, on est convenu de dire qu'il y a diminution de l'acuité visuelle par suite de tel ou tel trouble de transparence, de telle ou telle amétropie. A tort, d'autre part, certains excluent de l'amblyopie la réduction visuelle causée par les affections de la rétine et du nerf optique, quand celles-ci se traduisent par des lésions appréciables à l'examen direct. Il est plus rationnel de qualifier d'amblyope tout individu chez lequel l'acuité visuelle est réduite du fait d'une modification survenue dans l'état de son appareil nerveux optique, et l'on appellera *amaurotique*, celui qui dans des conditions analogues sera complètement aveugle.

Les causes provocatrices des lésions susceptibles de produire l'amaurose et l'amblyopie sont nombreuses. Certaines agissent sur l'ensemble du système nerveux et le trouble de l'acuité visuelle, auquel s'ajoutent d'autres désordres de la fonction visuelle, ne constitue qu'un élément du tableau clinique offert par le malade. C'est ainsi que se présente l'amblyopie dans les *intoxications* par l'alcool, le tabac, l'opium, le haschich, la quinine, le plomb, le sulfure de carbone, le salicylate de soude, l'acide osmique, etc. Egalement il peut y avoir amblyopie par intoxication dans le diabète, et l'urémie. Dans d'autres cas, au lieu d'intoxication il s'agit d'*infection* : ainsi dans l'amblyopie liée au paludisme, à certains états fébriles (embarras gastriques, fièvre typhoïde, variole, rougeole, méningite cérébro-spinale). Enfin, des lésions localisées (traumatisme, inflammations, tumeurs, troubles circulatoires des méninges ou du cerveau), causent de l'amblyopie, et c'est sans doute dans cette classe que doivent trouver place l'amblyopie réflexe, l'amblyopie hystérique, peut-être même l'amblyopie *ex non usu*.

La cause morbide autrement localise son action en certains points de l'appareil nerveux optique : rétine, nerf optique, chiasma, tractus visuels de la capsule interne, écorce occipitale.

Que la diminution de l'acuité visuelle soit un symptôme de la plupart des *lésions rétiniennes*, le fait n'a rien de surprenant; la lumière agissant sur une membrane malade, l'impression, qu'elle y provoque, et la perception, qui en est la conséquence, doivent s'en trouver modifiées. Le trouble, qui en résulte, peut être suivant les cas assez prononcé pour qu'il y ait amblyopie ou amaurose. Ce sont tout particulièrement les désordres de la région maculaire, qui entraînent ces fâcheuses conséquences, et il n'est pas rare de constater une cécité absolue coïncidant avec un seul amas pigmentaire déposé au niveau même de la macula. On a même prétendu que dans certains cas d'amblyopie congénitale le trouble visuel serait causé par le passage au-devant de la macula des fibres externes du nerf optique, qui normalement l'évitent en s'incurvant au-dessus ou au-dessous d'elle. Ce fait n'est qu'une vue de l'esprit et rien ne démontre que l'amblyopie congénitale observée chez certains emmétropes et plus encore chez des amétropes, en particulier les hypermétropes, soit en rapport avec un défaut de développement de la rétine, plutôt que des autres parties du système nerveux optique.

Dans les différents chapitres consacrés aux affections de la *rétine* il sera indiqué dans quelle mesure la vision est altérée; pour le moment il suffit de signaler que, si l'amblyopie est double, le réflexe pupillaire à l'excitation lumineuse sera diminué, les pupilles resteront dilatées et les mouvements de l'iris seront paresseux. Lorsqu'il y a amblyopie monoculaire, les deux pupilles peuvent être égales et paraître bien obéir aux incitations lumineuses, mais vient-on à fermer l'œil sain, alors la pupille de l'œil amblyope se dilate; son iris en effet n'obéit plus qu'aux faibles excitations parties de la rétine malade, il se relâche par suite, et, si l'on exagère l'impression lumineuse il réagit paresseusement. Par contre si on découvre l'œil sain, en raison de la synergie fonctionnelle des deux iris, les pupilles se contractent ensemble et souvent au même degré.

Les mêmes particularités dans les mouvements de l'iris sous l'influence de la lumière se retrouvent lorsque l'amblyopie est causée par une lésion du *nerf optique*. Alors aussi, comme pour la rétine, l'altération morbide se traduit souvent par des changements appréciables à l'ophtalmoscope au niveau de la papille du nerf optique. Mais il est tout un groupe de cas, en particulier ceux rangés sous la rubrique de *névrite rétro-bulbaire*, pour lesquels rien ne trahit une modification des fibres conductrices de l'impression lumineuse. Parfois encore le fond de l'œil ne se modifie que bien après le début de l'amblyopie.

En présence d'une amblyopie monoculaire, il est indiqué d'en chercher la cause dans une altération de la rétine ou du nerf optique, car, en raison de l'entre-croisement des conducteurs optiques au niveau du chiasma, une lésion en ce point ou en arrière de lui intéressera de règle les deux yeux et s'y présentera avec des caractères particuliers. Quelques observations toutefois font exception, et il en sera question tout à l'heure à propos de l'amblyopie croisée dans les lésions de la capsule interne.

Les lésions du *chiasma optique* peuvent n'avoir aucune influence sur la vision, si elles siègent au niveau de son angle postérieur et n'intéressent que les commissures des fibres non visuelles de Meynert et de Gudden. Lorsque les faisceaux nerveux optiques sont eux-mêmes altérés, alors l'affection se traduit rarement au début par de l'amblyopie; de règle il survient de l'hémianopie, des scotomes, puis ultérieurement de l'amaurose.

Les désordres ne sont pas identiques pour les deux yeux, l'amblyopie s'y présente à des degrés différents; par exemple, d'un côté la vision a disparu, tandis que de l'autre elle est réduite et le champ visuel plus ou moins altéré. Comme la lésion intéresse le conducteur optique avant l'émergence de ses fibres bulbaires, il va de soi que l'amblyopie s'accompagne de paresse de l'iris à réagir sous l'influence de la lumière, et, quand il y a amaurose, les deux pupilles sont dilatées et immobiles.

En plus de ces signes, les lésions du chiasma s'accompagnent d'autres symptômes importants pour le diagnostic — symptômes en rapport avec la nature et le siège des lésions anatomiques. Ces dernières plus souvent sont extérieures au chiasma, qu'elles intéressent par compression ou envahissement secondaire. Il s'agit de méningite basilaire, de tumeurs à point de départ dans le sphénoïde, la glande pituitaire, la carotide interne, le cerveau lui-même, de distension du recessus sus-chiasmatique du troisième ventricule. Parfois la tumeur (gomme ou tubercule) se développe dans le chiasma.

La simple énumération de ces lésions démontre qu'à côté du trouble visuel il y a lieu de trouver d'autres symptômes en rapport avec des lésions des nerfs voisins (paralysie des oculo-moteurs en particulier), des lobes olfactifs (anosmie) ou en rapport avec les lésions du cerveau lui-même (céphalalgie, vertiges, paralysies motrices ou sensorielles, convulsions). Enfin plus ou moins tôt chez quelques malades l'examen ophtalmoscopique permet de constater des altérations de la papille.

Pour qu'il y ait amblyopie ou amaurose causée par altération des *bandelettes optiques, corps genouillés, tubercules quadrijumeaux*, il faut que la lésion soit double, la suppression d'une seule de ces régions de l'hémi-appareil nerveux provoque seulement de l'hémianopie. Par contre, il n'en est pas toujours ainsi, quand le *tiers postérieur de la capsule interne* est altéré.

La lésion du *tiers postérieur de la capsule interne* produit de l'hémianesthésie avec participation de tous les sens. Le malade accuse de l'amblyopie d'un œil et non de l'hémianopie, ce qui devrait exister suivant la théorie de la semi-décussation des fibres optiques

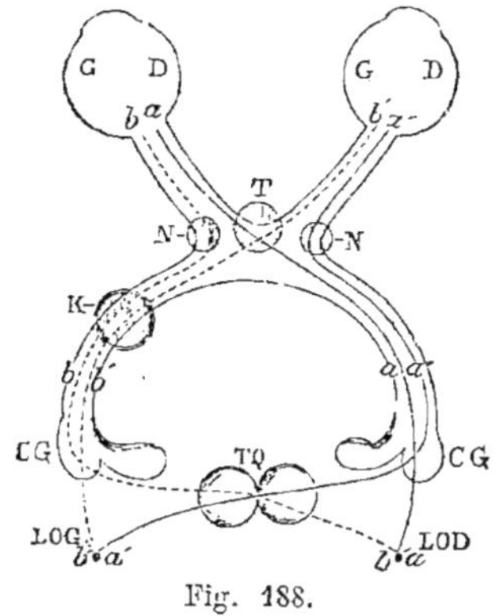

Fig. 188.

Schéma de l'entre-croisement des tractus optiques (d'après Charcot).

T, demi-entre-croisement dans le chiasma optique ; — TQ, entre-croisement postérieur aux corps genouillés ; — GG, corps genouillés ; a' b, fibres qui ne s'entre-croisent pas dans le chiasma ; — b' a, fibres qui s'entre-croisent dans le chiasma, b' a', fibres venant de l'œil droit, qui se rencontrent dans l'hémisphère gauche LOG ; — LOD. hémisphère droit ; — K, lésion du tractus optique gauche, provoquant de l'hémianopie droite latérale ; — LOG, une lésion en ce point provoque l'amblyopie droite ; — T, lésion provoquant l'hémianopie temporale ; — NN, lésion produisant l'hémianopie nasale.

dans le chiasma. D'après cette théorie une lésion de la partie interne gauche devrait produire une suppression de la moitié droite des deux champs visuels et non de l'amblyopie croisée. Pour expliquer cette dernière, on a admis avec Charcot qu'il existait un second entre-croisement se produisant plus loin que le chiasma et portant sur les fibres directes qui échappent à l'entre-croisement du chiasma. Ce second entre-croisement se produirait peut-être dans les tubercules quadrijumeaux ; de ce point les fibres optiques d'un œil, ainsi réunies dans la couche optique du côté opposé, se dirigeraient en arrière par les irradiations optiques de Gratiolet. Ce *schéma de Charcot* explique bien qu'une lésion de la capsule interne est suivie d'amblyopie monoculaire croisée, mais alors comment expliquer qu'une lésion de la capsule interne ou de l'écorce occipitale provoque dans d'autres cas de l'hémianopie? A cet effet, Grasset suppose non plus deux entre-croisements, comme Charcot, mais trois dont deux subis par les fibres non entre-croisées au chiasma :

1° Les fibres internes du nerf optique s'entre-croisent au chiasma, tandis que les fibres externes continuent directement.

2° Les fibres externes s'entre-croisent en arrière du chiasma (vers les tubercules quadrijumeaux par exemple), de sorte que l'entre-croisement est alors complet pour toutes les fibres optiques et que dans chaque capsule interne se trouvent réunies toutes les fibres de l'œil opposé.

3° Les fibres externes subissent un second entre-croisement au delà de la capsule interne, avant d'aboutir aux circonvolutions, de sorte que chaque lobe occipital contient les fibres externes de l'œil du même côté et les fibres internes de l'œil opposé. Ce troisième entre-croisement aurait lieu dans le corps calleux.

Lannegràce enfin a proposé une autre explication. Pour lui l'amblyopie est la compagne obligée d'une altération de la sensibilité oculaire, dont elle paraît être la conséquence. Elle serait le résultat d'un trouble nutritif de la rétine dû à une lésion portant sur l'appareil sensitif oculaire. Comme cet appareil subit une décussation totale au niveau de la protubérance, si la lésion le frappe dans sa partie centrale,

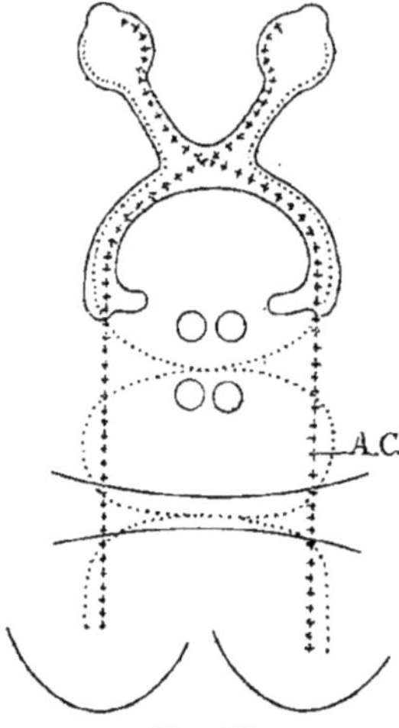

Fig. 189.
chéma de l'entre-croissement des fibres optiques (d'après Grasset).

AC, une lésion en ce point provoque l'amblyopie croisée.

l'amblyopie est forcément croisée. Or le faisceau sensitif oculaire est condensé dans le segment postérieur de la capsule interne, et là il se trouve très voisin du faisceau optique; par suite une lésion de cette région, suivant qu'elle atteint les deux faisceaux sensoriel et sensitif isolément ou simultanément, doit entraîner soit de l'amblyopie croisée, soit de l'hémianopie homonyme, soit l'association de ces deux ordres de troubles visuels. Au sortir de la capsule interne le faisceau sensitif oculaire paraît s'irradier dans la région fronto-pariétale, plus spécialement le lobe pariétal (lobule supérieur), tandis que le faisceau optique s'irradie sur une étendue considérable de la convexité de l'écorce depuis l'occiput en arrière jusqu'à la région motrice en avant. Le gros des fibres optiques se concentre dans le lobe occipital, le reste s'éparpille dans les parties antérieures du cerveau. De là résulte que la zone visuelle, ou la zone de l'hémianopie, est très étendue avec un foyer principal occipital, et que dans elle est inscrite la zone oculo-sensitive ou de l'amblyopie. Une lésion corticale frappant les deux appareils devrait toujours entraîner à la fois l'amblyopie et l'hémianopie, mais cette dernière peut manquer en vertu de la suppléance des cellules visuelles.

Ferrier n'accepte pas l'hypothèse de Lannegrâce ; d'après lui la seule hypothèse, qui semble concorder avec tous les faits, est que les plis courbes sont plus particulièrement les centres de la vision claire, chacun surtout correspondant à l'œil du côté opposé. De plus, on ne saurait affirmer que les régions rétiniennes supérieure, inférieure, externe et interne soient spécialement représentées dans des régions correspondantes du lobe occipital. En effet, même après la destruction de la plus grande portion des lobes occipitaux, aucune partie de la rétine ne paraît absolument aveugle. Pour Ferrier, on n'a pas encore démontré le rapport des lacunes du champ visuel en forme de quadrant ou de secteurs avec des lésions d'une région spéciale de l'écorce. Ces désordres dépendraient plutôt de lésions partielles des radiations optiques, plutôt que des centres eux-mêmes.

Récemment Bechterew a déduit de ses expériences qu'il existe chez les chiens et les chats deux centres visuels corticaux : l'un dans la région occipito-pariétale, en rapport avec les deux moitiés correspondantes des deux rétines, et l'autre dans la région pariétale plus spécialement en rapport avec l'œil du côté opposé seul. La lésion du premier produit ce désordre fonctionnel qui sera ultérieurement étudié sous le nom d'*hémianopie homonyme;* la lésion du second produit avec l'*hémianopie* l'*amblyopie croisée* de l'œil opposé par la paralysie du centre de la vision claire. Cette affection combinée fait généralement place après un certain temps à de l'hémianopie homonyme, ou, au contraire, cette dernière disparaît, et l'amblyopie croisée persiste.

Au total, tant que la question même des centres visuels ne sera pas résolue, la question de l'amblyopie croisée restera obscure.

Cécité corticale. — Si l'on s'en rapporte aux résultats de l'excision des hémisphères cérébraux chez l'animal, un malade atteint d'*amaurose par lésion corticale* doit se diriger à l'aide de ses impressions visuelles non perçues, éviter les obstacles, tout comme les pigeons, les lapins, les chiens mutilés par les physiologistes. La dérivation du courant nerveux optique vers les centres bulbaires et médullaires ne se trouvant pas entravée, non seulement l'influence des impressions lumineuses sur les mouvements pupillaires. mais la motilité réflexe dans son ensemble ne doit pas être modifiée. Les observations indiscutables manquent, il est vrai, pour établir la réalité clinique de ces troubles que la physiologie fait admettre. Cependant quelques auteurs ont cru pouvoir invoquer la cécité corticale chez certains paralytiques généraux (pachyméningite), qui fixent les objets sans les reconnaitre, qui s'orientent et se meuvent plus ou moins facilement sans se heurter aux divers obstacles qui les entourent.

Cécité commissurale. — Lissauer a encore cité l'observation d'un malade qui, incapable de nommer séance tenante les objets qu'on lui présente, de dire et de montrer à quoi ils servent, pouvait le faire quand on les lui faisait toucher ou percevoir d'une manière quelconque (son d'une clochette). Ce malade percevait les impressions optiques de la forme de l'objet *puisqu'il le dessinait*, il n'y avait donc pas chez lui trouble de la perception (lésion des appareils de la vision sous-corticale) mais trouble de l'association des idées corrélatives (*cécité psychique associative*), par interruption des fibres commissurales qui associent le centre visuel aux autres centres corticaux. C'est ainsi que peut s'expliquer la *cécité verbale*, ou *aphasie optique*. Lorsque le sujet ne peut reconnaitre les lettres, les syllabes, les mots, les signes figurés divers placés sous ses yeux, alors qu'il en distingue la silhouette, la position relative, l'arrangement général, c'est qu'il existe chez lui une suppression des communications normales entre le centre optique de perception des images et les autres centres destinés à l'élaboration des idées qui en découlent.

Amaurose hystérique mono-latérale. — Parmi les faits dont l'explication est encore discutée, doivent trouver place des observations d'*amaurose hystérique mono-latérale*, dans lesquelles on relate qu'un œil aveugle dans la vision monoculaire, quand le congénère est fermé, peut voir dans la vision binoculaire et particulièrement dans la vision stéréoscopique. Parinaud, qui s'est occupé spécialement de ces cas et qui a contrôlé la bonne foi des malades, reconnait que le rétablissement de la vision ne porte que sur la vision centrale; le champ visuel périphérique reste rétréci ou plutôt aboli. L'acuité visuelle devient sensiblement égale à celle de l'autre œil, s'il n'y a pas de causes oculaires d'affaiblissement. Ces faits tendent à établir :

1° Qu'il y a des centres distincts pour la vision périphérique et la vision centrale ;

2° En ce qui concerne la vision centrale : que dans la vision monoculaire, chaque œil est en rapport avec l'hémisphère opposé ; que dans la vision binoculaire les deux yeux se mettent en rapport avec un seul hémisphère, qui peut être indifféremment le droit ou le gauche.

A l'appui de cette dernière hypothèse, Parinaud fait remarquer que l'on peut mettre parfois les deux yeux en rapport avec l'hémisphère malade et que tous deux deviennent amblyopes (Soc. d'oph. de Paris, 4 juin 1889).

Amblyopie du strabisme. — L'*amblyopie du strabisme*, dit Parinaud, qui altère la vision centrale et respecte, du moins pendant fort longtemps, la vision périphérique, résulte de la rupture, ou mieux du défaut de développement des connexions qui unissent les yeux aux centres visuels pour la vision binoculaire. Dans le strabisme alternant, la connexion croisée existe pour chaque œil, mais la connexion bilatérale fait défaut. Ce n'est pas l'amblyopie par elle-même qui s'oppose au rétablissement de la vision binoculaire après l'opération, car le rétablissement est aussi difficile et peut-être plus difficile dans le strabisme alternant, alors qu'il n'y a pas d'amblyopie. Il semble que la connexion croisée étant solidement établie, les yeux ont moins de tendance à utiliser la connexion bilatérale, qui est imparfaitement développée.

Diagnostic de l'amblyopie et de l'amaurose simulées.

Lorsque la diminution de l'acuité visuelle accusée par un examiné ne trouve son explication ni dans une amétropie, ni dans un trouble de transparence des milieux de l'œil, ni enfin dans une altération apparente des membranes profondes ou de l'appareil nerveux optique central, alors seulement l'on est en droit de soupçonner la bonne foi du sujet. Dans le but de constater son dire, il convient de le soumettre à certaines épreuves, dont l'efficacité varie suivant que l'on a affaire à un *simulateur* ou à un *exagérateur*. Le premier sera fatalement démasqué, il peut n'en pas être de même du second s'il est intelligent et que la différence réelle d'acuité (monoculaire) de chacun de ses yeux est assez grande pour qu'il reconnaisse par quel œil lui est fournie l'image qu'il voit monoculairement.

Ne pas avoir l'air de soupçonner son observé et lui faire subir les épreuves voulues après en avoir vérifié la bonne préparation, telles sont pour l'expert des indications capitales à suivre.

Un procédé simple pour déterminer l'acuité visuelle d'un sujet dont on soupçonne la bonne foi, consiste à le placer devant une glace dans laquelle se réfléchit une échelle typographique; il lui est difficile de se rendre compte à quelle distance (facilement calculée par l'observateur) se trouvent les caractères qui lui sont présentés, et, pour peu qu'il soit près du miroir, il ne croira pas se trahir en lisant non seulement les grosses lettres, mais encore les moyennes, voire même les plus petites. Si l'observateur a eu soin de placer l'échelle de façon à ce que son image se forme à 5 mètres de l'observé, il connaîtra l'acuité visuelle cherchée.

Un peu différente était la manière de procéder de notre confrère Barthélemy (de Toulon) :

Au-dessus de la cheminée de son cabinet était fixée une grande glace ;

au mur directement opposé était suspendue une échelle typographique, dont l'image venait se dessiner dans la glace. Le sujet était amené au milieu de la pièce et placé directement en face de l'échelle. On déterminait alors son acuité visuelle; puis, lui faisant faire demi-tour et regarder dans la glace, on l'invitait à lire les lettres qu'il apercevait. Surpris le plus souvent et croyant ne pas se contredire, il s'empressait de lire toutes les lignes déjà lues au premier examen. Or, en réalité, il accusait ainsi une acuité trois fois plus forte, sa distance de l'image étant en effet trois fois plus grande que la distance qui le séparait de l'échelle typographique elle-même.

On peut encore placer le sujet à cinq mètres devant une échelle typographique, lui mettant sur le nez une paire de lunettes munie d'un verre plan devant l'œil prétendu amblyope et d'un verre convexe de + 15 à + 20 dioptries devant l'autre, puis on lui demande ce qu'il lit les deux yeux ouverts (dans toutes les épreuves analogues il va sans dire que l'on doit surveiller l'observé pour qu'il ne ferme pas un œil et on doit le presser de répondre rapidement). La réponse indique l'acuité visuelle de l'œil dit amblyope; l'œil sain ne pouvant rien voir sur les échelles à travers le verre convexe.

Autrement on présente à 5 mètres les échelles de Stilling portant sur un fond noir des caractères typographiques rouges ou verts, qui ne doivent pas se distinguer du fond par un luisant plus accusé. Les deux yeux ouverts, munis d'une paire de lunettes présentant devant l'œil sain un verre dont la couleur est complémentaire de celle des caractères du tableau (c'est-à-dire verte pour la lecture des lettres rouges, rouge pour la lecture des lettres vertes) et devant l'œil prétendu amblyope un verre blanc ou de même couleur que les lettres, le sujet est invité à dire ce qu'il voit. Sa réponse fournit l'acuité cherchée, car l'interposition devant l'œil sain d'un verre de la couleur complémentaire des lettres de l'échelle a pour effet de les rendre complètement invisibles.

Suivant le conseil de notre collègue Michaud, on peut aussi construire pour la vision à grande distance et aussi pour la vision de près des échelles, dont les lettres sont constituées par des traits de deux couleurs différentes (rouge et noire ou verte et noire). Par exemple deux traits noirs *sur papier blanc* forment un V et en y ajoutant deux traits rouges l'on transformera le V en M; d'un I en noir par adjonction de traits horizontaux rouges, on fait un L, un F ou un E, on peut encore le transformer en P, en B, en R, et au moyen de ces lettres bicolores constituer un mot, qui aura un tout autre sens que celui formé par les lettres formées par les seuls traits noirs. Il suffit ensuite de mettre devant l'œil sain un verre rouge, sous prétexte par exemple de s'assurer que l'individu voit toutes les couleurs, alors suivant le mot qu'il lira on jugera de l'acuité de son œil amblyope. En effet, celui-ci réellement ne voit pas, alors l'œil sain ne percevra que les lettres formées par les traits noirs, les traits rouges disparaissant dans la teinte rouge donnée au papier par le verre coloré (à cet effet il convient de s'assurer que la teinte des lettres et celle du verre sont convenablement choisies l'une par rapport à l'autre, l'opérateur devra donc répéter lui-même l'expérience les deux yeux ouverts, puis un œil fermé et l'autre muni du verre coloré). Si au contraire le sujet est un simulateur, il lira de son œil prétendu amblyope le mot formé par les lettres bicolores, ne sachant pas qu'il doit faire abstraction des traits rouges. Pour les illettrés les signes d'épreuve seront des croix dont la branche verticale sera noire, l'autre étant rouge, ou réciproquement, ou bien ce sera une série de points noirs et rouges que l'on fera compter.

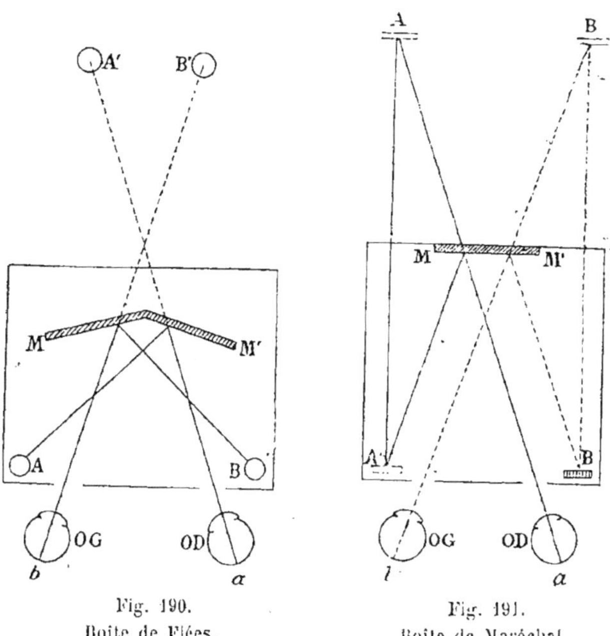

Fig. 190.
Boîte de Flées.

Fig. 191.
Boîte de Maréchal.

Le stéréoscope constitue un bon instrument pour déjouer la simulation. A cet effet il convient d'y introduire deux images juxtaposées convenablement sur le même carton (par exemple une guérite et un soldat), qui sont vues isolément par chacun des yeux, mais qui binoculairement paraissent fusionnées (le soldat sera dans sa guérite) en raison même de la construction du stéréoscope.

L'expert a encore à sa disposition un instrument appelé boîte de Flées, du nom du médecin belge qui l'a inventé; cette boîte a subi de nombreuses modifications en particulier de la part de nos confrères Bertelé, Maréchal, André et en dernier lieu du professeur Chauvel.

La *boîte de Flées* est rectangulaire, munie d'un couvercle en partie formé par un verre transparent, qui ne permet pas de voir comment les images (A, B) sont disposées à son intérieur, tout en leur assurant un éclairage convenable. Près de sa paroi postérieure se trouvent deux miroirs (M, M'), faisant un angle de 120°, dans lesquels se réflètent les objets (images, lettres, etc.), placés en A et B. Le sujet, regardant par les oculaires, perçoit de son œil droit une image qui lui paraît placée

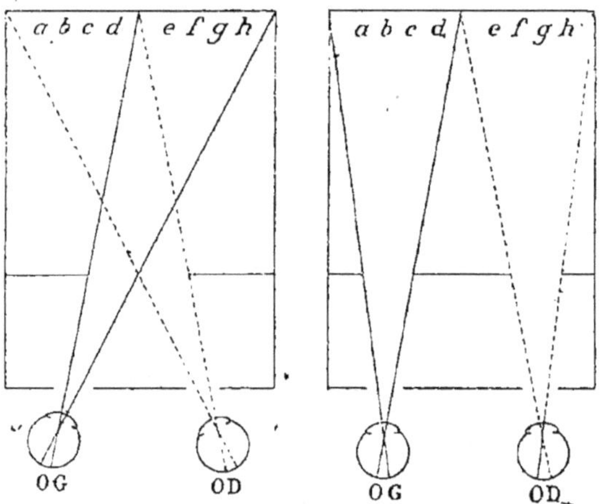

Fig. 192 et 193.
Boîte de Chauvel.

en avant de son œil gauche, et réciproquement, en avant de son œil gauche, il croit placée l'image qui se peint dans son œil droit. S'il prétend n'y voir que d'un œil, il devra n'accuser qu'une image, et naturellement il indiquera celle qui lui paraît placée devant son bon œil, soit l'œil gauche, ce sera l'image A', laquelle en réalité n'est vue que par l'œil droit. Il va sans dire que pendant l'épreuve on surveillera le sujet pour qu'il ne ferme pas son œil, car il découvrirait ainsi le piège qui lui est tendu. Cette remarque s'applique à tous les instruments du même genre.

Dans la *boîte de Maréchal*, il existe un seul miroir assez petit pour que les objets A et B donnent deux images qui ne peuvent être vues que par un seul œil, et ici encore les images sont croisées comme dans la boîte de Flées.

L'appareil de Chauvel est constitué par une boîte rectangulaire abso-

lument fermée par un couvercle à charnières, longue de 33 centimètres
et large de 20 environ. La paroi antérieure est munie de deux bonnettes
écartées de la distance ordinaire des yeux, saillantes de plus d'un centimètre pour permettre au nez de se placer entre elles. Une rainure
à ressort permet de fixer un verre en avant de chaque oculaire, si
on le juge nécessaire. La paroi postérieure est formée par une plaque
de verre, sur laquelle sont gravées une série de lignes (chacune divisée
en deux moitiés) dont les lettres sont calculées de façon à mesurer
l'acuité visuelle pour la distance de 33 centimètres; la première ligne
répondant à l'acuité de $\frac{1}{10}$ la dernière à l'acuité de $\frac{1}{2}$ par exemple.
Dans l'intérieur de la boîte une plaque de bois mince percée de deux
trous latéraux donne la vision directe (fig. 193), chaque œil ne lisant
que la moitié correspondante des lignes; et une plaque percée d'une
seule ouverture médiane donne la vision croisée (fig. 192); chaque œil lit
la moitié de la ligne placée en avant de son congénère. Ces deux plaques
sont fixées perpendiculairement l'une sur l'autre par un de leurs bords,
et mobiles autour de ce point d'union, qui fait axe. Il suffit de relever ou
d'abaisser avec le doigt un levier métallique placé sur le côté droit de la
boîte et invisible pour l'examiné et l'on obtient à volonté la vue directe
ou croisée des tableaux. Si le sujet lit couramment les *lignes complètes*,
c'est qu'il voit des deux yeux; si un simulateur, se doutant de quelque
chose, n'en lit qu'une moitié, en croisant et décroisant plusieurs fois
les images on aura grande chance de le prendre.

Une autre méthode d'examen consiste à placer devant l'œil, réputé sain
ou le meilleur, un fort prisme à base supérieure ou inférieure et à placer
ensuite l'observé devant une échelle optométrique. Si le second œil a
une vision quelconque le sujet voit une double image des caractères, et
en lui faisant lire alternativement, tantôt les plus élevés, tantôt les plus
bas, on peut se rendre compte de la puissance visuelle de chacun des
deux yeux. Malheureusement ce procédé est d'ordinaire connu des
simulateurs qui alors s'obstinent à n'accuser qu'une seule image. Aussi
pour les convaincre de supercherie peut-on employer un prisme biréfringent (Galézowski) qui donne la diplopie monoculaire. Si donc,
placé devant l'œil déclaré bon, l'observé persiste à nier la diplopie, la
mauvaise foi est des plus manifestes.

Enfin, les procédés dont il a été question page 424 pour la vérification
de l'existence de la vision binoculaire, peuvent aussi être utilisés.

L'expert ne doit pas oublier que son rôle en présence d'un *exagérateur* est fort difficile, celui-ci déjouant toutes les épreuves grâce à la
différence de l'acuité visuelle qu'il possède pour chaque œil. Il faut par
suite que l'observateur ait une pratique suffisante pour juger du plus
ou moins d'exagération d'après son seul examen objectif. Alors il convient en particulier de tenir compte de l'existence du strabisme, du

degré des réactions de la pupille sous l'influence de la lumière, mais surtout il faut que l'examen objectif ne laisse aucun doute relativement au degré du trouble de transparence, au degré de l'amétropie ou au degré des altérations profondes.

II. — HÉMÉRALOPIE ET NYCTALOPIE

1° HÉMÉRALOPIE

Certains sujets ne perçoivent pas les impressions lumineuses qui, quoique faibles, sont cependant suffisantes pour actionner normalement un appareil nerveux optique intact. En plein jour, dans un milieu bien éclairé, ces individus voient bien, mais dès que le crépuscule arrive, dès que l'éclairage est notablement diminué, ils sont amblyopes, sinon aveugles, on les dit *héméralopes*. Chez eux la lumière minima susceptible d'être perçue devrait être de 30 à 60 fois plus intense que chez un individu bien portant.

Ce trouble visuel s'observe comme symptôme de certaines lésions de la rétine — rétinite pigmentaire, chorio-rétinite (syphilitique surtout), décollement rétinien — plus spécialement localisées dans les couches externes de la membrane où elles intéressent les cônes, les bâtonnets, le pigment. Mais, à côté de ces cas d'*héméralopie symptomatique*, il en est d'autres où toute lésion appréciable à l'ophtalmoscope fait défaut, ce qui ne veut pas dire qu'on ne puisse invoquer encore l'existence d'une lésion rétinienne, ou peut-être une altération d'un autre point de l'appareil nerveux optique. L'exposition prolongée ou répétée à une lumière intense (réverbération du soleil sur le sable, la neige, ou la mer), l'exposition à une lumière modérée après un séjour dans l'obscurité (prisons, casernes obscures), causes souvent invoquées dans les épidémies d'héméralopie, ne peuvent-elles pas être considérées comme ayant provoqué dans les éléments sensibles de la rétine par excès réel ou relatif de fonctionnement, une altération, qui se traduit par une diminution de la sensibilité de ces éléments ? A l'appui de cette manière de voir, on invoquera que ce trouble fonctionnel survient en particulier chez des individus dont l'état général est mauvais (classes pauvres, individus mal nourris), ainsi qu'on l'observe chez certains ictériques, albuminuriques et paludiques. Il est donc rationnel d'admettre, comme cause prédisposante de l'héméralopie, une altération de la nutrition des éléments sensibles de la rétine ou de leur substratum pigmentaire. La coïncidence du xérosis épithélial de la conjonctive bulbaire et de la gangrène de la cornée, cette dernière surtout chez les enfants, fera encore regarder l'héméralopie comme une lésion cachectique.

Quant à préciser la nature de l'altération rétinienne, on ne saurait encore y parvenir. Faut-il admettre une modification des cônes et des bâtonnets mal nourris, modification provoquée directement par l'action d'une lumière excessive ? ou faut-il voir dans ce trouble fonctionnel des éléments nobles de la rétine une conséquence de lésions du pigment rétinien ? Les désordres pigmentaires appréciables dans le cas d'héméralopie dite symptomatique parlent en faveur de cette hypothèse.

Du reste dans nombre de cas d'héméralopie dite *essentielle*, on signale une raréfaction, une répartition inégale du pigment rétinien et l'on conçoit que le fonctionnement normal des cônes et des bâtonnets s'en trouve altéré. Les autres lésions signalées — étroitesse des artères rétiniennes, dilatation des veines, œdème péri-papillaire — outre que chez nombre d'héméralopes elles sont absentes ou très peu prononcées, ne peuvent que confirmer l'hypothèse d'un trouble nutritif de la rétine.

Une autre supposition, il est vrai, a encore été faite à propos de l'héméralopie qui complique certains *ictères* : on a dit que la coloration jaune des milieux transparents de l'œil provoquait alors de la dyschromatopsie pour le bleu. Il en résulterait de l'héméralopie parce que si, à l'état normal, la rétine peu éclairée est plus fortement impressionnée par les rayons bleus que par les autres, si, par suite, dans une demi-obscurité le rôle de la lumière bleue est particulièrement important pour la vision, il n'en est plus de même chez l'ictérique, qui est amblyope pour cette couleur. A l'encontre de cette hypothèse doivent être signalées certaines observations d'héméralopie chez des malades atteints d'affections hépatiques sans ictère.

L'héméralopie résulte d'un certain degré d'anesthésie rétinienne, il est à remarquer que cette torpeur rétinienne n'est pas appréciable, quand on examine l'acuité visuelle des héméralopes à un éclairage suffisant. Il semble même que la limite inférieure de l'éclairage, qui permet encore le maximum d'acuité visuelle, est la même pour les yeux héméralopes et normaux. Au-dessous de cette limite, par contre, l'acuité visuelle baisse brusquement pour les premiers, tandis que pour les autres sa diminution est progressive. Il faut bien reconnaître qu'une simple anesthésie rétinienne ne rend pas un compte suffisant de cette particularité et par suite l'on est obligé de reconnaître combien est obscur le mécanisme qui permet à l'œil de s'adapter aux différents éclairages. Le passage d'un milieu très éclairé dans un milieu obscur, ou inversement le passage brusque de l'obscurité à la lumière aveugle pendant quelques instants un œil normal. Or chez l'héméralope le temps d'adaptation à de faibles éclairages est anormalement long, ou même l'adaptation ne peut se produire.

L'héméralope se plaint qu'à la tombée du jour il lui devient impossible

de se conduire ; et si, du milieu de l'obscurité, il distingue la lumière
d'une lampe, si parfois même il peut lire dans un livre placé auprès
d'elle, il est incapable de rien distinguer par ailleurs dans la pièce
où il se trouve. Chose à noter, la venue de la nuit ne cause l'héméralopie que grâce à la diminution d'éclairage qu'elle provoque, la
preuve en est dans la gêne qu'éprouvent les héméralopes, lorsque
pendant la journée ils se trouvent dans un milieu mal éclairé.

Toujours les deux yeux sont affectés, souvent à des degrés différents ;
parfois la pression exercée sur eux éveille difficilement des phosphènes ;
enfin la chromatopsie, comme l'acuité visuelle, devient défectueuse quand
l'éclairage est insuffisant. En dehors des cas où l'héméralopie accompagne la rétinite pigmentaire et certaines affections du nerf optique, le
champ visuel conserve ses dimensions normales.

Soustraire le malade à la grande lumière ; le tenir souvent un ou deux
jours dans une chambre noire, puis lui prescrire des verres fumés pour
ne permettre que graduellement l'action de la lumière sur les rétines, telle
paraît être la première indication du traitement. On y peut joindre les
injections sous-cutanées de strychnine, les instillations de collyre à
l'ésérine ou à la pilocarpine pour agir sur l'innervation et sur la
vascularisation du fond de l'œil. Enfin il est important encore de ne pas
négliger l'emploi des toniques, et en particulier de l'huile de foie de
morue. Cette thérapeutique, qui procure de règle la guérison dans les
cas d'héméralopie dite essentielle, est malheureusement insuffisante
quand il s'agit d'héméralopie symptomatique d'affections rétiniennes
comme la rétinite pigmentaire, la chorio-rétinite syphilitique, le décollement rétinien.

2° NYCTALOPIE

Tandis que chez les héméralopes un éclairage faible cause de l'amblyopie, chez d'autres malades l'acuité visuelle normalement plus ou moins
défectueuse s'améliore ou devient très bonne dans un milieu peu éclairé.
Il y a alors *nyctalopie*. Le trouble visuel résulte tantôt de certains défauts de transparence des milieux de l'œil, tantôt d'altérations de l'appareil nerveux optique.

Une taie centrale de la cornée, qui entraîne une diminution de l'acuité
visuelle prononcée si la pupille est contractée, c'est-à-dire pendant l'exposition de l'œil à une vive lumière, provoque une gêne bien moindre
lorsque dans l'obscurité la pupille se dilate. C'est un écran placé devant
les rayons centraux du faisceau lumineux qui, large ou étroit suivant les
dimensions de l'orifice irien, va impressionner plus ou moins la rétine.
Les opacités centrales du cristallin agissent de même, mais de plus,
comme elles diffusent irrégulièrement la lumière, les images peintes sur
la rétine sont floues et par suite d'autant plus mal perçues qu'elles sont

plus éclairées. Ce défaut de netteté des images explique encore la nyctalopie qu'entrainent la mydriase et le colobome irien.

Il y a surtout lieu d'opposer à l'héméralopie la nyctalopie consécutive à certaines altérations de l'appareil nerveux optique; l'une résulterait d'un certain degré d'anesthésie rétinienne, l'autre par contre traduirait l'hyperesthésie de la même membrane. Comme cause de cette hyperesthésie, l'on signale une excitation lumineuse vive et prolongée, en particulier celle qui résulte de la réverbération de surfaces couvertes de neige ou de sable, fortement éclairées par le soleil. Or il est à remarquer que la même influence a été invoquée comme cause de l'héméralopie, aussi y aurait-il lieu de rechercher, si, en dehors des conditions individuelles propres aux malades, l'hyperesthésie de la rétine ne précède pas chez certains son anesthésie. Du reste, l'on accuse de provoquer l'hyperesthésie le séjour prolongé dans l'obscurité, tout comme on a voulu y voir une cause d'héméralopie. Ici encore, chez l'individu soumis à la lumière, l'affection résulterait d'un excès relatif de fonctionnement pour une rétine déshabituée des impressions lumineuses ordinaires. Dans l'albinisme enfin, l'absence ou l'insuffisance de la pigmentation oculaire, en diminuant la quantité de lumière absorbée après pénétration dans l'œil, permet une impression lumineuse relativement exagérée de la rétine, d'où encore son hyperesthésie. Dans ces différents cas, il est habituel de constater un degré plus ou moins grand de photophobie ; le malade cherche à diminuer la quantité de lumière, qui doit lui impressionner la rétine, cela en tenant les paupières demi-fermées (blépharospasme). Il n'est pas rare en outre qu'un myosis plus ou moins prononcé concoure au même but. Enfin au blépharospasme, au myosis s'ajoutent de l'injection de la conjonctive et du cercle ciliaire, troubles vasculaires, qui pour certains auteurs ne traduisent pas une hyperhémie générale des membranes de l'œil, mais qui résulteraient de l'action sur les parties hyperémiées de certaines influences autres que celles de la lumière (en particulier le froid, la sécheresse de l'air).

On constate encore de la nyctalopie chez certains individus atteints d'atrophie assez avancée du nerf optique ou de scotomes centraux par intoxication. Certains de ces malades fuient la lumière, tandis que d'autres même au grand soleil n'ont pas de photophobie, et cependant ils voient mieux dans une demi-obscurité.

Indépendamment des indications causales particulières que présentent certains cas, la thérapeutique de la nyctalopie se borne à soustraire l'œil à la lumière pendant un certain temps, puis à le soumettre progressivement à des impressions lumineuses de plus en plus fortes. Après un séjour dans une chambre noire, on prescrira donc le port de lunettes noires à coquilles hermétiques, dont on diminuera graduellement la teinte.

III. — MODIFICATIONS DU CHAMP VISUEL

Les modifications, que présente le champ visuel du fait des altérations de l'appareil nerveux optique, sont : 1° le *rétrécissement;* 2° la suppression totale ou partielle de l'une de ses moitiés externe ou interne (*hémianopie* et *scotomes symétriques homonymes*); 3° des lacunes symétriques dans les deux moitiés temporales ou nasales, supérieures ou inférieures : (*scotomes symétriques : temporaux, nasaux, supérieurs. inférieurs*); 4° *des scotomes positifs.*

1° RÉTRÉCISSEMENT DU CHAMP VISUEL

La portion de l'espace, d'où l'œil restant immobile peut recevoir des impressions lumineuses, constitue le champ visuel. Sa forme rappelle plus ou moins celle d'un cône à sommet intraoculaire, dont la hauteur, représentée par la ligne du regard, forme avec la paroi des angles variables suivant les sujets. Ces angles, comme moyennes physiologiques minima, mesureraient (Landolt) :

En haut	55°
En haut et en dehors	70°
En dehors	90°
En dehors et en bas	85°
En bas.	60°
En bas et en dedans.	55°
En dedans	55°
En dedans et en haut	55°

Si chez un malade le champ visuel présente des limites inférieures à celles qui viennent d'être données, on doit le considérer comme pathologique. Alors il peut se faire que l'on constate un *rétrécissement* général, rétrécissement *régulier* périphérique, qui ne modifie pas d'abord la forme générale ovalaire de la projection du champ visuel sur une feuille de papier. Elle reste plus aplatie en dedans et en haut qu'en bas et surtout en dehors; puis, lorsque le rétrécissement est très prononcé, la figure devient un cercle parfait, dont le centre se trouve sur la ligne du regard, (rétinite pigmentaire, névrites optiques).

D'autres fois le rétrécissement est *irrégulier*, il porte sur un segment du champ visuel et particulièrement sur le segment interne (glaucome) ou supéro-interne (décollement de la rétine). Si dans le cas de décollement rétinien le champ visuel se trouve rétréci dans sa partie supéro-interne, cela résulte de ce que le liquide, qui soulève la membrane nerveuse et en altère la sensibilité, du fait de la pesanteur s'accumule dans la partie déclive du globe oculaire.

Quant au rétrécissement régulier progressif du champ visuel dans la rétinite pigmentaire, il s'explique par la sclérose qui supprime dans la rétine l'afflux sanguin de la région ciliaire vers la macula. De même si chez les glaucomateux le rétrécissement débute par le côté nasal pour progresser dans le quadrant supéro-externe et finir par atteindre le point de fixation, cela tient à ce que la région temporale de la rétine est la plus éloignée du point d'entrée des vaisseaux centraux et par suite la moins vasculaire. Peut-être aussi faut-il invoquer la protection offerte contre la compression aux fibres nerveuses, destinées à la région nasale de la rétine, par les gros troncs artériels et veineux, qui en général sont déjetés du côté interne de la papille.

Lorsque le nerf optique est touché et surtout affecté dans ses couches superficielles, la transmission nerveuse étant abolie dans les fibres qui se distribuent à la zone équatoriale de la rétine, il en découle un rétrécissement périphérique.

Les lésions des fibres centrales donnent, par contre, lieu à un scotome central.

Enfin, chez les hystériques, on relève un rétrécissement régulier ordinairement bilatéral, qui, comme les autres désordres, semble dû à une modification des parties corticales de l'appareil visuel. Il en serait de même chez les épileptiques, qui à la suite d'attaques, et par exception avant elles, présentent un rétrécissement concentrique et régulier différent du rétrécissement chez l'hystérique par ce seul fait qu'il est essentiellement temporaire.

2° SCOTOME CENTRAL

Normalement il existe dans l'étendue du champ visuel un scotome négatif, la *tache de Mariotte*, ou *punctum cæcum*, dont la position habituelle au-dessous et en dehors du point de fixation varie un peu suivant la situation relative de la papille et de la macula.

Dans certains états pathologiques les fonctions visuelles sont diminuées ou abolies au niveau de la zone centrale de la rétine. Alors au centre du champ visuel existe un scotome plus ou moins absolu, les incitations lumineuses, qui en émanent, étant plus ou moins incomplètement reçues, transmises ou perçues.

Ce scotome, comme la tache de Mariotte, est négatif, c'est-à-dire que dans le champ visuel uniformément blanc il ne se traduit pas par la perception d'une tache noire. Son étendue variable peut être assez réduite pour qu'il reste distinct du *punctum cæcum*, parfois il l'englobe et dans certains cas il couvre la plus grande partie du champ visuel, dont il ne respecte qu'une zone annulaire tout à fait périphérique. A son niveau l'acuité visuelle est diminuée, mais comme la diminution porte bien plus sur la vision directe que sur la vision indirecte, il en résulte que le malade s'oriente, évite les obstacles sans difficulté, tandis qu'il ne reconnaît pas la personne ou l'objet qu'il fixe. La diminution de sensibilité porte sur les trois fonctions sensorielles de la rétine, sensibilité à la lumière, aux couleurs et faculté isolatrice.

Les troubles de la sensibilité chromatique présentent même une gravité pratique spéciale chez certains individus (marins, mécaniciens). En effet, avant qu'il survienne une cécité complète pour les couleurs, il existe un véritable daltonisme acquis.

Observé dans les intoxications par l'alcool, le tabac, dans le diabète, dans les affections décrites comme névrites rétro-bulbaires, le scotôme central paraît être en rapport avec une lésion spéciale du nerf optique. Il s'agirait d'une névrite interstitielle chronique du faisceau des fibres optiques émanées de la région maculaire, faisceau qui occupe le centre du nerf optique au niveau du trou optique, où l'affection paraît débuter. Cette localisation du début explique que l'examen ophtalmoscopique ne fournisse que tardivement, et encore pas toujours, l'indication d'une atrophie papillaire avec altération du calibre des vaisseaux centraux. Il va sans dire que l'altération morbide peut se propager du faisceau central au reste du cordon nerveux et aboutir à une atrophie papillaire complète.

Pour expliquer le début de l'affection au niveau du trou optique, on admet que la cause morbide provoque dans le nerf optique des troubles circulatoires dont l'effet est surtout prononcé à l'endroit où le cordon nerveux traverse un canal osseux étroit. En outre, ils retentissent surtout sur les fibres centrales, parce que leur nutrition est moins directement assurée que celle des fibres périphériques.

Chez certains sujets migraineux l'accès est caractérisé par l'apparition d'un scotôme central tantôt monoculaire, tantôt binoculaire. C'est une petite tache grisâtre, demi-transparente, d'un diamètre de 4 ou 5 millimètres, très voisine du point de fixation ; elle persiste pendant quelques minutes, parfois ne disparaît qu'au bout de quelques heures et pourrait se prolonger plusieurs jours ou plusieurs mois. Des phénomènes cérébraux s'associent quelquefois à ce trouble visuel ; ce sont : des vertiges, des troubles de la sensibilité, ou plus rarement de la motilité des membres, des attaques hystériques ou épileptiformes, de l'aphasie et de l'amnésie. Cet ensemble de symptômes résulterait d'un trouble vasomoteur étendu à tout l'appareil vasculaire du cerveau et de l'œil, où l'on a parfois constaté à l'ophtalmoscope l'existence d'un spasme des vaisseaux centraux (Galezowski).

3° HÉMIANOPIE

La suppression de l'une des moitiés, externe, ou interne du champ visuel seule mérite d'être désignée sous la rubrique *hémianopie; ce qui textuellement veut dire *demi-cécité* ou *cécité dans la moitié du champ visuel*. Il va de soi que si l'on envisage la moitié conservée du champ de la vision on sera en droit de dire : *hémiopie*.

Pour bien comprendre la nature de ce trouble visuel et préciser le siège des lésions qui la provoquent, il faut se rappeler que chaque lobe occipital est relié aux deux rétines, savoir : à la portion temporale de la rétine du même côté ; à la portion nasale de la rétine du côté opposé, et aux deux régions maculaires. Par suite, si l'on supprime au delà du chiasma la communication des deux rétines avec le centre occipital gauche par exemple, les images peintes sur la moitié externe de la rétine gauche et sur la moitié interne de la droite ne seront plus perçues ; or ces images représentent les objets situés dans la moitié interne ou nasale du champ visuel gauche et dans la moitié externe ou temporale du champ visuel droit. Au total, il y a donc suppression des moitiés droites des deux champs visuels ou hémianopie droite, que l'on qualifie encore d'*homonyme* pour spécifier qu'il s'agit des deux moitiés de même nom (droites) des deux champs visuels.

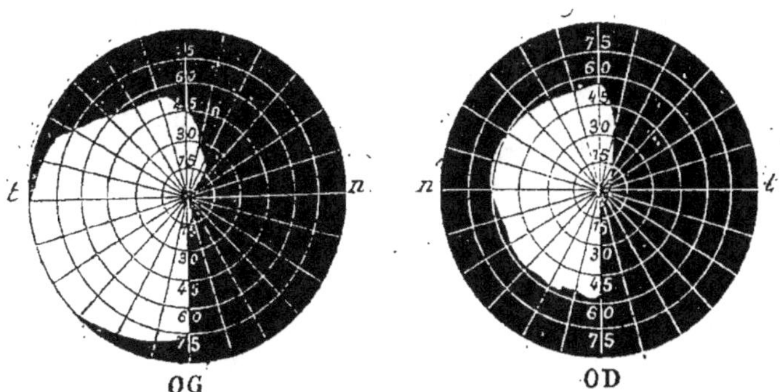

Fig. 194.
Hémianopie homonyme droite.

L'hémianopie latérale indique l'existence d'une lésion intra-crâ-
nienne du côté opposé à la portion du champ visuel obscurcie. Mais, comme les régions maculaires communiquent encore avec le lobe occipital droit, une impression à leur niveau est encore perçue ; l'acuité visuelle est restée normale, ou n'est que légèrement diminuée. En raison de cette conservation habituelle de la vision centrale, la ligne de séparation des deux moitiés de chaque champ visuel est déjetée du côté de la

portion supprimée ; elle est verticale, rectiligne, ou plus souvent un peu sinueuse.

Parfois elle passe juste par le point de fixation, et même on l'a vue déplacée au delà de lui vers la moitié intacte du champ visuel. Ces faits ne peuvent plus être considérés comme des cas d'hémianopie typique ; ils s'expliquent par la coexistence de quelques lésions autres que celles qui, s'échelonnant sur une bandelette optique, la couche optique, le tubercule quadrijumeau antérieur, le tiers postérieur de la capsule interne, les radiations optiques et le centre cortical occipital, provoquent de l'hémianopie.

Les lésions, causes de l'hémianopie, quelle que soit leur nature, doivent supprimer la communication du centre opto-psychique avec les rétines ; en raison des altérations qu'elles provoquent dans les autres parties du cerveau, elles se traduisent par des symptômes variables pouvant masquer plus ou moins l'hémianopie. En outre, comme elles peuvent s'amender ou s'étendre et intéresser ultérieurement en d'autres points l'appareil nerveux optique, il en résulte qu'une hémianopie type, après un laps de temps plus ou moins long, perd parfois ses caractères propres.

Une lésion (compression, envahissement par tumeur, méningite, hémorragie) de la *bandelette optique* gauche se traduit par une hémianopie droite et réciproquement, la lésion siégeant à droite, l'hémianopie passe à gauche. Les caractères typiques de l'hémianopie disparaissent, quand l'altération de la bandelette envahit le chiasma, où elle intéresse alors la communication des deux rétines avec le second centre opto-psychique. De là, la diminution de l'acuité visuelle, des modifications dans la forme des parties conservées des champs visuels, enfin parfois la constatation possible à l'ophtalmoscope de la névrite et de l'atrophie du nerf optique. Cette transformation du trouble visuel est assez caractéristique d'une lésion d'une bandelette optique. On sera aussi en droit de soupçonner son existence, quand, avec l'hémianopie, on constate des paralysies dans la sphère des nerfs : moteur oculaire commun ou externe, du pathétique, du trijumeau, du facial et même de l'hypoglosse. Alors, naturellement, la paralysie siège du côté opposé à la lacune du champ visuel, c'est-à-dire du côté de la lésion. Enfin deux autres caractères sont plus particulièrement propres à l'hémianopie par lésion de la bandelette optique, savoir : 1° une cécité d'ordinaire absolue dans la moitié supprimée du champ visuel, ce qui s'explique par la destruction de toutes les fibres conductrices condensées en un faisceau ; 2° la réaction pupillaire à la lumière n'est plus sollicitée, quand le jet lumineux est projeté sur les moitiés rétiniennes privées de leurs connexions centrales.

Les hémorrhagies ou le ramollissement de la moitié supérieure d'une *couche optique*, surtout du corps genouillé externe et du pulvinar, peuvent détruire toutes les fibres optiques et provoquer de l'hémianopie. Il sera difficile d'en préciser le siège, car il n'existe pas encore de signe pathognomonique des lésions des couches optiques. On a bien signalé la fréquence de l'hémichorée, précédant ou suivant une hémorragie de la couche optique; on a aussi donné l'athétose comme signe fréquent des lésions de cette partie; mais le véritable signe pathognomonique est encore à trouver.

Faute d'observation de lésions localisées dans un seul des deux *tubercules quadrijumeaux antérieurs*, on est obligé de s'en rapporter aux données anatomiques pour admettre qu'elles provoquent de l'hémianopie.

Quand, avec de l'hémianopie, on constate de l'hémianesthésie et de l'hémiplégie on est en droit de songer à une lésion de la *capsule interne*; l'absence d'hémiplégie permet même de localiser l'altération à la partie postérieure de la capsule. Il est à remarquer que la moitié du corps paralysée et anesthésiée se trouve du même côté que l'hémianopie, c'est-à-dire du côté opposé à la capsule interne lésée.

Enfin, les lésions des *radiations optiques* et de l'*écorce occipitale*, qui le plus habituellement coexistent, provoquent de l'hémianopie. Le trouble visuel présente alors cette particularité que la cécité parfois n'est pas absolue au niveau de la lacune du champ visuel, fait qui s'explique par la dissociation même des fibres conductrices, dont un certain nombre peuvent avoir échappé à l'altération morbide.

La coexistence de l'*alexie* et de l'*agraphie*, qui ont été données comme symptômes des désordres des lobes occipitaux, a été signalée dans certaines observations.

Au niveau du lobe occipital la lésion anatomique cause d'hémianopie consiste parfois en un simple spasme vasculaire, d'où un trouble visuel passager, susceptible, il est vrai, de se reproduire, si l'anémie cérébrale survient à nouveau.

Dans les cas d'hémianopie persistante, on note la pachyméningite, l'hémorragie cérébrale, l'embolie des branches de l'artère sylvienne, le ramollissement, la sclérose, des tumeurs, des abcès, des blessures. Charcot a relaté plusieurs observations d'hémianopie avec *cécité verbale* et toujours il y avait hémianopie droite, c'est-à-dire suppression de la moitié droite des champs visuels indiquant une lésion de l'hémisphère gauche.

On retiendra que les troubles visuels, provoqués par la lésion d'un lobe occipital, présentent les caractères de l'hémianopie; de plus cette hémianopie est binoculaire. Il n'existe pas, en effet, d'observations bien établies d'hémianopie monoculaire en rapport avec une altération d'un centre opto-psychique. S'il s'en produisait, ce serait la démonstration de cette donnée anatomique, admise par quelques physiologistes, que le faisceau des fibres optiques directes aboutit dans un territoire de l'écorce cérébrale bien distinct de celui auquel se distribue le faisceau des fibres croisées. Jusqu'à preuve du contraire cette manière de voir ne saurait être admise.

Chez les hémianopiques, lorsqu'on excite par un jet de lumière la moitié rétinienne correspondant à la lacune du champ visuel, tantôt la pupille réagit, tantôt elle reste immobile. Comme l'arc réflexe, qui réunit le moteur oculaire à l'optique, passe par les tubercules quadrijumeaux, on peut conclure que, si le foyer morbide siège en avant des tubercules quadrijumeaux, la réaction pupillaire doit être absente, et le contraire aura lieu, si la lésion siège entre ces tubercules et les lobes occipitaux.

Des lignes précédentes, il doit ressortir que, au point de vue clinique, le symptôme *hémianopie* fait d'ordinaire partie d'un complexus symptomatique, mais étudié en lui-même il présente quelques particularités dignes d'être notées.

La suppression d'une moitié du champ visuel dans l'hémianopie homonyme se traduit pour le malade par la vision d'une moitié latérale des objets qu'il fixe. Regardant la figure d'une personne, il n'en voit qu'une moitié ; de plus la moitié absente ne lui paraît pas masquée par un voile noir, elle est simplement absente, tout comme est absente pour un œil normal la portion d'un objet qui, à cheval sur la limite temporale du champ visuel, la déborde en arrière. Du reste, ce trouble si caractéristique n'est pas accusé par tous les individus atteints d'hémianopie; en raison de la conservation habituelle de la vision centrale les objets fixés sont vus en entier, lorsque leurs dimensions ou leur proximité ne sont pas trop grandes. En outre, les malades, dans le but de corriger la lacune de leur champ visuel, tournent la tête de son côté, afin de reporter en face d'eux la moitié conservée. De règle, ils n'accusent même qu'un trouble visuel limité à l'œil, dont la moitié *temporale* du champ visuel est supprimée, ce qui se conçoit aisément, car la suppression de la moitié nasale du champ visuel du congénère est en partie masquée, grâce au chevauchement normal des deux champs visuels dans leurs portions nasales. Or l'œil hémianope dans sa moitié temporale, conformément à ce qui a été dit précédemment, est l'œil du côté opposé à la lésion cérébrale.

Pour cet œil il y a suppression de la moitié temporale du champ visuel, de là l'impossibilité pour le malade de voir les objets, qui se trouvent situés de ce côté. Or la gêne, qui en résulte, est particulièrement grande, lorsqu'il y a hémianopie droite et que le patient veut lire. Il ne perçoit, en effet, que les premières lettres d'un mot, et ne peut deviner les suivantes comme l'habitude permet de le faire, comme parvient même encore à le faire un malade atteint d'hémianopie gauche, qui, lui, voit les dernières lettres du mot qu'il fixe et saisit les mots qui suivent, cela grâce à la conservation de la moitié temporale de son champ visuel droit.

4° SCOTOMES SYMÉTRIQUES HOMONYMES

Pour qu'il y ait hémianopie homonyme typique, il faut que la suppression des voies de communication, précédemment signalées, soit complète; or, dans quelques cas, il peut arriver qu'un certain nombre de fibres soient restées intactes. Par suite une portion des deux moitiés rétiniennes, innervées par le tractus nerveux altéré, conserve ses relations avec le centre optique; un segment de ces moitiés seul en est privé. De là résulte que seuls ne seront pas perçus les objets, dont les images viendront se peindre sur ce département rétinien, et, par suite, il n'y aura plus disparition d'une moitié complète des champs visuels, on n'aura plus affaire qu'à des lacunes partielles ou *scotomes homonymes symétriques* pour chaque œil. Leur position, leur forme, leur étendue sont très variables, et, par suite, il en est de même de la gêne éprouvée par les malades.

5° SCOTOMES SYMÉTRIQUES HÉTÉRONYMES

L'hémianopie est caractérisée par la suppression des deux moitiés

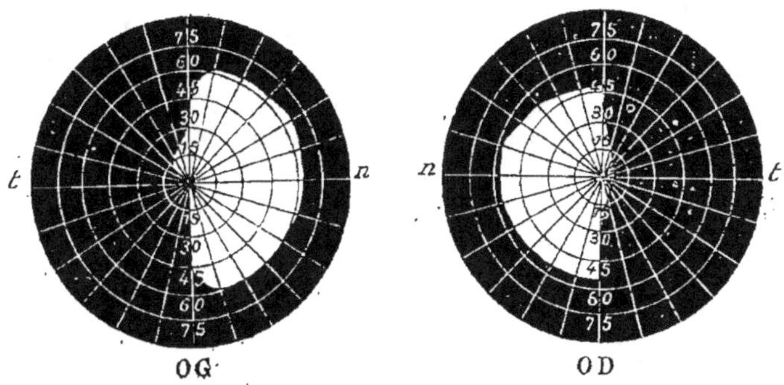

Fig. 195.
Scotomes symétriques hétéronymes. — Hémianopie hétéronyme temporale.

homonymes des champs visuels, les deux moitiés droites ou les deux moitiés gauches; autrement dire encore, la moitié temporale d'un côté, et la nasale de l'autre. Certains auteurs rapportent, de plus, avoir observé la suppression simultanée *des deux moitiés temporales* ou des *deux moitiés nasales*, c'est-à-dire d'une moitié droite et d'une moitié gauche, et ils ont décrit l'*hémianopie hétéronyme*. Cette dénomination est généralement encore tenue pour erronée; d'une part, dans ces cas, l'altération des champs visuels se présente exceptionnellement avec le caractère typique d'une hémi-suppression, il s'agit de lacunes plus ou moins considérables. En outre, tandis que, dans l'hémianopie vraie, la lésion anatomique siège au delà du chiasma, pour produire des scotomes symétriques hétéronymes, l'altération morbide doit intéresser le chiasma, ou peut-être les deux nerfs optiques et les deux bandelettes optiques en des points symétriques. Des observations encore trop rares et trop discutées ont cependant paru suffisantes à certains auteurs pour localiser dans le cerveau la cause de certaines hémianopies hétéronymes.

Les scotomes symétriques hétéronymes sont *temporaux* ou *nasaux*.

Les *scotomes symétriques temporaux* se présentent dans quelques cas rares comme une hémianopie temporale typique, et d'ordinaire, comme des lacunes plus ou moins considérables des deux moitiés temporales des champs visuels, limitées du côté nasal par une ligne bien nette sans zone de transition, comme cela se voit assez ordinairement dans l'hémianopie vraie. Au début, le trouble visuel varie suivant les cas, tantôt c'est un petit scotome qui s'élargit progressivement en dehors du point de fixation, tantôt il y a eu cécité complète, et, après amélioration, il persiste des scotomes temporaux. Parfois un œil est pris avant l'autre, puis, plus tard, ils sont inégalement atteints ; en plus, la portion conservée des champs visuels peut être rétrécie à sa périphérie ; enfin, elle se laisse parfois envahir par le scotome. Comme signe de valeur, l'acuité visuelle se montre toujours plus ou moins abaissée. En outre, il est à remarquer que les symptômes nerveux concomitants traduisent rarement une apoplexie cérébrale, mais d'ordinaire la lésion des lobes olfactifs (anosmie) ou des nerfs moteurs de l'œil (diplopie) ou du facial. Ce fait, de même que la fréquence des altérations atrophiques et névritiques de la papille, s'explique bien par le siège de la lésion, qui cause le trouble visuel. Il s'agit de lésions de la base intéressant le chiasma ; ce sont des tumeurs syphilitiques ou autres, des altérations vasculaires (endartérite), des méningites, voire encore de la sclérose chez quelques ataxiques (fig. 188). Si l'on se reporte à la description des trajets des deux faisceaux de fibres croisées, qui innervent la moitié nasale des papilles (à laquelle correspond la moitié temporale du champ visuel), on voit que dans le chiasma ils s'entre-croisent sur la ligne médiane, et là sont suffisamment distincts des faisceaux directs pour qu'une cause morbide les intéresse d'abord presque seuls. Mais que la lésion gagne, il va de soit qu'elle ne tardera pas à intéresser les fibres directes, d'où l'irrégularité de forme des scotomes hétéronymes, puis leur transformation en amblyopie et l'apparition des signes ophtalmoscopiques, en particulier l'atrophie papillaire.

On peut encore admettre qu'une tumeur ou une lésion inflammatoire, primitivement localisées dans l'intervalle des portions intra-crâ-

niennes des deux nerfs optiques, intéresse d'abord les fibres qui viennent
de la moitié interne des deux rétines, d'où des scotomes hétéronymes,
jusqu'au moment où les progrès de la lésion dans le tronc nerveux abou_
tissent à l'altération de toutes les fibres, et, par suite, à de l'amblyopie.
De même théoriquement, étant donné que dans les bandelettes optiques
le faisceau croisé reste dans une certaine mesure distinct du faisceau
direct, il se pourrait que des lésions exactement symétriques sur chacune d'elles, provoquent des scotomes temporaux.

Les *scotomes symétriques nasaux* sont encore plus rares que les
temporaux, ils donnent lieu aux mêmes remarques, quant à leur configuration, leur mode de développement et les symptômes concomitants.
Pour ce qui est des lésions qui les causent, il s'agit encore de désordres
au voisinage du chiasma, d'où l'altération des deux faisceaux de fibres
directes, chargés d'innerver la moitié temporale des deux rétines (à
laquelle correspond la moitié interne des champs visuels).

D'après le siège des faisceaux directs dans le chiasma, on comprend que
la lésion doit intéresser les deux angles latéraux de ce dernier. De même,
théoriquement, des lésions symétriques du faisceau direct dans chacune
des deux bandelettes optiques pourraient être suivies de scotomes nasaux.

6° SCOTOMES SYMÉTRIQUES SUPÉRIEURS ET INFÉRIEURS

Moins encore que les scotomes symétriques hétéronymes, les *scotomes symétriques supérieurs* et *inférieurs* doivent être rapprochés de
l'hémianopie. Ils consistent dans des lacunes plus ou moins symétriques,
plus ou moins régulières, aboutissant d'ordinaire à l'amaurose. Ces lacunes
siègent dans les moitiés supérieures ou inférieures des deux champs
visuels qui, de plus, sont souvent rétrécis. Il s'agit alors de névrite
double, intéressant plus spécialement quelques fibres émanées des parties supérieures ou inférieures des rétines. Il n'est pas prouvé que des
lésions bornées aux couches superficielles du chiasma, puissent produire le même désordre visuel, et c'est de la théorie pure que de l'attribuer à des lésions exactement symétriques des deux lobes occipitaux.
L'une de ces dernières provoquerait, en avant de chaque œil, un scotome symétrique homonyme, qui se fusionnerait avec les scotomes
produits par la lésion de l'autre lobe.

7° SCOTOMES POSITIFS

Jusqu'à présent il n'a été question que de scotomes dits *négatifs* par
opposition aux *scotomes positifs*. Tandis que le sujet n'a pas conscience
des premiers, il perçoit les seconds sous forme de taches obscures. De
ait, une opacité limitée de l'un des milieux transparents, placés en

avant de la rétine, procure cette sensation de scotome, en interceptant le passage des rayons lumineux. Le malade accuse alors la présence, devant son œil, d'une tache noire, qui suit les mouvements de l'organe. Elle se projette dans son champ visuel en un point toujours fixe ; on ne donne pas, en effet, le nom de scotomes à ces taches mobiles appelées communément *mouches volantes*, qui résultent de l'ombre portée sur la rétine par des corpuscules opaques flottant dans le vitré. Mais le scotome positif peut encore résulter d'une lésion de la rétine elle-même ; le malade perçoit alors l'ombre de sa rétine opacifiée.

IV. — DYSCHROMATOPSIE ET ACHROMATOPSIE
DALTONISME

Les altérations du sens chromatique sont congénitales ou symptomatiques :

Chez certains sujets la sensibilité chromatique de la rétine n'est pas normale, aussi ces individus confondent-ils entre elles diverses couleurs ; ils sont atteints de *dyschromatopsie* ou de *vision défectueuse des couleurs* ou encore d'*achromatopsie*, c'est-à-dire de *cécité pour les couleurs*. D'une façon générale on les dit *daltoniens*, en mémoire du célèbre physicien anglais Dalton, qui présentait cette infirmité (*daltonisme*). Voici comment Dalton la décrit :

« Un jour j'examinai une fleur de Geranium zonale à la lumière d'une bougie ; cette fleur qui, au jour, me paraissait *bleue*, et qui, en réalité, est *violette*, me parut d'une couleur *rouge* tout à fait opposée au bleu, Ce changement n'était point apparent pour les autres personnes. Cette observation m'ayant appris que ma vue était, pour les couleurs, différente de celle des autres, j'examinai le spectre solaire, et je me convainquis bientôt qu'au lieu des sept couleurs du spectre, je n'en voyais que trois : le *jaune*, le *bleu* et le *pourpre*.

« Mon *jaune* contient le *rouge*, l'*orangé* et le *vert* de tout le monde. Mon *bleu* se confond tellement avec le *pourpre*, que je ne reconnais là presque qu'une seule et même couleur.

« La partie du spectre, qu'on appelle le *rouge*, me semble à peine quelque chose de plus qu'une ombre ou qu'une absence de lumière.

« Le *jaune*, l'*orangé* et le *vert* sont pour moi les mêmes couleurs à différents degrés d'intensité.

« Le point du spectre, où le *vert* touche au *bleu*, m'offre un contraste extrêmement frappant et une différence des plus tranchées.

« Au jour, le *cramoisi* ressemble au *bleu*, auquel on aurait mêlé un peu de brun foncé.

« Une tache d'encre ordinaire sur du papier blanc est pour moi de la même couleur que la figure d'une personne florissante de santé.

« Le sang ressemble au *vert* foncé des bouteilles.

« A la lumière d'une bougie, le *rouge* et l'*écarlate* deviennent plus brillants et plus vifs.

« Le *vert*, au jour, me semble peu différent du *rouge*.

« L'*orangé* et le *vert clair* se ressemblent aussi beaucoup.

« Le *vert* le plus agréable est le *vert très saturé*, et je le distingue d'autant mieux qu'il tire davantage sur le *jaune*.

« Quant au *jaune* et à l'*orangé*, ma vision est absolument la même que celle de tout le monde. » (Dalton.)

Les daltoniens confondent le plus souvent le *rouge* avec le *vert* et le *blanc sale*, sans que cependant la sensibilité au rouge soit totalement absente. Par contre, chez ces malades, la sensibilité pour le *jaune* et le *bleu* est très correcte. Exceptionnellement, l'altération porte sur la sensibilité pour le *bleu* ou le *violet*, plus souvent peut-être sur le *vert*. Enfin, la perte complète du sens chromatique ou la cécité pour toutes les couleurs spectrales est chose extrêmement rare.

D'après certaines statistiques, on compterait une moyenne de six daltoniens sur vingt sujets examinés, et la proportion serait bien moindre chez les femmes que chez les hommes.

A côté des daltoniens de naissance, doivent trouver place les individus qui, sous l'influence de certaines affections, présentent un *daltonisme acquis*, ou encore il y a lieu de signaler les modifications survenues dans l'étendue des divers champs visuels colorés, modifications qui peuvent aller jusqu'à leur suppression.

Dans l'atrophie du nerf optique d'origine spinale ou cérébrale, la sensibilité pour les couleurs est réduite. C'est d'abord le vert, puis le rouge, et, en dernier lieu, le bleu et le jaune, dont les champs visuels se rétrécissent progressivement. Parfois le rétrécissement survient avec tant de brusquerie qu'il simule une suppression subite.

De même, en altérant le nerf optique, l'intoxication alcoolique émousse les diverses sensibilités rétiniennes, mais seulement dans la région vasculaire. Le malade voit un nuage interposé entre son œil et l'objet fixé; il y a scotome central aussi bien pour les couleurs que pour la lumière ordinaire. Au niveau du scotome, le rouge paraît gris, et, en dehors de lui, il reprend sa teinte normale; de même pour le vert, qui semble gris. Parfois l'on constate que sur le bord du scotome, le malade accuse encore une teinte verdâtre qui passe au gris, puis au blanc, à mesure que le disque coloré se rapproche du point de fixation. Pour le rouge également, il existe une gradation de la périphérie vers le centre, depuis le rouge pâle, le gris jusqu'au gris foncé. Au centre du scotome, le violet paraît bleu, tandis que le jaune et le bleu sont normaux dans toute l'étendue du champ visuel.

A la dyschromatopsie d'*origine périphérique*, l'on peut opposer celle qui résulte des modifications survenues dans le *centre chromatique* lui-même, c'est du moins ainsi que l'on explique les désordres observés chez les hystériques et les épileptiques.

Dans l'hystérie, on note une dyschromatopsie caractérisée par un simple rétrécissement du champ visuel pour les couleurs ; et assez souvent la notion du rouge persiste seule, celle de toutes les autres couleurs ayant disparu. L'ordre de disparition des couleurs varie, tantôt il est le suivant : violet, vert, bleu, jaune, rouge ; tantôt violet, vert, rouge, jaune, bleu. De plus, il existe rarement un scotome central ou de l'hémianopie. Enfin, les altérations chromatiques du champ visuel se manifestent principalement dans l'œil correspondant au côté hémianesthésié ; mais il est habituel que le champ visuel pour les couleurs se montre en même temps un peu rétréci dans l'œil du côté opposé (Charcot).

Chez les épileptiques, parfois l'attaque est annoncée par un aura sensoriel caractérisé par de la dyschromatopsie, de l'anesthésie chromatique ou des visions colorées. Ces sensations colorées, parmi lesquelles le rouge prédomine, apparaissent sous forme d'une illumination diffuse, de globes, d'étoiles (Féré). Pus tard, après l'attaque épileptique, la dyschromatopsie et l'achromatopsie peuvent porter sur toutes les couleurs, sur plusieurs ou sur une seule, habituellement le rouge ou le violet. L'intensité du désordre n'est pas plus marquée chez les sujets habituellement achromatopsiques ou dyschromatopsiques (Féré). Il s'agit là d'un phénomène d'épuisement passager de la fonction visuelle.

V. — HÉMIACHROMATOPSIE

Chez quelques malades, peu nombreux jusqu'à présent, on a constaté la perte des deux moitiés homonymes du champ visuel des couleurs, de l'*hémiachromatopsie*. Ce désordre s'accompagnait plusieurs fois de troubles de la lecture variant depuis une simple dyslexie jusqu'à une véritable cécité verbale. Tantôt les mots courts, les termes usuels étaient plus aisément lus que les mots longs ou les termes inconnus ; tantôt le sujet accusait une vraie fatigue cérébrale après quelques minutes de lecture ; tantôt la cécité verbale était complète.

Etant donné que les radiations optiques ne sont pas constituées par des faisceaux de fibres distinctes pour chacun des centres, mais bien d'un mélange intime de ces trois ordres de fibres, il en résulte qu'une lésion de ces radiations ne peut produire d'*hémiachromatopsie*, mais bien de l'*hémianopsie*. Pour qu'il y ait hémiachromatopsie, il faut une lésion du centre chromatique lui-même, et, pour expliquer la cécité verbale, quand elle existe, on doit recourir à des hypothèses : ainsi une lésion simultanée du lobule pariétal inférieur et de la partie inférieure du lobe occipital, ou bien, ce qui est peu probable, les fibres commissurales émanant des parties de l'écorce, où réside le sens chromatique, passeraient non loin du centre cortical de la mémoire visuelle des mots avant de se rendre dans les cellules du centre visuel général, de là leur lésion simultanée.

VI. — ÉRYTHROPSIE

Certaines personnes se plaignent que par moments elles voient rouge : les objets qu'elles fixent leur semblent comme éclairés par un incendie ; elles sont atteintes d'*érythropsie*.

Cette anomalie de la vision colorée parait résulter de causes prédisposantes et occasionnelles. Tantôt c'est le nervosisme constitutionnel ou accidentel (grossesse) du sujet, tantôt c'est l'absence du cristallin (opérés de cataracte), que l'on relève comme prédisposant à l'érythropsie. Mais les conditions, qui font naitre l'attaque, varient d'un sujet à l'autre. En général l'attaque survient par suite de l'exposition au soleil, surtout pendant un exercice corporel un peu forcé et pendant la saison chaude. Cela s'observe particulièrement chez les opérés de cataracte, à la fin de la journée, quand l'excitation lumineuse commence à cesser. Le même accident est causé par la réverbération de la lumière sur la neige, sur de grandes étendues d'eau ; la réflexion de la lumière pendant une lecture prolongée agira de même sur un œil fatigué, dont la rétine est malade. Indirectement les mydriatiques favorisent la venue de l'érythropsie en facilitant l'éblouissement de la rétine. Enfin certaines excitations (danse prolongée, rire excessif) purement nerveuses provoquent le même phénomène. Ainsi s'expliquerait la *chromopsie* que certains épileptiques et hystériques accusent comme aura de leur accès ; de même au début de la syncope les malades aperçoivent quelquefois les objets teints de couleurs diverses, qui se succèdent. L'érythropsie a été notée dans l'invasion de l'apoplexie, dans les attaques congestives de la paralysie générale.

En résumé, avec Valude, on peut enregistrer à propos des origines de l'érythropsie : 1° deux causes prépondérantes : l'aphakie et le nervosisme, qui préparent chacune par un mécanisme différent, la susceptibilité particulière de la rétine ; 2° un nombre variable de causes occasionnelles, savoir : celles qui, venues de l'extérieur, affectent directement la rétine, comme l'éblouissement par une source lumineuse. Celles qui réalisent indirectement cette condition en disposant les yeux à cet effet, comme l'usage des mydriatiques. Celles enfin qui affectent la rétine, non pas directement, mais indirectement par l'intermédiaire du système nerveux, lequel peut être mis en mouvement soit par une fatigue corporelle excessive, soit directement par un état pathologique, nervosisme, hystérie, épilepsie.

Relativement à la pathogénèse du phénomène, les auteurs ne sont pas d'accord, certains en font un trouble du centre nerveux et ils s'appuient en particulier sur certains cas d'*hémiérythropsie supérieure*. Or, si un brouillard rouge enveloppe la moitié supérieure des objets, cela se voit sur des opérés de cataracte avec iridectomie supérieure, et l'on comprend alors que la brèche irienne favorisant l'impression du segment inférieur de la rétine par la lumière venue d'en haut, la moitié supérieure du champ visuel soit le siège du phénomène de la vision rouge.

L'érythropsie est en effet caractérisée par certains auteurs comme due à la réaction d'une rétine épuisée. Ainsi, dans l'aphakie après extraction de la cataracte, la rétine privée tout à coup du cristallin, son écran naturel, se fatigue plus vite et devient facilement irritable, d'où un état de torpeur pour les rayons les plus réfrangibles et la vision rouge. De même on peut concevoir le rôle du nervosisme comme favorisant la venue de l'épuisement rétinien.

Pour quelques cas il peut y avoir contraste simultané des couleurs, comme à la veille de la Saint-Barthélemy chez Henri IV et chez le duc d'Alençon. Placés latéralement par rapport à une fenêtre éclairée par le soleil, les deux joueurs virent apparaître des taches de sang plaquées sur leur échiquier. Ce fait s'explique ainsi : la lumière, en pénétrant dans l'œil à travers la sclérotique, est colorée en rouge par la choroïde et impressionne la rétine. Celle-ci réagit en donnant lieu à une image subjective verdâtre (couleur complémentaire), qui se pose sur les surfaces blanches fixées par l'œil. Par opposition toutes les surfaces noires voisines sont vues rougeâtres.

Si l'on administre une dose variant de 25 à 50 centigrammes de *santonate de soude*, il se manifeste au bout de 10 à 15 minutes une véritable intoxication qui dure quelques heures. Le malade présente des envies de vomir, une grande fatigue et des hallucinations de la vue. Tout d'abord tous les objets sombres prennent une couleur violette, puis tout semble jaune ou jaune verdâtre et enfin le violet reparaît par le repos et quand on a tenu les yeux fermés pendant quelque temps.

VII. — PHOSPHÈNES. — PHOTOPSIE
SCOTOME SCINTILLANT

Si la lumière est l'agent normal de l'appareil visuel, d'autres excitants peuvent mettre en jeu son activité et provoquer des perceptions lumineuses. On doit en effet remarquer que, quelle que soit la nature de l'excitation, l'appareil visuel réagit de la même façon.

L'excitation est portée sur la rétine; c'est par exemple une pression modérée exercée sur le globe oculaire avec la pulpe du doigt. Aussitôt le sujet accuse une perception lumineuse; il voit un *phosphène*, qui lui paraît situé dans la direction de la normale au point comprimé. Si les paupières sont fermées, alors dans le champ visuel sombre le phosphène apparaît comme une tache circulaire de teinte claire entourée d'une double zone sombre. L'œil ouvert et le champ visuel éclairé, le phosphène se manifeste sous la forme d'une tache sombre circonscrite par un double bord clair. A cette tache principale s'en ajoute parfois une seconde située alors, semble-t-il, au niveau du point comprimé; ce n'est autre chose que le phosphène provoqué par la contre-pression de l'œil sur la paroi orbitaire. Accidentellement un phosphène résulte du refoulement brusque de l'œil sur le nerf optique, d'où la production d'un cercle lumineux autour de la tache de Mariotte. Des efforts brusques d'accommodation provoquent encore la perception de cercles lumineux, qui résultent des tractions subies par la rétine au niveau de l'ora serrata.

Dans tous ces cas, l'excitation mécanique de la rétine agit sur ses éléments en modifiant pour un instant la circulation de la membrane. De même s'explique la sensation lumineuse vague que l'on perçoit, les yeux fermés, sous l'influence des mouvements oculaires. Enfin, à l'état pathologique, les troubles circulatoires dans les cas de congestion ou d'inflammation de cette membrane ou de la choroïde provoquent aussi la perception de lueurs plus ou moins fuyantes (*photopsie*).

Pour qu'il y ait photopsie, il n'est pas besoin que l'excitation porte sur la membrane sensible elle-même. L'irritation du nerf optique, elle aussi, est suivie d'une perception lumineuse, ainsi qu'en témoignent les malades au moment de la section du nerf lors de l'énucléation de l'œil. L'excitation électrique du cordon nerveux, les désordres, qui résultent de son inflammation, se traduisent par de la photopsie.

Enfin, comme particulièrement intéressants au point de vue des phénomènes provoqués par des excitations anormales de l'appareil nerveux optique intracranien, doivent être étudiés les cas de *scotome scintillant*.

Sous des influences très variables (lumière trop intense, lectures prolongées, excès de table, fatigues exagérées, excès vénériens, émotions morales), certains individus et surtout des hommes de tempérament nerveux, prédisposés à la goutte et adonnés à des travaux intellectuels absorbants, ou des femmes vers les époques menstruelles, se plaignent de troubles visuels particuliers revenant par accès et assez souvent précédés ou suivis de maux de tête. Il s'agit d'une forme spéciale de *migraine ophtalmique*, qui, en raison du caractère même du trouble visuel, est encore désignée sous le nom de *scotome scintillant*.

Dans les moitiés homonymes des deux champs visuels se montre tout à coup en dehors du point de fixation une tache, qui s'étend rapidement et qu'entoure une auréole lumineuse, diversement colorée suivant les cas. C'est d'ordinaire une ligne brisée à angles saillants et rentrants assez analogues à ceux des fortifications à la Vauban. A son niveau, le malade perçoit des ondulations lumineuses, qui se meuvent, se renforcent ou s'évanouissent à la périphérie du scotome, lequel est parfois aussi le

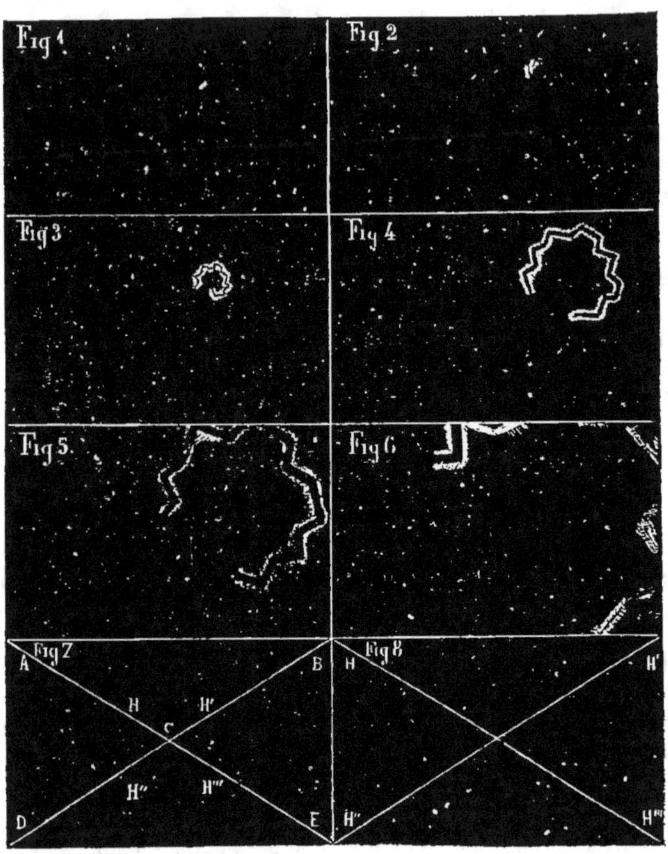

Fig. 196.

Scotome scintillant (Javal).

Fig. 1. Point lumineux. — Fig. 2. Bâton de plusieurs brisures vert sombre avec bordure lumineuse. — Fig. 3. Plan de fortification circulaire incomplètement fermé. — Fig. 4, 5, 6. Les divers bâtonnets articulés en plan de fortification qui s'agrandit progressivement et finit par disparaître du champ visuel. — Fig. 7 et 8. Schéma du champ visuel, montrant les points H, H' H'' H''' (fig. 7), situés sur les diagonales au niveau desquels apparaissent toujours les points lumineux; l'image en grandissant s'éloigne toujours suivant la diagonale et disparaît dans l'angle correspondant H, H', H'' et H'''.

siège d'un scintillement indécis. Du reste, ce scintillement n'est pas toujours remarqué par le malade, qui se plaint seulement de ne plus voir que la moitié des objets, la moitié des lettres d'un mot, la moitié de la figure d'une personne regardée. D'ordinaire le scotome envahit toute une moitié du champ visuel binoculaire, tout en respectant le point de fixation; quelquefois, par contre, il provoque une cécité complète. Cette sensation bizarre persiste souvent de quinze à trente minutes; les ondulations lumineuses s'éteignent les premières, puis le scotome disparait en s'effaçant tout d'abord au point où il a débuté.

Cet accès migraineux s'accompagne chez quelques sujets de phénomènes graves du moins en apparence, ce sont des vertiges, des accès d'hémiplégie, d'aphasie ou d'amnésie, des fourmillements dans les membres, des crampes dans les muscles de la face, voire même des convulsions épileptiformes.

Comme le scotome central périodique, comme les attaques d'hémianopie périodique, le scotome scintillant résulterait d'un trouble vaso_moteur, qui, en raison du caractère hémianopique du symptôme observé, doit intéresser l'appareil nerveux optique au delà du chiasma. La circulation serait troublée dans une des bandelettes optiques ou l'un des noyaux que traversent ses fibres nerveuses avant d'arriver à l'écorce, ou plutôt le désordre vasculaire siégerait dans un des lobes occipitaux, l'autre étant touché à son tour, lorsque le scotome d'abord hémianopique devient total.

Tel qu'il vient d'être décrit, le scotome scintillant, quoique très pénible pour les malades, traduit un état relativement peu grave du système nerveux, état contre lequel on tentera les médications nombreuses vantées contre les migraines. Mais, dans certains cas, le malade a de l'hémianopie plus ou moins passagère avec photopsies rappelant le scotome scintillant, puis tantôt surviennent des troubles visuels plus durables et plus étendus : amblyopie, scotomes persistants, rétrécissement du champ visuel, embolie de l'artère centrale (Galezowski), désordres de la motilité et de la sensibilité générale, ensemble de symptômes dont la plupart indique une lésion grave du cerveau (ramollissement, tumeur).

ONZIÈME PARTIE

RÉTINE

CHAPITRE LXXVIII

EXAMEN DU FOND DE L'ŒIL

Pour explorer au fond de l'œil la rétine et, grâce à sa transparence,
la choroïde, on utilise le miroir ophtalmoscopique concave soit en interposant entre lui et l'œil du sujet une lentille convexe de 20 dioptries,
soit en juxtaposant derrière son orifice central une lentille concave ou
convexe de réfraction variable suivant les cas. Autrement dire, on pratique l'examen du fond de l'œil à l'image renversée ou à l'image droite,
procédés d'exploration qui seront étudiés ultérieurement.

À l'état normal le fond de l'œil présente comme particularités à examiner : la *papille optique*, la *macula*, les *vaisseaux rétiniens*, la
rétine elle-même, la *choroïde*.

1° *Papille optique.* — On désigne sous le nom de papille optique la
partie du nerf optique visible sur le fond de l'œil éclairé. Elle constitue
pour l'observateur un point de repère, qui n'est pas exactement situé
au pôle postérieur du globe oculaire. Elle est placée en dedans et un
peu au-dessus de ce pôle, qui correspond à peu près à la macula ;
celle-ci se trouve à 15° en dehors et 3° au-dessous de la papille.

La papille apparaît dans l'œil normal comme un disque à peu près
circulaire ou légèrement ovalaire, de dimensions variables suivant l'état
de réfraction de l'œil et le procédé d'examen. Sa coloration relativement
pâle, tranche sur le fond rouge de l'image ophtalmoscopique ; mais
cette coloration varie singulièrement. Habituellement d'un gris rosé,
elle peut être tout à fait pâle comme dans l'atrophie ou rouge, comme
enflammée. En général, surtout à l'image droite, on y distingue trois
zones :

1° Une *zone externe* ou *anneau sclérotical*, liséré assez étroit, blanc

grisâtre, dû à la réflexion de la lumière sur le bord de l'ouverture, dont
est percée la sclérotique pour livrer passage aux fibres du nerf optique.

2° Une *zone moyenne, zone des fibres optiques*, de couleur gris rosé
ou rougeâtre, plus large du côté nasal.

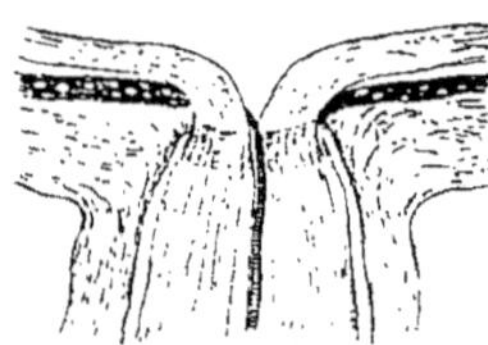

Fig. 197.
Excavation physiologique
de la papille.

3° Une *zone interne, excavation physiologique, fosse centrale*, dépression au centre
du faisceau des fibres du nerf optique, qui
s'incurvent pour constituer la zone moyenne.
Comme la répartition des fibres nerveuses
ne se fait pas également sur tout le pourtour
de l'anneau sclérotical, le bord nasal ou
interne de la papille est habituellement plus
élevé que le bord externe ou maculaire.
Cependant jamais les bords de l'excavation centrale ne sont tranchants.

Véritable miroir concave, cette cavité réfléchit fortement la lumière,
d'où sa coloration blanchâtre et son brillant. Elle ne répond pas exactement au centre de la papille, mais se rapproche un peu plus du bord
maculaire. De forme assez régulière, parfois très petite, occupée par
l'émergence des vaisseaux rétiniens, l'excavation physiologique peut
offrir des dimensions assez considérables pour simuler une excavation
glaucomateuse ou atrophique. Toutefois elle se distingue de ces excavations pathologiques par la conservation de la zone papillaire moyenne,
par sa limitation à une partie du disque optique, par le calibre normal
des vaisseaux centraux, qui ne forment pas un coude sur les bords
de l'anneau sclérotical. Enfin, vue à l'image droite, la lame criblée, qui
forme le fond de la fosse centrale, rappelle tout à fait une coupe de
moelle de jonc.

Habituellement encore, la papille est entourée par un anneau noir
incomplet, qui à l'image droite se montre comme une macération
pigmentaire.

2° *Macula.* — La *région maculaire* bien souvent n'est caractérisée
que par sa situation au pôle postérieur de l'œil et l'absence de vaisseaux
rétiniens à son niveau. Chez l'enfant surtout elle est comme circonscrite
par un anneau à reflets irisés, le *spectre de la macula;* la coloration du
fond de l'œil y est plus sombre et au centre on distingue tantôt un point
blanchâtre, tantôt une petite plaque rouge avec un point blanc central,
la *fovea centralis.*

3° *Vaisseaux rétiniens.* — L'artère centrale de la rétine se bifurque
habituellement au niveau ou un peu en arrière du disque optique en
deux branches, l'une supérieure, l'autre inférieure, qui, se divisant à
leur tour, donnent de multiples rameaux, courant de la papille vers

l'équateur de l'œil. Cette distribution toutefois est loin d'être constante. Souvent l'artère fournit dans le nerf optique des rameaux plus ou moins volumineux qui sortent du tissu même de la papille, et parfois près de ses bords. De grosses branches se portent en dedans, d'autres plus minces et presque transversales vont fournir à la région maculaire.

Des veines rétiniennes suivent plus ou moins la distribution des artères, rarement accolées aux troncs artériels correspondants, mais les croisant en avant ou en arrière d'une façon irrégulière. Cependant les veines forment souvent sur le disque papillaire, deux troncs principaux dont la réunion constitue la veine centrale de la rétine. Cette dernière, accolée à l'artère centrale, s'enfonce avec elle dans le canal du nerf optique.

La situation superficielle des vaisseaux rétiniens, leur émergence de la papille, leur trajet plus direct, leur direction d'arrière en avant, leur division dichotomique suffisent pour les distinguer des vaisseaux de la choroïde. Au besoin leur aspect suffirait seul pour éviter toute

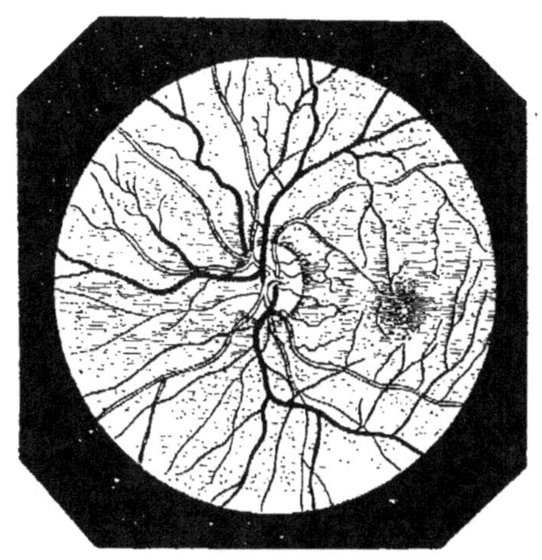

Fig. 198.

Fond d'œil normal.

erreur. Les artères sont plus minces que les veines, d'une teinte rose pâle ; leur trajet est plus direct, elles n'offrent pas de battements à l'état normal ; enfin leur double contour est bien plus nettement accusé. A leur point d'émergence, elles présentent par place une coloration presque noire, et sont animées de battements isochrones aux contractions cardiaques.

La vascularisation capillaire propre de la papille optique est surtout appréciable à l'image droite.

Les vaisseaux rétiniens, qui suivent les fibres nerveuses et montent le long des parois de l'excavation, décrivent sur son bord un crochet plus ou moins prononcé. Dans l'excavation même, ils sont vus en raccourci et parfois cachés en partie pour l'observateur, ils forment des tronçons isolés, sans continuité apparente avec les vaisseaux, qui courent à la surface de la papille. Par suite de cette disposition, le pourtour du disque et sa partie centrale formée par la lame criblée sont sur des plans sensiblement différents. Il est impossible que l'observateur les

voie nettement en même temps, la lame criblée se trouvant en arrière
du plan focal quand le pourtour du disque est exactement au point
(Chauvel).

4° *Rétine.* — D'une transparence parfaite, la rétine n'est perceptible à
l'examen ophtalmoscopique que si la choroïde est très fortement pigmentée. C'est alors un léger voile grisâtre, que l'on saisit encore parfois chez les jeunes sujets au pourtour de la papille.

5° *Choroïde.* — Grâce à la transparence de la rétine, l'observateur
voit la choroïde. La structure de la membrane et surtout la distribution
relative du pigment dans ses diverses couches influent sur l'aspect de
l'image, dont la couleur rouge est due à l'éclairage des vaisseaux choroïdiens. Cinq cas peuvent se présenter (Chauvel) :

1° Si la choroïde est également et moyennement pigmentée dans son
stroma et dans sa couche épithéliale, l'image du fond de l'œil est d'un
rouge uniforme et l'on ne distingue pas les vaisseaux choroïdiens.

2° Si la couche épithéliale et le stroma choroïdien sont fort peu pigmentés, comme chez les sujets très blonds, le fond de l'œil est d'un
rouge clair, sur lequel se dessinent nettement les vasa vorticosa, traînées d'un rouge sombre, à disposition flexueuse et sans double contour
apparent. La dépigmentation pathologique, qui accompagne si souvent
les myopies élevées, laisse encore mieux voir ces vaisseaux au voisinage
de la papille.

3° La couche épithéliale est-elle pauvre en pigment relativement au
stroma choroïdien, les vasa vorticosa sont visibles encore; mais, entre ces
vaisseaux, existent des espaces plus sombres, étroits au voisinage de la
papille, plus grands et plus allongés vers l'équateur du globe et surtout
vers l'ora serrata. Ces espaces intervasculaires, rectangulaires, formant
un quadrillage presque régulier, ne doivent pas être confondus avec les
amas pigmentaires de la choroïdite disséminée, taches noires, irrégulièrement distribuées, très foncées, de forme souvent arrondie, entourant
des plaques blanches d'atrophie choroïdienne.

4° Si la couche épithéliale est fortement pigmentée et le stroma peu
coloré, le fond de l'œil est d'une teinte rouge sombre uniforme. Cependant, avec un fort grossissement, ce fond présente un piqueté noir, produit par les cellules pigmentaires ;

5° Dans les races nègres, le pigment choroïdien est assez abondant
pour donner à l'image ophtalmoscopique une teinte brune uniforme,
sur laquelle la rétine apparaît comme un voile grisâtre, distinct surtout
au pourtour de la papille optique.

CHAPITRE LXXIX

LÉSIONS CONGÉNITALES

FIBRES OPAQUES ET TÉLANGIECTASIE

Déjà, à propos du colobome de la choroïde, nous avons signalé qu'à son niveau la rétine n'était plus représentée que par une lamelle conjonctive, analogue à ce qu'est normalement la membrane dans sa portion ciliaire, ou encore par une simple pellicule translucide et vitreuse.

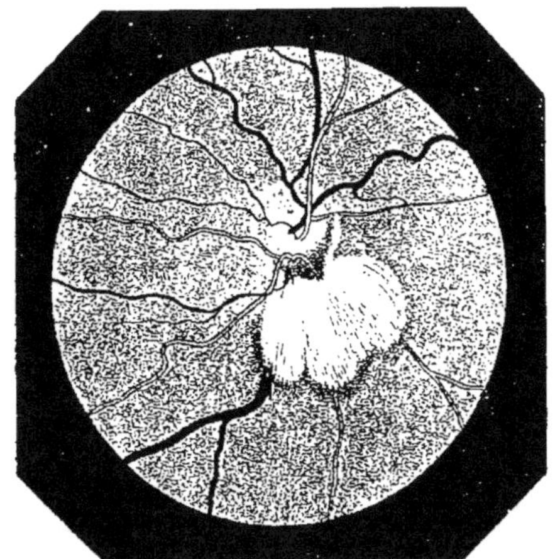

Fig. 199.
Fibres opaques de la rétine.

Une autre lésion congénitale de la rétine se présente à l'examen ophtalmoscopique sous l'aspect de plaques blanches, nacrées, d'aspect strié, à base accolée ou confondue avec la papille et dont le sommet s'avance plus ou moins vers l'équateur de l'œil. Parfois plusieurs plaques contiguës rayonnent de la papille à la manière de flammèches ou de larges traînées; de préférence, elles suivent les gros troncs vasculaires et s'incurvent au-dessus de la région maculaire sans s'avancer directement sur elle. Ces taches, qui font une saillie à peine appréciable, sont parcourues par les vaisseaux centraux, qu'elles recouvrent en certains points; mais toujours le calibre et les parois vasculaires offrent leur aspect normal. Cette intégrité des vaisseaux, la netteté de contour de la lésion, ne permettent pas d'erreur de diagnostic. Il s'agit de *fibres nerveuses à doubles contours* ou mieux de *fibres opaques*. Tandis que normalement les fibres du nerf optique sont revêtues d'une gaine de myéline, sur la rétine, après avoir traversé la lame criblée, ces fibres en sont dépourvues, et par là même deviennent transparentes. Or, sous des influences inconnues, la portion rétinienne des fibres peut, au voisinage de la papille, s'entourer d'une gaine anormale de myéline sur une certaine longueur et constituer ainsi des plaques de fibres opaques, qui, au point de vue fonctionnel, n'ont aucun inconvénient; l'élargissement de la tache de Mariotte qu'elles procurent n'étant pas appréciable sans recherches.

Chez certains sujets, les vaisseaux rétiniens sont anormalement développés comme calibre et comme nombre; parfois même, sur tout le pourtour de la papille ce n'est qu'un lacis serré de veines et d'artères. Cette *télangiectasie rétinienne* accompagnerait d'ordinaire des lésions de même ordre de la peau des paupières ou de la figure. Elle ne provoquerait aucune gêne visuelle.

CHAPITRE LXXX

LÉSIONS TRAUMATIQUES

Dans ce chapitre seront étudiés : la *commotion rétinienne*, les *plaies*, les *hémorragies traumatiques*, les *ruptures*, et le *décollement traumatique de la rétine*.

I. — COMMOTION RÉTINIENNE

Un coup porté directement sur l'œil, la transmission à cet organe de l'ébranlement général, qui résulte d'une chute sur la tête ou même sur un autre point du corps, peuvent être suivis d'un désordre particulier de la rétine. Il y a *commotion* de cette membrane, commotion que l'on considère comme le premier degré de la *contusion*.

Anatomiquement, la commotion rétinienne se traduirait par un léger œdème surtout prononcé dans la couche des cônes et des bâtonnets ; cet œdème indiquerait un trouble dans la circulation rétinienne, et coïnciderait dans quelques cas avec une certaine dilatation des vaisseaux centraux. A l'examen ophtalmoscopique, ces modifications ne sont pas toujours appréciables ; parfois il décèle dans la région papillaire, ou plus excentriquement, une opacité nuageuse, d'un gris mat ou blanchâtre, située en arrière des vaisseaux rétiniens. Cette opacité, qui atteint son maximum en vingt-quatre à trente-six heures, disparaît au bout de deux à trois jours. Certains auteurs admettent que l'œdème rétinien résulte d'une imbibition de la membrane par la transsudation séreuse, que fournissent de petits épanchements sanguins dans la choroïde ; et, à l'appui de leur opinion, ils invoquent l'indépendance relative du trouble visuel accusé par les malades et de l'opacité rétinienne. Il va sans dire cependant que la diminution d'acuité visuelle ne saurait être produite par une lésion choroïdienne pure, la rétine étant intacte. De plus, certaines observations paraissent établir d'une façon péremptoire que, sans désordres oculaires appréciables, un choc sur l'œil (fil d'acier faisant ressort) peut provoquer une cécité instantanée et complète, qui tardivement s'explique par une atrophie papillaire indice sans doute d'une lésion rétinienne inappréciable à l'examen ophtalmoscopique.

Une autre explication du trouble visuel, apporté d'ordinaire par la commotion rétinienne, a été donnée par certains oculistes qui l'attribuent à un astigmatisme cristallinien irrégulier, dû à des spasmes irréguliers du muscle ciliaire que provoquent des extravasats sanguins dans ce muscle et la région ciliaire.

Que cette lésion existe ou non, les instillations d'atropine avec le repos absolu de l'organe, les antiphlogistiques et les dérivatifs intestinaux constituent toute la thérapeutique de l'accident.

II. — PLAIES ET CORPS ÉTRANGERS DE LA RÉTINE

Les *plaies de la rétine*, relativement rares, se présentent d'ordinaire comme une lésion accessoire dans un traumatisme oculaire; en effet, avant d'arriver à la rétine, l'instrument vulnérant a lésé soit l'appareil irido-cristallinien, soit la sclérotique et la choroïde. On a vu cependant des corps piquants pénétrer par la partie antérieure du globe de l'œil sans toucher le cristallin et blesser en un point la rétine, ou encore ce sont de petits projectiles qui, par la même voie, vont se loger dans la membrane.

Lorsque la transparence des milieux oculaires n'a pas été altérée, on peut apercevoir une légère traînée blanchâtre, un peu de sang dans le corps vitré et la lésion rétinienne. A son niveau les fibres nerveuses déchirées s'œdématient, deviennent variqueuses; le tissu conjonctif rétinien prolifère; et, après un trouble laiteux, puis une plaque exsudative irrégulière (en flammèches), l'examen ophtalmoscopique laisse voir finalement une cicatrice pigmentée, rétractée et adhérente à la choroïde.

Si un corps étranger s'est arrêté dans la rétine et y est toléré, il s'enkyste dans un exsudat, qui, à la lumière ophtalmoscopique, brille comme une gouttelette d'argent fraîchement fondu.

Une destruction circonscrite des éléments sensibles de la rétine, surtout au voisinage du pôle postérieur de l'œil, s'accuse pour le blessé par un scotome. Mais, en plus de la destruction des éléments sensibles, il y a au niveau de la plaie rétinienne solution de continuité d'un certain nombre de fibres; aussi, au scotome correspondant à la plaie devrait s'en joindre un second en forme de secteur triangulaire à base tournée vers la périphérie du champ visuel. Cette particularité, parfois observée, fait souvent défaut, soit que les fibres nerveuses aient été déplacées et non rompues, ou bien que déchirées elles se soient cicatrisées.

Aussitôt après l'accident, il est indiqué de pratiquer la désinfection de la plaie superficielle, afin de prévenir le développement d'une panophtalmite, complication presque fatale, quand le trajet profond a été infecté par l'agent du traumatisme. En prévision de cette infection on serait tenté d'extraire les corps étrangers arrêtés dans la rétine, mais, outre la difficulté d'y parvenir sans augmenter encore les désordres, leur extraction n'étant pas une garantie de désinfection complète, on ne saurait condamner formellement la simple expectation.

III. — HÉMORRAGIES TRAUMATIQUES ET RUPTURES DE LA RÉTINE

De même que les autres lésions traumatiques de la rétine, les *hémorragies* s'observent rarement dans cette membrane à la suite de chocs directs ou indirects portés sur l'œil par des corps contondants peu volumineux et animés d'une vitesse modérée. Comme elles ne se différencient pas au point de vue symptomatique des hémorragies rétiniennes *spontanées*, il ne sera question ici que des traces pigmentaires laissées par elles sur la rétine, et, par suite, des scotomes et même des troubles visuels, sérieux en raison de leur siège, qu'elles peuvent provoquer. Leur évolution n'est guère modifiée par le traitement. On prescrira cependant des instillations d'atropine, des révulsifs cutanés et intestinaux, voire même de faibles doses d'iodure de potassium.

Les violences extérieures produisent parfois des *ruptures* de la rétine. Alors, la solution de continuité d'une ou plusieurs branches des vaisseaux centraux et l'infiltration sanguine permettent tout d'abord de poser le diagnostic, qui ultérieurement sera basé sur la constatation de trainées cicatricielles proéminentes, transverses ou obliques, d'aspect crayeux et bordées de pigment. A leur niveau, les vaisseaux rétiniens disparaissent brusquement pour reparaitre au delà sous forme de simples filaments. Parfois les cicatrices masquent les branches vasculaires, et ces ruptures se traduisent par une notable diminution de la vision et l'existence de scotomes fixes, plus ou moins étendus. Les désordres anatomiques et fonctionnels sont tout particulièrement considérables, quand, à la suite du passage d'une balle à travers l'orbite ou le squelette de la face, la commotion de la membrane a été assez prononcée pour provoquer des déchirures étendues et multiples de la membrane. Après résorption du sang épanché dans la rétine, on constate alors dans la région maculaire des cordons cicatriciels, interposés entre des plaques irrégulières et nacrées, au niveau desquelles la choroïde comme la rétine ont disparu, laissant à nu la sclérotique avec son reflet bleuâtre et brillant.

On observe aussi des ruptures de la rétine à la suite des décollements de cette membrane, la rétine se déchirant sous le poids du liquide épanché.

Le traitement de pareils désordres est à peu près nul : on se bornera à combattre les accidents inflammatoires, s'il en survenait.

IV. — DÉCOLLEMENT TRAUMATIQUE DE LA RÉTINE

La rétine se détache de la choroïde, quand à la suite d'un traumatisme il se produit soit un épanchement sanguin pur, soit un épanchement séro-sanguin entre les deux membranes. Le *décollement* pourrait même survenir tardivement du fait d'un exsudat inflammatoire, fourni par une lésion choroïdienne. Plus fréquemment peut-être, le décollement traumatique de la rétine résulte de la sortie brusque d'une notable quantité d'humeur vitrée, ainsi que le fait est possible soit dans un traumatisme, soit pendant une intervention chirurgicale. On a même prétendu que dans l'opération de la cataracte chez les vieillards, dont la sclérotique est particulièrement rigide, la simple sortie du cristallin était suivie d'une projection en avant de tout le vitré, susceptible de produire le décollement de la rétine. Du sérum ou du sang, fourni par les vaisseaux choroïdiens, s'accumule entre les membranes et donne à la lésion son aspect particulier, qui sera étudié à propos du *décollement spontané* de la membrane.

CHAPITRE LXXXI

TROUBLES CIRCULATOIRES DE LA RÉTINE

L'*hypérémie* et l'*anémie* de la rétine, l'*anévrysme*, la *sclérose*, la *thrombose* et l'*embolie* de l'artère centrale, enfin les *apoplexies rétiniennes* doivent trouver place dans ce chapitre, où il convient encore de signaler les phénomènes du *pouls veineux* et du *pouls artériel* dans les vaisseaux centraux.

I. — POULS VEINEUX. — POULS ARTÉRIEL

Si, à l'état physiologique, l'on constate dans certains yeux des battements dans les grosses ramifications de la veine centrale, ce fait est exceptionnel. Le *pouls veineux* de règle indique un état morbide. En particulier, on l'observe chez les cardiaques, on le voit fréquemment chez les paralytiques généraux en rapport avec les désordres de la circulation cérébrale. Enfin, dans toutes les affections oculaires, qui s'accompagnent d'un excès de tension, il existe spontanément ou lorsque l'on comprime légèrement le globe avec le bout du doigt.

Les grosses veines à la surface de la papille semblent se contracter. Au moment de la systole ventriculaire elles pâlissent et se vident du centre vers la périphérie, tandis que pendant la diastole le sang les remplit à nouveau de la périphérie vers le centre. L'afflux sanguin dans les artères au moment de leur diastole explique la compression des veines, qui par suite se vident ; la diminution de tension oculaire, qui survient lors de la systole artérielle, rend ensuite compte de la distension veineuse.

A l'état normal, le *pouls artériel*, lui aussi, est exceptionnel ; quand il existe, il résulte d'une disposition anatomique spéciale. Ou bien il s'agit d'un battement communiqué par les pulsations des veines voisines, et alors le pouls artériel bat après le pouls veineux ; ou bien le tronc artériel fournit deux rameaux, qui bifurquent à angle droit et là il se produit une véritable pulsation.

Dans les cas pathologiques le pouls artériel est dû à des causes variées. Dans le glaucome l'excès de pression intra-oculaire s'oppose à la pénétration continue de l'ondée sanguine dans les branches de l'artère centrale, qui se distendent et par suite battent au moment où la systole ventriculaire élève la tension artérielle. La compression du tronc de l'artère centrale par suite du gonflement du nerf (névrite optique) ou d'une tumeur de l'orbite met également obstacle à l'entrée du sang, et l'effort ventriculaire se traduit aussi par une pulsation artérielle. On a encore signalé le même phénomène dans l'insuffisance aortique pure et alors il se passe dans les vaisseaux de l'œil, ce qui à la radiale provoque — au sphygmographe — le crochet du tracé sphygmographique. Enfin dans l'asphyxie locale des extrémités, le pouls artériel résulterait de l'entrave apportée au cours du sang par la réduction de calibre des artères, dont les parois sont contractées spasmodiquement.

II. — HYPÉRÉMIE DE LA RÉTINE

L'*hypérémie de la rétine* est une affection difficile à constater, car elle se traduit par un simple changement de teinte dans la coloration du fond de l'œil, qui elle-même est fort variable d'un individu à l'autre. Pour être en droit de poser ce diagnostic, l'observateur doit reconnaître, sinon un développement anormal du réseau capillaire de la papille, du moins une augmentation du calibre des vaisseaux centraux, ou mieux un changement dans les dimensions respectives des artères et des veines, voire encore une exagération des sinuosités qu'elles décrivent.

La congestion même est tantôt *active*, tantôt *passive*. *Active*, elle résulte du surmenage de la membrane sous l'influence d'un éclairage trop prolongé ou trop intense ; elle accompagne aussi l'hypérémie et l'inflammation du tractus uvéal. Enfin elle se produit par action réflexe dans certains cas d'irritation traumatique et inflammatoire de la conjonctive ou de la cornée.

Alors la papille présente une teinte rosée ou rouge, elle est turgescente, ses zones sont indistinctes : mais ses bords sont encore reconnaissables. Les artères et les veines centrales sont dilatées, leurs fines ramifications demeurent appréciables, surtout dans la région maculaire ; leurs branches, distendues, plus particulièrement les branches artérielles, ont le même calibre. Quant à la rétine, elle-même, le fond rouge, sur lequel elle repose, masque absolument la teinte rosée que doit lui donner l'hypérémie de son réseau capillaire.

Passive, la congestion rétinienne résulte d'un obstacle apporté à l'écoulement du sang veineux, comme dans le glaucome, ou bien il existe un trouble dans la circulation générale, ce qui est le cas dans la persistance du trou de Botal et dans les affections cardiaques avancées.

Les veines sont alors dilatées, tortueuses, en un mot variqueuses ; leurs incurvations suivant la surface de la rétine s'accompagnent d'incurvations antéro-postérieures, qui donnent aux troncs un aspect tacheté de noir aux points où le regard plonge dans la longueur du canal. Normalement plus larges que les artères d'un tiers ou d'un quart, les veines mesurent plus du double de leur calibre. Cependant, quand l'affection est ancienne, les artères à leur tour se dilatent et parfois sont animées de pulsations et de mouvements de reptation sur place, phénomènes de constatation délicate. Plus aisé à percevoir est le pouls veineux au niveau du coude d'une veine, qui plonge dans l'excavation papillaire.

Les symptômes fonctionnels, surtout appréciables dans les cas d'hypérémie active, consistent dans les phénomènes de l'hyperesthésie de la membrane. Parfois, au contraire, ils traduisent son anesthésie.

Le repos de l'organe, les instillations d'atropine, l'usage des verres fumés ou colorés en bleu seront prescrits quand il y aura congestion rétinienne active ; et, dans tous les cas, c'est surtout aux conditions étiologiques de l'affection qu'il faut demander les indications du traitement.

III. — ANÉMIE DE LA RÉTINE.

La tension intra-oculaire oppose une certaine résistance à l'entrée du sang dans les vaisseaux de la rétine, aussi l'afflux artériel se trouve-t-il empêché toutes les fois que l'effort cardiaque lui devient inférieur, c'est ce qui arrive pendant la syncope ou l'agonie. Chez le cholérique, à la faiblesse cardiaque s'ajoute une certaine viscosité du sang pendant la période asphyxique : alors la circulation rétinienne se ralentit d'abord, le pouls artériel devient parfois perceptible, puis, tardivement la stagnation sanguine est complète. Par un autre mécanisme dans l'attaque épileptique les mêmes faits se produisent, le spasme des vaisseaux rétiniens y ralentit la circulation, qui s'y continue par saccades, puis s'arrête. Enfin, dans le cas de thrombose et d'embolie des vaisseaux centraux, un segment de la rétine est ischémié ; et, l'ischémie gagne progressivement de la périphérie vers la macula, à mesure que se produit la sclérose des vaisseaux dans la rétinite pigmentaire.

L'ischémie rétinienne s'accuse à l'ophtalmoscope par la pâleur de la papille et la réduction de calibre des vaisseaux centraux, en particulier des artères. Dans l'ischémie cholérique seule, en raison de la stagnation sanguine, la papille, au lieu de pâlir, se cyanose.

En rapport avec l'insuffisance des échanges nutritifs le désordre fonctionnel, causé par l'ischémie de la rétine, consiste soit en une diminution progressive de la vision, quand l'afflux sanguin diminue peu à peu, soit en une cécité subite, quand il est brusquement supprimé.

Les conditions mêmes, dans lesquelles se produit l'ischémie rétinienne, excluent presque tout traitement particulier de ce désordre vasculaire ; aussi, pour mémoire seulement, méritent d'être signalés : les injections sous-cutanées de strychnine ou de pilocarpine, l'usage des courants continus, la paracentèse de la cornée... interventions auxquelles on a parfois eu recours.

IV. — SCLÉROSE ET THROMBOSE DE L'ARTÈRE CENTRALE

Sous les influences générales, qui provoquent dans l'économie l'artério-sclérose, l'artère centrale elle aussi peut être touchée.

L'arthritisme, la goutte, l'alcoolisme donnent au processus dégénératif une marche lente, progressive, tandis que, sous l'influence des maladies infectieuses, celui-ci se fait plus rapidement. Kœnig rapporte même un cas d'artérite syphilitique généralisée, dont l'évolution fut presque foudroyante. L'un de nous en a publié un cas à la suite d'infection paludéenne [1].

Atteint d'endo-périartérite le vaisseau, dont les parois s'épaississent, paraît plus large; parfois il semble entouré d'une exsudation légère; puis, il se transforme en un fin cordon blanchâtre bien caractéristique. Tantôt la lésion débute dans le tronc de l'artère centrale, dont les branches se rétrécissent progressivement, tandis que rapidement la papille s'atrophie. Tantôt ce sont les dernières ramifications artérielles, qui sont les premières atteintes.

Cliniquement, la sclérose ne provoque pas au début de désordres bien appréciables ; la vue s'affaiblit peu à peu. Comme la nutrition des éléments nobles de la rétine, assurée par le réseau vasculaire choroïdien, n'est que peu troublée, c'est surtout quand surviennent des ruptures des vaisseaux malades et des hémorragies rétiniennes que la vision s'altère.

A l'ophtalmoscope, les vaisseaux centraux décrivent des flexuosités plus ou moins nombreuses : en certains endroits ils sont interrompus, masqués par de petites hémorragies. Leur calibre est diminué ou quelquefois augmenté; si le vaisseau ne contient plus de sang, il prend une teinte jaunâtre. Ou bien tout le réseau artériel est altéré, ou bien une seule branche est atteinte; mais, dans ce cas, il existe souvent un rétrécissement de calibre et une diminution de longueur des autres branches. Les flexuosités artérielles se voient surtout au voisinage de la papille et sont moins prononcées vers la périphérie du vaisseau (Kœnig).

En outre des flexuosités, on observe encore sur les branches de l'artère centrale le phénomène que Thoma désigne sous le nom de loco-

(1) DESPAGNET. *Société française d'ophtalmologie*, 1891.

motion pulsatile. En raison de la diminution de l'élasticité de leurs parois on voit les artères se dilater dans toute leur longueur.

C'est encore à la sclérose de l'artère centrale qu'il faut attribuer la production de dilatations ampullaires, qui donnent parfois au vaisseau l'aspect d'un chapelet. Véritables petits *anévrysmes miliaires*, ces dilatations sont souvent difficiles à reconnaître à l'ophtalmoscope, et ne se traduisent que par la petite apoplexie, qui, après leur rupture, masque le vaisseau.

Chez d'autres artério-scléreux on constate par places sur l'artère centrale des diminutions de calibre alternant avec des dilatations du vaisseau. A l'endroit même du rétrécissement, la colonne sanguine paraît plus étroite, comme étranglée par un épaississement, un nœud, de la paroi vasculaire. L'examen ophtalmoscopique donne à cet épaississement l'image d'une tache grise jaunâtre limitée sur le fond de l'œil.

Sans qu'il soit besoin de faire ici l'étude générale des thromboses, il convient de dire que l'altération de la paroi vasculaire peut provoquer, aussi bien dans l'artère centrale de la rétine que dans les autres troncs artériels, la coagulation du sang et la formation d'un thrombus.

La *thrombose* peut se produire dans la gaine du nerf optique, dans le bout central ou dans le bout périphérique de l'artère centrale. La lésion débute en un point donné, et gagne bientôt toute l'artère, qui apparaît alors sous la forme d'un cordon blanchâtre. Débutant près de l'extrémité de l'artère ou à l'un des angles de bifurcation, le thrombus s'étend vite sur une grande longueur du vaisseau, ne laissant à son origine près de la papille qu'une portion restreinte, de calibre intact, où circule, ou plutôt stagne, un mince filet de sang. De là à l'ophtalmoscope un petit filet sanguin rouge, auquel fait suite un cordon blanchâtre dû à la transformation du thrombus et de la paroi vasculaire. Parfois encore ces lésions s'accompagnent d'hémorragies rétiniennes dues à la rupture du vaisseau malade.

En général la thrombose se forme lentement. Au début, les malades n'accusent que peu de troubles fonctionnels, mais l'acuité visuelle diminue graduellement. Si une branche tout entière est oblitérée, il peut en résulter une atrophie du nerf optique ; ou bien le processus dégénératif n'atteint qu'une branche secondaire, et l'on constate une perte du champ visuel dans la partie correspondante.

L'arthritisme, la goutte, les maladies infectieuses sont les causes qui prédisposent le plus à cette affection (Kœnig).

Il va sans dire que les désordres oculaires précédents sont surtout intéressants par les indications qu'ils fournissent sur l'état de la circulation cérébrale. Par eux-mêmes ils ne comportent pas d'indications thérapeutiques autres que celles de l'artério-sclérose en général et celle de la cause qui les produit.

V. — ANÉVRYSME DE L'ARTÈRE CENTRALE

Observé sur le cadavre, *l'anévrysme de l'artère centrale de la rétine* a été diagnostiqué pour la première fois sur le vivant par Sous. Il s'agissait d'une tumeur ovoïde, masquant les deux tiers inférieurs de la papille et empiétant sur la rétine, elle offrait une coloration rouge et des battements fort appréciables, qui coïncidaient avec la systole et la diastole cardiaque. On cite encore un cas d'anévrysme traumatique (*anévrysme artério-veineux*). Ces faits absolument exceptionnels ne méritent qu'une simple mention.

VI. — EMBOLIE DE L'ARTÈRE CENTRALE

L'affection, au point de vue clinique, est différente suivant que l'embolie obstrue le tronc artériel ou seulement une de ses branches.

L'embolie du tronc artériel se traduit par une cécité presque subite ; un voile s'étend devant l'œil, puis la nuit est complète ; parfois le malade a le temps de reconnaître que la cécité gagne de la périphérie vers le centre de son champ visuel, parfois encore cette atteinte caractéristique est précédée d'obscurcissements fugaces, indices d'une oblitération passagère du vaisseau. Chez quelques malades enfin, un segment de la rétine, surtout en haut et en dehors, conserve un certain degré de vision et dans le reste de son étendue la persistance des phosphènes indique un certain degré d'irrigation sanguine.

En général l'embolie s'arrête de préférence immédiatement en arrière de la lame criblée, parfois un peu plus en arrière, et quelquefois au point où l'artère centrale traverse la gaine du nerf optique.

Peu de temps après l'accident, l'examen ophtalmoscopique montre la papille normale, ou bien décolorée, les artères filiformes, tantôt exsangues et transformées en filaments jaunâtres plus étroits autour de la papille que vers la périphérie, tantôt encore parcourus par un mince filet de sang rouge encadré de deux lisérés blanchâtres. La pulsation artérielle ne peut plus être provoquée par la compression du globe. Les veines, d'abord rétractées, se dilatent peu à peu, tandis que les rameaux artériels conservent leur petitesse primitive. Par places, elles se laissent pénétrer par des ondées sanguines, dont les oscillations peuvent être attribuées à l'influence des mouvements respiratoires sur le cours du sang veineux. Mais il est bien difficile d'admettre que la circulation puisse se rétablir, comme cela peut arriver quand l'occlusion de l'artère est due à une apoplexie dans les gaines du nerf optique. Par suite, la rétine subit une altération progressive : tout d'abord elle conserve sa

transparence pendant vingt-quatre ou quarante-huit heures, puis elle se
trouble, devient grisâtre, d'abord au niveau des gros vaisseaux, puis
uniformément dans le pôle postérieur. L'œdème, qui donne au fond de
l'œil une teinte opalescente, rend flous les bords de la papille, dont les
capillaires sont congestionnés, tandis que dans la région maculaire la
dilatation du lacis veineux laisse voir une tache rouge simulant une
hémorragie. Tardivement enfin, l'infiltration disparaissant peu à peu,
la papille est atrophiée, les artères ont presque complètement disparu
et les veines de calibre fort réduit ne peuvent être suivies jusqu'à la zone
équatoriale, mais pendant très longtemps encore la tache maculaire
persiste.

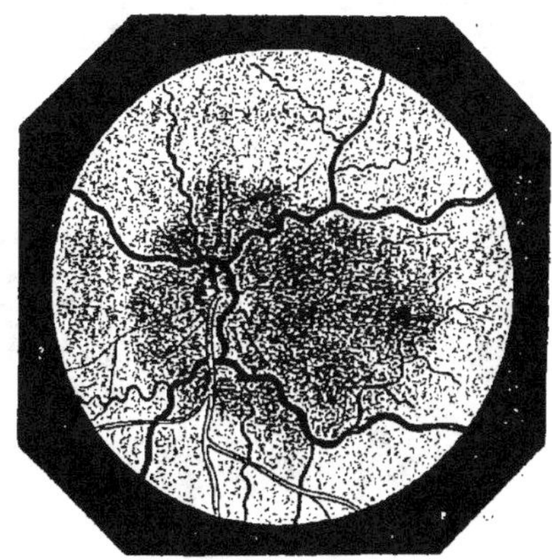

Fig. 200.
Embolie de l'artère centrale. Période du début.

Cet accident s'observe particulièrement chez les individus atteints de
dilatation de l'aorte ou d'hypertrophie cardiaque, compensatrice de désordres valvulaires. L'endocardite, surtout dans le cours des fièvres
graves, de la grossesse, y prédispose.

Au point de vue visuel le pronostic est relativement favorable, en ce
sens que d'ordinaire la lésion se localise sur un seul œil ; la vision de
l'organe, il est vrai, est irrémédiablement perdue.

La cécité brusque au début, le retour d'une faible perception lumineuse toujours dans la partie externe du champ visuel, les troubles circulatoires visibles à l'ophtalmoscope, la coexistence de lésions cardiaques doivent faire diagnostiquer l'embolie du tronc de l'artère
centrale. Celle-ci mérite cependant d'être distinguée de l'*apoplexie des
gaines du nerf optique*, qui elle aussi provoque une cécité subite, mais
de plus s'accompagne d'un trouble rétinien presque immédiat et de
l'apparition habituelle d'une ecchymose rétinienne près du bord

papillaire. Cette affection enfin se caractérise encore par le rétablissement possible du cours du sang dans les vaisseaux, lorsque leur compression a cessé après la résorption du caillot.

L'embolie d'une branche de l'artère centrale de la rétine provoque une cécité parfois complète au début, et d'une durée de quelques heures et même de quelques jours, puis partielle, correspondant au segment rétinien ischémié. S'il s'agit d'une ou des branches ascendantes, il se produira un scotome inférieur; inversement, la lacune du champ visuel sera supérieure, si l'embolie a obstrué les vaisseaux inférieurs. Ici encore

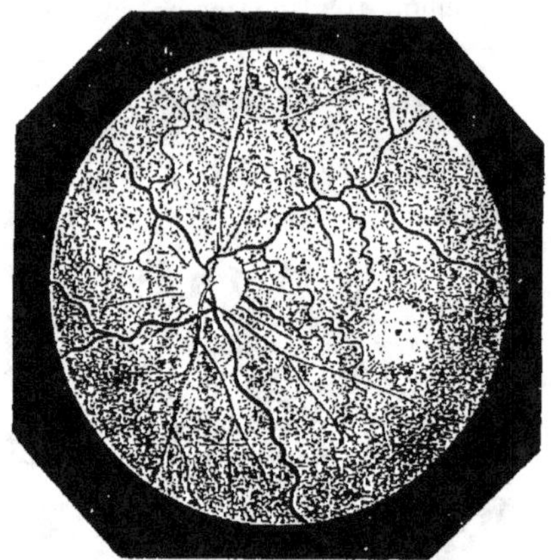

Fig. 201.
Embolie de l'artère centrale. Atrophie papillaire consécutive.

la vision se rétablit par le champ visuel externe. Comme les vaisseaux de la région maculaire naissent habituellement avant la bifurcation de l'artère centrale, ils peuvent continuer seuls à recevoir du sang, et, par là même, la vision centrale se trouve conservée dans un champ visuel réduit à une simple fente très étroite.

A l'ophtalmoscope l'on constate dans la sphère de la branche artérielle oblitérée la série des désordres précédemment signalés.

Un fait reste encore à indiquer, c'est l'absence dans l'embolie totale d'infarctus hémorragiques, alors que cependant les branches de l'artère centrale sont des branches terminales. La tension intra-oculaire, sans doute, met alors obstacle au reflux du sang veineux dans le réseau capillaire terminal, et prévient sa rupture, qui cependant a été quelquefois constatée dans les cas d'embolie partielle.

Malgré le massage de l'œil, les paracentèses de la cornée, et malgré l'iridectomie, destinées à modifier la pression intra-oculaire et à favoriser le déplacement du caillot et l'afflux du sang dans l'artère

centrale, toutes les tentatives de traitement restent, de règles, infructueuses. Toutefois à l'iodure de potassium à l'intérieur, on pourra
comme adjuvant ajouter des séances d'électrisation à courants continus.

VII. — APOPLEXIES RÉTINIENNES

Les *hémorragies rétiniennes* résultent soit d'une altération du sang,
soit de lésions des parois vasculaires, soit enfin d'une exagération de la
pression sanguine.

Les altérations générales du sang, qui produisent des hémorragies
rétiniennes, s'observent dans l'albuminurie, le diabète, la leucémie, la
chloro-anémie, le scorbut, l'anémie pernicieuse, le purpura hémorragique, l'impaludisme, la syphilis. Ces lésions se rencontrent encore comme
manifestations du début des ophtalmies septiques, de la fièvre puerpérale, de la septicémie, de la fièvre typhoïde, etc.

Comme certaines de ces affections se traduisent du côté de l'œil, en
plus des hémorragies rétiniennes, par quelques autres lésions anatomiques, on a fait de leurs manifestations oculaires des entités cliniques,
auxquelles ont été attribués le nom de *rétinite* et une épithète en rapport avec l'affection générale. — *Rétinites : albuminurique* ou *néphrétique, diabétique, leucémique, syphilitique.*

La dégénérescence athéromateuse des parois artérielles et les anévrysmes miliaires consécutifs ont été observés dans la rétine dans les mêmes
conditions que sur les capillaires du cerveau, aussi les hémorrhagies
rétiniennes ont-elles été données, dans quelques cas, comme symptôme
prémonitoire ou encore comme accident concomitant ou consécutif
d'une hémorragie cérébrale. C'est également à une altération de la
paroi vasculaire qu'il faut attribuer les hémorragies rétiniennes dans
le glaucome hémorragique.

Enfin, l'exagération de la tension sanguine intra-oculaire peut être
cause de rupture du réseau vasculaire rétinien ; ce fait a été observé après
la suppression d'un flux normal (hémorroïdes, règles), par suite des
troubles circulatoires généraux, que causent les affections chroniques du
cœur, les épanchements pleuraux ou péricardiques, les tumeurs abdo-
minales (grossesse), les efforts exagérés. Il reste enfin à rappeler que
des hémorragies rétiniennes se produisent parfois à la suite des
traumatismes subis par l'œil.

L'examen ophtalmoscopique des hémorragies rétiniennes y décèle
quelques variétés anatomo-pathologiques. Suivant les cas, l'ecchymose
rétinienne se présente comme un pointillé, comme des flammèches
ou comme des flaques de sang ; parfois même on constate qu'il existe
un caillot véritable saillant hors de la membrane.

Les *hémorragies en pointillé* résulteraient d'une rupture du réseau
capillaire et de l'effusion du sang dans les couches granuleuses interne
et externe. On les observe surtout dans la région maculaire, où plusieurs
taches peuvent se grouper en figures bizarres. Les *flammèches sanguines*
traduiraient l'effusion du sang dans la gaine externe du vaisseau
rompu ou dans la couche des fibres nerveuses à la suite d'une
rupture vasculaire ou encore après diapédèse. Les *flaques sanguines*,
à leur tour, seraient dues à l'infiltration du sang dans les couches
les plus externes de la rétine, ou même elles seraient extra-réti-
niennes, interposées entre la choroïde et la rétine, provenant alors

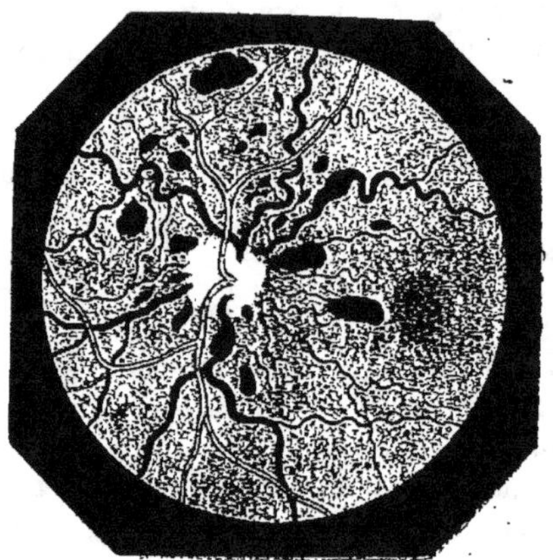

Fig. 202
Hémorragies rétiniennes

d'une hémorragie dans la gaine du nerf optique. Cette dernière
est même parfois assez abondante pour que la collection sanguine
déchire la rétine et se répande dans le vitré qui, incomplètement
opacifié chez certains malades, a pu laisser voir un *caillot* bien limité
appendu à la papille. A l'appui de cette origine extra-rétinienne du
sang, il faut signaler que les vaisseaux centraux se vident au moment
de l'hémorragie, et qu'ultérieurement la papille s'atrophie, deux faits
qui sont bien en rapport avec une lésion du nerf optique : compression
des vaisseaux centraux et du réseau capillaire par le sang épanché dans
sa gaine. Les flaques sanguines, qui occupent, de préférence, le côté temporal de la papille et la région maculaire, sont à bords plus ou moins
arrondis, parfois limitées en haut par un bord rectiligne ; leur teinte, plus
foncée dans les parties déclives, se modifie à mesure que le sang se résorbe. Le piqueté, les flammèches peuvent, à la longue, disparaître complètement ou laisser, sous forme de dépôts pigmentaires, des traces de leur

présence. Parfois encore, et c'est le cas habituel pour les hémorragies en plaques, l'irritation du stroma rétinien y provoque une prolifération cellulaire, dont les produits, s'ajoutant aux détritus sanguins, donnent d'abord à la tache une coloration blanc brillant et ultérieurement l'aspect nacré d'une cicatrice parsemée de pigment. Cette tache est caractérisée par ce fait que, à son niveau, les vaisseaux rétiniens sont masqués complètement par places, tandis qu'ils passent en avant du foyer sanguin dans l'hémorragie de la choroïde.

Les symptômes subjectifs, que provoquent les hémorragies de la rétine, varient selon le siège et l'étendue des désordres anatomiques. Tant que la macula reste intacte, la vision centrale est conservée, et le patient n'accuse qu'une gène visuelle vague, ou bien il perçoit une tache noire immobile dans le champ visuel, tache parfois rouge violacée nettement délimitée; parfois c'est un brouillard, qui attire son attention. Bien plus gênantes sont les hémorragies, qui intéressent non plus seulement la région maculaire, mais bien la macula; alors, ou bien la lésion se traduit par de la métamorphopsie, ou bien elle cause un scotome central avec conservation plus ou moins complète de la vision périphérique.

Le pronostic à porter chez les malades atteints d'apoplexies rétiniennes varie suivant la cause productrice de la lésion, cela d'abord au point de vue de la santé générale, puis quant à la vision. Les troubles visuels, dans certains cas, s'améliorent lorsque la résorption du sang s'opère, et que les éléments nerveux sont encore capables de fonctionner; mais souvent ils sont définitifs, parfois même s'aggravent, soit du fait de récidives des apoplexies, soit par suite de l'adjonction de lésions inflammatoires provoquées par l'épanchement sanguin.

Le traitement comporte surtout des indications causales, qui ne sont pas à discuter ici ; quant aux indications fournies par la lésion rétinienne, elles doivent tendre à favoriser la résorption de l'épanchement et à prévenir l'inflammation rétinienne à son niveau. A cet effet, on préconise la compression du globe et les dérivatifs cutanés et intestinaux.

CHAPITRE LXXXII

AFFECTIONS INFLAMMATOIRES DE LA RÉTINE
RÉTINITES

Sous le nom générique de *rétinites* on classe un groupe d'affections rétiniennes, que, à tort ou à raison, l'on considère comme caractéristiques d'un état inflammatoire de la rétine. Certaines de ces affections présentent cette particularité de provoquer comme lésion principale des hémorragies rétiniennes, ce sont les *rétinites : néphrétique, diabétique, syphilitique*. Dans d'autres cas, souvent les hémorragies rétiniennes constituent aussi la lésion principale, mais les données étiologiques moins précises ne permettent de donner à l'affection d'autre nom que celui de *rétinite hémorragique*. Enfin, en tenant compte surtout des lésions anatomiques subies par la rétine, plutôt que de l'aspect clinique de certaines affections oculaires complexes, l'on distingue encore des *rétinites : séreuse, parenchymateuse, suppurative* et *pigmentaire*.

I. — RÉTINITE NÉPHRÉTIQUE OU ALBUMINURIQUE

Toutes les néphrites peuvent s'accompagner de lésions rétiniennes, dont les conséquences visuelles conduisent dans certains cas au diagnostic de l'affection principale, ignorée jusque-là. Contrairement à ce que semble indiquer l'épithète *d'albuminurique*, il n'existe pas de relation exacte entre la quantité d'albumine excrétée et les désordres anatomiques de la rétine. Ceux-ci résultent de causes multiples, conséquences elles-mêmes de l'affection rénale, savoir : les modifications dans la composition du sang, les altérations des parois vasculaires, un excès de tension sanguine dans le système aortique dû à l'hypertrophie cardiaque. Suivant l'affection, cause de la néphrite, l'une ou l'autre de ces causes secondes acquiert une prépondérance marquée. C'est ainsi que la rétinite liée à la simple congestion rénale du début des fièvres éruptives résulterait de modifications chimiques du sang, tandis que s'il existe une néphrite parenchymateuse avec atrophie du rein et hypertrophie du ventricule gauche, l'on accuse plus volontiers l'excès de tension sanguine dans le réseau vasculaire rétinien. En rapport avec cette étiologie se présente ce fait que la rétinite albuminurique affecte d'ordinaire les deux yeux.

Quant à son degré de fréquence, il ne saurait être établi d'une façon précise, vu l'absence de statistiques des néphrites en général; certains admettent que ces affections causeraient des lésions rétiniennes dans 6 à 7 cas sur 100, d'autres disent même dans 30 cas sur 100.

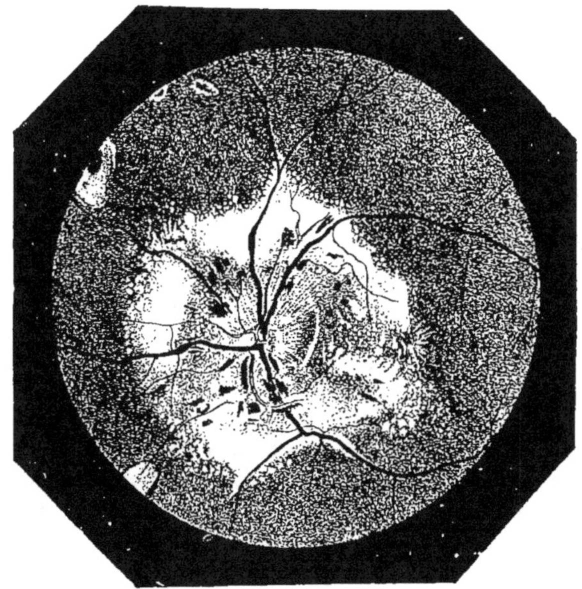

Fig. 203.
Névro-rétinite albuminurique.

Les symptômes sont objectifs et subjectifs.

L'examen ophtalmoscopique décèle sur la rétine des lésions multiples d'aspect variable. La papille est infiltrée ainsi que la zone rétinienne péripapillaire; plus loin des taches blanches brillantes, tantôt assez petites et très nombreuses, tantôt plus grandes que la papille, tranchent sur le rouge du fond de l'œil. Au niveau de la macula se montrent des amas de petits points blancs, gros comme des têtes d'épingle, groupés en étoiles, disposés en stries radiées comme une auréole autour de la fosse centrale. Enfin, le long des veines rétiniennes entre les plaques blanchâtres existent des hémorragies, dont l'aspect rappelle plus souvent des flammèches qu'un fin sablé.

Les désordres anatomiques que traduit l'image ophtalmoscopique consistent dans de l'hypérhémie, des hémorragies, de l'œdème du tissu rétinien, qui subit ensuite la dégénérescence graisseuse et scléreuse, puis s'atrophie. Tout d'abord il y a congestion papillaire et rétinienne. La papille et, sur une largeur d'un demi à un diamètre papillaire, la zone rétinienne voisine sont rouges, tuméfiées et saillantes; les veines centrales sont dilatées, les artères normales ou rétrécies. Sur la papille encore et autour d'elle la couche des fibres nerveuses est parsemée de petites flammèches hémorragiques. Dans la région maculaire l'œdème du tissu rétinien et le pointillé sanguin font ressortir la coloration propre de la macula. Enfin des hémorragies sous forme de flammèches, de stries ou de taches arrondies s'observent encore de préférence sur le trajet des vaisseaux rétiniens. Le sang s'infiltre, surtout dans les couches internes de la rétine, et arrive rarement au delà de la couche interne des grains; en certains points il remplit la gaine lymphatique des vaisseaux. Bientôt l'état congestif se modifie, l'œdème rétinien, voire même les hémorragies, peuvent se résorber complètement sans laisser de traces. D'ordinaire l'on aperçoit sur le fond de l'œil des taches d'un reflet blanc, brillant ou jaunâtre, dont certaines sont entourées d'un liséré pigmentaire, ce sont là les résidus des hémorragies. En plus, à une certaine distance de la papille, se forme un anneau de plaques striées dues à une altération des fibres nerveuses elles-mêmes, qui, hypertrophiées et variqueuses, deviennent graisseuses. De même au niveau et surtout autour de la macula on remarque de petits points ou de petites plaques blanches, disposées en rayons d'inégale longueur, convergeant vers la fovea, comme les fibres, don telles traduisent la dégénérescence. Le tissu de support de la rétine, lui aussi, se modifie par suite de la présence de l'œdème inflammatoire et des cellules lymphoïdes émigrées des vaisseaux, dont la paroi est altérée. Il y a sclérose des tuniques vasculaires externes et hypertrophie de l'endothélium; de là par places une dilatation variqueuse ou la transformation du vaisseau en un tube rigide à lumière rétrécie ou oblitérée. Deux caractères particuliers de ces lésions consistent dans leur localisation par foyers et leur venue par poussées successives, cette dernière particularité explique que, à côté de lésions anciennes, s'en observent de récentes, d'où un aspect tout spécial du fond de l'œil.

Si l'affection s'amende, les plaques blanchâtres, péripapillaires, tendent à disparaître, en même temps que la papille s'affaisse et que ses contours reprennent leur netteté. Quand au contraire le mal progresse, à côté des plaques en voie de régression, il s'en forme de nouvelles; les plaques s'étendent, se réunissent; la papille devient d'un gris blanchâtre, ses artères sont rétrécies et tout autour l'irrégularité de la répartition du pigment rétinien indique jusqu'où s'est étendue l'infiltration œdémateuse. Enfin dans la région maculaire l'étoile caractérisque persiste ou laisse à sa place des taches argentées, qui seraient dues à des dépôts calcaires ou à des amas de cholestérine.

En regard de l'importance des symptômes objectifs de la rétinite albuminurique, il est intéressant de signaler le peu de troubles fonctionnels que provoquent des lésions rétiniennes étendues et occupant la région du pôle postérieur de l'œil. Souvent même, rien ne permet de soupçonner leur présence, ou bien il existe une légère amblyopie, parfois un scotome central, si la macula est gravement touchée ; enfin la cécité absolue est rare. Malgré cela, on n'oubliera pas que cette amblyopie légère suffit pour attirer l'attention de certains malades, chez lesquels l'examen de l'œil révèle l'existence de la lésion locale et de la maladie générale jusque-là méconnue.

Au point de vue du diagnostic, l'aspect ophtalmoscopique de la rétinite albuminurique est tel, dans les cas types, que toute erreur est impossible. Moins complètement formées les lésions peuvent faire penser à la névro-rétinite de cause cérébrale, s'il y a prédominance de l'œdème papillaire ; ou bien il n'existe que quelques hémorragies et alors leur étiologie reste douteuse. Pour trancher la difficulté, ou pour asseoir le diagnostic, il faut recourir à l'analyse des urines ; comme dans certaines néphrites l'albumine est susceptible de disparaître momentanément, il est parfois utile d'examiner les urines à plusieurs reprises.

Au traitement étiologique, qui prime tout, l'on ajoutera le repos des yeux et l'emploi des révulsifs intestinaux et cutanés, associés aux sudorifiques, en particulier aux injections sous-cutanées de pilocarpine.

II. — RÉTINITE DIABÉTIQUE

S'il est difficile d'établir la proportion des individus qui, atteints de néphrite, présentent des lésions rétiniennes, le problème est encore plus insoluble lorsqu'il s'agit de diabétiques, car nombre d'entre eux sont à la fois diabétiques et albuminuriques. Ce serait cependant aller trop loin que de nier l'existence de la *rétinite diabétique*, rétinite hémorragique en rapport avec l'état du sang et celui des parois vasculaires. Le diabète est susceptible de provoquer les hémorragies rétiniennes tout aussi bien qu'une apoplexie du corps vitré ou encore des hématuries ou une hémorragie cérébrale. D'ordinaire, la lésion rétinienne survient dans les périodes ultimes de la maladie ; mais, dans certains cas, elle se présente comme un symptôme prodromique, qui permet de déceler le diabète.

L'aspect ophtalmoscopique de la rétinite diabétique est loin d'être typique. Parfois tout se borne à des hémorragies rétiniennes siégeant aussi bien près de l'équateur que dans le voisinage de la papille et de la macula. Ces hémorragies, tantôt artérielles, tantôt veineuses, ont lieu soit par rupture vasculaire, soit par diapédèse. Le sang s'infiltre dans les couches internes de la rétine, entoure comme d'une gaine les vaisseaux et vient souvent former des caillots dans le corps vitré ; dans ce dernier cas, il tire parfois son origine d'une hémorragie de la gaine du nerf optique.

Aux taches hémorragiques s'ajoutent souvent de petites taches blanches, arrondies ou à bords déchiquetés, disséminées en nombre variable sur la rétine, mais ne formant pas de larges plaques et ne se disposant pas en étoile autour de la macula. Ces taches résulteraient d'exsudats, de dégénérescence graisseuse ou de la résorption des hémorragies et de l'atrophie des éléments rétiniens. Ces diverses altérations s'observent souvent dans les deux yeux, mais bien plus rarement que dans le cas de rétinite albuminurique.

Les symptômes fonctionnels sont en rapport avec le siège des lésions rétiniennes. Peu marqués quand la région maculaire est intacte, dans le cas contraire ils se traduisent par une diminution de l'acuité visuelle, un scotome central plus ou moins accusé, voire même de la cécité, surtout s'il y a eu hémorragie abondante dans le vitré ou dans la gaine du nerf optique. Enfin les lésions rétiniennes dans quelques cas ne rendent pas compte du trouble visuel, qui résulterait surtout d'une altération du centre optique occipital.

Étant donné que l'aspect ophtalmoscopique des lésions rétiniennes n'offre rien de typique, le diagnostic étiologique des lésions observées doit s'appuyer sur l'analyse des urines du malade et les autres symptômes habituels du diabète. Certaines affections oculaires concomitantes faciliteront aussi le diagnostic ; le diabète en effet provoque encore du côté de l'œil : l'iritis, la cataracte, l'atrophie de la papille, les paralysies musculaires.

Quant au traitement il ne saurait comporter, en plus de la médication spéciale réclamée par le diabète, autre chose que le repos des yeux. En effet toute application de sangsues, ou de vésicatoires, comme aussi les dérivatifs intestinaux, sont contre-indiqués, en raison de la débilité du sujet ou des dangers de gangrène auxquels ils exposent.

III. — RÉTINITE LEUCÉMIQUE

La rareté même de la leucémie rend d'autant mieux compte de la rareté de la rétinite, dite *leucémique*, que cette manifestation oculaire de la maladie s'observe une fois seulement sur trois ou quatre malades.

Anatomiquement l'affection est caractérisée par de l'œdème de la papille et de la rétine, et par des hémorragies. Ces apoplexies siègent

soit autour du disque optique, soit vers l'équateur du globe. Elles
sont constituées surtout par des amas de leucocytes, qui se font de
préférence dans la membrane limitante interne, entre les fibres du nerf
optique, dans les gaines vasculaires, ou enfin entre la rétine et la choroïde. Leur volume est parfois suffisant pour faire saillie dans le corps
vitré ou pour décoller la rétine. L'émigration leucocytique doit se faire
par diapédèse et non à la suite d'une rupture vasculaire, ainsi qu'en
témoigne l'intégrité des éléments rétiniens, qui sont simplement déplacés.
Quelquefois cependant on a signalé la sclérose des fibres nerveuses, des
plaques graisseuses dans la rétine. Enfin la choroïde, pas plus que la
rétine, ne renferme de tissu lymphoïde, mais ses vaisseaux gorgés de
corpuscules blancs présentent par place des infarctus.

A l'ophtalmoscope l'attention est d'abord attirée par la teinte jaune
orangé, que provoque l'énorme quantité de globules blancs accumulés
dans les vaisseaux choroïdiens et rétiniens, teinte surtout appréciable à
un éclairage peu intense. En plus, la papille est pâle, à contours flous,
entourée d'une zone trouble et striée, qui masque en partie les vaisseaux
centraux peu colorés. Les artères sont ténues, les veines dilatées et
flexueuses ; souvent ces vaisseaux présentent un liséré blanchâtre dû à
l'extravasation des leucocytes. Dans la région de la macula et autour du
disque optique, peut-être plus phéripériques que dans la rétinite albuminurique, se voient de petites taches hémorragiques arrondies, jaunâtres, devenant plus tard blanches et brillantes.

Le diagnostic repose sur l'aspect particulier du fond de l'œil, et surtout encore sur l'examen du sang ; souvent même on sera obligé d'aller
rechercher la manifestation rétinienne sans que les malades attirent sur
elles l'attention. En effet, les troubles visuels, presque nuls quand
les lésions occupent la zone équatoriale, ne présentent rien de caractéristique. Suivant les cas il existe de l'amblyopie, un scotome central, de
la métamorphopsie, exceptionnellement la cécité.

Inutile d'insister sur la thérapeutique de cette affection.

IV. — RÉTINITE SYPHILITIQUE

La *rétinite syphilitique*, en tant qu'affection isolée, n'est pas très commune ; d'ordinaire il y a chorio-rétinite et dans ce cas c'est presque toujours par la choroïde que débute l'affection.

Symptôme de la syphilis hériditaire ou accident des périodes secondaire ou de transition, la rétinite syphilitique serait favorisée par la faiblesse du sujet, l'alcoolisme, l'âge avancé, les refroidissements, les
traumatismes oculaires, l'impression prolongée d'une vive lumière.
L'affection d'habitude reste longtemps ou toujours monoculaire.

Comme symptômes ophtalmoscopiques, on relève d'abord une opacité nuageuse bleuâtre, plombée, irrégulière, mal circonscrite, qui masque la papille et la zone voisine, cache incomplètement l'émergence des vaisseaux rétiniens et se prolonge sur les gros troncs. Les veines, d'abord dilatées, s'atrophient comme les artères, et, parfois seulement, il existe encore des taches apoplectiques presque toujours veineuses. Au niveau de la macula enfin, existe un pointillé de petites taches grisâtres ou blanchâtres, très irrégulièrement disséminées ; chez quelques malades même, cette lésion existerait seule et se caractériserait par sa durée éphémère et ses récidives fréquentes. Ce serait une rétinite centrale à récidive. On peut aussi observer une rétinite syphilitique sous forme de péri-vasculite, un œdème avec infiltration du tissu accompagnant le vaisseau dans son trajet.

La rétinite syphilitique, en plus de la choroïdite qui souvent l'accompagne, se complique de dégénérescence atrophique de la papille, d'infiltration pigmentaire et d'atrophie de la rétine, d'atrophie de la choroïde, enfin de troubles du corps vitré.

Les symptômes fonctionnels n'offrent rien de caractéristique. On note une diminution de la vision centrale souvent plus prononcée que les lésions ophtalmoscopiques ne sembleraient le comporter ; par contre, la vision phériphérique est conservée ou présente seulement quelques lacunes. Le malade se plaint d'avoir devant les yeux un brouillard plus ou moins intense ; parfois il accuse de la métamorphopsie et de la micropsie en rapport avec les lésions maculaires, parfois des photopsies causées par la compression des fibres nerveuses ou encore de la photophobie, de la dyschromatopsie. Il confond les couleurs composées et ne reconnaît pas le jaune, le vert et le violet.

Tandis que le diagnostic de la chorio-rétinite syphilitique est relativement facile, celui de la rétinite spécifique est plus délicat par suite de la rareté de cette affection et l'absence de signe pathognomonique.

Par contre la connaissance des antécédents spéciaux du sujet, la coexistence d'autres manifestations syphilitiques, en particulier oculaires (choroïdite, iritis, périnévrite, paralysie musculaire), décèleront la nature du mal.

Les règles du traitement ne sont autres que celles posées à propos de la chorio-rétinite syphilitique.

V. — RÉTINITE HÉMORRAGIQUE

Tandis que dans les chapitres précédents il a été possible de rapporter à une affection générale bien déterminée les hémorragies et les autres lésions observées sur la rétine, dans la *rétinite hémorragique*, cette

donnée étiologique fait défaut. De plus, dans certains cas, il n'est pas
aisé de dire s'il s'agit de simples apoplexies rétiniennes ou de rétinite hémorragique. La coexistence de l'œdème rétinien avec les hémorragies,
ou simplement encore la tendance prononcée de ces dernières à se
reproduire, constitueraient la seule différence entre les deux affections.
Mieux vaut reconnaître leur identité, ou tout au plus considérer l'une
comme le début de l'autre ; par suite on admettra l'existence de la rétinite hémorragique, si à l'ophtalmoscope l'on constate que la papille
tranche par sa coloration rouge sur la zone œdémateuse péri-papillaire,
si aux taches apoplectiques s'ajoutent d'autres taches, indices d'hémorragies anciennes en voie de résorption. Au total, c'est une simple
question de nomenclature, et il n'y a lieu de rien ajouter à ce qui a été
précédemment dit des *apoplexies rétiniennes*. Ces apoplexies sont la
conséquence ou d'un trouble circulatoire général, ou d'état cachectique
prédisposant à la rupture vasculaire.

VI. — RÉTINITE SÉREUSE

La *rétinite séreuse*, comme les autres variétés de rétinite, dont il va être
question, constitue moins une entité clinique qu'un complexus de lésions
anatomiques, qui se rencontre dans diverses affections rétiniennes primitives ou consécutives à des maladies de la choroïde.

Encore appelée œdème rétinien, la rétinite séreuse se différencie
cependant du simple *œdème rétinien*, parce que, en plus des infiltrations œdémateuses, on constate une tendance de la membrane à subir la
dégénérescence cystoïde.

Particulière aux personnes âgées, chez lesquelles elle traduirait simplement une transformation régressive normale du fait de la sénilité,
cette affection, rare chez l'enfant et l'adulte, serait alors morbide. Elle
est dans ce cas le plus souvent le fait d'une anémie profonde. On l'a
observé chez les marins à la suite de privations prolongées.

Tout d'abord il se forme dans la couche granuleuse externe de
petites cavités à contenu colloïde par simple écartement des fibres de
support et des grains. Ces derniers étant refoulés peu à peu vers les surfaces de la rétine, les parois kystiques finissent par ne plus présenter
que des fibres groupées en faisceaux, qui s'atrophient à mesure que le
kyste se développe. Or, comme la couche granuleuse interne subit la
même dégénérescence cystoïde, il arrive que la fusion se produit entre
les cavités d'une même couche et celles de l'autre couche granuleuse
malade. Par suite, sur une coupe microscopique dans l'épaisseur de la
membrane, on voit deux séries de cavités juxtaposées et superposées de
manière à représenter les deux étages d'un viaduc. Quant aux autres

éléments rétiniens après être restés longtemps intacts ils finissent par s'altérer. En particulier dans les cas de kystes volumineux, la paroi en rapport avec la choroïde est mince, formée de fibres radiées et de quelques grains ; la paroi sous-jacente au vitré est vasculaire et constituée par les couches rétiniennes internes, atrophiées et sclérosées. L'intérieur du kyste est tapissé par des cellules aplaties et son contenu séreux, colloïde, peut renfermer des cristaux de cholestérine et des globes calcaires.

Comme cette affection se développe de préférence dans la région équatoriale, son influence sur la vision est peu marquée ; lorsqu'elle envahit le pôle postérieur, de l'amblyopie, un nuage grisâtre, des scotomes peuvent être accusés par les malades. Alors aussi on constatera parfois que les contours de la papille sont peu nets, que la rétine est épaissie et ses vaisseaux flous par places ; dans quelques cas même des kystes volumineux ont été pris pour de véritables tumeurs rétiniennes ou choroïdiennes.

VII. — RÉTINITE PARENCHYMATEUSE

L'hyperplasie du tissu conjonctif de la rétine aboutit à la destruction par compression des éléments nerveux et à la dégénérescence graisseuse ou à l'atrophie des éléments de nouvelle formation ; finalement la rétine est atrophiée, amincie, parcourue par quelques rares vaisseaux. Telle est en résumé la *rétinite parenchymateuse*, qui, suivant l'étendue des parties malades, est dite *diffuse, péri-vasculaire* ou *circonscrite*.

Diffuse, tantôt l'affection intéresserait les couches internes de la rétine, c'est-à-dire les couches des fibres nerveuses et des cellules multipolaires, puis gagnerait ultérieurement les parties plus superficielles ; tantôt, au contraire, les couches voisines de la choroïde et cette membrane seraient plus particulièrement atteintes. Dans le premier cas, l'infiltration lymphoïde, accompagnée ou suivie de l'hypertrophie du tissu cellulaire interstitiel, entraîne la formation de nombreuses fibrilles de tissu cellulaire, qui courent parallèlement aux fibres nerveuses ou épaississent la membrane adventice des vaisseaux. De là, par sclérose, l'atrophie des éléments nerveux et la réduction de calibre des vaisseaux. Si la lésion intéresse la couche granuleuse externe, on y constate une hypergenèse du tissu cellulaire, puis les grains disparaissent par dégénérescence graisseuse ou colloïde. Alors aussi la choroïde est altérée ainsi que la couche pigmentaire de la rétine.

Cette rétinite diffuse s'observe souvent avec l'irido-choroïdite et la chorio-cyclite, ce qui explique qu'elle débute d'ordinaire vers la périphérie de la rétine et qu'elle est fréquemment masquée par un défaut de transparence du corps vitré.

Quand les milieux sont transparents, et que l'affection s'est propagée vers le pôle postérieur, l'examen ophtalmoscopique laisse apercevoir des plaques jaunâtres, irrégulières, légèrement saillantes, disposées en stries ou rayons quand les lésions occupent la couche des fibres optiques, n'offrant nullement cet aspect si les altérations siègent près de la choroïde. Suivant encore la profondeur des couches rétiniennes malades, les vaisseaux centraux passent au-dessus ou au-dessous de ces taches, et sur leur trajet se voient assez souvent des ecchymoses striées. La papille est œdémateuse et ses contours peu nets.

Péri-vasculaire, la rétinite parenchymateuse consiste surtout en une prolifération nucléaire exagérée de la tunique adventice des vaisseaux rétiniens. Les noyaux ovalaires ou arrondis sont entourés d'un lacis fibrillaire très fin, disposé en couches concentriques (4 à 12). Plus accusée sur les artères que sur les veines, à peine marquée sur les capillaires, la lésion des vaisseaux échappe à l'examen ophtalmoscopique ou bien les vaisseaux rétiniens ressemblent à des cordons blanchâtres, dont quelques-uns encore perméables présentent une strie centrale rouge.

Enfin, rarement *circonscrite*, la lésion peut se localiser à la macula ou au pourtour de la papille. Dans ce dernier cas, il y aurait hyperplasie conjonctive et œdème des couches rétiniennes externes; la papille est alors tuméfiée, ses vaisseaux sont turgescents et l'aspect ophtalmoscopique rappelle celui de la névrite par stase. Au niveau de la macula la rétinite se traduit par l'hypertrophie du tissu cellulaire des couches granuleuses de cette région, puis par l'atrophie des éléments nerveux. A l'ophtalmoscope, on constaterait sur la macula une plaque jaune, bleu verdâtre, arrondie, mesurant un diamètre papillaire, saillante et entourée d'un trouble nuageux. Ultérieurement à la période d'atrophie, la plaque maculaire serait grise ou jaunâtre et parsemée d'un pointillé blanchâtre avec quelques taches pigmentaires.

Sauf peut-être dans cette dernière variété, les symptômes propres de la rétine parenchymateuse sont difficiles à préciser. Lorsqu'il y a *rétinite maculaire*, l'attention du malade est attirée par l'apparition brusque d'un scotome central, qui disparaît en quelques jours, pour se reformer après plusieurs semaines; puis peu à peu la vision centrale baisse, altérée encore par de la micropsie ou de la métamorphopsie. Dans les autres variétés les troubles fonctionnels sont fort inconstants et paraissent dépendre des affections des autres membranes de l'œil.

La rétinite parenchymateuse souvent, en effet, est consécutive à des altérations primitives de l'iris, du cercle ciliaire ou de la choroïde; dans certains cas, elle serait une manifestation d'une maladie générale comme la syphilis ou d'une affection cardio-vasculaire.

La thérapeutique se ressent du peu de précision des données étiologiques. On prescrit bien le port de lunettes fumées et le repos de l'œil; dans quelques cas on tire profit des émissions sanguines locales, des dérivatifs cutanés et intestinaux, enfin on institue le traitement spécifique quand on soupçonne la syphilis; mais les résultats thérapeutiques sont loin d'être toujours satisfaisants.

VIII. — RÉTINITE SUPPURATIVE

La *suppuration de la rétine* ne se présente pas à l'état de lésion isolée caractérisant un état clinique spécial ; elle coexiste de règle avec la suppuration de la choroïde et s'observe dans la panophtalmite. Toutefois à la suite de certaines infections (fièvres puerpérales ou putrides), il se développe une *rétinite suppurative* qui, il est vrai, ne tarde pas à se compliquer de choroïdite de même nature. Dans ces cas on observe souvent comme lésions rétiniennes initiales des hémorragies au sein des diverses couches de la membrane, et l'on constate que, non seulement la veine centrale, mais aussi ses plus grosses branches, sont gorgées de sang et très souvent rompues. Le pus se forme d'abord dans les couches internes de la rétine, apparaissant d'abord le long des gros vaisseaux, près de leur émergence de la papille, puis il fuse le long de leurs branches. L'infiltration purulente s'accompagne d'un œdème inflammatoire et de dilatations variqueuses des fibres nerveuses ; elle gagne d'une part le corps vitré, de l'autre la choroïde, produisant par places de véritables décollements de la rétine. Finalement la suppuration oculaire est générale, il y a panophtalmite.

La rétine toutefois ne participe pas facilement à la suppuration, quand celle-ci a débuté par la choroïde. Parfois en effet, il arrive que la membrane se laisse perforer par le pus, d'où la production d'un abcès en bissac dans la choroïde et le vitré ; ou bien elle résiste complètement, se laisse soulever par le pus et, à ce niveau seulement, est infiltrée de globules purulents. Il est évident d'autre part que, au contact d'une choroïde suppurée, l'épithélium pigmentaire de la rétine et ses éléments sensibles sont rapidement détruits. En moins de vingt-quatre heures la vision est abolie chez les malades atteints de choroïdite infectieuse et cette destruction aboutit finalement à la production d'un tissu cicatriciel pigmenté, seul vestige de la rétine, quand l'œil atteint de panophtalmite n'a pas subi une phtisie complète.

IX. — RÉTINITE PIGMENTAIRE

Sous le nom de *rétinite pigmentaire* on désigne une affection rétinienne caractérisée, au point de vue symptomatique, par de l'héméralopie, un rétrécissement concentrique du champ visuel et la présence sur le fond de l'œil de taches pigmentaires, dont la forme rappelle celle des ostéoplastes.

Cette affection demande à être différenciée des cas où les éléments de la rétine se laissent envahir par du pigment à la suite d'affections choroïdiennes. En effet la présence du pigment dans la rétine, quoique donnant à la rétinite pigmentaire un cachet spécial, n'en constitue pas un symptôme toujours appréciable et de plus une lésion qui lui soit propre. En particulier, il faut être prévenu que dans certains cas de rétinite pigmentaire *congénitale*, la rétine, dès la naissance,

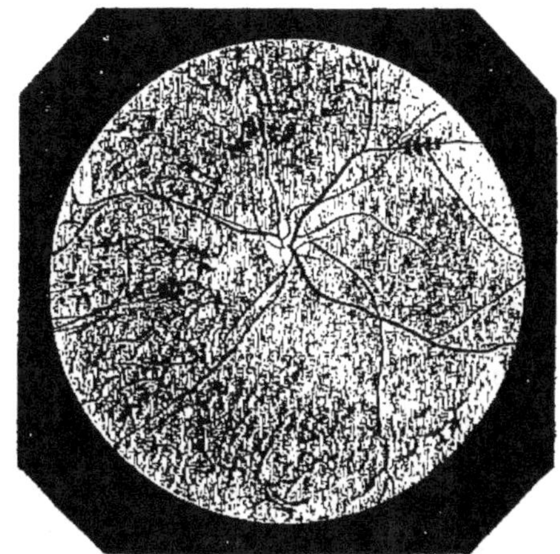

Fig. 204.
Rétinite pigmentaire.

se montre parfois infiltrée par des masses pigmentaires et atrophiée ; cette lésion s'observe alors d'ordinaire sur un seul œil et s'accompagne de cécité complète. Ici encore il s'agit d'une dégénérescence pigmentaire de la rétine, sans doute consécutive à une choroïdite de la vie fœtale.

La *rétinite pigmentaire vraie* se caractérise anatomiquement par une hyperplasie du tissu conjonctif surtout accentuée dans les couches externes de la rétine et dans la tunique adventice des vaisseaux rétiniens. Les cellules de nouvelle formation écartent et dissocient les éléments nerveux, qui sont ensuite étouffés par la rétraction scléreuse. La structure de la rétine se présente alors d'autant plus altérée que l'on s'éloigne de la macula ; dans les cas extrêmes, même au niveau du pôle postérieur, toutes les couches externes sont transformées en un tissu fibrillaire, dont les faisceaux se continuent dans la lame criblée et l'on ne trouve plus que des traces de la couche ganglionnaire et des fibres nerveuses.

La prolifération habituelle du tissu cellulaire périvasculaire, dont la sclérose contribue à réduire le calibre des vaisseaux, présente dans certains cas une activité anormale. Alors l'étroitesse des vaisseaux, un trouble nuageux péripapillaire et la décoloration de l'entrée du nerf optique contrastent avec l'intégrité relative de la zone rétinienne équatoriale. Les couches les plus internes de la rétine au niveau des régions maculaire et péripapillaire sont surtout atteintes, les couches voisines du vitré ont perdu leur transparence et le long des vaisseaux le travail de pullulation a gagné la papille.

En plus de l'hyperplasie et de la sclérose consécutive du tissu conjonctif, la rétinite pigmentaire présente une pigmentation toute spéciale de la rétine. De la couche épithéliale de la membrane doit provenir le pigment, car ses altérations marchent de pair avec la pigmentation et la rétraction du reste de la membrane. Atrophiée en certains points, hypertrophiée sur d'autres, elle persiste cependant entre la rétine et la choroïde, particularité que l'on ne retrouve pas dans les chorio-rétinites. Par places seulement elle disparaît, et, à ce niveau, il se produit une fusion de la rétine et de la choroïde, dont la lame vitrée présente des verrucosités plus ou moins nombreuses et dont le pigment s'adjoint à celui de l'épithélium rétinien pour donner au fond de l'œil sa coloration anormale.

Le pigment infiltré dans la rétine se groupe surtout au pourtour des vaisseaux, forme des trainées dans leur tunique adventice hypertrophiée, pénètre dans leur intérieur et s'agglomère au niveau des points de bifurcation. Il constitue ainsi des amas reliés entre eux par de fines trainées noires d'où un aspect spécial qui donne l'impression d'étoiles ou mieux encore de corpuscules osseux. Comme la sclérose des vaisseaux aboutit à leur obstruction, ils se transforment en cordons de tissu fibreux, dont la pigmentation provient d'un envahissement par le pigment rétinien et aussi, en partie sans doute, par le dépôt du pigment laissé par le sang. En raison même de la distribution du réseau sanguin de la rétine, l'oblitération vasculaire marche progressivement de la périphérie vers le centre, comme la transformation scléreuse et la pigmentation caractéristique de la membrane.

Cette pigmentation chez certains malades n'est pas appréciable à l'ophtalmoscope, et cependant les symptômes fonctionnels propres à la rétinite pigmentaire existent. Cette particularité s'explique par la présence du pigment dans les seules couches externes de la rétine ; il ne franchit pas la couche des grains externes, et, comme il n'y trouve pas de capillaires susceptibles de se laisser envahir, la disposition stellaire des amas de pigment fait défaut.

En plus de la sclérose rétinienne, l'on peut constater des altérations de la choroïde, du corps vitré, du cristallin et du nerf optique. De règle l'intégrité de la choroïde fait contraste avec les altérations de la rétine; cependant, en outre des verrucosités déjà signalées, on y constate parfois la raréfaction du réseau capillaire, ou même la sclérose des parois vasculaires. De même dans le nerf optique, tantôt il y a simple sclérose des vaisseaux centraux, tantôt le cordon nerveux lui-même est atrophié et envahi par le pigment. Quant au corps vitré, il présente au voisinage de la papille une infiltration de ses couches superficielles par des leucocytes chargés de pigment. Enfin le cristallin devient le siège d'une cataracte polaire antérieure ou postérieure, parfois même son opacification est complète.

Les lésions précédentes donnent à l'examen ophtalmoscopique une image bien caractéristique. L'équateur de la rétine est parsemé de nombreux points à forme étoilée et anastomosés, rappelant les corpuscules osseux avec leurs systèmes de canalicules. Situés de préférence près des vaisseaux amincis et transformés en filaments blanchâtres, qu'ils recouvrent même par places, ces amas se montrent d'abord le plus souvent du côté nasal, puis apparaissent sur une zone parfois incomplète en dehors, zone qui s'élargit progressivement vers la région maculaire. Il est rare que la papille optique soit envahie par le pigment; d'ordinaire, après avoir présenté une coloration blanc rosé, elle prend une teinte grisâtre et s'atrophie. A ces signes propres des lésions rétiniennes peuvent s'ajouter ceux qui traduisent les altérations concomitantes; les vasa vorticosa sont plus apparents, des plaques d'atrophie, un certain épaississement s'observent sur la choroïde. Enfin le corps vitré d'ordinaire intact renferme quelques corps flottants et le cristallin présente les opacités caractéristiques des cataractes polaires.

Le myosis, la microphtalmie, l'hypertonie ont encore été signalés comme signes de la rétinite pigmentaire.

Subjectivement l'affection se traduit par de l'héméralopie et un rétrécissement concentrique du champ visuel. L'héméralopie est constante et pathognomonique. Liée à une diminution de la sensibilité rétinienne, elle se manifeste surtout le soir quand la nuit tombe, mais aussi dans le jour par le passage d'un lieu éclairé dans un endroit obscur. Si dans quelques cas on a signalé de la nyctalopie, la réalité de ce symptôme a été révoquée en doute.

Il est bien facile de comprendre la production du second symptôme pathognomonique de l'affection, le rétrécissement concentrique du champ visuel. En rapport avec le mode de progression centripète des altérations rétiniennes, ce rétrécissement n'est pas toujours en rapport avec l'étendue de la pigmentation de la rétine. Il s'accentue lentement, finit par causer une gêne considérable, car le malade ne peut plus voir un objet d'un seul coup d'œil; il lui en faut successivement regarder les diverses parties. Quand il s'agit pour lui de s'orienter, il doit sans cesse déplacer le regard, ce qui simule parfois un véritable nystagmus. Ultérieurement la vision centrale elle-même disparaît ; cette cécité n'arrive quelquefois qu'après trente ou quarante ans, d'autres fois dès l'âge de cinq à six ans et l'on a cité des nouveau-nés, chez lesquels la maladie avait évolué assez complètement pour entraîner la cécité, cécité d'autant plus fâcheuse que de règle la lésion est binoculaire.

L'étiologie de la rétinite pigmentaire est encore bien obscure. L'influence de l'hérédité dans certains cas n'est pas discutable et s'exercerait particulièrement au détriment des enfants mâles. La consanguinité des parents a été incriminée et donnée comme raison de la fréquence de l'affection chez les Israélites. Enfin, sans qu'il soit possible d'en rien conclure, on a signalé la coïncidence de la rétinite pigmentaire avec la surdi-mutité, l'idiotie, le crétinisme, ou encore la présence de doigts ou orteils supplémentaires.

Le traitement comporte surtout les indications générales susceptibles de concourir à améliorer la nutrition du sujet ; il est certain en effet que la rétinite pigmentaire marche plus lentement chez les gens riches et vigoureux que dans la classe pauvre. Quant à la sclérose rétinienne, son évolution reste à peu près complètement au-dessus des ressources de la thérapeutique ; il est toutefois indiqué de prescrire des injections de strychnine (à doses progressives de 2 milligrammes à 15) et les courants continus de 8 à 10 éléments lancés d'une apophyse mastoïde à l'autre. On peut aussi prescrire utilement les instillations d'un collyre d'ésérine ou de pilocarpine et les fomentations chaudes ou les douches oculaires de vapeur qui, en congestionnant les vaisseaux, amèneront une suractivité nutritive très favorable.

CHAPITRE LXXXIII

DÉCOLLEMENT DE LA RÉTINE

On définit d'ordinaire le *décollement de la rétine :* un soulèvement de la membrane par un liquide interposé entre elle et la choroïde. En réalité, il s'agit souvent d'une collection liquide située dans l'épaisseur même de la rétine entre la couche des éléments sensibles (cônes et bâtonnets) et l'épithélium pigmenté, qui reste adhérent à la choroïde. Tantôt le décollement est circonscrit et peu prononcé, tantôt il s'étend à toute l'étendue de la membrane. Dans ce dernier cas, comme elle conserve ses attaches au niveau de la région maculaire et surtout de la papille, comme d'autre part elle reste fixée à la zone ciliaire, il en résulte que la rétine décollée simule plus ou moins un cornet ouvert en avant, ou la corolle infundibuliforme de certaines fleurs. Entre la membrane et la paroi oculaire, l'espace libre est occupé par un liquide de nature variable, auquel s'ajoute parfois une tumeur, en particulier de la choroïde.

Le liquide du décollement rétinien, d'abord limpide, devient à la longue citrin, jaunâtre, d'aspect urineux; il est riche en principes coagulables par la chaleur, les acides et même spontanément. D'ordinaire pauvre en éléments figurés, il renferme parfois des globules rouges et blancs, des cristaux d'hématine et de cholestérine, des cellules épithéliales pigmentées, des cônes et des bâtonnets plus ou moins déformés. Parfois, c'est un épanchement de sang pur qui constitue ce liquide, dont la quantité naturellement varie suivant l'étendue de la lésion.

La rétine conserve longtemps une intégrité relative. Les preuves de ce fait sont multiples; l'impression par la lumière provoque encore une perception lumineuse, avec déformation spéciale des images. Si le liquide disparaît rapidement et si la rétine reprend sa place, la fonction visuelle redevient normale. Du reste, l'examen de la membrane y révèle seulement un très léger œdème. Mais, après quelque temps, le tissu s'altère; privées de l'apport nourricier, que leur fournit la choroïde, les couches superficielles se laissent macérer, les cônes et les bâtonnets se tuméfient, puis se désagrègent, l'œdème transforme en kystes les couches des grains, les vaisseaux se sclérosent, le tissu conjonctif normal s'hyperplasie, et finalement la membrane épaissie, rétractée, ne forme plus, quand le décollement est total, qu'un cordon étendu du nerf optique à l'iris. Limité, le décollement aboutit encore à l'atrophie localisée de la rétine, et parfois sur la plaque d'atrophie se remarquent quelques taches pigmentaires, traces d'anciennes hémorragies ou d'une migration du pigment rétinien. Le corps vitré, lui aussi, est altéré ; parfois même ses lésions précèdent et causent le décollement rétinien. On y constate des opacités, dont les déplacements rapides en avant du point malade de la rétine, permettent de croire à la présence d'une couche liquide qui, située en avant de la membrane, communique avec le liquide du décollement à travers une déchirure rétinienne constante d'après quelques auteurs. A mesure que le décollement se complète, l'espace occupé par le corps vitré se rétrécit, aussi ce dernier subit une rétraction lente et progressive, en même temps que le cristallin s'opacifie, que l'iris et la choroïde, primitivement peut-être malades, s'atrophient. De là résulte comme conséquence, dans le décollement de la rétine, l'atrophie du globe de l'œil.

L'étiologie du décollement rétinien est loin d'être complètement élucidée. Il survient comme conséquence de lésions diverses de l'œil ; ainsi, comme causes habituelles, on signale : la brusque diminution de la tension intra-oculaire par issue du corps vitré ou écoulement de l'humeur aqueuse ; les tumeurs de la choroïde, la scléro-choroïdite postérieure de la myopie progressive, l'inflammation· du corps vitré provoquée par la présence d'un corps étranger ou du cristallin déplacé, certaines rétinites.

Ces causes, du reste, agissent différemment pour produire le décollement de la rétine ; au point de vue de la pathogénie, elles ont été rangées sous trois chefs, et, un peu arbitrairement, l'on admet que le décollement se produit par *distension, soulèvement* ou *attraction*.

Le type du décollement par distension s'observerait dans la myopie progressive ; l'œil s'allongeant, la sclérotique et la choroïde, très adhérentes l'une à l'autre, se laissent distendre, tandis que la rétine, moins extensible, ne les suit pas et se détache de la choroïde au niveau du point (staphylome postérieur) particulièrement distendu. L'espace ainsi créé entre la rétine et la choroïde, ou plus exactement entre l'épithélium rétinien et la couche des cônes et bâtonnets, se remplit de sérosité exsudée des vaisseaux.

Autrement, la rétine est soulevée par les tumeurs de la choroïde, mais il n'y a alors, à vrai dire, décollement rétinien que s'il existe une couche liquide entre la tumeur et la membrane. Dans ce cas, le liquide résulte d'une exsudation séreuse fournie par les vaisseaux choroïdiens, d'autant plus facilement que la tumeur est pédiculée et qu'elle siège dans une zone intermédiaire au pôle postérieur et à l'ora serrata, là où l'accollement de la rétine et de la choroïde se montre particulièrement faible. Il y a encore décollement par soulèvement rétinien quand, à la suite d'un choc sur l'œil par exemple, il se produit une hémorragie entre les deux membranes.

Enfin, la rétine serait décollée par attraction ; ainsi, à la suite de la rétraction du corps vitré, altéré par une irido-cyclite, l'hyaloïde attire en avant la rétine, qui obéit à cette traction, tandis que la choroïde et l'épithélium rétinien restent adhérents à la sclérotique assez résistante par elle-même pour ne pas se laisser déprimer. De même encore la rétine se déplace en suivant l'hyaloïde, lorsque le corps vitré s'échappe brusquement à l'extérieur.

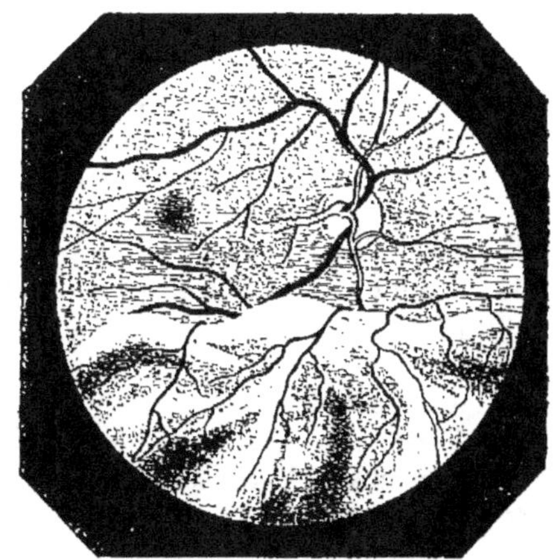

Fig. 205.
Décollement de la rétine.

Pour expliquer que, dans certains cas, le décollement rétinien se manifeste brusquement en dehors de toute cause traumatique susceptible d'en rendre compte, on admet qu'entre le corps vitré et la rétine s'interpose d'abord du liquide, ou bien que les couches les plus postérieures du vitré se liquéfient, puis on admet encore que, à la suite d'un choc léger, d'une simple congestion, la membrane se déchire en un point. Le liquide alors trouve une porte qui lui permet de s'insinuer, grâce à leur faible adhérence, entre la couche des cônes et bâtonnets et l'épithélium rétinien, et par suite la rétine se trouve projetée en avant. Quoi qu'il en soit de la réalité de cette pathogénie, il est indiscutable que, en avant de la rétine décollée, se trouve souvent une couche liquide. Les mouvements que l'on constate au niveau du segment rétinien prouvent que la membrane doit flotter entre deux eaux, pour ainsi dire ; si en avant elle s'appuyait encore sur le corps vitré intact, toute ondulation lui serait impossible.

A l'examen ophtalmoscopique, le décollement rétinien se présente différemment suivant le siège, l'étendue et le degré de la lésion.

Un soulèvement de la rétine faible et circonscrit risque fort de passer inaperçu : la membrane a conservé sa transparence, le liquide sous-jacent, lui-même incolore et transparent, forme une couche trop peu épaisse pour modifier la teinte choroïdienne. Pour reconnaître la lésion, il faut constater le coude, que dessinent les branches vasculaires qui, de la partie rétinienne adhérente, passent sur la portion soulevée, et mieux encore il faut mesurer la différence de niveau des deux portions de rétine. Dans ce but, on recherchera l'état de la réfraction de l'œil en prenant alternativement comme point de repère la papille et la région décollée.

Plus prononcé, le soulèvement de la rétine fournit deux autres signes ophtalmoscopiques importants à constater, savoir : le plissement de la membrane et les ondulations qu'elle éprouve. Au niveau du point malade, la rétine peut encore être transparente, ou bien elle tend à s'opacifier. Derrière elle, la quantité de liquide accumulée est insuffisante pour la refouler en la distendant complètement, par suite elle se plisse et chacun des plis, à l'examen direct, se présente comme une raie blanchâtre et brillante, qui tranche sur les parties voisines d'aspect grisâtre ou bleuâtre. De plus, comme le liquide ne distend pas l'espace qu'il occupe, il s'y déplace sous l'action de la pesanteur pendant les mouvements brusques de l'œil; de là une ondulation générale, un tremblotement de la surface rétinienne.

Cette mobilité de la membrane décollée se voit d'autant mieux, que l'on considère les vaisseaux, qui rampent à sa surface. Ceux-ci dessinent un coude plus ou moins prononcé lorsqu'ils passent du plan normal de la rétine sur la surface décollée; puis sur celle-ci ils disparaissent au fond des plis qu'elle présente, et par suite lorsque ces plis se déplacent, les segments vasculaires visibles et masqués se modifient également.

A l'examen au miroir, l'on peut quelquefois joindre la simple inspection de l'éclairage oblique, qui permet d'apercevoir la rétine refoulée contre le cristallin. Inutile d'insister sur les signes que fournissent les lésions, qui viennent compliquer le décollement de la rétine : opacités du vitré, du cristallin.

Les symptômes fonctionnels, eux aussi, sont assez caractéristiques. D'ordinaire, le malade s'aperçoit de son affection brusquement, sans éprouver de douleur, sans rien constater d'anormal dans l'aspect extérieur de son œil. Cependant, s'il est soigneux, si l'on rappelle ses souvenirs, il accuse des symptômes prémonitoires, des mouches volantes en nombre inusité, des photopsies, un obscurcissement passager de la vue, des erreurs dans la vision des couleurs, tous phénomènes variables suivant les cas, mais, qui ont bien leur importance, quand ils surviennent chez un myope atteint de myopie progressive.

La vision centrale d'emblée est considérablement réduite, ou même supprimée, si la lésion intéresse la région maculaire; au cas contraire, elle peut être longtemps respectée. Quant à la vision périphérique, sa suppression dans le segment du champ visuel correspondant au point décollé, est habituelle. Mais les symptômes les plus particuliers consistent dans la métamorphopsie, c'est-à-dire la déformation apparente des objets dont l'image se peint sur la surface plissée de la rétine, dans la teinte rouge, bleue ou violette qu'ils semblent avoir, dans la perception de lueurs ou d'étincelles devant l'œil malade, enfin dans l'héméralopie dont cet œil est atteint. On doit encore ajouter que la tension intra-oculaire est diminuée, lorsque, l'affection étant ancienne, les échanges nutritifs se trouvent altérés. Enfin, si au lieu de simples mouches volantes le vitré renferme des opacités qui masquent le fond de l'œil, l'absence du phosphène externe devra faire songer à l'existence d'un décollement de la rétine qu'on ne peut apercevoir.

La marche de l'affection est d'ordinaire progressive, ce qui fournit encore un bon signe diagnostic; en effet, obéissant à la pesanteur, le liquide, s'il est d'abord exsudé au pôle postérieur, descend vers la partie inféro-externe de la cavité oculaire, de là le siège ordinaire du décollement et de la lacune correspondante du champ visuel. De là encore des conséquences graves; par suite de l'altération de la zone ciliaire, riche en vaisseaux et en nerfs, la nutrition du cristallin et du vitré est compromise, des accidents d'irido-choroïdite et de glaucome sont à craindre.

Facile, quand le décollement rétinien s'accuse par les signes et les symptômes précédemment énumérés, le diagnostic est délicat tout à fait au début de la lésion, et reste souvent douteux aux périodes ultimes quand l'exploration du fond de l'œil n'est plus possible. Les erreurs à éviter consistent à prendre pour un décollement de la rétine des fausses membranes déposées dans les parties déclives du vitré, les masses néoplasiques que certains attribuent à une rétinite proliférante, enfin les tumeurs de la rétine ou de la choroïde. Les fausses membranes du vitré ne subissent pas le mouvement d'ondulation de la rétine décollée, de plus elles ne présentent pas de vaisseaux à leur surface, enfin elles laissent apercevoir une zone rétinienne intacte entre elles et la région ciliaire, ce qui n'a pas lieu dans le cas de décollement rétinien. Dans la rétinite dite proliférante, les plaques qui tapissent le fond de l'œil, bien qu'elles masquent sur place les vaisseaux, n'offrent ni la teinte, ni la configuration générale, ni la mobilité, ni la projection en avant de la rétine décollée. Enfin, le diagnostic restera plus ou moins longtemps réservé entre une tumeur et un décollement, et cela avec d'autant plus de raison que parfois les deux lésions coexistent.

La thérapeutique du décollement de la rétine se ressent des obscurités.

de la pathogénie de cette lésion. Sauf dans les cas de décollement suite de myopie progressive, un traitement préventif ne saurait être indiqué ; dans ces cas, il s'agira de combattre la tendance progressive de la myopie dès qu'elle aura été constatée. Quant aux moyens thérapeutiques proposés pour combattre le décollement une fois produit, on peut les classer en médicaux et chirurgicaux.

Les moyens médicaux, qui sont à conseiller surtout quand l'affection est à son début, comprennent en première ligne le repos absolu de l'œil ou plus exactement des deux yeux sous un bandeau compressif, le malade restant couché le plus possible. On évitera ainsi les mouvements de l'organe, qui hâtent l'extension du décollement, et l'on favorisera la résorption du liquide. Dans le but encore de remplir cette seconde indication, on a vanté l'administration à l'intérieur de l'iodure de potassium, les injections sous-cutanées de pilocarpine, les révulsifs au pourtour de l'orbite (frictions mercurielles, vésicatoires, sangsues), les instillations alternatives de collyres à l'atropine et à l'ésérine. Sous l'influence de ces modes de traitement, on peut obtenir des succès. L'obscurité prolongée rehausse, dans une certaine mesure, la sensibilité de la rétine et les malades sont débarrassés plus ou moins longtemps de l'héméralopie caractéristique de leur lésion. En outre, la résorption, plus ou moins complète du liquide sous-rétinien est suivie de recollement des membranes et, au total, l'état de l'œil peut être suffisamment amélioré pour qu'on soit autorisé à le considérer comme guéri. Malheureusement, dans bien des cas, la guérison n'est que temporaire.

Moins efficaces encore, se présentent jusqu'ici, d'une façon générale, les moyens chirurgicaux proposés pour le traitement du décollement rétinien ; quelques succès cependant autorisent à y avoir recours.

Tout d'abord, on eut l'idée d'évacuer à l'extérieur le liquide accumulé sous la rétine ; à cet effet, quand le décollement occupe, comme c'est la règle, le segment inféro-externe de l'œil, il est facile en déplaçant le globe de traverser à son niveau la sclérotique avec la pointe rougie du thermo ou du galvanocautère, avec un couteau de Graefe ou un petit couteau à double tranchant muni d'une rainure et de donner issue au liquide. Un pansement compressif immédiatement appliqué favorisera le recollement de la rétine. On arriverait au même but en se servant d'une seringue aspiratrice au lieu du couteau. Moins recommandable paraît être le drainage de la poche liquide par une anse de fil d'or qui, presque fatalement, s'enkyste et ne remplit plus son rôle, si bien qu'on a proposé de la remplacer par une petite canule également en or, laissée à demeure dans la sclérotique et sous la conjonctive. On a aussi voulu voir, dans l'iridectomie, un moyen de favoriser l'infiltration du liquide sous-rétinien, mais moins encore que la simple ponction sclérale, cette opération a fourni des succès. Au lieu d'évacuer le liquide à l'extérieur, on a voulu le faire repasser en avant de la rétine décollée, et pour cela on a ponctionné la membrane avec le couteau de Graefe, ou avec une aiguille à discision. On a cherché encore à provoquer une inflammation adhésive entre la rétine et la choroïde en répétant de temps en temps des cautérisations galvaniques assez profondes sur la sclérotique au niveau de toute la zone ciliaire.

Enfin, guidé par des vues théoriques spéciales, on a eu recours à des injections irritantes intra-oculaires. Après avoir vidé le liquide sous-rétinien, on a injecté à sa place deux à trois gouttes de teinture d'iode dans le but de provoquer une inflammation adhésive qui fixât la rétine à la choroïde, ou bien on a poussé l'injection dans le corps vitré lui-même, afin d'en combattre la tendance à la rétraction. Récemment, laissant de côté toute explication théorique, on a préconisé la méthode suivante : ponctionner la sclérotique à 8 ou 10 millimètres en arrière du limbe scléro-cornéen, au niveau du centre du décollement, imprimer au couteau de Graefe un quart de rotation pour entre-bâiller légèrement les lèvres de la plaie et faciliter l'issue du liquide sous-rétinien, puis par la même ouverture introduire une fine canule mousse en platine iridié avec arrêt et orifice latéral, adaptée à la seringue de Pravaz, l'engager à une profondeur de 4 à 5 millimètres, et pousser lentement une division ou une division et demie de la solution suivante : teinture d'iode, 5 grammes; iodure de potassium, 25 centigrammes; eau distillée, 5 grammes. — L'évacuation du liquide sous-rétinien a été suivie d'un certain affaissement du globe oculaire, après l'injection qui provoque très peu de réaction. L'affaissement persiste parfois, inquiétant du moins en apparence, puis la tension s'élève peu à peu et tend à redevenir normale tout en restant peut-être définitivement un peu amoindrie (Abadie).

En dernier lieu, on a tenté de guérir le décollement rétinien par l'électrolyse. A cet effet, Abadie enfonce au centre du décollement, et un peu en arrière de la région ciliaire, une tige de platine iridié, dont la pointe dépasse une gaine de gutta-percha. C'est le pôle positif d'un courant continu progressivement amené au débit des neuf ou dix éléments de l'appareil de Gaiffe usité en ophtalmologie (soit 2 à 3 milliampères). Le pôle négatif est appliqué sur le bras du malade. Il suffit de faire passer le courant pendant cinq minutes, ce qui se traduit localement par le développement de petites bulles de gaz. On applique ensuite un bandeau compressif, et si le résultat obtenu n'est pas complet, on reprend les injections sous-conjonctivales de sublimé et les injections sous-cutanées de pilocarpine ou de sublimé.

Schœler, de son côté, pratique l'électrolyse bipolaire, en plongeant les deux pôles positif et négatif dans le décollement, et fait passer pendant environ une minute un courant de trois éléments seulement.

CHAPITRE LXXXIV

TUMEURS DE LA RÉTINE

Les *kystes* de la rétine ont déjà été étudiés à propos de la rétinite séreuse, il ne sera donc question ici que du *sarcome* ou du *gliome* et de la tumeur qui résulte de la présence d'un *cysticerque* dans la rétine ou entre elle et la choroïde.

I. — GLIOME OU SARCOME DE LA RÉTINE

Le *gliome de la rétine* présente comme caractéristique clinique de n'atteindre en général que les jeunes enfants, et d'avoir une évolution essentiellement maligne en raison de ses tendances à la généralisation et à la récidive.

Cette tumeur peut être congénitale et de règle on ne l'observerait pas passé douze ou seize ans; elle présenterait son maximum de fréquence entre deux et quatre ans ou entre six et douze ans suivant les auteurs. Plus fréquente chez les garçons que chez les filles, elle serait favorisée dans son développement par l'hérédité, les traumatismes et la scrofule.

Anatomiquement, cette tumeur siège dans la rétine, plus souvent près du nerf optique que dans le voisinage de l'*ora serrata;* elle apparaît tout d'abord dans les couches granuleuses, ou, d'une façon plus générale, elle se développe aux dépens des éléments conjonctifs de la névroglie. Composé de cellules qui se désagrègent rapidement, le gliome différerait du sarcome, parce qu'il n'altère pas les parois des vaisseaux rétiniens. Quoi qu'il en soit de cette différence, le néoplasme, généralement mou, grisâtre, parfois rosé et translucide, présente souvent des infarctus et des hémorragies interstitielles. Il s'étend peu à peu, envahissant les parties voisines de la rétine, fait saillie tantôt vers le vitré, tantôt du côté de la choroïde, et s'implante dans ces tissus. Après avoir perforé par usure l'hyaloïde, le gliome proémine dans le vitré; des parcelles s'en détachent, et vont se greffer au loin, ou bien les éléments morbides se disséminent dans le réseau lymphatique de la rétine, d'où encore la formation et l'apparition de tumeurs secondaires. Du côté de la choroïde, la tumeur se propage par les voies sanguines et encore par simple envahissement du stroma choroïdien. La membrane, par suite, s'épaissit au niveau des foyers disséminés du néoplasme, qui y présente une consistance plus grande que dans la rétine. Enfin, le nerf optique, lui aussi, se laisse envahir par continuité de tissu ; sa névroglie subit la dégénérescence gliomateuse, remarquable par la teinte jaunâtre que revêt le néoplasme dans le nerf et ses gaines. Du nerf optique, l'affection gagne la cavité crânienne, où elle se manifeste par l'apparition de tumeurs multiples dans les os du crâne, dans les méninges, spécialement au niveau des trous de la base, dans l'encéphale et même dans les vertèbres et la moelle. Mais de plus, à travers les orifices vasculaires de la coque fibreuse, que lui forment, à son début, la sclérotique et les gaines du tronc optique, la tumeur envahit l'orbite; elle y envoie des expansions et forme de véritables tumeurs métastatiques par suite de l'envahissement du système lymphatique. Longtemps indemnes, les ganglions finissent par se prendre, et l'infection, dans certains cas, est assez générale, pour que l'on trouve des foyers morbides dans les os : sternum, côtes, humérus, et dans les viscères, surtout le foie.

La symptomatologie du gliome de la rétine présente, suivant le degré du développement, des différences telles qu'on y reconnaît, au point de vue clinique, trois périodes dites : période de début, période glaucomateuse et période de perforation de l'œil ou de généralisation.

Pendant la première période, aucun signe physique n'attire l'attention, et, comme, de règle, les jeunes enfants atteints de cette affection sont incapables d'exprimer les troubles fonctionnels qu'ils éprouvent, il est bien rare que l'on puisse saisir le début de la tumeur. On aperçoit alors à l'ophtalmoscope, disséminées sur la rétine, de petites taches blanchâtres ou d'un blanc rosé, saillantes, arrondies et nettement circonscrites. Peu à peu elles s'étendent et se fusionnent en une plaque lobulée, blanc jaunâtre, plus ou moins étendue, inégale et parcourue par les vaisseaux dilatés et tortueux. Les parties voisines de la rétine peuvent être décollées et tremblantes. Quant au vitré, il se laisse refouler par la masse néoplasique, masse blanche, chatoyante, offrant à sa surface des vaisseaux irrégulièrement disposés, et qui est parfois appréciable à l'éclairage oblique à travers la pupille dilatée, immobile, à l'aspect chatoyant et métallique (œil de chat amaurotique). L'iris, de plus, est alors repoussé en avant, décoloré et, dans certains cas, la pression exercée par la tumeur luxe le cristallin ou encore provoque son opacification. D'ordinaire la vision s'affaiblit très vite, il ne persiste plus qu'une simple perception quantitative de la lumière.

L'exagération de la tension oculaire caractérise la deuxième période et lui a valu son nom de période glaucomateuse. La pupille s'élargit, la chambre antérieure disparaît, la cornée se distend et devient plus grande

que celle du côté opposé, la sclérotique s'amincit, il se produit un staphylome scléro-cornéen, puis la tumeur apparaît sous la conjonctive,
d'où un chémosis assez prononcé et de l'œdème palpébral. C'est alors la
troisième période ; la coque oculaire est perforée soit au niveau du
cercle scléro-cornéen, soit dans la sclérotique, soit encore par ulcération de la cornée. La tumeur fait saillie au dehors, refoule les paupières
qui deviennent insuffisantes pour recouvrir la masse fongueuse, ulcérée,
rouge jaunâtre, saignante et couverte d'une sanie séro-sanguinolente,
qui peut acquérir le volume du poing. Le patient, qui éprouvait d'abord
des douleurs névralgiques comme dans le glaucome, continue encore à
souffrir. En même temps, le gliome envahit l'orbite, et se généralise,
s'accusant alors par des symptômes — hémiplégie, paralysie, perte de
l'ouïe, de l'odorat, vomissements, accès de fièvre, état cachectique
général, — en rapport avec les manifestations locales de l'infection
gliomateuse. Cette dernière, du reste, peut survenir sans qu'il y ait eu
rupture du globe oculaire.

La marche de l'affection, d'ordinaire assez rapide, varie de quelques
semaines à plusieurs (trois ans et demi) années. Dans certains cas, elle
passe d'un œil à l'autre. De règle, son issue est fatale et, à titre d'exception, on signale la transformation calcaire de la tumeur, aboutissant à
la phtisie de l'œil.

Le diagnostic du gliome rétinien n'offre aucune difficulté une fois la
coque oculaire perforée et l'économie infectée. A son début, on le confondra difficilement avec des exsudations rétiniennes, taches blanches
ou grisâtres, irrégulières, ne faisant pas de relief sur la membrane nerveuse. Il en sera de même de sa confusion possible avec un décollement
rétinien, sauf cependant si ce dernier coexiste avec le gliome. Dans ce
cas, on tiendra compte de l'exagération de la tension oculaire, de la
présence de vaisseaux de nouvelle formation au niveau de la tuméfaction ou à son voisinage, de la présence de petites bosselures, qui ne sont
pas autre chose que des foyers gliomateux. Quant au sarcome de la choroïde, on ne l'observe pas avant quinze ou vingt ans, c'est-à-dire à une
époque de la vie où le gliome ne se développe plus. Seule, la choroïdite
purulente mérite d'être étudiée de près ; elle se reconnaîtra cependant,
parce qu'elle est souvent consécutive à des accidents cérébraux ou à
une méningite cérébro-spinale, parce qu'elle provoque souvent, dès
son début, des phénomènes de réaction inflammatoire, parce qu'elle
donne naissance à des masses d'un aspect plus terne et plus grisâtre à
l'examen ophtalmoscopique, parce qu'elle s'accompagne d'une diminution de la tension oculaire.

Sitôt l'affection reconnue, l'énucléation de l'œil avec résection du nerf
optique s'impose ; on pourra ainsi obtenir des guérisons. On ne saurait
cependant réserver trop longtemps le pronostic ; car si l'on a vu les

récidives survenir en cinq à six semaines, on en a constaté trois et quatre ans seulement après l'opération. La gravité, du reste, de l'affection se trouve considérablement augmentée, quand il y a eu rupture oculaire ou quand il s'agit d'une récidive. Dans ces cas, il faut pratiquer le curage de l'orbite, en détacher le périoste, en ruginer et cautériser la paroi osseuse, et encore le succès de cette grave intervention est bien aléatoire.

II. — CYSTICERQUES DE LA RÉTINE

En raison de la résistance qu'oppose à la migration du scolex la rétine et l'hyaloïde, on observe deux fois plus de *cysticerques* dans la rétine que dans le corps vitré.

A l'ophtalmoscope, on aperçoit, au fond de l'œil, un corps arrondi, de dimensions variables; il est blanc bleuâtre, à bords nettement dessinés et brillants, parcourus à sa surface par les vaisseaux rétiniens.

Parfois une tache claire indiquerait la position du cou ordinairement invaginé du cysticerque, et comme signe pathognomonique, on apercevrait des mouvements alternatifs de retrait et d'expansion de la poche. Ultérieurement l'aspect de la lésion se modifie; la rétine devient opaque, laiteuse au niveau de la tumeur que n'indique plus qu'un reflet luisant, parfois jaune doré. Le corps vitré aussi s'altère, ses couches voisines du cysticerque se troublent; il devient le siège d'opacités particulières, ce sont des voiles superposés, chargés de plis et de raies et retenus au voisinage du corps étranger.

La présence d'un cysticerque dans la rétine près du pôle postérieur, détermine un scotome central qui tend à s'agrandir; moins gênant quand les régions équatoriales sont le siège de la lésion, le trouble fonctionnel aboutit d'ordinaire à la cécité en trois à dix-huit mois.

Si le cysticerque reste sédentaire, il peut s'enkyster, et l'œil conserver sinon ses fonctions du moins sa forme. Mais, en général, il se déplace, pénètre dans le vitré ou gagne la zone ciliaire; alors, plus ou moins tardivement, se déclare une irido-choroïdite aiguë suppurée ou une irido-choroïdite subaiguë, qui entraîne l'atrophie de l'œil ou même des accidents sympathiques.

La gravité du pronostic démontre l'utilité d'un diagnostic précoce. Celui-ci tout d'abord est facile, quand la rétine et le corps vitré ont conservé leur transparence; lorsqu'il n'en est plus ainsi, l'aspect brillant de l'opacité rétinienne, la forme particulière des flocons du corps vitré, la diminution de la tension oculaire, enfin l'existence primitive d'un scotome central progressif permettront de songer au cysticerque.

Le traitement doit varier suivant l'état de la vision du sujet. Si elle est encore bonne, il y a lieu de pratiquer l'extraction du cysticerque. Après avoir déterminé sa position, l'on met à nu à ce niveau la sclérotique, au besoin en sectionnant un muscle droit pour permettre de faire basculer le globe oculaire; puis, au point voulu, on incise prudemment la coque oculaire et l'on s'efforce de retirer le cysticerque sans donner issue au corps vitré. Une fois celui-ci sorti, après ou sans suture scléroticale, on rétablit la continuité du muscle s'il y a lieu.

Lorsque la vision est mauvaise, pour éviter le danger de voir l'œil se vider par la plaie scléroticale, on cherchera à tuer le parasite en le ponctionnant avec la pointe aiguë d'un galvanocautère. Enfin, si la vision est perdue, et si par suite l'œil est le siège d'accidents irritatifs susceptibles de faire craindre une ophtalmie sympathique, l'énucléation s'impose.

DOUZIÈME PARTIE

NERF OPTIQUE

En plus des *anomalies de développement* et des *traumatismes* auxquels il est exposé, le nerf optique présente des *désordres de vascularisation* tantôt par défaut — *anémie* — tantôt par excès — *hypérémie* et *inflammation*, et des altérations de ses éléments nerveux et conjonctifs qui constituent une *atrophie*, enfin il est parfois le siège de *tumeurs*.

CHAPITRE LXXXV

ANOMALIES DU NERF OPTIQUE

L'absence du nerf optique a été signalée à diverses reprises ; à sa place l'on trouvait un cordon fibreux dépourvu d'éléments nerveux. Parfois son absence coexistait avec celle du chiasma et des anomalies variables du côté des centres nerveux.

L'atrophie du tronc nerveux, son peu d'épaisseur, son aplatissement, constituent encore des lésions de développement ; il en est de même lorsqu'il est réduit à son seul névrilème.

La particularité la plus importante à signaler ici est la coexistence constante de ces désordres avec la microphtalmie et l'anophtalmie. Pour Picqué, lorsque le globe oculaire est bien développé, on observe, non un développement incomplet du nerf optique, mais des désordres pathologiques dus à la névrite optique héréditaire ou à l'atrophie optique de la papille.

Nous nous occuperons ici du *colobome du nerf optique* et des *prolongements de la lame criblée.*

I. — COLOBOME DU NERF OPTIQUE

L'anomalie congénitale du nerf optique appelée *colobome* est caractérisée à l'ophtalmoscope par un élargissement et une excavation du disque optique d'étendue variable. Son pourtour est d'ordinaire limité

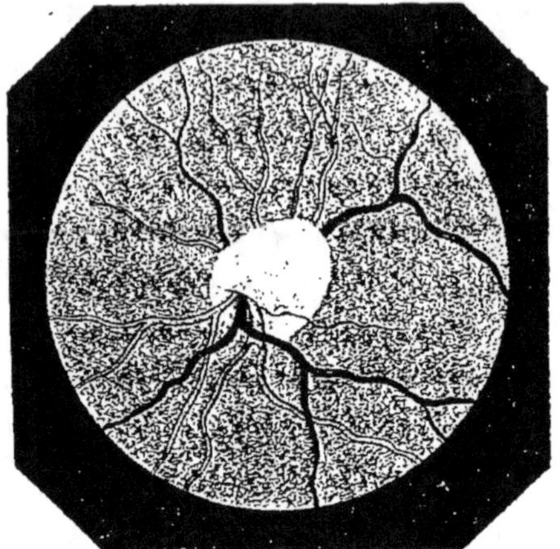

Fig. 206.
Colobome du nerf optique.

par un anneau de pigment et à sa surface les vaisseaux centraux sont
répartis irrégulièrement.

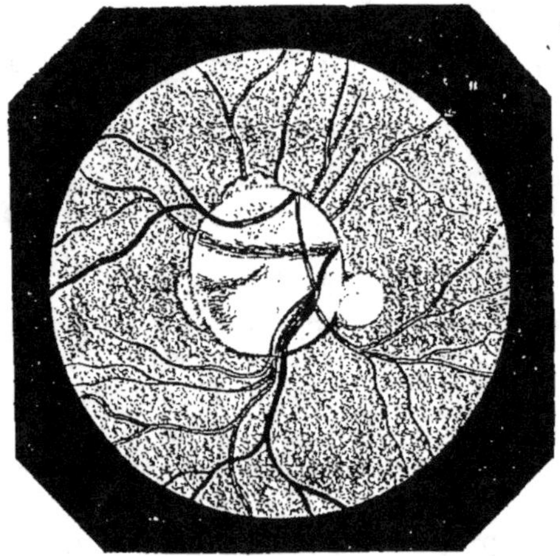

Fig. 207.
Colobome du nerf optique.

A un moment très voisin du début de l'évolution du nerf optique, il
est survenu une difficulté dans la fermeture de la fente optique (déve-

loppement trop puissant du bouchon mésoblastique ou de la portion invaginée de l'oculo-pie-mère) et par suite les deux bords de la gouttière optique se sont réunis tardivement ou irrégulièrement. Or, le pédoncule optique n'est qu'un organe conducteur pour les fibres optiques: celles-ci, ne pouvant combler la partie antérieure du pédoncule restée trop large, s'étalent le long de la gaine interne.

De plus, les vaisseaux émergent de la profondeur de la cavité, et, à l'examen à l'image droite, la papille présente en allant de haut en bas :

1° Un croissant rosé demi-circulaire, dont le bord convexe forme la limite de la papille et de la rétine, tandis que son bord concave, tranchant, surplombe le reste de la surface papillaire.

2° Une cavité limitée par le bord précédent au-dessous duquel elle semble s'engager; mieux un plan incliné d'un blanc éclatant qui, en descendant vers le pôle inférieur de la papille, s'élève progressivement pour atteindre le niveau de la rétine, dont il est séparé par un rebord plus ou moins net.

3° Des vaisseaux, branches artérielles et veineuses, dont les unes, les plus nombreuses, émergent de dessous le bord du croissant pour s'infléchir sur lui, dont les autres s'étalent sur le plan incliné inférieur.

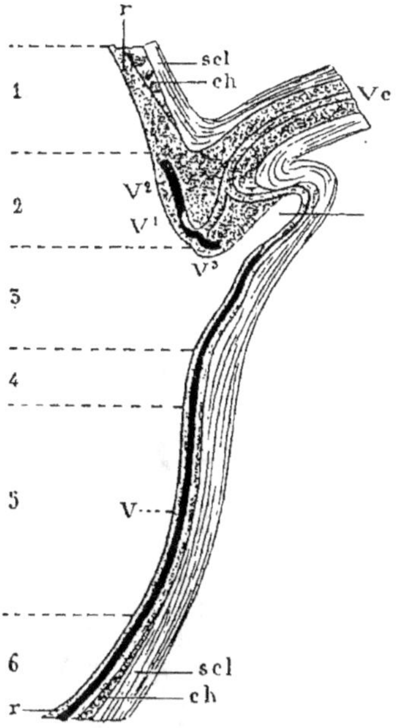

On peut résumer d'un mot les caractères anatomiques de cette lésion en disant avec Arlt qu'elle semble avoir été faite en refoulant avec le pouce la région située immédiatement au-dessous du nerf optique.

La portion déprimée occupe en général le segment inférieur de la papille,

Fig. 208.

Coupe schématique verticale d'un colobome du nerf optique. (Van Duyse.)

r, rétine; — *ch*, choroïde; — *scl*, sclérotique; — C, colobome, ectasie sous-papillaire; — V, V', V², veines centrales; — 1, fond d'œil normal; — 2, portion de la papille en position normale; — 3, portion déprimée de la papille et de son pourtour; — 4, rebord légèrement saillant; — 5, portion de la rétine plus ou moins modifiée et tapissée en l'absence de la choroïde par le prolongement de la gaine du nerf optique (sclérotique): — 6, fond d'œil normal, choroïde présente.

mais il peut siéger en d'autres points de la périphérie et, dans certains cas, cette dernière est entourée par un anneau colobomateux, véritable staphylome péripapillaire. La genèse de cet anneau s'explique sans difficulté, si l'on se rappelle qu'à un moment donné la fente optique coiffe le nerf optique. Que le trouble de développement intéresse tout le pourtour du nerf, il se forme un colobome en anneau ; que le désordre se limite en un point, le colobome est partiel et de règle il se voit en bas, là où la fente optique se ferme en dernier lieu. Dans certains yeux il semble encore que le trouble d'évolution se soit propagé au feuillet proximal et que l'on ait en réalité un colobome rudimentaire caractérisé par une ectasie du plancher oculaire se prolongeant sous le nerf optique. Alors il y a continuité parfaite entre le colobome du nerf optique et le colobome partiel de la choroïde.

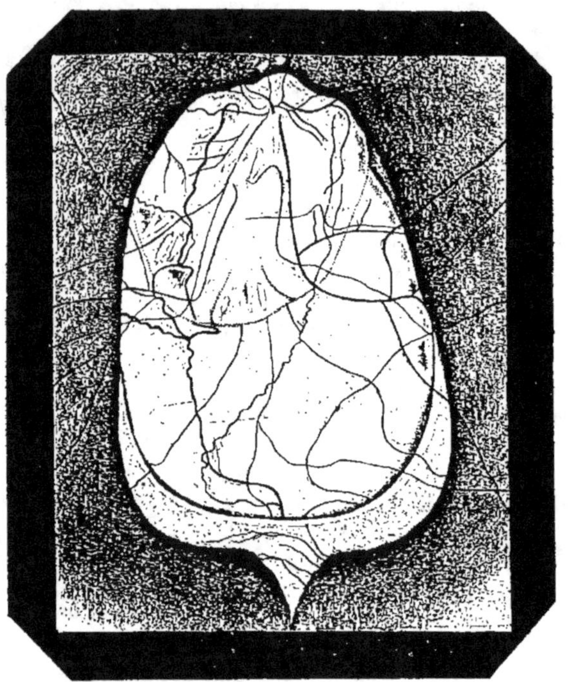

Fig. 209.
Colobome de la gaine du nerf optique.

En plus de l'aspect particulier du fond de l'œil, la lésion se traduit encore assez souvent par une diminution de l'acuité visuelle que Fuchs considère comme une conséquence d'un développement défectueux de la rétine. L'état de la réfraction oculaire, en effet, ne suffit pas pour l'expliquer. Le plus souvent il existe de la myopie, mais parfois aussi de l'hypermétropie ; l'astigmatisme est plus ou moins prononcé, et cependant de près les myopes ne voient pas bien ; de loin, après correction, quelle que soit l'amétropie, l'acuité visuelle reste défectueuse.

II. — PROLONGEMENTS DE LA LAME CRIBLÉE

Les anomalies de la papille, résultant d'une disposition spéciale de la lame criblée, ont été étudiées par Masselon, qui en admet trois variétés.

La plus fréquente consiste dans un *prolongement plus ou moins accusé du tissu connectif* qui, au lieu de s'arrêter au niveau de la lame criblée, se continue le long des vaisseaux à travers la papille qu'il déborde parfois. Lorsque la lésion est bien nette, on voit émerger de

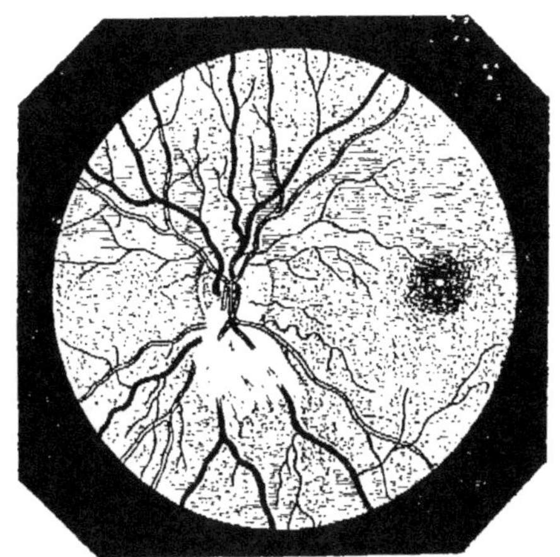

Fig. 210.
Fibres opaques du nerf optique et de la rétine.

l'excavation physiologique des productions qui, tranchant en clair sur les parties voisines, cheminent le long des vaisseaux, sous forme de bandelettes à contours irréguliers, formées de stries parallèles ou entre-croisées, qui s'étendent çà et là dans le tissu papillaire ou sautent au-dessus des vaisseaux et particulièrement au-dessus des veines.

Parfois les productions fibreuses de la papille, au lieu de naître en son centre, apparaissent en un point variable; elles proviennent alors du *tissu fibreux sclérotical* et forment une plaque blanchâtre, indépendante des vaisseaux, laquelle le plus souvent ne peut être poursuivie au delà du bord de l'excavation physiologique-

Enfin les fibres, qui normalement émanent de la *choroïde* pour venir concourir, dans une mesure restreinte, à la formation de la lame cri-blée, sont susceptibles de se développer au point de constituer, au côté temporal de la papille surtout, des traînées blanchâtres. Celles-ci naissent manifestement de la limite choroïdienne, où elles commencent d'une façon brusque, recouvrent l'anneau sclérotical et se perdent dans le tissu de la papille.

On ne confondra pas ces productions anormales, dues à des prolongements de la lame criblée, avec les plaques de fibres opaques, parce que ces derniers éléments ont toujours une direction radiée et s'échappent toujours de la papille. De plus toujours sur une certaine étendue, la fibre a perdu sa gaine de myéline, si bien que les plaques de fibres à double contour ne touchent le plus souvent la papille que par leur bord et prennent surtout leur développement dans la rétine voisine.

Ces variétés anatomiques ne s'accompagnent, en général, d'aucun trouble fonctionnel particulier; leur connaissance est utile, car dans un cas donné, elle permettra de ne pas les invoquer comme cause du désordre visuel accusé par le malade.

CHAPITRE LXXXVI

BLESSURES DU NERF OPTIQUE

De toutes les *blessures du nerf optique*, les plus fréquentes résultent des lésions du canal optique ; les connexions intimes du tronc nerveux avec sa gaine osseuse expliquent que les fractures à ce niveau retentissent par compression et contusion sur lui, soit par suite d'une infiltration sanguine, soit par déplacement d'une esquille, soit lors de la formation du cal. Les agents du traumatisme, dans d'autres cas, tantôt rompent le nerf par arrachement, tantôt le broient ou le sectionnent au point même où ils le frappent. L'*arrachement* du nerf se traduit par la rupture de son insertion oculaire, lorsque la violence a été exercée (coup de parapluie ou de corne) avec un corps, qui à la fois fixe le globe de l'œil contre les parois de l'orbite et refoule le nerf optique en arrière, en le chargeant sur un plan d'une largeur suffisante pour qu'il ne puisse s'échapper ou en l'emboîtant dans une fourche. Plus facile encore est l'arrachement au niveau du trou optique par traction, ainsi qu'en témoigne le cas classique de l'ivrogne qui, en tombant contre une porte, laisse son œil accroché à l'anneau d'une clef ou du fou furieux qui s'arrache le globe avec ses doigts[1] et quelques faits malheureux d'élongation du nerf (Pamard). Enfin le corps vulnérant est un stylet, un fleuret ou un projectile, grain de plomb ou balle, qui dans leur course à travers l'orbite rencontrent le nerf, le *contusionnent* ou le *sectionnent*. Un coup de feu d'enfilade peut même intéresser les deux troncs optiques, soit dans leur continuité orbitaire, soit au niveau de leur portion crânienne et causer ainsi une cécité double.

Si on laisse de côté les cas, où la lésion du nerf s'accompagne de déplacement persistant du globe plus ou moins contus, la symptomatologie des blessures du tronc optique se réduit au point de vue subjectif à des amauroses ou des amblyopies, qui se montrent sous trois aspects différents : 1° elles suivent *immédiatement* l'accident et *persistent* ensuite sans changement ; 2° elles suivent *immédiatement* ou non le trauma-

(1) DESPAGNET. Société d'ophtalmologie de Paris, 1892.

tisme, mais *diminuent* ou *disparaissent* plus tard; 3° enfin elles n'apparaissent qu'un certain temps après la blessure.

Les premières résultent d'une lésion immédiate et définitive du tronc nerveux, souvent au niveau du canal optique. Alors survient après des semaines une atrophie de la papille, dont la teinte est d'un blanc mat uniforme et dont l'absence de réseau capillaire contraste avec l'intégrité des vaisseaux centraux. D'autres fois la papille présente tout d'abord une infiltration sanguine, et plus tard, après son atrophie, on constate autour d'elle un anneau pigmentaire ou des dépôts à sa surface, tous indices de l'épanchement sanguin dans les gaines optiques. Enfin lorsque la continuité du tronc nerveux est intéressée dans sa partie terminale près du globe, après pénétration des vaisseaux centraux, l'ischémie est complète et parfois, si la contusion a porté sur le globe lui-même, on constate des hémorragies rétiniennes et choroïdiennes. Au bout de quelques jours la circulation se rétablit, mais sur le fond opalescent de la papille et de son pourtour il est impossible de distinguer les veines des artères. Cette vascularisation, du reste, dure peu et finalement la papille se montre d'un blanc intense sans vaisseaux, mais nettement limitée et tranchant sur le fond rétinien, dont la teinte est plus pâle.

Lorsqu'une cécité immédiate ou établie rapidement, qu'elle soit complète ou non, s'améliore, l'on est en droit de penser à l'intervention d'une compression sanguine; tandis que la lenteur d'apparition du trouble visuel et de l'atrophie optique fera soupçonner une compression nerveuse par un cal de fracture ou quelque altération secondaire des méninges ou du cerveau.

L'on est en droit d'espérer quelque résultat thérapeutique après les blessures du nerf optique, lorsque la cécité n'est pas complète et qu'elle s'amende spontanément; alors les injections de strychnine et l'emploi des courants continus auront parfois quelque efficacité.

CHAPITRE LXXXVII

TROUBLES CIRCULATOIRES

I. — ANÉMIE DU NERF OPTIQUE

La diminution de l'afflux sanguin dans le nerf optique ou mieux dans la papille optique, seule visible pour le clinicien, résulte de causes variées : tantôt il s'agit d'une manifestation d'un état anémique général, tantôt il existe une entrave spéciale à la vascularisation du tronc nerveux.

L'*anémie de la papille* s'observe chez les personnes dont l'hématose est altérée, soit à la suite de pertes sanguines abondantes et répétées, soit du fait d'intoxications diverses (paludisme, plomb, alcool, oxyde de carbone), soit encore comme conséquence des cachexies, quelle que soit la cause de la misère physiologique.

Localement un traumatisme peut entraver le cours du sang dans les vaisseaux centraux ou être le point de départ de modifications circulatoires du réseau capillaire, que fournissent à la papille le réseau vaginal et le cercle scléral, modifications qui aboutissent à l'atrophie papillaire. Enfin la suppression de la circulation dans les vaisseaux centraux s'observe encore, passagère il est vrai, au moment de l'attaque d'épilepsie.

L'examen ophtalmoscopique, qu'il est avantageux de pratiquer avec un éclairage faible, doit porter et sur l'aspect des vaisseaux centraux et sur l'état du réseau capillaire de la papille. Du côté des vaisseaux on note une réduction de calibre, qui tout d'abord s'accompagnerait d'un état rubané avec élargissement du reflet central, conséquences de l'aplatissement du cylindre sanguin trop faible pour équilibrer complètement la tension intraoculaire. Toutefois le rapport entre le calibre des veines et des artères persiste et les dernières disparaissent plus tôt que leurs satellites. Le coloris de ces troncs vasculaires est également modifié par suite d'une diminution d'épaisseur de leur contenu sanguin; il en résulte que dans les degrés extrêmes, si l'on explore avec un éclairage quelque peu intense, il devient difficile d'apercevoir les artères sur le fond rétinien jaune rougeâtre, tandis que les veines, quelque minces qu'elles soient devenues, tranchent encore comme des traits fins, grâce à leur coloration plus intense. D'après Delorme, pendant la syncope, les veines centrales se réduisent à un simple filet blanc jaunâtre. Quelques minutes après la mort, l'on est frappé par la blancheur de la papille, la disparition ou la diminution très considérable à son niveau du calibre des vaisseaux, qui, sans changement sur le reste de la rétine, disparaissent bientôt, pendant que cette membrane se trouble et devient d'un blanc mat.

Lorsque la circulation du réseau capillaire est diminuée, la papille perd la coloration rosée de sa zone moyenne et sur toute sa surface apparaît la teinte blanc bleuâtre de la lame criblée.

En regard de ces signes ophtalmoscopiques, les symptômes fonctionnels sont très variables; tantôt il existe une cécité complète, tantôt la vision est conservée presque intacte. A cela rien d'étonnant, car la nutrition des éléments tactiles de la membrane, assurée par la choroïde, peut ne pas souffrir du trouble vasculaire du nerf optique et ce n'est que plus tard que les conducteurs nerveux deviennent incapables de remplir leur fonction. Il y a entrave non à l'impression lumineuse, mais à sa transmission. Dans d'autres cas, l'anémie papillaire survient du fait d'un traumatisme, qui a rompu le nerf au niveau du segment parcouru par les vaisseaux centraux, alors elle se montre aussitôt que la cécité. Si la rupture est plus voisine du trou optique, la cécité existe tout d'abord et plus tard apparaissent les modifications vasculaires de la papille. Enfin, au moment de l'attaque épileptique, le spasme vasculaire entraîne une obnubilation, une perte de vision, liées sans doute à l'état des centres visuels tout autant qu'à celui de leur expansion périphérique.

II. — HYPERÉMIE ET HÉMORRAGIE DE LA PAPILLE

Les nombreuses variétés d'aspect physiologique de la papille examinées à l'ophtalmoscope rendent bien difficile le diagnostic de son *hypérémie*. Cette remarque a déjà été faite au chapitre qui traite de l'hypérémie de la rétine, où il a été question des changements survenus dans l'aspect de la papille.

A propos de la névrite optique, il y aura encore lieu de parler des modifications dues au trouble de la circulation papillaire. De même les *hémorragies de la papille* ont été étudiées en même temps que les apoplexies de la rétine.

III. — HÉMORRAGIES VAGINALES ET APOPLEXIES DU NERF OPTIQUE

A la suite des fractures du canal optique, à la suite de troubles circulatoires dans la veine ophtalmique et le sinus caverneux, du sang s'épanche parfois sous la gaine du nerf optique. Il pourrait même s'y produire une infiltration sanguine dans certaines hémorragies cérébrales ou méningites hémorragiques. Indépendamment des traumatismes du tronc optique lui-même, qui peuvent provoquer des *hémorragies vaginales* et des *apoplexies*, dans l'épaisseur du tronc nerveux, ces dernières ont été signalées comme conséquence d'altération athéromateuse du réseau capillaire du nerf optique (affections cardio-vasculaires), ou encore dans le cours d'infections générales (variole hémorragique).

En général ces lésions se traduisent par des troubles fonctionnels et des phénomènes ophtalmoscopiques analogues le plus souvent à ceux qui caractérisent l'embolie de l'artère centrale de la rétine. Toutefois le tableau clinique est moins bien dessiné et la vision n'est pas toujours fatalement abolie.

Comme signe tardif de ces hémorragies vaginales et interstitielles du nerf optique, Abadie insiste beaucoup sur l'apparition d'un arc pigmentaire sur le pourtour de la papille ou de dépôts de pigment à sa surface. Toutefois il ne faudrait pas vouloir généraliser et considérer tous les dépôts de pigment papillaire ou péripapillaire comme indices d'hémorragie.

Le pronostic de ces hémorragies est souvent sérieux, étant donné qu'elles ont de la tendance à provoquer l'atrophie du nerf optique, et que la thérapeutique offre peu de ressources pour favoriser leur résorption. Sauf contre-indications d'ordre général, on aura recours à l'application des ventouses Heurteloup ou de sangsues au niveau de la tempe, peut-être aux mercuriaux et à l'iodure de potassium. Enfin on combattra la tendance à l'atrophie par les injections de strychnine et les courants continus.

CHAPITRE LXXXVIII

AFFECTIONS INFLAMMATOIRES ET ATROPHIQUES DU NERF OPTIQUE

Sous cette rubrique trouveront places le *névrites optiques* et les *atrophies du nerf optique*, bien que parmi ces dernières certaines évoluent indépendamment de tout travail inflammatoire.

I.— NÉVRITES OPTIQUES

On classe comme *névrites optiques* des altérations du nerf optique très différentes par la cause qui les a produites, comme aussi par leur siège et leur nature; et, faute d'examens anatomiques nombreux, il est encore impossible de mettre au point cette question, étant donné surtout que le nerf de la deuxième paire n'est pas absolument identique aux autres nerfs périphériques. La présence d'une trame névroglique autour des tubes à myéline, l'absence de gaine de Schwann et de segments interannulaires sur le trajet de ces tubes, enfin la communication des espaces vaginaux du tronc nerveux avec les cavités méningées, constituent autant de dispositions spéciales, qui ne permettent pas de confondre absolument la névrite optique et la névrite d'un nerf quelconque. Enfin les auteurs s'accordent à attribuer un rôle particulièrement important au canal optique qui, enserrant le nerf, favorise à son niveau les troubles circulatoires et les lésions nutritives qui en résultent.

La névrite optique peut être provoquée par un traumatisme, la compression d'une tumeur ou l'inflammation d'un organe voisin ; elle survient dans le cours de maladies générales, en particulier par propagation d'une inflammation méningée ou cérébrale, et, ici, il y a lieu de signaler la névrite optique consécutive à l'insolation. Dans quelques cas encore, la cause de la maladie échappe absolument.

L'on comprend qu'un traumatisme soit cause de névrite, mais son mode d'action et les désordres produits doivent varier suivant que le trauma est aseptique ou infectieux.

En second lieu rien n'est plus simple que d'admettre la propagation au nerf par continuité du tissu de toutes les phlegmasies, qui occupent les parties molles de l'orbite ou les parois du canal optique. Toutefois l'absence ordinaire de ces lésions inflammatoires sur la gaine externe du tronc nerveux et leur localisation habituelle sur la gaine interne plaide dans une certaine mesure contre cette manière de voir ; puis le peu de tendance dans ces cas à l'extension du processus morbide le long du nerf s'explique difficilement, si l'on veut accorder aux voies lymphatiques le rôle prépondérant que certains leur reconnaissent dans le processsus des névrites d'origine centrale.

L'on attribue encore la névrite optique à la simple compression par les tumeurs de l'orbite ou les tuméfactions de sa coque osseuse. A vrai dire, envisagée au point de vue de la névrite en général, la compression ne peut être admise comme cause d'inflammation qu'à la faveur du vague qui flotte encore sur la définition même du terme inflammation. En réalité, dans les examens anatomiques pratiqués, l'on a trouvé de l'atrophie du nerf optique, que l'on a supposée avoir été précédée par une poussée de névrite.

Plus embarrassante encore est la pathogénie de la névrite optique, quand elle se montre comme symptôme d'une tumeur cérébrale.

Pour de Graefe, la tumeur par son volume augmente la tension intra-crânienne et gêne ainsi la circulation veineuse dans le sinus caverneux d'abord, puis par l'intermédiaire de la veine ophtalmique et de sa branche, la veine centrale, dans l'extrémité terminale du nerf optique et la rétine. De là une imbibition du tronc nerveux, qui s'étrangle sur l'orifice inextensible de la sclérotique. Malheureusement cette théorie séduisante par sa simplicité repose sur une erreur anatomique ; la veine ophtalmique communique largement avec la veine angulaire, branche de la faciale, et par suite le cours du sang ne saurait y être entravé par la compression du sinus caverneux.

Suivant Schwalbe l'excès de pression intra-crânienne, causé par la tumeur cérébrale, chasserait le liquide céphalo-rachidien dans l'espace vaginal du nerf optique d'où son étranglement. L'existence d'une augmentation de pression intra-crânienne est du reste loin d'être prouvée. Pour Parinaud la névrite optique résulte d'une gêne de la circulation lymphatique consécutive à l'œdème cérébral suite d'hydrocéphalie, cette dernière étant causée par une tumeur cérébrale par exemple, fait qui, il est vrai, s'observe rarement comme phénomène initial, c'est-à-dire au moment où souvent débute la névrite optique. De son côté, Deutschmann, se basant lui aussi sur la continuité des espaces vaginaux et méningés, veut voir dans la névrite optique le résultat de l'action d'une lymphe infectée, qui porte jusqu'à l'œil des microorganismes partis de la tumeur cérébrale. Les expériences apportées à l'appui de cette théorie sont loin d'être probantes.

Reste la simple propagation de l'inflammation par continuité de tissus des méninges à la papille en passant par le nerf optique, quels que soient le caractère et le siège anatomique du processus. A l'appui de cette pathogénie l'on peut signaler que les tumeurs cérébrales, qui s'accompagnent de névrite optique, sont le plus souvent, en outre des abcès du cerveau, des gommes, des tubercules, des gliomes, des kystes à entozoaires, c'est-à-dire des néoplasies très propres à développer des foyers de méningite. Toutefois la coexistence d'une méningite est loin d'être prouvée pour tous les cas de tumeur cérébrale avec névrite optique.

Cette propagation de l'inflammation par continuité de tissu des méninges et des gaines optiques sera encore admise dans la névrite consécutive aux méningites : il peut en être de même dans quelques cas d'encéphalite. La cause même de la maladie primitive — traumatisme, infection générale ou locale — devient ainsi cause de la névrite.

Enfin, parmi les causes de la névrite optique, il convient encore de signaler certaines maladies générales, qui affectionnent le système nerveux, en particulier la syphilis et, d'après Panas, la blennorrhagie, puis les intoxications par le plomb, l'alcool, le tabac. Ces [diverses causes morbides peuvent avoir une influence directe sur la nutrition du nerf optique, ou elles l'intéressent indirectement après avoir provoqué des tumeurs cérébrales ou des méningites. En dernier lieu, indépendamment de certains cas de névrite, dont l'étiologie reste inconnue, il existe des cas de névrite héréditaire.

La *névrite optique héréditaire* frappe généralement plusieurs enfants d'une même famille, surtout les garçons, et rarement l'hérédité est directe, les parents sont indemnes. L'on ignore le pourquoi de ce désordre héréditaire, qui apparaît vers douze ou treize ans, exceptionnellement après trente, qui débute de règle par l'œil droit. La névrite optique héréditaire, bien connue depuis les travaux de Leber et de Prouff se traduit à l'ophtalmoscope surtout par un œdème des fibres périphériques et de la gaine. Le plus communément elle produit un scotome central avec ou sans rétrécissement concentrique du champ visuel. Elle se termine par une atrophie partielle du nerf optique, qui reste stationnaire[1].

L'anatomie pathologique des névrites optiques, a-t-il déjà été dit, présente encore bien des points obscurs. Avec de Wecker, nous étudierons successivement : 1° l'hydropisie des gaines ; 2° la périnévrite ; 3° l'œdème ; 4° la névrite du tronc avec ses lésions ultimes ; 5° les altérations du segment intra-oculaire du nerf optique ; 6° celles qui se localisent particulièrement au niveau du canal optique.

____

(1) DESPAGNET. Société française d'ophtalmologie, 1892. — KŒNIG. Société française d'ophtalmologie, 1894.

L'*hydropisie des gaines* pour certains auteurs résulte d'une accumulation de liquide encéphalique chassé par un excès de tension, pour d'autres c'est un exsudat inflammatoire formé sur place. La distension des gaines donne au tronc l'aspect d'une ampoule fusiforme; il est parfois doublé ou triplé d'épaisseur et comme étranglé à son point d'implantation sclérotical. Tantôt la gaine externe surdistendue offre une certaine transparence, tantôt elle flotte pour ainsi dire autour de la collection liquide moins abondante. Celle-ci est claire, ne renferme que peu d'éléments figurés, ou louche, elle est mélangée de leucocytes, de masses fibrineuses. Dans les cas anciens, c'est une masse gélatineuse. D'abord il y a infiltration dans les mailles du réseau arachnoïdien, puis les faisceaux de la gaine arachnoïdienne s'infiltrent eux-mêmes, s'épaississent, et les gaines externes et internes, elles aussi, sont exposées au même désordre.

C'est particulièrement la gaine piale, qui se trouve altérée en même temps que la gaine arachnoïdienne dans la *périnévrite*. Le tissu arachnoïdien est épaissi par suite de l'infiltration de ses trabécules et de la prolifération de ses cellules endothéliales, il forme une masse grisâtre, grumeleuse, qui contribue à constituer le tissu altéré de la gaine piale. Enfin la gaine durale elle aussi, en plus d'une infiltration cellulaire le long des vaisseaux qui la traversent, peut présenter un épaississement sensible. Ces changements de tissu s'accompagnent d'une oblitération partielle ou totale des espaces lymphatiques et aboutissent à une rétraction, qui entrave la nutrition du tronc nerveux, soit par oblitération des vaisseaux vaginaux, soit par compression. De là la venue de la *névrite*.

Comme ses gaines, le nerf optique peut être le siège d'un *œdème*, simple imbibition séreuse pour certains, œdème inflammatoire pour d'autres. Il accompagne d'ordinaire l'hydropisie des gaines dans le cas de tumeurs cérébrales ou de méningite. D'après Poncet, les faisceaux de fibres nerveuses sont très élargis, dissociés par des vésicules œdémateuses, sans noyau, incolores, à contours fins, et granuleuses. Ces lésions s'observent surtout au niveau de la papille dont le réseau capillaire est anormalement injecté.

Dans sa longueur, le tronc présente, suivant les cas, les altérations de la névrite interstitielle ou parenchymateuse. La *névrite interstitielle* accompagne d'ordinaire la périnévrite : tout d'abord il y aurait de l'hyperémie, des apoplexies capillaires, puis une infiltration cellulaire du tissu interstitiel, surtout au pourtour des vaisseaux. Enfin, comme conséquence, la fibre nerveuse est altérée; si l'affection a progressé lentement, il survient une sorte de dégénérescence grise, la fibre nerveuse s'est amincie, est devenue diaphane, gélatineuse. Autrement la sclérose rapide entraîne la disparition du tissu nerveux comprimé. Le nerf est transformé en un cordon fibreux. A la suite d'irritations chroniques du tronc nerveux, on a constaté sa *dégénérescence colloïde*, et à la suite d'altérations atrophiques très anciennes sa *dégénérescence calcaire*. Quant à la *névrite parenchymateuse*, elle est laissée dans l'ombre par les auteurs; c'est seulement lorsqu'elle est ancienne et qu'elle a envahi la plupart des tubes nerveux d'un nerf qu'on peut la reconnaitre à l'œil nu. Le cordon est diminué de volume, non induré, grisâtre. Histologiquement, le tissu conjonctif est intact, et les tubes nerveux altérés, renflés et étranglés par suite de la segmentation de la myéline; les cylindres d'axe puis la myéline disparaissent, et alors la lésion devient incurable.

Les altérations du segment intraoculaire du nerf optique ont été très étudiées, surtout par l'examen à l'ophtalmoscope, ce qui est insuffisant pour en préciser la nature. Du reste, l'aspect de la papille ne présente pas de modifications dans tous les cas de névrite : lorsqu'elle paraît altérée, on dit qu'il y a ou *papillite* ou *papillo-rétinite*, suivant que les désordres sont bornés à la papille ou ont atteint la zone rétinienne péripapillaire. Dans certains cas, un segment du disque papillaire seul est altéré.

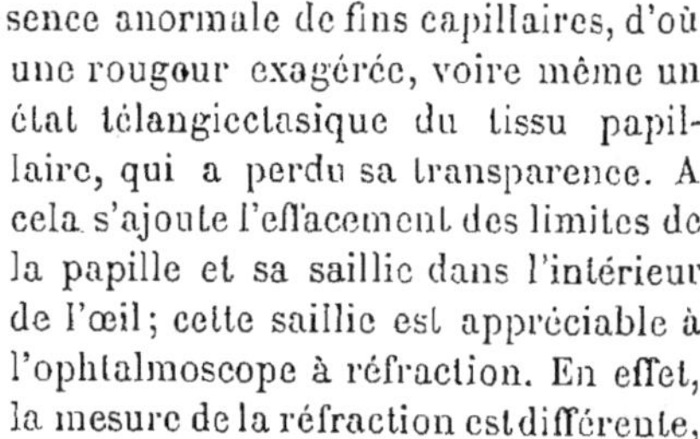

La *papillite* se traduit par le rétrécissement des artères centrales, l'hyperhémie avec tortuosité des veines, la présence anormale de fins capillaires, d'où une rougeur exagérée, voire même un état télangiectasique du tissu papillaire, qui a perdu sa transparence. A cela s'ajoute l'effacement des limites de la papille et sa saillie dans l'intérieur de l'œil; cette saillie est appréciable à l'ophtalmoscope à réfraction. En effet, la mesure de la réfraction est différente, si l'on prend comme repère un point situé en son centre ou à sa périphérie. On peut encore apprécier le soulèvement de la papille par le mouvement parallactique plus ou moins prononcé qu'elle subit lors de l'examen à l'image renversée.

Fig. 211.
Névrite optique.

La papille tuméfiée enfin est caractérisée encore par l'aspect des vaisseaux, dont les dilatations et étranglements par places résultent de l'incidence sous laquelle ils sont vus. A un degré plus prononcé, de petites hémorragies se montrent sur la papille et autour d'elle, jusque dans la région maculaire; peu abondantes, localisées dans la couche des fibres nerveuses, allongées en flammèches, accentuant la disposition striée à direction rayonnée de ces dernières, elles se trouvent au voisinage des grosses veines auxquelles elles sont parallèles. Des exsudats nombreux sont disséminés soit sur la papille, soit à son pourtour. De leur côté, les fibres nerveuses, dans leur parcours papillaire et dans une petite étendue de la rétine, sont gonflées, elles ont perdu leur transparence, elles forment des plaques striées blanchâtres, légèrement saillantes. Le long des vaisseaux encore apparaît une double ligne blanche, qui vient se juxtaposer aux deux lignes rouges qu'ils dessinent : il y a *péri-vasculite*. Enfin, la rétine elle-même est boursouflée, elle peut atteindre le niveau de la papille qui, quoique surélevée, paraît moins saillante que précédemment : on dit alors qu'il y a *papillo-rétinite*.

Suivant le degré qu'elles ont atteint, les lésions papillaires aboutissent au retour complet à l'état normal, ou à la dégénérescence atrophique partielle ou totale. S'il y a eu papillite, la rougeur a disparu, d'abord près du bord maculaire de la papille ; la saillie anormale s'est affaissée, et même a pu faire place à une dépression exagérée, enfin le disque papillaire blanc grisâtre ou bleu verdâtre est resté avec des bords irréguliers et pendant longtemps recouverts d'une légère suffusion, qui est le signe de la période phlegmasique ancienne. D'autrefois, après une *papillo-rétinite*, il persiste d'ordinaire des traces des lésions péri-

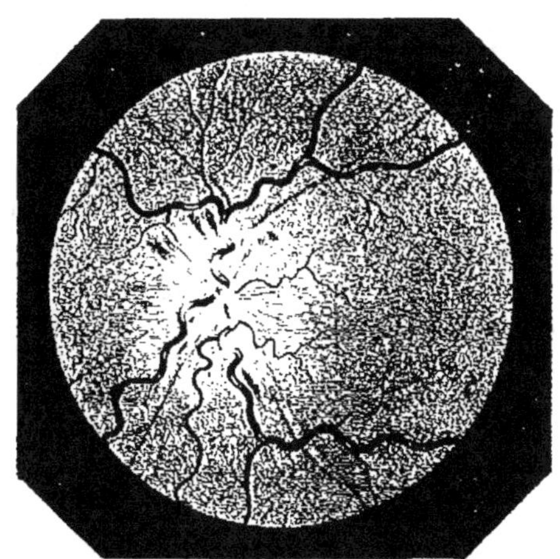

Fig. 212.
Névrite optique avec étranglement.

papillaires : altération pigmentaire, élargissement de la zone choroï-dienne. Enfin, les veines centrales restent longtemps tortueuses, tandis que les artères s'effilent et se transforment en de simples filets blan-châtres. En résumé, l'atrophie papillaire, qui succède à la névrite, ne se différencie souvent en rien de l'atrophie primitive du nerf optique, si ce n'est quelquefois par l'aspect des bords.

Au niveau du canal optique, il se développe parfois une névrite

(*névrite rétro-bulbaire*) interstitielle avec tendance très marquée à la rétraction cicatricielle et par suite à la destruction des fibres nerveuses. Mais en raison du mode d'irrigation vasculaire à ce niveau du segment nerveux, c'est tout d'abord le faisceau central des fibres optiques qui se trouve altéré; aussi, vu leur destination spéciale à la région maculaire, quand il survient des changements d'aspect de la papille, on note la décoloration de son segment temporal et parfois à ce niveau une excavation atrophique partielle.

En plus de l'aspect spécial de la papille, caractère qui manque dans un grand nombre de cas, la *symptomatologie* de la névrite optique comporte tout un ensemble de symptômes fonctionnels qui, eux aussi dans certains cas, font plus ou moins défaut, alors que la lésion papillaire traduit l'affection. Il n'y a pas parité entre les troubles fonctionnels et les lésions papillaires; certains sujets jouissent d'une vision très bonne et présentent une papillite prononcée, d'autres avec une papille normale accusent une cécité parfois complète. Enfin, l'on peut encore constater des désordres fonctionnels variables, mais en rapport avec le rôle physiologique de conducteur des impressions lumineuses réservé au nerf optique. Il n'y a pas lieu d'insister sur l'élargissement de la tache de Mariotte, qui peut traduire nettement la tuméfaction de la papille. Plus importante est la diminution de l'acuité visuelle centrale, le rétrécissement du champ visuel, concentrique ou parfois plus marqué dans son segment inférieur, enfin l'affaiblissement de la sensibilité pour les couleurs. L'atteinte porte surtout sur le vert et le rouge, et la mesure de l'acuité visuelle avec des échelles typographiques colorées fait particulièrement ressortir sa diminution; jamais, du reste, la vision centrale ne se trouve modifiée sans que les champs visuels du vert, du rouge et du bleu ne soient eux aussi rétrécis. Il est enfin à remarquer que la sensibilité lumineuse ne diminue que longtemps après la diminution de la sensibilité chromatique et de l'acuité visuelle.

Ces désordres fonctionnels parfois présentent certaines particularités en rapport avec le siège des lésions névritiques. C'est ainsi qu'on observe, dans un segment du champ visuel, le rétrécissement et l'affaiblissement de la sensation colorée, segment en rapport avec un segment papillaire tuméfié, vascularisé et trouble. Assez intéressant encore est l'aspect clinique de l'affection lorsque le désordre anatomique se cantonne dans le faisceau des fibres optiques qui correspond à la région maculaire (névrite par intoxication alcoolique, névrite héréditaire). Alors, comme dans les observations typiques de Samelsohn et de Vossius, l'on constate chez le malade, outre la diminution de l'acuité centrale, un scotome central, scotome qui peut n'intéresser tout d'abord que le rouge et le vert, scotome enfin dont les dimensions augmentent à mesure que l'affection progresse. La lacune du champ visuel revêt d'ordinaire la forme d'un ovale à grand axe horizontal et elle tend à venir rejoindre la tache de Mariotte. Ses limites du reste ne sont pas absolument nettes et le scotome absolu est souvent entouré d'un scotome relatif annulaire que décèle surtout l'exploration du champ visuel avec de très petits objets colorés en vert et en rouge.

Aux symptômes qui découlent du trouble apporté dans la conductibilité des fibres nerveuses s'ajoutent parfois quelques autres signes. Ce sont des photopsies, sensations lumineuses subjectives qui résultent de l'irritation produite par l'inflammation sur le trajet du nerf. C'est encore la mydriase, qui est en rapport avec l'entrave apportée à la transmission de l'irritation lumineuse au centre du moteur oculaire commun.

Il y a encore lieu dans certains cas de relever des symptômes orbitaires ou cérébraux dépendant de la lésion primitive, cause de la névrite optique : l'on doit même apporter une attention toute spéciale à leur recherche, en raison des indications de siège et de nature de l'affection qui en découlent.

Enfin, il n'est pas jusqu'à l'examen de l'état général, qui ne puisse fournir quelque donnée de valeur au point de vue diagnostique.

Le *diagnostic* ophtalmoscopique de la névrite optique dans les cas où la papille est touchée, ne présente pas en général, de difficultés. Dans la rétinite, la papille n'offre qu'une légère infiltration et les lésions principales siègent non sur elle, mais à son voisinage, tantôt sur la macula, tantôt le long des vaisseaux. Seule la rétinite albuminurique peut en imposer pour une névrite optique, parce que la tuméfaction de la papille est alors considérable et que les hémorragies périmaculaires peuvent faire croire à des hémorragies névritiques. L'examen des urines lèvera tous les doutes. De même dans l'embolie ou la thrombose de l'artère centrale l'erreur peut être possible, si l'on ne considère que la papille tuméfiée, mais la macula, en se détachant comme une tache hémorragique sur l'opacité diffuse du fond rétinien, éclaire le diagnostic. En outre, l'affection survient subitement, elle est monoculaire et entraîne une cécité immédiate, tous faits qui sont loin d'être la règle dans la névrite.

Quant au diagnostic étiologique, il est souvent fort obscur. Dans un premier groupe l'on rangera les névrites optiques de cause cérébrale, qui, d'ordinaire, offrent comme caractères communs d'avoir un début rapide, d'être binoculaires, de s'accompagner de mydriase et de troubles cérébraux divers. De plus, parmi ces névrites de cause cérébrale, celles qui sont consécutives à des tumeurs se caractériseraient par des lésions très accentuées de papillite, tandis que, symptomatique d'une méningite ou d'une méningo-encéphalite, la névrite s'accuse surtout comme une névro-rétinite. Cette distinction est loin d'être toujours exacte. Chez les enfants on songera plutôt à une méningite qu'à une tumeur cérébrale : les deux hypothèses peuvent être posées chez l'adulte, mais alors une évolution insidieuse, sans symptômes cérébraux, parle plus pour l'existence d'une tumeur que d'une méningite.

Si le diagnostic tumeur est posé, on devra rechercher surtout la tuberculose ou la syphilis ; puis on tentera une localisation s'il existe quelques symptômes de foyer, et, à ce sujet, il convient de ne pas oublier que si les tumeurs de la base en rapport avec les tubercules quadrijumeaux, les bandelettes optiques et le chiasma donnent naissance à des névrites optiques, celles-ci peuvent aussi être provoquées par des tumeurs situées dans un point quelconque de l'encéphale.

Si l'on est conduit à admettre que la névrite résulte d'une méningite, celle-ci peut être tuberculeuse, syphilitique, rhumatismale ; elle peut être survenue à la suite d'une fièvre éruptive d'une insolation ; il peut s'agir d'une méningite cérébro-spinale, tous points que le diagnostic doit s'efforcer d'éclaircir.

Relativement au diagnostic causal dans le cas de névrite à point de départ orbitaire, il conviendrait de passer en revue la symptomatologie des phlegmasies, des tumeurs et des traumatismes de l'orbite, qui peuvent intéresser le nerf optique. On ne saurait ici faire plus que donner cette indication et signaler que l'affection est alors de règle monoculaire.

La marche de la névrite optique est très variable. Tantôt l'affection débute brusquement, s'accentue rapidement, puis reste stationnaire ; tantôt, au contraire, l'évolution est lente et progressive, ceci surtout dans les cas de tumeur cérébrale ; enfin on a signalé des observations de cécité survenue en quelques heures. Mais, ici encore, l'examen de la papille ne fournit aucun renseignement de valeur ; en général les désordres inflammatoires, que l'on y constate parfois, se transforment en lésions d'atrophie. Cette atrophie tout d'abord offre quelques particularités ; les veines restent tortueuses, la teinte du disque est grisâtre et son pourtour n'est pas net, mais, comme on le verra plus loin, ces caractères tendent à la longue à s'effacer.

La gravité du *pronostic* ressort de tout ce qui précède ; surtout dans les névrites doubles il est fort pénible. L'affection cependant n'évolue pas d'un pas égal des deux côtés ; la cécité survient d'abord dans un œil et, si l'autre est menacé de perdre à son tour la vision, dans certains cas il peut la conserver à un notable degré et cela malgré un aspect identique des deux papilles. Le pronostic du reste doit être basé sur la nature même de la cause du mal, et, lorsqu'il s'agit de syphilis, on peut se permettre l'espoir d'arrêter le mal, sinon de le faire rétrograder.

C'est encore la notion étiologique de nature du mal qui doit guider le traitement. Aux indications habituelles relatives à l'hygiène générale et au repos absolu de l'organe, l'on ajoutera la prescription d'un traitement mixte énergique, surtout si le sujet est syphilitique. Alors les frictions mercurielles ou les injections quotidiennes de sublimé (1 ctg), jointes à des doses journalières d'iodure de potassium (10 gr.), peuvent donner des résultats heureux. On peut encore augmenter l'action de ces agents thérapeutiques en soumettant le malade aux effets altérants d'injections répétées de pilocarpine.

Si l'on suppose la névrite symptomatique d'une méningite non syphilitique, le même traitement mérite encore d'être tenté. Il en est de même quand il y a névrite par intoxication, mais il convient de s'attaquer à cette dernière ; il est vrai que, sauf le cas d'intoxication saturnine, on ne saurait faire guère plus que de supprimer la prise du poison.

Enfin, lorsque la période inflammatoire est tombée, lorsque arrive la période atrophique on tentera d'agir sur l'organe malade en tonifiant l'état général du malade ; parfois l'on tirera quelque profit des injections souscutanées de strychnine (de 0,2 à 0,5 et à 1 ctg.), répétées avec des intervalles de repos et de l'électrisation.

II. — ATROPHIE DU NERF OPTIQUE

Les *atrophies du nerf optique* sont caractérisées par la disparition plus ou moins complète des fibres nerveuses, qui le constituent, et la suppression plus ou moins totale de ses fonctions de conducteur des impressions lumineuses.

Si dans un certain nombre de cas la *cause*, qui a provoqué l'altération nerveuse, échappe, ce que l'on exprime en taxant d'*essentielle* l'atrophie du nerf optique, d'une façon générale l'on peut classer les causes de cette affection suivant qu'elles intéressent : 1° l'extrémité périphérique du nerf, c'est-à-dire le segment, qui avec l'expansion terminale rétinienne est irrigué par les vaisseaux centraux et le cercle scléral ; 2° le tronc du nerf dans son trajet orbitaire et crânien ; 3° la portion centrale de l'appareil nerveux optique.

La suppression brusque de la circulation sanguine dans le réseau de l'artère centrale par embolie ou thrombose aboutit finalement à l'atrophie de la papille. Cette même lésion vient encore modifier l'aspect du fond de l'œil dans la rétinite pigmentaire, lorsque la sclérose des vaisseaux est poussée jusqu'à l'oblitération de leur calibre. C'est encore aux troubles vasculaires de la papille qu'il faut attribuer son atrophie dans la glycosurie, dans certains cas de glaucome ou de myopie avec staphylomes postérieurs étendus.

La cause morbide altère d'autres fois le nerf optique proprement dit, c'est un traumatisme (en particulier fracture du canal optique), qui

en provoque une section ou une contusion plus ou moins complète ;
c'est une tumeur de l'orbite ou une tuméfaction des parois du canal
optique, qui comprime le tronc nerveux, c'est encore une inflammation
voisine, qui a causé tout d'abord sa névrite, puis son atrophie. Dans cette
classe doivent trouver place les atrophies optiques, dites *spinales* par
certains auteurs, parce qu'elles surviennent comme manifestations de
l'ataxie locomotrice et de la sclérose en plaques. En réalité la lésion
optique n'est pas sous la dépendance directe de la lésion médullaire,
toutes deux constituent des localisations d'un même processus morbide.

Quant aux causes cérébrales de l'atrophie du nerf optique, tantôt elles
agissent en provoquant une névrite dont l'atrophie est le dernier
terme (voir *Névrite optique*), tantôt elles atrophient directement le
nerf par compression de ses expansions terminales et destruction du
centre opto-psychique. Parmi elles se rangent les méningites basilaires
les pachy-méningites, les tumeurs de la base (sarcomes, syphilomes,
tubercules), les tumeurs cérébrales, rarement le ramollissement et
l'hémorragie cérébrale, plus souvent les affections des bandelettes
optiques et des tubercules quadrijumeaux. Restent encore à signaler ici,
comme cela a déjà été fait à propos des névrites, certaines maladies
générales qui affectionnent le système nerveux, la syphilis en particulier et certaines intoxications par le plomb, l'alcool et le tabac.

Pour dire vrai, la question de la sclérose dans les nerfs optiques est
encore pleine d'obscurité relativement à son évolution et à sa pathogénie.
L'*anatomie pathologique* est un peu mieux connue. Au point de vue
histologique, d'après Achard, dans les divers processus morbides qui
donnent lieu aux atrophies des nerfs optiques, les faisceaux de fibres
peuvent devenir le siège d'une sclérose névroglique ou bien s'atrophier
jusqu'à disparaître complètement. La sclérose névroglique, qui consiste
dans l'hyperplasie du tissu de soutènement interposé aux tubes nerveux
est nécessairement intertubulaire. Au contraire la sclérose conjonctive,
qui s'observe fréquemment à des degrés très variables, associée ou non
à la précédente, est périvasculaire. Les fibres conjonctives, qui cloi-
sonnent le tissu nerveux, peuvent s'épaissir ; l'épaississement peut même
s'étendre aux tractus, qui pénètrent avec les vaisseaux dans l'intérieur
des faisceaux nerveux. Mais cette sclérose conjonctive, alors même
qu'elle devient prédominante, n'est jamais intertubulaire, comme cela
s'observe au contraire dans les nerfs périphériques. Du reste, elle peut
atteindre un tel degré que le nerf optique est réduit à un cordon
fibreux, sans faisceaux nerveux reconnaissables. Néanmoins ce tissu
conjonctif épaissi a encore conservé quelque chose de son architecture
primitive ; il forme des travées, dessinant une sorte de réseau à mailles
aplaties et sinueuses, espaces plutôt virtuels que réels.

On admet encore qu'il existe deux variétés anatomiques d'atrophie du

nerf optique, et, d'après l'aspect que présente la papille vue à l'ophtalmoscope, on les qualifie de *blanche* et de *grise*.

Dans l'*atrophie blanche*, tous les éléments constitutifs du nerf (tube
nerveux, vaisseaux, névroglie) sont altérés. Le tronc nerveux se présente comme un cordon fibreux blanchâtre très diminué de volume, on
le dirait ratatiné et enveloppé d'une gaine trop large et par suite
plissée. Sa coupe transversale laisse voir de nombreuses loges vides. Il
y a sclérose interstitielle. Les tubes nerveux après fragmentation, puis
disparition de leur myéline, perdent leur cylindre-axe et se détruisent,
les vaisseaux très réduits de volume, tendent à s'oblitérer, enfin un
grand nombre d'éléments subissent la dégénérescence graisseuse ou
amyloïde.

L'*atrophie grise* rappelle les lésions de la moelle dans le tabes; le
tronc nerveux moins réduit de volume constitue un cordon blanc grisâtre,
un peu translucide, parfois quelque peu ramolli. Les lésions s'observent
par places sur le nerf et peuvent être retrouvées dans le chiasma, les
bandelettes optiques et même les corps genouillés. A côté de tubes
nerveux intacts, il s'en trouve de variqueux, sans cylindre-axe; entre
les éléments nerveux en plus de l'hyperplasie du tissu conjonctif, on
constate des amas granuleux de noyaux et de corpuscules amyloïdes.
D'après Vulpian et Charcot il y aurait sclérose parenchymateuse, l'irritation du tissu conjonctif étant secondaire et provoquée par les fibres
nerveuses dégénérées et jouant le rôle de corps étrangers.

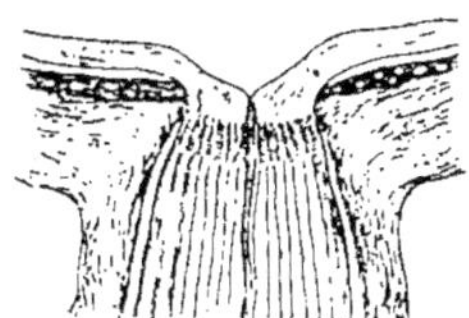

Fig. 213.
Excavation atrophique de la papille.

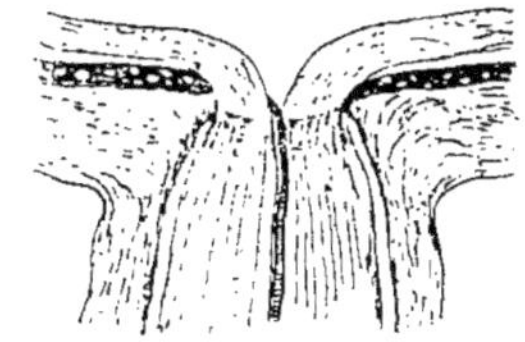

Fig. 214.
Excavation physiologique de la papille.

Enfin il est bon de noter à côté des atrophies, qui intéressent dans
toute son épaisseur le tronc optique, celles qui restent limitées à une
partie des faisceaux du nerf, en particulier soit le faisceau des fibres
maculaires, soit l'un des faisceaux direct ou croisé. Ces différentes localisations du mal expliquent les différences symptomatiques observées
suivant les cas.

La *symptomatologie* de l'atrophie du nerf optique comporte des
signes objectifs reconnaissables à l'ophtalmoscope et des symptômes
subjectifs.

Si l'on pratique l'examen du fond de l'œil avec un faible éclairage, l'on constate au début de l'atrophie blanche une décoloration de la papille, dont la teinte rosée normale tend, du fait de l'altération du réseau capillaire, à passer au blanc bleuâtre ou verdâtre. Cette modification est surtout manifeste dans le segment du disque où la couche des fibres nerveuses est moins épaisse. Plus mate, moins transparente, la papille finalement se présente comme un disque à contours très nets, à surface blanche brillante, nacrée comme celle d'un tendon. En outre de la disparition du fin réseau capillaire on note que les vaisseaux centraux, eux aussi, deviennent plus grêles, ce dont on se rend d'abord compte par la modification du rapport normal entre le calibre des veines et des artères, ces dernières étant les premières atteintes. Tardivement enfin la diminution du calibre peut être telle que les artères et les veines sont devenues filiformes. Enfin, à la longue, il se produit une excavation de la papille, variable, il est vrai, suivant la profondeur de l'excavation physiologique, excavation irrégulière différente de celle observée dans les cas de glaucome où les vaisseaux sont refoulés du côté interne de la papille et dessinent des crochets caractéristiques.

Dans la dégénérescence grise ou tabétique on note encore au début que la papille, dont les contours restent nets, pâlit, se décolore, qu'elle

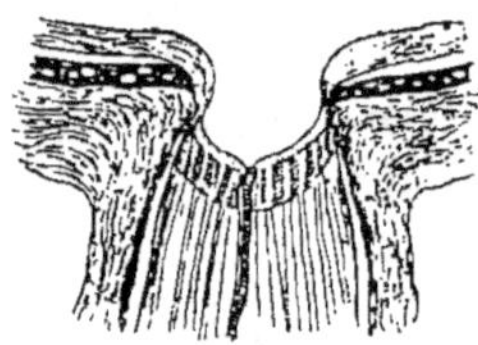

Fig. 215.
Excavation glaucomateuse
de la papille.

perd sa transparence ; puis elle prend une teinte blanc sale ou grise qui, dans les cas très anciens, tourne au bleuâtre et finalement il devient impossible de reconnaître si l'on a affaire à l'une plutôt qu'à l'autre des deux variétés. Pour de Wecker un bon signe serait alors l'absence plus ou moins complète d'une excavation papillaire, mais cela suppose l'absence de l'excavation physiologique. Quant aux vaisseaux ils conservent leur aspect normal, sauf qu'ils paraissent comme appliqués sur le tissu blanc bleuâtre de la papille et l'anneau sclérotical blanchâtre, sauf encore qu'il devient impossible de les poursuivre jusqu'à une certaine profondeur dans la papille.

Chez le malade atteint de sclérose en plaques, la netteté des contours de la papille a disparu et au-devant du disque papillaire existe une sorte d'exsudat nuageux. Les vaisseaux sont atrophiés ; la teinte générale dans les cas extrêmes est d'un blanc mat jaunâtre, d'autres fois au contraire la pâleur naturelle du segment temporal de la papille semble seule un peu plus accusée.

Si l'atrophie est consécutive à une névrite optique, la papille atrophiée est d'un blanc sale, ses contours sont masqués par un voile grisâtre, parfois même ils sont déformés, incurvés ou comme épaissis par places, et tout autour le pigment choroïdien est irrégulièrement déplacé,

les veines, d'abord tortueuses, se rétrécissent et sont accompagnées
par des traînées blanchâtres, tandis que les artères sont transformées en filaments obstrués à une distance plus ou moins courte de la
papille.

Comme type d'atrophie papillaire partielle il convient de citer celle
que provoque l'intoxication alcoolique. Alors le segment temporal de
la papille seul est décoloré et blanchâtre, aspect anormal qu'il est parfois difficile de reconnaître comme tel, parce que normalement cette
portion de la papille, excavée physiologiquement et moins fournie en
fibres nerveuses et en capillaires, réfléchit plus fortement la lumière. Du
reste l'atrophie partielle peut également aussi se rencontrer au début de
l'atrophie blanche et dans l'atrophie grise.

Les troubles fonctionnels accusés par le malade résultent du trouble
apporté par les lésions anatomiques au rôle de conducteur des impressions lumineuses dévolu au nerf optique. Ces troubles intéressent l'acuité
visuelle, le champ visuel et le sens chromatique, ils constituent suivant
les cas des complexus cliniques assez variables.

Dans l'*atrophie tabétique*, en règle générale, un seul œil est d'abord
touché, et deux ou trois mois, parfois plusieurs années, s'écoulent avant
que le congénère se prenne. On note tout d'abord un affaiblissement de
l'acuité visuelle, qui peut être porté très loin, sans qu'il survienne de
rétrécissement du champ visuel, de lacune ou de scotome central.
Cette diminution de l'acuité visuelle marche progressivement et aboutit
à la cécité dans l'espace d'un à trois ans.

Chez le tabétique encore le sens des couleurs est altéré ; d'ordinaire la
sensation du vert disparaît tout d'abord brusquement ou plus souvent
après une période de rétrécissement progressif du champ visuel pour
cette couleur. La sensation du rouge s'éteint ensuite, puis celle du jaune,
enfin le bleu cesse aussi d'être perçu. De là résulte que chez un ataxique
la limite du champ visuel pour le blanc peut être normale, celle du bleu
à peine altérée, tandis que le champ visuel pour le vert et le rouge est
réduit à zéro.

En outre de ces symptômes fonctionnels et de l'aspect particulier
de la papille atteinte d'atrophie grise, le clinicien trouve à l'appui du
diagnostic tabès le myosis et le phénomène pupillaire d'Argill Robertson,
c'est-à-dire que la pupille, insensible à l'action de la lumière, réagit
sous l'influence de l'accommodation et de la convergence. Si à cela l'on
ajoute la fréquence des paralysies oculaires, en particulier celle du
moteur oculaire commun, le diagnostic est relativement facile. On ne
doit pas, il est vrai, oublier que l'atrophie du nerf optique se présente
parfois comme un symptôme de début du tabès; et, d'après Benedikt l'on
devrait admettre un certain antagonisme entre l'atrophie papillaire et
l'incoordination motrice. Toutefois, si la clinique établit que chez les

tabétiques atteints d'atrophie papillaire l'ataxie locomotrice manque ou survient tardivement, il n'est pas prouvé que le développement de la lésion oculaire favorise la rétrocession des troubles de la coordination des mouvements.

La *sclérose en plaques* peut s'accompagner d'une modification de la papille appréciable à l'ophtalmoscope et d'amblyopie, mais sans altération du champ visuel, sans désordres du sens chromatique. Les deux yeux ne sont pas fatalement atteints, et de plus l'amblyopie au bout de quatre ou cinq mois présente une notable amélioration. Le nystagmus, les paralysies associées, la paralysie du moteur oculaire externe, quelquefois un myosis sthénique par contracture du sphincter et la persistance de la réaction pupillaire à la lumière comme à l'accommodation, tels sont les phénomènes oculaires, qui peuvent éclairer sur la nature du désordre observé à l'ophtalmoscope.

Lorsqu'il y a *atrophie de cause cérébrale sans névrite préliminaire*, en général les deux yeux sont pris; à l'aspect spécial de la papille (atrophie blanche) s'ajoute alors, comme trouble fonctionnel, une diminution lente et progressive de la vision. Il n'y a plus, comme dans l'atrophie tabétique une atteinte simultanée de toute l'étendue du champ visuel; ce dernier est altéré à sa périphérie, il se rétrécit concentriquement et beaucoup plus souvent par secteurs simulant parfois le rétrécissement nasal du glaucome. De plus le sens des couleurs n'est pas touché comme dans l'atrophie tabétique, c'est-à-dire qu'on ne voit pas disparaître la sensation du vert, puis du rouge, alors que celles du bleu et du blanc sont conservées. La réduction du champ visuel des diverses couleurs est plus égale.

Ces désordres fonctionnels, du reste, ne sont nullement en rapport avec la décoloration de la papille, et de plus l'examen ophtalmoscopique ne permet pas de poser le pronostic oculaire de l'affection. Ce dernier dépend de la nature de l'agent qui intéresse le nerf optique.

Le diagnostic de l'*atrophie suite de névrite* repose sur les signes ophtalmoscopiques et les symptômes de la névrite elle-même, si les premiers existent et si le sujet est examiné à temps. Une fois atrophiée, la papille présente parfois, comme il a été dit, des traces du travail inflammatoire qu'elle a subi; mais à la longue, celles-ci peuvent disparaître, et, comme dans les cas où la névrite n'a pas retenti sur le disque papillaire, l'examen du fond de l'œil ne laisse voir qu'une papille atteinte d'atrophie blanche. Il convient alors de rappeler que cette atrophie blanche s'accompagne d'un affaiblissement visuel qui, arrivé à un certain degré, peut rester stationnaire, que l'examen du champ visuel permet de reconnaître tantôt un scotome central, tantôt des scotomes ou un rétrécissement périphériques, que la vision des couleurs est longtemps conservée. Comme dans la plupart des variétés d'atrophies optiques il existe de la nyctalopie. Enfin suivant la cause de la névrite, l'affection est monoculaire ou frappe les deux yeux.

L'*atrophie liée à l'ischémie de l'artère centrale* se reconnaît au début brusque, instantané des accidents, à la perte immédiate et complète de la vision dans l'œil atteint, à la suppression immédiate et définitive de la vision périphérique et souvent au retour d'un peu de clarté dans le champ visuel externe. Si l'on ajoute l'aspect spécial du fond de l'œil atteint d'embolie ou de thrombose des vaisseaux centraux et la coexistence d'une affection organique du cœur ou de lésions vasculaires dyscrasiques, l'on aura de quoi asseoir le diagnostic.

Il n'y a pas lieu d'insister sur la symptomatologie spéciale de l'atrophie du nerf optique, qui tardivement survient dans la *rétinite pigmentaire* ou le *glaucome*, la constatation de ces états spéciaux de l'œil dans la majorité des cas indique la pathogénie du désordre papillaire. Si l'on hésite entre une atrophie glaucomateuse ou une atrophie de cause centrale, la perception des couleurs conservée plaide en faveur de la première, sa perte presque complète ou son absence indique plutôt la dégénérescence atrophique de la papille. Mieux encore, la perte du champ visuel dans la première, son rétrécissement concentrique ou par secteurs dans la seconde, peuvent trancher la difficulté du diagnostic.

La décoloration du segment temporal de la papille, qui s'observe dans la grande majorité des cas d'*intoxications par l'acool et le tabac*, peut en imposer et faire croire à une atrophie blanche au début. A l'ophtalmoscope on fera le diagnostic en imprimant une légère compression au globe, tandis qu'on examinera la papille. Sitôt la compression cessée, on verra la papille se colorer d'autant plus vivement qu'on aura comprimé plus violemment, ce qui prouve que la décoloration est due au spasme des vaisseaux produit par l'action de l'alcool comme l'a démontré Cl. Bernard, spasme qui se trouve momentanément vaincu par la pression de la colonne sanguine. Dans l'atrophie, au contraire, les vaisseaux étaient sclérosés, après la compression du globe, la papille ne change que peu de coloration. Enfin l'intoxication se traduit par des troubles fonctionnels particuliers, qui sont en rapport avec la localisation habituelle des désordres anatomiques dans le faisceau des fibres maculaires. De règle, le malade se plaint d'une diminution de l'acuité visuelle, les deux yeux sont frappés simultanément et à peu près au même degré. Il existe un scotome central de forme ovalaire à grand axe horizontal, à grosse extrémité externe, dont le centre ne répond pas toujours au point de fixation. L'affaiblissement de la vision ne paraît pas toujours en rapport exact avec la conformation et l'étendue du scotome. Celui-ci débute par le vert et le rouge et, tandis qu'à sa périphérie la teinte verte est encore soupçonnée, au centre elle paraît blanche, et dans la zone intermédiaire elle est tenue pour grise. De même le rouge est vu pâle, puis gris, puis gris foncé, à mesure que le curseur du périmètre se rapproche du point de fixation. Rarement le champ visuel du bleu est altéré. On comprend quelle gêne doit éprouver le malade du fait de la diminution de l'acuité centrale et de la dyschromatopsie (difficulté de reconnaître les pièces de monnaie d'argent et d'or). Le pronostic toutefois est relativement favorable, si le traitement est institué de bonne heure et surtout s'il est fidèlement suivi par l'intéressé.

Le *traitement* des atrophies du nerf optique comporte tout d'abord une indication causale variable suivant les cas. Malgré le peu de résultat du traitement médical du tabès, on l'instituera, et, en particulier, il est indiqué de recourir à l'iodure de potassium, qui semble parfois avoir une action utile dans les diverses atrophies optiques. Avec peu d'espoir on tentera encore la suspension. Le tabès étant, selon Fournier, souvent d'origine syphilitique on pourra avoir recours aux frictions générales d'hydrargyre, aux injections hypodermiques des sels de mercure. On a eu de bons effets des injections hypodermiques de cyanure d'or et de potassium à la dose de 5 à 10 gouttes d'une solution au 1/50° (Galezowski). On pourra prescrire les pilules de nitrate d'argent, les préparations belladonées combinées avec les révulsifs sur la colonne vertébrale : cautères à la nuque, douches froides, badigeonnages de teinture d'iode, frictions sèches. Si l'on suppose l'existence d'une compression par une tumeur cérébrale ou un exsudat méningé, les mercuriaux et l'iodure de potassium doivent être prescrits, et, en cas de névrite préliminaire, c'est encore à ces médicaments que l'on aura recours. Ils sont même indiqués dans les cas d'atrophie nicotino-alcoolique ; mais alors avec suppression rigoureuse des agents nocifs.

En plus des pratiques habituelles destinées à tonifier l'organisme, il convient encore de tenter l'action répétée des sudatifs (bains de vapeur), des injections de pilocarpine poussées jusqu'à une forte salivation, des injections de strychnine (5 à 15 milligr.), ou d'antipyrine (1 gramme). Les courants continus méritent aussi d'être employés, et, dans les cas désespérés, on a essayé de pratiquer l'élongation du nerf optique, qui, il est vrai, ne paraît pas avoir tenu tout ce qu'elle devait donner.

CHAPITRE LXXXIX

TUMEURS DU NERF OPTIQUE

Les *tumeurs du nerf optique* sont rares ; Jocqs dans sa thèse (1887) en relate seulement 62 observations.

Elles se voient surtout chez les jeunes gens au-dessous de vingt ans (64,4 p. 100), et, passé cet âge, rien ne prouve que le malade dans les autres cas n'en fût pas porteur depuis longtemps. Elles seraient aussi plus fréquentes chez la femme, qui est relativement moins exposée que l'homme aux autres affections du nerf optique. Enfin, comme pour les autres néoplasmes, on invoque assez souvent (26 p. 100) dans leur étiologie l'influence d'un traumatisme.

Au point de vue clinique, l'anatomie pathologique de ces tumeurs n'offre que peu d'importance, le diagnostic de nature n'étant d'ordinaire posé qu'après examen macroscopique. Jocqs dans sa statistique a relevé des sarcomes (10), myxo-sarcomes (10), myxomes (9), fibromes[1] (4), fibro-sarcomes (3), fibro-myxomes (3), myxome fasciculé (1), gliomes (3), glio-sarcomes (2), glio-myxomes (1), psammomes (3), névromes (3), névrome médullaire-alvéolaire (1), squirrhe (1), tumeur fibro-nucléolaire (1), endothéliomes (2). De ces tumeurs l'on peut rapprocher la tuberculose du nerf optique signalée par Cruveilhier sous forme d'un tubercule gros comme une noisette au centre du nerf optique et par Sattler, qui a vu le nerf optique et ses gaines, puis l'orbite, envahis par le néoplasme.

A l'ophtalmoscope on n'a que très exceptionnellement l'occasion de constater l'envahissement de la papille par la tumeur, laquelle, de règle, se traduit seulement par les signes de la névrite ou de l'atrophie du nerf optique. Tantôt il existe une névrite avec nombreuses apoplexies rétiniennes, tantôt une partie seulement de la papille semble atteinte. Enfin, dans certains cas, toute trace d'inflammation fait défaut, il y a atrophie simple et, si la tumeur siège au delà de l'entrée des vaisseaux centraux dans le cordon nerveux, ces troncs vasculaires ont conservé leur aspect normal. Il est encore fréquent d'observer une forte hypermétro-

---

(1) DESPAGNET ET PARISOTTI. *Recueil d'ophtalmologie*, 1886.

pie de l'œil malade, lorsque la tumeur le comprime et aplatit son pôle postérieur.

Objectivement la mobilité du globe oculaire et son exophtalmie doivent attirer l'attention : mais on n'y trouve que rarement les bases d'un diagnostic différentiel avec les tumeurs de la profondeur de l'orbite. Sans doute en raison de la position même de la tumeur au centre de l'entonnoir musculaire, il est naturel que les mouvements du globe soient tous conservés ou tous également réduits, jusqu'à ce que le néoplasme s'étant développé dans une direction particulière l'action de certains muscles se trouve empêchée. La réduction régulière de la motilité de l'œil correspond encore à l'exophtalmie typique des tumeurs du nerf optique. Le globe est directement chassé en avant et non latéralement comme dans le cas de tumeur de l'orbite. Ce signe malheureusement n'est pas plus absolu que le précédent ; il suppose un développement sphérique du néoplasme (ce qui n'a pas toujours lieu) autour du nerf optique, qui ne suit pas exactement l'axe de la cavité orbitaire.

Enfin, si la tumeur envahit l'orbite, si consécutivement elle altère la nutrition de l'œil, il en résulte les signes objectifs habituels des tumeurs orbitaires.

La fonction visuelle est plus ou moins rapidement altérée, en général plus rapidement que dans les cas de néoplasme de l'orbite et elle disparaît avant même qu'il soit survenu de l'exophtalmie, ce qui démontre que la tumeur agit moins par compression et éparpillement des fibres du nerf optique que par dégénérescence même du tronc nerveux. La vision se perd tantôt sans que le malade accuse de sensation particulière, tantôt il se plaint de douleurs oculaires et orbitaires ou, et ceci est plus important, il accuse de véritables maux de tête avec exaspération pendant la nuit. Alors il est indiqué de rechercher s'il n'existe pas quelque autre signe de propagation intra-crânienne (étourdissements, bourdonnements d'oreilles, attaques épileptiformes).

La marche et le pronostic des tumeurs du nerf optique dépendent de l'âge du sujet et surtout de la nature du néoplasme. Plus rapide dans la jeunesse, l'affection a duré d'après M. Jocqs, deux ans au plus dans 21 cas, cinq ans au plus dans douze cas et plus de cinq ans dans 12 cas également.

Les dangers de propagation orbitaire et crânienne, les désordres oculaires que cause l'exophtalmie, justifient l'intervention chirurgicale dès que le diagnostic est posé ; la cécité de règle existe alors, ce qui doit ôter toute hésitation. Celle-ci de plus est justifiée, lorsque l'on soupçonne que la tumeur s'est propagée dans le crâne, soit en raison de quelques troubles fonctionnels, soit encore parce que, en raison de son peu de mobilité, elle paraît comme fixée au fond de l'orbite.

Si dans quelques cas l'on a pu conserver le globe de l'œil, le mieux est de le sacrifier de parti pris. On pratiquera l'énucléation en s'aidant d'une incision de la conjonctive et de la capsule de Tenon entre les muscles droits, de façon à ce que le doigt puisse aller sentir en arrière du globe la tumeur, la circonscrire et guider les ciseaux chargés de la libérer jusqu'au point où le tronc nerveux paraît intact. Si l'on juge que l'abord d'une tumeur profonde sera plus facile après énucléation du globe, on fera d'abord sauter ce dernier, puis on disséquera dans la profondeur de l'orbite. Enfin si le néoplasme a envahi les tissus orbitaires, c'est à l'exentération de l'orbite qu'il faut avoir recours. Il va sans dire qu'une antisepsie minutieuse est toujours de rigueur, surtout si le doigt constate que la tumeur se propage dans le canal optique.

CHAPITRE XC

CHIRURGIE DU NERF OPTIQUE

Les opérations qui peuvent se pratiquer sur le nerf optique sont :
1° l'*élongation du nerf* ; 2° le *débridement de sa gaine* ; 3° la *section du tronc nerveux* ; 4° sa *résection*.

I. — ÉLONGATION DU NERF OPTIQUE

Après avoir écarté les paupières, de Wecker conseillé d'inciser la conjonctive le long du bord interne de la cornée sur une longueur de 2 centimètres, de dégager et de charger sur le crochet le tendon du muscle droit interne d'y passer un fil avant de le sectionner ; puis, décollant la capsule de Tenon avec une, spatule mousse recourbée, il va sentir le nerf optique, autour duquel il passe successivement les deux branches de son double crochet de façon à le saisir dans un anneau véritable, qui permet une traction en avant très énergique. On n'a pas à craindre l'arrachement du tronc nerveux à son attache orbitaire, pas plus que sa rupture, mais il convient d'éviter que le crochet ne prenne point d'appui sur le nerf tout contre le globe, ce qui exposerait à sa rupture au niveau de la papille. Une fois la traction exercée, le double crochet retiré, le tendon et la plaie conjonctivale sont suturés et un pansement compressif et occlusif placé sur l'œil.

Certains préféreront agir par l'angle externe de l'œil, qui permet d'aborder plus facilement le tronc nerveux après incision de la conjonctive, section et décollement du muscle droit externe.

Bien que, d'après de Wecker, l'élongation du nerf optique soit le seul traitement, qui lui ait donné une amélioration parfois assez marquée et un arrêt dans la marche rapide de l'atrophie tabétique, cette opération en réalité est rarement pratiquée.

II. — DÉBRIDEMENT DE LA GAINE DU NERF OPTIQUE

En vue de combattre la compression du nerf optique liée à l'accumulation dans sa gaine de liquide cérébro-rachidien, dans le but même de drainer le cerveau et de le décharger d'une pression exagérée, enfin désirant obtenir une véritable désinfection locale, de Wecker a pratiqué, dans des cas de névrite avec papillite, le *débridement de la gaine du nerf optique*. Après avoir, comme pour l'élongation, incisé la conjonctive, détaché le tendon du droit interne et la capsule de Tenon, enfin reconnu le nerf optique, l'opérateur attire fortement l'œil en dehors, tandis qu'un aide fait bâiller la plaie conjonctivale de façon à permettre le glissement d'un bistouri spécial jusque sur le tronc nerveux. Ce bistouri a la forme d'un ténotome recourbé, terminé à son extrémité par une fourche, destinée à embrasser le nerf pendant que l'on fait saillir la lame normalement protégée dans une gaine. La fourche doit être appliquée sur le nerf aussi loin que possible, afin de permettre à la pointe de l'instrument de perforer la gaine, puis de l'inciser sur une certaine étendue par un simple mouvement de traction en avant. Le débridement vaginal exécuté, une double canule permet de projeter dans la profondeur un jet de liqueur de Van Swieten. L'opération est terminée par la suture du tendon et de la conjonctive.

Cette intervention ne paraît pas encore avoir reçu de la pratique une sanction suffisante pour mériter d'être recommandée.

III. — SECTION DU NERF OPTIQUE. — NÉVROTOMIE OPTO-CILIAIRE

La conjonctive incisée parallèlement au bord de la cornée à 1 centimètre en dehors, le muscle droit externe est dégagé et traversé par une anse de fil, puis son tendon est sectionné. Avec une pince à fixation on saisit le moignon tendineux et l'on tire fortement l'œil en dehors de façon à permettre aux ciseaux à écrasement de Warlomont ou aux ciseaux compresseurs de de Wecker d'aller sectionner le nerf optique. Ce dernier étant coupé, il devient facile d'imprimer au globe de l'œil un mouvement de rotation suffisant pour permettre aux ciseaux de raser largement toute la surface du pôle postérieur et sectionner ainsi les nerfs et les vaisseaux ciliaires. L'œil est ensuite remis en place et, le muscle droit externe suturé, on applique un pansement compressif.

Si l'on désire réséquer le nerf optique, il convient de pousser en arrière les ciseaux, qui ont chargé le tronc nerveux, puis, une fois l'œil basculé, on en saisit le tronçon encore adhérent à la sclérotique et on le coupe au ras de la coque fibreuse.

Cette dernière manœuvre mettrait à l'abri de la réunion des deux bouts du tronc sectionné, fait qui a été signalé et reproché à la simple névrotomie opto-ciliaire.

Il est du reste à remarquer qu'on ne saurait couper tous les nerfs ciliaires, que de plus les extrémités de ceux qui ont été sectionnés se trouvent englobés dans un tissu de cicatrice, qui les irrite. Enfin l'hémorragie, l'infiltration sanguine de l'orbite, ou plus tardivement le sphacèle de la cornée, la fonte purulente de l'œil, voire le phlegmon de l'orbite, constituent des accidents possibles après ces interventions.

IV. — RÉSECTION DU NERF OPTIQUE

La *résection du nerf optique* a été préconisée (de Wecker) comme devant être substituée à l'énucléation du globe dans le traitement de l'ophtalmie sympathique. Sa valeur thérapeutique est encore très discutée.

On fait une incision de la conjonctive parallèle au bord cornéen, à hauteur du tendon du droit interne, celui-ci est dégagé jusqu'au corps charnu dans lequel on passe une anse de fil, puis on pratique la ténotonomie et l'on détache la capsule de Tenon sous le muscle jusqu'au nerf optique. Celui-ci est pris entre les deux branches du crochet articulé de de Wecker, lequel permet d'attirer fortement l'œil en avant et en dehors, tandis qu'un aide grâce à l'anse de fil passée dans le droit interne contribue à faire bâiller la plaie. Dans cette dernière on engage les ciseaux compresseurs de de Wecker et l'on coupe le nerf aussi loin que possible en arrière ; les ciseaux laissés en place, le double crochet attire le tronçon nerveux, qui est saisi avec une pince et réséqué au ras de la sclérotique. Après irrigation de la plaie, on retire les ciseaux, on suture rapidement le muscle et l'on place un bandeau compressif. Il sera avantageux de prolonger la durée de la compression du nerf optique par les ciseaux compresseurs, toutes les fois qu'on ne sera pas en droit de croire à son atrophie et à la réduction de calibre de l'artère centrale. En passant le long de la face externe du globe on aborde le tronc nerveux plus facilement que par la voie interne.

V. — RÉSECTION DU NERF OPTIQUE AVEC NÉVROTOMIE CILIAIRE

Préférable à la simple résection du nerf optique et peut-être à la simple névrotomie opto-ciliaire, moins efficace sans doute que l'énucléation en cas d'accidents sympathiques, la *résection du nerf optique avec névrotomie ciliaire* (Schweigger, Pagenstecher) est tout indiquée pour combattre dans un œil perdu les douleurs ciliaires sans phénomènes sympathiques, ou pour rendre insensible un bulbe oculaire atrophié sur lequel on veut placer un œil artificiel.

TREIZIÈME PARTIE

APPAREIL OPTIQUE DE L'ŒIL

CHAPITRE XCI

RÉFRACTION STATIQUE. — REMOTUM

Considéré comme *instrument d'optique*, l'œil n'est autre chose qu'une chambre noire armée d'un appareil dioptrique ; sur sa paroi postérieure vient se peindre l'image réelle et renversée des objets placés en avant de son ouverture antérieure, et en vue d'en assurer la netteté, la puissance de réfringence de l'appareil dioptrique oculaire est susceptible d'être modifiée par la contraction du muscle accommodateur. Il y a par suite lieu d'étudier la *réfraction* de l'œil, suivant qu'il est au repos (*réfraction statique*) ou qu'il est accommodé (*réfraction dynamique*).

ŒIL EMMÉTROPE. — ŒIL MYOPE. — ŒIL HYPERMÉTROPE

L'appareil dioptrique de l'œil se compose de plusieurs *milieux réfringents*, séparés les uns des autres par trois *surfaces réfringentes*, savoir :

1º Une surface convexe, la cornée, qui sépare l'air, dont l'indice de réfraction est 1, de l'humeur aqueuse, dont l'indice est 1,3365 ;

2º Une deuxième surface convexe, la face antérieure du cristallin, interposée entre l'humeur aqueuse (indice 1,3365) et la substance même du cristallin, dont l'indice total atteint 1,4371 ;

3º Une surface concave, face postérieure du cristallin, interposée entre la surface cristallinienne et l'humeur vitrée, qui a le même indice (1,3365) que l'humeur aqueuse.

Pour simplifier l'étude de la réfraction oculaire, cet appareil complexe sera considéré comme constitué par une seule lentille convexe, interposée entre deux milieux de même indice de réfraction, et placée en avant d'une surface sphérique concave représentant la rétine. La figure 216 en fournit le schéma.

Or, si l'on recherche quelles positions la rétine peut occuper par rapport au foyer principal postérieur de la lentille L, l'on voit :

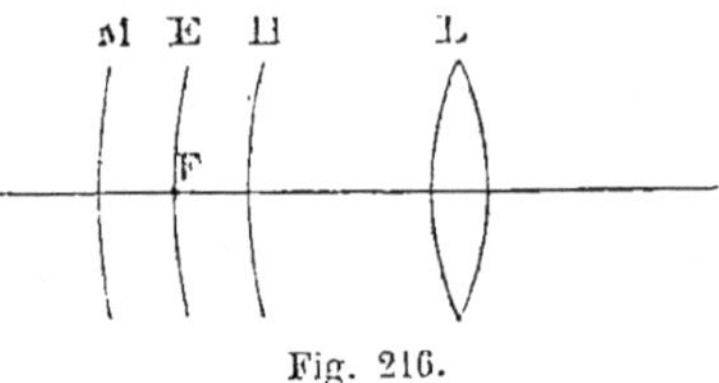

Fig. 216.

1º Qu'elle peut couper l'axe principal de la lentille précisément à ce foyer (F) ; l'œil est alors dit *emmétrope* (E). La longueur focale postérieure de la lentille est de 19ᵐᵐ,875, soit 20 millimètres ;

2º Qu'elle est située en arrière du foyer principal (M) ; l'œil est dit *myope* ;

3º Qu'elle se trouve placée entre le foyer L et la lentille (F), l'œil est dit *hypermétrope*.

Œil emmétrope. — Dans l'œil emmétrope, la rétine se trouve en moyenne à 20 millimètres en arrière du centre de la lentille ou au foyer principal postérieur de l'appareil dioptrique (fig. 217) ; autrement dire,

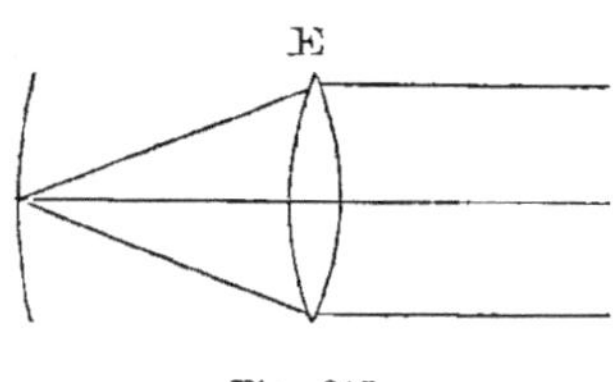

Fig. 217.

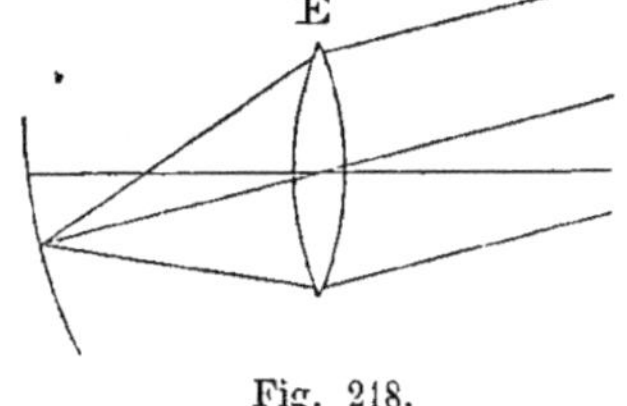

Fig. 218.

les rayons parallèles viennent former leur foyer sur la rétine, et, réciproquement, les rayons émanés de la rétine sortent de l'œil en parallélisme (fig. 218).

Le *remotum*, c'est-à-dire le *point d'où émanent les rayons qui vont former leur foyer sur la rétine de l'œil emmétrope au repos*, se trouve à l'infini, car seuls sont parallèles les rayons émanés de l'infini.

Œil myope. — Précédemment, il a été établi qu'on appelait œil myope un œil dont la rétine se trouve en arrière du foyer principal postérieur de l'appareil dioptrique. Relativement à la longueur focale de sa lentille, l'œil schématique serait trop long ; c'est là la *myopie* dite *axile*, pour rappeler l'excès de longueur de l'axe antéro-postérieur de l'œil (fig. 219). Mais il peut se faire qu'un œil présentant la même longueur que l'œil type (l'œil emmétrope) soit myope ; cela parce que son appareil de réfringence est trop fort. La longueur focale postérieure de sa lentille est plus courte que la distance de la rétine à son centre (fig. 220). C'est la *myopie de courbure*, ce qui veut dire que la myopie est due non à un allongement de l'œil, mais à un excès d'action de ses milieux réfringents. Comparé à l'œil emmétrope, l'œil myope par excès de cour-

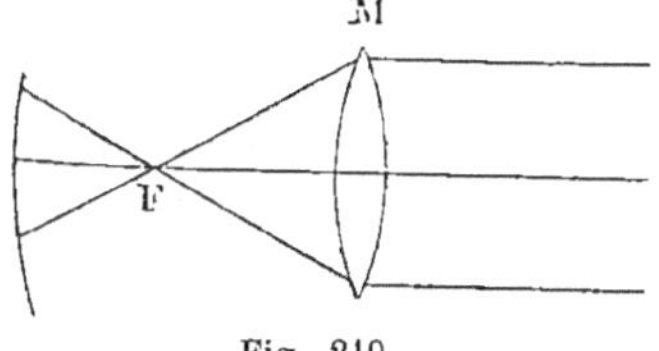

Fig. 219.

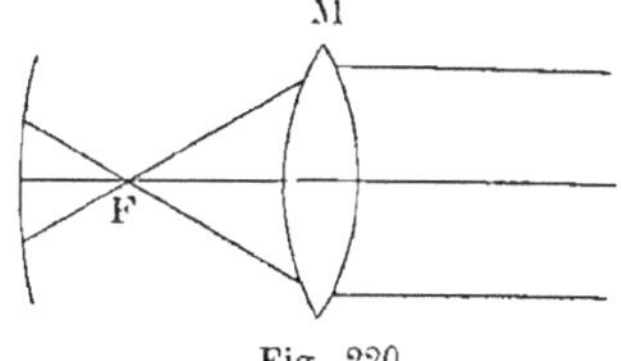

Fig. 220.

bure est un œil qui possède un excès de réfringence ; en effet, ainsi que l'indique la figure 221, son appareil de réfringence, placé à 20 milli- mètres en avant de la rétine, peut être dédoublé en deux lentilles : l'une ayant la valeur réfringente de la len- tille (E) de l'emmétrope et l'autre (M) traduisant l'excès de réfringence constituant l'amétropie.

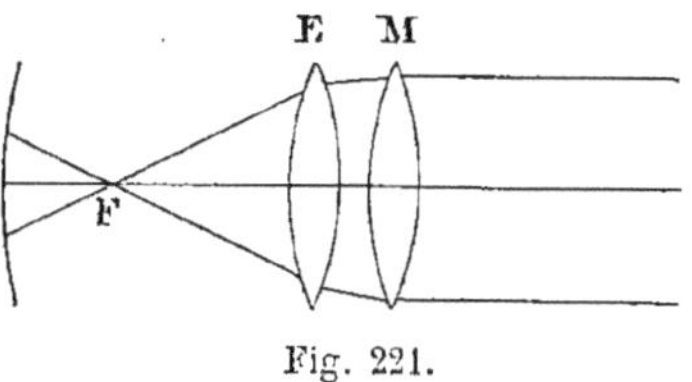

Fig. 221.

Un simple coup d'œil jeté sur les figures précédentes montre que les rayons parallèles ne viennent pas former leur foyer sur la rétine de l'œil myope; le remotum de l'œil myope n'est donc pas à l'infini. Pour pré- ciser sa position, c'est-à-dire pour trouver le point d'où émanent les rayons lumineux, qui viennent former leur foyer sur la rétine de l'œil myope au repos, il suffit sur la figure 222 de considérer un rayon émané du point

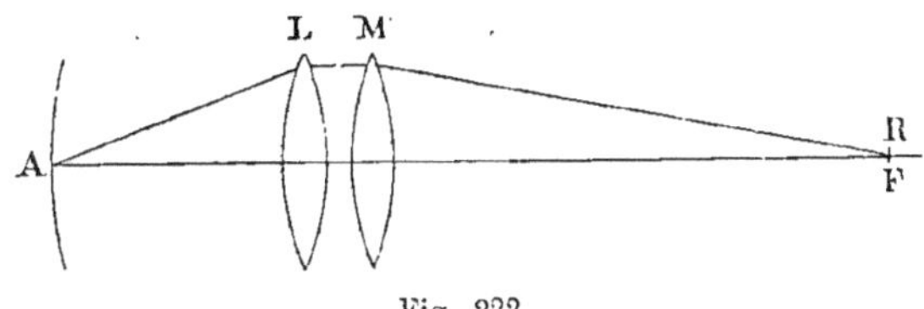

Fig. 222.

rétinien A ; il se présente en L pour pénétrer dans la lentille emmétrope dont le foyer est précisément en A. Au sortir de cette lentille, le rayon LM sera donc parallèle à l'axe et par suite après avoir traversé la lentille M, il viendra couper l'axe principal au point F, foyer principal de la lentille M, laquelle, par construction, traduit l'excès de réfringence ou la myopie de l'œil. Au point F est le *remotum* cherché ; tous les rayons qui en émanent viennent se concentrer sur la rétine en A. Il en résulte que dans l'œil myope *le remotum se trouve au foyer de la lentille qui traduit l'excès de la réfraction de l'œil myope au repos.* Il est *réel* et situé en deçà de l'infini, à une distance finie en avant de l'œil.

Cette distance naturellement varie suivant le degré de la myopie. Or, comme la longueur focale d'une lentille est en raison inverse de sa puissance réfringente, c'est-à-dire que plus le foyer est éloigné, moins la lentille est puissante, la *myopie sera d'autant plus faible que son remotum sera situé plus loin de l'œil.*

Connaissant la longueur du remotum d'un œil myope, on en peut déduire la myopie M et, réciproquement, connaissant la myopie d'un œil, on en peut préciser la position du remotum. Ainsi, un œil dont le remotum est de 33 centimètres a une myopie de $\frac{100}{33}$ ou de 3 dioptries. Un œil myope de 3 dioptries a son remotum situé à $\frac{100}{3}$ ou 33 centimètres [1].

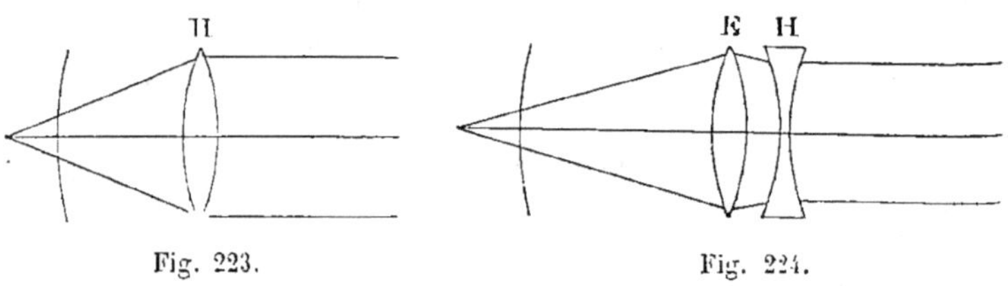

Fig. 223.   Fig. 224.

Œil hypermétrope. — A l'inverse de l'œil myope, l'œil hypermétrope est un œil dont l'axe antéro-postérieur est trop court, sa rétine se trouve placée en avant du foyer de son appareil dioptrique (fig. 223) ou bien cet appareil dioptrique est relativement trop faible pour la longueur de l'œil, son foyer principal postérieur se trouve en arrière de la rétine. Il

(1) On désigne sous le nom de *dioptrie l'unité de valeur réfringente. La dioptrie est la puissance réfringente de la lentille dont la longueur focale est l'unité de mesure, le mètre.*

La dioptrie est *positive,* quand elle s'applique à la mesure de la force réfringente d'une lentille convexe ; elle est *négative,* quand il s'agit d'une lentille concave.

Dans les *boîtes d'essais* adoptées par les ophtalmologistes, il existe deux séries de verres (convexes et concaves) qui sont numérotés d'après leur puissance réfringente exprimée en dioptries. Elles commencent à la lentille de 0,25 D et se continuent par quarts de dioptries jusqu'à 2,50 D, puis par demi-dioptries jusqu'à 6 et enfin par dioptries jusqu'à 20 D.

Étant donnée la valeur positive ou négative des lentilles il est facile de les additionner ou de les retrancher ; ainsi les deux verres de + 6D et + 2D donnent un total de + 8D ; les deux verres de + 6D et — 2D donnent + 4 D.

Sachant que la longueur focale d'une lentille est en raison inverse de sa puissance réfringente et que la lentille *unité* ou de une *dioptrie* a une distance focale de 100 centimètres, on calcule facilement la longueur focale d'une lentille donnée, il suffit de diviser 100 par le numéro de cette lentille. La lentille de 4 dioptries a pour longueur focale $\frac{100}{4}$ = 25 centimètres.

Inversement, on connaît la longueur focale d'une lentille, pour en trouver la puissance réfringente c'est-à-dire son numéro on divise encore 100 par la longueur focale connue ; soit une lentille ayant 20 centimètres de foyer, elle vaut $\frac{100}{20}$ ou 5 dioptries.

y a donc *hypermétropie axile* dans le premier cas, *hypermétropie de courbure* dans le second.

Comparé à l'œil emmétrope, l'œil atteint d'hypermétropie de courbure est un œil qui présente un déficit de réfraction et par suite il sera représenté (fig. 224) par une rétine située à 20 millimètres en arrière de la lentille emmétrope (E), devant laquelle se trouve la lentille biconcave (H) qui traduit le déficit de réfraction de l'œil hypermétrope.

Puisque le *remotum* de l'œil *myope* est *en deçà de l'infini*, celui de *l'emmétrope à l'infini*, le remotum de l'œil *hypermétrope* ne peut être *qu'au delà de l'infini,* ou, comme on le verra, il est *virtuel* et placé non plus en avant, mais en arrière de l'appareil dioptrique de l'œil. De même, par le simple raisonnement, on est en droit d'admettre que si les rayons *divergents* vont se concentrer sur la rétine de l'œil myope, si les rayons *parallèles* aboutissent sur celle de l'emmétrope, les rayons *convergents* seuls peuvent venir former leur foyer sur la rétine de l'hypermétrope.

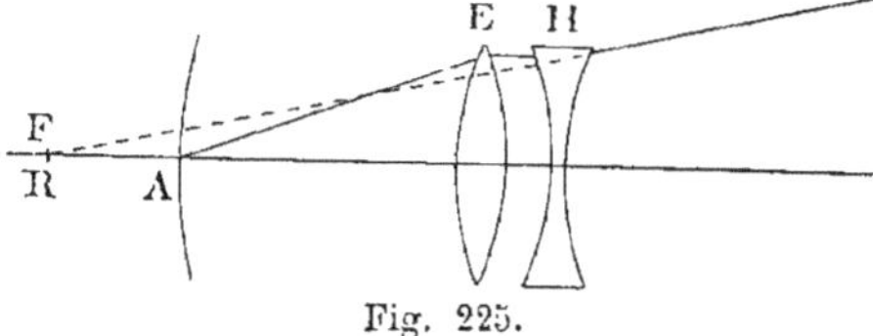

Fig. 225.

Pour trouver ce remotum, que l'on suive (fig. 225) un rayon émané du point A, par construction foyer de la lentille E; il sort de cette dernière parallèle à l'axe, rencontre la lentille biconcave H et en sort avec une direction telle que, prolongé en arrière, il viendrait couper l'axe principal au foyer principal de cette lentille. Donc le *remotum de l'œil hypermétrope se trouve aussi au foyer de la lentille qui traduit le déficit de réfraction, l'hypermétropie de l'œil.* Il est virtuel et l'on peut le définir : *le point vers lequel tendent les rayons convergents émanés d'au delà de l'infini, qui vont former leur foyer sur la rétine de l'œil hypermétrope au repos.*

De même que pour la myopie, la distance entre le remotum et l'œil hypermétrope varie suivant le degré de l'hypermétropie et, ici encore, plus la distance est grande, plus la longueur focale de la lentille qui traduit le déficit est éloignée, plus l'hypermétropie est faible. Enfin la connaissance de la longueur du remotum de l'œil hypermétrope permet de calculer la valeur de son déficit de réfraction, et inversement, de la connaissance de ce dernier, on déduit la longueur du remotum. Un hypermétrope qui a un remotum de 33 centimètres a 3 dioptries d'amétropie $\left(\frac{100}{33} = 3\right)$, et, réciproquement, un hypermétrope de 3 dioptries a un remotum de 33 centimètres $\left(\frac{100}{3} = 33\right)$.

RÉFRACTION DYNAMIQUE. — PROXIMUM

Si l'œil n'était pas muni d'un appareil (*appareil accommodateur*), qui lui permet d'augmenter dans une certaine limite sa puissance de réfraction, *il serait au point pour une seule position des objets*. Au delà ou en deçà d'elle, ces derniers formeraient sur la rétine des images confuses et par suite seraient mal perçus. L'emmétrope ne verrait nettement que les objets placés à l'infini ; pour le myope, ils devraient se trouver précisément à la distance de son remotum réel ; quant à l'hypermétrope, il ne pourrait rien voir nettement, aucun objet ne pouvant se trouver à son remotum puisqu'il est virtuel.

Au repos, l'œil possède son minimum de puissance réfringente (*réfraction statique*) ; mais grâce aux modifications de courbure des surfaces du cristallin sous l'effort du muscle accommodateur, cette puissance augmente (*réfraction dynamique*) dans une certaine mesure. Or, comme toute action musculaire, l'effort du muscle accommodateur est limité, plus ou moins énergique suivant les sujets et pour le même individu sous des influences multiples (âge, santé, etc.). Au point de vue théorique, il est intéressant d'envisager le maximum d'effet produit et d'opposer à l'état de l'œil au repos l'état de l'œil au maximum d'accommodation. Précédemment, on a vu que l'œil au repos était accommodé pour un point appelé remotum ; c'est-à-dire que tous les rayons émanés de ce point formaient leur foyer sur la rétine ; actuellement, il y a lieu de rechercher la position du point pour lequel est accommodé l'œil au maximum d'accommodation, point dit *proximum*. Le *proximum* est *le point d'où émanent les rayons lumineux qui viennent former leur foyer sur la rétine, l'œil étant au maximum d'accommodation.*

Œil emmétrope. — L'appareil de réfringence de l'œil emmétrope, au maximum d'accommodation, peut être représenté schématiquement par la lentille (E) admise comme représentation de l'appareil réfringent au repos, plus une seconde lentille (Ac), qui traduit l'excès de réfraction dû à la contraction du muscle accommodateur (fig. 226).

Si maintenant l'on cherche d'où émanent les rayons lumineux, qui

forment leur foyer sur la rétine après avoir traversé les deux lentilles
(fig. 226), l'on constate que le rayon AE a dû pénétrer dans la lentille E,
parallèle à l'axe principal, puisqu'il le coupe au niveau de la rétine
c'est-à-dire au foyer même de cette lentille. De plus, le rayon E Ac,

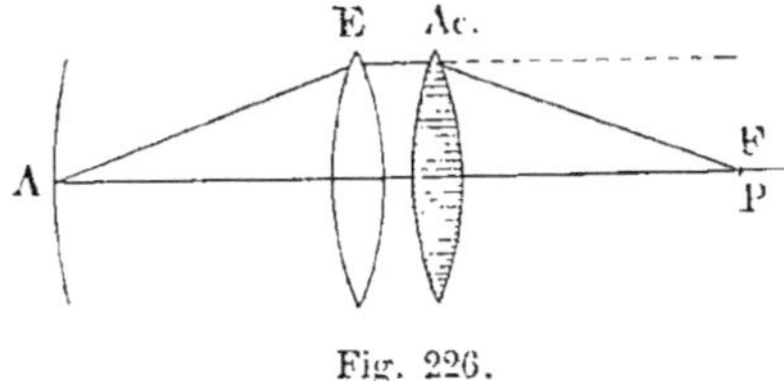

Fig. 226.

parallèle à l'axe au sortir de la lentille Ac, ne peut émaner que du
foyer F de cette lentille ; donc le proximum de l'œil emmétrope se trouve
au foyer de la lentille qui traduit l'excès maximum de réfraction dû à
la contraction du muscle ciliaire.

Il est encore utile de remarquer que la lentille Ac a donné au rayon
émané du proximum, avant son entrée dans la lentille E, la direction
qu'il aurait eue s'il était venu directement du remotum, autrement dire
qu'il l'a rendue parallèle à l'axe.

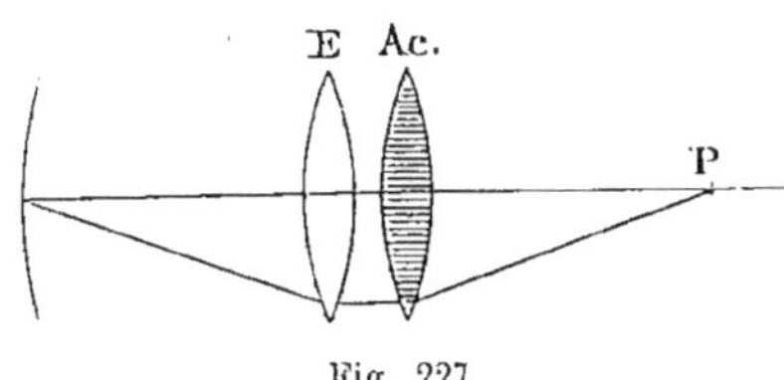

Fig. 227.

Œil myope. — L'œil myope au maximum d'accommodation présente
schématiquement trois lentilles que, par abréviation, l'on peut appeler :
la lentille emmétrope, la lentille myope, la lentille d'accommodation. La
première (E) a toujours son foyer postérieur sur la rétine, la deuxième
(M) traduit l'excès de réfraction qui caractérise la myopie, la troisième
(Ac) traduit l'excès de réfraction qui résulte de l'action du muscle accommodateur.

Pour trouver la position du proximum, c'est-à-dire du point d'où
émanent les rayons lumineux qui, après avoir traversé cet appareil dioptrique, viennent faire leur foyer sur la rétine, l'on suit (fig. 228) à partir
du point A le rayon AE qui sort de la lentille E, parallèle à l'axe,
pénètre dans la lentille M, en sort dirigé vers son foyer (F ou R) qui est
le remotum de l'œil myope, puis rencontre la lentille Ac. Comme le
rayon pénètre dans cette lentille déjà convergent, il vient couper l'axe

principal en deçà de son foyer F″. Ainsi le proximum de l'œil myope n'est pas, comme cela s'observe dans l'œil emmétrope, au foyer de la lentille qui traduit l'excès de réfraction dû à l'accommodation, il est en deçà de ce point. Il se trouve au foyer d'une lentille égale à la somme des deux lentilles Ac et M, c'est-à-dire des lentilles qui traduisent l'effort

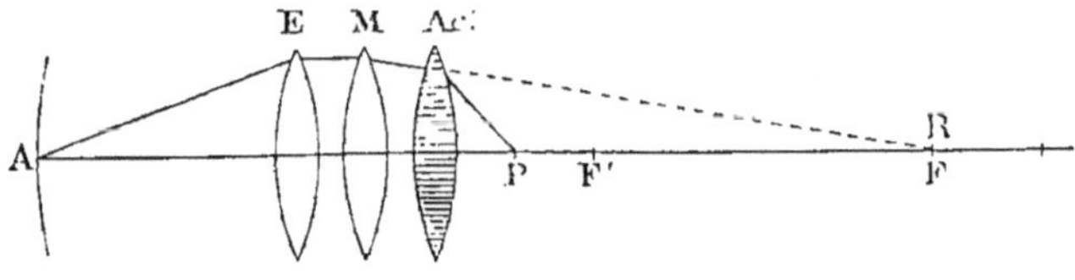

Fig. 228.

d'accommodation et l'excès de réfraction statique ou la myopie de l'œil; en effet, après avoir traversé ces deux lentilles, le rayon émané de P devient parallèle et par là même aboutit au foyer de la lentille E.

La figure 229 démontre que l'effort accommodateur se traduit par la valeur réfringente de la lentille dont le foyer est au proximum diminuée de la valeur réfringente de la lentille myope.

Admettons, en effet, que P se trouve au foyer de la lentille C, le rayon PC émerge de cette lentille parallèle à l'axe et naturellement, s'il

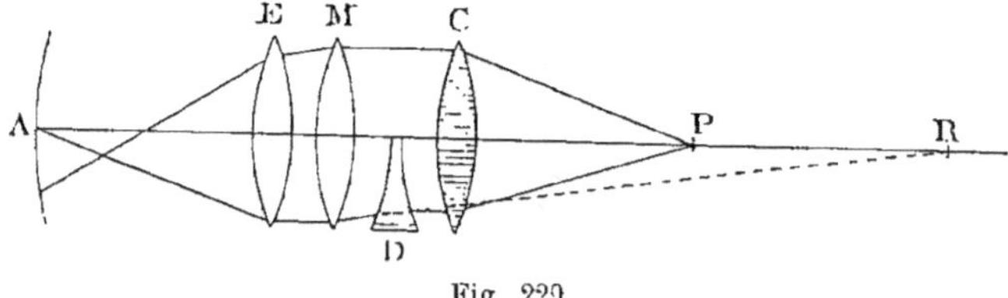

Fig. 229.

continue sa marche, il sera rendu convergent par la lentille M, tombera en convergence sur la lentille E et viendra couper l'axe principal en avant de la rétine qui, elle, est au foyer de la lentille E. Pour qu'il aboutisse sur la rétine, il faut que, avant de pénétrer dans la lentille M, il prenne la direction qu'il aurait s'il émanait du remotum; autrement dire, puisque, au sortir de la lentille C, ce rayon est parallèle, il faut le rendre divergent. Dans la moitié inférieure de la figure, cette condition est réalisée par la demi-lentille concave (D). Or, cette lentille a précisément la même valeur réfringente que la lentille M, puisqu'elle a même longueur focale. Son foyer, en effet, est en R, ainsi qu'on peut le voir en prolongeant le rayon divergent, qui en sort après y être entré parallèle (il va de soi que les deux lentilles devraient théoriquement être superposées et non écartées, comme l'exige la clarté de la figure). On pourrait encore dire : le rayon, qui sort parallèle de la lentille C, aboutira sur la rétine au point A si l'on supprime la lentille M, puisqu'il arrivera parallèle dans la lentille E. Or, pour supprimer la lentille convexe M, il suffit de placer la lentille concave D, de même valeur qu'elle, ou, ce qui revient au même, de diminuer la force réfringente de la lentille C d'une quantité égale à la force réfringente de la lentille M.

L'effort d'accommodation produit par l'œil myope pour concentrer sur sa rétine les rayons émanés de son proximum équivaut donc à la valeur réfringente de la lentille, qui a pour longueur focale la longueur du proximum, diminuée de la valeur réfringente de la lentille qui a son foyer au remotum (lentille qui traduit l'excès de réfraction dû à la myopie — lentille M). De là résulte que le myope, pour voir un objet placé à son proximum, fait un effort moindre que l'emmétrope chez lequel en effet l'effort se traduit par toute la valeur réfringente de la lentille qui a son foyer au proximum.

Soit, par exemple, un myope de 3 dioptries, dont le proximum est situé à 10 centimètres en avant de l'œil ; pour voir un objet situé à ce point, il doit non pas ajouter à son œil la force réfringente d'une lentille de 10 centimètres de longueur focale, c'est-à-dire de 10 dioptries, mais seulement la force réfringente de cette lentille de 10 dioptries, diminuée de la force réfringente de la lentille qui traduit sa myopie ou 3 dioptries. Au total, son effort d'accommodation maximum équivaut à 7 dioptries. L'emmétrope, au contraire, doit ajouter à son œil la lentille qui a son foyer à son proximum, c'est-à-dire à 10 centimètres, soit la lentille de 10 dioptries.

Œil hypermétrope. — L'appareil de réfringence de l'œil hypermétrope au maximum d'accommodation présente schématiquement trois lentilles : la lentille emmétrope (E), la lentille (H) qui traduit le déficit de réfraction de l'œil ou lentille hypermétrope, et la lentille (Ac) qui traduit l'excès de réfraction dû à l'effort maximum du muscle accommodateur.

Un rayon lumineux, qui impressionne en A la rétine située au foyer de la lentille E, a dû entrer dans celle-ci parallèlement à l'axe du système optique et plus loin il avait avant son entrée dans la lentille H une direction divergente telle que, prolongé, il aurait coupé l'axe au remotum (voir la fig. 230). Or ce rayon est convergent par rapport à la lentille Ac, d'où il sort, donc il n'émane pas de son foyer F, mais d'un point P situé au delà de ce foyer. Le proximum de l'œil hypermétrope est donc situé au delà du foyer de la lentille qui traduit l'effort accommodateur. Il se trouve au foyer d'une lentille égale à la somme des deux lentilles Ac et H, mais l'une est une lentille convexe, l'autre une lentille concave ; leur somme égale la différence de leur valeur réfringente, le proximum de l'œil hypermétrope est par suite au foyer de la lentille, qui traduit la différence entre la lentille d'accommodation et la lentille d'hypermétropie. La figure 230 du reste le démontre ; la lentille Ac est trop forte, car elle rend convergent le rayon lumineux émané du proximum, et, il faut que la convergence produite par elle soit diminuée par la divergence

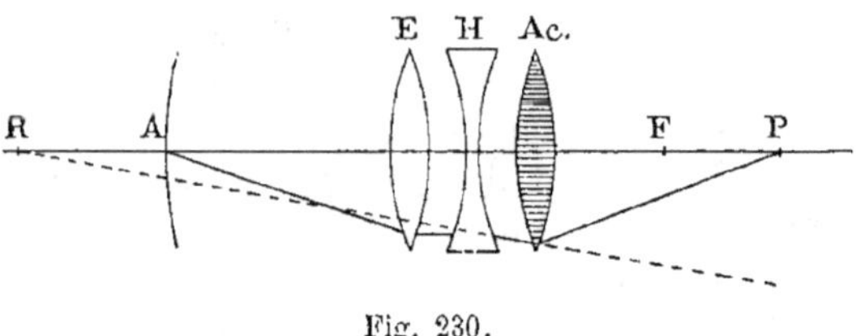

Fig. 230.

que cause la lentille divergente H. On retranche donc de la valeur réfringente de la lentille Ac la valeur réfringente de la lentille H.

La figure 231 fait voir que l'effort accommodateur maximum de l'œil hypermétrope équivaut à la valeur réfringente de la lentille C, qui a son foyer au proximum, augmentée de celle d'une lentille C′, convexe qui a son foyer au remotum. En effet, un rayon émané du point P, foyer de la lentille C, sort de cette lentille parallèle à l'axe, rencontre la lentille C′ et en sort convergeant vers le foyer (R) commun des lentilles H et C′.

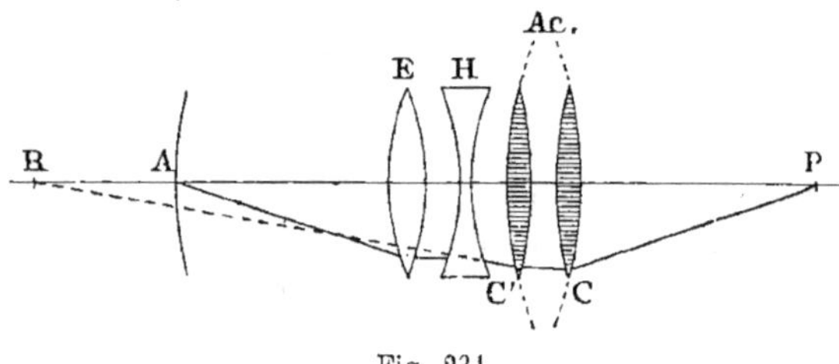

Fig. 231.

Par suite la lentille biconcave H en le faisant diverger le rend parallèle et finalement le rayon aboutit en A, foyer de E.

On peut donc dire que l'hypermétrope, qui accommode, fait un premier effort pour rendre parallèles les rayons émanés de son proximum, puis un second pour leur donner la direction qu'ils auraient s'ils émanaient de son remotum. L'effort total est relativement plus grand que celui produit par l'œil emmétrope, qui fixe son proximum. Soit en effet un œil hypermétrope de 3 dioptries, dont le proximum se trouve à 10 centimètres en avant de l'œil. Il lui faut faire un premier effort de 3 dioptries pour corriger son déficit de réfraction, et alors il se trouve dans les mêmes conditions qu'un œil emmétrope, c'est-à-dire qu'il doit encore produire un effort de 10 dioptries pour ramener sur sa rétine les rayons émanés de son proximum situé à 10 centimètres de son œil, effort qui seul suffirait pour un œil emmétrope ayant le même proximum.

Parcours d'accommodation. — Puissance d'accommodation. — Après avoir étudié l'œil d'abord au repos, puis au maximum d'accommodation, il est utile de s'en occuper lorsqu'il se trouve dans les états intermédiaires à ces conditions extrêmes. L'œil en effet ne s'adapte pas seulement pour deux points distants l'un de l'autre, son *remotum* et son *proximum*. L'effort musculaire, qui modifie son état de réfraction, peut être dosé de telle sorte que les rayons émanés d'un point quelconque, situé entre le remotum et le proximum, viennent former leur foyer sur la rétine.

On appelle *parcours d'accommodation* la distance linéaire qui sépare le remotum du proximum ; ainsi le parcours d'accommodation de l'emmétrope s'étend de l'infini jusqu'à une certaine distance de l'œil appelée *longueur du proximum*. Chez le myope il est plus restreint, puisqu'il va du proximum toujours voisin de l'œil au remotum qui, lui, est en deçà de l'infini ; tandis que, théoriquement au moins, il est plus long pour l'hypermétrope, dont le remotum se trouve au delà de l'infini.

Par *puissance d'accommodation* on entend le pouvoir que possède l'œil d'augmenter la réfringence de son appareil dioptrique ; cette puissance varie suivant les sujets et chez un même individu suivant des conditions multiples, qui seront ultérieurement étudiées. De ce fait que la puissance d'accommodation est variable elle doit être mesurée, et non seulement il y a lieu de chercher à évaluer l'effort qu'elle produit, lorsqu'elle se développe en entier, mais on peut se rendre compte de la valeur qu'elle prend, lorsque l'œil est accommodé pour un point quelconque du parcours d'accommodation.

Précédemment il a été dit que chez l'emmétrope la valeur réfringente, ajoutée à l'œil par l'effort maximum d'accommodation, équivaut à la valeur réfringente d'une lentille dont le foyer situé au proximum a pour longueur focale la longueur du proximum. Chez le myope l'effort accommodateur maximum se mesure par la valeur réfringente de la lentille, qui a pour longueur focale la longueur du proximum diminuée de la valeur réfringente de la lentille dont le foyer se trouve au remotum. Enfin, pour l'hypermétrope, en ajoutant les valeurs réfringentes des lentilles, qui ont leur foyer l'une au proximum, l'autre au remotum, on a la mesure de la puissance accommodatrice maxima.

Dans les explications précédentes il a encore été démontré que la lentille d'accommodation maxima avait donné aux rayons émanés du proximum la direction qu'ils auraient eue s'ils étaient partis du remotum. Or le même effet doit être produit par la lentille d'accommodation, qui met l'œil au point pour les rayons émanés d'une position quelconque intermédiaire entre le proximum et le remotum. Les trois figures 232, 233,

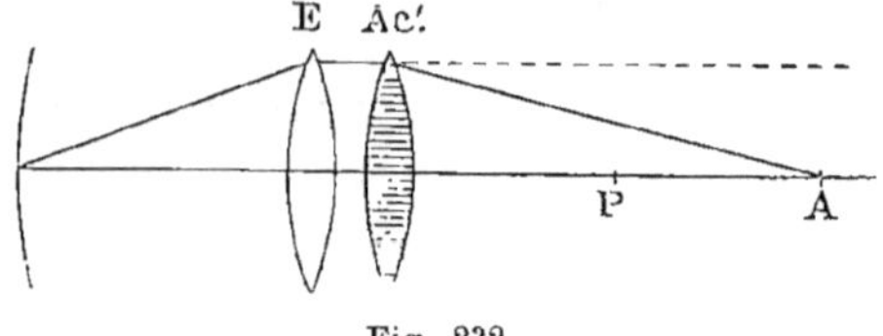

Fig. 232.

234, le démontrent. De plus, en les comparant aux figures 227, 228, 230, on constate que l'effort nécessaire pour accommoder l'œil aux rayons émanés d'un point situé entre le R et le P se traduit par la même formule que l'effort maximum avec ce correctif, que, à la place de la *longueur*

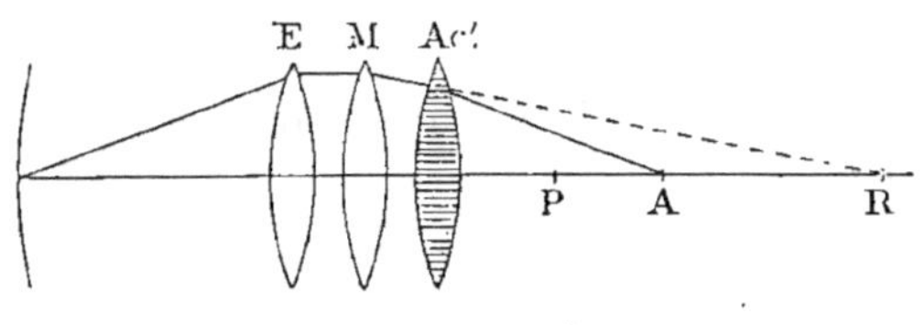

Fig. 233.

du proximum, on doit donner la *distance du point lumineux à l'œil* pour longueur focale de la lentille.

Il a été déjà établi que l'œil myope fait un effort plus faible et l'œil hypermétrope un effort plus puissant que l'œil emmétrope quand ils

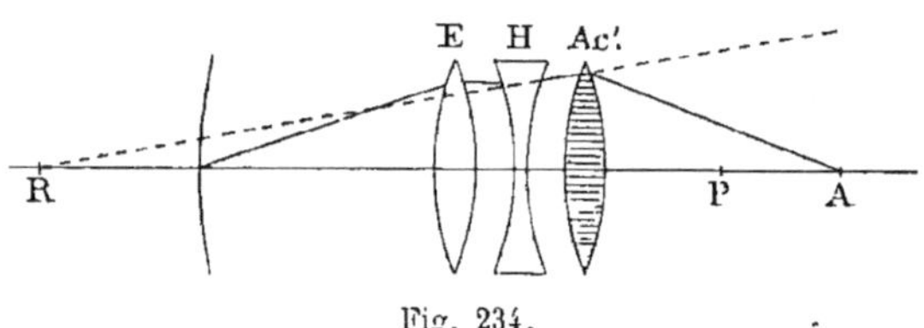

Fig. 234.

s'accommodent pour un proximum situé à la même distance ; or la même différence, en moins pour l'un, en plus pour l'autre, persiste lorsque les yeux myope, hypermétrope et emmétrope, sont accommodés pour un même point.

L'œil hypermétrope travaille donc plus que l'œil emmétrope et celui-ci plus que l'œil myope.

Enfin soit trois yeux : emmétrope, myope et hypermétrope, doués d'une égale *puissance d'accommodation*, soit 10 dioptries : leur *parcours d'accommodation* mesurera des longueurs fort différentes. En effet l'*emmétrope* au repos sera au point pour l'infini ; en développant peu à peu

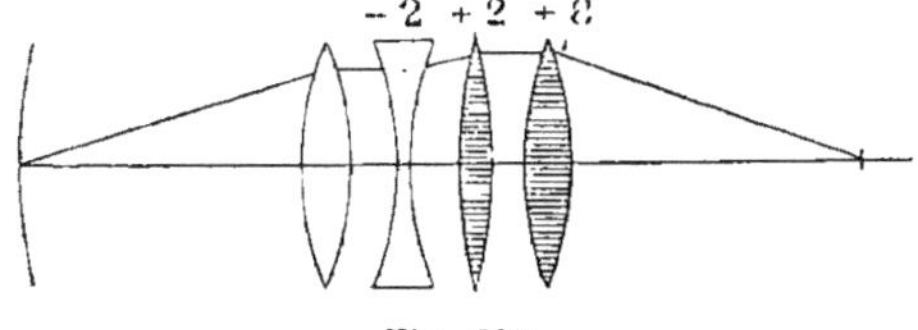

Fig. 235.

son pouvoir d'accommodation, il s'accommodera pour des points de plus en plus rapprochés jusqu'à son proximum, qui se trouve au foyer de la lentille de 10 dioptries ou à 10 centimètres de son œil. Son parcours d'accommodation va donc de l'infini à 10 centimètres de l'œil.

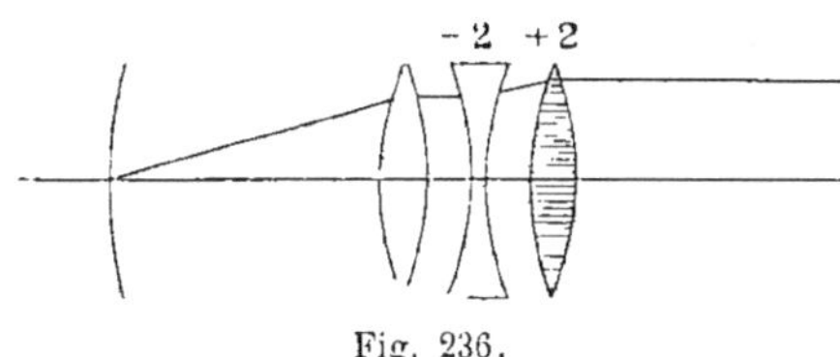

Fig. 236.

Le *myope*, qui par exemple a 2 dioptries de myopie, au repos a son remotum à 50 centimètres de son œil (50 centimètres = longueur focale de la lentille de 2 dioptries) et, quand il a développé ses 10 dioptries d'accommodation, il a son proximum au foyer de la lentille qui équivaut à la somme de sa lentille de myopie (2 dioptries) et de sa lentille d'ac-

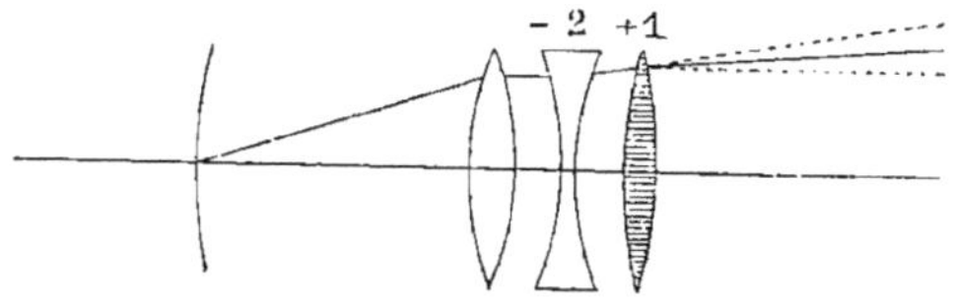

Fig. 237.

commodation (10 dioptries), au total 12 dioptries ; la longueur focale de la lentille de 12 dioptries est de 8 centimètres 33. Son parcours d'accommodation s'étend donc de 50 centimètres à 8ᶜ.33 en avant de l'œil.

Quant à l'*hypermétrope* de 2 dioptries par exemple (fig. 235), son remotum est situé à 50 centimètres au delà de l'infini, il dépense 2 dioptries d'accommodation pour corriger ce déficit d'accommodation et par suite il ne lui reste plus que 8 dioptries pour se mettre au point pour une source lumineuse qui de l'infini marche sur lui, c'est-à-dire qu'il pourra s'accommoder jusqu'à un proximum situé à 12 centimètres 5 de son œil. Son parcours d'accommodation s'étend donc de 50 centimètres au delà de l'infini à 12°,5 en avant de l'œil.

Si le proximum de l'emmétrope (sauf s'il n'a plus d'accommodation) comme du myope se trouve en deçà de l'infini, le proximum de l'hypermétrope peut, suivant le rapport qui existe entre le déficit et l'excès de réfraction de son œil au repos et en action, se trouver en deçà de l'infini, à l'infini ou au delà de ce point. L'exemple signalé dans les lignes précédentes prouve la première hypothèse. Soit maintenant un hypermétrope de 2 dioptries, qui n'a à sa disposition que 2 dioptries d'accommodation (fig. 236); il est bien évident, qu'après avoir accommodé et corrigé son déficit de réfraction, il lui sera impossible de se mettre au point pour un objet situé en deçà de l'infini. Enfin l'hypermétrope précédent n'a plus d'accommodation, ou il ne peut produire qu'un effort équivalent à une dioptrie (fig. 237), dans l'un et l'autre cas il ne saurait corriger son amétropie et par suite il ne se trouvera au point que pour des rayons convergents, autrement dire son remotum sera au delà de l'infini.

MESURE DE L'ÉTAT DE RÉFRACTION DE L'OEIL

Pour préciser l'état de réfraction d'un œil, deux méthodes peuvent être employées : dans l'une, l'on a recours à des procédés d'examen subjectifs, dans l'autre à des procédés objectifs.

Les *procédés subjectifs* fournissent successivement à l'observé des rayons lumineux qui, diversement dirigés, vont former sur sa rétine des images, dont il doit apprécier la netteté. Lorsque cette dernière est parfaite, il l'indique et par là même permet de reconnaître le point d'où émane le faisceau lumineux, par suite de préciser la réfringence de son œil.

Les *procédés objectifs*, au contraire, ont pour effet de permettre à l'observateur de concentrer sur sa rétine les rayons émanés de la rétine de l'œil observé; et des modifications, qu'il doit apporter à l'état de réfraction de son propre œil pour obtenir une image nette, il conclut à l'état de réfraction de l'œil examiné.

Il est surtout intéressant de déterminer l'état de réfraction d'un œil au repos et au maximum d'accommodation, autrement dire de reconnaître son minimum et son maximum de réfringence, ou encore de préciser son remotum et son proximum.

Donc : *détermination de la réfraction statique* et *détermination de la réfraction dynamique.*

I. — DÉTERMINATION DE LA RÉFRACTION STATIQUE
PROCÉDÉS SUBJECTIFS

Les procédés subjectifs de détermination de la réfraction statique sont basés sur la *mesure de l'acuité visuelle* ou sur l'emploi d'instruments appelés *optomètres.*

1° PROCÉDÉS BASÉS SUR LA MESURE DE L'ACUITÉ VISUELLE

Diagnostic et mesure de la myopie. — Le sujet étant placé à 5 mètres de l'échelle typographique voit ou ne voit pas distinctement les caractères. Si son acuité est inférieure à la normale et si l'interposi-

tion du trou sténopéique la relève, c'est un amétrope. Un verre convexe
placé devant l'œil diminue la vision, un verre concave l'augmente, le
sujet est myope; son œil est au point pour des rayons divergents, son
remotum se trouve en deçà de l'infini. Cet œil, comparé à l'œil emmétrope, est trop long ou trop réfringent. Le diagnostic du genre de l'amétropie est posé, reste à mesurer son degré.

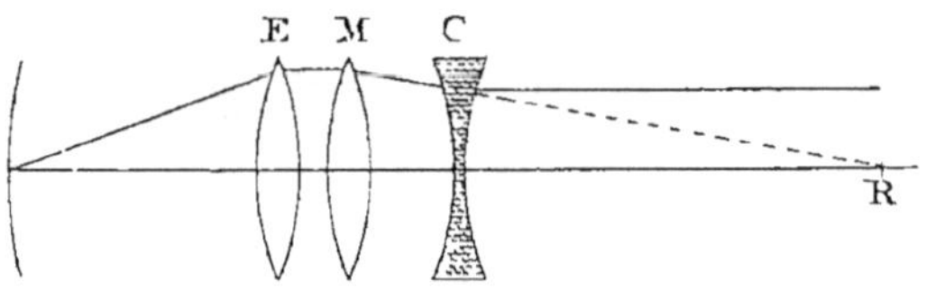

Fig. 238.

Pour y arriver on fait passer successivement devant l'œil examiné des
verres concaves de plus en plus forts, et l'on s'arrête au *verre le plus
faible qui donne l'acuité visuelle la meilleure* (C, fig. 238). Si l'on con-
tinuait à présenter à l'œil des verres concaves plus puissants (C', fig. 239)
l'acuité visuelle pourrait rester tout aussi bonne, parce que l'accommodation Ac entrant en jeu corrigerait l'excès de divergence dû à l'action
exagérée de la lentille prétendue correctrice.

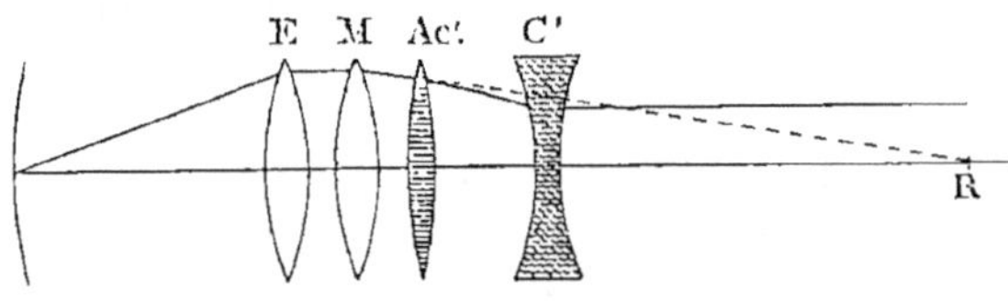

Fig. 239.

Le verre trouvé donne la mesure de la myopie, et, comme on connaît
sa valeur en dioptries, il est facile d'en déduire sa longueur focale qui,
elle, doit être égale à la longueur du remotum de l'œil myope. En réalité cette dernière condition fait défaut. Un regard jeté sur la figure 238
montre en effet que si la lentille C a son foyer en R, remotum de l'œil
et foyer de la lentille M, les deux distances C R et M R ne sont pas égales,
cela parce que le verre correcteur est placé non dans l'œil, mais à une
certaine distance en avant de lui. De là une cause d'erreur dans la
mensuration de la myopie par le procédé précédent, dit procédé de Donders. Il va de soi que cette erreur a une importance très variable suivant
le degré de la myopie du sujet. Deux exemples en donneront la preuve.
Soit comme valeur de la lentille M (fig. 238) 2 dioptries, comme distance
de la lentille C à la lentille M, 2 centimètres; la longueur focale de ces

deux lentilles sera 50 centimètres pour la première, 48 pour la seconde. On est donc en droit dans la pratique de faire abstraction de leur très faible différence de réfringence. Mais si l'on donne à la lentille M une valeur de 10 dioptries comme la distance MC ne varie pas, la longueur focale des deux lentilles sera 10 centimètres pour l'une, 8 pour l'autre ; c'est-à-dire que la lentille nécessaire pour corriger une myopie de 10 dioptries devra avoir pour valeur réfringente $\frac{100}{8}$ ou 12,5 dioptries.

Une autre cause d'erreur existe dans la mise en jeu de l'accommodation du sujet observé. Certaines personnes sont en effet atteintes de spasme de l'accommodation, qui leur cause une myopie artificielle ou qui exagère chez elles une myopie réelle. La méthode de Donders ne donne alors que la mesure de la myopie apparente.

Il est encore une autre manière de se servir des échelles typographiques pour diagnostiquer et mesurer la myopie. Un individu lit couramment de près ; à distance il ne peut reconnaître les traits d'une personne, lire le nom des rues, etc. On lui présente les fins caractères d'une échelle typographique, d'abord à 30 centimètres, par exemple, il ne les voit pas nettement, mais il n'en est plus de même à 25 centimètres. Évidemment les caractères étaient d'abord placés au delà du remotum de cet œil myope, puis ils se sont trouvés ou en deçà ou précisément à son niveau. En cherchant ainsi à faire lire de petits caractères, on arrive par tâtonnement à déterminer, à très peu de chose près, la position du remotum. Ce procédé est surtout applicable quand il s'agit de myopies faibles, alors qu'une erreur de 1 ou 2 centimètres sur la longueur du remotum trouvé n'a pas une très grande importance.

Diagnostic de l'emmétropie. — A 5 mètres de l'échelle typographique, le sujet lit les caractères qui doivent être lus à cette distance, ou si son acuité visuelle est inférieure à la normale elle n'est pas relevée par le trou sténopéique, preuve que son déficit ne résulte pas d'un trouble de réfraction. Si, devant l'œil examiné, l'on place une lentille convexe de 1 dioptrie et que le sujet accuse une diminution d'acuité visuelle, on a affaire à un emmétrope. En exagérant la réfraction de cet œil, on l'a mis dans les conditions d'un œil myope et les rayons parallèles, qui tout à l'heure formaient leur foyer sur la rétine, y dessinent maintenant des cercles de diffusion, d'où la diminution de l'acuité visuelle.

Diagnostic et mesure de l'hypermétropie. — Si dans l'examen précédent l'on constate que la présence d'un verre convexe devant l'œil n'abaisse pas l'acuité visuelle, l'on est en droit de conclure à de l'hypermétropie. Parfois même ce verre convexe améliore la vision. Il ne faut pas oublier, en effet, que l'hypermétrope tend à corriger son déficit de réfraction en mettant en jeu son accommodation. S'il arrive à une correction complète, sans verre il voit comme un emmétrope, et, avec un verre convexe de 1 dioptrie devant l'œil, il voit encore tout aussi bien parce qu'il diminue son effort d'accommodation, de manière à réduire de 1 dioptrie la correction accommodatrice de son amétropie; mais si l'hypermétrope ne peut corriger complètement son hypermétropie, il accuse une acuité inférieure à la normale et l'adjonction d'une

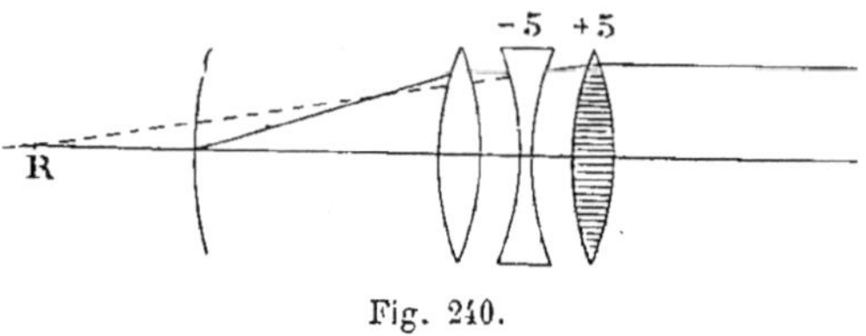

Fig. 240.

lentille convexe de 1 dioptrie améliore la correction et par là même réduit les cercles de diffusion sur la rétine, d'où une augmentation de l'acuité visuelle.

Pour obtenir le verre correcteur chez un hypermétrope qui n'accommode pas, il suffit de faire passer la série des verres convexes jusqu'à ce qu'on ait donné au sujet la meilleure acuité visuelle possible (fig. 240). Si l'hypermétrope accommode, on agira de même et l'on poussera jusqu'au *verre le plus fort donnant l'acuité visuelle la meilleure*.

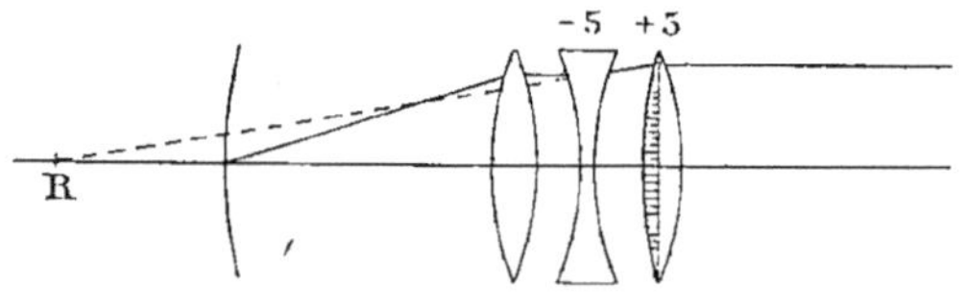

Fig. 241.

Soit, par exemple, un hypermétrope de 5 dioptries (fig. 240), il fait constamment un effort de 5 dioptries qui corrige son déficit de réfraction. Si devant son œil on place une lentille de 1 dioptrie, il réduit son effort d'accommodation à 4 dioptries, et successivement il la diminue au fur et à mesure que le verre convexe devient plus fort. Mais il est habituel que le relâchement de l'accommodation ne soit pas complet, si bien que la correction finale (fig. 241) résulte et d'un effort accommodateur persistant (*spasme d'accommodation, hypermétropie latente*), et de l'adjonction d'une lentille sphérique. De là ressort qu'on n'a pas à craindre de prescrire un verre trop fort, car dès qu'il fournit une surcorrection l'acuité visuelle diminue. En outre, le verre trouvé donne une mesure trop faible de l'hypermétropie du sujet, d'abord parce qu'une partie de cette hypermétropie (hypermétropie latente) reste masquée par le spasme accommodatif (fig. 241), et, en second lieu, parce que la lentille correctrice placée en avant de l'œil a une longueur focale (sa distance au remotum) supérieure à celle de la lentille qui, dans l'œil même, traduit le déficit de réfraction de l'œil hypermétrope. Il va de soi que l'importance de l'erreur commise, ici comme dans la myopie, augmente avec le degré de l'amétropie.

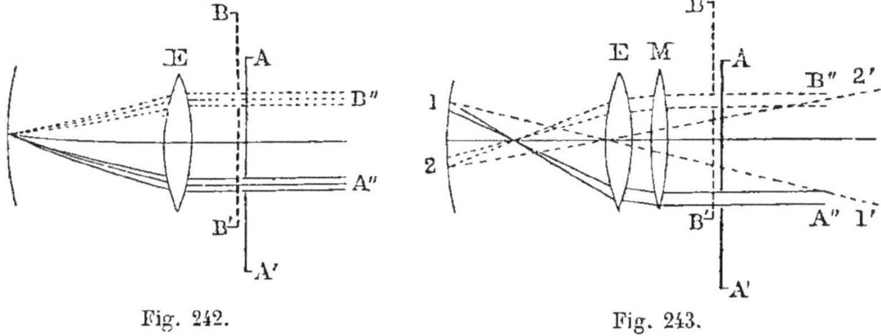

Fig. 242.   Fig. 243.

Chez un malade intelligent le *trou sténopéique* permet de diagnostiquer l'état de la réfraction oculaire et de contrôler subjectivement l'exactitude de la correction par les verres (Charpentier). En effet, si devant un œil emmétrope on déplace transversalement un trou sténopéique, l'examiné, qui vise l'échelle typographique placée à 5 mètres,

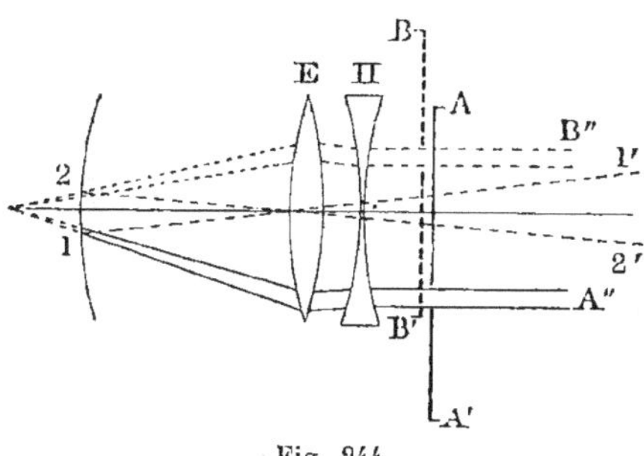

Fig. 244.

n'accuse aucun déplacement des lettres, tandis que le myope les voit se déplacer dans le même sens que le disque et l'hypermétrope en sens inverse.

Dans les figures précédentes A A' et B B' indiquent deux positions successives occupées par le disque sténopéique, déplacé de bas en haut, A" et B" les deux faisceaux lumineux qui alors pénètrent dans l'œil. Pour l'œil emmétrope (fig. 242), quelle que soit la position du disque, les deux faisceaux lumineux A" et B" impressionnent toujours le même point de la rétine, il n'est donc pas étonnant que l'examiné n'accuse pas un déplacement des lettres. Chez un myope (fig. 243), au contraire, la rétine est d'abord impressionnée en 1 et l'image est extériorisée en 1′, puis l'impression portant sur le point 2, l'extériorisation a lieu suivant 2′, c'est-à-dire que l'objet vu s'est déplacé de bas en haut comme le disque. Un coup d'œil sur la figure 244 démontre que l'inverse doit se produire chez un hypermétrope. Lorsque devant l'œil myope ou hypermétrope se trouvera placé le verre correcteur, l'objet, les lettres dans l'échelle typographique resteront immobiles, malgré le déplacement du trou sténopéique.

2° OPTOMÈTRES

On appelle *optomètres* des instruments destinés à mesurer subjectivement la réfraction de l'œil. Il en existe un très grand nombre parmi lesquels nous étudierons ceux de Scheiner-Parent, Bull, Badal, M. Perrin.

Optomètre de Scheiner-Parent. — Si l'on place devant l'œil un disque opaque percé de deux très petits trous, assez rapprochés l'un de l'autre pour qu'ils se trouvent en face de l'orifice pupillaire, deux faisceaux lumineux distincts traversent la cornée. Ces rayons lumineux émanent d'une bougie éloignée de 5 mètres environ, ils sont tenus pour parallèles ; l'œil est emmétrope, ils se fusionnent sur la rétine et l'observé

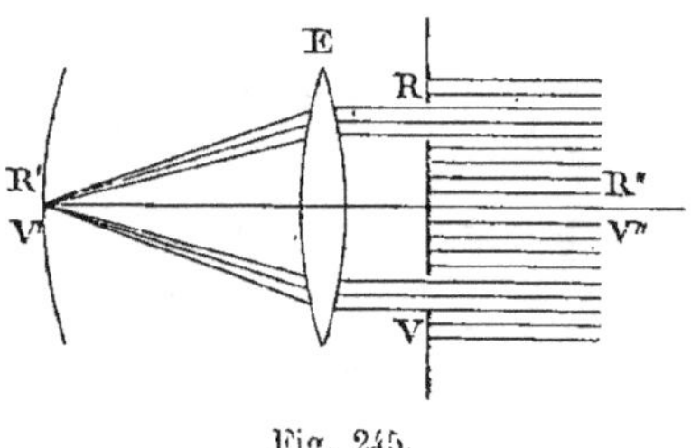

Fig. 245.

voit la bougie (fig. 245). L'œil est hypermétrope et n'accommode pas, alors la fusion des deux faisceaux ne pouvant se faire qu'au delà de la rétine, sur cette dernière il y aura par suite deux images de la bougie. Ces images (fig. 246), par rapport à l'axe antéro-postérieur du système optique, se trouvent chacune du côté de l'orifice qui a laissé passer le faisceau lumineux correspondant (pour rendre l'expérience bien nette l'un des trous est muni d'un verre rouge (R), l'autre d'un verre vert (V). Or, comme toutes les images rétiniennes, le sujet les projette au dehors suivant la normale au point rétinien affecté, c'est-à-dire en V″ et R″. La lecture de la figure 246 démontre que les deux images sont vues séparées, l'image verte est vue par le sujet du même côté que le verre rouge et réciproquement. Il y a donc pour l'hypermétrope *diplopie monoculaire croisée* par rapport aux deux trous du disque. Sans qu'il

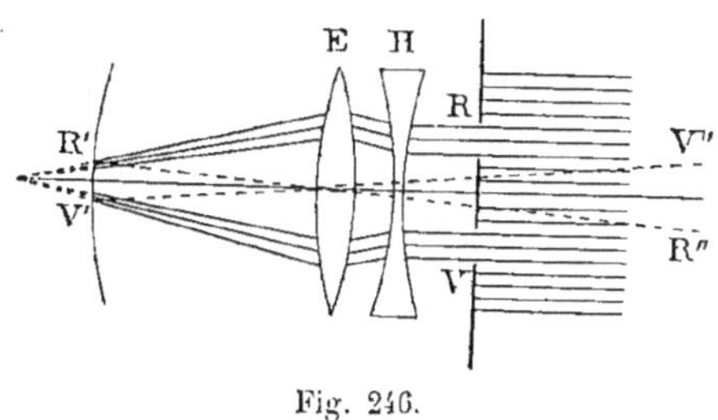

Fig. 246.

soit besoin de plus d'explication, la figure 247 permet de comprendre que le sujet myope accuse, au contraire, une *diplopie monoculaire homonyme*.

Ce petit instrument permet donc de diagnostiquer la nature de

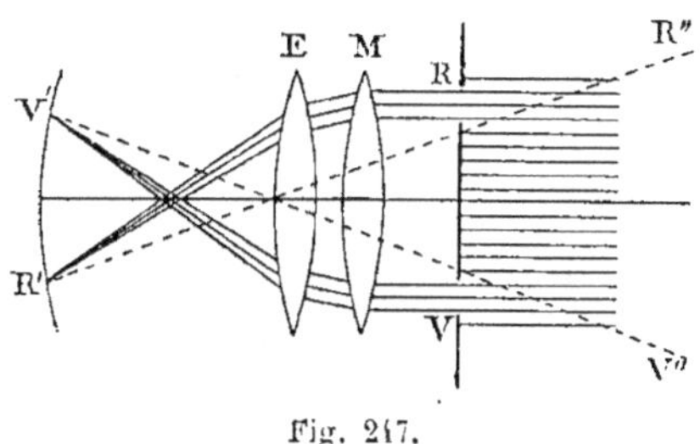

Fig. 247.

l'amétropie : il en permet même une mesure assez approximative, si on l'adapte à la place du miroir sur un ophtalmoscope comme celui de Parent. En effet, en interposant successivement entre le disque de Scheiner et l'œil du sujet des verres convexes ou concaves, suivant que ce dernier a été reconnu hypermétrope ou myope, on arrive à trouver le verre correcteur de son amétropie.

Optomètre de Bull. — Sur une règle de 60 centimètres de long, Bull a disposé à partir d'une extrémité et à hauteur des foyers respectifs des lentilles de 12, 11, 10, 9, 8, 7, 6, 5. 4, 3 et 2 dioptries (c'est-à-dire à 10 centimètres pour la lentille de 10 dioptries, à 20 pour celle de 5, à 50 pour celle de 2) des figures. Celles-ci, vues à travers un petit orifice dont est percée en son centre une plaque métallique dressée verticalement à l'extrémité de la règle, apparaissent à l'œil comme une série de dominos. Sur chacune le nombre de points noirs indique le numéro du verre dont il occupe le foyer, ainsi le domino, qui compte 10 points, se trouve au foyer de la lentille de 10 dioptries. Or, qu'un *myope* regarde la règle par l'orifice voulu, il aperçoit par exemple au plus loin devant son œil le domino marqué de trois points, on en conclut qu'il a 3 dioptries de myopie. Si l'œil examiné est *myope de 1 dioptrie* seulement, ou *emmétrope*, ou *hypermétrope*, le sujet aperçoit le domino le plus éloigné. Pour pouvoir trouver son remotum, on place devant l'oculaire une lentille convexe de 5 dioptries, par exemple. Alors l'œil myope de 1 dioptrie devant lequel existe une lentille convexe de 5 dioptries peut être tenu pour myope de 6 dioptries, et, en effet, il aperçoit comme domino le plus éloigné le n° 6. L'emmétrope, lui, possède, grâce à la lentille, un excès de réfraction, une myopie artificielle de 5 dioptries, il aperçoit le domino n° 5. L'hypermétrope, enfin, de 2 dioptries, par exemple, utilise 2 dioptries du verre de 5 dioptries, placé devant son œil, pour corriger son déficit de réfraction, et par suite il se trouve dans les conditions d'un emmétrope, qui aurait devant l'œil une lentille convexe de 3 dioptries, ou encore d'un myope de 3 dioptries, il verra par suite au plus loin le domino n° 3.

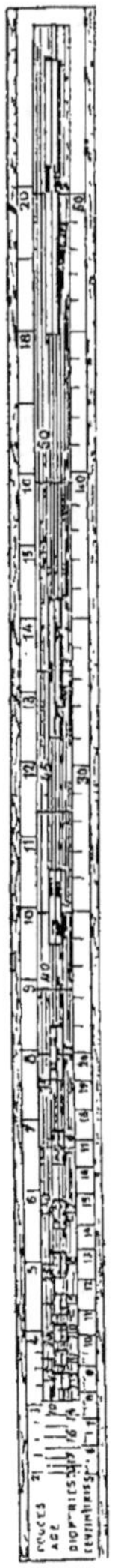

On commencera donc par faire regarder l'optomètre de Bull sans que l'oculaire soit muni d'une lentille convexe. Si le sujet a une myopie supérieure à 2 dioptries, le domino extrême qu'il aperçoit l'indique de suite. Par contre, s'il voit le domino n° 2, on place devant l'oculaire un verre convexe disposé à cet effet, puis le sujet regarde de nouveau. Alors du numéro du domino extrême lu par l'observé on retranche le numéro du verre ajouté et l'on a ainsi l'indication de l'emmétropie, du degré de myopie faible, ou de l'hypermétropie de l'examiné.

Soit le verre de 5 dioptries convexes placé devant l'oculaire — le sujet lit au plus loin le domino n° 7, sa myopie est de 7 — 5 dioptries ou 2 dioptries; il lit le n° 6, il est myope de 1 dioptrie; il voit le n° 5, il est donc emmétrope; enfin, il ne lit que le n° 4, il est hypermétrope de 4 — 5 ou 1 dioptrie.

Si le sujet est hypermétrope de 3 dioptries, ou davantage, il aperçoit le domino n° 2, aussi pour continuer l'examen, on place devant l'oculaire un verre convexe, de dix dioptries dont est muni l'instrument; puis l'on opère, comme il vient d'être dit, c'est-à-dire que du numéro du domino extrême aperçu au plus loin on retranche le numéro de ce

Fig. 248. — Règle de l'optomètre de Bull avec l'image des dominos (réduite au 1/4).

nouveau verre. Soit le domino n° 3 et le verre de 10 dioptries, l'hypermétropie est de 7 dioptries (3 — 10 = — 7).

Optomètre de Badal. — Cet instrument se compose d'un tube cylindrique en cuivre de 30 centimètres de longueur environ, dont le pied est pourvu d'une hausse destinée à mettre l'œilleton exactement à la hauteur de l'œil. Le tube est uni à son support par une articulation

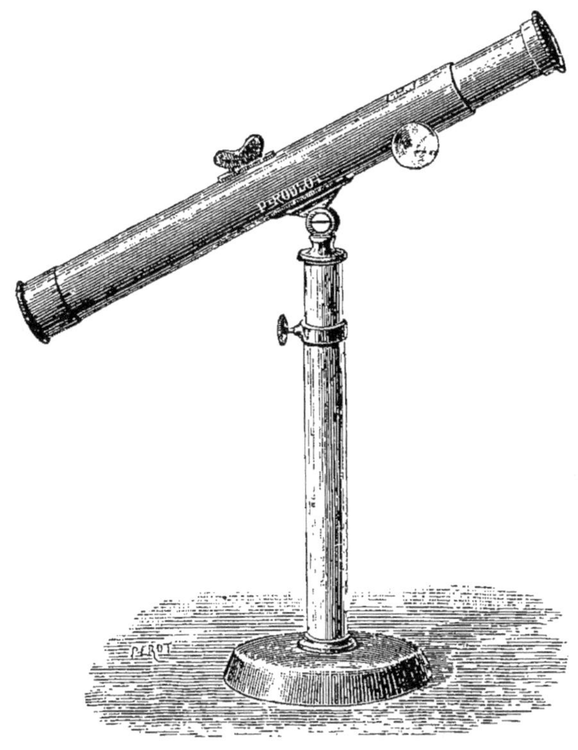

Fig. 249.
Optomètre de Badal.

permettant de donner à l'instrument toutes les inclinaisons possibles. Une lentille convergente de 15,5 dioptries ou de 63 millimètres de foyer est placée dans le tube, à une distance de l'œilleton précisément égale à sa distance focale. En arrière de la lentille se meut dans l'intérieur du cylindre, à l'aide d'un pignon et d'une crémaillère, une plaque de verre dépoli portant : à gauche, une réduction photographique des nouvelles échelles métriques de Snellen ; à droite, des figures de cartes à jouer pour les illettrés, et, entre les deux, un système de lignes parallèles pour la mesure de l'astigmatisme : le tout est vu par transparence. Cette plaque peut occuper toutes les positions possibles, depuis la lentille jusqu'à l'extrémité postérieure du tube. Selon sa position, les rayons lumineux réfractés, en arrivant à l'œil, présentent tous les degrés de convergence ou de divergence, qui correspondent aux différents états de réfraction statique ou dynamique que l'on peut avoir l'occasion d'observer. La graduation de l'instrument, tracée sur la longueur du tube, part de + 15 dioptries pour aboutir à — 20 en passant par zéro.

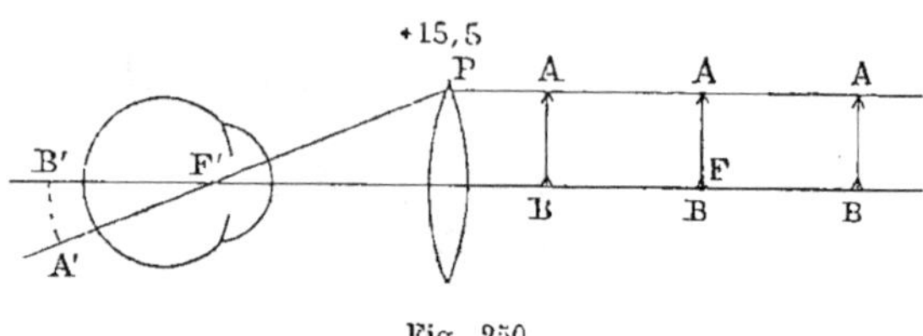

Fig. 250.

Cet instrument doit être placé en bonne position et bien éclairé tout contre l'œil à examiner, qui se trouve ainsi avoir son centre optique au foyer de la lentille de 15,5 dioptéries. Alors, quelle que soit la distance de la plaque au foyer antérieur de la lentille, la grandeur rétinienne des caractères, qu'il présente, reste constante. En effet, dans toutes les positions de l'objet A B (fig. 250), l'angle A' F' B' est invariable, puisque toujours le rayon parallèle émané de A rencontre la lentille en P, il y a là un avantage, car la dimension des lettres vues par le sujet ne varie pas durant l'examen qu'il subit. Pour procéder à l'examen on commence par fournir à l'œil des rayons parallèles, ce que l'on obtient en mettant

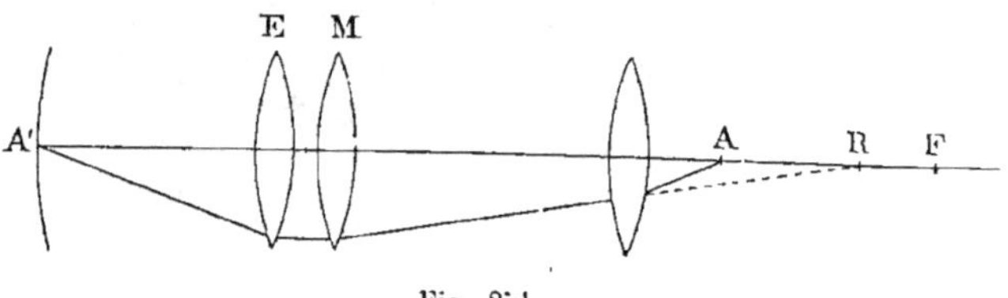

Fig. 251.

l'index du curseur en regard du 0. La plaque de verre dépoli est alors au foyer de la lentille, les rayons qui en sortent sont parallèles, ils tombent ainsi dans l'œil. Si à ce moment le sujet ne voit pas les lettres, c'est qu'il est myope et alors, rapprochant progressivement le curseur de son œil, c'est-à-dire faisant passer la plaque en deçà du foyer de la lentille, l'on fournit à l'œil des rayons de plus en plus divergents et, lorsqu'ils présentent précisément la divergence qu'ils auraient s'ils émanaient du remotum de l'œil myope (fig. 251), ils viennent former leur foyer sur la rétine, les images sont bien vues et en regard du curseur on peut lire le degré de myopie.

Si, l'instrument étant au zéro, le sujet examiné lit les lettres, c'est qu'il n'est pas myope, son œil est adapté pour les rayons parallèles, soit parce qu'il est emmétrope, soit parce qu'il corrige son hypermétropie. On lui fournira alors des rayons convergents et cela, en éloignant le curseur, en portant la plaque au delà du foyer de la lentille. Si l'on a affaire à un emmétrope, il accuse aussitôt une diminution d'acuité visuelle ; en effet, il ne peut se mettre au point pour des rayons divergents. Un hypermétrope, au contraire, continue à bien voir parce qu'il relâche son accommodation. Lorsque celle-ci aura complètement disparu, il faudra que les rayons, émanés des caractères de la plaque après leur sortie de la lentille, convergent vers le remotum de l'œil hypermé-

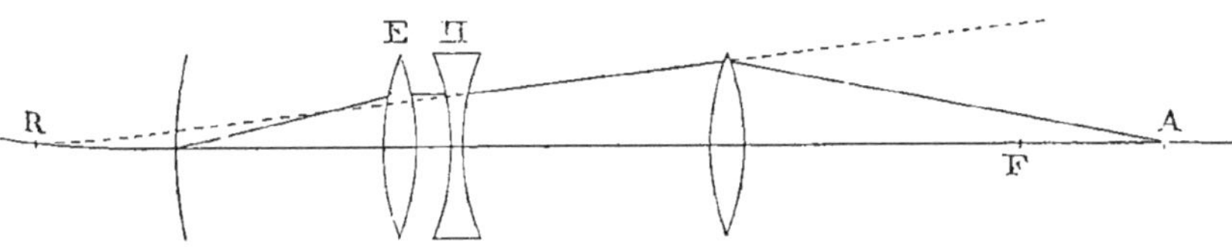

Fig. 252.

trope pour qu'ils viennent former leur foyer sur la rétine (fig. 252). Dès que cette condition n'existe plus, les images deviennent floues. Il suffit donc de lire la position du curseur au moment où ces images cessent d'être nettes pour avoir le degré de l'hypermétropie du sujet.

Optomètre de M. Perrin. — Dans l'instrument de M. Perrin (fig. 253), la partie essentielle est composée par un cylindre muni à l'une de ses extrémités d'une lentille biconvexe de 12 dioptries, c'est l'oculaire, et à l'autre d'un écran de verre noirci sur lequel sont gravés des caractères typographiques, des points, des figures géométriques. Enfin dans l'intérieur du tube, une lentille concave de 24 dioptries peut, à l'aide d'une glissière, d'un pignon et d'une crémaillère, occuper toutes les positions entre la lentille et la plaque porte-objet. La glissière, destinée à entraîner la lentille concave, porte un index, qui effleure une règle graduée sur laquelle se lit le degré de réfraction. D'un côté est la notation en dioptries, qui va en progression croissante à partir du zéro, de l'autre la notation en pouces, que l'on doit désormais négliger; à l'inverse de la précédente, elle présente à partir du zéro une progression décroissante.

Pour simplifier l'explication de cet optomètre, on fera tout d'abord abstraction de l'oculaire ; il se trouve alors réduit à un tube présentant à l'une de ses extrémités un objet, dans son intérieur une lentille

concave mobile. L'œil, qui regarde l'objet à l'extrémité ouverte du tube,
perçoit non pas l'objet lui-même mais son image virtuelle droite, ainsi
que le montrent les deux figures 254 et 255. Ces deux figures, de plus,
prouvent que, suivant la position occupée par la lentille concave, l'image
virtuelle de l'objet se trouve plus ou moins éloignée de l'œil qui la

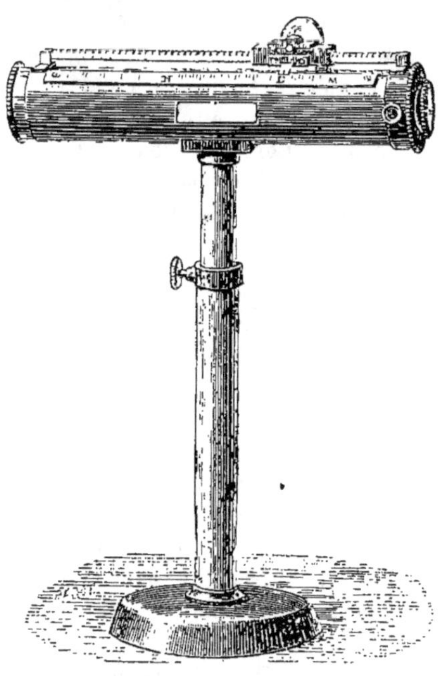

Fig. 253.
Optomètre de M. Perrin.

regarde ; en outre la grandeur de cette image varie. Cette dernière condition est fâcheuse au point de vue de l'exactitude des réponses de l'observé. Ceci dit, il devient possible de réduire (fig. 256) l'optomètre de
Perrin à : 1° un tube armé d'un oculaire de douze dioptries et 2° un
objet mobile (image virtuelle) qui peut, dans l'intérieur du tube, occuper
trois positions principales, savoir : a au foyer de l'oculaire ; b, au delà
de ce foyer ; c, en deçà de lui. Il en résulte que les rayons qui, émanés
de cet objet, sortiront de l'oculaire, seront parallèles, convergents
ou divergents.

On se sert de l'optomètre de Perrin de la même façon que l'on
utilise celui de Badal. Si, l'index étant au zéro, le sujet ne voit pas nettement les lettres, c'est qu'il est myope : et, en rapprochant l'index de

son œil, on arrive comme précédemment à préciser son degré de myopie
en lisant le chiffre, qui se trouve en regard de l'index, quand le sujet lit

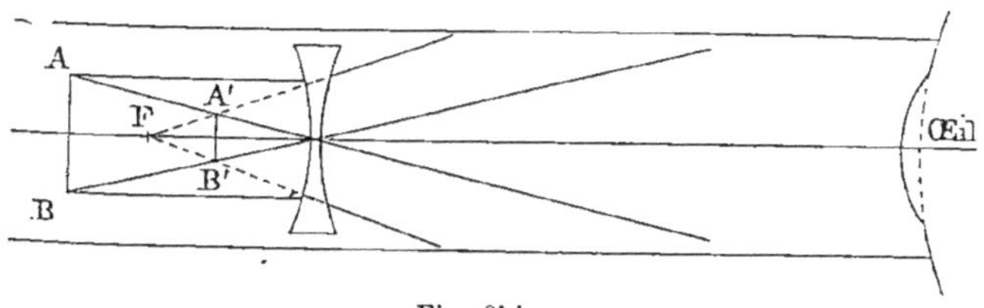

Fig. 254.

nettement. De même encore l'emmétrope voit l'image de l'écran quand
l'index est au zéro, puis elle devient floue dès qu'on l'éloigne. Chez

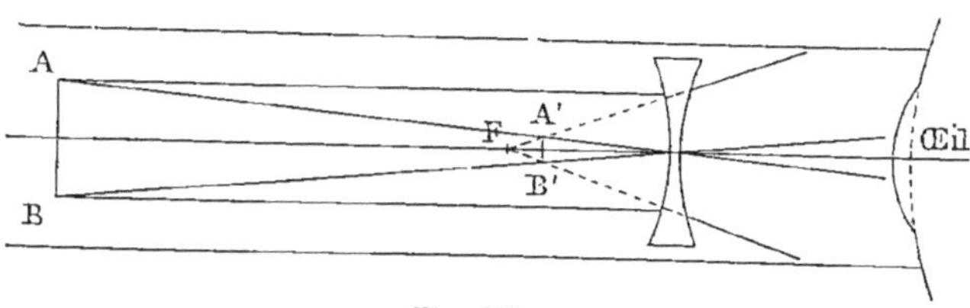

Fig. 255.

l'hypermétrope, au contraire, ce mouvement laisse d'abord persister la
netteté de l'image ; puis, au moment où celle-ci se trouble, on est averti

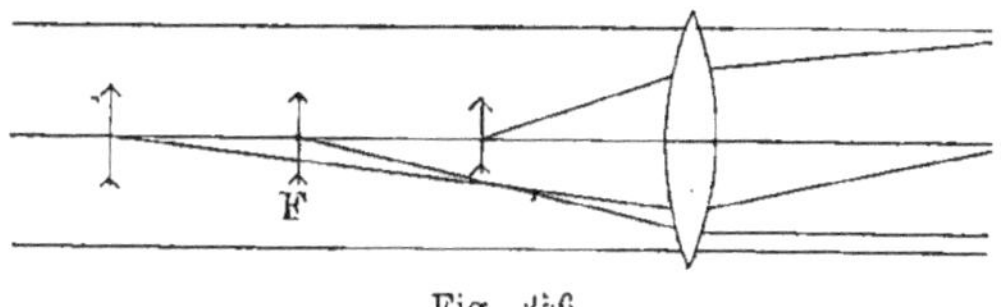

Fig. 256.

que le but est dépassé et qu'il faut revenir un peu en arrière pour trouver le point où l'image fournit à l'œil des rayons qui convergent vers le
remotum de l'œil hypermétrope.

II. — DÉTERMINATION DE LA RÉFRACTION STATIQUE
PROCÉDÉS OBJECTIFS

Le miroir ophtalmoscopique ordinaire et l'ophtalmoscope à réfraction servent à mesurer l'état de la réfraction statique de l'œil. Avec le
simple miroir on étudie ce que l'on est convenu d'appeler l'*ombre kératoscopique* et l'*image rétinienne* de l'œil observé.

I. — Examen avec le miroir ophtalmoscopique.

Miroir ophtalmoscopique. — Pour projeter dans l'œil de l'examiné un faisceau lumineux, l'observateur se sert d'un miroir concave de 22 à 33 centimètres de longueur focale, mesurant de 5 à 6 centimètres de diamètre et dépourvu en son centre de tain sur une surface arrondie de 2,5 à 3 millimètres. En effet, aux miroirs métalliques perforés à leur centre, qui se rayent rapidement, on préfère les miroirs en verre étamé avec doublure métallique. Cette monture sur laquelle se visse ou se replie le manche de l'instrument présente, en regard de la surface de verre privée de tain, une dépression de 15 millimètres de diamètre où l'observateur peut fixer une lentille correctrice de son amétropie ou un verre destiné à modifier temporairement l'état de réfraction de son œil. L'ophtalmoscope dont nous donnons le modèle (fig. 257) porte deux miroirs, un concave de 28 centimètres de foyer et un plan.

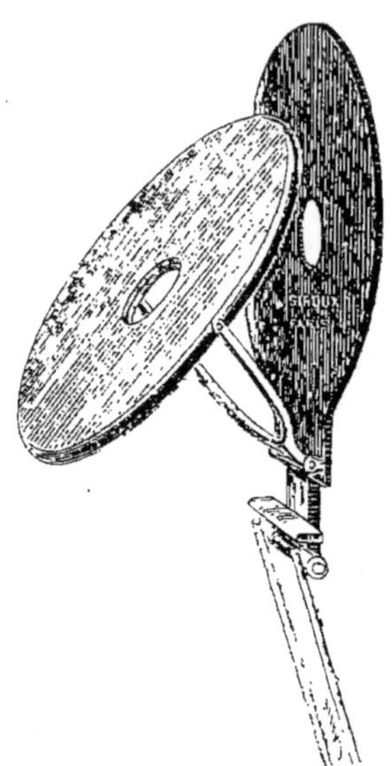

Fig. 257.
Miroir ophtalmoscopique de
Essad (double miroir).

Le miroir tenu devant son œil et appuyé sur l'arcade sourcilière, l'observateur est assis en face et à hauteur du sujet assis également. Un peu en arrière et sur le côté de la tête de ce dernier, se trouve une lampe dont les rayons lumineux viennent frapper le miroir et se réfléchir sous forme d'un cône, dont l'axe doit être dirigé vers l'œil de l'observé. A cet effet, l'observé doit regarder au loin (pour que l'œil n'accommode pas), un

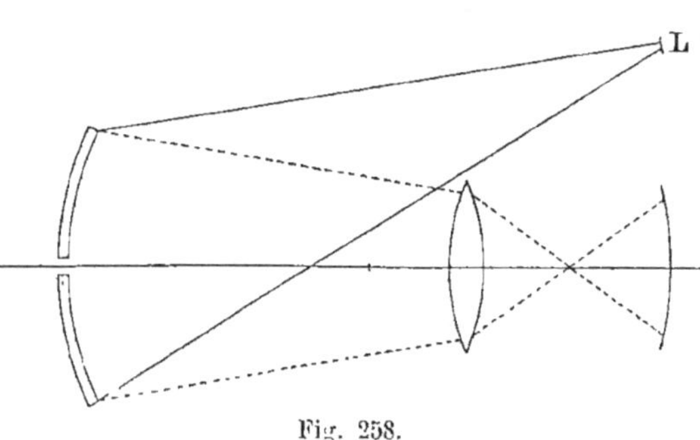

Fig. 258.

peu en haut et en dedans dans la direction de l'observateur, en visant par-dessus l'oreille de même nom que l'œil en examen. Autrement encore l'observateur s'incline un peu de côté, dit au sujet de regarder au loin, puis il vient se placer de telle sorte que l'axe visuel de l'examiné rase chez lui l'oreille homonyme de l'œil qu'il éclaire.

L'observateur se trouvant éloigné de l'observé et de la lampe d'environ 50 centimètres, le sommet du cône de rayons réfléchis serait placé derrière l'œil examiné. En réalité, le faisceau pénètre à travers la pupille, ses rayons s'entre-croisent dans l'œil et forment sur la rétine un large cercle de diffusion, ou cercle d'éclairement. La portion de rétine, ainsi éclairée, réfléchit la lumière et devient pour l'observateur un véritable objet, dont il reçoit des rayons lumineux.

1° OMBRE KÉRATOSCOPIQUE

Cuignet a donné le nom de *kératoscopie* à une méthode d'observation basée sur les variations de forme, d'aspect et de situation que présentent à l'éclairage direct, suivant l'état de réfraction de l'œil examiné, les ombres et les reflets vus sur le disque pupillaire, quand on imprime au miroir réflecteur des mouvements déterminés. Certains préfèrent dire *pupilloscopie, skiascopie, skioposcopie, fantoscopie rétinienne* ; mieux vaut, pour honorer la mémoire de l'auteur, conserver le nom de kératoscopie, en signalant toutefois que ce mot indique le rôle attribué *à tort* par Cuignet à la cornée dans la production du phénomène. Quoi qu'il en soit de son appellation, la méthode de Cuignet, méthode essentiellement française, est universellement adoptée aujourd'hui et rend journellement les plus grands services. Aussi à côté du nom de son inventeur ne devons-nous pas oublier ceux qui ont le plus fait pour sa vulgarisation, ses élèves et anciens subordonnés militaires, Mengin, Parent, Leroy.

Diagnostic de l'état de réfraction de l'œil. — L'observateur est emmétrope ou, dans le cas contraire, il place derrière le trou central de son miroir le verre correcteur de son amétropie. Alors si, placé à un mètre environ du sujet et armé du miroir ophtalmoscopique concave ordinaire, il projette sur l'œil qu'il examine un cône de rayons lumineux, il aperçoit au centre de l'iris, correspondant en apparence à l'orifice pupillaire, un disque rouge dû au reflet des membranes profondes. Puis il imprime au miroir un mouvement de rotation autour de son manche tenu vertical, et par suite déplace le cône de lumière réfléchie ; pour peu que le mouvement soit un peu prononcé, le cône trace un cercle lumineux qui se peint sur le visage du sujet et il est facile de constater qu'il se déplace dans le même sens que le miroir. Si la rotation du miroir le dirige vers la gauche de l'observateur, le cercle lumineux se porte vers ce même côté et, par suite, vers la droite du patient, les deux personnes

étant assises l'une en face de l'autre. Mais pas n'est besoin que l'oscillation imprimée au miroir soit aussi prononcée ; il n'est pas utile que le
cône lumineux abandonne la surface antérieure du globe de l'œil.

Ainsi, dans un premier temps, l'observateur éclaire l'œil et voit un
disque pupillaire rouge ; dans un second temps, il imprime à son miroir
un léger mouvement de rotation de gauche à droite. Pendant ce temps,
le disque pupillaire change d'aspect ; sur son bord gauche (toujours
gauche par rapport à l'observateur) apparaît une zone sombre qui gagne
peu à peu de gauche à droite, couvre un instant toute la pupille, puis
s'éteint en allant progressivement se cacher sous son bord droit. Cette
ombre s'est donc déplacée de gauche à droite, c'est-à-dire dans le même
sens que le miroir. L'observateur, pour s'en assurer, peut encore imprimer à son miroir une nouvelle rotation, mais de droite à gauche, et
l'ombre, elle aussi, apparue au bord droit de la pupille, ira s'éteindre
sous son bord gauche, se déplaçant encore en sens direct.

Par contre, l'examen de certains yeux permet de constater que l'ombre
dite kératoscopique se déplace en sens inverse du miroir, autrement
dire de droite à gauche, quand le miroir tourne de gauche à droite et
vice versa.

De la concordance et de la non-concordance du mouvement de l'ombre et du miroir, on déduit l'état de réfraction de l'œil.

*L'œil est emmétrope ou hypermétrope, quand l'ombre kératoscopique
se déplace en sens inverse du miroir ou, par abréviation, est inverse.*

*L'œil est myope, quand l'ombre kératoscopique se déplace dans le
même sens, ombre directe.*

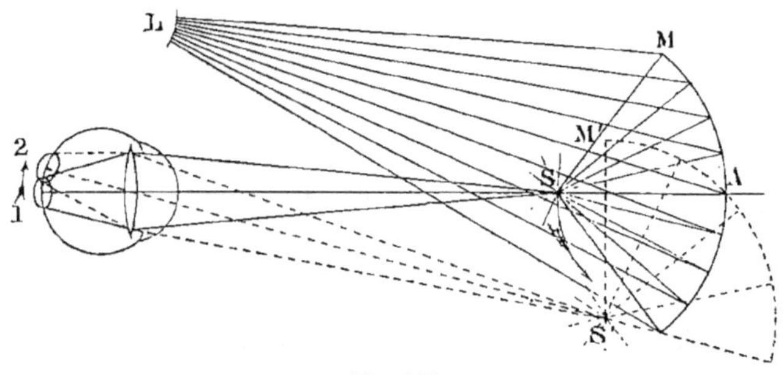

Fig. 529.

La théorie suivante explique bien les phénomènes (Parent). Soit
(fig. 259) M le miroir concave en première position, il reçoit des rayons
lumineux émanés de L, lampe placée auprès de la tête du sujet en expérience, et il les fait converger en un point S. De ce point S partent des
rayons lumineux, dont certains traversent l'orifice pupillaire et viennent
sur la rétine éclairer le disque 1 dont le reflet donne à l'orifice pupillaire

sa teinte rouge. Les choses étant ainsi disposées, l'observateur fait tourner le miroir autour de son manche, comme il a été dit, le miroir prend la position M', le point S s'est transporté en S' dans le sens indiqué par la flèche. C'est donc du point S' que partent maintenant les rayons lumineux, qui pénètrent dans l'œil et vont éclairer le disque 2. Il est facile de voir sur la figure que les deux cercles se sont déplacés en sens inverse du miroir. Pendant ce mouvement l'attention de l'observateur a été attirée par la partie ombrée qui, du bord inférieur du cercle 1 est remontée jusqu'au bord du cercle 2, modifiant par suite le reflet lumineux primitif, provoquant l'apparition dans le champ pupillaire d'une ombre, qui, comme on le voit sur la figure, s'est déplacée de bas en haut, c'est-à-dire en sens inverse du miroir.

Lorsque plus tard il sera question de l'examen de l'œil à l'image droite, il sera démontré que l'observateur voit : 1° le fond de l'œil emmétrope, 2° une image virtuelle mais droite du fond de l'œil hypermétrope, 3° une image réelle et renversée du fond de l'œil myope, cette dernière image étant située en avant de l'œil examiné. De là il résulte que l'ombre kératoscopique sera vue telle qu'elle se produit, c'est-à-dire inverse dans les yeux emmétropes et hypermétropes, et qu'elle sera vue redressée, c'est-à-dire directe, dans l'œil myope. Toutefois, pour que l'ombre kératoscopique dans un œil myope soit vue droite, il faut que l'observateur se trouve plus éloigné de l'œil examiné que le plan dans lequel se forme l'image réelle et renversée de la rétine éclairée. Dans le cas contraire, il apercevra cette rétine elle-même et, par suite, verra l'ombre s'y déplacer comme l'indique la figure 259, c'est-à-dire qu'il percevra une ombre kératoscopique inverse. En résumé, l'ombre kératoscopique inverse indique non seulement l'emmétropie, et l'hypermétropie, mais encore la myopie faible. Pour diagnostiquer l'existence de cette dernière, il convient que l'observateur s'éloigne de l'œil examiné à plus d'un mètre, c'est-à-dire au delà du remotum de l'œil myope de une dioptrie.

Il n'est pas inutile de signaler que la kératoscopie pratiquée avec le miroir *plan* donne des indications inverses de celles qu'elle fournit quand on la recherche avec le miroir *concave*. Alors l'ombre est directe dans l'œil emmétrope et hypermétrope, inverse dans l'œil myope La figure 260 le démontre sans qu'il soit besoin d'autres explications que celles précédemment données à propos de l'examen avec le miroir concave.

Une remarque finale importante, applicable à tous les procédés objectifs de diagnostic de l'état de réfraction statique de l'œil, c'est que, durant tout l'examen, l'observé ne doit pas faire entrer en jeu son accommodation.

Pour différencier les jeux d'ombre identiques des yeux emmétropes, hypermétropes et myopes faibles, il suffit de placer devant l'œil examiné un verre convexe de 1 dioptrie. Si l'ombre continue à marcher en sens inverse, l'œil est hypermétrope ; si elle est devenue droite, on a affaire à un œil emmétrope ou myope faible. Pour les distinguer, l'observateur remplace le verre convexe de 1 dioptrie par un verre de 0,50 dioptrie seulement et se tient à 1^m,20 du sujet. Si ce dernier est emmétrope, l'interposition de ce verre lui donne une myopie très faible — 0,50 dioptrie, son remotum se trouve donc à 2 mètres derrière l'obser-

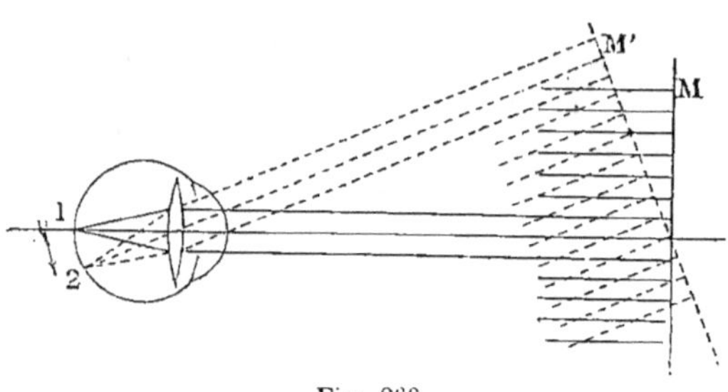

Fig. 260.

vateur, qui perçoit encore une ombre inverse. Le sujet examiné est myope de 1 ou même de 0,50 dioptrie, l'addition du verre convexe de 0,50 dioptrie, porte son amétropie à 1,50 ou 1 dioptrie, par suite son remotum se trouve à 0,75 ou 1 mètre, soit en avant de l'œil observé, entre lui et l'observateur et, par suite, l'ombre kératoscopique sera vue droite par ce dernier.

Mesure des amétropies par la kératoscopie. — En plus du sens direct ou inverse du déplacement de l'ombre kératoscopique, l'observateur doit encore juger de son intensité. Plus l'ombre directe sera foncée, plus la myopie de l'œil observé sera prononcée ; plus l'ombre inverse sera accentuée, plus l'hypermétropie sera forte. Dans l'emmétropie et plus encore dans la myopie faible, l'on est frappé du peu d'éclat des parties éclairées et ombrées. Ces particularités sont en rapport avec l'étendue variable des cercles éclairés qui se forment sur la rétine suivant l'état de réfraction de l'œil. Plus l'œil est hypermétrope ou myope, plus les images virtuelles ou réelles de sa rétine paraissent petites à l'observateur. Il en résulte que celui-ci perçoit d'autant mieux le phénomène cherché que la lumière est concentrée sur un disque plus petit, et par là même plus éclairé. Par contraste alors, l'ombre, elle aussi, semble plus foncée, et, par l'habitude, on arrive à classer l'amétropie de l'œil examiné avec une approximation plus ou moins grande.

Pour mesurer plus exactement encore l'amétropie, tenant compte de l'intensité de l'ombre, on choisit un verre correcteur plus ou moins fort et l'on juge de l'effet qu'il produit. Par exemple, en présence d'un hypermétrope, un observateur apprécie que le déficit de réfraction dépasse 3 dioptries. Il place alors devant l'œil le verre convexe de 3 dioptries ; l'ombre reste inverse ; mais le verre de 4 dioptries, interposé à son tour, la rend directe ; il s'agit donc d'une hypermétropie d'environ 4 dioptries.

S'il s'agissait d'un myope, chez lequel un verre concave de 5 dioptries laisse persister une ombre directe très légère, tandis qu'un verre concave de 6 dioptries donne une ombre inverse, on serait en droit de conclure que cet œil est myope de moins de 7 dioptries. Il peut en effet avoir un peu plus de 6 dioptries de myopie; alors, le verre de — 6 le corrige incomplètement, laisse apparaître une myopie faible inférieure à 1 dioptrie, laquelle se traduit par une ombre inverse, difficile à différencier de celle fournie par l'œil myope exactement corrigé par le verre de — 6.

L'on peut encore mesurer les myopies de 1,50 à 4 dioptries environ en cherchant à préciser le moment où l'ombre kératoscopique de directe devient inverse lorsque l'observateur se rapproche de l'œil. Au delà du remotum elle est vue directe, en deçà inverse; préciser le lieu où elle est floue, le lieu où le changement de sens se produit, c'est déterminer la position du remotum de l'œil observé, et par suite son degré de myopie.

2° IMAGE RÉTINIENNE

L'observateur est emmétrope, ou par l'apposition d'un verre convenable derrière le trou central de son réflecteur il a corrigé son amétropie; de plus, il possède une amplitude d'accommodation normale pour son âge, et il connaît son proximum après correction de son vice de réfraction statique. Dans ces conditions, l'œil observateur ne peut réunir sur sa rétine que des rayons parallèles quand il est au repos, des rayons divergents quand il accommode. De l'infini à son proximum, tous les objets de grandeur suffisante sont susceptibles d'être perçus nettement. En deçà de son proximum, les objets suffisamment éclairés apparaissent flous, et de même ceux qui lui envoient des rayons convergents; ceux qui peuvent être considérés comme se trouvant au delà de son remotum, deviennent d'abord confus, puis leurs contours finissent par s'effacer.

L'œil observé doit être à l'état de repos. L'atropinisation, parfois, est indiquée pour obtenir cet état, en particulier lorsqu'il y a spasme de l'accommodation; mais d'ordinaire, il suffit que le sujet laisse le regard vague et dirigé au loin, c'est-à-dire, dans la pratique, vers un point distant de 5 mètres environ. Autrement l'observateur s'approche assez près de l'observé pour que son miroir se trouve en deçà du proximum de ce dernier, ce qui, de règle, amène également la détente de l'accommodation dans les deux yeux en présence.

Peu importe, pour le moment, la marche des rayons lumineux qui, du miroir ophtalmoscopique, vont éclairer la rétine; ce qui est intéressant, c'est d'étudier comment les rayons réfléchis par la portion éclairée de la rétine traversent l'appareil dioptrique de l'œil en examen, comment ils

arrivent jusqu'à la rétine de l'observateur, enfin comment ils permettent
à ce dernier d'apprécier l'état de réfraction de l'œil examiné.

La marche des rayons extériorés de l'œil en examen varie suivant
que cet œil est emmétrope, hypermétrope ou myope.

De l'œil emmétrope émanent des rayons parallèles. Sur chaque point
de la rétine éclairée se réfléchit un faisceau de rayons lumineux qui,
au sortir de l'œil, sont parallèles à l'axe sur lequel le point est placé
(fig. 261).

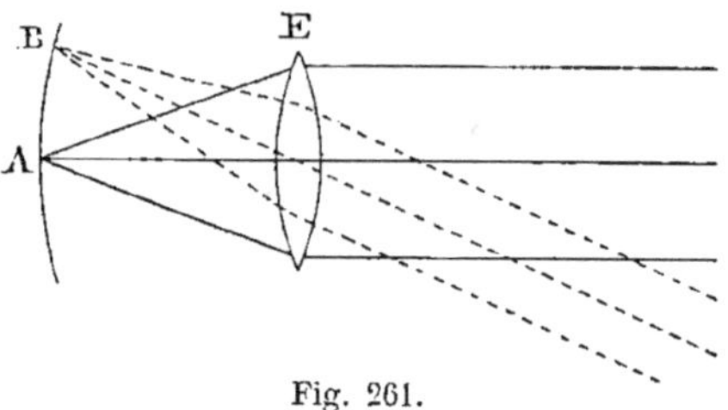

Fig. 261.

De l'œil hypermétrope sortent des rayons divergents ; de chaque
point de sa rétine part, en effet, un faisceau lumineux qui, au delà de
l'appareil dioptrique, diverge par rapport à l'axe du point d'où il émane.
La divergence de ces rayons est telle qu'ils iraient se réunir derrière
l'œil sur le plan focal principal de la lentille, qui traduit le déficit de
réfraction, aux divers foyers conjugués qui correspondent à leurs points

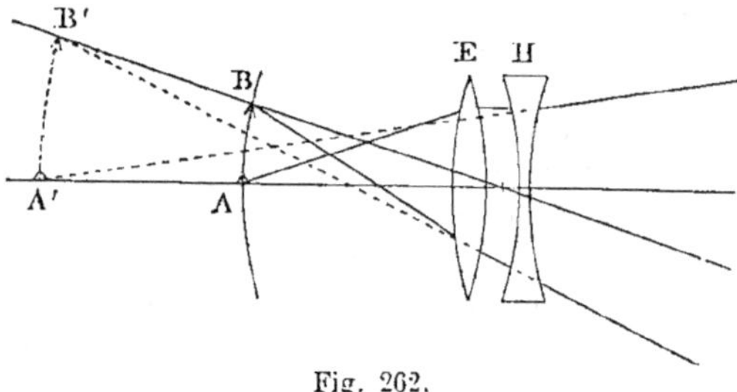

Fig. 262.

de réflexion rétinienne (fig. 262). Ils sortent donc de l'œil comme s'ils
partaient non de la flèche A B placée sur la rétine, mais de la flèche virtuelle A' B'. Cette dernière se trouve d'autant plus éloignée derrière
l'œil hypermétrope que son hypermétropie est plus faible et par là
même d'autant plus grande. Dans la figure 263, on suppose que la lentille biconcave possède successivement une hypermétropie de degré
différent. Tout d'abord, elle fait diverger le rayon émané de B et lui
donne une direction telle que, prolongé, il couperait l'axe en B' — l'image
virtuelle est A' B'. Puis la lentille devient moins divergente, son foyer

principal postérieur est reporté en A″, elle ne donne plus au même rayon qu'une divergence telle que son prolongement aboutit en B″, l'image virtuelle devient A″ B″ plus grande que A′ B′. L'image grandit à mesure que l'amétropie diminue.

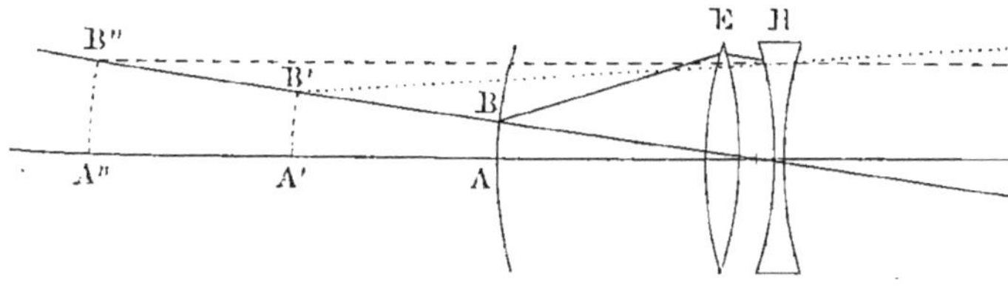

Fig. 263.

Si l'œil est myope, les rayons qui s'en échappent sont convergents et ils vont former en avant de l'œil, dans le plan focal principal de la lentille qui traduit l'excès de réfraction de l'œil, une image réelle et renversée de la rétine éclairée, image qui sera d'autant plus petite que la myopie sera plus forte. La figure 264 en rend compte.

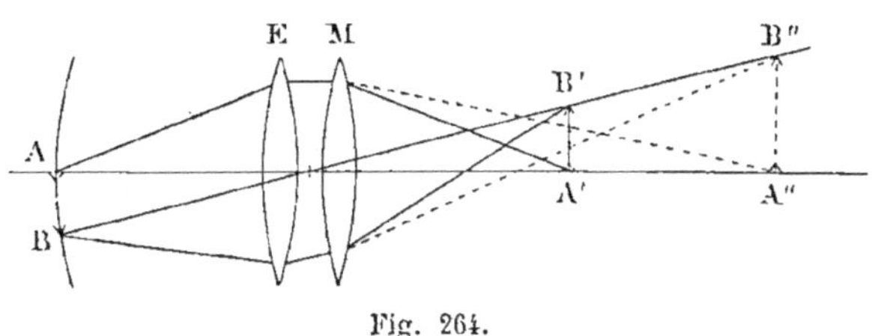

Fig. 264.

En résumé, de l'œil emmétrope sortent des rayons parallèles que l'on peut considérer comme venant d'une image de la rétine placée à l'infini, et par suite infiniment grande. De l'œil hypermétrope émergent des rayons divergents qui semblent partir non de la rétine, mais d'une image virtuelle et droite, placée derrière l'œil et d'autant plus petite que l'hypermétropie est plus forte. Enfin, l'œil myope fournit des rayons sortant en convergence, qui forment quelque part en avant de cet œil une image réelle et renversée de sa rétine, image d'autant plus petite aussi, que l'amétropie est plus prononcée. Ce sont ces rayons qui vont pénétrer dans l'œil de l'observateur.

Les rayons parallèles sortis d'un œil emmétrope pénètrent dans l'œil emmétrope et au repos de l'observateur, se réunissent sur sa rétine et y forment une image renversée, de même grandeur que la surface éclairée qui les a réfléchies (fig. 265). L'observateur reportant l'image sur la direction de la normale au point de la rétine impressionnée, verra le point A′ quelque part dans la direction A′ A, le point B′ de même quelque part dans la direction B′ B″. Or, il est difficile de préciser le point où, au juger, l'observateur placera l'image A″ B″. Il est à remarquer que peu importe la distance qui sépare les deux yeux; quelle qu'elle soit, l'image A′ B′ peinte sur la rétine de l'observateur sera toujours égale à A B. Les deux triangles A O B et A′ O′ B′ restent en effet toujours égaux, les côtés A o et B o restent respectivement égaux

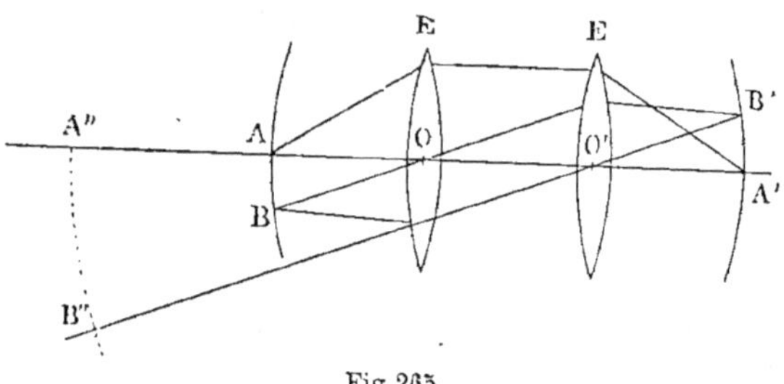

Fig. 265.

à A′ o′ et B′ o′ et de plus les deux droites B o et B′ o′, conservant leur parallélisme, les angles A o B et B′ o B′ restent égaux comme alternes externes par rapport aux deux parallèles o B et o B′ et à la sécante A A′.

La rétine de l'œil emmétrope observé se peignant sur la rétine de l'emmétrope observateur avec ses dimensions normales, il semblerait rationnel qu'on la vît avec les dimensions qu'elle présente lorsque la membrane est vue directement, après amputation du segment antérieur de l'œil et évacuation de l'humeur vitrée. Or il n'en est rien, l'image réti-

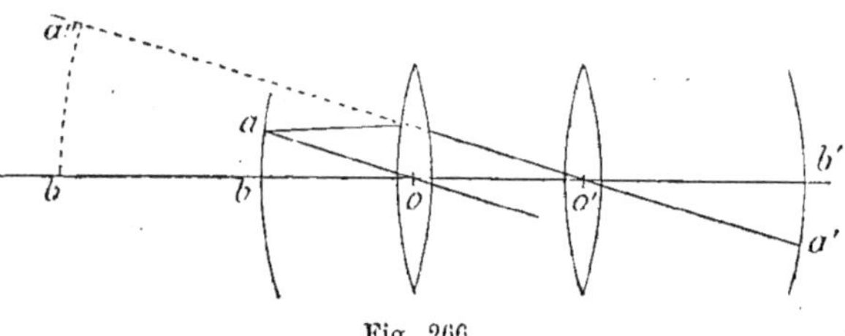

Fig. 266.

nienne est grossie; d'après Landolt elle serait amplifiée de 20 diamètres, si l'on admet que la longueur focale postérieure de l'appareil dioptrique de l'œil emmétrope est de 15 millimètres et que l'image virtuelle A″ B″ (fig. 266) est projetée à la distance ordinaire de la vision distincte, soit 30 centimètres ou 300 millimètres.

Soit a′ b′ l'image de a b et a″ b″ l'image projetée à 300 millimètres. Dans les deux triangles semblables a′ o′ b′ et a″ o′ b″, les deux côtés a′ b′

et $a'' b''$ sont entre eux comme les côtés $o' b'$ et $o' b''$ ou $\frac{a'' b''}{a' b'} = \frac{o'' b''}{o' b'} = \frac{300}{15} = 20$.

D'après Mauthner, le grossissement de l'image droite et virtuelle, donnée par un œil emmétrope, résulte du grossissement, fourni par la lentille oculaire, de l'image rétinienne formée sur la rétine de l'observateur.

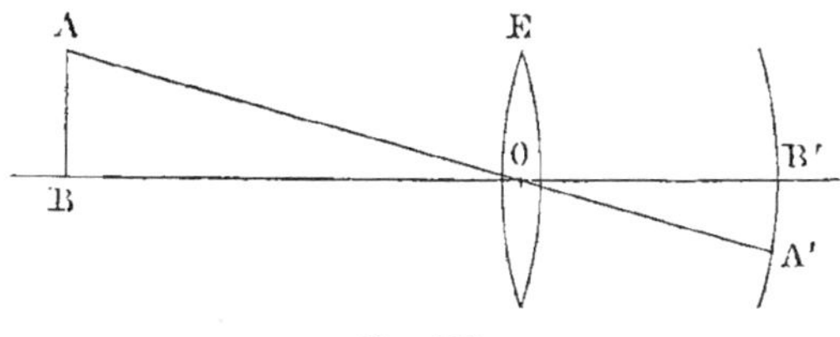

Fig. 267.

Un objet A B (fig. 267), vu par un œil emmétrope à la distance d'observation ordinaire (215 millimètres) forme sur la rétine de l'observateur une image réelle et renversée A' B', dont la grandeur par rapport à l'objet A B est fournie par la formule $\frac{A' B'}{A B} = \frac{O B'}{O B} = \frac{15}{215}$. L'image de l'objet sur la rétine de l'œil emmétrope dans les conditions précédentes est donc quatorze fois plus petite que l'objet lui-même. Réciproquement, l'image A' B' peinte sur la rétine est perçue quatorze fois plus grande qu'elle ne l'est en réalité. Or, dans l'examen d'un œil emmétrope par un œil emmétrope, la rétine de l'examiné se peint sur la rétine de l'observateur avec ses dimensions naturelles; par suite, projetée à 215 millimètres, distance de la vision ordinaire pour Mauthner, elle sera vue quatorze fois plus grande qu'elle ne l'est en réalité. Dans cette explication, en remplaçant le nombre 215 par 300, comme distance de la vision ordinaire, on arriverait au grossissement de 20 diamètres précédemment indiqué.

« Sans prendre parti pour l'une ou l'autre de ces explications, nous dirons que l'image virtuelle est perçue comme si elle occupait le plan du fond de l'œil éclairé. Le grossissement est considérable et l'image d'autant plus nette que l'observateur se rapproche davantage de l'œil en examen. » (Chauvel.)

Les rayons divergents sortis d'un œil hypermétrope possèdent une direction telle qu'ils semblent émaner non de la rétine, mais d'une image virtuelle et droite de cette membrane, image située en arrière d'elle et d'autant plus petite que l'hypermétropie est plus prononcée (fig. 263). Ces rayons tombant en divergence dans l'œil de l'observateur emmétrope, celui-ci ne peut les réunir sur sa rétine que s'il accommode.

Comme cette accommodation est instinctive sous l'influence de la sollicitation lumineuse de la rétine, l'observateur perçoit une image droite et nette du fond de l'œil éclairé, pourvu toutefois que son pouvoir accommodateur soit suffisant. Il faut en effet que l'excès de réfringence, que procure à son œil l'accommodation, suffise à corriger la divergence que donne aux rayons lumineux le déficit de réfraction de l'œil examiné. Sur la figure 268 qui le démontre, on peut se rendre

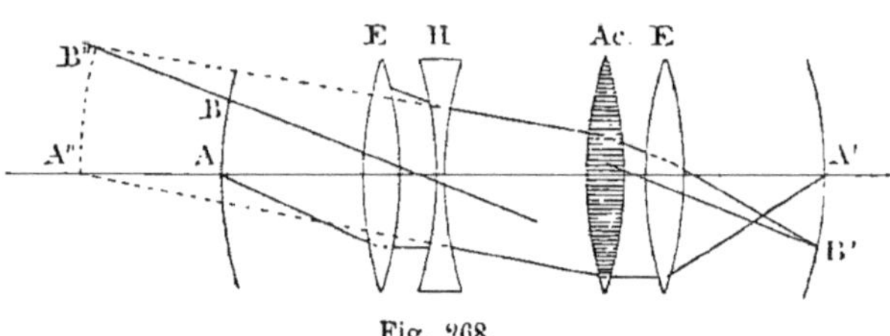

Fig. 268.

compte que la lentille d'accommodation de l'observateur doit précisément avoir son foyer au remotum de l'œil hypermétrope. Par suite, moins puissant sera son pouvoir accommodateur, plus l'observateur devra se tenir éloigné du sujet.

L'observateur perçoit donc l'image virtuelle et droite de la rétine qu'il éclaire, image qui lui paraît occuper le plan de la rétine du sujet, image qui est d'autant plus petite que l'hypermétropie est plus forte.

Image rétinienne droite. — L'observateur emmétrope perçoit, a-t-il été dit précédemment, une image virtuelle et droite du fond de l'œil emmétrope ou hypermétrope, qu'il examine, et cette image lui semble située au niveau du plan de la rétine observée. Très grande dans l'emmétropie, elle diminue au fur et à mesure que l'hypermétropie augmente. Or cette image possède un caractère qui permet de suite de la reconnaître et de la distinguer de l'image rétinienne renversée fournie par l'œil myope. *Elle paraît se déplacer dans le même sens que la tête.*

Si, fixant dans l'image, qu'il aperçoit, un vaisseau rétinien, par exemple, l'observateur incline légèrement la tête à droite, puis à gauche, il voit le vaisseau se déplacer dans le même sens que sa propre tête. On se représente très bien ce phénomène en circonscrivant avec le pouce et l'index de la main gauche un orifice arrondi qui simule l'orifice pupillaire de l'examiné. Derrière cet orifice, l'on place l'index droit tenu verticalement et représentant l'image d'un vaisseau rétinien. Alors, placé devant ses doigts comme devant l'œil examiné, l'observateur incline la tête d'abord à droite et il voit son index droit venir se cacher derrière le bord latéral droit (par rapport à lui) de la soi-disant pupille; puis le mouvement à gauche de la tête amène ce même index derrière le bord pupillaire gauche.

Soit (fig. 269) l'image virtuelle du fond de l'œil, l'iris avec l'orifice pupillaire, o et o' les deux positions successives de l'œil armé du miroir. Placé en o, l'observateur éclaire le cercle $a\,b$, puis, peu à peu, le mouvement d'inclinaison de sa tête porte le miroir en o' et par suite

le disque éclairé s'est porté progressivement en $a'\,b'$. Si au centre de $a\,b$ existe un point de repère (1), un tronçon de vaisseau rétinien, qui reste fixe, le point b, limite de l'ombre et du disque éclairé, s'en est rapproché progressivement puis l'a dépassé. Or, pour l'observateur qui vise le point de repère, son rapprochement du point b se traduit non par un déplacement de b mais par un déplacement en sens inverse du repère. Cette illusion n'est-elle pas comparable à celle éprouvé par le voyageur qui, de son vagon en

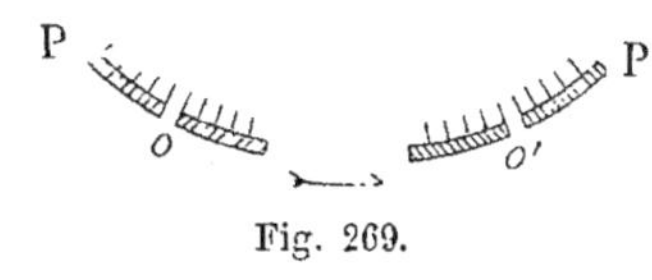

Fig. 269.

marche, voit défiler sous ses yeux les arbres, les maisons qui bordent la voie ? Mieux encore cette illusion est parfois mise à profit sur la scène. Ici les décors, qui en forment le fond, se déplacent, en sens inverse du mouvement que les spectateurs attribuent, par exemple, à un bateau qui, quoique immobile, leur semble voguer sur un fleuve.

Les rayons qui émanent d'un œil myope doivent être étudiés suivant qu'ils proviennent d'un œil plus ou moins myope.

L'observateur emmétrope se tient à 50 centimètres d'un œil dont la myopie est inférieure à 2 dioptries, il se trouve donc *en deçà du remotum* de cet œil et par suite dans son œil arrivent les rayons convergents émanés de la rétine de l'œil myope. Comme l'observateur ne possède pas d'accommodation négative, il ne peut réunir ces rayons sur sa rétine et par suite, sur cette membrane, se peint une série de cercles de diffusion qui y tracent une image diffuse de la rétine de l'œil myope, image peinte renversée et par suite vue droite. Un effort accommodatif de l'observateur ne peut qu'exagérer la confusion de l'image, en élargissant les cercles de diffusion. Cette conception confuse d'une image droite de la rétine existe même lorsqu'un observateur, en présence d'un œil fortement myope, s'en approche assez près pour réunir directement les rayons convergents qui émanent de cet œil.

Toujours placé à 50 centimètres devant un sujet myope de 2,5 diop-

tries, par exemple, l'observateur emmétrope se trouve maintenant
avoir à 10 centimètres devant lui le remotum distant de 40 centimètres
de l'œil qu'il examine, et en ce point existe une image réelle et renversée
de la rétine éclairée (fig. 270). Or, cette image peut de son côté se trouver, suivant les observateurs, différemment placée par rapport à leur

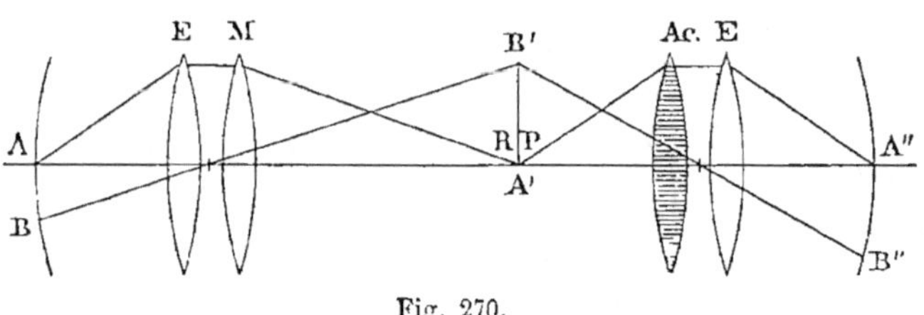

Fig. 270.

proximum, située au delà ou coïncidant avec celui-ci (fig. 270), autrement placée en deçà (fig. 271) de lui.

Si l'image est située en P′, entre le proximum et l'œil de l'observateur,
les rayons qui en émanent sont trop divergents pour venir former leur
foyer sur la rétine d'où comme image du point A′, par exemple, un cercle
de diffusion. Donc, l'observateur ne pourra percevoir autre chose qu'une
image confuse agrandie et renversée du fond de l'œil qu'il examine
(fig. 271).

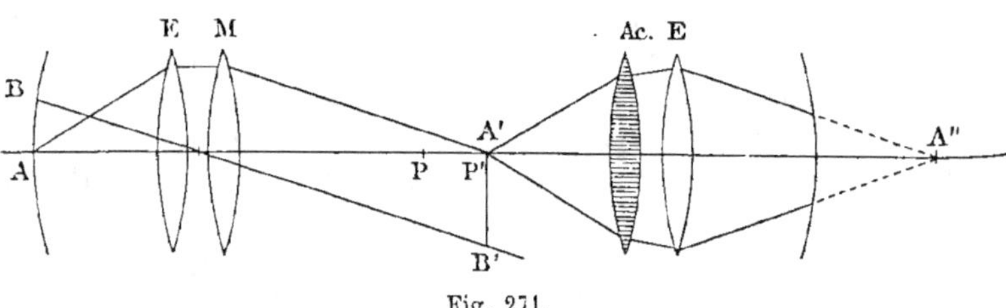

Fig. 271.

Autrement, l'image réelle et renversée de l'œil myope examiné se
trouve au proximum de l'observateur ou au delà de lui ; alors les rayons
divergents qu'elle émet viendront, grâce à l'accommodation, se concentrer sur la rétine de l'observateur et y dessiner une image nette de
l'image rétinienne réelle de l'observé, laquelle est en réalité l'objet
regardé par l'observateur (fig. 270).

Image rétinienne renversée. — L'image réelle et renversée de la
rétine du myope sera caractérisée par ce fait qu'*elle semble à l'observateur se déplacer en sens inverse des mouvements de latéralité qu'il*

imprime à sa tête. Il incline la tête à droite, l'image se porte à gauche et vice versa. On peut répéter encore avec profit la petite expérience, dont il a été parlé à propos du déplacement de l'image rétinienne des yeux emmétrope et hypermétrope. Avec l'index et le pouce gauches simuler l'orifice pupillaire, placer cette fois entre celui-ci et l'œil de l'observateur l'index droit (représentant l'image extériorisée de la rétine du myope) tenu verticalement et incliner alternativement la tête à droite et à gauche; l'on voit alors l'index se projeter tour à tour sur le bord gauche (par rapport à l'observateur), puis sur le bord droit du soi-disant orifice pupillaire, d'où un déplacement apparent inverse de celui imprimé à la tête.

Dans la figure 272 *o* et *o'* représentent les deux positions successives de l'œil de l'observateur, *ab* et *a'b'*, les deux cercles d'éclairage rétiniens aux deux moments extrêmes de l'oscillation de la tête. En répétant ce qui a déjà été dit à propos de la figure 269 relative au déplacement apparent de l'image rétinienne des yeux

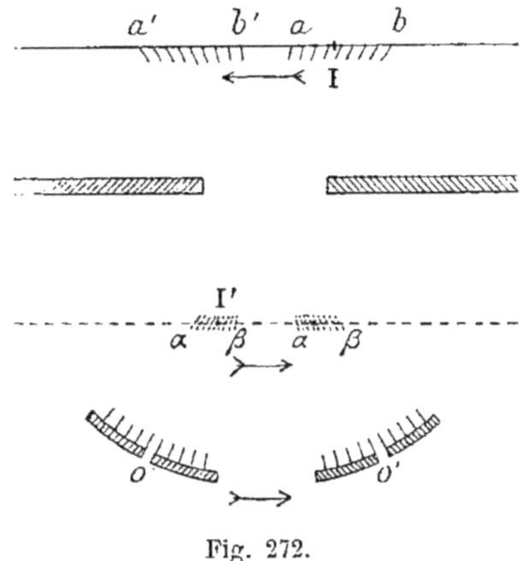

Fig. 272.

emmétrope et hypermétrope, on comprend que dans la *myopie faible*, inférieure à 2 dioptries, l'observateur voit *l'image virtuelle des vaisseaux rétiniens se déplacer dans le même sens que sa tête*. Mais quand l'amétropie atteint ou dépasse 2 dioptries, l'observateur perçoit une image réelle et renversée du fond de l'œil, soit, aux deux positions extrêmes, successivement α β et α' β', par suite le mouvement, qui tout à l'heure était de sens direct, lui semblera se produire en sens inverse. *L'image rétinienne du fond de l'œil myope lui paraîtra se déplacer en sens inverse du mouvement qu'il imprime à sa tête.*

MESURES DES AMÉTROPIES PAR L'IMAGE RÉTINIENNE

1° HYPERMÉTROPIE

L'observateur *emmétrope* voit nettement l'image virtuelle du fond de l'œil hypermétrope grâce à un effort d'accommodation (fig. 273). S'il était possible de doser cet effort, on en déduirait la mesure de l'hypermétropie du sujet; par exemple, pour voir tel œil il faut faire un effort d'accommodation évalué à 2 dioptries. Ce procédé rappelle celui du marchand qui prend un objet dans la main et en apprécie ainsi le poids. Pareille approximation en pratique oculaire n'est pas possible, le sens musculaire n'est pas assez délicat; tout au plus peut-on des dimensions apparentes de l'image de la papille optique conclure à l'existence d'une hypermétropie, faible, moyenne ou forte (fig. 263).

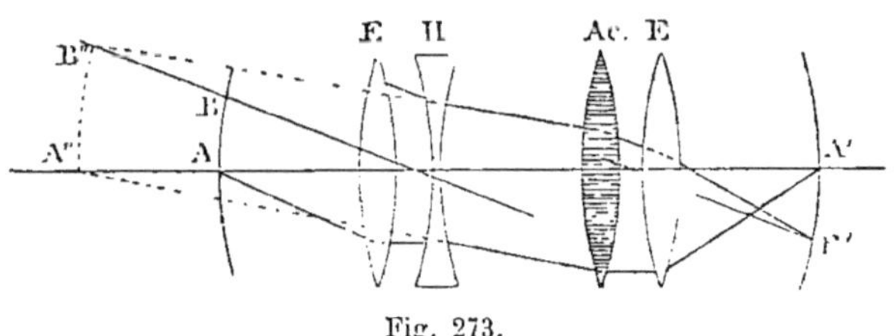

Fig. 273.

Un observateur *myope* par contre peut mesurer l'hypermétropie d'un sujet dont le déficit de réfraction est supérieur à son propre excès de réfraction.

Placé près de l'œil qu'il examine l'observateur myope, dont le remotum se trouve au delà du remotum de cet œil hypermétrope, fait un effort d'accommodation et perçoit nettement l'image rétinienne droite (fig. 274). Peu à peu il s'éloigne de l'observé et par là même diminue son effort d'accommodation, lequel devient nul quand il y a fusion du remotum de

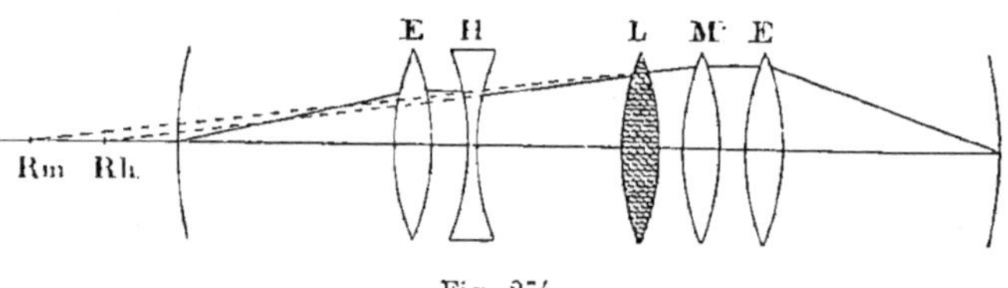

Fig. 274.

l'observé et de l'observateur (fig. 275). A ce moment ce dernier perçoit toujours une image rétinienne nette; mais s'il s'éloigne encore, son remotum passe en deçà du remotum de l'hypermétrope. Les rayons, qui émanent de ce point, ne peuvent plus former leur foyer sur sa rétine, la netteté de l'image disparaît. Avec un peu d'habitude l'observateur myope arrive à préciser le moment où l'image cesse d'être nette quand il s'éloigne de l'œil examiné, c'est-à-dire le moment où son remotum est superposé à celui de l'observé. Il mesure alors la distance qui sépare son apophyse orbitaire externe (considérée comme située à hauteur du centre optique de son œil) de l'apophyse orbitaire externe du sujet en examen, et en retranchant cette longueur (1) de la longueur (2) de son remotum il obtient la mesure du remotum cherché (3) (fig. 275).

Théoriquement un observateur emmétrope ou hypermétrope pourrait se rendre myope en encastrant une lentille convexe derrière le

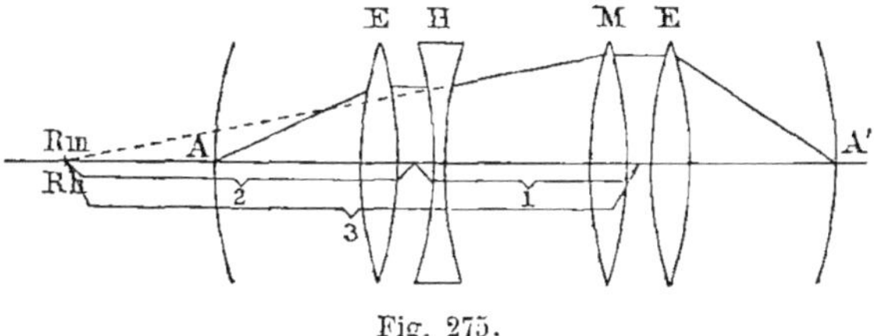

Fig. 275.

trou central de son réflecteur et se trouver ainsi en état de mesurer l'hypermétropie au moyen de son remotum artificiel. Dans la pratique, ce mode d'examen ne donne pas de bons résultats parce que l'accommodation de l'observateur, sollicitée par la vision de près à entrer en jeu, modifie l'excès de réfraction qu'il s'est donné et par là même déplace d'une quantité inconnue le punctum remotum artificiel.

2° MYOPIE

Tout observateur *emmétrope*, *hypermétrope* ou *myope*, qui connaît la longueur de son *proximum*, peut mesurer la myopie d'un œil dont il perçoit l'image rétinienne réelle et renversée. Ce procédé est donc applicable à tous les degrés de myopie, sauf les plus faibles 1,25 dioptries et au-dessous; dans ces cas, en effet, l'image rétinienne se forme trop loin de l'œil myope pour que l'observateur puisse suffisamment en constater les changements de netteté.

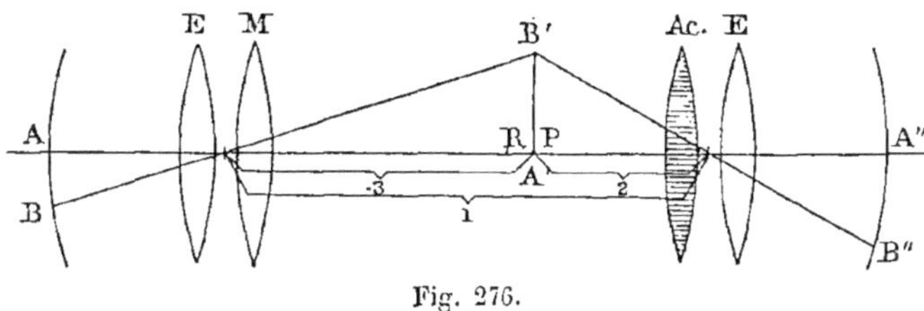

Fig. 276.

Avec un peu d'habitude l'observateur arrive facilement à préciser le moment où l'image cesse d'être nette quand il continue à s'en rapprocher, où elle le redevient quand il s'en éloigne. Alors, il y a fusion de son proximum et du remotum de l'observé (fig. 276). De la distance qui sépare son apophyse orbitaire externe de celle de l'observé (1), il

retranche la longeur de son proximum (2) et obtient ainsi la longueur
du remotum cherché (3). Soit 10 centimètres la longueur du proximum
de l'observateur, 43 centimètres la distance trouvée entre les deux apophyses orbitaires externes, 33 centimètres sera la longueur du remotum
cherché et par suite $\frac{100}{33}$ ou 3 dioptries la mesure de la myopie.

En plus de la possibilité de mesurer la myopie par son proximum, un
observateur myope possède encore la faculté d'arriver au même résultat
en utilisant son remotum. A cet effet, quand il perçoit nettement
l'image rétinienne réelle de l'œil examiné il s'en éloigne jusqu'à ce que
son remotum coïncide avec la position qu'elle occupe, c'est-à-dire avec
le remotum de l'observé. Il est prévenu de la fusion des deux remotum
parce que la netteté de l'image diminue s'il continue à s'en éloigner.
Alors l'écart des deux apophyses orbitaires externes (1) diminué de la
longueur du remotum de l'observateur (2) donne le remotum cherché (3) (fig. 277).

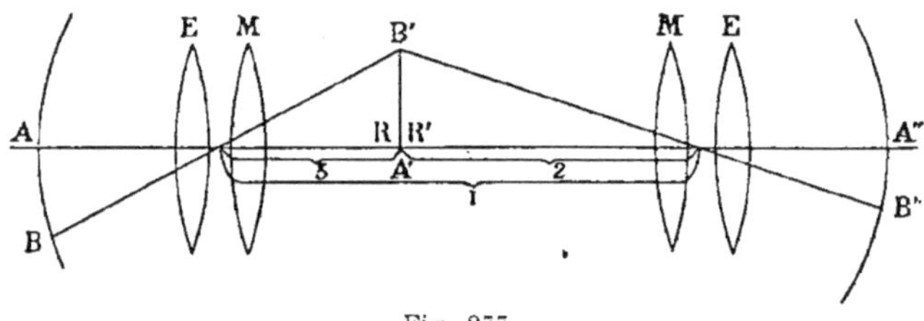

Fig. 277.

Ce procédé est surtout utilisable pour les myopes de 4 dioptries
ou plus, qui ont leur remotum à 25 centimètres ou encore plus près de
leur œil. Un myope plus faible, de 2 dioptries par exemple, devrait
se tenir à 50 centimètres de l'image rétinienne pour lui superposer son
remotum. Alors pour peu que cette image soit un peu éloignée de l'œil
de l'observé, c'est-à-dire pour peu que la myopie cherchée soit faible,
la distance entre le miroir et l'œil éclairé serait trop grande pour que
l'éclairage en fût suffisant, et la distance entre l'observateur et l'image
regardée trop considérable pour que son degré de netteté fût facile à
apprécier.

En raison même de la fixité du remotum de l'observateur myope, ce
procédé donne des résultats plus exacts que la mensuration par le
proximum, dont la position est sujette à varier avec les conditions
diverses qui influencent l'accommodation de l'observateur. Un emmétrope ou un hypermétrope, surtout s'il ne possède pas un pouvoir accommodateur suffisant, aura avantage à se donner un remotum factice
avec des verres convexes de plus en plus forts jusqu'à 10 dioptries.

Un observateur *hypermétrope* arrivera également à mesurer la myopic d'un sujet dont l'amétropie est inférieure à son hypermétropie. Il lui suffit de s'approcher assez de l'œil observé pour que les rayons convergents, qui en émanent, prennent la direction de son remotum; autrement dire, il lui faut fusionner son remotum avec celui de l'observé.

Placé d'abord au delà du remotum du myope qu'il examine, l'hypermétrope en mesure l'amétropie, comme il a été dit, premièrement avec

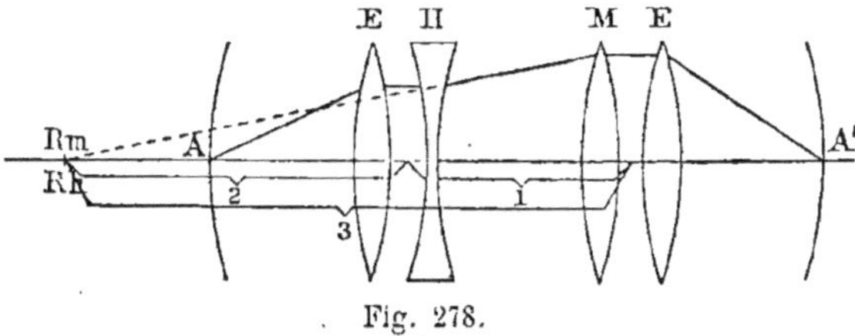

Fig. 278.

son proximum, puis il vient se placer tout contre l'œil observé. Alors grâce à son accommodation il donne au rayon convergent sorti de l'œil myope une direction telle que, prolongé, il aboutirait à son propre remotum, par suite il voit nettement une image droite du fond de cet œil myope. S'il s'éloigne progressivement, il relâche en même temps son accommodation et, finalement, il se trouve dans la position indiquée par la figure 278, c'est-à-dire que son remotum coïncide avec celui du myope, il a encore une vision nette du fond oculaire; mais, s'il continue à s'éloigner, cette image devient floue, parce que le rayon émané

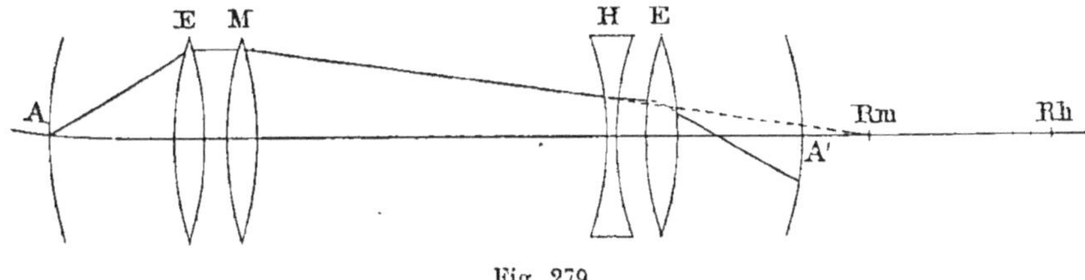

Fig. 279.

de l'œil myope, tombant convergent, ne peut être ramené au parallélisme par la lentille hypermétrope et, par suite, il coupe l'axe antéropostérieur de l'œil en avant de la rétine, d'où une image floue (fig. 279). (En continuant à s'éloigner, l'hypermétrope percevrait à nouveau l'image réelle renversée du fond de l'œil myope.)

Ayant donc précisé le point le plus éloigné où l'image droite du fond de l'œil myope lui semble nette, l'observateur mesure la distance qui sépare son œil de celui de l'observé (1) et, à cette longueur, ajoute celle de son remotum (2), il a alors la longueur du remotum de l'œil myope examiné (3) (fig. 278).

II. — Examen avec l'ophtalmoscope à réfraction

Ophtalmoscope à réfraction. — Parmi les très nombreux ophtalmoscopes à réfraction qui existent, un des meilleurs est celui qui a été établi par Parent ; sa description servira de type dans l'étude qui va suivre.

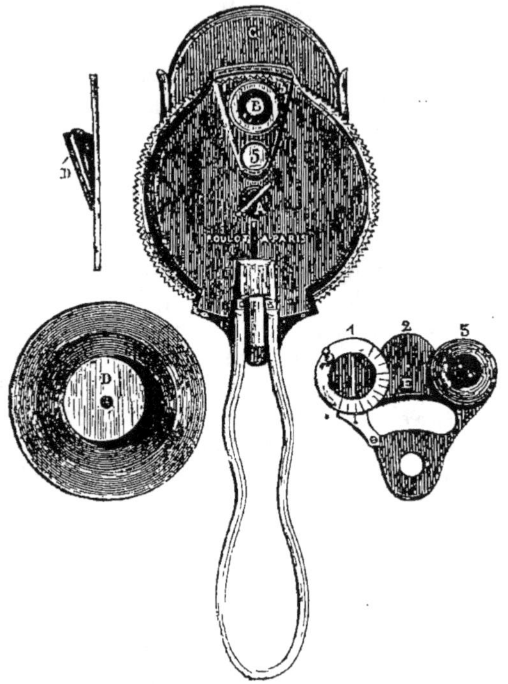

Fig. 280.

Ophtalmoscope à réfraction de Parent (modèle ancien à deux disques portant l'un des verres concaves, l'autre des verres convexes ; — son miroir incliné à 45°) (plan et coupe).

Il existe deux modèles d'ophtalmoscopes de Parent : l'un est muni de deux disques superposés, portant, l'un des verres sphériques convexes, l'autre des verres analogues concaves ; le second modèle possède trois disques, les deux précédents et un troisième chargé de verres cylindriques. Pour le moment, il ne sera question que du modèle à deux disques : l'antérieur, destiné aux verres concaves, est blanc, et, en tournant de gauche à droite autour de l'axe commun, il permet de placer successivement devant l'œil de l'observateur, d'abord un simple trou, puis des lentilles de — 1, — 2, — 3, — 4, — 5, — 6, — 8, — 10, — 12, — 15, — 20 dioptries, et, enfin, un verre de + 0,50 dioptrie. Le numéro du verre placé devant l'œil se lit à travers un orifice dont est percé le disque des verres convexes. Celui-ci est noir, et porte, en plus du trou marqué 0, les verres + 1, + 2, + 3, + 4, + 5, + 6, + 8, + 10 dioptries, et un verre de — 0,50 dioptrie. Le numéro du verre est inscrit sur le disque même, près de sa circonférence. En avant des deux disques une griffe est disposée de façon à recevoir le miroir réflecteur, qui, en vue de l'examen, dont il va être question, mesure 15 millimètres de diamètre environ et seulement 8 centimètres de longueur focale, il est de plus incliné à 45° sur le plan des disques et l'axe du trou par lequel regarde l'observateur. Grâce à ces dispositions du miroir, l'examen peut être pratiqué œil contre œil pour ainsi dire, soit avec un écart de 2 à 3 centimètres. La lampe étant placée sur le côté, à hauteur de l'étroit intervalle, qui sépare les deux têtes de l'observateur et de l'observé, ses rayons lumineux sont réfléchis grâce à l'obliquité du miroir dans une direction antéro-postérieure et, après entre-croisement dans l'œil, ils éclairent un large cercle rétinien. En outre, comme les deux yeux se trouvent, l'un par rapport à l'autre, beaucoup plus près que leur proximum, il en résulte que l'accommodation est fortement sollicitée à se relâcher, condition absolument indispensable pour l'exactitude de l'examen.

La papille en grande partie et, par de très légers déplacements de la tête, une zone très étendue du fond de l'œil observé sont, une fois au point, visibles pour l'observateur. Pour cette mise au point, les meilleurs repères sont fournis par le pourtour du disque optique, et, mieux encore, par le double contour des vaisseaux rétiniens, en particulier des artères grosses et moyennes. Préciser si l'image est nette ou reste encore floue constitue la partie délicate de l'examen ; de là, dans la détermination de la réfraction oculaire, une cause d'erreur, variable avec l'expérience individuelle, mais qui en général, pour les degrés élevés des amétropies, peut, sans exagération, être estimée au moins à une demi-dioptrie. Ce n'est, du reste, pas la seule cause d'erreur ; une beaucoup plus importante, ainsi qu'il le sera ultérieurement démontré, réside dans l'écart forcé qui existe entre les yeux de l'observateur et de l'observé. Pour la réduire, il est indispensable que les deux yeux soient maintenus aussi près que possible l'un de l'autre, et que, pendant toute la durée de l'examen, leur écartement ne varie pas.

MESURE AVEC L'OPHTALMOSCOPE A RÉFRACTION

1° CONSTATATION DE L'EMMÉTROPIE

Un observateur *emmétrope* placé, ainsi qu'il vient d'être dit, devant un œil *emmétrope*, perçoit une image droite, très agrandie et nette du fond de cet œil (fig. 281), en particulier, le double contour des vaisseaux rétiniens constitue un excellent point de repère comme indice

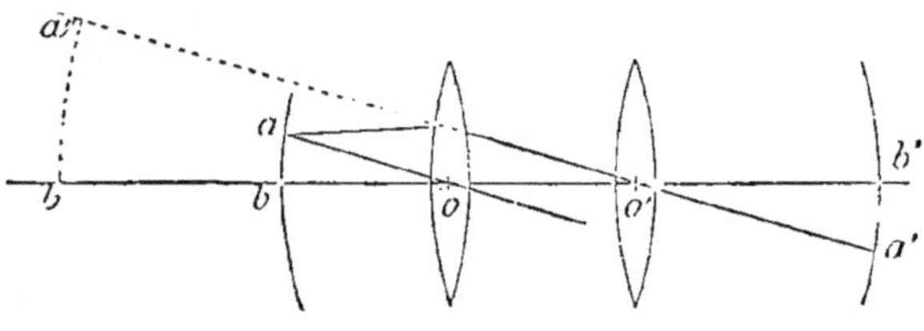

Fig. 281.

de la netteté de l'image. Afin de reconnaître s'il s'agit bien d'un œil emmétrope, si le sujet examiné n'est pas hypermétrope, il suffit à l'observateur de faire arriver devant son œil la lentille convexe + 0,50 dioptrie, elle diminue la netteté de l'image, et l'interposition de la lentille + 1 dioptrie la rend confuse. — Si l'observateur est *hypermétrope*, s'il est *myope*, la correction de sa propre amétropie s'impose à lui tout d'abord. A cet effet, il peut faire supprimer l'un des verres d'une demi-dioptrie, le convexe s'il est hypermétrope, le concave s'il est myope, et le remplacer par le verre correcteur qui lui est nécessaire. Pour l'examen, ce verre sera d'abord placé devant l'œil, puis les lentilles de la seconde roue, qui sont comme lui positives ou négatives, pourront lui être successivement superposées. A cette pratique l'on reproche la diminution de l'éclairage, qui résulte de l'absorption de lumière par les deux verres superposés, et la diminution de la netteté de l'image, causée par le défaut de coïncidence exacte des axes des deux lentilles.

L'amétrope peut, du reste, se passer de ce verre correcteur spécial et tenir compte de son amétropie après lecture du verre trouvé. Ainsi, un hypermétrope de 4 dioptries, placé devant un œil qu'il regarde à travers la lentille de + 4 de la roue noire, en perçoit encore une image nette, qui se brouille dès qu'il se donne le verre suivant de + 5 ; l'examiné est donc emmétrope. Cet hypermétrope voyait nettement le fond de l'œil observé sans interposition de verre, grâce à son accommodation, et, progressivement, il a remplacé par une lentille de son ophtalmoscope l'effort accommodatif qu'il faisait au début de l'examen.

Un observateur myope au contraire, ne perçoit pas, son instrument étant au zéro, l'image rétinienne d'un œil emmétrope; en raison de son excès de réfraction les rayons parallèles, qu'il reçoit, ne peuvent venir former leur foyer sur sa rétine qu'après neutralisation de cet excès de réfraction au moyen d'une lentille concave de l'ophtalmoscope. Ainsi donc, tandis que l'observateur hypermétrope fait passer successivement devant son œil des verres convexes s'arrêtant au dernier qui laisse nette l'image tout d'abord nettement perçue; dès le début de son examen l'observateur myope se présente successivement les verres concaves, s'arrêtant au premier qui rend nette l'image primitivement floue. *Dans l'un et l'autre cas le verre trouvé doit être le verre correcteur (connu) de l'amétropie de l'observateur, si l'observé est emmétrope.*

2° MESURE DE L'HYPERMÉTROPIE

D'un œil *hypermétrope* sortent des rayons qui divergent, comme s'ils émanaient du remotum virtuel de cet œil; l'observateur *emmétrope* qui les reçoit accommode pour la distance de ce remotum virtuel (fig. 282 et 283), et, par suite, perçoit une image nette de la rétine, image d'autant plus petite que l'hypermétropie est plus prononcée. Pour

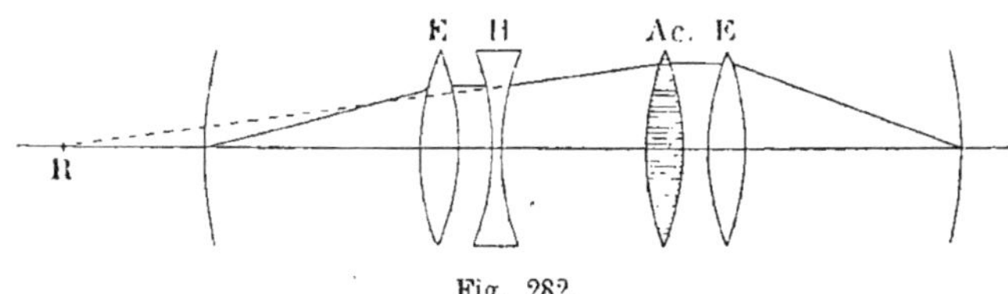

Fig. 282.

mesurer le degré de l'amétropie, il suffit à l'observateur de déterminer la valeur, en dioptries, de son effort d'accommodation; il y arrive au moyen de son ophtalmoscope à réfraction. Il substitue à la lentille inconnue, qui traduit cet effort, une lentille de verre dont il peut lire la valeur (fig. 283). Tout d'abord, il place le verre de + 0,50 de la roue blanche, l'image reste nette, en effet, il lui a suffi de réduire de la même quantité, une demi-dioptrie, son effort d'accommodation (Ac) pour ne rien changer à l'état dioptrique des deux yeux en présence. Les lentilles de + 1, + 2, + 3 dioptries de la roue noire, par exemple, donnent encore le même résultat, grâce toujours à ce relâchement progressif de l'accommodation; mais, avec le verre de + 4, l'image se brouille, preuve que les rayons qui en émanent ne tombent plus dans l'œil emmétrope parallèles à l'axe, ou, ce qui en est la cause, preuve que le verre employé n'a pas son foyer au remotum de l'œil hypermétrope, coïncidence qui existe pour la lentille d'accommodation

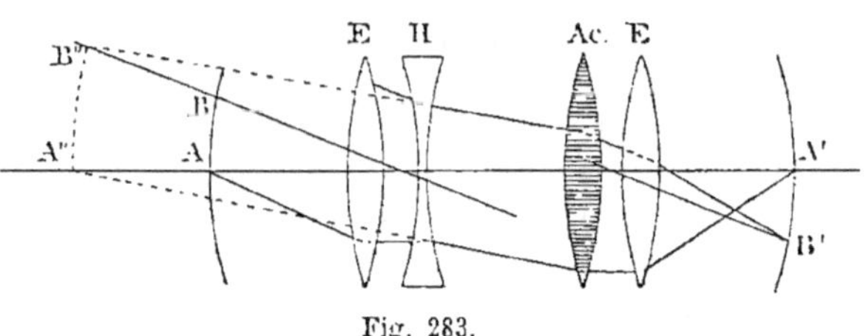

Fig. 283.

primitive (Ac). L'observateur revient donc au verre de + 3, il lui superpose le verre de + 0,50 et, si l'image est encore floue, il revient au seul verre de + 3 dioptries qui est le verre cherché. Il lui permet de voir, sans accommodation, la rétine de l'examiné hypermétrope de 3 dioptries.

L'observateur est *hypermétrope* de 3 dioptries, par exemple, il a devant lui un *œil hypermétrope* de 2 dioptries; sauf le cas où son accommodation est inférieure à 5 dioptries, il perçoit encore une image nette (fig. 284). Mais l'effort d'accommodation nécessaire pour cela se

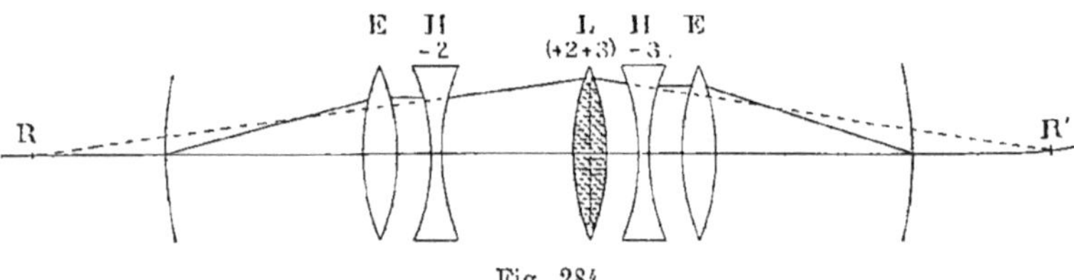

Fig. 284.

décompose en deux parties, un effort de 3 dioptries correcteur de l'amétropie de l'observateur, et un effort de 2 dioptries correcteur de l'amétropie de l'observé. De même le verre convexe trouvé devra être décomposé d'une façon analogue. Ce ne sera qu'après soustraction du nombre de dioptries, qui lui revient, que l'observateur pourra attribuer le surplus à l'observé. Dans le cas présent, le verre le plus fort, qui lui permet la vision d'une image nette, est le verre + 5 dioptries, de ces 5 dioptries 3 ont servi à la correction de sa propre hypermétropie, donc l'hypermétropie du sujet est de 2 dioptries : $H = L - H'$.

Enfin un observateur *myope* examine un *hypermétrope*; trois conditions peuvent se présenter.

1° *La myopie de l'observateur est moins prononcée que l'hypermétropie de l'observé* (fig. 285). Grâce d'une part à l'excès normal de réfraction de son œil, et de l'autre à la mise en jeu de son accommodation

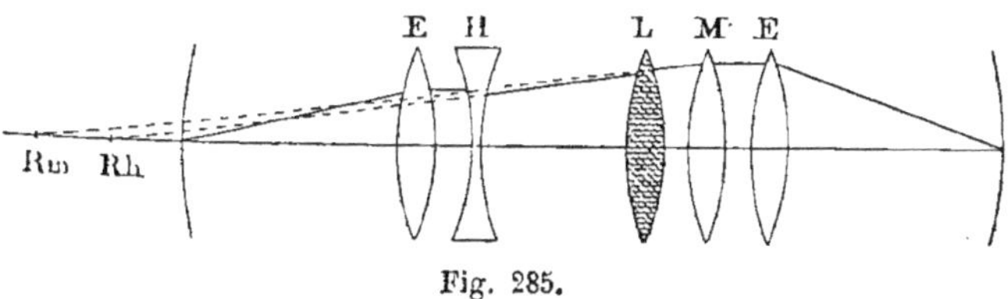

Fig. 285.

il voit nettement le fond d'œil. Avec son ophtalmoscope à réfraction il déterminera la valeur de son effort d'accommodation, mais pour connaître l'amétropie de l'observé il devra ajouter au nombre de dioptries ainsi trouvé le nombre de dioptries qui indique sa propre myopie. $H = L + M$.

S'il a commencé par placer devant son œil le verre concave correcteur de son amétropie, l'observateur se trouve dans les conditions d'un observateur emmétrope ; c'est-à-dire, pour avoir une image nette du fond de l'œil examiné, il doit faire un effort d'accommodation, qui, à lui seul, corrige le déficit de réfraction de l'œil du sujet. Par suite le verre trouvé avec l'ophtalmoscope indique alors la mesure de l'hypermétropie.

2° *La myopie de l'observateur égale l'hypermétropie de l'observé* (fig. 286). Sans aucun effort d'accommodation de la part du premier

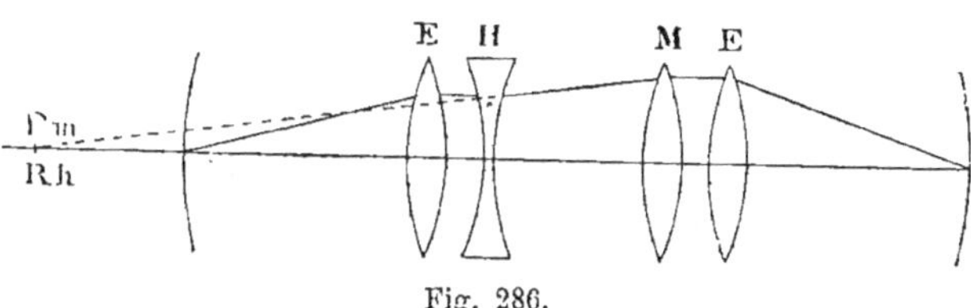

Fig. 286.

l'image rétinienne du second apparaît nette. Elle se brouille, par suite, dès que le verre de + 1 dioptrie est placé devant l'œil de l'observateur ; en effet, puisqu'il n'accommode pas, il n'a pas à substituer une lentille de l'ophtalmoscope à une lentille d'accommodation, $H = M$.

Il est bien évident que si l'observateur faisait passer alors devant son œil la série des verres concaves, il continuerait à voir l'image tant que son accommodation lui permettrait de supprimer leur action intempestive.

3° *La myopie de l'observateur est supérieure à l'hypermétropie de*

l'observé (fig. 287). Dans ce cas, pour obtenir une image nette du fond
de l'œil examiné, l'observateur a besoin de diminuer son excès de réfraction, de le rendre, comme dans le cas précédent, égal au déficit de

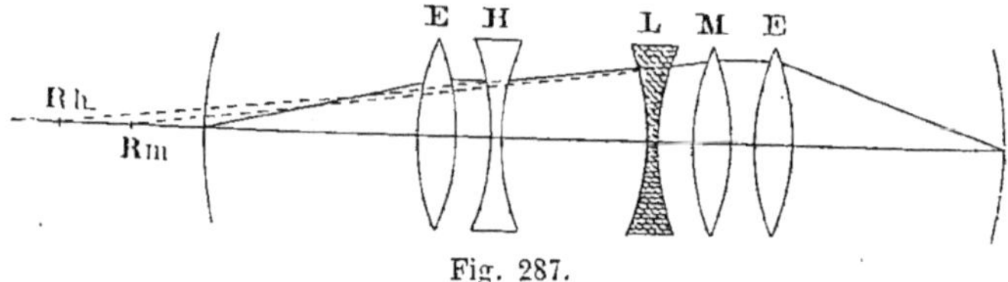

Fig. 287.

réfraction de l'observé. A cet effort, il a besoin de faire appel aux verres
concaves de son ophtalmoscope ; le premier, qui lui fournira une image
nette, aura diminué de la quantité voulue son excès de réfraction ; par
suite en retranchant sa valeur de la valeur de sa propre myopie (H = M
— L), l'observateur connaîtra le degré de l'hypermétropie du sujet.

3° MESURE DE LA MYOPIE

Un observateur *emmétrope* en présence d'un œil myope ne perçoit pas
l'image du fond d'œil (fig. 288), les rayons convergents, qui en émanent,

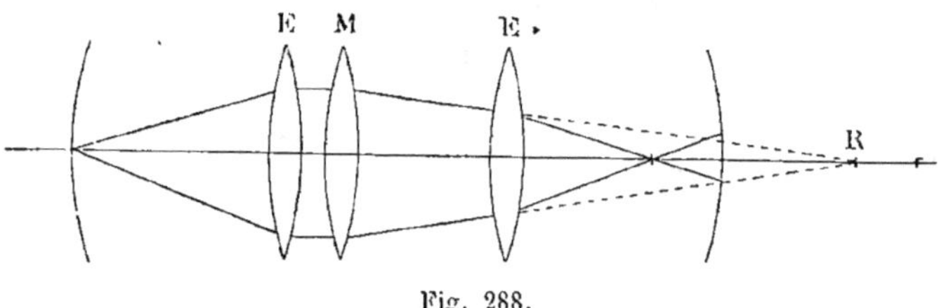

Fig. 288.

venant se croiser en avant de sa rétine. Il lui faut les rendre parallèles
à l'axe pour ramener leur foyer au point voulu, et il y arrive en faisant
passer devant son œil les lentilles concaves de son ophtalmoscope, qui

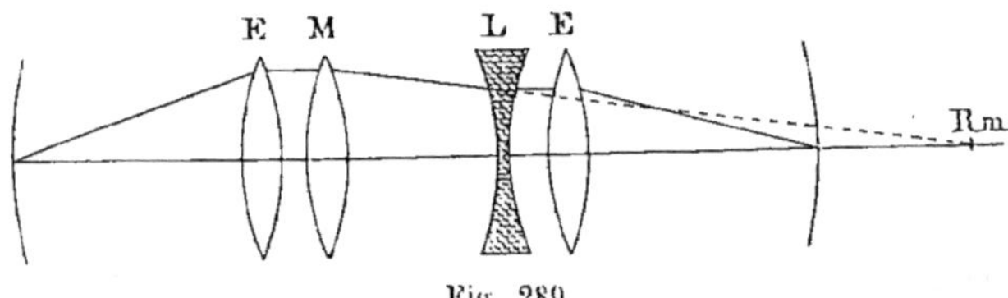

Fig. 289.

peu à peu relèvent les rayon lumineux jusqu'à ce que l'une d'elles leur
donne la direction parallèle. Celle-là, la première, la plus faible qui fournit à l'observateur une image nette, mesure la myopie du sujet (fig. 289).

L'observateur est *hypermétrope ;* trois cas peuvent se présenter.

1° *L'hypermétropie de l'observateur est moins prononcée que la myopie du sujet* (fig. 290). Pour que les rayons émanés de l'œil myope et dirigés vers le remotum R*m* de cet œil aboutissent sur la rétine de l'observateur, ils doivent par l'interposition d'un verre concave être rendus

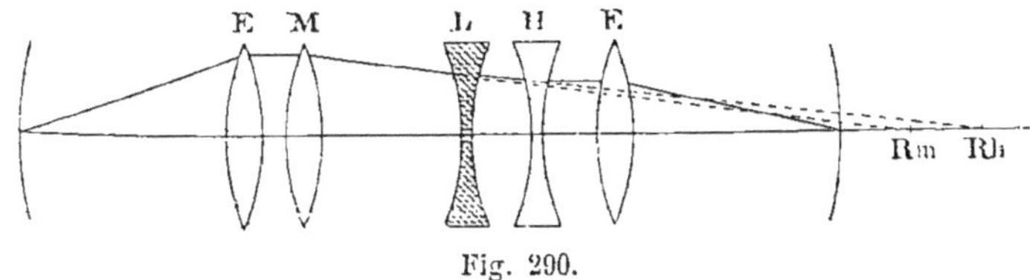

Fig. 290.

plus divergents, afin de prendre avant leur entrée dans l'œil la direction du remotum de l'observateur (R*h*). En somme, avant de devenir parallèles, ces rayons ont subi l'action de deux lentilles concaves indiquées sur la figure 290 savoir : l'une dont la valeur est fournie par l'ophtalmoscope, l'autre que l'observateur doit connaître, puisqu'elle traduit son propre déficit de réfraction. La mesure cherchée est donc la somme de ces deux lentilles M $=$ L $+$ H.

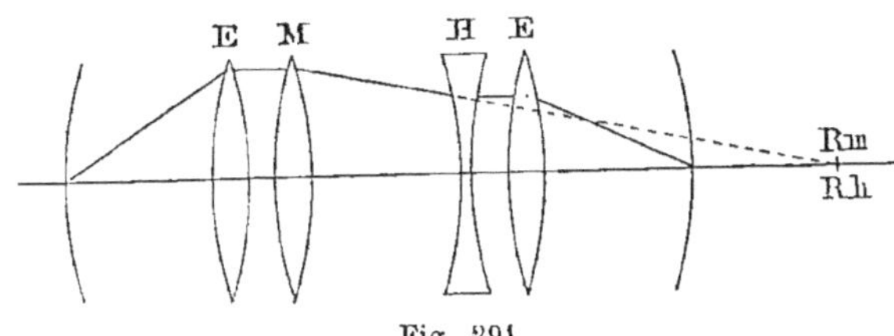

Fig. 291.

2° *L'hypermétropie de l'observateur égale la myopie de l'observé* (fig. 291). Les rayons émanés de l'œil myope se dirigent précisément sur le remotum de l'œil de l'observateur placé tout contre lui. Les deux remotum R*m* et R*h* sont fusionnés. L'interposition d'un verre concave permet encore une vision nette parce que l'observateur l'annihile grâce à son accommodation, mais l'interposition d'un verre convexe faible diminue la netteté de l'image en rendant les rayons qui arrivent dans l'œil, trop convergents. Le déficit de réfraction de l'observateur compense exactement et par suite mesure l'excès de réfraction de l'observé M $=$ H.

3° *L'hypermétropie de l'observateur est plus prononcée que la myopie de l'observé.* — Les rayons, qui sortent de l'œil myope, ont besoin d'être rendus plus convergents pour prendre la direction du remotum de l'observateur : à cet effet l'accommodation entre en jeu et l'hypermé-

trope voit nettement le fond de l'œil qu'il regarde (fig. 292). S'il mesure
son accommodation, en lui substituant, comme il a été dit, la lentille
appropriée de son ophtalmoscope, il constate que la lentille (fig. 293)
ainsi trouvée est inférieure à celle qui mesure son hypermétropie. Ce

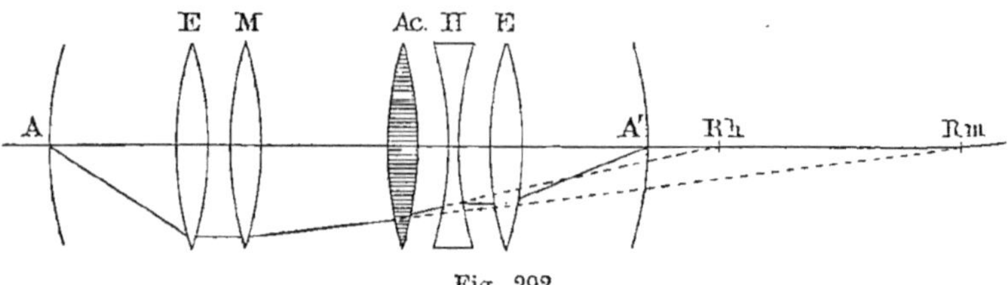

Fig. 292.

fait est rationnel puisque l'œil myope observé lui a fourni le complément de réfraction. Au total les rayons sortis parallèles de la lentille
emmétrope E de l'œil myope, qui viennent finalement former leur
foyer à la rétine de l'observateur, ont subi deux actions convergentes :

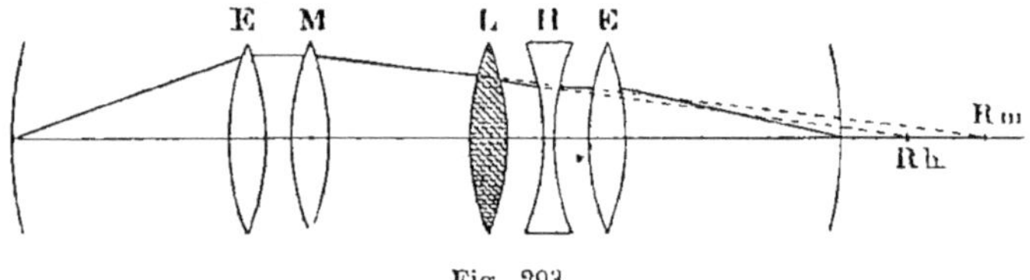

Fig. 293.

1° celle imprimée par la lentille myope de l'observé (lentille dont on
cherche à déterminer la valeur); 2° celle imprimée par la lentille (L) de
l'ophtalmoscope et 3° une action divergente compensatrice des deux
précédentes, celle de la lentille (H) hypermétrope de l'observateur. La
puissance de cette dernière, qui est connue, égale la somme des deux
autres, dont une est connue (celle de l'ophtalmoscope), la troisième, la
lentille M égale donc la lentille H moins la lentille L. $M = H - L$.

L'observateur est *myope* et regarde un œil *myope* (fig. 294).

Pour concentrer sur sa rétine les rayons qui sortent en convergence
de l'œil examiné, l'observateur doit leur imprimer la direction divergente qu'ils auraient s'ils émanaient de son propre remotum (R'). A cet
effet, il les relève progressivement par l'interposition successive des verres
concaves de son ophtalmoscope. L'un d'eux (*l*) les rend parallèles à
l'axe, ce verre annihile donc l'excès de réfraction de l'œil observé (M),
puis les verres suivants rendent ces rayons divergents, l'un d'eux
($l + l'$ ou L) leur procure la divergence voulue, il corrige donc l'excès
de réfraction de l'observé et de l'observateur, qui, grâce à lui, perçoit

nettement l'image rétinienne jusqu'alors floue. Donc, le verre L observé est égal à M + M'; pour en déduire M, c'est-à-dire l'excès de réfraction du myope observé, il suffit de retrancher M' de L = L. M — M'.

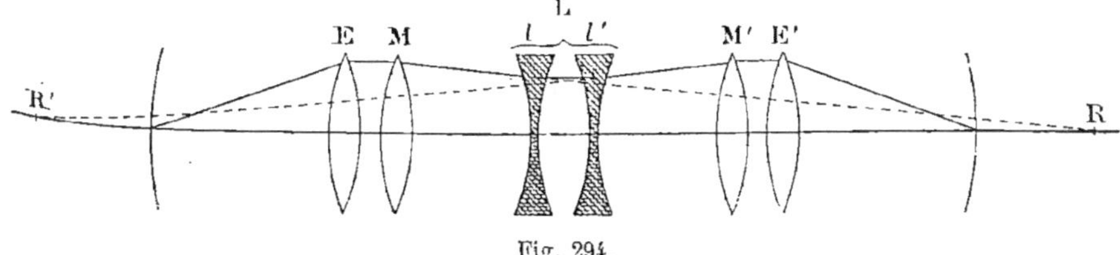

Fig. 294.

Erreur de la mesure due à la position de la lentille correctrice. — Pour corriger exactement l'excès ou le déficit de réfraction que présente l'œil amétrope, il faudrait introduire *dans l'œil même* la lentille correctrice. La figure 295 démontre en effet que le verre concave (L), qui, placé en avant de l'œil myope, a fourni à l'observateur une image rétinienne

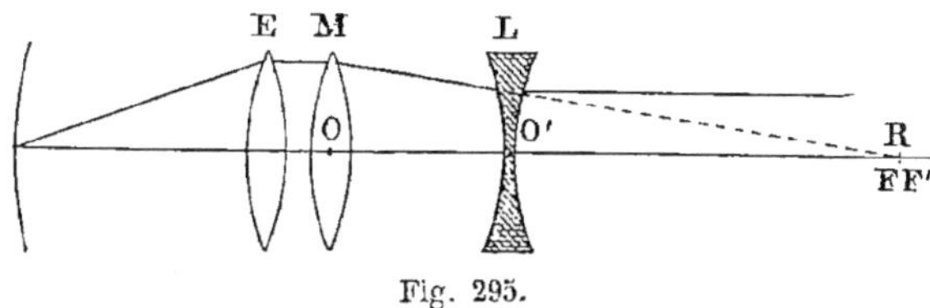

Fig. 295.

nette, n'a pas la même longueur focale que la lentille M qui traduit l'excès de réfraction de cet œil. Le foyer F de M est en R, par définition du remotum. Le foyer F' de L est également placé en R, puisque le rayon M L, qui, prolongé, aboutit à R, sort de L parallèle à l'axe; or un simple coup d'œil montre que la distance O'R est plus courte que la distance OR, par suite le verre L, trouvé comme mesure de la myopie, est *trop fort.*

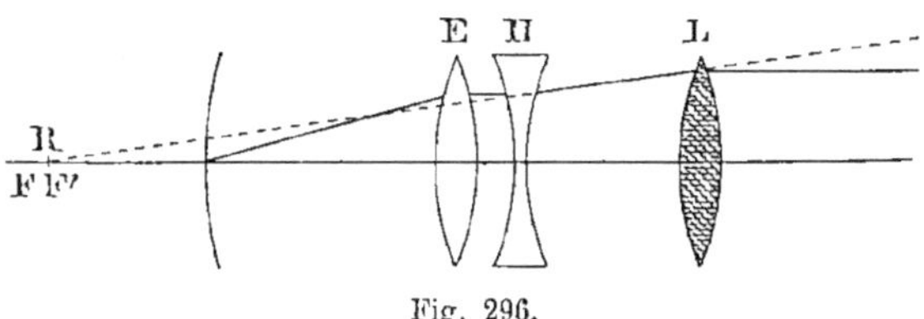

Fig. 296.

L'inverse est vrai pour la mesure de l'hypermétropie; le verre trouvé est *trop faible.* Soit, L la lentille trouvée par l'observateur (fig. 296) correctrice de l'hypermétropie. Son foyer est F' puisque le rayon F'L sort de la lentille parallèle ; mais le foyer de H, c'est-à-dire de la lentille, qui traduit le déficit de réfraction de l'œil observé, se trouve également en F, à son remotum R. Or, entre les lentilles H et L existe l'écart nécessaire pour l'examen, écart qui n'est pas constant, mais qui augmente d'autant la longueur focale de L. Cette dernière, par suite, est plus faible que le déficit de réfraction qu'elle corrige.

L'importance de l'erreur précédente varie considérablement, d'abord suivant les observateurs et plus encore suivant les observés. Qu'un observateur emmétrope se tienne à 2 centimètres d'un œil myope de 2 dioptries par exemple, il trouvera comme lentille correctrice une lentille ayant son foyer à 50 centimètres en avant de l'œil, au foyer de la lentille M de 2 dioptries. Mais comme cette lentille concave est distante de l'œil de 2 centimètres, sa longueur focale est de 50—2 ou 48 centimètres. Or les lentilles de 50 et de 48 centimètres de longueur focale ont pratiquement même valeur réfringente. Mais que l'on change les chiffres précédents — soit un myope de 10 dioptries, la lentille correctrice trouvée aura 10 — 2 ou 8 centimètres de longueur focale et par suite sa force réfringente sera de 12,50 dioptries, c'est-à-dire bien supérieure à la myopie de l'observé. Que l'observateur au lieu de se tenir à 2 centimètres de l'œil, en soit distant de 3 centimètres, la lentille trouvée aura alors 10 — 3 ou 7 centimètres de longueur focale, c'est-à-dire ce sera une lentille de 14,25 dioptries.

Donc plus l'amétropie est forte, plus l'erreur est considérable ; plus l'intervalle des deux yeux augmente, plus grandit aussi l'erreur.

III. — Examen avec l'ophtalmoscope.

L'examen ophtalmoscopique du fond de l'œil permet de saisir l'aspect des membranes profondes saines ou altérées, il fournit aussi quelques renseignements sur l'état dioptrique de l'appareil de réfraction oculaire.

Un miroir réflecteur concave à long foyer (22 à 33 centimètres) plus rarement un miroir plan qui donne un éclairage moins intense, deux larges lentilles convexes, l'une de 10, l'autre de 20 dioptries, deux autres convexes de 3 et 4 dioptries, montées sur une roue mobile de façon à être présentées suivant les cas derrière le trou du miroir, tel est l'appareil nécessaire pour cet examen.

Assis à 50 centimètres environ de l'examiné qui dirige son regard au loin un peu en haut et en dedans, l'observateur regarde l'œil à travers le trou du miroir.

De la main restée libre il place la lentille de 10 ou de 20 dioptries en avant de la pupille éclairée, faisant coïncider son axe principal avec l'axe du cône éclairant et la tenant à une distance de l'œil à peu près égale à sa longueur focale. Il convient, en effet, que la cornée et l'iris se trouvent à peu de chose près au foyer postérieur de la lentille, afin que leur image ne soit pas gênante pour l'observateur. Dans cette situation la lentille concentre les rayons déjà convergents émanés du miroir en un point d'où ils divergent pour aller, après réfraction par les milieux oculaires, former sur la rétine un large cercle d'éclairement (fig. 297).

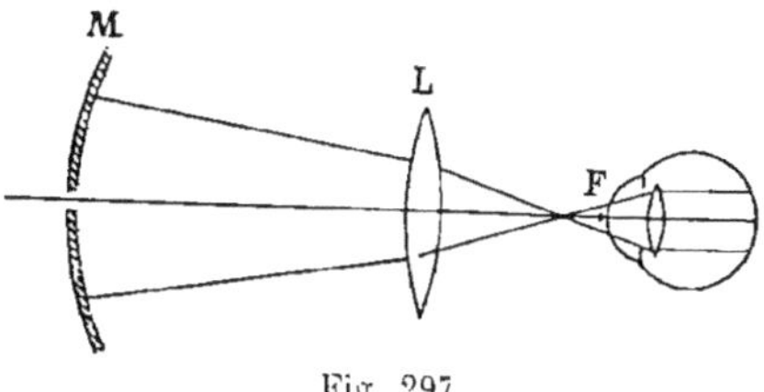

Fig. 297.

Cette portion éclairée du fond de l'œil va à son tour réfléchir la lumière et fournir des rayons qui, après leur sortie de l'œil, iront impressionner la rétine de l'observateur. Il importe toutefois que ce dernier sache faire abstraction des images accessoires que peuvent lui fournir l'iris ou la cornée de l'œil examiné ; en particulier aussi on doit négliger les deux images blanches, éclatantes, rapetissées, que donnent du miroir réflecteur les surfaces de la lentille.

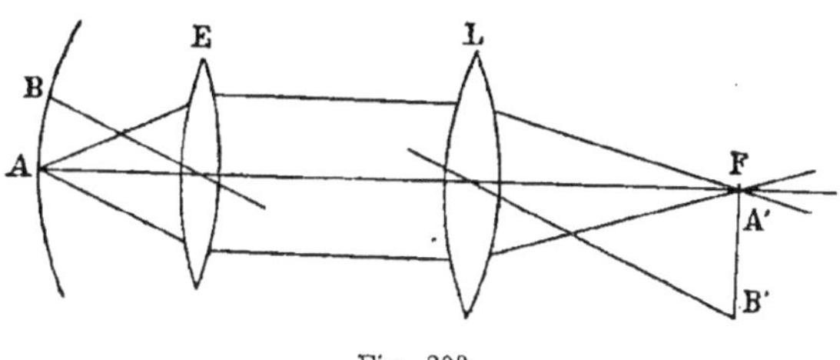

Fig. 298.

L'examiné est emmétrope, alors les rayons réfléchis par sa rétine éclairée sortent de son œil en parallélisme, tombent parallèles sur la lentille et vont former au foyer de cette dernière une image réelle et renversée (fig. 298). C'est cette image située entre la lentille et son miroir que l'observateur doit chercher à voir.

L'examiné est myope ; les rayons émanés de son œil tombent en convergence sur la lentille, qui les concentre par suite en deçà de son foyer principal (F) et, comme il ressort de la figure 299, l'image A'B', réelle et renversée, obtenue est plus petite que celle qui eût été fournie par un œil emmétrope et cette image A'B' sera d'autant plus petite qu'elle sera fournie par un œil plus myope, étant donné que plus l'œil est myope plus les rayons qui en sortent sont convergents par rapport à la lentille et plus près de celle-ci se forme l'image.

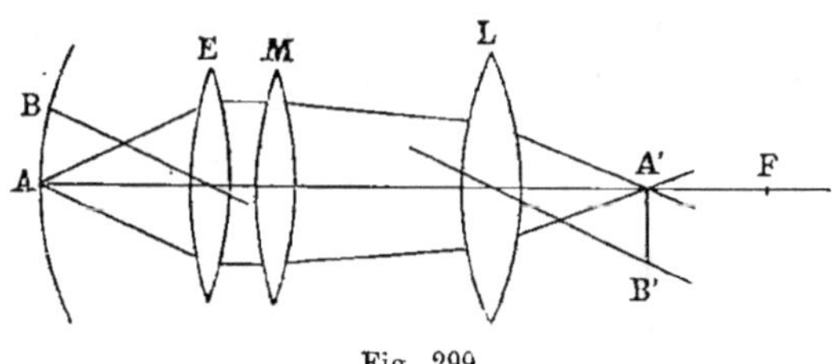

Fig. 299.

Enfin l'on a affaire à un examiné hypermétrope, dont l'œil envoie sur la lentille des rayons divergents. Comme cette lentille mesure 20 dioptries elle suffit pour rendre convergents ces rayons et les concentre en une image A′ B′ réelle et renversée (fig. 300) située au delà de son foyer principal et par suite plus grande que l'image (F) qui aurait été formée par un œil emmétrope.

Il ressort aussi de cette figure que si l'hypermétropie augmente, la

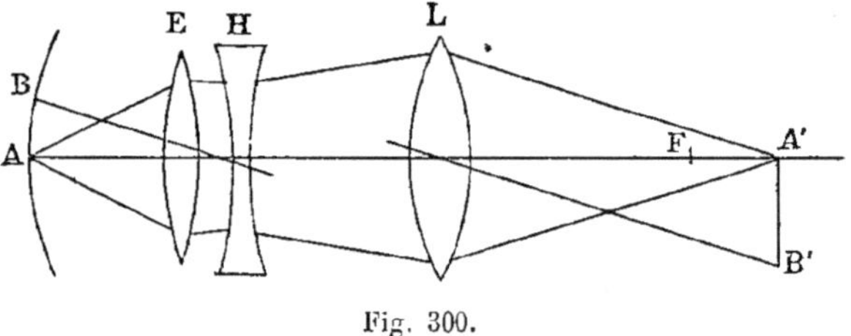

Fig. 300.

divergence des rayons est plus forte avant leur pénétration dans la lentille, qui les concentre alors en une image plus éloignée et par suite plus grande.

Pour un observateur exercé, ce procédé d'examen peut donc fournir quelque renseignement sur l'état dioptrique de l'œil examiné.

Une image petite indique de la myopie, une image grande de l'hypermétropie ; plus l'image, comparée mentalement à l'image fournie par un œil emmétrope est petite ou grande, plus l'amétropie est prononcée.

Déviations parallactiques. — L'examen du fond de l'œil à l'image renversée donne encore une notion intéressante, celle de la position réciproque des parties saillantes ou déprimées du fond de l'œil, quand on imprime à la lentille de légers mouvements de déplacement.

Soit sur la rétine deux points a et b situés sur un niveau différent, le point a étant le plus éloigné de la lentille L qui sert à l'examen (fig. 301). Il a son image renversée en a' plus près d'elle que l'image b' du point b (fig. 302). Pour un observateur ils sont placés l'un devant l'autre, ils se superposent, les rapports de ces deux points sont les mêmes dans l'image et dans la réalité. Mais si l'observateur, fixant toujours le disque pupillaire de l'observé, abaisse la lentille en L', son centre de figure vient

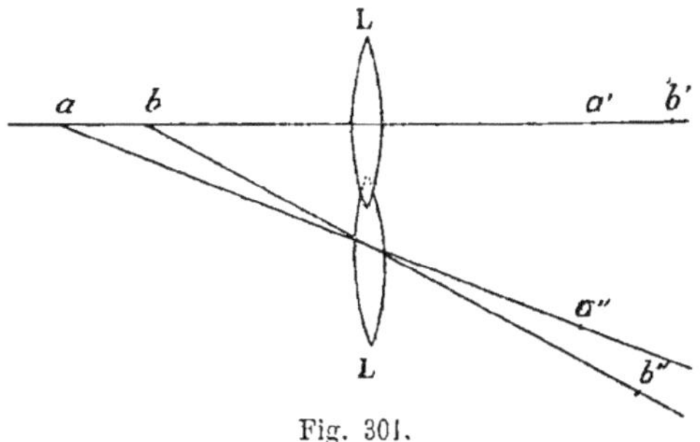

Fig. 301.

en o'. Les images des points a et b suivent ce mouvement et se transportent en a'' et b''; un simple coup d'œil sur la figure montre que b' a dû se déplacer plus rapidement que a' pour atteindre la position b'', la distance $b'\,b''$ étant plus longue que $a'\,a''$. En résumé, les parties saillantes du fond de l'œil semblent dans l'examen subir des déplacements bien plus étendus et plus rapides que les parties déprimées.

EXAMEN DU FOND DE L'ŒIL

IMAGE RENVERSÉE ET IMAGE DROITE

Mettant à profit les notions de réfraction oculaire données dans les chapitres précédents, nous pouvons décrire les deux procédés d'examen du fond de l'œil appelés *examen à l'image renversée* et *examen à l'image droite*. L'un et l'autre demandent que l'œil observé n'accommode pas; pendant la durée de l'examen il doit se trouver à l'état de réfraction statique.

Après ce chapitre nous continuerons l'étude de la réfraction de l'œil en l'envisageant à l'état d'activité, c'est-à-dire que nous étudierons la réfraction dynamique.

1° *Examen à l'image renversée*. — L'examen ophtalmoscopique à l'image renversée permet de voir au fond de l'œil les détails anatomiques compris sur un cercle de 7 millimètres et demi au maximum. Ce n'est qu'en faisant varier la position de l'œil et la direction du regard de l'observé, ou, en se déplaçant lui-même, que l'observateur peut successivement examiner les différents secteurs et surtout les parties périphériques de l'hémisphère postérieur du globe.

L'image réelle et aérienne donnée par la lentille objective est placée entre cette lentille et l'observateur, plus ou moins près du plan focal de la lentille (fig. 298, 299, 300).

Pour la voir nettement et facilement sans fatigue, il est nécessaire qu'elle soit assez éloignée de l'observateur pour ne pas nécessiter de sa part un effort d'accommodation trop considérable. En admettant que l'on emploie la lentille de 20 D (dont la longueur focale est de 5 centimètres) et qu'elle est tenue à 5 centimètres de l'œil observé, l'image aérienne ne se formera que bien rarement à plus de 13 centimètres en avant de cet œil (H de + 12 D). La distance ordinaire de la vision distincte étant de 22 à 25 centimètres, l'observateur emmétrope placé à 40 centimètres du patient est dans les meilleures conditions d'observation.

Si, pour avoir un grossissement plus considérable, il se sert d'une len-

tille objective plus faible, soit + 10 D (longueur focale 10 centimètres),
l'observateur se tiendra à 60 centimètres environ de l'observé ; car
l'image plus grande est plus éloignée de la lentille.

2° Examen à l'image droite. — Après avoir par le procédé d'examen
à l'image renversée obtenu une vue d'ensemble d'un disque de 6 à 7 millimètres de diamètre du fond de i'œil, il est parfois utile d'y saisir un
détail particulier et pour ce faire il est besoin d'en percevoir une
image plus grosse. Alors il y a lieu de recourir à l'examen de l'image
droite.

L'ophtalmoscope de Parent avec son miroir concave à court foyer
incliné à 45° sur son axe, convient alors très bien. L'on utilise la roue
des verres concaves et surtout les verres de 3, 4 et 6 dioptries.

Au lieu de produire, comme dans le procédé précédent une image
renversée et réelle du fond de l'œil, le procédé actuel se propose, par
l'emploi d'un verre concave, de donner aux rayons lumineux extériorés
une divergence telle qu'ils se réunissent virtuellement en arrière de
l'œil observé pour former une image virtuelle droite et agrandie de la

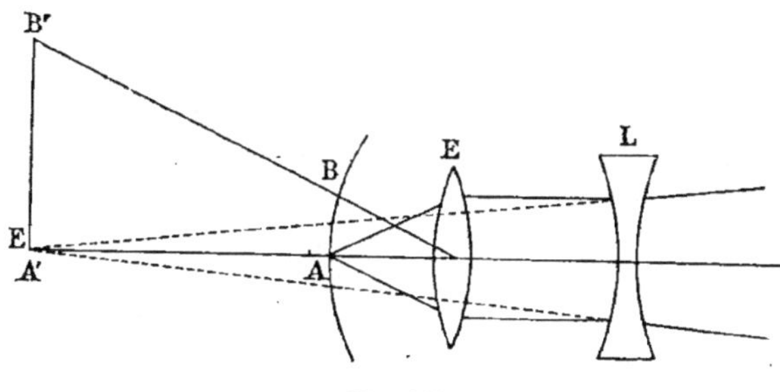

Fig. 302.

partie de l'œil éclairé (fig. 302). Plus simplement, l'examen à l'image
droite, c'est l'examen à la loupe. Soit R la rétine d'un œil *emmétrope*
éclairé. Les rayons émanés du point A sortent de l'œil parallèles à l'axe
principal ; les rayons émanés du point B parallèles à l'axe secondaire (BB′).
Si l'on place devant cet œil une lentille concave L, dans son plan focal
les prolongements des rayons extériorés formeront une image (A′ B′)
virtuelle, droite et agrandie, et c'est cette image que percevra l'observateur, si elle se trouve dans les limites de la vision distincte.

A cet effet en adoptant une distance moyenne de 25 à 33 centimètres
comme la position préférable de l'image droite, il faut employer
(Chauvel) :

Chez l'emmétrope une lentille concave — 3 ou — 4 dioptries.

Chez l'hypermétrope on utilisera, une lentille concave de 4 D, diminuée de la valeur de l'hypermétropie du sujet, quand elle est inférieure à 4 dioptries. Si l'amétropie dépasse 4 dioptries, alors on aura recours au verre convexe qui ramène cette hypermétropie à 4 dioptries — ainsi le verre convexe de 3 dioptries chez l'hypermétrope de 7 dioptries.

Chez le myope, on emploiera la lentille concave équivalente à celle qui corrige l'amétropie augmentée du verre concave de 4 dioptries, autrement dire on surcorrigera l'excès de réfraction de cet œil de façon à le rendre hypermétrope de 4 dioptries.

Le grossissement de l'image droite varie avec la puissance de réfringence de la lentille employée et avec la réfraction statique de l'œil observé. Plus est puissante la lentille objective et moindre est le grandissement. D'après Landolt l'œil de l'observateur étant emmétrope et sans accommodation, le grossissement serait de 20 diamètres en cas d'emmétropie de l'observé ; de 19,4 à 17,4 diamètres pour l'hypermétropie de 7 dioptries axile ou de courbure ; de 23,8 à 27 diamètres pour la myopie de 7 dioptries, axile ou de courbure.

Le professeur Chauvel recommande beaucoup d'utiliser ce procédé d'examen à l'image droite toutes les fois que l'on étudie les fins détails de la vascularisation de la papille et des vaisseaux, que l'on recherche le pouls veineux et artériel, l'embolie des vaisseaux rétiniens, les lésions délicates de la région maculaire.

Si l'on se sert pour cet examen d'un ophtalmoscope à réfraction, il est alors possible de le compléter en précisant la situation relative en saillie ou en dépression des diverses parties. A cet effet, par l'emploi de lentilles convenables, il suffit de rechercher l'état de la réfraction dans les diverses parties de l'image rétinienne.

Donders a établi que chaque dioptrie de réfraction en déficit (hypermétropie) ou en excès (myopie) correspond à un déplacement de la partie observée en avant ou en arrière de 2 dixièmes de millimètre. Par suite, si avec un verre convexe de 5 dioptries on voit nettement et sans accommodation un point A situé à côté d'un autre point B dont l'image est brouillée par le verre convexe de 1 dioptrie, l'on conclut que le point A est en saillie de 1 millimètre par rapport au point B. Si au contraire la lentille concave de 10 dioptries est nécessaire pour que le point A devienne visible, c'est qu'il est à 2 millimètres plus en arrière que le point B et que les autres points situés sur la rétine de cet œil, emmétrope dans son ensemble.

MESURE DE L'ÉTAT DE RÉFRACTION DE L'ŒIL

(SUITE)

DÉTERMINATION DE LA RÉFRACTION DYNAMIQUE. — PROXIMUM

De nombreux procédés permettent de déterminer la position du *proximum*, c'est-à-dire du *point d'où émanent les rayons lumineux qui vont former leur foyer sur la rétine de l'œil au maximum d'accommodation.*

I. — PROCÉDÉS SUBJECTIFS

1° *Détermination au moyen de la lecture de près.* — On choisit, dans une échelle d'optotypes, les caractères qui, en rapport avec l'acuité visuelle du sujet, doivent être lus à très courte distance et on les approche de l'œil examiné jusqu'à ce qu'ils cessent d'être nets. En mesurant alors la distance, qui sépare le livre de l'œil, on a approximativement la longueur du proximum.

Cette mesure, toutefois, est entachée d'erreur parce que l'appréciation exacte du point, où l'image cesse d'être tout à fait nette, présente quelque difficulté, et de plus parce que théoriquement il faudrait mesurer la distance qui existe entre ce point et le centre optique de l'œil. Dans la pratique on se contente de mesurer la distance de l'objet visé à l'apophyse orbitaire externe du sujet.

Si l'examiné est emmétrope, de la longueur du proximum on déduit immédiatement la valeur de l'effort accommodateur, c'est la valeur réfringente de la lentille qui a cette longueur pour distance focale (fig. 227).

Si l'examiné est myope, l'effort accommodateur est mesuré par la valeur réfringente de la lentille, qui a pour longueur focale le proximum, diminuée de la valeur de la myopie du sujet (fig. 229).

Si l'examiné est hypermétrope, son effort accommodateur équivaut à la valeur réfringente de la lentille, qui a pour longueur focale le proximum, augmentée de la valeur de son hypermétropie (fig. 231).

Détermination au moyen de la lecture à grande distance. — Le sujet étant placé à 6 mètres devant l'échelle typographique, on commence par déterminer son acuité visuelle suivant les règles ordinaires, c'est-à-dire l'œil étant au repos; puis on lui fait passer successivement devant l'œil la série des verres concaves. Ceux-ci ont pour effet de solliciter la mise en jeu de l'accommodation du sujet qui, grâce à l'excès de réfraction ainsi produite, neutralise le déficit provoqué par la présence de la lentille divergente. Il arrive toutefois un moment où le verre concave pré-

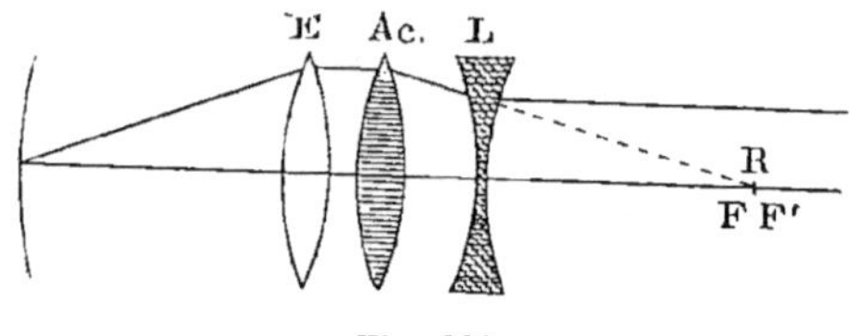

Fig. 303.

senté devant l'œil est supérieur à l'effort maximum d'accommodation produit, par suite l'acuité visuelle aussitôt diminue. Le verre précédent qui était exactement neutralisé traduirait donc l'effort accommodatif maximum pourvu que le sujet fût *emmétrope* (fig. 303). Il y aurait lieu ici encore de tenir compte de l'erreur qui résulte de l'intervalle existant entre le verre et l'œil, c'est-à-dire de la différence de longueur focale des lentilles Ac et L.

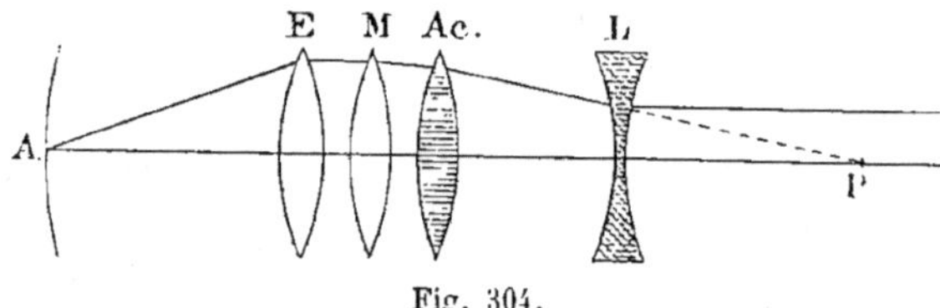

Fig. 304.

Si l'observé est *myope*, le verre concave le plus fort qui permet la lecture nette a pour effet de donner aux rayons parallèles une divergence telle qu'il est nécessaire de l'action combinée des deux lentilles + Ac et + M pour les ramener au parallélisme, c'est-à-dire L = (M + Ac). Or on connaît la valeur de la lentille L et la valeur de la myopie du sujet; par suite la valeur de la lentille d'accommodation est mesurée par la différence des deux lentilles L et M. Quant à la longueur même du proximum, elle égale la longueur focale de la lentille L. Le rayon qui aboutit sur la rétine en A émane bien du point P (fig. 304).

Si l'observé est *hypermétrope*, le verre concave le plus fort, qui permet la lecture nette, et la lentille concave, qui traduit le déficit de réfraction de l'œil, ont agi pour donner au rayon parallèle une certaine divergence, que la lentille positive d'accommodation a neutralisée. L'action de cette dernière égale donc celle des deux lentilles concaves. C'est-à-dire que à la valeur réfringente du verre trouvé il faut ajouter celle de l'hypermétropie du sujet pour déterminer la puissance réfringente de la lentille d'accommodation Ac = L + H. Quant au proximum, il est bien au foyer du verre trouvé (fig. 305) puisque les rayons qui en émanent aboutissent sur la rétine.

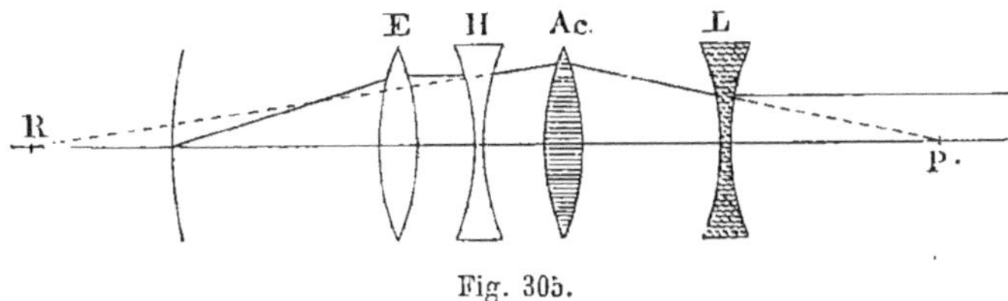

Fig. 305.

Cette méthode de détermination du proximum est passible de plusieurs reproches.

Il est difficile de préciser le moment où l'image perçue cesse d'être nette, reproche du reste commun à tous les procédés, mais les verres concaves forts, en rapetissant les images rétiniennes et en diminuant ainsi l'acuité visuelle, rendent plus délicat encore ce jugement. Enfin il est difficile à un œil de produire son effort maximum d'accommodation, quand il regarde au loin; il existe en effet une certaine relation entre les mouvements de convergence et d'accommodation. Or, pas plus dans la lecture monoculaire au loin que dans la lecture monoculaire au fond d'un optomètre, les deux forces ne se prêtent un mutuel appui.

2° Détermination au moyen des optomètres. — Pour déterminer la situation du proximum au moyen de l'*optomètre de Bull*, il suffit de noter le domino le plus rapproché que voit nettement l'observé, son numéro indique la valeur réfringente de la lentille, dont le proximum occupe le foyer. La seule difficulté, qui puisse se présenter, survient quand l'épreuve est subie par un hypermétrope dont le proximum se trouve au delà de 50 centimètres. Il suffit alors de placer devant l'oculaire de l'instrument la lentille convexe et de retrancher sa valeur du nombre de dioptries indiqué par le domino vu le plus rapproché.

Les *optomètres de Badal* et de *Perrin* se manœuvrent tous les deux de la même manière, lorsqu'il s'agit de préciser la position du proximum d'un individu. L'index, d'abord placé au remotum connu du sujet, sera progressivement rapproché de l'oculaire de façon à fournir à l'œil des rayons de plus en plus divergents; lorsque l'image perçue cessera d'être nette, il y aura lieu de ramener un peu l'index sur ses pas afin de trouver la position ultime de la vision nette de l'objet. A ce moment, en regard de l'index, la règle de l'instrument indiquera en dioptries la valeur réfringente de la lentille dont émanent les rayons lumineux, lentille dont par suite le foyer, c'est-à-dire le proximum cherché, est facile à calculer.

II. — PROCÉDÉS OBJECTIFS

La *détermination objective* de l'état de réfraction de l'œil accommodé au maximum n'est pas possible dans la pratique. Théoriquement, il est vrai, on pourrait tenter d'y arriver en utilisant les divers procédés d'examen objectif, qui ont servi à mesurer la myopie (abstraction faite des cas où le proximum de l'hypermétrope est à l'infini ou au delà de l'infini, alors il s'agirait de constater objectivement l'emmétropie ou l'hypermétropie restant). Mais la grande difficulté réside dans l'impossibilité presque absolue où se trouve le sujet de savoir s'il fait et s'il maintient l'effort accommodatif maximum dont il est capable. Il ne saurait, en effet, lire ou voir nettement un objet pendant que l'observateur mesure objectivement l'état de réfraction de son œil. Du reste, même s'il en était ainsi, il ne s'agirait plus d'un procédé d'examen purement objectif, puisqu'il nécessite l'intervention de la volonté de l'examiné, celui-ci doit vouloir accommoder et accommoder au maximum.

MÉCANISME DE L'ACCOMMODATION

L'œil au repos est adapté pour les objets situés à une seule et même distance, celle de son remotum ; plus rapprochés, ceux-ci émettent des rayons lumineux, qui formeraient leur image au delà de la rétine. Par suite, pour que cette membrane reçoive des images nettes d'objets placés à diverses distances en deçà du remotum, il faut ou bien qu'elle change de place, ou bien que le système dioptrique oculaire modifie sa force réfringente.

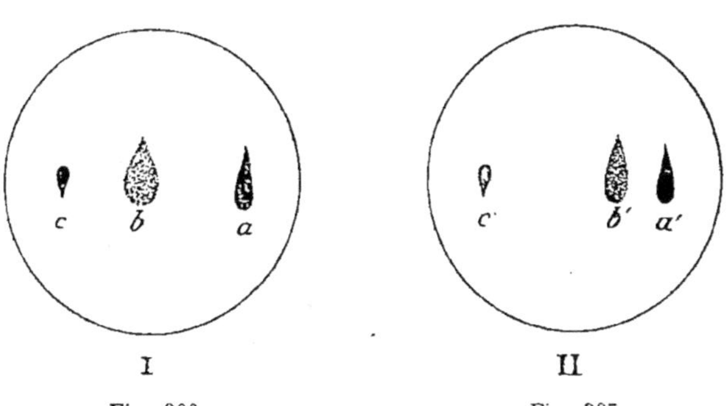

Images de Purkinje.

I, œil au repos ; — II, œil accommodé ; — a, a', image cornéenne ; — b, b', image cristallinienne antérieure ; — c, c', image cristallinienne postérieure.

On a calculé que chaque millimètre d'allongement de l'œil produit un surcroît de réfringence correspondant à 3,1 dioptries, et que chaque dioptrie ajoutée à la réfraction oculaire correspond à une différence de longueur de 0ᵐᵐ,321 sur l'axe antéro-postérieur de l'œil. Il en résulte que pour s'adapter, par exemple, de l'infini à 75 millimètres l'œil devrait s'allonger de 4 millimètres : ce chiffre représente, en effet, la différence de longueur entre l'œil emmétrope et l'œil myope par allongement de l'axe dont le punctum remotum est situé à 75 millimètres (Landolt). Pareille modification de longueur de l'œil anatomiquement est impossible, et, dans l'exemple précédent, si la vision d'un objet est nette à l'infini et à 75 millimètres, c'est que la réfringence de l'œil s'est accrue de 13,3 dioptries lors de la vision rapprochée. Qu'un œil emmétrope s'allonge de 4 millimètres, ou que sa réfraction augmente de 13,3 dioptries, il se trouve accommodé pour la distance de 75 millimètres. La physiologie, du reste, démontre que l'accommodation résulte d'une augmentation de la puissance réfringente de l'œil, produite elle-même par un changement de forme du cristallin. La face antérieure de la lentille se porte en avant et devient plus convexe, tandis que la postérieure augmente un peu de convexité, mais ne change pas de position.

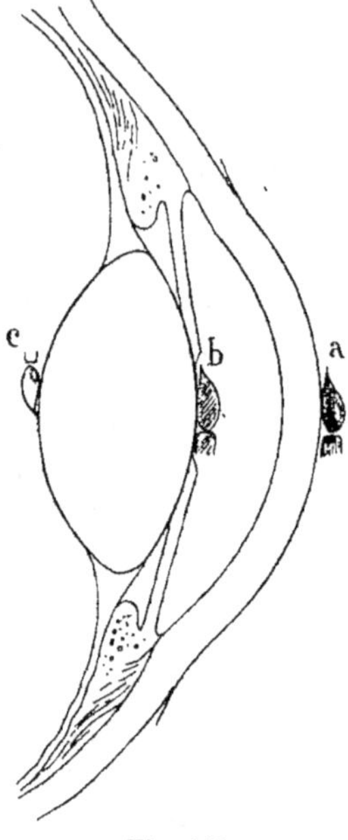

Fig. 308.
Images de Purkinje.

Si, près d'un œil qui regarde au loin, on place une bougie, on perçoit trois images de la flamme, deux droites et une renversée (fig. 308). La plus rapprochée de la bougie et la plus brillante est droite et fournie par la cornée; une seconde, droite également, la plus grande, intermédiaire aux deux autres, est due à la réflexion de la lumière sur la face antérieure du cristallin; enfin la troisième, la plus petite et la moins lumineuse, est renversée et fournie par la face postérieure de la lentille. Si, sans changer la direction du regard, l'œil accommode pour un objet rapproché, l'image réfléchie par la cornée ne varie pas; celle que renvoie la face antérieure du cristallin se rapproche de la précédente et devient plus petite, enfin, la troisième ne semble pas changer de place mais se rapetisse un peu (fig. 306-307).

Cette expérience démontre donc : 1° que les faces antérieure et postérieure du cristallin sont devenues plus courbes, puisqu'elles réfléchissent des images plus petites; 2° que la face antérieure de la lentille s'est approchée de la cornée, puisque l'écart des images, que fournissent ces surfaces, a diminué.

I. — APPAREIL ACCOMMODATEUR. — ANATOMIE

L'appareil accommodateur comprend : 1° le cristallin et la zonule de Zinn; 2° le muscle ciliaire et les procès.

Le *cristallin* de l'homme a la forme d'une lentille biconvexe dont l'épaisseur mesure environ 4 millimètres et le diamètre équatorial environ 9 millimètres. Ses rayons de courbure sont pour la face antérieure de 10 millimètres et pour la postérieure de 6 seulement. Son centre se trouve à peu près sur l'axe optique de l'œil, et le plan mené par son équateur, plus rapproché du pôle antérieur que du pôle postérieur de la lentille, est perpendiculaire à cet axe (voir p. 337 et suivantes).

Anatomiquement, le cristallin est constitué par une membrane d'enveloppe, une capsule qui est élastique et inextensible, et par des couches de fibres qui s'emboîtent les unes dans les autres à la manière des tuniques d'un bulbe d'oignon. Hocquard compare les fibres de la couche superficielle à des lames flexibles placées bord à bord dans le sac cristalloïdien, sur lequel elles se moulent, l'une de leurs extrémités correspondant au pôle antérieur, l'autre au pôle postérieur, tandis que la partie la plus saillante de la courbe, qu'elles décrivent, répond à l'équateur. A l'intérieur de cette première couche schématique, il est facile de supposer qu'il en existe un grand nombre de semblables emboîtées les unes dans les autres.

En raison de l'élasticité des fibres incurvées qui constituent la lentille, celle-ci tend à augmenter la courbure de ses faces, mais avant même que l'inextensibilité de la capsule cristalloïdienne soit appelée à intervenir, diverses résistances s'opposent à cette expansion du cristallin. Celui-ci repose en arrière sur le corps vitré, qui le reçoit dans une véritable capsule, où il est maintenu par un ensemble de cordes élastiques (zonule de Zinn), qui, de l'équateur de la lentille, vont s'insérer à l'ora serrata. Ce sont, d'après Hocquard, autant de lacs disposés pour opérer une traction sur l'équateur du cristallin et par suite s'opposer au redressement de ses fibres. En effet, le cristallin, abandonné à lui-même hors de l'œil, offre son maximum de courbure. De plus, le corps vitré, formant au cristallin un véritable coussinet hydraulique, l'expansion de la face postérieure de la lentille en éprouve une gêne particulière, qui contribue à maintenir presque fixe sa courbure.

La *zonule de Zinn* est constituée par un ensemble de cordes élastiques qui, s'attachant à l'équateur du cristallin, s'incurvent en arrière sur le bourrelet du corps vitré pour venir s'insérer à l'ora serrata. Ces cordons occupent plusieurs plans, les antérieurs s'attachent à la face antérieure du sac cristalloïdien, les moyens à l'équateur, les postérieurs, bien moins nombreux, sur la cristalloïde postérieure. Dans leur trajet ils restent indépendants les uns des autres, mais sont solidement fixés au corps ciliaire, aux procès ciliaires et, tout à fait en arrière, à l'hyaloïde (fig. 309).

Au niveau de l'ora serrata la choroïde se transforme en une lame fibreuse, qui s'écarte de la sclérotique pour faire place au muscle accommodateur, et qui forme avec ce dernier muscle le renflement connu sous le nom de corps ciliaire. En ce même point la rétine diminue brusquement d'épaisseur et n'est plus représentée que par une couche unique de cellules cylindriques claires (pars ciliaris retinæ), qui borde du côté interne le revêtement pigmenté de la choroïde, et se continue en avant jusque sur la face antérieure des procès. Dans l'endroit où la rétine perd son apparence de membrane pour se transformer en revêtement cellulaire, le corps vitré, qui jusque-là était hermétiquement appliqué contre sa face interne, s'en sépare de façon à laisser entre la face externe de l'hyaloïde et la face interne des cellules claires de la *pars ciliaris retinæ* une fente en forme d'anneau dans laquelle se meut la zonule.

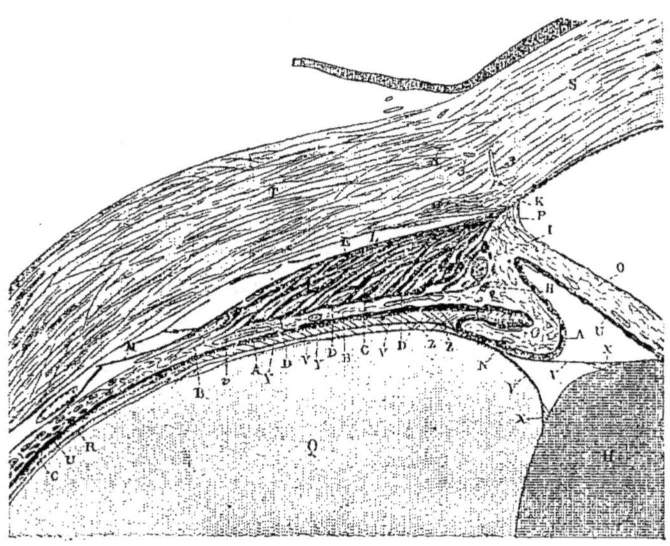

Fig. 309.

Région ciliaire (Hocquard).

A, cellules de la partie ciliaire de la rétine; — B, lame fibro-vasculaire; — C, choroïde; — D, faisceaux de Max-Schultze; — E, faisceaux radiés; — G, faisceaux réticulaires; — H, faisceaux de Muller; I, grand cercle artériel; — K, canal de Schlemm; — L, espace supra-choroïdien; — M, lamina fusca; — N, procès ciliaire; — O, iris; — P, ligament pectiné; — Q, corps vitré; — R, rétine; — S, cornée; — T, sclérotique; — U, couche de l'uvée; — VV, zonule; — X, pinceaux zonulaires; — YY, fibrilles directes; — ZZ, fibrilles récurrentes; — v, veines ciliaires; — H, cristallin; — 3, vaisseaux scléro-cornéens.

Le *corps ciliaire* forme en avant de l'ora serrata un bourrelet annulaire qui supporte une collerette gaufrée, les procès ciliaires. Sur une coupe méridienne, il présente trois faces et trois angles, qui d'après leurs connexions sont désignés sous les noms de faces cornéenne, hyaloïdienne et scléroticale, d'angles cornéen, cristallinien et choroïdien.

La face cornéenne est occupée par le ligament pectiné et l'attache

périphérique de l'iris. Sur la face scléroticale, légèrement convexe et la
plus longue des trois, se voient les faisceaux du muscle accommodateur ;
elle est séparée de la sclérotique par une fente qui se prolonge en avant
jusqu'à l'insertion du tendon antérieur du muscle ciliaire et en arrière
jusqu'à l'entrée du nerf optique. Cette fente, qui n'est traversée que par
quelques lâches tractus et les rameaux vasculaires et nerveux, permet
un certain glissement de la choroïde et du corps ciliaire sur les parties
sus-jacentes. Enfin, la face interne donne insertion aux fibrilles d'attache
des cordes de la zonule de Zinn ; elle est parcourue par des plis radiés,
dirigés dans le sens des méridiens de l'œil, et qui, d'abord peu accusés
en arrière, s'accentuent davantage et se transforment en gouttières profondes au fur et à mesure qu'ils se rapprochent des procès ciliaires.

Quant aux angles, le postérieur ou choroïdien et l'externe ou cornéen
sont occupés par les attaches du muscle ciliaire, l'interne ou le cristallinien présente les *procès ciliaires*. D'après Hocquard, chaque procès
ciliaire peut être comparé à un doigt recourbé en forme de crochet, dont
la face unguéale s'appliquerait sur les fibres zonulaires comme un mar-
teau de piano sur sa corde. Aux trois quarts, ce petit corps est constitué
par un fin réseau capillaire, qui y forme une espèce de tissu érectile
admirablement disposé en vue du rôle dévolu au procès ciliaire.

Le *muscle ciliaire* forme en avant de l'ora serrata un véritable
anneau musculaire concentrique au cristallin qui, sur une coupe méridienne de l'œil, se présente comme un triangle scalène, dont le petit
côté répond à la cornée, le moyen à l'intérieur de l'œil, et le grand à la
sclérotique. Sur cette coupe triangulaire le tissu musculaire est constiué
par des faisceaux rubanés de fibres cellules.

Ceux-ci peuvent être répartis en trois groupes. Une couche épaisse,
la plus rapprochée de la sclérotique, offre des fibres à direction méridienne, antéro-postérieure. En arrière, elles se dissocient en se fusion-
nant avec la trame de la choroïde, et en avant prennent insertion sur
le tendon antérieur du muscle ciliaire, qui, lui, va se continuer avec les
fibres de la membrane de Descemet. Tel est le muscle radié des auteurs,
qui forme à peu près le tiers du volume du muscle accommodateur. La
seconde partie de ce muscle, la portion réticulaire, contient des fibres
disposées en réseau ; au lieu d'avoir la direction radiaire des fibres de la
couche précédente, elles rayonnent vers le centre du globe. Enfin, la
troisième partie est représentée par le muscle annulaire de Müller, qui
correspond au petit côté et à l'angle cristallinien du corps ciliaire.
Absent chez certains sujets, très grêle chez les myopes, très développé
chez les hypermétropes (Iwanoff), le muscle de Müller, en raison même
de ces variétés, pour Hocquard, ne saurait être considéré comme l'antagoniste des deux autres portions du muscle ciliaire.

L'*irrigation vasculaire* de l'appareil accommodateur est assurée par des artérioles émanées du grand cercle artériel de l'iris, qui, lui, reçoit le sang de deux sources distinctes : les artères ciliaires longues et les artères perforantes. Quant au sang veineux, il revient presque exclusivement par des troncs veineux qui courent le long de la face interne du corps ciliaire et vont gagner les vasa vorticosa de la choroïde. Une très faible quantité de sang veineux s'échappe par les veines scléro-cornéennes profondes et les veines des muscles droits.

L'*innervation* du corps ciliaire comporte trois sortes de branches nerveuses : sensitives, nutritives et motrices. Les premières viennent du trijumeau par les nerfs ciliaires longs, les autres émanent du sympathique et du moteur oculaire commun par l'intermédiaire du ganglion ophtalmique. Ces diverses fibres constituent dans l'épaisseur du corps ciliaire un véritable réseau nerveux qui présente des amas de cellules ganglionnaires.

II. — PHYSIOLOGIE

Helmholtz, après Descartes, a prouvé : 1° que le cristallin séparé de toutes ses attaches et extrait de l'œil avec sa capsule offre son maximum de courbure et de puissance réfringente ;

2° Que, dans l'œil vivant, la lentille fortement aplatie pendant l'état de repos de l'organe, bombe au contraire pendant l'effort d'accommodation, cette augmentation de courbure se faisant surtout aux dépens de sa surface antérieure.

Cette dernière particularité s'explique bien par la résistance du coussinet que forme le corps vitré en arrière du cristallin. Du reste, l'augmentation de courbure se produit mécaniquement, grâce à l'élasticité propre du cristallin, et résulte d'une action indirecte du muscle ciliaire. Celui-ci, en effet, prenant son point fixe à la cornée, attire en avant la choroïde, ainsi que les procès ciliaires et la zonule ; mais ce déplacement est très limité, grâce à l'attache de la zonule à l'hyaloïde, et ne saurait se faire sentir en arrière jusqu'au voisinage de la papille. En raison, cependant, de la faible attraction en avant de la zonule et des procès ciliaires la compression que subit le cristallin diminue et par suite sa courbure augmente. Quand ensuite l'accommodation se relâche, la compression du cristallin se rétablit grâce à la traction exercée sur l'équateur du sac cristalloïdien par les cordelettes de la zonule de Zinn, sur lesquelles appuient les procès comme le feraient les doigts sur un plan de cordages.

A l'activité de l'appareil soumis à l'influence du nerf oculo-moteur commun correspond la vision de près ; tandis que la vision de loin correspond simplement à son repos. Cette dernière allégation n'est pas admise par MM. Morat et Doyon qui ont vu la section et surtout l'excitation du sympathique cervical produire chez le chien, dans le premier cas, une diminution de grandeur des images de Purkinje, et dans le second un grandissement de l'image, changements qui traduisent un aplatissement de la lentille, son adaptation pour la vision au loin ou à l'infini. Pour les auteurs précédents le sympathique agirait sur le muscle ciliaire par inhibition.

Récemment, Tscherning a proposé une nouvelle théorie de l'accommodation que l'on peut ainsi résumer. L'activité de l'appareil musculaire accommodateur se traduit par une *traction sur la lentille cristallinienne, dont la courbure augmente au niveau de son centre et diminue à la périphérie.* Tandis que, à l'état de repos de l'œil, la surface antérieure du cristallin répond en son milieu à un rayon de courbures d'environ 10 millimètres, lors de l'accommodation maxima, ce rayon diminue de moitié et même plus. A la périphérie, par contre, la lentille s'aplatit; à 1 millimètre environ de l'axe, la courbure restant constante.

Ce changement si particulier de la forme du cristallin résulte de ce que son noyau est trop consistant pour se laisser déformer, tandis que ses couches périphériques liquides se déplacent aisément. En raison, sans doute, des modifications de densité liées à cette répartition du contenu cristallinien, il se produit sur toute la surface de la lentille une augmentation de la réfraction; elle est seulement beaucoup plus prononcée au centre qu'à la périphérie, fait dont les inconvénients sont corrigés par la contraction pupillaire.

D'une part, Tscherning a constaté par des mensurations directes, que la réfraction diminue lors de l'accommodation vers la périphérie de l'espace pupillaire; d'autre part, il appelle l'attention sur la formation à la surface de l'iris, correspondant au pourtour du cristallin, d'un *vallon* creusé entre un anneau irien central, lequel repose sur la lentille et un anneau périphérique soulevé par les procès ciliaires.

CONVERGENCE ET ACCOMMODATION

Chez l'homme, la vision binoculaire n'est possible et utile que si les deux yeux reçoivent simultanément sur la macula une image nette de l'objet fixé. Cela implique d'une part que chaque œil est accommodé pour la distance de l'objet, de l'autre que chacun des deux axes visuels est dirigé ou converge vers cet objet.

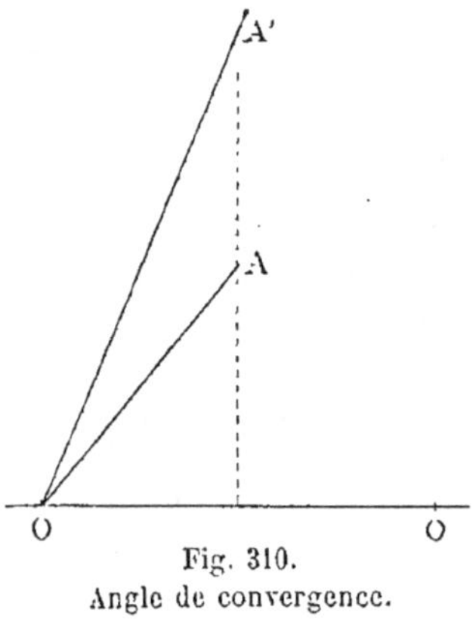

Fig. 310.
Angle de convergence.

On appelle *convergence* la direction que les yeux doivent donner à leurs lignes de regard pour qu'elles soient simultanément dirigées sur le point fixé (Landolt). Pour la vision à l'infini, les lignes du regard sont parallèles, la convergence est nulle, mais au fur et à mesure que l'objet se rapproche, la convergence augmente. On la mesure par la valeur de *l'angle de convergence*, qui est l'angle formé par la ligne visuelle avec la perpendiculaire élevée sur le milieu de la ligne (fig. 310) qui joint les centres de rotation des yeux. Elle varie suivant les sujets, mais chez un même individu elle est constante ; par suite, on peut dire que l'angle de convergence est inversement proportionnel à la distance qui sépare l'objet de chacun des deux yeux.

Pour mesurer ces angles, Nagel a pris comme unité l'angle de convergence nécessaire pour fixer binoculairement un objet situé à 1 mètre de chaque œil sur la ligne médiane, c'est l'*angle métrique* ou *am*. Par suite, dans la fixation d'un objet distant de 5 mètres, l'angle de convergence sera de $\frac{1}{5}$ *am* ; dans la fixation d'un objet placé à 50 centimètres, l'angle sera 2 *am* (50 centimètres = $\frac{1}{2}$ mètre). Comme la réfraction nécessaire pour voir un objet, elle aussi, augmente ou diminue en raison inverse de sa distance à l'œil, la réfraction et la convergence oscillent d'une quantité égale suivant les déplacements de l'objet.

Amplitude de convergence. — Sauf dans des cas pathologiques où le point le plus éloigné vers lequel les yeux convergent se trouve à une distance finie, de règle le *punctum remotum de la convergence* se trouve à l'infini ou même il est situé plus loin encore, c'est-à-dire que le sujet peut faire diverger ses lignes du regard. Ces dernières viennent alors converger en arrière de la tête, le punctum remotum de convergence est *négatif*.

Pour déterminer la valeur de l'*angle de convergence minimum*, c'està-dire de l'angle de convergence, qui correspond à la fixation du punctum remotum de la convergence, on fait regarder au sujet une bougie située à grande distance. On couvre ensuite un œil d'un verre coloré et devant l'autre on place successivement, l'arète tournée du côté de la tempe, des prismes de plus en plus forts, jusqu'à ce que l'objet commence à se dédoubler (diplopie homonyme). Le prisme le plus fort qui puisse être toléré sans diplopie donne la somme de la divergence (ou convergence négative) des deux yeux. L'angle de convergence minimum sera donc le quart de l'angle marqué sur le prisme, puisque la déviation se répartira sur chaque œil.

La détermination de l'*angle de convergence maximum* est possible directement en rapprochant de l'œil l'objet tenu sur la ligne médiane; on précise ainsi la position du *punctum proximum de convergence*. Autrement (fig. 311), on opère comme précédemment avec un prisme, mais en tenant son arète vers le nez, l'objet restant à longue distance. Ici encore, le quart de l'angle du plus fort prisme toléré donnera la mesure de l'angle de convergence maximum.

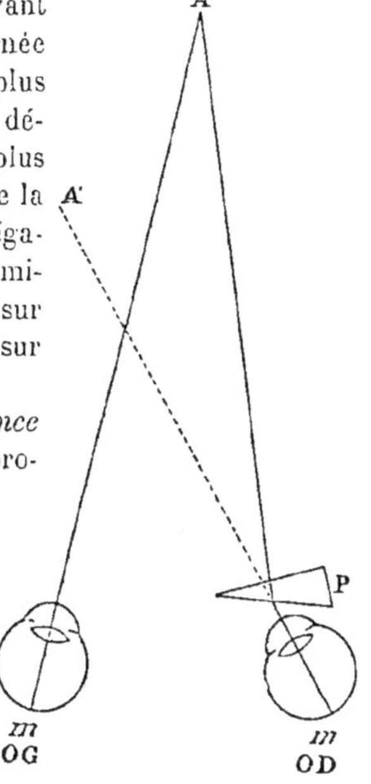

Fig. 311.

Rapports entre l'amplitude de convergence et l'amplitude d'accommodation. — Dans l'œil type, l'œil emmétrope, l'accommodation et la convergence sont nulles pour la vision à l'infini ; dans la vision binoculaire à 1 mètre, toutes deux sont égales à 1, savoir 1 dioptrie et 1 angle métrique ; à 5 mètres, toutes deux valent $\frac{1}{5}$ de leur unité de mesure, $\frac{1}{5}$ de dioptrie et $\frac{1}{5}$ *am*; à 50 centimètres, 2 dioptries et 2 am. Quelle que soit la distance de l'objet, les deux efforts d'accommodation et de convergence conservent le même rapport. Leur parité chez l'emmétrope est telle que, si l'on couvre un œil et qu'on fasse diriger l'autre vers un point quelconque, l'œil couvert subit les mêmes mouvements de convergence et d'accommodation. En outre, si devant l'œil qui fixe, on place un verre concave, celui-ci renforce son effort d'accommodation, l'œil couvert en fait autant, mais de plus, il se porte en dedans en raison de l'effort simultané de convergence qu'il produit.

D'ordinaire, les deux punctum remotum d'accommodation et de convergence ne sont pas fusionnés ; en général le second se trouve au delà de l'infini, et de même le punctum proximum de convergence, chez l'emmétrope tout au moins, est plus rapproché que celui d'accommodation. On peut se rendre compte de cette dernière particularité en remarquant qu'un objet continue à être vu simple binoculairement longtemps après avoir cessé d'être vu net.

Pour la pratique, il est surtout intéressant de connaître où se trouvent les points extrêmes qui peuvent être vus nettement et binoculairement, autrement dit les *punctum remotum et proximum de la vision binoculaire* ; leur connaissance permet d'établir l'*amplitude d'accommodation binoculaire*. Mais, si le punctum remotum binoculaire de l'emmétrope se trouve à l'infini, son proximum binoculaire est loin d'être constant ; il s'éloigne avec l'âge ; l'amplitude d'accommodation, en effet, diminue sans que cependant le pouvoir de convergence s'affaiblisse parallèlement. En outre, dans l'amétropie, les punctum remotum et proximum binoculaires doivent être beaucoup plus variables encore, par suite de la position spéciale qu'occupe le punctum remotum de la réfraction, sans que la convergence soit notablement altérée. Dans la myopie, l'accommodation est surabondante pour les fortes convergences ; le myope converge et n'accommode pas quand il vise un objet situé à son remotum, son amplitude d'accommodation binoculaire est transportée en bloc en deçà de l'infini. Chez l'hypermétrope, au contraire, le déplacement est inverse ; pour les courtes distances, il peut encore converger, mais non accommoder.

Tandis que, pour une même distance éloignée, les trois yeux : emmétrope, myope et hypermétrope, convergent également, le myope fait un effort d'accommodation inférieur et l'hypermétrope un supérieur à celui de l'emmétrope.

Il ne faudrait pas, du reste, croire que pour le même œil et pour chacun des points du parcours de l'accommodation binoculaire il existe une parité mathématique entre la convergence et l'accommodation. Un même sujet peut lire avec des verres concaves ou convexes faibles, comme sans verre, des caractères placés à une certaine distance invariable. Cela prouve que, la convergence de ses yeux restant la même, l'accommodation peut être modifiée. Réciproquement, Donders a prouvé que, l'accommodation ne variant pas, la convergence peut se modifier ; à cet effet, il suffit de faire regarder binoculairement un objet à travers un prisme, dont on tourne alternativement l'arête vers le nez et vers la tempe du sujet. En somme, depuis la limite la plus rapprochée de la vision binoculaire jusqu'à la plus éloignée, pour chaque état de la convergence, l'accommodation jouit d'une élasticité de 1 dioptrie, en plus ou en moins.

Du rôle de la convergence et de l'accommodation dans le travail de près. — Un emmétrope vise un objet situé à 10 centimètres, il fait un effort d'accommodation de 10 dioptries et un effort de convergence de 10 am. Mais pour qu'il puisse conserver la vision nette de l'objet visé, il doit avoir en réserve une certaine puissance de réfraction et de convergence, quantités disponibles, sans doute variables suivant les individus, et qui sont encore indéterminées. Si une dioptrie d'accommodation en réserve suffit d'ordinaire pour une application continue, il est nécessaire que la réserve de convergence soit plus élevée.

Lorsque l'une des deux fonctions se trouve en défaut, la vision devient floue quand l'accommodation est insuffisante, et s'il s'agit de la convergence, le malade accuse de la diplopie; dans l'un et l'autre cas, à plus forte raison quand les deux fonctions sont insuffisantes, la vision binoculaire est impossible.

Théorie de la vision binoculaire. — Longtemps le mécanisme par lequel est réalisée la fusion des images dans la vision binoculaire a été expliqué de la manière suivante : « Sur chacune des rétines se peint l'objet visé, dont chacun des points présente son image sur deux points rétiniens absolument homologues, ayant à droite et à gauche même longitude et même latitude. Ces deux tableaux étant projetés sensoriellement au dehors, l'unité de sensation résulte de ce que à chaque couple de ces points rétiniens, géométriquement homologues, se rend une même fibre cérébrale dédoublée, qui établit la communication entre le sensorium et l'organe isolateur impressionné. » Telle est l'*ancienne doctrine des points identiques.* Elle repose sur une hypothèse que rien ne confirme, le dédoublement de la fibre conductrice; de plus, elle est réfutée par ce fait qu'un corps placé devant les deux yeux ne dessine point sur les deux rétines exactement la même image. Quelle que soit sa position. l'œil gauche voit un peu plus la partie gauche du corps; de même le droit l'embrasse un peu plus sur sa droite. Les images d'un même objet sur les rétines sont donc inégales et asymétriques dès que les axes visuels cessent d'être parallèles, ce sont des images stéréoscopiques.

En réalité, la vision binoculaire fournit non seulement la notion de la direction d'un point lumineux, mais bien la connaissance de sa position dans l'espace. Voici comment s'exprime à ce sujet Giraud-Teulon : « Chaque point de la perspective extérieure a son image dioptrique sur un point déterminé de la rétine; et, réactivement, le sensorium reporte *virtuellement* la sensation éprouvée, point par point, sur la perspective elle-même. La rétine projette ainsi, extériorise la sensation, point par point, sur le rayon de la sphère ou la normale à sa surface au point considéré : c'est *sur cette ligne et à l'extérieur* que la rétine *sent*. Cette ligne, on le sait, passe par le point nodal.

« Ajoutons que parmi tous ces points il en est un très remarquable, le point polaire ou central, C'est *sur lui* que, physiologiquement, se porte *toujours l'attention*. C'est d'ailleurs celui sur lequel l'image est la plus parfaite et la mieux sentie.

« Lors de la vision physiologique associée, les choses, considérées dans chaque œil et isolément, se passent comme il vient d'être dit. Au moment même où les deux yeux sont ouverts à la fois, l'*attention* se porte sur *un* des objets de cette perspective, les deux images dudit objet se dessinent sur le point polaire de chaque œil et alors, « non seulement cet objet de l'attention est vu *simple* ou *unique*, mais *tous les points des deux tableaux* ne font également qu'*un* deux à deux; et de plus encore, chacun d'eux est *vu*, non pas seulement, comme dans le premier cas, sur une *direction déterminée et unique, mais au lieu même de l'espace qu'il occupe*. L'espace entier nous est révélé dans ses trois dimensions, et *chaque objet localisé à sa place réelle dans cet espace*. »

Aller plus loin dans l'explication de la vision binoculaire, c'est s'aventurer dans ce qui est encore du domaine de la métaphysique et prendre position parmi les partisans « des idées innées » ou les défenseurs de l' « éducation par les sens ». Le problème, ainsi posé, comprend à notre époque encore plus que la physiologie de l'appareil visuel. Cependant, avec Giraud-Teulon, on peut tenter une transaction basée sur les idées de l'*évolution*. Le terme *innéité* n'indique plus quelque chose de primitif antérieur et supérieur, d'une origine spiritualiste; par *idées innées*, il faut entendre une transmission héréditaire de notions nouvelles *acquises* par la race ou l'espèce dans une phase de son évolution à travers les âges.

« Quant à ces notions innées, en ce qui concerne l'appareil visuel, dans l'homme *actuel*, dit Giraud-Teulon, elles nous paraissent en toute évidence être les suivantes :

« 1° Le mode spécial de sentir de la rétine, l'extériorisation, la projection idéale en dehors du moi, de la *cause* de l'impression qu'elle a reçue.

« 2° La notion de la direction de cette projection sur une perpendiculaire à la surface rétinienne au point impressionné (propriété qui semble même avoir dans le bâtonnet son siège anatomique).

« 3° La localisation du point de visée ou d'attention au point de l'espace où se rencontrent nos axes optiques (ou, du moins, au point où notre sens musculaire place la rencontre de ces lignes).

« 4° La même *localisation relative* de chaque objet du champ visuel par rapport au point central de visée, par la *notion du point de croisement des axes secondaires deux à deux*.

« L'*unité* de la sensation produite par les deux champs visuels rétiniens au moment même où l'on ouvre les yeux. »

CHAPITRE XCVIII

TROUBLES DE L'ACCOMMODATION

Sous diverses influences il peut exister soit une suractivité de l'appareil accommodateur, il y a *spasme de l'accommodation*, ou bien au contraire l'accommodation est en état de *parésie*, voire même de *paralysie*. Un dernier trouble, qui sera étudié dans le chapitre suivant, a reçu le nom de *presbyopie* ou *presbytie*, ce n'est autre chose que l'affaiblissement progressif de l'appareil accommodateur, résultat des progrès de l'âge.

I. — SPASME DE L'ACCOMMODATION

Chargé de modifier l'état de réfraction du cristallin en vue de rendre possible la vision à courte distance, le muscle ciliaire se contracte en dehors de toute intervention volontaire sous la simple influence de la fixation d'un objet rapproché. A mesure que ce dernier s'éloigne, l'effort musculaire diminue, puis cesse, le muscle est au repos. Mais à côté de cette activité physiologique, il convient de signaler divers modes d'activité morbide du muscle ciliaire.

Normalement l'anneau musculaire doit produire un effort uniforme qui, réparti sur la circonférence du cristallin, augmente d'une même quantité la réfraction de ses différents diamètres. Dans certains cas d'astigmatisme, la contraction est inégale, plus intense dans quelques segments musculaires; son action sur le cristallin tend à rétablir l'équilibre entre la réfringence des divers méridiens de l'appareil dioptrique oculaire. Il s'agit alors de contractions partielles dont il sera question à propos de l'étude de l'astigmatisme.

Ces contractions totales ou partielles peuvent, au lieu d'être *cloniques*, devenir *toniques*, se transformer en contractures ou, comme on dit plus communément, il y a *spasme du muscle ciliaire*, *spasme de l'accommodation*. Ceci se voit chez des sujets jeunes atteints d'hypermétropie ou de myopie avec ou sans astigmatisme. L'hypermétropie *totale*, a-t-il été dit précédemment, se décompose en hypermétropie *manifeste* et hypermétropie *latente*. Cette dernière fraction reste constamment masquée par un spasme de l'accommodation, tandis que l'autre devient manifeste lorsqu'on sollicite le relâchement du muscle ciliaire, ainsi par la correction pour la vision au loin. Dans la figure 312, la lentille correctrice de l'œil hypermétrope est représentée par un verre correcteur trop faible, dont l'effet est complété par le spasme accommodatif. L'hypermétropie latente égale parfois l'hypermétropie manifeste, et fréquents sont les cas où le spasme ciliaire transforme l'hypermétropie en une myopie factice.

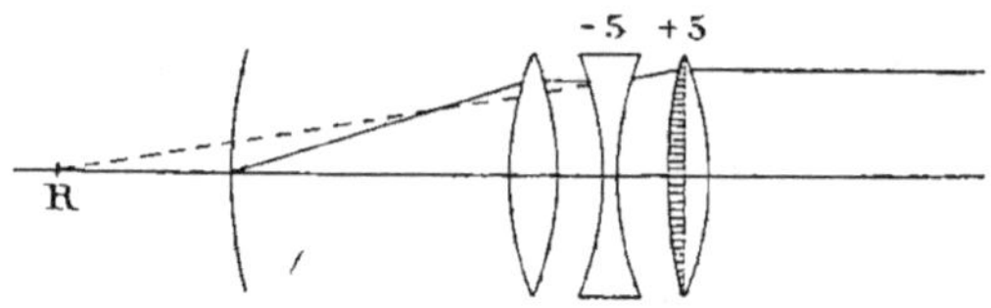

Fig. 312.

Ceci se voit tout particulièrement chez les collégiens hypermétropes qui ont la malencontreuse idée de prendre des verres concaves dans l'espoir d'améliorer leur vision. Alors l'examen subjectif et le plus souvent certaines épreuves de l'examen objectif — kératoscopie, image rétinienne — autorisent le praticien à poser le diagnostic de myopie dont l'examen

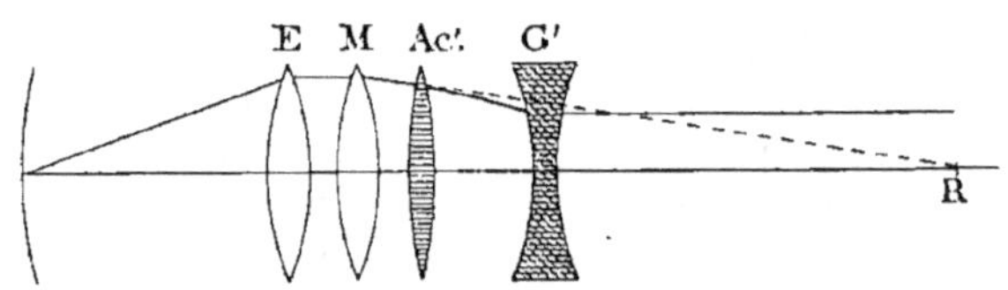

Fig. 313.

à l'image droite décèle la fausseté. De même, une erreur analogue, portant seulement sur le taux de l'amétropie, est presque fatale pour quiconque n'est pas prévenu de la fréquence de la myopie spasmodique. On l'observe spécialement chez les jeunes myopes, qui utilisent dans la vision de près les verres correcteurs pour la vision au loin; chez ceux, si nombreux, qui portent des verres trop forts. Grâce à un spasme de leur accommodation, ils annihilent l'excès de réfraction négative de leur lentille concave (fig. 313).

Enfin l'astigmatisme, lui aussi, plus encore peut-être que les amétropies simples, provoque ces contractions spasmodiques, qui tantôt le corrigent, tantôt le surcorrigent et changent parfois le sens de l'amétropie.

Dans les cas précédents, le spasme ciliaire pourrait encore être tenu pour physiologique en ce sens qu'il a pour cause un état normal d'un œil dont l'appareil dioptrique est imparfait.

Il en est autrement, lorsque le spasme se voit dans un cas d'insuffisance des droits internes ; cet état morbide des muscles de la convergence retentit sur le muscle ciliaire en raison des rapports qui existent entre les deux fonctions de la convergence et de l'accommodation. La faiblesse des adducteurs nécessite une incitation nerveuse exagérée, et synergiquement l'incitation accommodative s'en trouve augmentée.

Tout à fait morbide encore se présente la contracture du muscle ciliaire quand elle résulte de l'inflammation du corps ciliaire, d'une contusion du globe oculaire, qu'il y ait alors altération du tissu musculaire lui-même ou irritation de ses nerfs moteurs.

Morbide également, le spasme survient par excitation réflexe des filets moteurs du ganglion ophtalmique dans certaines conjonctivites, kératites, épisclérites et même blépharites.

Il y aurait encore lieu d'étudier l'influence sur le muscle accommodateur des diverses lésions cérébro-spinales, et, sans doute, l'on constaterait que ses contractures accompagnent celles de l'iris et des muscles moteurs de l'œil dans la méningite, la méningo-encéphalite...

Enfin il paraît bien établi que certaines altérations pathologiques du sympathique cervical exagèrent la réfraction du cristallin, sans qu'on ait encore pu en expliquer le mécanisme. Y a-t-il spasme ciliaire ou simplement diminution de la tension intra-oculaire et par suite distension passive de la lentille?

Dans une dernière série de causes, qui sollicitent la mise en jeu de l'appareil accommodateur, doivent être rangés les myotiques : l'extrait alcoolique de fève de Calabar dont on a retiré l'ésérine et la calabarine, la pilocarpine fournie par le jaborandi, la muscarine. A faibles doses les myotiques exagèrent la puissance du muscle ciliaire, ce qui cliniquement se traduit par le rapprochement du proximum et par suite une augmentation de l'amplitude d'accommodation. A doses fortes, leur action maxima rapproche le remotum plus que le proximum, sans cependant arriver à les fusionner ; l'amplitude d'accommodation se trouve donc réduite, mais non annihilée.

De même, la réaction de la pupille rétrécie au maximum dans un œil est encore appréciable, quand on excite la rétine du côté opposé. En général, on emploie le sulfate ou mieux le salicylate neutre d'ésérine en collyres à $\frac{1}{300}$ ou $\frac{1}{500}$, le chlorhydrate ou mieux le salicylate neutre de pilocarpine en collyres à $\frac{1}{100}$. Ces deux alcaloïdes agissent sur la pupille et l'appareil accommodateur ; mais, tandis que l'ésérine agit sur le sphincter, bien avant de manifester son influence sur le muscle ciliaire, la pilocarpine paraît influencer simultanément ces deux muscles.

En outre, l'action des deux myotiques sur l'accommodation est beaucoup plus passagère (une heure et demie à deux heures) que leur action sur la pupille (un, deux ou trois jours).

La *symptomatologie* du spasme de l'accommodation est très variable;

le plus souvent l'affection est binoculaire, mais elle peut n'intéresser qu'un œil, ainsi quand elle résulte d'une irritation réflexe unilatérale, d'instillations d'un collyre dans un seul œil. Souvent, mais non dans tous les cas, elle s'accompagne de rétrécissement pupillaire, et c'est la prédominance de ce signe qui a donné leur nom aux myotiques.

Le véritable signe du spasme ciliaire c'est la *myopie spasmodique* ou l'exagération de la réfraction oculaire due à l'augmentation de courbure du cristallin, et ici encore il y a lieu pour le clinicien d'être prévenu que, si dans certains cas les épreuves de l'examen subjectif ou de l'examen à l'image droite suffisent pour amener la cessation de la contracture, chez certains sujets il est indispensable de recourir aux mydriatiques, quand on désire mesurer le degré de l'amétropie réelle.

Comme phénomènes accessoires, on signale la macropie et la polyopie La *macropie*, c'est-à-dire la vision des objets plus grands qu'ils ne sont en réalité, tient précisément à ce que l'excès de réfraction dû au spasme diminue d'autant l'effort nécessaire pour voir un objet. Or, comme la notion de distance repose en partie sur l'effort d'accommodation, celui-ci étant moindre, l'objet paraît plus éloigné et par conséquent plus grand, puisque les dimensions de son image rétinienne n'ont pas été modifiées.

Enfin la *polyopie monoculaire* résulte de ce que les effets de la segmentation normale du cristallin se trouvent exagérés par le spasme du muscle accommodateur, ce qui exagère aussi l'écart entre les divers foyers et par suite provoque sur la rétine la formation de plusieurs images.

Le traitement du spasme de l'accommodation comporte tout d'abord des indications qui découlent des données étiologiques signalées plus haut.

De plus, grâce au repos des yeux et à l'emploi, plus ou moins prolongé, des collyres mydriatiques, le muscle ciliaire se relâche; puis, lorsque son spasme résulte d'une anomalie de la réfraction, la correction de l'amétropie s'impose, si l'on veut éviter le retour de l'affection.

II. — PARÉSIE ET PARALYSIE DE L'ACCOMMODATION

En plus de l'affaiblissement causé par les progrès de l'âge que traduit la *presbytie*, le muscle ciliaire est atteint de *parésie* ou de *paralysie* sous l'influence de causes morbides diverses. Les unes altèrent le tissu musculaire lui-même, telles sont les lésions ciliaires observées à la suite de traumatismes oculaires, ou de trichinose. Dans la diphtérie, dans certaines angines en apparence banales, la fièvre typhoïde, le typhus récurrent, le rhumatisme articulaire, certains empoisonnements par la viande gâtée, la parésie du muscle résulte d'une action toxique sur le muscle ciliaire ou sur les filets nerveux qui l'animent. C'est sans doute encore à une influence exercée à la fois sur le système musculaire et le système nerveux en général qu'il faut attribuer la faiblesse de l'accommodation dans l'anémie essentielle ou symptomatique, en particulier lorsqu'elle résulte de maladies aiguës ou chroniques, d'excès vénériens, de la masturbation, de la lactation. Enfin, des désordres purement nerveux retentissent sur l'appareil ciliaire, qu'ils intéressent les noyaux d'origine ou les branches de l'oculo-moteur commun ; ainsi agit la syphilis, le diabète, les tumeurs cérébrales, la sclérose en plaques, l'ataxie locomotrice.

Artificiellement, on paralyse l'accommodation en instillant dans le sac conjonctival quelques gouttes de collyres dits mydriatiques parce que leurs principes actifs agissent sur l'iris dont ils dilatent la pupille. Les principaux mydriatiques sont des alcaloïdes extraits de quatre solanées, ce sont : l'atropine [1], la duboisine, l'hyoscyamine et la daturine, que l'on emploie surtout sous forme de sulfates. Leurs effets, quoique inverses, ne sont pas absolument superposables à ceux obtenus avec les myotiques. Ils agissent plus rapidement et plus longtemps, ils dilatent la pupille au maximum et l'immobilisent, ils paralysent entièrement l'accommodation, repoussent progressivement le proximum jusqu'à le faire coïncider avec le remotum. Administrés simultanément, les myotiques accusent les premiers leur puissance, mais bientôt s'effacent devant les mydriatiques. Instillé dans un œil soumis à l'action de l'atropine un collyre à l'ésérine rétrécit la pupille, relève l'amplitude d'accommodation, mais cela temporairement.

De tous les *symptômes*, qui accusent la faiblesse du muscle ciliaire, le plus important est la diminution ou l'abolition du pouvoir accommodateur, l'éloignement du proximum ou sa fusion avec le remotum qui, lui, reste fixe. Les conséquences en sont variables suivant l'état de la réfraction statique de l'œil atteint ; en cas de simple parésie, les désordres visuels rappellent ceux de la presbytie au début ; puis, quand il y a paralysie, la vision pour le myope est nette à son remotum, pour l'emmétrope à l'infini, tandis que l'hypermétrope ne voit bien ni de loin ni de près. La recherche du proximum par les procédés connus décélera ce trouble morbide.

Les sujets, atteints de parésie de l'accommodation, accusent souvent de la *micropie* ; les objets leur semblent rapetissés. La raison de cette illusion résulte de ce que la notion de grandeur repose sur deux éléments : la grandeur des images rétiniennes, et la conscience de l'éloignement des objets regardés. Plus l'effort accommodatif nécessaire pour voir un objet est considérable, plus celui-ci parait rapproché, c'est là un résultat de l'habitude, de l'éducation du sens de la vue. Par suite, le malade

---

(1) Le sulfate neutre d'atropine, que l'on emploie en collyres dosés à $\frac{1}{200}$ ou $\frac{1}{500}$ en général, présente le double inconvénient de provoquer une véritable conjonctivite, de l'eczéma palpébral et d'exposer certaines personnes à une intoxication générale quand son emploi est prolongé.

atteint de parésie de l'accommodation, étant obligé de produire des efforts plus énergiques que de coutume, juge les objets plus rapprochés qu'ils ne le sont en réalité, et, comme la grandeur de leurs images rétiniennes est restée la même, il les suppose diminués de volume.

L'affaiblissement du muscle ciliaire a encore pour effets accessoires de laisser persister l'aberration de sphéricité de la lentille cristallinienne, d'où la production d'*images irisées*, et de ne pas corriger le défaut d'adaptation de ses divers segments, d'où la formation d'images rétiniennes multiples et la *polyopie monoculaire*.

Enfin, la synergie habituelle du muscle ciliaire et du sphincter de la pupille se traduit souvent par la mydriase qui accompagne la parésie de l'accommodation, et, parmi les symptômes oculaires concomitants possibles, il y a lieu de signaler ceux qui résultent de la paralysie des autres filets du moteur oculaire commun.

Du reste, le *diagnostic*, comme le *pronostic*, de l'affection réclame, en plus de l'examen de la fonction accommodatrice, la recherche des causes premières dont la parésie du muscle ciliaire n'est qu'un phénomène.

Le *traitement* lui aussi ne saurait se passer des données étiologiques, le *traitement symptomatique* n'ayant pour ainsi dire qu'une valeur secondaire. Pour conserver la contractilité musculaire il est indiqué d'instiller chaque jour une goutte de collyre faible $\left(\frac{1}{500}\right)$ à l'ésérine ou encore de pratiquer l'électrisation oculaire, un courant continu de 5 ou 6 éléments passant pendant cinq à dix minutes du pôle positif placé derrière la pointe de l'apophyse mastoïde (premier ganglion cervical du sympathique) au pôle négatif appliqué sur les paupières fermées. Enfin, si le repos absolu de l'œil ne peut être gardé par le malade, on lui prescrira le verre convexe susceptible de lui donner le proximum désiré.

III. — OPHTALMOPLÉGIE INTÉRIEURE

Pour être à même de bien saisir ce qu'il faut entendre par *ophtalmoplégie intérieure*, l'on doit posséder certaines notions sur l'appareil nerveux de la musculature de l'œil, notions qui seront données plus loin à propos de l'étude de l'appareil moteur de l'œil. Alors aussi il sera question de l'*ophtalmoplégie extérieure*.

Chez un individu atteint d'*ophtalmoplégie intérieure* on constate : 1° que la pupille est moyennement dilatée, qu'elle ne réagit ni à la lumière, ni à l'accommodation, ni à la convergence ; 2° que le muscle ciliaire est paralysé, le malade est incapable d'accommoder ; le punctum proximum est fusionné avec le remotum.

L'ophtalmoplégie intérieure peut être primitive et exister seule, accompagnée ou non, dans la suite, d'ophtalmoplégie extérieure ; elle peut être secondaire à cette dernière et venir la compliquer. Enfin, elle peut apparaître d'emblée en même temps que l'ophtalmoplégie *extérieure*, il y a alors ophtalmoplégie *mixte*.

L'affection résulte d'une lésion de la région nucléaire de l'oculo-moteur commun. Si seul le noyau du sphincter irien est atteint, il y a paralysie de l'iris; la pupille moyennement dilatée reste immobile, insensible à ses excitants ordinaires. La faculté d'accommoder est alors conservée. Elle disparaît par contre si le noyau du muscle accommodateur est envahi à son tour; il y a paralysie simultanée du sphincter irien et du muscle accommodateur, c'est-à-dire paralysie de la musculature intérieure de l'œil ou ophtalmoplégie intérieure.

Ce syndrome : *paralysie simultanée du sphincter irien et du muscle ciliaire* peut résulter de la lésion dans l'intérieur de l'orbite des filets nerveux du moteur oculaire commun et du sympathique qui innervent ces muscles; on l'explique encore dans certains cas par une paralysie réflexe de ces mêmes filets, en particulier à la suite d'une névralgie dentaire.

Intéressant les deux yeux, l'ophtalmoplégie est dite bilatérale et alors on songera à une lésion nucléaire; unilatérale, elle se limite à un seul œil et peut résulter d'une lésion orbitaire.

Au chapitre de l'*Ophtalmoplégie extérieure* on trouvera le complément des notions précédentes sur l'ophtalmoplégie intérieure.

Il convient encore de rappeler ici l'attention sur un trouble de la motilité de l'iris qui ne réagit plus à la lumière, mais obéit encore à l'accommodation, c'est le signe d'Argyll-Robertson (voir p. 232). Il n'y a pas alors paralysie irienne, mais simplement suppression de l'influence réflexe de la lumière sur le centre moteur irien. Se basant sur ce que, d'une part, les faisceaux du nerf optique passent dans les parois latérales du troisième ventricule et que, d'autré part, les origines nucléaires des faisceaux nerveux du sphincter sont situées tout auprès, sous le plancher du troisième ventricule, Mauthner admet que c'est en ce point qu'est fermée la chaine réflexe entre le nerf optique et le moteur oculaire commun. Or, une lésion du plancher du troisième ventricule peut détruire la communication, qui doit exister entre les deux troncs nerveux, sans léser le noyau qui commande au sphincter. L'excitation de la lumière sur la rétine ne se répercutera plus sur l'oculo-moteur, par conséquent la pupille ne réagira plus à la lumière; mais comme l'innervation de la pupille reste intacte elle peut réagir dans l'effort accommodateur. Sauvineau à propos de cette explication de Mauthner fait remarquer que les faisceaux du nerf optique ne passent pas dans les parois du troisième ventricule; la bandelette optique envoie seulement (par sa racine blanche externe) un certain nombre de faisceaux à la couche optique et notamment au pulvinar.

CHAPITRE XCIX

DES CHANGEMENTS QUI SURVIENNENT AVEC L'AGE DANS LA RÉFRACTION OCULAIRE

Sous l'influence des progrès de l'âge on observe dans la réfraction oculaire les modifications suivantes : *Exagération de la réfraction statique.* — *Diminution de la réfraction statique* et de la *réfraction dynamique.* — *Presbyopie* ou *presbytie.*

1° *Exagération de la réfraction statique.* — De nombreuses statistiques établissent que l'état normal le plus fréquent de l'œil humain, pendant les vingt premières années de l'existence, est l'hypermétropie.

Ces mêmes relevés démontrent, en outre, que de l'enfance à la jeunesse, le nombre des hypermétropes diminue progressivement, et qu'en même temps le nombre des myopes suit une marche ascendante, rapide et assez régulière.

L'*œil hypermétrope* peut, en général, être considéré comme un œil *imparfaitement développé*, et, à ce point de vue, il mérite d'être rapproché des yeux des animaux, qui presque tous sont hypermétropes. Du reste, l'hypermétropie habituelle des yeux mal conformés vient encore à l'appui de cette hypothèse. Ce ne serait guère que passé huit ans que l'enfant devient emmétrope.

Quant à l'*œil myope*, il traduirait un effort fait par la nature pour adapter cet organe à la vision des objets rapprochés, vision rapprochée, que rendent nécessaire les exigences de ce que l'on est convenu d'appeler la civilisation.

C'est ainsi que des travaux minutieux à courte distance, et plus tard la lecture et l'écriture, sollicitèrent l'adaptation de l'œil pour un remotum moins éloigné que l'infini. De là, l'apparition des premiers myopes, et finalement une disposition à la myopie qui favorise actuellement l'action des mêmes causes déterminantes (Landolt). Il est vrai que contre cette théorie, qui tend à faire de la myopie un apanage de la race humaine ou même des peuples civilisés, plusieurs objections sérieuses ont été posées. En particulier, l'œil myope n'est pas plus parfait, comme appareil optique, que l'œil emmétrope ; ses surfaces réfringentes ne sont ni plus régulières, ni mieux centrées ; sa rétine n'est pas plus sensible, son appareil moteur plus délicat. De plus, si le développement de la myopie, sous les influences déjà indiquées, est indéniable, il est à noter que de nombreux myopes sont, dès l'enfance, atteints d'une myopie parfois excessive, qui semble stationnaire, et qui, tout aussi bien que l'hypermétropie, paraît devoir être attribuée à un vice congénital de la formation de l'œil.

2° *Diminution de la réfraction statique.* — Indépendamment des variations précédentes, qui ramènent à l'emmétropie certains yeux hypermétropes, ou qui aboutissent chez d'autres à la myopie, il y a lieu d'étudier l'influence de l'âge avancé sur la réfraction et l'accommodation.

D'une façon générale, la réfraction statique de l'œil, ou, si l'on veut, la position de son remotum, ne se modifie pas jusque vers l'âge de cinquante à cinquante-cinq ans. Alors, la puissance réfringente de l'organe diminue ; entre soixante-cinq et soixante-dix ans, la diminution atteint 1 dioptrie ; elle arrive à 2 entre soixante-quinze et quatrevingts. Il en résulte que l'emmétrope devient hypermétrope, que l'hypermétrope voit grandir son amétropie, tandis qu'elle diminue chez le myope (Donders). Cette modification résulte des changements survenus dans les couches superficielles du cristallin. Normalement, le pouvoir réfringent de la substance cristallinienne augmente de l'écorce vers le noyau, et de cette disposition résulte, pour la lentille, un pouvoir réfringent plus considérable que si elle était absolument homogène. Or, avec l'âge, la densité des couches périphériques augmente, l'homogénéité du cristallin s'accentue, et, par suite, sa puissance de réfraction diminue.

3° *Diminution de la réfraction dynamique.* — La réfraction dynamique de l'œil est bien plus touchée que la réfraction statique par suite des progrès de l'âge. Le pouvoir accommodateur diminue avec les années ; le proximum s'éloigne graduellement. Tandis que le déplacement du remotum commence vers cinquante à cinquantecinq ans, dès l'âge de dix ans le proximum s'éloigne, ou plus exactement, c'est à partir de cet âge que ce fait a été constaté d'une façon précise.

D'après Donders, un enfant de dix ans peut, en accommodant au maximum, augmenter de 14 dioptries la puissance de réfraction statique de son œil, mais cette puissance d'accommodation décroît rapidement :

à 10 ans,	elle est de	14	dioptries.
15 —	—	12	—
20 —	—	10	—
25 —	—	8,5	—
30 —	—	7	—
35 —	—	5,5	—
40 —	—	4,5	—
45 —	—	3,5	—
50 —	—	2,5	—
55 —	—	1,75	—
60 —	—	1	—
65 —	—	0,75	—
70 —	—	0,25	—
75 —	—	0	—

S'il s'agit d'un emmétrope, comme entre cinquante et cinquante-cinq ans il commence à devenir hypermétrope, il devra, dès cet âge, faire appel à son accommodation pour voir au loin. Mais son hypermétropie va en augmentant, tandis que son pouvoir accommodeur diminue, aussi vers soixante-cinq ans, la correction de son amétropie n'a plus lieu, ce qui implique pour lui la nécessité des verres convexes pour la vision à distance. D'après Giraud-Teulon, en France tout au moins, le port des verres convexes pour la vision au loin n'est pas en général aussi prématuré.

La diminution de la réfraction dynamique de l'œil tient tout d'abord à l'augmentation de densité du cristallin, ce qui, d'une part, en affaiblit la réfringence, et, de l'autre, en diminue l'élasticité. De plus, avec l'âge aussi, mais bien après le début de la sclérose cristallinienne, le muscle ciliaire à son tour s'affaiblit progressivement, et par suite l'effort accommodateur se réduit de plus en plus.

4° Presbyopie ou presbytie. — D'après son étymologie, le mot *presbyopie* signifie *vision des vieillards* ; mais, dans la pratique il sert à désigner la diminution de la réfraction dynamique survenue par le fait de l'âge. A vrai dire, cette diminution débute dès l'âge de dix ans, mais on dit *presbytie* seulement lorsqu'elle se traduit par une gêne de la vision de près. *On est presbyte dès qu'on ne peut plus lire à la distance ordinaire les caractères d'imprimerie usuels et voir aisément et nettement un objet délicat tenu dans la main.*

D'après Donders, lorsque le proximum reste distant de l'œil de 20 à 25 centimètres, c'est-à-dire lorsque le sujet emmétrope n'a plus que 4,5 dioptries environ d'accommodation, il est tangent à la presbytie.

« Un homme a constamment joui d'une excellente vue à distance ;

sous ce rapport, ses facultés n'ont encore que peu souffert. Mais il touche à quarante ou quarante-cinq ans, et commence à éprouver une certaine difficulté à lire de petits caractères, à voir les détails d'une gravure, le soir particulièrement. Ouvrant un livre imprimé un peu fin, un premier mouvement instinctif le porte à le rapprocher de ses yeux ; mais ce mouvement est immédiatement suivi du mouvement contraire ; il rejette la tête en arrière, éloigne le livre, puis le porte avec empressement à la fenêtre ou près de la lampe, cherchant instinctivement une lumière plus vive » (Giraud-Teulon). L'effet demandé est obtenu ; la vive lumière a déterminé la contraction pupillaire, et par là même une diminution des cercles de diffusion sur l'image rétinienne des caractères que l'accommodation ne met plus au point. Bientôt aussi de lui-même le sujet, instruit par l'exemple des personnes agées qu'il connaît, prendra des verres convexes.

Pour savoir quels verres correcteurs conviennent aux presbytes, Donders suppose que le minimum de réfraction dynamique nécessaire pour la vision habituelle de près est de 4,5 dioptries, et sur cette base on peut établir la table suivante :

Age.	Réfraction disponible.	Réfraction nécessaire.	Déficit à corriger.
40 ans	+ 4,5 dioptries	+ 4,5	0 dioptrie.
45 —	+ 3,5 —	+ 4,5	+ 1 —
50 —	+ 2,5 —	+ 4,5	+ 2 —
55 —	+ 1,5 —	+ 4,5	+ 3 —
60 —	+ 0,5 —	+ 4,5	+ 4 —
65 —	— 0,5 —	+ 4,5	+ 5 —
70 —	— 1 —	+ 4,5	+ 5,5 —
75 —	— 1,5 —	+ 4,5	+ 6 —
80 —	— 2,5 —	+ 4,5	+ 7 —

On voit que nulle, à l'âge de quarante ans, la presbytie augmente régulièrement d'une dioptrie tous les cinq ans, et que, dès quarante-cinq ans, elle nécessite le port d'une lentille convexe de 1 dioptrie. Pour Giraud-Teulon, la majorité des personnes se passent encore de lunettes à quarante-cinq ans et à cinquante ans on n'a généralement pas besoin d'un verre de + 2 dioptries.

Il va sans dire que l'état antérieur de la réfraction entre en ligne de compte pour le choix des verres. L'hypermétrope de 4 dioptries par exemple devient presbyte passé vingt-cinq ans, car à cet âge il possède 8,5 dioptries d'accommodation, et une fois son déficit de réfraction corrigé, il ne lui reste plus que les 4,5 dioptries exigées par le proximum de 22 centimètres.

Arrivé à quarante ans, au lieu d'avoir, comme l'emmétrope, 4,5 dioptries disponibles, il n'en aura plus qu'une demie, et, par suite, tandis que l'emmétrope se passe de verre pour la lecture, lui en a besoin pour voir en deçà de 2 mètres.

Dans le tableau précédent, le verre correcteur de la presbytie de l'hypermétrope sera indiqué par le verre nécessaire à l'emmétrope d'un même âge augmenté du verre correcteur de l'emmétropie du sujet.

Chez le myope, par contre, l'influence néfaste de l'âge sur l'accommodation ne devient pas manifeste ou elle se traduit tardivement, souvent même elle procure l'illusion d'une diminution de l'amétropie. Le myope, dont le remotum se trouve placé à 20 ou 25 centimètres de l'œil, voit, sans mettre en jeu son accommodation, les objets situés à la distance ordinaire de la vision rapprochée. Dans la pratique, peu lui importe que son pouvoir accommodateur disparaisse. Le myope, dont le remotum mesure 33 centimètres, n'a besoin que de 1 dioptrie pour avoir son proximum placé à 25 centimètres en avant de son œil, c'est-à-dire que jusqu'à cinquante ans environ, son accommodation sera suffisante. Passé cet âge, à soixante-cinq ans par exemple, tandis que l'emmétrope doit prendre des verres de 4,5 dioptries, lui choisira ceux de 0,50 dioptrie, puisqu'à cet âge il possède encore 0,50 dioptrie d'accommodation.

Enfin, la presbytie procure parfois au myope l'illusion d'une diminution de son amétropie. Le myope juge en effet de sa myopie parce que, sans verres correcteurs, il lit de très près, autrement dire le vulgaire mesure la myopie d'après la position du proximum et non du remotum. Par suite, il va de soi que l'accommodation du myope diminuant avec l'âge, son proximum s'éloigne, et s'il a pris des verres pour la vision de près, il est amené à diminuer leur puissance ou même à s'en passer. Il est donc pour lui logique de croire que la myopie diminue. En réalité, il n'en est rien, et ainsi qu'on l'a vu précédemment, la très faible diminution habituelle de la myopie tient aux changements survenus dans la densité des couches périphériques du cristallin.

CHAPITRE C

HYPERMÉTROPIE. — APHAKIE. — MYOPIE

Après avoir dans les chapitres précédents envisagé *au point de vue optique* les yeux atteints de déficit ou d'excès de réfraction, nous devons maintenant les étudier *au point de vue clinique*.

I. — HYPERMÉTROPIE

L'*hypermétropie* est caractérisée par la position du foyer principal postérieur de l'appareil dioptrique de l'œil en arrière de la rétine.

Comparé à l'œil emmétrope, l'œil hypermétrope possède le même appareil dioptrique que lui, mais avec un axe antéro-postérieur plus court (*hypermétropie axile*); ou bien les deux yeux ont même longueur, mais l'appareil dioptrique est plus faible dans l'œil hypermétrope (*hypermétropie de courbure*). Un développement incomplet du globe oculaire, sa compression par des tumeurs rétrobulbaires, sa diminution de volume dans le cours de certaines affections générales débilitantes, un décollement partiel ou l'infiltration de la rétine au niveau de la macula, telles sont les causes de l'hypermétropie axile. L'aplatissement de la cornée dans les ulcères centraux ou à la suite de l'exagération de la tension oculaire (glaucome), la disparition du cristallin, l'égalisation de l'indice de réfraction des différentes couches de la lentille, l'augmentation de l'indice de réfraction du corps vitré (dans le diabète), telles sont les causes habituelles de l'hypermétropie de courbure.

Dans l'hypermétropie axile type, c'est-à-dire par arrêt de développement, lorsque l'amétropie atteint un certain degré, elle se traduit souvent au simple examen de la face et du crâne du sujet. La face est aplatie, surtout au niveau de la racine du nez, du front, du pourtour de l'orbite et des malaires. Le crâne, lui aussi, est aplati d'avant en arrière. La petitesse de l'œil, son enfoncement dans l'orbite, sa grande mobilité, sont parfois à signaler. La cornée présente une courbure normale, parfois même supérieure à celle de l'emmétrope, mais souvent elle est astigmate ; chez les hypermétropes forts, la cornée est plus petite, ses divers méridiens sont irrégulièrement raccourcis et son astigmatisme par suite très prononcé.

L'*acuité visuelle* est loin d'être en rapport avec le degré de l'hypermétropie ; elle dépend encore du degré de l'astigmatisme qui, fréquemment, complique l'hypermétropie, et plus encore, peut-être, de l'insuffisance de l'appareil nerveux optique de l'hypermétrope. La comparaison des acuités visuelles accusées par un hypermétrope pour chacun de ses yeux permet de reconnaître que : *a*) à l'acuité visuelle la plus faible correspond de règle l'hypermétropie la plus forte ; *b*) dans quelques cas, à des acuités visuelles inégales correspond un même degré de réfraction des deux yeux. Ce serait toutefois une erreur que de croire que les hypermétropes ne peuvent avoir une acuité visuelle parfaite ; certains observateurs indiquent, en effet, un léger déficit de réfraction chez des personnes douées d'une acuité supérieure à la normale, et ce fait s'explique bien par la possibilité de la correction au moyen de l'accommodation de l'amétropie d'un œil hypermétrope nullement astigmate, et bien développé au point de vue nerveux.

Par contre, un bon nombre d'hypermétropes, dit Chauvel, sont amblyopes, et amblyopes d'un seul œil, l'autre conservant une acuité visuelle supérieure et servant uniquement « à la vision ». C'est là un fait qui doit être connu de tout médecin appelé à se prononcer en qualité d'expert. Dans la statistique du professeur Chauvel, le tiers seulement des sujets examinés possédait au moins un quart d'acuité visuelle, et, dans une autre statistique fournie par le même milieu militaire, la proportion des amblyopes s'élevait à près de la moitié des examinés, et parmi ces amblyopes, près d'un tiers accusait une acuité inférieure à un dixième.

« Invoquer des anémies (Giraud-Teulon), des congestions, des troubles vasculaires (Abadie), est simplement se payer de mots. Cependant la rougeur, la diffusion des bords de la papille, l'irrégularité de son contour, le grand développement des vaisseaux, sont parmi les caractères les plus constants. Un instant nous avions cru trouver un certain rapport entre l'hypermétropie avec amblyopie et la présence d'un staphylome, d'un croissant enveloppant la partie supérieure (image renversée) du disque optique. Il y aurait eu dans ces cas une première ébauche d'un coloboma de la gaine du nerf, un arrêt de développement. Si cette disposition se rencontre chez un certain nombre de sujets, sa constance n'est pas telle qu'on puisse en faire un caractère anatomique de l'amblyopie chez les hypermétropes » (Chauvel).

Au dire de Cuignet, la vision des hypermétropes est altérée par l'existence d'un *scotome central*, dont le sujet n'a pas d'ordinaire conscience. Cependant il est parfois très net chez les personnes intelligentes, qui le constatent souvent à la suite de fatigues oculaires sous forme d'une tache circulaire plus ou moins opaque et étendue, qui masque le point de fixation.

Les efforts d'accommodation incessants, auxquels se livre l'hypermétrope, aboutissent chez lui à la production de désordres multiples qui caractérisent l'*asthénopie accommodative*, dont voici, d'après Donders, la description clinique : « ... en lisant, en écrivant, en s'appliquant à tout travail rapproché, particulièrement à la lumière artificielle, ou dans un endroit obscur, les objets, après un court espace de temps, deviennent indistincts et confus, un sentiment de fatigue et de tension s'accuse dans les yeux et spécialement au-dessus des yeux, nécessitant la suppression du travail. La personne ainsi éprouvée ferme alors involontairement les yeux et se passe la main sur le front et les paupières. Après un moment de repos, elle voit de nouveau distinctement ; mais les mêmes phénomènes se reproduisent et plus promptement que la première fois. Plus a duré le repos, plus peut être grande également la durée de la reprise du travail... Si l'occupation ne porte pas sur des objets rapprochés, l'acuité de la vision paraît normale et toute sensation désagréable est prévenue. Veut-on au contraire, malgré la peine qui s'ensuit, l'emporter de haute lutte sur la difficulté et s'appliquer à un travail rapproché, les symptômes continuent leur marche ascendante. La tension frontale est remplacée par une douleur continue, parfois une légère rougeur et un écoulement de larmes y succèdent, tout devient confus devant les yeux et le malade ne jouit plus de la vision nette, même à distance. Enfin, après une tension trop longtemps prolongée, le malade est obligé d'abandonner pour longtemps tout travail appliqué. Il est à remarquer que la douleur dans les yeux eux-mêmes, après un travail même longtemps continué, est une chose exceptionnelle. »

La pathogénie de ces troubles visuels s'explique aisément par l'épuisement des muscles ciliaires sous l'influence d'un excès d'action. Comme tout autre muscle dans les mêmes conditions, le muscle accommodateur se fatigue et subitement se relâche, puis se contracte à nouveau pour subir bientôt une nouvelle détente. De là, ces alternatives de vision nette et de vision confuse si pénibles pour le sujet.

Étant donné que l'effort accommodateur nécessaire à l'hypermétrope varie avec le déficit de sa réfraction, la position de l'objet qu'il fixe et la durée de son travail, il en résulte qu'au point de vue de l'époque de la vie, où se manifeste l'asthénopie, il y a lieu de tenir compte de ces diverses conditions tout aussi bien que des modifications que l'âge apporte dans l'appareil accommodateur.

La *presbytie* apparaît plus tôt chez l'hypermétrope que chez l'emmétrope. Ce dernier, en effet, à quarante ans, possède encore les 4,5 dioptries que Donders considère comme indispensables pour l'usage de l'œil dans la vision rapprochée. L'hypermétrope, par contre, doit de son accommodation faire deux parts, l'une correctrice de son déficit de réfraction, l'autre disponible pour la vision de près. Par suite un hypermétrope de 3 dioptries sera tangent à la presbytie, lorsque sa puissance d'accommodation sera réduite à 7,5 dioptries, et alors il aura aux environs de la trentaine. En effet, son hypermétropie corrigée par un effort accommodatif de 3 dioptries, il ne lui restera plus que les 4,5 dioptries réclamées par Donders. Vers quarante-cinq ans, il ne possédera plus que les 3 dioptries suffisantes pour se rendre emmétrope, pour amener son proximum à l'infini. Il va de soi que chez un hypermétrope atteint d'une amétropie plus prononcée, la presbytie serait encore plus précoce.

En résumé, l'hypermétrope devra prendre plus tôt que l'emmétrope des verres convexes pour la vision de près, et il devra en porter pour voir au loin dès que son accommodation ne suffira plus à corriger son amétropie ; enfin vers l'âge de soixante ans, son pouvoir accommodateur étant nul, il lui faudra également, pour la vue au loin, le verre correcteur de son amétropie.

Le *strabisme* est fréquent dans l'hypermétropie, il est *divergent* et plus souvent peut-être *convergent*. En raison de la distance qui sépare la macula du bord temporal de la papille, distance généralement plus grande chez l'hypermétrope que chez l'emmétrope et le myope, l'axe optique (du centre de la cornée au pôle postérieur de l'œil), forme avec la ligne visuelle (du point visé à la macula en passant par le centre optique) un angle α positif parfois très ouvert. Il en résulte que, dans la position parallèle des lignes visuelles, voyant diverger chez l'hypermétrope les deux normales au centre des deux cornées (axes optiques), l'observateur en conclut à l'existence d'un strabisme divergent (fig. 314-315). Ce strabisme n'est qu'apparent et facile à distinguer du strabisme vrai ; à cet effet, l'hypermétrope fixe un objet rapproché, l'un de ses yeux étant masqué, puis brusquement on découvre celui-ci et l'on cache l'autre ; si l'œil découvert n'exécute aucun mouvement, c'est que sa ligne visuelle est bien dirigée vers l'objet visé ; il n'y a donc pas strabisme.

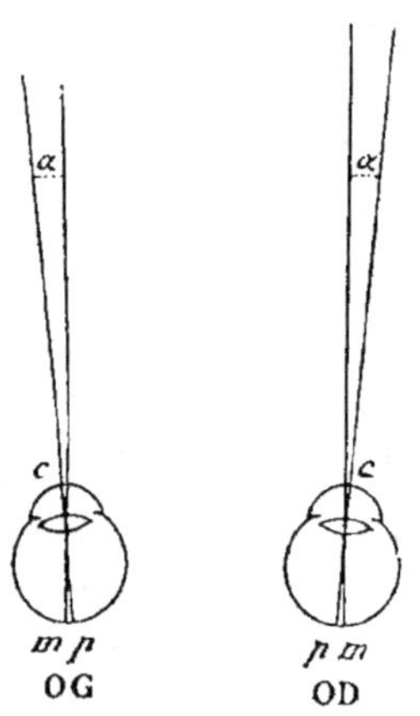

Fig. 314-315.

Quant au strabisme vrai convergent, il serait la conséquence des relations, qui existent entre les efforts d'accommodation et de convergence. Pour voir binoculairement un objet déterminé, l'emmétrope

met en jeu autant de dioptries d'accommodation que la distance de
l'objet exige d'angles métriques de convergence. Chez l'hypermétrope,
par contre, pour le même objet la vision binoculaire réclame le même
nombre d'angles métriques de convergence, mais plus de dioptries d'accommodation. La relation entre les deux fonctions est troublée. Si l'é-
cart ne dépasse pas certaines limites, s'il n'est pas supérieur au chiffre
de dioptries, dont l'hypermétrope peut augmenter son accommodation
sans modifier sa convergence, la vision binoculaire reste possible. Dans
le cas contraire, en vue d'accommoder de la quantité nécessaire, l'un
des yeux se dévie en dedans, et, corrélativement à cet effort de convergence, se produit dans les deux yeux un effort d'accommodation, qui met
au point l'œil non dévié.

Cette théorie fort séduisante donne prise à bien des critiques; elle
n'explique pas en particulier pourquoi certains hypermétropes, et c'est la
majorité, ne louchent pas; elle est encore contredite par les nombreux
cas d'hypermétropie avec strabisme divergent; de plus, il n'existe
pas de rapport précis entre l'existence du strabisme interne et le degré
de l'hypermétropie. Enfin, le strabisme convergent apparaît d'ordinaire dans la première enfance, de deux à quatre ans, à un âge où l'œil
utilise bien peu son accommodation.

Suivant Parinaud, l'absence du strabisme interne chez le plus grand
nombre des hypermétropes résulte de ce qu'il s'établit chez eux entre
l'accommodation et la convergence un rapport convenable, différent
de celui qui existe chez l'emmétrope. Il y a là un travail cérébral; aussi,
tout ce qui peut troubler le développement du cerveau empêchera ce
travail de se produire et le strabisme apparaîtra. Ainsi s'explique le
rôle attribué par les parents aux convulsions, et de même on peut comprendre l'influence d'une mauvaise disposition à la vision binoculaire
héréditaire ou personnelle.

Périodique et alternant au début, c'est-à-dire se manifestant seulement
sous l'impulsion d'une fixation attentive, tantôt sur un œil, tantôt sur
l'autre, il devient constant avec l'âge et se localise alors sur un œil (Landolt). Si, d'ordinaire, le strabisme se localise sur l'œil dont l'acuité
visuelle est la plus faible, nombre de cas empêchent de conclure que
l'œil dévié est devenu strabique, parce que primitivement son acuité
visuelle était inférieure à celle de son congénère. D'autre part, il n'est
pas établi sans conteste que l'acuité visuelle inférieure de l'œil strabique
résulte de sa déviation et par suite de son exclusion de la vision. La
réalité de l'amblyopie *ex non usu* est encore discutée. Toutefois, il est
à noter que, amblyope ou non, l'œil dévié ne cause pas de diplopie, sauf
cependant lorsque l'on attire l'attention du sujet en colorant l'une des
images rétiniennes. Souvent en effet, si l'on fait regarder une lampe par
un pareil strabique, dont l'un des yeux est caché par un verre rouge, il

accuse de la diplopie. Cette abstraction habituelle de l'image fournie par l'œil dévié constitue l'un des caractères qui permettent de différencier ce strabisme, dit *fonctionnel* ou *concomitant*, du strabisme *paralytique*.

Parmi les hypermétropes atteints de strabisme, environ un sur trois présente du strabisme divergent vrai, dont la venue est tout aussi difficile à expliquer que la production du strabisme convergent et, dans un certain nombre de cas, il faut chercher la cause de la déviation oculaire dans les désordres nerveux cérébraux.

Les indications que peut fournir le facies du sujet laissées de côté, le diagnostic de l'hypermétropie comporte des procédés d'examen subjectifs et objectifs.

Subjectivement, l'hypermétrope accuse souvent de l'asthénopie accommodative dans le travail de près, et la vision au loin des échelles typographiques est souvent améliorée ou tout au moins conservée malgré la présence d'un verre convexe devant l'œil; enfin à l'optomètre, il indique que son remotum se trouve au delà de l'infini. Le verre convexe le plus fort qui soit toléré, la position la plus extrême de l'index de l'optomètre de Badal ou de Perrin, indiquent le degré de l'hypermétropie manifeste du sujet.

Objectivement, des ombres kératoscopiques inverses, une image rétinienne directe caractérisent l'hypermétropie; l'examen kératoscopique combiné avec l'emploi des verres correcteurs, l'ophtalmoscope à réfraction fourniront la mesure de l'hypermétropie manifeste ou totale si l'on a obtenu le relâchement complet de l'accommodation.

Dans les cas d'hypermétropie accidentelle, c'est-à-dire lorsque le déficit de la réfraction oculaire ou son insuffisance de longueur axiale ne tient pas à un développement imparfait de l'organe, mais résulte de l'une des causes plus haut énoncées, alors le diagnostic étiologique mérite d'être porté tant au point de vue thérapeutique qu'en raison des indications pronostiques qui en découlent.

Par elle-même, l'hypermétropie condamne le sujet à une presbytie précoce; de plus, elle le menace des ennuis de l'asthénopie accommodative, s'il se sert beaucoup de sa vue pour le travail de près; enfin elle s'accompagne souvent de strabisme.

Il paraît bien établi par les statistiques que l'hypermétropie de l'enfant peut diminuer avec l'âge, par le simple développement normal de l'œil; l'hypermétrope devient ainsi emmétrope, parfois même myope. Mais, ce qui intéresse surtout le clinicien, c'est de savoir comment pallier aux conséquences habituelles de l'hypermétropie, savoir l'asthénopie et la presbytie précoce. A cet effet, il y a lieu de décomposer l'hypermétropie totale, c'est-à-dire la totalité du déficit de l'insuffisance de réfraction du sujet, en hypermétropie latente et hypermétropie manifeste.

Grâce à son accommodation l'hypermétrope corrige son amétropie et voit les objets situés au loin tout aussi bien qu'un emmétrope, son hypermétropie est donc masquée. Si l'on présente à ce sujet des verres convexes, il relâche son accommodation et voit tout aussi bien à grande distance; mais alors, si le sujet possède encore une bonne amplitude d'accommodation, le verre convexe supporté est inférieur au degré même de l'hypermétropie. Une portion de l'hypermétropie totale est devenue *manifeste*, c'est celle que corrige le verre convexe toléré; l'autre, par contre, reste latente, elle est corrigée par une contracture du muscle ciliaire. Chez les enfants, il n'est pas rare que l'hypermétropie latente égale l'hypermétropie totale, un verre convexe de une dioptrie abaisse l'acuité visuelle; mais avec l'âge l'hypermétropie latente diminue en même temps que la puissance accommodative faiblit et par là même l'hypermétropie manifeste augmente jusqu'à redevenir égale à l'hypermétropie totale.

Cette notion de l'hypermétropie latente et manifeste est indispensable pour l'étude de la correction de l'amétropie. Pour Javal, ce serait une faute lourde que de prescrire aux enfants hypermétropes des verres absolument correcteurs; mieux vaut garder la chance de voir leur hypermétropie diminuer par la tension permanente de leur accommodation. Du reste, la correction n'est réclamée par les intéressés adultes que si dans la vue de près il survient de l'asthénopie ou de la presbytie, et alors l'on prescrira le verre correcteur de l'hypermétropie manifeste, c'est-à-dire le verre convexe le plus fort qui soit toléré. On reconnait que le verre proposé est trop faible, lorsque l'hypermétrope presbyte recule la tête pour mieux voir, lorsque l'hypermétrope asthénope ne peut avec lui lire sans fatigue pendant un laps de temps un peu long (un quart ou une demi-heure). Il est par contre trop fort s'il grossit les caractères, s'il oblige le sujet à se rapprocher des objets qu'il veut voir, si, écarté de l'œil de quelques centimètres, la vision se trouve améliorée. Dans la plupart des cas, les lunettes ne sont nécessaires que pour le travail. Elles seront réclamées pour la vision au loin lorsque l'accommodation sera devenue insuffisante pour corriger ou maintenir corrigé le déficit de réfraction, en un mot pour rendre l'œil emmétrope. Alors les verres prescrits pour la vision au loin doivent corriger la totalité du défaut de réfraction, afin de dégager la partie restante de l'accommodation ; dans ces cas aussi pour la vision de près des verres notablement plus forts (souvent doubles des précédents) permettront le travail. Ceux-ci doivent en effet non seulement corriger le déficit de l'œil hypermétrope, mais encore lui procurer un excès de réfraction suffisant pour que toute son accommodation ne soit pas constamment en action. Il en faut une certaine réserve, afin que le travail puisse être soutenu quelque temps.

Les verres que l'on prescrit aux hypermétropes d'un certain degré ne sont pas tout à fait sans inconvénients ; c'est ainsi qu'il se produit souvent à leur surface des images de réflexion gênantes pour le porteur. En outre, comme ce dernier, pour bien voir, doit regarder par le centre de ses verres suivant une direction perpendiculaire à ce point, l'excursion des yeux s'en trouve considérablement réduite.

Enfin, le port de verres convexes modifie le rapport établi chez l'hypermétrope entre l'accommodation et la convergence ; c'est ainsi que pour fixer un objet placé à 50 centimètres l'hypermétrope fait un effort de convergence de deux angles métriques et un effort d'accommodation de 2 dioptries plus un nombre de dioptries égal à son propre déficit de réfraction (ce sera pour un hypermétrope de 3 dioptries au total 5 dioptries). Si l'on place devant son œil un verre qui corrige son

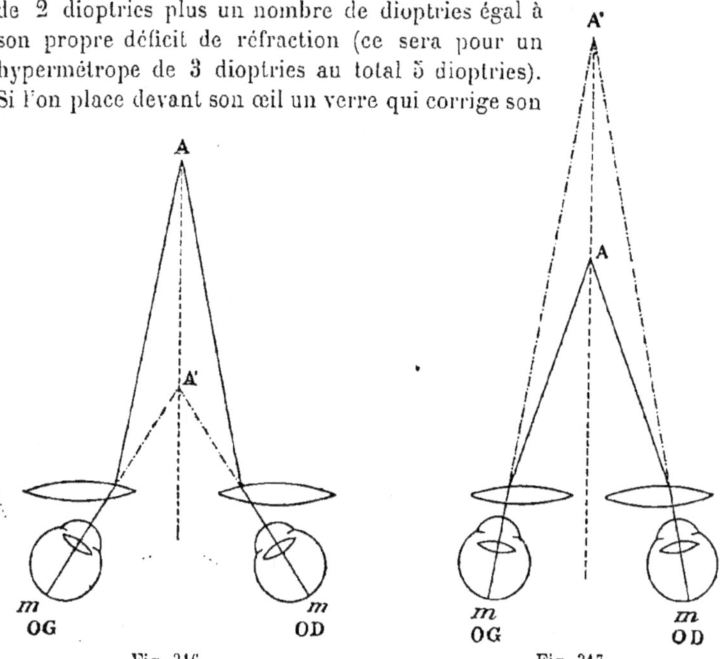

Fig. 316.   Fig. 317.

hypermétropie, l'effort d'accommodation nécessaire ne sera plus que de deux dioptries. De là pour l'hypermétrope le besoin d'une certaine accoutumance aux verres correcteurs prescrits.

De plus, l'action prismatique des verres convexes contribue aussi à rompre l'accord établi entre l'accommodation et la convergence. La périphérie interne de la lentille forme prisme à base externe. C'est ainsi que pour recevoir l'image d'un objet A sur sa macula, l'hypermétrope muni d'une lentille convexe (fig. 316) fera l'effort de convergence, qui lui serait nécessaire pour voir sans verre l'objet A' beaucoup plus rapproché. Par contre, la périphérie externe du verre correcteur joue le rôle d'un prisme à base interne et par suite peut venir en aide à la convergence en même temps qu'à l'accommodation. La figure 317 permettra de comprendre cette action prismatique. L'objet A est projeté en A' et par suite l'effort de convergence se trouve réduit pour chaque œil de la différence qui existe entre les deux angles métriques placés en A et A'.

Lorsque chez un enfant hypermétrope l'on constate une tendance au strabisme convergent, le repos des yeux et la suppression de tout travail nécessitant un effort d'accommodation prolongé suffisent parfois pour en prévenir le développement. Puis, lorsqu'il deviendra utile que l'enfant commence à lire, à voir de près, on lui donnera les verres correcteurs de son hypermétropie manifeste et aussi l'on corrigera exactement l'astigmatisme s'il en existe. De cette façon l'on rétablira l'équilibre entre l'accommodation et la convergence. Si cette pratique échoue, si le strabisme convergent s'établit, alors il convient de supprimer tout à fait l'action du muscle ciliaire; progressivement on arrivera à faire supporter à l'enfant le verre correcteur de son hypermétropie totale, ou encore on lui paralysera son accommodation par une cure à l'atropine et l'on prescrira le verre correcteur de l'hypermétropie totale. Le port des lunettes en pareils cas doit être continué pendant des mois et même des années.

Si l'on a affaire à de tout jeunes enfants, qui présentent du strabisme alternant, le mieux est de leur supprimer alternativement la vision de chaque œil, afin d'en maintenir le fonctionnement et plus tard, lorsque l'enfant sera d'âge à accepter des lunettes, l'on y aura recours et l'on s'efforcera de rétablir la vision binoculaire à l'aide d'exercices orthoptiques. Si ceux-ci échouent, il est indiqué de recourir de bonne heure à la cure chirurgicale du strabisme (strabotomie, avancement musculaire).

II. — APHAKIE

Le cristallin (φακός) possède *in situ* une action optique, qui est à peu près la même que celle d'une lentille convexe de onze dioptries, *placée en avant de l'œil à 13 millimètres de la cornée* (Landolt). La disparition du cristallin paraît donc procurer à un œil emmétrope un déficit de réfraction, une hypermétropie de 11 dioptries; un hypermétrope de 3 dioptries atteint d'aphakie présentera une amétropie de 14 dioptries, tandis que l'excès primitif de réfraction de l'œil myope corrigera en partie le déficit accidentel dû à l'aphakie. Un myope de 4 dioptries deviendra hypermétrope de 7 dioptries; une myopie de 11 dioptries sera ramenée à l'emmétropie; et, en cas de myopie de 15 dioptries, il persistera encore dans l'œil 4 dioptries d'excès de réfraction.

La luxation du cristallin, son abaissement ou son extraction, sa résorption à la suite d'une ouverture chirurgicale ou accidentelle de sa capsule sont causes d'aphakie. Cette lésion se manifeste par l'augmentation de profondeur de la chambre antérieure, par l'aplatissement et le tremblotement de l'iris, qui parfois encore se trouve immobilisé par ses adhérences au débris de la lentille ou de sa capsule. Mais, le signe pathognomonique de l'aphakie, c'est la disparition de deux des images de Purkinje : l'image renversée fournie par la surface postérieure du cristallin et l'image droite due à la réflexion sur sa surface antérieure. Quelquefois les débris plus ou moins opalins de la lentille donnent lieu à une réflexion diffuse, qui ne saurait tromper.

L'œil aphake possède un système dioptrique rudimentaire, c'est une surface réfringente interposée entre deux milieux, l'air d'une part et de l'autre les humeurs aqueuse et vitrée, dont l'indice de réfraction est sensiblement le même. Le centre optique de cet œil coïncide avec le centre de courbure de la cornée, et, en raison de la disparition du cristallin, l'aberration de sphéricité du système dioptrique oculaire est considérable, d'où des images floues sur les axes secondaires et par suite une vision confuse des objets situés en dehors du point de fixation. De plus, si le transport du centre optique en avant de sa position normale jusque sur la cornée, agrandit les images rétiniennes, l'absence d'accommodation gêne considérablement la vision centrale de près. Toutefois, on ne saurait conclure, de ce qu'un malade reconnaît encore les lettres de près, à la présence du cristallin, à la non-existence de l'aphakie. Il suffit en effet, ainsi que cela a déjà été signalé, d'une myopie forte antérieure pour pallier en partie à la disparition du cristallin. Il est bien évident que, en pareil cas, le sujet lit non à son proximum, mais à son remotum. Du reste, l'aphakie s'accompagne d'ordinaire d'astigmatisme, ainsi qu'il en a été question à propos de l'extraction de la cataracte et c'est là une nouvelle cause d'affaiblissement de l'acuité visuelle.

La correction de l'aphakie nécessiterait, vu l'absence d'accommodation, la présence de verres variables suivant la distance de l'objet fixé. Dans la pratique deux suffisent l'un pour la vision au loin, l'autre pour la vision de près. Dans leur détermination il faut tenir compte de l'état antérieur de la réfraction oculaire, autrement dire préciser le degré d'hypermétropie causé par la disparition du cristallin. L'ablation du cristallin diminue en moyenne de 13 dioptries la puissance réfringente de l'appareil dioptrique oculaire. Un emmétrope sera hypermétrope de 13 dioptries, mais un myope de 4 dioptries, par exemple, ne présentera qu'une hypermétropie de 9 dioptries, tandis qu'au contraire, chez un hypermétrope, le déficit primitif de réfraction s'ajoute au déficit créé par l'aphakie. Toutefois, si l'on envisage la correction de l'aphakie, il convient de remarquer que le verre correcteur est placé en moyenne à 23 millimètres en avant du point occupé par le cristallin et par suite, pour con-

centrer sur la rétine les rayons lumineux parallèles, il ne doit pas avoir
une longueur focale aussi courte que celle du cristallin de 13 dioptries.
Au lieu de 77 millimètres, longueur focale de la lentille cristallinienne,
le verre correcteur doit mesurer une distance focale de 77 millimètres,
plus 23 millimètres (distance du centre du verre correcteur au centre
du cristallin ou 100 millimètres). Ainsi, s'il s'agit d'un emmétrope, le
verre de 10 ou 11 dioptries suffit communément pour fournir une vision
nette à grande distance et même aux distances moyennes, cela grâce
aux variations de la puissance dioptrique de l'œil corrigé, quand on en

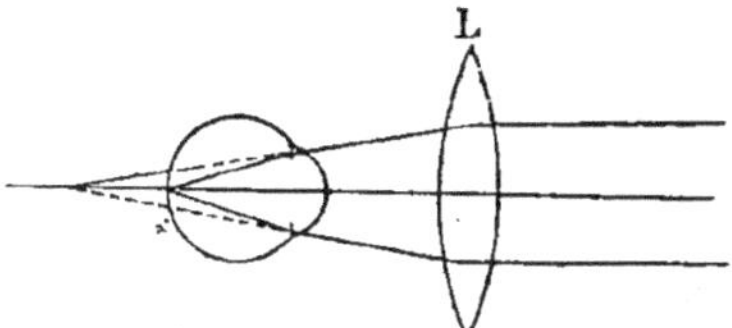

Fig. 318.
Verre correcteur de l'aphakie.

éloigne le verre correcteur. Un hypermétrope, qui serait corrigé pour
la vision au loin par le verre convexe de 13 dioptries placé à 1 centimètre de la cornée, n'aurait qu'à éloigner ce verre de 15 millimètres pour
s'adapter à 35 centimètres, c'est-à-dire pour se donner la correction que
lui fournirait un verre de 16 dioptries placé, comme primitivement son
verre de 13 dioptries, à 1 centimètre de son œil. En raison de la gêne, qui
résulte de cet éloignement du verre correcteur, il est indiqué pour la
vision de près de donner une lentille distincte de celle prescrite pour la
vue au loin. En général, il suffit d'ajouter 4 dioptries au numéro de cette
dernière. Du reste, cette question de la position des verres est intéressante à d'autres points de vue. La moindre inclinaison de ces fortes
lentilles convexes provoque de l'astigmatisme, et le moindre déplacement dans le plan des verres une diplopie ou un déplacement apparent
notable des objets observés (Landolt). Ce sont là des conditions, qui
viennent s'ajouter à l'imperfection même de l'appareil de l'œil aphake
pour réduire la faculté de vision des sujets atteints de cette lésion.

III. — MYOPIE

L'*œil myope* est caractérisé par la position de la rétine en arrière du
foyer principal postérieur de son appareil dioptrique. Deux conditions
anatomiques différentes peuvent être cause de myopie; ou bien, et
c'est le cas le plus fréquent, l'axe antéro-postérieur de l'œil myope

(plus long que celui de l'emmétrope) est trop long pour son appareil dioptrique (identique à celui de l'emmétrope), c'est la *myopie axile*. Ou bien, présentant les mêmes dimensions que l'œil emmétrope, l'œil myope est plus réfringent, par suite trop réfringent pour la position de sa rétine, c'est la *myopie de courbure*.

La myopie est *congénitale*, l'enfant naît myope ou plus souvent il naît hypermétrope ou emmétrope, mais avec une prédisposition à la myopie. Avec ou en l'absence de cette prédisposition, nombre de sujets deviennent myopes en raison des nécessités de la vision de près que créent les obligations de la vie civilisée, ou encore par suite de véritables lésions morbides, il s'agit alors de myopie *acquise*. Enfin, acquise ou non, la myopie peut être *stationnaire* ou *progressive*, termes qui ne demandent pas d'explication.

L'axe oculaire est trop long ; au lieu de mesurer comme dans l'œil emmétrope 22^{mm},824, l'axe antéro-postérieur de l'œil myope oscille de 22,98 (M=+0,50) à 32,13 millimètres (M=+20D) (Landolt). Cet allongement résulte du développement même de l'œil, ou bien il est la conséquence de phénomènes morbides de nature congestive, en général localisés dans la choroïde et la sclérotique au voisinage de la papille et de la macula, phénomènes dont la cause la plus active serait l'augmentation de la tension intraoculaire exagérée par le mouvement de convergence, en particulier lorsque les yeux sont volumineux (crâne dolychocéphale) et très écartés l'un de l'autre.

La *myopie de courbure* résulte rarement d'une exagération de la convexité de la cornée, cette membrane serait même chez certains myopes plus aplatie que dans l'œil emmétrope. Toutefois, lorsque la cornée est conique, le sommet du cône présente un rayon de courbure si petit que la myopie de courbure de l'œil peut atteindre 30 dioptries, chiffre supérieur à la myopie axile maxima (25 dioptries) constatée (Landolt). D'ordinaire c'est le cristallin, qui cause la myopie de courbure ; luxé en avant, il agit en reportant le foyer de l'œil en deçà de la rétine (*myopie axile*), mais en raison de la rupture de la zone de Zinn il devient plus convexe, plus réfringent (*myopie de courbure*). C'est encore par exagération de la réfringence du cristallin que deviennent myopes au début de la cataracte les yeux dont le noyau de la lentille augmente de densité. Enfin la cause la plus fréquente de la myopie de courbure consiste dans un spasme de l'accommodation.

Abstraction faite des cas de myopie par cornée conique et modification du cristallin, la pathogénie de la myopie comporte : une prédisposition inhérente à l'individu, prédisposition qui peut être l'expression d'un effort de la nature à l'adaptation de l'œil pour la vision de près, prédisposition qui se traduit par l'augmentation normale de la réfraction statique de l'œil jusque vers l'âge de dix-huit ans. Cette prédisposition ne saurait être invoquée, quand il s'agit des myopies extrêmes observées dès la naissance chez des campagnards illettrés. Alors il existe une malformation de l'œil caractérisée par l'aspect de la papille et de son pourtour vers la région maculaire ; ou bien, dans d'autres cas analogues, le mauvais état général du sujet fait de l'œil un terrain favorable à l'évolution de la scléro-choroïdite postérieure.

Qu'il y ait prédisposition à la myopie ou non, qu'il y ait au pôle postérieur un état spécial des membranes favorable à son développement, l'amétropie, quand elle n'est pas congénitale, survient du fait d'une exagération de la tension intraoculaire. La fixation binoculaire exige une rotation du globe en dedans d'autant plus prononcée que le point visé est plus rapproché et que l'angle σ positif est plus petit ou même négatif, que les deux yeux sont plus écartés l'un de l'autre et plus volumineux. Plus, en effet, ces conditions sont accentuées, plus l'enroulement du droit externe est marqué et plus la sangle qu'il forme avec le droit interne comprime l'œil.

En plus de leur action directe de compression du globe de l'œil, les muscles droits interne et externe pendant l'effort de convergence agiraient encore en comprimant les veines émissaires de la choroïde, d'où une gêne de la déplétion veineuse intraoculaire. Mais, dans le travail de près, il n'y a pas simple convergence des yeux dans le plan horizontal, le regard est dirigé en dedans et de plus en bas, et cela sans inclinaison de l'axe vertical des deux yeux. Cette dernière condition implique l'action de l'oblique supérieur et par suite la compression de l'œil dans la sangle des deux obliques.

A l'action de la convergence sur la tension oculaire s'ajoute l'action concomitante de l'accommodation, action d'ordinaire, il est vrai, modérée chez le myope. Sans accepter les altérations péripapillaires de la choroïde comme dues aux tractions du muscle ciliaire, il est indubitable que la contraction de ce muscle entraîne une hypérémie veineuse du tractus uvéal particulièrement favorable aux altérations des membranes profondes.

Enfin la nécessité de la vision à très courte distance a encore pour effet de maintenir la tête du sujet penchée sur son travail, ce qui avec la position assise, la sédentarité, contribue à congestionner la tête et en particulier les yeux. Cette nécessité de la vision rapprochée devient d'autant plus impérieuse que l'acuité visuelle est plus faible ; en s'approchant de l'objet, le myope cherche à suppléer par l'agrandissement au manque de netteté de l'image rétinienne. De là l'influence fâcheuse de l'astigmatisme, et des défauts de transparence des milieux optiques, ou encore de la finesse trop grande de certains travaux (gravure, couture, écriture, lecture), du manque de netteté des objets regardés.

L'étiologie de la myopie met en relief deux conditions anatomiques

comme cause de cette amétropie : l'allongement de l'axe antéro-postérieur de l'œil, et l'exagération de son pouvoir de réfringence. L'une ou
l'autre de ces deux conditions anatomiques existe du fait même du
développement de l'individu, ou bien elle survient sous des influences
morbides, comme il l'a déjà été signalé. La plupart de ces désordres
seront laissés de côté et il ne sera question ici que des altérations des
membranes profondes à la fois effet et cause de la myopie, lésions
assez graves dans certains cas pour qu'on les range dans un groupe
spécial : la *myopie maligne* ou *progressive*.

Sous l'influence de l'exagération de la tension oculaire et de la stase
veineuse, causées par la mise en jeu de la musculature extérieure de l'œil
myope, grâce peut-être à un défaut de résistance congénital de la sclé-

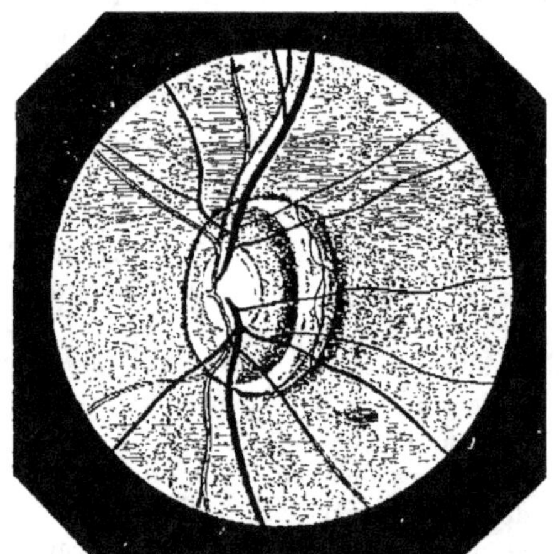

Fig. 319.
Staphylome postérieur stationnaire.

rotique au voisinage de la papille optique, en raison des actions chimiques que nécessite dans la chorio-rétine de la région maculaire
l'acte de la vision, les lésions propres, mais non fatales, de la myopie s'observent au niveau du pôle postérieur. Ce sont : le *staphylome postérieur*
et la *scléro-choroïdite staphylomateuse* ou *postérieure*. (Voir page 282.)

. Sous le nom de *staphylome postérieur*, on désigne un croissant rosé
ou blanc nacré qui se montre accolé au bord de la papille, le plus souvent à son côté externe (fig. 319). Le bord convexe du croissant, plus ou
moins net, se dirige vers la région maculaire, ses cornes vers les pôles
papillaires ; en grandissant il progresse vers la macula en même temps
qu'il enserre de plus en plus complètement la papille. Alors il conserve
sa forme de croissant régulier et il constitue un anneau péripapillaire

plus large en dehors (fig. 320) ; il se présente comme une tache à contours irréguliers, juxtaposée ou superposée à la papille. Sa surface, elle aussi,

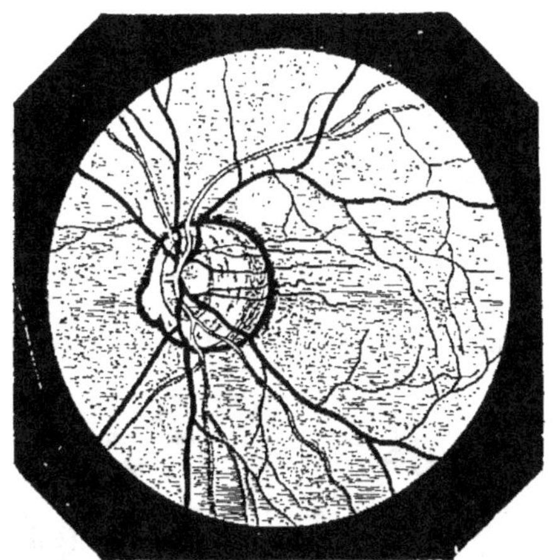

Fig. 320.
Myopie. Staphylome postérieur annulaire.

est parfois irrégulière ; déprimée, nacrée par places, pigmentée en certains points, elle est parcourue par les branches des vaisseaux centraux,

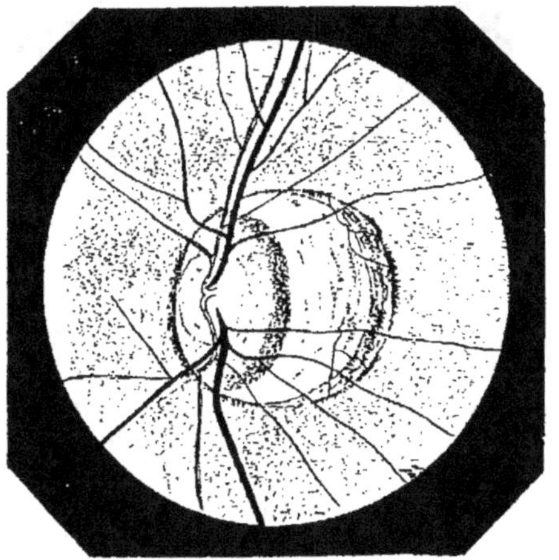

Fig. 321.
Myopie progressive. Staphylome postérieur.

qui décrivent en la quittant un coude caractéristique. En général, l'on indique les dimensions de la surface staphylomateuse en la comparant au diamètre apparent de la papille ; le croissant, par exemple, mesure un diamètre papillaire, quand la hauteur de sa flèche égale le diamètre de la papille. Plus importants à apprécier au point de vue du pronostic sont la netteté du bord du staphylome et l'état de la partie voisine de la choroïde. Un bord net, une choroïde saine, indiquent une lésion stationnaire, l'inverse implique le danger d'une myopie progressive.

La lésion de la choroïde de nature congestive, la *choroïdite staphylomateuse*, se traduit d'abord par une disparition du pigment de la couche épithéliale. Ce pigment forme des amas noirâtres au niveau ou aux abords du staphylome (fig. 321-322), et de là, avec les exsudats choroïdiens, des irrégularités à sa surface. En plus, la choroïde tiraillée, comme il va être dit, insuffisamment soutenue par la sclérotique, elle aussi altérée

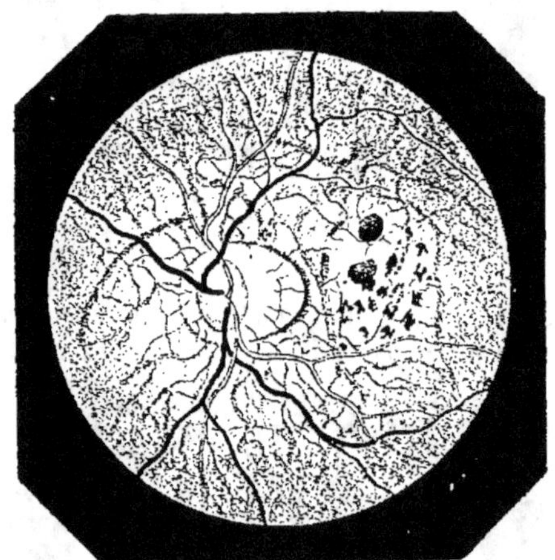

Fig. 322.
Myopie. Staphylome postérieur et scléro-choroïdite postérieure.

dans sa nutrition et enfoncée par la pression intraoculaire, s'ectasie et s'atrophie, abandonnant quelques débris sur le staphylome et au delà de lui laissant voir son lacis vasculaire.

Le corps vitré souffre des lésions de la choroïde, il se liquéfie plus ou moins et se laisse envahir par les éléments immigrés des membranes voisines ; de même, des altérations de transparence du cristallin, en particulier au niveau de ses pôles, trahissent des troubles de nutrition étendus à tout le globe de l'œil. Enfin, toujours sous la même influence, la rétine peut se décoller, ou il survient des hémorragies rétiniennes au niveau de la macula qui laissent des plaques d'atrophie.

La pathogénie de ces désordres peut ainsi être comprise : La tension intraoculaire, exagérée dans l'œil myope, localise surtout son action

fâcheuse dans la région polaire postérieure, en raison de la forme
ovoïde de l'œil, en raison de l'insertion des muscles sur l'hémisphère
antérieur du globe. Par contre, au pôle postérieur, le coussinet graisseux de l'orbite ne forme pas de point d'appui suffisant à la sclérotique, dont la nutrition, ainsi que celle de la choroïde, souffre de la
gêne de la circulation veineuse oculaire, d'où l'affaiblissement de sa
résistance. De plus, ici encore, le mode d'implantation du nerf
optique dans le globe oculaire mérite une sérieuse attention, ainsi qu'il
ressort des recherches microscopiques de Nagel et Weiss, qui ont
confirmé l'opinion de Jœger sur l'existence d'un tiraillement du nerf
optique et de la rétine dans la direction du pôle postérieur.

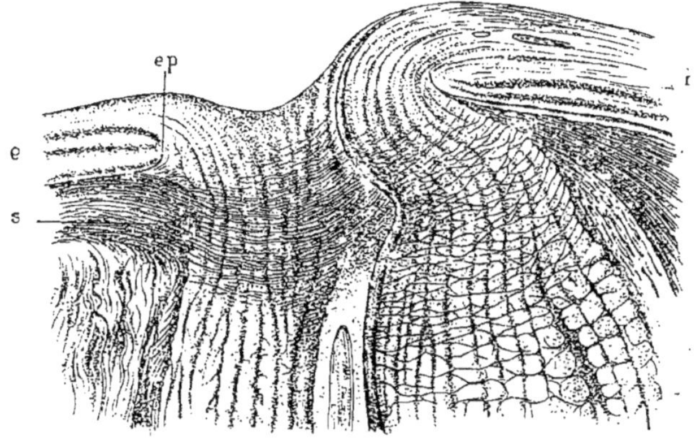

Fig. 323.

Déformation de la papille optique dans la myopie (Nagel et Weiss).

e, bord externe; — *i*, bord interne de la papille; — *s*, sclérotique; — *ep*, choroïde.

Le nerf optique, avant de s'épanouir pour former la rétine, traverse
deux orifices qui, dans l'œil normal, se correspondent exactement; l'un
perfore la sclérotique, l'autre la choroïde. En réalité, ces orifices sont
occupés par une trame, la lame criblée, elle-même constituée par des
fibres sclérales et choroïdiennes, et celles-ci, enchevêtrées avec les fibres
du nerf optique, rendent la papille solidaire des déplacements des
membranes qui l'entourent. Si la choroïde éprouve un mouvement de
glissement vers le pôle postérieur de l'œil, l'orifice choroïdien se déplace
et tend à entraîner la papille, qui, fixée par ses connexions sclérales,
résiste tout d'abord. Alors, sur une coupe microscopique de la portion
intra-bulbaire du nerf optique, empruntée à MM. Nagel et Weiss, on
constate que la portion externe de la surface de la papille et de son
pourtour est refoulée en arrière et que l'anneau choroïdien glisse en
dehors sur l'anneau scléral. De là résulte que sur la partie interne de

la coupe on voit la choroïde pénétrer comme un coin dans l'épaisseur du nerf optique, dont les fibres internes, d'abord rectilignes, subissent une double inflexion, en dehors d'abord, puis en dedans, avant de s'étaler dans la rétine. Au côté externe, il en est tout autrement, les fibres optiques s'incurvent simplement à angle obtus.

« Ainsi s'expliquent à merveille, dit Landolt, les altérations ophtalmoscopiques qu'on observe dans l'œil myope. La limite pigmentée interne de l'anneau choroïdien a empiété sur la papille, de telle façon que les vaisseaux s'en trouvent plus rapprochés. La coloration foncée de la choroïde laisse à peine apercevoir le contour interne réel de la papille ; cependant la portion masquée de cette dernière transparaît quelquefois à travers la choroïde sous la forme d'un croissant, dont la coloration moins foncée tranche faiblement sur le fond pigmenté du voisinage. Quant à la limite externe de la papille, elle est à nu derrière la rétine. Le rebord sclérotical, mis à découvert par le glissement de la choroïde, brille d'un éclat nacré dans une étendue plus ou moins grande, qui constitue le croissant blanc, rapporté si longtemps à un arrêt de développement, à un colobome, ou à l'atrophie ou l'arrachement de la choroïde. »

La symptomatologie de la myopie mérite, en dehors des dangers de cette amétropie, d'appeler tout particulièrement l'attention.

Sans qu'il faille lui attribuer une importance bien grande, l'aspect de l'œil myope est ainsi décrit : il est saillant, à fleur de tête, sa chambre antérieure est profonde, sa pupille large et paresseuse ; il est plus dur et moins mobile que l'œil normal. Enfin le myope cligne les paupières, et la fente sténopéique ainsi produite lui améliore la vision en supprimant les cercles de diffusion. De là, du reste, le mot *myope* — de μυειν, cligner.

Incapable de voir nettement au loin, le myope aurait la démarche embarrassée, et dans la vision de près il se rapproche outre mesure de l'objet fixé, ce qui trahit encore son amétropie.

L'*acuité visuelle* au loin est réduite, mais très variable suivant les sujets. Sans verres, d'après le professeur Chauvel, le myope de 1 dioptrie et moins perd en moyenne la moitié ou les deux tiers de sa faculté de vision, et s'il la conserve parfois presque intacte, c'est par un clignement énergique et l'habitude de discerner ces objets, même alors qu'ils manquent de netteté. En revanche, la correction obtenue par les verres sphériques est d'ordinaire presque complète. Chez les myopes de 1 à 2 dioptries, le même auteur a trouvé des acuités de 2/3 et des acuités inférieures à 1/10, ce qui, en raison de la facilité habituelle de la correction sphérique, provient surtout des conditions antérieures du sujet. Ceux, qui ont l'habitude de porter des verres, ne savent pas, une fois qu'ils en sont privés, interpréter leurs images rétiniennes plus ou moins diffuses.

Au delà de 2 dioptries, le clignement n'arrive plus à fournir une vision. relativement acceptable ; mais pour les myopes de 3 et 4 dioptries la correction sphérique est encore très bonne. Par contre, jusqu'à 9 dioptries la même correction ne donne plus que des résultats rarement bons, le plus souvent médiocres $\left(\frac{1}{4}\right)$ ou mauvais, et au delà les résultats bons deviennent l'exception. Peut-être un plus large emploi de la correction de l'astigmatisme concomitant modifierait dans une certaine mesure les données précédentes.

Si le myope voit mal au loin, sa vision de près est souvent meilleure que celle de l'emmétrope, car, en raison de la plus grande longueur de l'axe antéro-postérieur de son œil, il reçoit sur sa rétine des images plus grandes.

Tandis que chez l'hypermétrope il a été question d'asthénopie accommodative, chez le myope on doit parler d'*asthénopie musculaire, d'insuffisance des droits internes*. En raison même de son amétropie, le myope rapproche les objets qu'il désire voir et par suite ses muscles adducteurs de l'œil, en particulier ses droits internes, sont sans cesse en action. Or, leur rôle est d'autant plus pénible que l'allongement même du globe oculaire rend ses mouvements de rotation plus difficiles, de là la fatigue musculaire, l'asthénopie musculaire, qui aboutit à l'impuissance ou tout au moins à l'insuffisance des droits internes.

On décèle l'insuffisance en faisant fixer au myope le bout du doigt que l'on rapproche successivement sur la ligne médiane ; l'un des yeux ne tarde pas à se dévier en dehors, l'autre continue à fixer. Mieux encore, l'on place devant un œil du patient un prisme de 10 à 15°, la base tournée en haut ou en bas, et on lui fait regarder une ligne noire verticale munie d'un point en son milieu. Un œil normal voit la ligne et deux points superposés, le myope atteint d'insuffisance voit deux lignes et deux points placés à des hauteurs différentes. En supprimant la

Fig. 324.

vision binoculaire simple le prisme a supprimé les efforts instinctifs de convergence destinés à obtenir la fusion des images. Par l'écartement des lignes on juge le degré de l'insuffisance musculaire, et l'on cherche, en plaçant devant l'un des yeux un prisme tourné la base en dedans, à obtenir la fusion. Comme la déviation produite par le prisme est égale à la moitié de son angle, on conclura, si par exemple l'on trouve un prisme correcteur de 6°, que l'insuffisance des droits internes provoque une déviation de 3°. Cette mensuration est facilitée par l'emploi du double prisme de de Wecker, ou du prisme de Berlin.

Le prisme de de Wecker est essentiellement composé de deux prismes qui tournent dans un anneau de façon à s'ajouter ou se retrancher à volonté, fournissant ainsi une action totale, variable, dont la valeur se lit sur la graduation de l'instrument.

Le prisme de Berlin, encore plus simple, consiste en un prisme enchâssé dans un anneau : ce prisme peut subir un mouvement de rotation particulier, qui modifie son pouvoir prismatique à l'égard de l'œil placé derrière lui. Ici encore une échelle gravée sur la monture indique la valeur du prisme selon la position qu'il occupe.

L'asthénopie musculaire s'accuse d'une façon plus frappante encore par la gêne qu'elle procure au myope. Il se plaint de ne pouvoir travailler longtemps sans fatigue, d'éprouver des sensations de picotement dans les paupières, une douleur dans l'angle interne de l'œil, de voir les lettres se dédoubler, les lignes d'un livre se superposer. Enfin, il n'est pas rare qu'elle s'accompagne de phénomènes congestifs du côté de la conjonctive, de larmoiement, de migraine.

Comme terme ultime de l'insuffisance des droits internes, on est en droit de signaler le *strabisme divergent*, que l'on a l'habitude d'opposer au strabisme convergent, donné comme strabisme hypermétropique.

Une condition anatomique favorable à la venue de l'insuffisance des droits internes réside dans la petitesse de l'angle α de l'œil myope. Dans l'œil emmétrope la ligne visuelle fait avec l'axe optique un angle d'environ 4 à 5°,

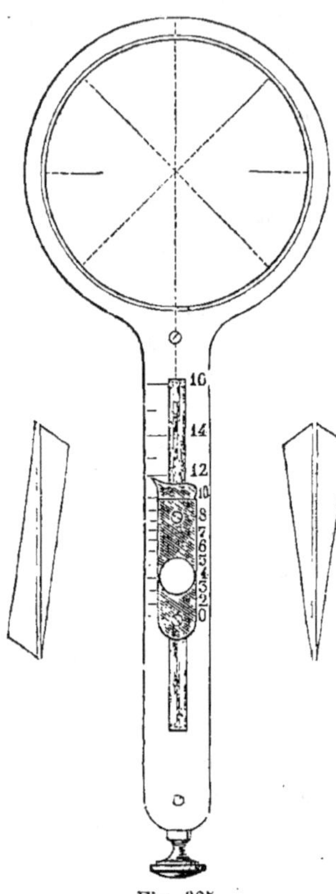

Fig. 325.
Prisme de de Wecker.

si bien que les deux lignes visuelles étant parallèles (vision au loin), les deux axes optiques divergent d'environ 9 à 10°. Chez le myope, la distance entre la macula et la papille optique étant moindre que chez l'emmétrope, l'angle α est plus petit, la divergence des axes optiques dans la vision au loin est moindre; elle fait défaut dans certains cas, et même le pôle postérieur de l'œil peut se trouver en dehors de la macula, d'où le croisement des deux lignes se faisant en sens inverse, l'angle est interne par rapport à l'axe optique, au lieu de lui être externe; il est encore dit *négatif*, et les deux axes optiques semblent alors converger dans la vision au loin (fig. 326). Ces cas extrêmes laissés de côté, les deux axes de l'œil myope divergent moins que dans l'œil emmétrope, et réciproquement, quand l'œil myope et l'œil emmétrope produisent le même effort de convergence, c'est-à-dire font converger leurs axes optiques vers le même point, leurs lignes visuelles ne limitent pas le même angle ; celles de l'emmétrope se croisent plus près de l'œil que celles du myope. Par suite, pour voir un objet placé à la même distance de leurs yeux, le myope devra faire un effort supérieur à celui qui suffit à l'emmétrope. Ses muscles droits internes travaillent donc relativement davantage.

Or, si l'on admet le rapport physiologique reconnu par Donders entre l'accommodation et la convergence, chez le myope il doit fatalement tôt ou tard être rompu. Le myope, en effet, pour voir un objet rapproché converge un peu plus que l'emmétrope et accommode notablement moins. De là, pour lui, un avantage à rompre l'accord préétabli entre ces deux fonctions, et à délaisser la vision binoculaire. Alors, si l'un de ses yeux est doué d'une acuité visuelle

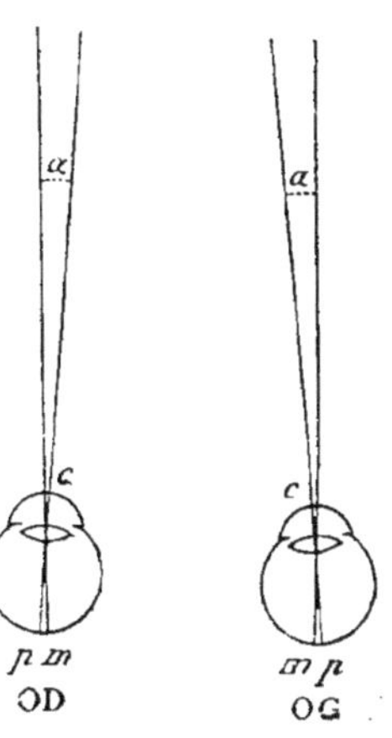

Fig. 326.

inférieure à son congénère, il deviendra strabique, et *strabique externe* en raison de la faiblesse relative de ses muscles adducteurs vis-à-vis des abducteurs. Si l'acuité visuelle est égale dans les deux yeux, le choix du sacrifice offre plus de difficultés, et les phénomènes d'asthénopie musculaire persistent plus longtemps.

Les explications précédentes rendent un compte suffisant de la venue de l'asthénopie musculaire, dont la correction instinctive consiste dans le rejet de la vision binoculaire et par suite la production d'abord intermittente puis définitive du strabisme divergent.

Mais, de même que dans l'hypermétropie le strabisme observé n'est pas toujours le strabisme convergent, de même on voit des yeux myopes atteints de strabisme interne.

Déjà, à propos de l'angle α, il a été signalé que l'entre-croisement des deux axes optiques et visuels pouvait créer un strabisme interne apparent ; mais, dans certains cas, il s'agit de strabisme vrai convergent. Giraud-Teulon parle d'une forme particulière de myopie caractérisée par l'absence de staphylome postérieur et la présence d'un strabisme convergent réel. Il y aurait alors prédominance native des muscles adducteurs sur les abducteurs, et, lors de la suppression de la vision binoculaire, cette prédominance se traduit par un strabisme interne.

D'après Parinaud, théoriquement le strabisme interne devrait être le strabisme caractéristique de la myopie. En effet, cette amétropie est essentiellement caractérisée par le déplacement du côté du sujet du champ d'accommodation. Si les rapports entre la convergence et l'accommodation étaient conservés, s'ils étaient les mêmes que dans l'œil emmétrope le champ de convergence devrait se déplacer dans le même sens et le punctum remotum de convergence arrivant dans ce déplacement à une distance finie, comme celui de l'accommodation, il devrait y avoir du strabisme convergent. Si tous les myopes d'un certain degré ne louchent pas en dedans, c'est que leurs champs d'accommodation et de convergence se déplacent souvent en sens inverse. Lorsque, par exception, le strabisme interne existe par suite d'un déplacement de même sens des deux champs, on peut alors parfois obtenir la guérison du strabisme par le port de verres concaves qui diminuent la convergence.

Enfin, ici encore il y a lieu de songer à la possibilité du strabisme indépendant de l'état dioptrique de l'œil.

Les phénomènes congestifs des membranes profondes dans les cas de myopie progressive se traduisent par des troubles fonctionnels que le clinicien ne doit pas méconnaître.

Le myope se plaint de *fatigue des yeux*, de *photopsies*, de *scintillements* ; il accuse une *tension* au fond de l'orbite, voire même une véritable *douleur*, parfois d'allures névralgiques. Puis ce sont des *mouches volantes* qui attirent son attention ; la sensibilité rétinienne excitée par la congestion au niveau de la région maculaire, l'augmentation du nombre des corpuscules figurés dans la vitrine sont la cause de ce phénomène qui inquiétera particulièrement le malade.

Assez souvent, les exsudats et la migration du pigment dans la zone maculaire disloquent la couche des éléments sensibles de la rétine, d'où de la *métamorphopsie*. Une hémorragie maculaire crée un *scotome central*, si la rétine elle-même est le siège de l'infiltration sanguine, ou produit un *décollement rétinien*. Ce n'est pas ici le lieu de s'étendre sur la lenteur de l'évolution de la *cataracte myopique*, sur les difficultés de son extraction ; et il suffira de signaler les cas malheureux où la myopie progressive, du fait des désordres de la région maculaire et de l'atrophie du nerf optique, ne laisse qu'une vision diffuse, des illusions lumineuses ou une cécité complète.

La myopie sera diagnostiquée subjectivement par l'intégrité de l'acuité visuelle de près, son affaiblissement à distance, son relèvement par le trou sténopéique et les verres concaves. Ceux-ci permettent d'en trouver la mesure subjective que corrobore la détermination du remotum par l'optomètre. Objectivement, l'image kératoscopique inverse pour la myopie faible, directe dans l'amétropie moyenne et forte, l'image rétinienne droite ou renversée selon les mêmes conditions, l'emploi de l'ophtalmoscope à réfraction permettent de diagnostiquer et de mesurer la myopie, ainsi qu'il a été précédemment indiqué.

Enfin le diagnostic comporte encore la recherche des complications possibles du côté des membranes profondes, du côté de la musculature extérieure (insuffisance des droits internes) ou intérieure (spasme de l'accommodation) du globe oculaire. Cette dernière partie du diagnostic présente même un intérêt tout particulier, car elle fournit plus encore que le degré de l'amétropie des indications sur le pronostic de l'affection, pronostic qui de plus sera basé sur les conditions visuelles auxquelles restera soumis le myope examiné par suite de son genre de vie.

La *curabilité spontanée* de la myopie est un préjugé, qui repose sur une interprétation inexacte d'un fait exact et que prouve un autre fait malheureusement exceptionnel. Il a déjà été indiqué à propos de la presbytie que le myope, ayant l'habitude de juger du degré de sa myopie d'après la longueur de son proximum, prétend que sa vue s'allonge, que son amétropie diminue à mesure que son accommodation faiblit, à mesure qu'il devient presbyte. C'est là une illusion.

Par contre, lorsqu'il a été question des changements que l'âge apporte dans la réfraction statique de l'œil, il a été noté que l'homogénéité plus parfaite des diverses couches du cristallin abaissait la puissance réfringente de l'appareil oculaire d'une quantité, qui commençait à devenir appréciable vers cinquante ans et qui à quatre-vingts ans pouvait atteindre 2,5 dioptries. Cela revient à dire qu'à cet âge un myope de 2,5 dioptries serait en réalité guéri.

La curabilité chirurgicale de la myopie a été tentée et récemment encore elle a été remise en question. Jamais sans doute il ne viendra à l'esprit de personne de chercher à obtenir la correction de la myopie en reportant en avant l'écran rétinien. C'est là cependant un procédé de guérison transitoire — si tant est qu'on puisse alors parler de guérison — que l'on observe dans certains cas de myopie compliquée de décollement de la rétine. Il est plus rationnel de s'adresser au cristallin et de procurer artificiellement l'amélioration que donne, par accident, la luxation de la lentille. A cet effet, on a pratiqué l'extraction du cristallin ou sa discision lorsqu'il est assez jeune pour être résorbé. Si l'on songe que l'action du cristallin peut être assimilée à celle d'une lentille convexe de 11 dioptries placée à 13 millimètres de l'œil (Landolt), son enlèvement doit ramener à l'emmétropie une myopie de 11 dioptries, laisser un certain degré de myopie si l'amétropie est plus forte, et dans le cas contraire rendre l'œil hypermétrope. Acceptable dans les myopies extrêmes et dans certains cas de myopie progressive comme dernière chance de guérison, cette pratique n'est pas encore définitivement jugée, mais ce qui parlera toujours contre sa généralisation, c'est que supprimer le cristallin, c'est supprimer l'accommodation.

Correction de la myopie. — La première chose à faire quand un myope demande des verres, c'est de déterminer objectivement autant que possible le degré réel de son amétropie et ne pas se contenter de constater subjectivement sa myopie manifeste. Chez les jeunes sujets, en particulier, il faut toujours penser à la possibilité d'un spasme de l'accommodation et à une exagération de la myopie que le port de verres correcteurs ne ferait qu'entretenir. Si cette particularité existe, l'on s'efforcera d'abord de faire disparaître la contracture du muscle ciliaire avant de prescrire les verres définitifs. Ces derniers varient non seulement suivant le degré de la myopie, mais suivant qu'ils sont destinés à permettre la vison à longue ou à courte distance, c'est-à-dire que l'on doit tenir compte pour leur choix du genre de vie du myope. Au point de vue de la correction, la myopie est faible, quand elle ne dépasse pas 4 dioptries; de degré moyen entre 4 et 9 dioptries, elle mérite le qualificatif de forte au delà de cette limite.

Aux myopes faibles il sera absolument interdit de se servir de verres concaves pour le travail. De plus, d'après Javal, s'il s'agit d'un très jeune écolier, dont la myopie n'atteint pas 4 dioptries, il portera pour le travail des verres convexes ramenant le punctum remotum à 25 centimètres, afin de lui supprimer toute accommodation; il lui sera par suite interdit de se rapprocher de ses livres ou cahiers plus près que 25 centimètres. « Les jeunes myopes, dit Javal, acceptent avec grand plaisir ces verres avec lesquels il leur est *plus facile* de s'éloigner du livre que sans verres; ils regardent par-dessus les lunettes pour voir au tableau et leur myopie cesse de progresser. Après un ou deux ans, je diminue la force des verres convexes de manière à reculer le remotum à 33 centimètres, en recommandant l'observance de la distance de 33 centimètres pendant le travail. »

Pour la vision au loin, à l'école en particulier, les myopes faibles seront munis d'une lunette à la Franklin ou d'une face à main qu'ils tiendront de la main gauche pour regarder au tableau et qu'ils rabattront pour écrire. Le pince-nez n'est acceptable qu'à l'âge où la myopie progressive est moins à craindre et où le sujet est assez raisonnable pour enlever ses verres dès qu'il regarde de près.

Quand la myopie est de degré moyen, la pleine correction pour la vision au loin ne satisfait pas d'ordinaire l'intéressé; il se plaint que ses verres sont trop forts, aussi mieux vaut prescrire des verres un peu faibles, quitte à remonter au numéro exact s'il est besoin. Quand il s'agit d'écoliers ou de personnes obligées à un travail de près, il est avantageux de prescrire des lunettes qui leur laissent 3 ou 4 dioptries de myopie, et de leur conseiller, quand il leur faut voir au loin, d'y superposer une face à main de 3 à 4 dioptries pour parfaire temporairement la correction. Si l'on a affaire à un adulte, l'on peut lui laisser porter en permanence les verres totalement correcteurs, pourvu que sa myopie soit

stationnaire et qu'il soit prévenu d'avoir à les diminuer pour la vision
de près pour peu que ses yeux se fatiguent.

Dans la myopie forte, il n'est plus possible de poser de règle. En
général, les verres supérieurs à 12 dioptries sont mal supportés. « Quand,
dit Javal, la lecture à 25 centimètres ne peut plus être obtenue au moyen
de verres appropriés, je prescris des lunettes permanentes laissant, par
exemple, 6 dioptries de myopie, et j'y joins un pince-nez de 3 dioptries
avec faculté de le superposer aux lunettes pour aller en société, faire de
la musique, etc., et de le doubler pour le
mettre un instant devant un œil pour
voir au loin. »

Il va sans dire dans tous les cas que l'astigmatisme sera corrigé par les lunettes
portées en permanence, tandis que les
verres supplémentaires seront sphériques.

La correction de la myopie exige encore
que l'on tienne compte du degré d'insuffisance des droits internes et à cet effet, il
est indiqué de donner aux rayons partis
de l'objet fixé une direction moins divergente dans le but de réduire l'action des
adducteurs. Des prismes à sommet dirigés
en dehors ou simplement la décentration
des verres concaves correcteurs seront
alors prescrits. Pour décentrer les verres
d'un myope on doit les tailler et les monter
de façon que le sujet regarde non plus
par leur centre mais à travers leur périphérie qui joue le rôle de prisme à base
interne. C'est ainsi que dans la figure 327
on voit l'image du point A se faire en m
sur la macula; or le myope projette l'image
perçue en A′ et par suite l'effort de con-

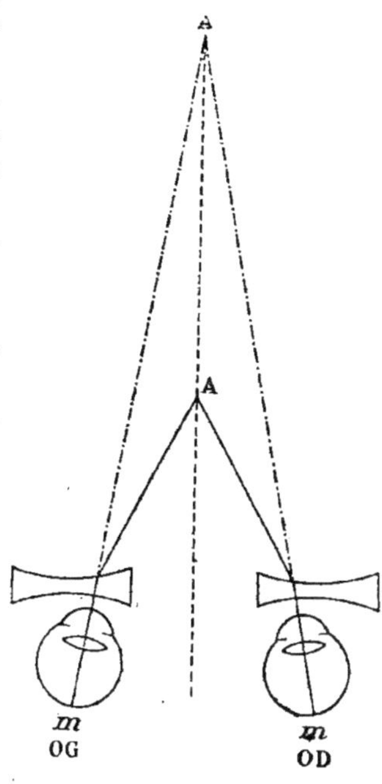

Fig. 327.

vergence produit se trouve diminué pour chaque œil de toute la diffé
rence qui existe entre les deux angles métriques formés en A et A′.

Si un seul œil est dévié en dehors par suite de l'insuffisance musculaire, l'action prismatique du verre décentré placé devant lui permet à
l'image de l'objet fixé binoculairement de venir se produire sur la tache
jaune comme dans l'autre œil et cela sans l'intervention d'un effort musculaire exagéré.

La décentration sera avantageusement *au besoin* répartie sur les deux
verres, dès qu'on désire un effet supérieur à l'action d'un prisme de 1 degré;
si c'était nécessaire, l'on pourrait encore ajouter au verre concave un

prisme véritable. Toutefois l'emploi des prismes présente des difficultés pratiques qui résultent de leur poids d'abord, puis des phénomènes d'irisation qu'ils produisent, aussi ne peut-on dépasser le prisme de 3 à 4 degrés.

Si ces moyens de correction sont incapables de remédier à l'insuffisance des droits internes, il reste une dernière ressource, qui consiste à affaiblir les droits externes en sectionnant leur tendon antérieur pour en reculer l'insertion scléroticale, ou bien on renforcera l'action des droits internes en pratiquant leur avancement.

Prophylaxie de la myopie. — Les règles hygiéniques préventives du développement de la myopie doivent être observées dès le jeune âge et respectées tout particulièrement pendant l'adolescence, alors que l'organisme en général et l'œil en particulier achèvent de se développer. A l'école, comme à l'atelier, pendant le travail oculaire il y a lieu de maintenir aux environs de 30 centimètres la distance à laquelle se trouve l'objet visé, de s'opposer à la flexion prononcée du tronc et de la tête, de faire interrompre fréquemment les efforts de vision, d'assurer un éclairage suffisant. L'objet regardé devra se détacher nettement sur le fond qui l'entoure, il devra être nettement dessiné, et ne pas présenter de trop petites dimensions.

Si un spasme de l'accommodation provoque une myopie factice susceptible des conséquences funestes déjà étudiées, il sera combattu par les moyens appropriés.

Traitement de la myopie progressive. — L'hypérémie du fond de l'œil, les altérations pigmentaires, menaces de progression de la myopie, réclament le repos de l'organe que l'on rendra encore plus complet en paralysant le muscle ciliaire par les instillations d'atropine que l'on pourra systématiquement répéter plusieurs jours de suite. On y ajoutera une médication dérivative (pédiluves chauds, ventouses sèches aux tempes le soir pendant vingt minutes, purgatifs légers, une hygiène générale parfaite).

Les altérations plus profondes du pigment, les exsudats, les hémorragies, la diminution de l'acuité visuelle, les photopsies, la métamorphopsie, indices d'une scléro-choroïdite ou d'une chorio-rétinite, exigent une cure de plusieurs semaines dans l'obscurité, les applications répétées de ventouses Heurteloup aux tempes et, si la constitution du sujet ne parait pas pouvoir supporter les sudatifs (pilocarpine) et les préparations iodées, on prescrira encore les purgatifs légers.

Quand le corps vitré, voire même le cristallin s'opacifient, des paracentèses de la chambre antérieure répétées de deux à quatre fois par semaine, en diminuant la tension intraoculaire et favorisant la circulation sanguine et lymphatique, peuvent avoir d'heureuses conséquences.

S'il survient une hémorragie de la macula, un décollement de la rétine, on aura recours aux traitements usités en pareils cas.

CHAPITRE CI

ASTIGMATISME

L'appareil dioptrique de l'œil n'est pas un appareil parfait; il présente même de règle une certaine anomalie de réfraction, qui consiste en une différence plus ou moins marquée dans la puissance réfringente des divers méridiens. Il est *astigmate*, et, suivant les cas, l'*astigmatisme* est *régulier* ou *irrégulier*.

« Lorsque, écrit Gavarret, l'asymétrie des surfaces réfringentes consiste en ce que la courbure, différente dans les divers méridiens, augmente ou diminue progressivement d'un méridien principal à l'autre, et reste sensiblement constante dans l'étendue découverte d'un même méridien, on dit que l'astigmatisme est *régulier*. Dans ce cas, l'expérience, d'accord avec le calcul, prouve que l'amétropie peut être corrigée, et qu'il suffit de combattre les effets de l'asymétrie des deux méridiens principaux, pour que la correction soit effectuée dans tous les méridiens.

« Par contre, l'*astigmatisme irrégulier* peut tenir : 1° à une variation irrégulière de la réfraction dans un même méridien; 2° à un degré différent d'astigmatisme sur des parallèles plus ou moins voisins du sommet; 3° à une direction différente de l'amétropie dans différents parallèles; 4° à des vices de forme plus compliqués encore. »

I. — ASTIGMATISME RÉGULIER

L'inégalité de réfraction des divers méridiens de l'œil atteint d'*astigmatisme régulier* est occasionnée soit par une asymétrie de courbure de la cornée (*astigmatisme cornéen*), soit par une asymétrie de courbure du cristallin ou encore par une légère inclinaison de l'axe de cette lentille sur l'axe du système dioptrique oculaire (*astigmatisme cristallinien*). Enfin ces diverses causes peuvent agir simultanément, ajoutant leurs effets ou les corrigeant plus ou moins.

1° *Astigmatisme cornéen.* — Des défauts de régularité dans la courbure de la cornée constituent les causes les plus habituelles de l'astigmatisme régulier.

Envisagée en tant que surface réfringente, la cornée possède une réfraction plus forte dans ses zones périphériques qu'au niveau de son centre (cette différence de réfraction entre la partie centrale et la partie périphérique de la membrane mesure son aberration de sphéricité). C'est là une condition fâcheuse pour la formation de bonnes images, car elle met obstacle à ce que les rayons émanés d'un point se réunissent aussi en un point. Pour en diminuer les inconvénients, la présence du diaphragme irien est insuffisante, en raison des dimensions relativement considérables de l'orifice dont il est percé. Plus favorable se présente l'aplatissement normal de la cornée à sa périphérie; si même cet aplatissement pouvait atteindre un certain degré, la correction serait complète; malheureusement, de règle, l'aberration de sphéricité de la cornée ne se trouve pas corrigée, au moins pour les rayons incidents parallèles. Il est toutefois probable que l'aberration de sphéricité du cristallin étant non seulement corrigée, mais même surcorrigée, peut corriger ou surcorriger l'aberration cornéenne (Tscherning). Les couches superficielles de la lentille ont en effet un indice plus faible que son noyau; et les surfaces, au moins l'antérieure, sont aplaties vers la périphérie d'une manière beaucoup plus considérable que celle de la cornée.

L'inégalité de courbure des divers méridiens de la cornée joue un rôle bien plus important dans la production de l'astigmatisme. D'après Reuss, dans les douze premiers mois de la vie, la cornée ne change pas de courbure, puis vers le treizième l'allongement de son rayon de courbure commence à se prononcer, fait qui n'a pas été retrouvé par d'autre s observateurs. En particulier Nordenson n'a pas constaté, chez les enfants et les adultes de sept à vingt ans, de diminution progressive de la courbure de la cornée avec l'âge, et naturellement il n'a pas non plus relevé de diminution régulière de la force réfringente de la cornée. La question toutefois ne saurait être considérée comme jugée, si l'on s'en rapporte à quelques observations de Javal et Bull, dans lesquelles l'astigmatisme d'un œil non employé a augmenté sans aucune affection appréciable de la membrane.

En outre de l'âge, peut-être aussi du sexe, il y aurait encore à tenir compte d'autres facteurs, qui doivent influer sur le degré de courbure de la cornée. MM. Bourgeois et Tscherning dans leurs recherches ont trouvé que l'influence de la taille du sujet est peu prononcée; d'une manière générale, chez les hommes les plus grands et surtout chez ceux qui ont la tête forte les rayons de la cornée sont plus grands. Enfin, pour ces auteurs, les grandes variations du rayon de courbure de la cornée contrastent d'une manière singulière avec le peu de variation de la réfraction de l'œil dans le milieu (soldats) où ils observaient. Par suite, ils concluent qu'il doit se trouver dans l'œil d'autres facteurs, dont les variations suivent très exactement celles de la cornée et pour eux il doit exister une proportion à peu près constante entre le rayon de la cornée et l'axe de l'œil.

Schiötz de son côté attire l'attention sur les différences observées dans la longueur du rayon de courbure de la cornée dans des yeux possédant un même état de la réfraction. Chez les emmétropes ce rayon peut osciller de 8,675 millimètres à 7,243, ce qui correspond à une réfraction cornéenne de 38,8 et de 45,3 dioptries, soit une différence de 6,5 dioptries. Chez les myopes la moyenne est plus faible, les mesures oscillent entre 8,50 et 7,18 millimètres; tandis que chez les hypermétropes elle serait plus élevée, les rayons de courbure extrêmes trouvés mesurent 9,26 et 7,40 millimètres. Ces divers chiffres viennent bien à l'appui de l'existence de proportions à peu près constantes entre le rayon de courbure de la cornée et l'axe antéro-postérieur de l'œil ; lorsque le premier se raccourcit, l'autre s'allonge, et les amétropies résultent précisément d'un défaut de concordance dans leurs variations réciproques.

Si l'on ne connaît pas encore toutes les conditions normales qui modifient la courbure de la cornée, l'on sait que cette courbure n'est pas parfaitement régulière, que généralement le rayon de courbure du méridien vertical est plus court que celui du méridien horizontal.

Les mensurations de Leroy lui ont fait admettre que la forme type de la cornée normale est celle d'une sphère élastique qui aurait été aplatie à l'équateur, très peu du côté temporal, deux fois plus verticalement en haut et en bas, et quatre fois plus du côté nasal. La cornée normale n'est donc ni une sphère, ni un ellipsoïde de révolution, ni un ellipsoïde à trois axes. De ces trois surfaces celle dont elle s'écarte le moins est l'ellipsoïde à trois axes, à condition de supposer que celui-ci a été aplati du côté nasal. Cette déformation de la cornée résulterait des variations d'épaisseur et de résistance de la coque sclérale et surtout des pressions exercées par les sangles que forment les muscles moteurs. Souvent l'asymétrie de la surface cornéenne en son centre échappe à nos moyens actuels d'investigation, parce qu'elle est très peu prononcée, et, lorsqu'elle devient appréciable, l'on dit qu'il y a astigmatisme. Alors il y a exagération de l'aplatissement équatorial vertical habituel ou encore l'exagération porte sur l'aplatissement équatorial transversal.

Noyes accepte aussi une déformation de la cornée sous l'action des muscles de l'œil et de plus il attribue à la pression des paupières sur le globe une exagération passagère de la courbure du méridien vertical de la cornée. De même, d'après Javal, la position du méridien de courbure minima coïncide parfois dans les cas d'astigmatisme fort avec celle de la fente palpébrale; elle se relève du côté externe dans les yeux « à la chinoise », elle s'abaisse au contraire dans le cas où le grand angle des paupières est plus bas que la caroncule. Enfin les recherches de Nordenson, confirmant une donnée généralement admise, ont établi que le méridien de courbure minimum est horizontal dans 77,2 p. 100 des cas, qu'il est oblique dans 12,1 p. 100 et vertical seulement dans 1,3 p. 100. Cet auteur relate que sur 6 yeux, dont le méridien vertical offrait la courbure minima, 5 étaient myopes et que la direction oblique des méridiens principaux de la cornée se trouvait relativement plus souvent chez les hypermétropes manifestes. De son côté Javal a remarqué que chez les Juifs l'astigmatisme total affecte souvent une position inverse de celle habituellement constatée en Europe.

Étant donné la position habituelle des deux principaux méridiens de courbure maximum et minimum, on est convenu de considérer comme atteint d'*astigmatisme conforme à la règle* l'œil qui présente dans son méridien vertical la courbure la plus prononcée et par suite la réfraction la plus puissante et dans son méridien horizontal la courbure la moins accentuée et par suite la réfraction la plus faible. L'astigmatisme est dit *contraire à la règle*, quand la réfraction et la courbure du méridien horizontal l'emportent sur celles du méridien vertical.

2° *Astigmatisme cristallinien*. — Le cristallin concourt à produire l'astigmatisme de l'appareil dioptrique oculaire et par sa *position dans l'œil*, et par l'*irrégularité de courbure de ses surfaces*.

Son rôle, toutefois, est bien moindre que celui de la cornée. En effet, « le même degré de déformation qui, siégeant sur la cornée, produirait plus de 4 dioptries d'astigmatisme, n'en produira pas une entière, si son action porte sur le cristallin » (Javal). Ce fait s'explique, parce que la différence de densité entre la lentille cristallinienne et les milieux qui l'entourent, étant beaucoup moindre que la différence entre la cornée et l'air, la réfraction produite par le cristallin est environ quatre fois moindre que celle produite par la cornée.

Helmholtz a reconnu que l'œil humain n'était pas exactement centré, c'est-à-dire que les trois centres de courbure de la cornée et des deux surfaces du cristallin ne se trouvent pas sur une même ligne droite. Le plus souvent, selon Tscherning, les trois centres sont situés dans un même plan vertical, le centre de la cornée étant placé au-dessous de l'axe du cristallin, l'écart pouvant atteindre 2° à 3° ou 0^{mm},25 à 0^{mm},50. Dans d'autres yeux, le centre de la cornée occupe le même plan horizontal que l'axe du cristallin, avec un écart externe ou interne très faible.

De plus, Tscherning a constaté que l'axe du cristallin ne coïncide jamais avec la ligne visuelle; la déviation principale semble résulter d'une *rotation du cristallin autour de son axe vertical*, sa moitié externe étant refoulée en arrière d'un arc qui peut atteindre 7°. En outre, souvent aussi, l'axe du cristallin ne se trouve pas non plus dans le même plan horizontal que la ligne visuelle, comme si la lentille avait subi une *rotation autour d'un axe horizontal et transversal.* Le plus souvent, c'est la partie supérieure qui est penchée en avant; d'ordinaire, cette déviation est plus faible que le refoulement latéral. Comme conséquence importante de ces vices de position du cristallin, il résulte que son action sur les rayons lumineux devient comparable à celle de deux lentilles combinées, l'une cylindrique et la seconde sphérique, placées perpendiculairement à l'axe du pinceau lumineux. « La première des déviations du cristallin a pour effet de donner à l'œil un faible degré d'astigmatisme contre la règle, le méridien le plus réfringent étant horizontal. Mais d'autre part, l'astigmatisme de la cornée étant, comme règle, de nature contraire, ces deux astigmatismes se compensent en partie. Ces observations expliquent un fait remarqué souvent par M. Javal, à savoir que l'astigmatisme total est plus petit que celui de la cornée, lorsque celui-ci est selon la règle, le méridien vertical étant le plus courbé, tandis que le contraire a lieu si l'astigmatisme cornéen va dans le sens contraire.

« Lorsque la deuxième déviation du cristallin est plus prononcée, elle a pour effet de changer la position du méridien le plus réfringent, qui devient oblique » (Tscherning).

L'étude des courbures des deux surfaces du cristallin, l'ophtalmométrie de la lentille, n'a pas encore donné de résultats définitifs. L'attention a été surtout attirée sur les modifications de courbure provoquées par ce que l'on est convenu d'appeler les contractions astigmatiques du muscle ciliaire. A côté de l'*astigmatisme cristallinien statique*, c'est-à-dire l'astigmatisme provoqué par un vice de courbure des surfaces de la lentille au repos, il y a lieu d'étudier l'*astigmatisme dynamique* causé par la déformation lenticulaire due à des contractions partielles du muscle ciliaire. « Habituellement, les procès ciliaires agissent tous de la même quantité sur la zonule et produisent une accommodation sphérique. Ils peuvent agir de quantités différentes, de manière à produire une accommodation astigmatique; mais il existe une association entre leur action, tout comme il existe entre les doigts d'une même main une certaine synergie, qui rend impossible de fléchir un doigt avec force sans fléchir plus ou moins tous les autres. L'accommodation astigmatique serait donc toujours accompagnée d'un certain degré d'accommodation sphérique... L'accommodation astigmatique, nulle en l'absence de l'accommodation sphérique, ne pourrait pas se manifester non plus lors d'un grand effort d'accommodation sphérique : l'astigmatisme ne se retrouverait donc totalement manifeste qu'au remotum et au proximum de l'accommodation » (Javal).

La possibilité de contractions partielles du muscle accommodateur a été expérimentalement démontrée (Hensen et Valkers), et au point de vue clinique, G. Martin les a distinguées en : 1° *contractions correctrices* d'une asymétrie statique de la cornée ou du cristallin, et 2° *contractions astigmogènes*, c'est-à-dire productrices d'une asymétrie cristallinienne fâcheuse.

3° *Astigmatisme subjectif*. — De ce fait que la cornée et le cristallin concourent l'un et l'autre à la production de l'astigmatisme oculaire, il n'en résulte pas que l'*astigmatisme* apprécié par le sujet (*astigmatisme subjectif*) soit toujours égal à la somme des astigmatismes cornéen et cristallinien (*astigmatisme total*). Il a été établi, en effet, que par sa position, comme aussi par ses vices de courbures, le cristallin joue parfois un rôle correcteur par rapport à l'astigmatisme cornéen. Dans ce cas, au lieu de s'ajouter, les deux défauts se contrebalancent; mais, tantôt l'astigmatisme cornéen l'emporte, tantôt, au contraire, il y a surcorrection par le cristallin et son astigmatisme seul reste appréciable. Or, le sujet astigmate a précisément conscience de la somme ou de la différence de ces astigmatismes cornéen et cristallinien; c'est là l'*astigmatisme subjectif* ou *astigmatisme manifeste*.

L'astigmatisme subjectif dépend de ce que Javal appelle le *réglage astigmatique* de l'œil, réglage qui se décompose en un réglage intermittent et un réglage permanent. Le premier résulte de l'accommodation astigmatique du cristallin; quant à l'autre, il s'établit lentement par l'effet même de l'emploi de l'œil. « Il est probable que l'œil normal de l'enfant est constitué avec un astigmatisme cornéen direct plus ou moins considérable, qui diminue par l'effet de l'emploi de l'œil, et cela d'année en année, pour s'arrêter aux environs de $0'' \pm 0,5$. Dans les yeux, où ce réglage ne se fait pas, il reste un astigmatisme cornéen direct, plus ou moins important, qui se retrouve généralement dans les yeux exclus de la vision, par cause de strabisme, par exemple, ou d'occlusion prolongée. » Ce réglage dépasse parfois le but d'une petite quantité, et cela d'autant plus souvent qu'on examine des sujets plus âgés.

Bull a remarqué que dans les cas d'astigmatisme *cornéen selon la règle*, l'examen subjectif décelait en général un astigmatisme inférieur à ce que donne sa mesure objective, la différence *en moins* atteignant en moyenne un peu plus d'une demi-dioptrie. Au contraire, dans les cas d'astigmatisme *cornéen contraire à la règle*, il existe un astigmatisme subjectif d'ordinaire supérieur.

Somme toute, l'œil astigmate au point de vue subjectif peut être considéré comme un appareil nerveux optique placé en arrière d'un appareil dioptrique, représenté par une lentille dont la réfraction, différente dans les divers méridiens, augmente ou diminue progressivement d'un *méridien principal* à l'autre (méridiens distants de 90'') et reste sensiblement constante dans l'étendue de chaque méridien.

En résumé, il y a lieu de considérer : 1° l'*astigmatisme total* composé de l'*astigmatisme cornéen* et de l'*astigmatisme cristallinien* envisagés isolément; 2° l'*astigmatisme latent*, fraction neutralisée de l'astigmatisme total, dont les deux composantes cornéenne et cristallinienne (*astigmatisme cristallinien statique* et *dynamique*) sont de sens inverses; 3° l'*astigmatisme subjectif* ou *manifeste*, différence entre l'astigmatisme total et l'astigmatisme latent.

Marche des rayons lumineux dans l'œil astigmate. — Si l'on veut se rendre compte de la marche des rayons lumineux qui ont traversé une lentille astigmate, il est utile de construire un petit appareil très simple[1] qui en donne la représentation dans l'espace. La figure plane, imprimée dans tous les traités d'ophtalmologie est incompréhensible pour quiconque (et c'est la règle pour les médecins) n'a pas une grande habitude des figures de géométrie.

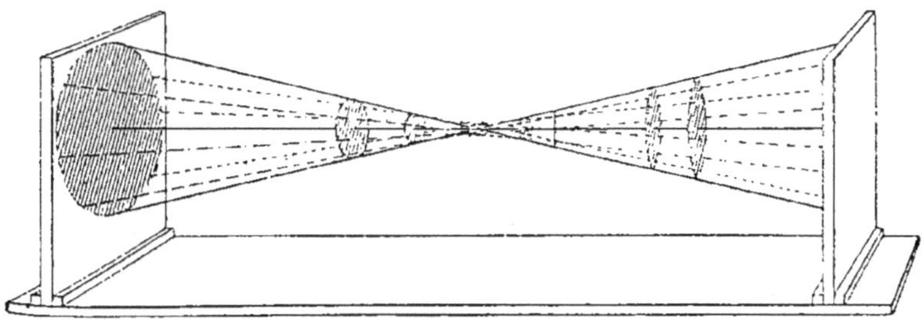

Fig. 328.

Que l'on prenne une planchette de 70 centimètres sur 25 centimètres environ, et à chacune de ses extrémités que l'on fixe à angle droit une petite planchette carrée de 25 centimètres de côté (fig. 328). Sur l'une de celles-ci, l'on dessine à l'encre une ellipse, qui simule le pourtour d'une lentille astigmate; le petit diamètre de l'ellipse sera vertical, le grand, par suite, horizontal. Du centre de cette lentille, on mène un fil métallique horizontal antéro-postérieur, destiné à représenter son axe optique; comme tous les fils de l'appareil, il va se fixer sur la seconde planchette verticale. A chacune des extrémités du méridien vertical de la lentille, est ensuite attaché un fil, et tous deux croisent l'axe du système en un point, *foyer principal du méridien vertical*, puis se prolongent jusqu'au plan postérieur. Tout le plan lumineux vertical, qui traverse la lentille suivant son méridien vertical, se fusionne au même foyer principal, puis diverge au delà; en arrière de la lentille, il se présente donc comme deux triangles, dont les bases s'appuient sur chacune des planchettes extrêmes de l'appareil et dont les sommets sont contigus au foyer prin-

---

[1] Un modèle de ce genre a été récemment fait par M. Poullain-Giroux, constructeur.

cipal. La même construction permet de déterminer la marche des rayons lumineux, qui traversent le méridien horizontal de la lentille et le foyer principal de celui-ci, *deuxième foyer principal de la lentille astigmate*, foyer situé en arrière du premier, puisque le méridien horizontal est moins réfringent que le vertical.

Si, maintenant, l'on examine la marche d'un rayon, qui traverse l'un des autres méridiens, par exemple un rayon mené à l'extrémité supérieure d'un méridien incliné à 45° sur la verticale, on voit que le fil, qui le représente, croise, *mais à distance*, l'axe antéro-postérieur, et cela entre les deux foyers principaux ; de plus, ce rayon offre cette particularité d'*être tangent à deux droites* qui, fixées perpendiculairement à l'axe antéro-postérieur, sont l'*une horizontale, située au foyer du méridien vertical, et l'autre verticale au foyer du méridien horizontal.* Pour simuler ces *lignes focales*, il suffit de fixer à chacun des foyers, par leur milieu, deux petites tiges métalliques, dont les extrémités sont soutenues précisément par les rayons émanés du méridien horizontal pour la tige horizontale qui se trouve au foyer du méridien vertical, et réciproquement par les rayons verticaux pour la tige verticale fixée au foyer du méridien horizontal. Or, tous les rayons, quels qu'ils soient, après avoir traversé les méridiens intermédiaires aux deux principaux (vertical et horizontal), sont astreints à ces deux conditions : 1° croiser la direction de l'axe optique de la lentille entre les deux foyers principaux ; 2° être tangents à deux lignes, l'une horizontale, située au foyer du méridien vertical, l'autre verticale, située au foyer du méridien horizontal.

Si l'on envisage le volume lumineux (sa surface limite est dite *surface de Sturm*), que forment derrière la lentille astigmate les rayons qui l'ont traversée, l'on constate : 1° d'abord un volume conoïde dont la base est représentée par l'ellipse du pourtour de la lentille, dont le sommet est la ligne horizontale sise au foyer du méridien vertical, et entre ces deux points, une coupe verticale s'y présente comme une ellipse à grand diamètre horizontal ; 2° entre les deux lignes focales, le faisceau lumineux, réduit à l'état de ligne lumineuse à ses extrémités, présente un peu en avant de son milieu une coupe verticale circulaire, et en deçà, comme au delà de cette dernière, une coupe elliptique dont le grand axe prend la direction de la ligne focale correspondante ; 3° au delà de la ligne focale postérieure (verticale dans le cas présent, celle du méridien horizontal), le volume lumineux est encore conoïde, mais cette fois, les coupes encore elliptiques ont leur grand diamètre vertical.

Variétés d'astigmatisme régulier. — Derrière la lentille astigmate, l'on peut placer le plan, qui représente la rétine, en divers points : 1° il se trouve d'abord en avant des deux foyers principaux et par suite l'on est en droit de dire que les deux méridiens principaux et naturellement leurs intermédiaires sont hypermétropes; le vertical ayant le déficit de réfraction le plus faible, et l'horizontal le plus fort. L'astigmatisme est alors dit *composé hypermétropique*.

2° Le plan rétinien coupe l'axe antéro-postérieur précisément au niveau du foyer principal du méridien vertical; celui-ci est donc emmétrope, mais le foyer du méridien horizontal est en arrière de lui. Ce méridien et les autres, à l'exception du vertical, sont donc hypermétropes. L'astigmatisme est dit *simple hypermétropique*.

3° La rétine est placée entre les deux foyers principaux, le méridien vertical est donc myope; l'horizontal, par contre, reste encore hypermétrope, c'est *l'astigmatisme mixte*.

4° La rétine coupe l'axe optique du système au foyer principal postérieur, le méridien vertical est toujours myope, les autres également, à l'exception de l'horizontal qui a son foyer sur la rétine et par suite est emmétrope, l'astigmatisme est *simple myopique*.

5° Enfin, les deux foyers principaux sont en avant de la rétine. Tous les méridiens de la lentille sont myopes. L'astigmatisme est dit *composé myopique*.

Images peintes sur la rétine d'un œil astigmate. — Dans le petit appareil, dont la construction a été précédemment indiquée, l'on peut admettre que les divers rayons sortis de la lentille astigmate émanent d'un point lumineux, d'abord situé à l'infini; puis, en supposant placée en avant du système une lentille sphérique convexe pour traduire l'effort d'accommodation, les mêmes fils indiquent encore la marche des rayons lumineux émanés d'une source placée à une distance finie en avant de l'œil.

Or, quelle que soit la position occupée par la rétine en arrière de la lentille astigmate, *nulle part elle ne présentera un point comme image du point lumineux*. Ce sera d'abord une ellipse à grand axe horizontal (dans le cas examiné qui est conforme à la règle) dont les dimensions iront se réduisant jusqu'à ce que, au foyer du méridien vertical, l'image se trouve être sur la rétine une ligne horizontale; puis, entre les deux foyers, la coupe du faisceau lumineux présente encore sur la membrane une véritable tache lumineuse elliptique ou arrondie, redevient une ligne verticale au foyer du méridien horizontal et au delà reprend la forme d'une ellipse à grand diamètre vertical.

Comme la construction de la marche des rayons, par rapport aux axes secondaires de la lentille, devrait être exécutée, ainsi qu'il l'a été dit lorsqu'il s'est agi de l'axe principal, il en résulte que si l'on suppose en avant de la lentille astigmate une ligne, nulle part elle ne fournira, comme image de la série des points lumineux qui la constituent, une série de points. Ce sera, ou bien une série de taches lumineuses, ou bien une série de petites lignes lumineuses. Soit, par exemple, une ligne verticale (fig. 329), l'œil astigmate cherche à s'accommoder pour la distance à laquelle celle-ci se trouve. Mais, 1° il existe de l'astigmatisme composé hypermétropique ; sur la rétine se peint une série verticale de petites ellipses superposées en partie, représentant chacun des points de la ligne. Pareille image sera perçue floue par l'appareil nerveux de cet œil astigmate.

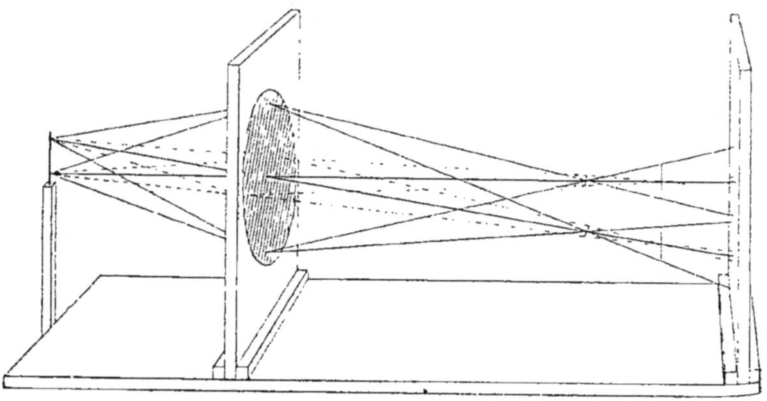

Fig. 329.

2° Il s'agit d'un astigmatisme simple hypermétropique, la rétine se trouve au foyer principal antérieur. Chaque point de la ligne se peint comme une petite ligne horizontale, celles-ci se juxtaposent donc en série verticale simulant, si l'on veut, une règle striée et non une ligne. L'image vue est donc floue.

3° L'astigmatisme est mixte, la rétine siège entre les deux foyers principaux. Sur elle se voient alors une série de taches lumineuses superposées partiellement suivant une direction verticale. La perception est encore floue.

4° La rétine est placée au foyer principal postérieur, c'est-à-dire au foyer du méridien horizontal, là chacun des points de la ligne verticale se peint comme une petite ligne verticale, mais alors toutes ces petites lignes *se superposent en se prolongeant*, si bien que, finalement, elles fournissent sur la rétine une image linéaire nette. Ainsi l'œil percevra nettement *la ligne* PERPENDICULAIRE *au méridien emmétrope*, ou encore *la ligne* PARALLÈLE *au méridien astigmate*. En réalité la ligne est nette dans ses bords latéraux mais est trouble à ses deux extrémités.

5° Enfin, au delà, la rétine dans l'œil atteint d'astigmatisme composé myopique ne reçoit plus encore que des taches lumineuses comme images des points de la ligne; l'image est redevenue floue.

Si, au lieu d'envisager la ligne verticale, l'on étudiait les images fournies par une ligne horizontale (fig. 330) il serait aisé de voir que, dans le cas pris comme exemple, cette ligne horizontale formerait une image nette sur la rétine, seulement quand celle-ci se trouverait au foyer du méridien vertical.

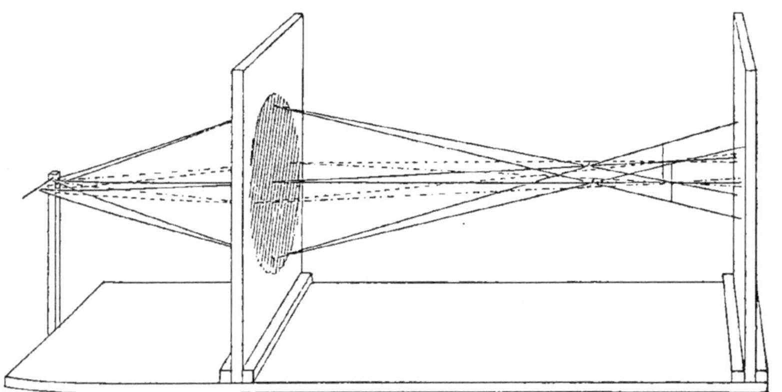

Fig. 330.

Il est de plus à remarquer que, en vue de réduire au minimum le manque de netteté des images rétiniennes, l'accommodation tend à ramener à l'emmétropie l'un des méridiens principaux dans les cas d'astigmatisme composé hypermétropique et d'astigmatisme mixte. Grâce à cet effort correcteur, l'astigmatisme composé hypermétropique devient un astigmatisme simple hypermétropique, la réfraction des deux méridiens a été augmentée d'une quantité précisément égale à ce qui manquait au méridien le moins hypermétrope (au plus réfringent) pour devenir emmétrope. Grâce aussi au même effort, l'astigmatisme mixte devient un astigmatisme simple myopique, le méridien resté astigmate devenant plus myope d'un nombre de dioptries égal à celui de l'hypermétropie corrigée dans l'autre méridien.

En plus de ces changements favorables il en est d'autres plus fâcheux; ainsi, tel individu atteint d'astigmatisme simple myopique corrige à faux son amétropie et la transforme en astigmatisme composé, tel astigmate hypermétrope se surcorrige et devient myope.

Diagnostic et mesure de l'astigmatisme régulier. — Pour diagnostiquer l'existence et mesurer l'astigmatisme, l'on a recours à des procédés objectifs et à des procédés subjectifs.

II. — PROCÉDÉS OBJECTIFS

Parmi les procédés objectifs de mensuration de l'astigmatisme, certains permettent de constater l'état des courbures de la surface cornéenne : tels sont les examens avec le disque kératoscopique et l'ophtalmomètre de Javal et Schiötz ; les autres donnent l'astigmatisme total, c'est l'examen par la kératoscopie et l'examen avec l'ophtalmoscope à réfraction.

1° DISQUE KÉRATOSCOPIQUE

Voici les indications que fournit le professeur Chauvel à ceux qui veulent se fabriquer ce petit appareil. Sur une feuille de papier blanc ou de carton mince, marquez un cercle de *sept centimètres* de rayon, et découpez le papier suivant son contour. A *un centimètre* en dedans du bord extérieur du patron, vous tracez, à l'encre de Chine, un premier cercle noir auquel vous donnez *quatre millimètres* d'épaisseur. A *un centimètre* en dedans du bord *interne* de ce premier cercle, vous en tracez un second et vous lui donnez la même épaisseur, soit *quatre millimètres*. Puis, à *un centimètre* en dedans du bord interne de ce second cercle, vous en faites un troisième, également large de 4 millimètres. Enfin, au centre du papier, vous découpez un trou d'un centimètre environ de diamètre. Il ne vous reste plus qu'à tracer un des méridiens du cercle AB, de 3 millimètres d'épaisseur, et le rayon OC, qui lui est perpendiculaire. La feuille de papier ou de carton est alors collée sur une plaque solide de bois ou de métal, trouée à son

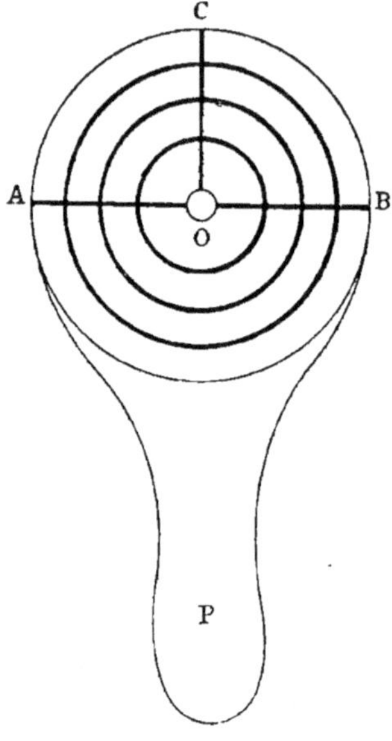

Fig. 331.
Disque kératoscopique.

centre, et qui se termine par un prolongement P', dans le sens du rayon OC prolongé, qui représente ainsi la verticale. Ce manche est indispensable pour le maintien de l'appareil.

La seule précaution à prendre est de donner aux cercles une forme irréprochable, à leurs bords une netteté parfaite, et d'éviter tout gondolement de la feuille en la collant sur son support. On comprend que, pour pouvoir conclure de la forme des images, il est indispensable que l'objet soit lui-même d'une construction exacte. Afin d'amplifier les images fournies par la cornée, amplification nécessaire avec un disque d'aussi faible dimension, il faut fixer, derrière la plaquette de bois, une griffe métallique, un cadre qui puisse recevoir un verre grossissant en rapport avec l'état de la vision de l'observateur.

Lorsqu'il veut examiner un sujet, l'observateur le fait asseoir dans l'embrasure d'une fenêtre, le dos au jour et la tête un peu renversée en arrière. Lui-même se place en face, tenant le disque kératoscopique par son manche, de la main gauche s'il regarde avec l'œil gauche, de la droite s'il se sert de l'œil droit. Ce disque doit être placé bien perpendiculairement à l'axe visuel de l'observé, c'est-à-dire il ne doit pas être incliné sur lui, ni de côté, ni en haut, ni en bas. A cet effet, couvrant avec sa main restée libre l'œil du sujet qu'il ne veut pas examiner, l'observateur invite ce dernier à fixer le trou central du disque en ouvrant largement l'œil et en restant ensuite immobile. Dans ces conditions, l'image des cercles se fait concentriquement au point où l'axe visuel traverse la cornée, et, par de légers mouvements d'avancement et de recul, l'observateur détermine la position où elle est le plus à son point, puis il l'étudie.

Si les cercles tracés sur le kératoscope se réfléchissent suivant une forme circulaire, c'est qu'il n'y a pas d'astigmatisme de la cornée.

Si les cercles se réfléchissent suivant une forme sensiblement elliptique, c'est que la cornée présente un astigmatisme régulier.

Plus l'ellipse réfléchie semble allongée, plus l'astigmatisme est prononcé. Le grand axe de l'ellipse indique le méridien le plus long, par suite celui dont la courbure est la moins prononcée et la réfraction la moins forte. Le petit axe, par contre, coïncide avec le méridien le plus court, le plus convexe, le plus réfringent. Il y a donc lieu de juger : 1° quelle position occupe l'un ou l'autre de ces deux méridiens principaux par rapport au diamètre vertical ou horizontal de la cornée; 2° quelles dimensions respectives ils possèdent.

Avec de la pratique on arrive à se rendre compte qu'il existe une déformation de l'image en rapport avec un astigmatisme cornéen de 1 dioptrie à 1,50. Du reste, on peut mesurer approximativement ce dernier en plaçant devant l'œil successivement les diverses lentilles cylindriques, et en cherchant celle qui donne à l'image la forme circulaire. A cet effet, on placera les lentilles cylindriques *concaves*, leur axe *parallèle* au grand axe de l'ellipse, afin de corriger le méridien le plus convexe de la cornée, ou bien l'on disposera les lentilles cylindriques *convexes* leur axe *perpendiculaire* au grand axe de l'ellipse, afin de corriger le méridien le moins convexe de la cornée. Autrement dire, dans un cas on diminue la réfraction du méridien le plus réfringent, dans l'autre l'on exagère la réfraction du plus faible.

Il va sans dire que ce procédé, comme du reste le suivant, donne simplement l'écart, qui existe entre le degré de réfraction des deux méridiens principaux de la cornée, sans fournir aucune donnée sur la valeur réelle de la réfraction de chacun d'eux. Ainsi l'on a trouvé, par exemple, dans un œil un astigmatisme de 4 dioptries; mais, on ignore si l'un des méridiens est emmétrope et l'autre myope de 4 dioptries, ou hypermémétrope de 4 dioptries; si l'un des méridiens étant myope ou hypermétrope, l'autre est plus myope ou plus hypermétrope de 4 dioptries; enfin, s'il s'agit d'un astigmatisme mixte. De là résulte que pareil résultat doit s'écrire As. 0° (par exemple, comme position du méridien le moins réfringent) ± 4 dioptries.

2° OPHTALMOMÈTRE DE JAVAL ET DE SCHIÖTZ

Deux miroirs convexes, de courbure différente, donnent d'un même objet, placé à la même distance, des images virtuelles de grandeurs différentes. Plus le miroir est convexe, plus l'image réfléchie est petite. Si le méridien horizontal de la cornée réfléchit deux images écartées l'une de l'autre d'une certaine distance, sur le méridien vertical plus convexe les deux images se trouvent séparées par un intervalle plus petit. Par suite, mises au contact sur le méridien horizontal elles empiéteront l'une sur l'autre sur le méridien vertical.

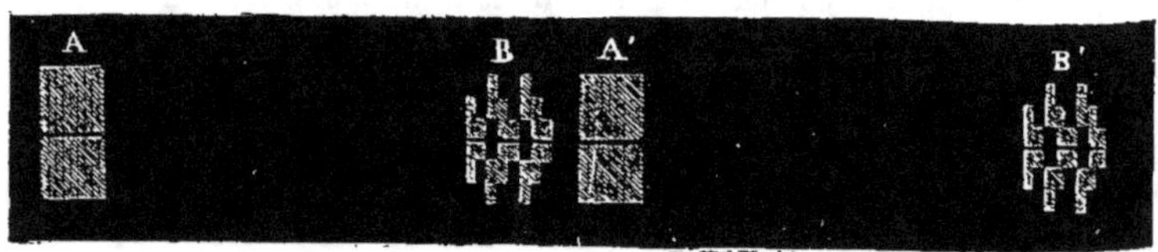

Fig. 332.

L'ophtalmomètre de Javal et Schiötz (voir pour la description de l'instrument les Mémoires d'Ophtalmométrie de Javal, Paris, 1891), met à profit cette particularité il permet à l'observateur d'examiner les reflets produits sur la cornée par deux objets, et, grâce à la présence dans son intérieur d'un prisme biréfringent qui dédouble exactement un objet de 3 millimètres placé au point voulu, chacune des images est vue double. Sur la cornée, l'observateur voit donc 4 images (fig. 332), et, en donnant aux objets un écartement convenable, les deux images centrales, les seules, qui doivent attirer son attention, se trouvent exactement au contact

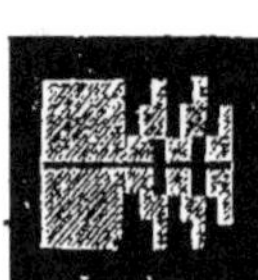

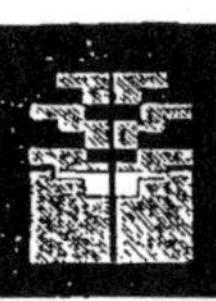

Fig. 333.   Fig. 334.

(fig. 333). Elles restent ainsi, quand on fait tourner l'instrument autour
de son axe, si la cornée est parfaitement sphérique. Au cas contraire,
on voit les deux images centrales empiéter l'une sur l'autre, quand la
cornée est astigmate. En effet, dans le premier temps le méridien vertical de la cornée donne une image d de la distance D (intervalle des

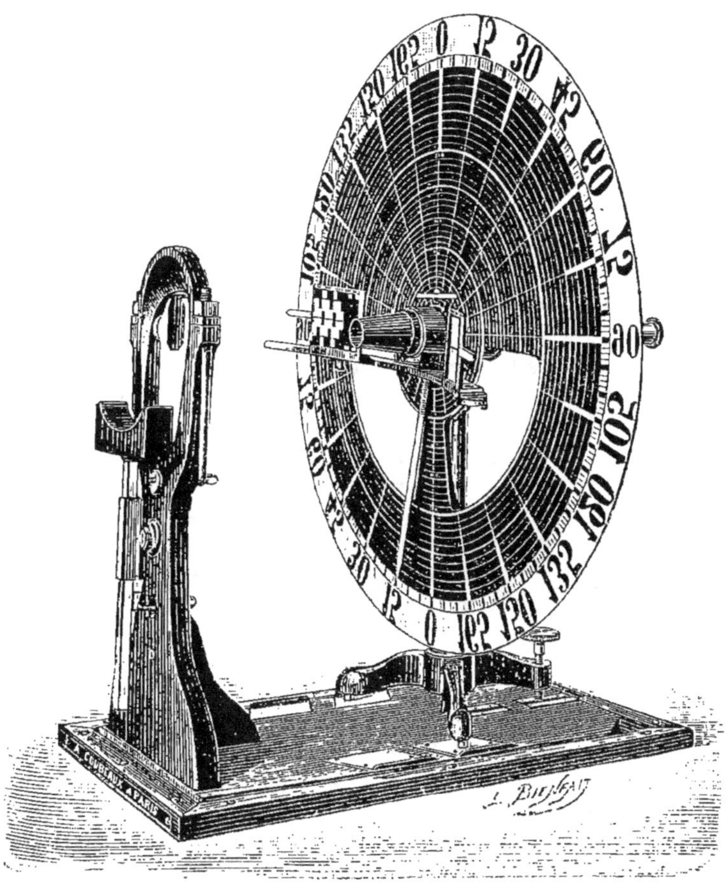

Fig. 335.
Ophtalmomètre de Javal et Schiötz.

bords externes des mires blanches), cette image mesure 3 millimètres;
et, après déplacement des mires sur le méridien horizontal moins
convexe, l'image sera nécessairement plus grande et, par suite, elle ne
pourra être exactement dédoublée par le prisme, d'où l'empiétement
des images centrales vues par l'observateur (fig. 334).

L'ophtalmomètre de Javal et Schiötz se compose : 1° d'un arc de cercle ; 2° de deux mires ; 3° d'un disque ; 4° d'une lunette ; 5° d'une planchette de support ; 6° d'un appuie-tête (fig. 335).

L'*arc* qui porte les mires est le quart d'un cercle dont le rayon intérieur est de 290 millimètres et le diamètre extérieur de 315 millimètres. Quand l'instrument fonctionne, l'arc est concentrique avec la cornée observée. Le bord extérieur de l'arc porte une division en degrés du cercle. Par un artifice de calcul, le prisme biréfringent a été choisi de telle sorte que chaque trait marquant un degré correspond à une dioptrie. Sur le côté droit du bord intérieur de l'arc se trouve une division qui indique la grandeur des rayons de courbure en millimètres.

Cet arc est fixé sur la lunette et supporte les deux mires, ainsi qu'une grande aiguille blanche perpendiculaire à son centre.

Les *mires* sont dites en raison de la forme de leur surface destinée à être réfléchie par la cornée : *mire rectangulaire* et *mire à gradins*. La mire rectangulaire est habituellement immobilisée en regard de la division 20 de l'arc, et, sous la mire à gradins, un bouton sert de point d'appui à l'index de l'observateur quand il veut la déplacer. Chacune porte, à mi-hauteur, une ligne de foi horizontale noire et, de plus, une aiguille blanche perpendiculaire au milieu de son bord externe.

Le *disque* kératoscopique mesure 640 millimètres de diamètre, il forme un angle de 90 degrés avec l'axe de la lunette. Son segment inférieur présente deux larges ouvertures pour la manœuvre des mires et, au-dessus de la lunette, un orifice permet la visée de l'œil observé.

Sur le disque sont tracés des cercles concentriques et des rayons qui forment un double système de parallèles et de méridiens. Le centre du disque étant occupé par le tube de la lunette, le numérotage des cercles parallèles s'étend de 5 à 45 degrés. Par conséquent le disque entier occupe, pour l'œil observé, une étendue de 90 degrés.

Les cercles sont dessinés en blanc sur un fond noir ; ceux de 15 et 30 degrés étant plus apparents. Les petits chiffres noirs inscrits sur ces cercles servent à numéroter les méridiens depuis 0 jusqu'à 360, de même que les chiffres blancs inscrits le long des rayons situés à 45 degrés servent à numéroter en degrés les cercles parallèles. Ce double système de graduation sert à désigner un point de fixation à l'œil observé pour faire de l'ophtalmométrie en dehors de la ligne visuelle. Il peut servir aussi pour faire la périmétrie.

Sur le bord du disque, une large couronne blanche, laissée entre les cercles de 40 et 45 degrés, porte une division en degrés et des chiffres de 15 en 15 degrés. Ces chiffres sont renversés sur le disque afin d'apparaître droits sur les images cornéennes. Au lieu d'aller de 0 à 360 degrés comme les petits chiffres noirs, ils se répètent deux fois de 0 degré à 180.

Sur le diamètre horizontal, du côté gauche du disque, on remarque les chiffres 35, 40, 45, 50 dioptries. Quand, par le dédoublement des images cornéennes, les cercles parallèles, ainsi numérotés, deviennent tangents à eux-mêmes dans un méridien quelconque, ces chiffres indiquent la force de réfraction, en dioptries, de la cornée dans ce méridien. Sur ce même diamètre horizontal, du côté opposé du disque, on lit les chiffres 3, 4, 5. Le numéro du cercle, qui coïncide avec la pupille, indique son diamètre en millimètres.

La *lunette* se compose de deux objectifs entre lesquels est placé un prisme biréfringent de Wollaston, d'un oculaire positif de 56 dioptries et d'un réticule. Le tout est porté par un tube de longueur invariable, qui lui-même, ainsi que le disque, est soutenu par une colonne en laiton munie d'un trépied glissant sur la tablette. Le pied postérieur est soutenu par une vis destinée à régler les mouvements verticaux de la lunette, et, sur le tube, deux crans forment un chercheur destiné à faciliter la visée de l'œil observé.

La *planchette*, sur laquelle repose l'appareil, présente à une de ses extrémités une coulisse où glisse la vis d'arrière du trépied, dont les deux pieds antérieurs sont au besoin retenus par des arrêts latéraux. A l'autre extrémité se dresse un *appuie-tête*, muni d'une lunette avec une mentonnière destinée à fixer l'œil en bonne position.

Emploi de l'ophtalmomètre. — L'instrument doit être placé sur une petite table dans l'embrasure même d'une fenêtre. Le sujet sera assis le dos à la fenêtre, les genoux sous la table, la tête nue et appuyée sur la lunette, les deux yeux bien à même hauteur, l'un couvert par un petit écran, l'autre largement ouvert, visant le centre de l'orifice du tube.

1er *temps : Mise au point de l'oculaire. Recherche de l'œil. Mise au point de l'instrument.* — Avant toute autre recherche, on tourne l'oculaire jusqu'à ce qu'on aperçoive nettement les deux lignes noires du réticule, et on l'attire vers soi aussi loin que possible tant que les fils restent nets.

On s'assure, en outre, que la vis calante du trépied est à peu près au milieu de sa course pour permettre d'agir, soit dans un sens, soit dans l'autre, et qu'elle est à peu près au milieu de la coulisse.

Après avoir mis l'arc horizontalement et placé la mire à gradins au chiffre 25, on procède à la recherche de l'œil que l'on veut examiner. Les deux mains placées sur le support en fonte de l'instrument, on le déplace latéralement et on mobilise la vis de façon à ce que les deux crans du chercheur se trouvent dans la direction de l'œil. A ce moment, en regardant dans la lunette, l'on aperçoit une image plus ou moins nette de l'œil ou de son pourtour, qui permet d'achever la mise en direction de l'instrument. Pour la mise au point, il faut alors pousser l'ophtalmomètre soit en avant, soit en arrière, suivant l'effet produit sur la netteté de l'image. Mais en attirant l'instrument, l'image s'élève; en le poussant, elle s'abaisse, et, dans les deux cas, elle disparaîtrait tout à fait si la main placée sur la vis ne la ramenait pas en tournant dans le sens voulu.

Quand l'image est nette, on voit alors se dessiner sur l'œil deux disques empiétant l'un sur l'autre, et, au milieu de la partie commune aux deux disques, on aperçoit : 1° Une *mire à gradins* blanche, traversée en son milieu par une *ligne de foi* noire; 2° une *mire rectangulaire* blanche, traversée également par une *ligne de foi* noire. On ne *tient compte que de ces mires centrales*, en négligeant celles qui se dessinent sur les bords des disques, mais qui doivent être aperçues toutes deux aux limites du champ quand l'instrument est bien centré.

2ᵉ temps : Nivellation. Contact. — En faisant glisser la mire à gradins, on en rapproche l'image jusqu'au contact de l'image de la mire rectangulaire. Alors il peut arriver que les lignes de foi des deux mires se prolongent exactement, et l'on passe au temps suivant; au cas contraire, on arrive à leur donner cette direction en inclinant l'arc dans un sens ou dans l'autre. Les mires étant nivelées et au contact (fig. 333), on lit alors le chiffre marqué par la grande aiguille.

3ᵉ temps : Empiétement. — On fait tourner ensuite l'arc de 90 degrés, c'est-à-dire l'on amène les aiguilles des mires en regard du numéro précédemment indiqué par la grande aiguille, et l'on complète, s'il y a lieu, la nivellation. On constate alors, en cas d'astigmatisme, que les mires *empiètent* l'une sur l'autre, empiétement qui se manifeste par une teinte blanche de certains degrés de la mire en gradins, leur nombre indique la valeur en dioptries de l'astigmatisme (fig. 334).

Il y a, dans ce cas, *astigmatisme selon la règle*, c'est-à-dire que le méridien le *plus réfringent* est vertical; il est indiqué par les aiguilles des mires en deuxième position ou la grande aiguille en première position. Si au lieu d'empiéter l'une sur l'autre, les mires s'écartent, l'astigmatisme est contraire à la règle, et, pour le mesurer, il faut, dans la seconde position (verticale) de l'arc, établir le contact des mires et lire leur empiétement après l'avoir ramené en première position (horizontale).

Remarques. — La lecture des chiffres peut être difficile, surtout par un éclairage peu intense, la mise au point n'étant pas tout à fait la même pour les mires et le pourtour du disque. Il est alors nécessaire de pousser un peu l'appareil quand on veut lire les chiffres.

Si une partie du pourtour du disque est cachée, cela peut tenir à ce que l'œil du malade est placé trop près du contour de la fenêtre de la planchette. Il arrive souvent aussi que le nez du patient empêche l'image d'une partie de la couronne du disque de se former sur la cornée ; pour éviter cet inconvénient, il suffit de faire tourner légèrement de côté la tête du sujet.

Dans certains cas, quand les lignes de foi des deux mires sont amenées à coïncidence, les mires sont déformées. Les cercles du disque kératoscopique, le malade regardant devant lui, prennent alors, sur la cornée, une forme ovoïde. Cela tient à ce que la cornée est décentrée ; son centre ne se trouve pas sur la ligne visuelle, déviation normale qui, si elle est accentuée, ôte toute valeur à la mesure ophtalmométrique de la cornée, telle qu'on la pratique habituellement.

Reste encore à déterminer comment il convient d'inscrire le résultat obtenu : une première indication doit renseigner sur la direction des deux méridiens principaux ; or, comme ils sont, de règle, perpendiculaires l'un sur l'autre, il suffit de noter la direction de l'un d'eux. A cet effet, il serait préférable de signaler la position du méridien le moins réfringent, car la même indication donnerait la direction de l'axe du cylindre *concave* correcteur. Javal, il est vrai, conseille de lire le chiffre marqué dans le disque par la grande aiguille dans la première position de l'axe, et de noter ainsi le méridien le plus réfringent. Quand les deux méridiens ne sont pas rigoureusement perpendiculaires entre eux, après le chiffre marqué par la grande aiguille dans la première position, on ajoute, entre parenthèses, le chiffre marqué par les aiguilles des mires, chiffre peu différent du premier, par exemple 15° (20°). D'après cette notation, la direction à donner à l'axe du cylindre correcteur doit être perpendiculaire à celle du méridien indiqué si le verre est concave, parallèle s'il est convexe.

La seconde indication comporte la valeur en dioptries de la différence de réfraction des deux méridiens principaux, et, comme l'on ignore si l'on a affaire à des méridiens myopes ou hypermétropes, l'on indique ce doute par le signe $\pm$, qui ne préjuge pas le sens de leur amétropie.

Au total, on écrira par exemple 15° $\pm$ 2, ce qui signifie que le méridien de moindre rayon (c'est-à-dire de plus forte courbure) fait un angle de 15 degrés avec la verticale en haut et à droite du malade, ainsi qu'on en peut juger d'après la graduation de l'ophtalmomètre et de l'optomètre de Javal.

3° MESURE DE L'ASTIGMATISME PAR LA KÉRATOSCOPIE

Le procédé de mensuration de l'astigmatisme par la kératoscopie offre l'avantage de faire connaître, en plus de la différence de réfraction des deux méridiens principaux, la variété d'astigmatisme de l'œil observé. Au lieu de trouver simplement, par exemple, que tel œil a 3 dioptries d'astigmatisme, l'on précise que le méridien horizontal est emmétrope et le vertical myope de 3 dioptries, que le premier est hypermétrope de 2 dioptries et le second myope de 1..... A cet effet, placé comme il a été dit à propos du diagnostic et de la mesure de l'état de la réfraction oculaire par la kératoscopie (voir p. 589), l'observateur considère successivement les ombres produites suivant les méridiens vertical et horizontal. Avec de l'habitude, il arrive à reconnaître que, dans certains cas, les ombres présentent leur maximum et leur minimum d'intensité, suivant deux méridiens obliques, inclinés l'un sur l'autre de 90 degrés, ce sont là, dans ces cas particuliers, les méridiens principaux, et on se rend compte de leur position en considérant que l'ombre kératoscopique se présente comme un arc de cercle, dont la corde indique la direction des méridiens cherchés. On note d'abord, pour chaque méridien principal, le sens du déplacement de l'ombre : inverse dans les deux, directe dans les deux, inverse dans l'un et directe dans l'autre. On constate ensuite le degré d'intensité des ombres, ce qui permet de conclure à la variété d'astigmatisme et à la valeur réfringente respective des deux méridiens. L'un paraît emmétrope, c'est l'horizontal, parce que son ombre est inverse et peu accentuée, l'autre est myope, son ombre est directe. Ou bien, l'un donne une ombre inverse faible, c'est le vertical, il est emmétrope ou hypermétrope faible ou myope faible ; l'autre hypermétrope fort fournit une ombre inverse très nette. Ces données approximatives deviennent plus précises si l'on place successivement devant l'œil les verres sphériques concaves ou convexes suivant qu'il s'agit d'excès ou de déficit de réfraction. Alors, tel verre change la direction de l'un des méridiens et, ainsi qu'il a été dit (voir p. 592), fournit la mesure de sa réfraction, et tel autre verre agit de même pour l'autre méridien. L'on obtient donc ainsi la mesure de chacun des deux méridiens principaux, et, par suite, une simple soustraction donne leur différence, leur écart de réfraction, c'est-à-dire l'astigmatisme de l'œil. Si l'on se reporte à la théorie de la kératoscopie, il est évident que ce procédé ne fournit pas seulement l'astigmatisme cornéen, mais bien l'astigmatisme cornéen et cristallinien, ajoutés l'un à l'autre ou plus ou moins corrigés l'un par l'autre.

En vue de confirmer l'exactitude du résultat trouvé, il convient de mettre devant l'œil le verre sphérique qui corrige le méridien le plus hypermétrope ou le moins myope, puis on lui superpose le *cylindre concave* correcteur de l'astigmatisme en plaçant son axe parallèle au méridien le moins réfringent. Par tâtonnements l'on arrive à bien fixer quelle direction donner à l'axe du cylindre, et, au besoin à remplacer ce verre par un plus faible ou un plus fort, suivant les indications fournies par les ombres. Autrement encore, on place le verre sphérique correcteur du méridien le moins hypermétrope ou le plus myope, et le *cylindre convexe* correcteur de l'astigmatisme, son axe étant perpendiculaire au méridien le moins réfringent.

4° MESURE DE L'ASTIGMATISME AVEC L'OPHTALMOSCOPE A RÉFRACTION

A propos des images des lignes droites verticale et horizontale fournies par une lentille astigmatique (p. 686), il a été démontré que seule était nette l'image de la *ligne perpendiculaire au méridien emmétrope*. Lors donc que, muni de l'ophtalmoscope à réfraction, l'observateur voit nettement une branche verticale de l'artère centrale de la rétine, c'est que le méridien horizontal de l'appareil dioptrique de l'œil observé est au point pour sa rétine. Réciproquement, la vision nette d'une branche vasculaire horizontale, n'est possible que si le méridien vertical, à son tour, est au point. Avec ces données, il est possible de mesurer l'astigmatisme. On détermine isolément la réfraction de chacun des deux méridiens comme il a été dit lors de l'étude de l'ophtalmoscope à réfraction (voir p. 608); puis, attribuant au méridien horizontal la réfraction déterminée par la visée des vaisseaux verticaux, et réciproquement au méridien vertical celle fournie par les vaisseaux horizontaux, l'on obtient non seulement leur état propre de réfraction, mais encore leur écart, c'est-à-dire le degré de l'astigmatisme, double indication fournie déjà par la kérastocopie. Ces deux procédés peuvent donc se contrôler réciproquement.

En vue de permettre la mesure de l'astigmatisme, l'ophtalmoscope de Parent est muni d'une troisième roue placée derrière les roues chargées des verres sphériques.

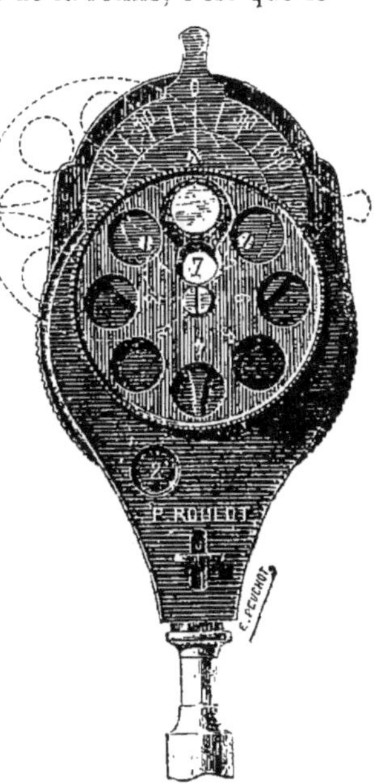

Fig. 336.

Ophtalmoscope
à réfraction de Parent.

Plus petite qu'elles, elle présente une large échancrure destinée à laisser libre le trou du miroir sur lequel doivent être superposés les verres sphériques. En outre, cette roue porte une série de verres concaves cylindriques savoir : — 0,50 D, — 1 D, — 1,50 D, — 2 D, — 2,50 D, — 3 D, — 3,50 D, — 4 D, — 5 et — 6 D. Ces verres se succèdent devant le trou central du miroir quand on tourne la roue de gauche à droite, et au-dessous de chacun est inscrite leur graduation. Afin de pouvoir donner à l'axe des cylindres la direction voulue, la roue se mobilise latéralement et suit les mouvements d'une aiguille sur un cadran, dont le zéro correspond au méridien vertical, c'est-à-dire au manche de l'instrument. Le cadran est gradué de 0 à 90° de chaque côté du méridien vertical, et l'axe des cylindres est toujours perpendiculaire au méridien indiqué par l'aiguille. Lors donc qu'on a déterminé la direction du méridien le moins réfringent, on donnera à l'aiguille une direction perpendiculaire et les verres cylindriques viendront se placer devant l'œil de telle façon que leur axe étant parallèle au méridien le moins réfringent, celui-ci ne sera pas modifié, tandis que le méridien perpendiculaire, le méridien le plus réfringent, subira l'action de la lentille cylindrique concave.

Supposant l'observé atteint d'astigmatisme mixte, savoir d'une hypermétropie de 1 dioptrie dans le méridien horizontal et d'une myopie de 4 dioptries dans le méridien vertical, Parent dit : « Je fais passer dans mon ophtalmoscope + 1 D sphérique, avec lequel je vois nettement le double contour des vaisseaux verticaux ; avec + 2 D, je vois moins bien ces mêmes vaisseaux ; l'hypermétropie du méridien horizontal est donc bien + 1 D. Le méridien le moins réfringent une fois déterminé, je place l'aiguille de mon ophtalmoscope parallèlement aux vaisseaux nettement perçus, et je tourne la roue des verres cylindriques, jusqu'au moment où je vois distinctement les vaisseaux horizontaux.

« Dans l'exemple je m'arrêterai au cylindre — 5 D.

« En même temps que les vaisseaux horizontaux sont devenus nets, le bord supérieur et le bord inférieur de la papille, d'abord troubles et confus, sont devenus nets aussi, et. la papille primitivement elliptique est devenue ronde, à contour bien délimité.

« Que les méridiens principaux soient droits ou obliques, cela est indifférent, puisque l'ophtalmoscope permet de placer l'axe des cylindres dans toutes les directions.

« D'une façon générale, on va à la recherche du méridien le moins réfringent, par conséquent du plus hypermétrope s'ils sont tous les deux hypermétropes ; du moins myope s'ils sont tous les deux myopes ; le méridien le moins réfringent étant rendu emmétrope par le verre correcteur, il suffit de faire passer les différents cylindres concaves pour corriger le méridien le plus réfringent. »

En résumé : 1° avec les verres sphériques, rendre emmétrope le méridien le moins réfringent ; 2° diriger l'aiguille de la roue des cylindres parallèlement aux vaisseaux vus nets ; 3° faire passer les cylindres jusqu'à ce que l'image du fond de l'œil soit nette en tous ses points.

L'un de nous a fait construire [1] un ophtalmoscope à réfraction qui, comme on le verra dans sa description, présente sur celui de Parent de sérieux avantages. L'ophtalmoscope de Despagnet se compose de deux roues. L'une ne contient que des verres sphériques. Elle est percée à la

____

[1] Le premier modèle a été fait par M. Nachet, jeune.

périphérie d'une double série de trous. La plus externe contient les verres
concaves au nombre de 15, comprenant les 0,50, 1, 1,50, 2, 3, 4, 5, 6, .
8, 10, 12, 14, 16, 18, 20 et 25 dioptries. La série interne porte les verres
sphériques convexes au nombre de 11 : les 0,50, 1, 2, 3, 4, 5, 6, 8, 10,
15 et 20 dioptries. Le diamètre des verres est de 0,006.

Pour amener la série des verres convexes au niveau du trou du
miroir, on saisit la roue entre le pouce et l'index et on la pousse du côté
du trou. Le centre de la roue est muni d'un ressort en huit de chiffre
qui glisse le long d'une goupille et sert à maintenir la roue des sphériques dans la position concentrique ou excentrique qu'on lui donne par
rapport à la seconde roue qui porte exclusivement une série complète

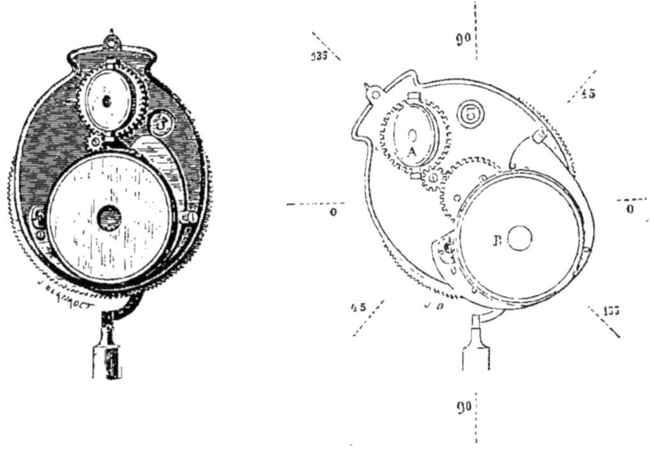

Ophtalmoscope à réfraction de Despagnet.

Fig. 337.   Fig. 338.

de verres cylindriques concaves au nombre de 13 : les 0,50, 1, 1,50, 2,
2,50, 3, 3,50, 4, 4,50, 5, 6, 7 et 8. Tous ces cylindres passent à axe horizontal devant le trou du miroir quand celui-ci est placé dans l'axe du
manche qui soutient l'instrument. Ce qui constitue l'originalité de cet
ophtalmoscope, c'est que, pour amener les cylindres aux différents axes
de 0 à 80°, il ne faut pas rendre excentrique la roue qui les porte. Cette
roue est fixe et ne peut se déplacer. C'est la plaque pleine qui porte les
miroirs en avant, qui, mobile autour du centre, permet d'amener le
miroir et le trou dont elle est percée dans la position de l'axe qu'on
désire. En même temps, grâce à un mouvement d'horlogerie, le miroir à
court foyer décrit une rotation sur son axe, lui permettant de se trouver
toujours dans la position primitivement donnée. La plaque pleine, qui
recouvre les roues en arrière et qui est fixe, porte, marqué à sa péri-

phéric, un cadran horaire sur lequel on lit le degré d'inclinaison dans lequel se trouve placé le miroir, degré qui est celui de l'axe du cylindre qui passe à ce niveau.

L'ophtalmoscope porte trois miroirs, l'un d'un foyer de 8 centimètres et incliné de 35°, inclinaison que l'on fait à volonté à droite ou à gauche en appuyant sur l'un des côtés du miroir, qui reste fixe dans la position donnée grâce à un ressort en forme de pied de biche. Du côté diamétralement opposé sont deux miroirs adossés, l'un concave de 25 centimètres de foyer, l'autre plan. Ils sont contenus et fixés dans une cupule par un double anneau. On obtient l'un ou l'autre en les sortant de la cupule et en les retournant. Grâce à un système de goupille à glissement, on repousse cette cupule vers le centre quand on veut remettre l'instrument dans sa gaine pour qu'il tienne moins de place.

La lecture des verres sphériques, qui passent devant l'observateur, se fait pour les concaves (cercle excentrique) en arrière, pour les convexes (cercle concentrique) en avant au niveau d'un trou dont est percée la plaque mobile. Les cylindres se lisent en arrière.

Au-dessus du miroir à court foyer se trouve, adhérente à la plaque antérieure mobile, une petite tige que l'on met, comme dans l'ophtalmoscope Parent, parallèle aux vaisseaux vus les premiers les plus nets. Les verres cylindriques passent devant le trou du miroir à axe perpendiculaire sur cette tige.

Les qualités de cet instrument sont : 1° la série très complète de verres qu'il porte ; 2° la propreté des verres qui sont toujours recouverts ; 3° la facilité qu'il donne de se rapprocher le plus possible de l'œil examiné, ce qui n'est guère facile quand on rend excentrique la roue des cylindres, cette manœuvre augmentant notablement le diamètre de l'ophtalmoscope au point d'être gêné par le nez de l'observé, contre lequel vient porter la roue. L'instrument est très facilement démontable. Il est léger, gracieux, et d'un petit volume.

III. — PROCÉDÉS SUBJECTIFS

Avec Chibret l'on doit admettre que tout examen subjectif dépourvu de contrôle de la part de l'observateur est insuffisant, qu'il n'est en général de bon examen que l'examen objectif. Mais, comme c'est toutefois le malade qui subjectivement jugera la valeur des verres que le médecin lui propose, il y a lieu de procéder à un examen subjectif, lequel sera restreint à l'épreuve suivante : donner à choisir au sujet entre 2 ou 3 cylindres différant l'un de l'autre de 0,25 à 0,50 dioptries, cylindres que l'examen objectif aura dû suffisamment préciser.

1° CADRAN HORAIRE

La première épreuve de l'examen subjectif consiste à présenter au sujet un cadran horaire.

C'est une circonférence divisée en arcs de 30 degrés ; chaque division

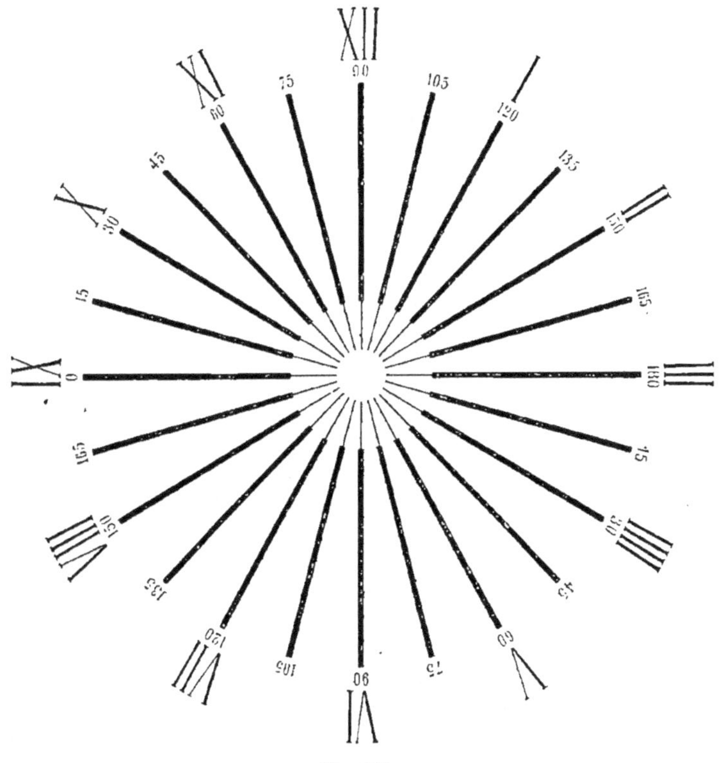

Fig. 339.
Cadran horaire.

correspond à une heure indiquée par des chiffres romains, tout comme sur le cadran d'une montre.

Chaque arc de 30 degrés est subdivisé en son milieu, et à chacune de ces diverses divisions correspond un méridien dont l'extrémité supérieure porte l'indication en degrés de son inclinaison sur le méridien horizontal, le 0° de la graduation coupant l'extrémité gauche de ce méridien se confondant avec la division IX heures et le 180° correspondant à droite à III heures (fig. 339).

Grâce à la possibilité de désigner les lignes par le nom des heures du cadran, l'entente est facile entre l'observé et l'observateur. Celui-ci demande par exemple si la ligne de IX heures à III est bien nette; généralement l'observé en accuse trois nettes, et alors on lui fait préciser la position de la médiane, qui, par exemple, ira de la division intermédiaire entre I et II à la division intermédiaire à VII et VIII, par abréviation, l'on dira alors la division de I heure et demie à VII heures et demie.

Le sujet placé à 5 mètres désignera la ligne qui lui paraît la plus nette — au besoin s'il est myope on lui donnera un verre sphérique concave suffisant pour lui permettre de voir le disque horaire. Cette ligne précise la position du méridien principal, qui ne se trouve pas avoir son foyer sur la rétine; par suite, la ligne qui est la plus floue, et qui fait avec la première un angle de 90°, donne la direction de l'autre méridien principal.

Ce procédé permet d'une part de constater l'existence de l'astigmatisme et en second lieu de préciser la direction des méridiens principaux.

2° OPTOMÈTRES

Théoriquement la mesure de l'astigmatisme doit être fournie très exactement par les optomètres, qui doivent permettre de déterminer successivement le remotum des deux méridiens principaux.

Mais la grande difficulté de l'optométrie, dans les cas d'astigmatisme surtout, résulte de la mise en jeu intempestive de l'accommodation, en particulier lorsque le sujet regarde dans un optomètre à tube. D'autre part, l'atropinisation, qui mettrait à l'abri de cette cause d'erreur, modifie de son côté les résultats de l'examen en dilatant la pupille et découvrant ainsi la zone phériphérique de l'appareil dioptrique oculaire.

Les optomètres de Badal et de Perrin ne fournissent qu'une donnée incomplète sur l'état astigmatique de l'œil examiné. Cependant l'on peut remplacer dans ces instruments le disque gravé usuel par un autre sur lequel est gravé un cadran horaire ; l'optomètre ainsi muni, l'index sera placé au delà de l'infini, ou plus exactement au delà du remotum connu ou soupçonné du méridien le moins réfringent. Puis le rapprochement progressif de l'index procure une augmentation de netteté de l'image perçue, augmentation de netteté, qui porte en premier lieu sur la *ligne du cadran perpendiculaire à la direction du méridien le moins réfringent.*

Lorsque l'objet visé fournit à l'œil les rayons lumineux émanés du remotum de ce méridien, cette ligne seule est parfaitement nette et les lignes voisines paraissent de plus en plus floues à mesure qu'elles s'en éloignent et se rapprochent de la direction de l'autre méridien principal.

On obtient ainsi, en plus de la direction des méridiens principaux, la valeur réfringente du plus faible, celle-ci constitue l'un des termes de l'astigmatisme subjectif. L'autre est plus difficile à préciser, car l'accommodation, et en particulier les contractions astigmatiques du muscle ciliaire, modifient l'état de réfraction oculaire et par suite celle du second méridien qu'il s'agit de mesurer. Toutefois la connaissance de la puissance du méridien le moins réfringent a bien sa valeur quand l'on possède un ophtalmomètre, car en y ajoutant la différence accusée par cet instrument, l'on obtient la valeur réfringente de l'autre méridien principal, tout au moins avec une certaine approximation (en raison de l'astigmatisme latent possible).

Nous pensons donc qu'on ne saurait demander à ces optomètres plus que la détermination de la réfraction du méridien le moins réfringent.

Plus pratique est l'*optomètre de Javal*, qu'on emploie après mensuration objective de l'astigmatisme cornéen. Il sert à vérifier le résultat obtenu et à déterminer le verre correcteur.

Cet optomètre se compose de deux disques portant l'un des verres sphériques, l'autre des verres cylindriques concaves sur l'une des moitiés, convexes sur l'autre ; grâce au mécanisme de l'instrument, ces verres peuvent être successivement amenés devant l'œil de l'observé avec une inclinaison de leur axe déterminée par la

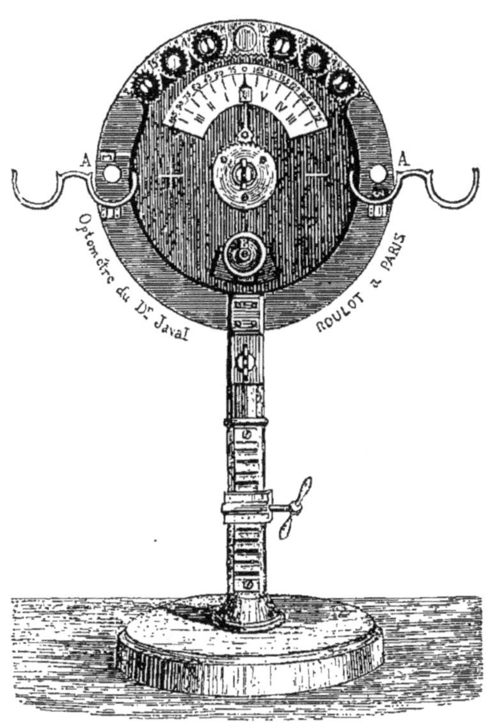

Fig. 340.
Optomètre de Javal.

position de l'aiguille de l'optomètre. Suivant l'œil examiné le patient vise par le trou de droite ou de gauche des disques, l'autre œil étant masqué par un verre opaque soutenu par la monture *ad hoc*.

On place l'optomètre à 5 mètres, en face d'une échelle optométrique et d'un cadran. Dans le cas où on ne disposerait pas d'une distance suffisante, l'instrument supporte une échelle typographique transparente que l'observé voit dans une glace accrochée à bonne hauteur en face de l'optomètre.

Voici comment Javal se sert de son optomètre : « Après avoir mesuré l'astigmatisme cornéen, je dispose dans mon optomètre le verre cylindrique correcteur, de la force et dans la position indiquées par l'examen ophtalmométrique. A cet effet, j'amène l'aiguille de l'optomètre sur le chiffre indiqué par celle de l'ophtalmomètre, et je fais tourner la roue antérieure de l'optomètre jusqu'à l'arrivée au cylindre voulu.

« Cela fait, le malade regardant à travers le verre cylindrique un cadran horaire, puis une échelle typographique, je fais tourner la seconde roue de l'optomètre jusqu'à complète correction de la réfraction sphérique.

« Le troisième temps consiste à vérifier la position de l'astigmatisme subjectif, en faisant tourner le verre cylindrique de 15 degrés de part et d'autre de sa position primitive. Presque toujours la position primitive est préférée — (je le fais également tourner brusquement de 90 degrés ; si le malade accuse une amélioration, il y a spasme astigmatique de l'accommodation).

« Enfin, quatrième temps, je fais comparer le verre cylindrique avec les verres qui le précèdent et le suivent immédiatement sur le disque antérieur de l'instrument.

« En règle générale : 1° chez les vieillards ; 2° chez les myopes, qui ont l'habitude de ne jamais accommoder parce qu'ils lisent sans verres, ou avec des verres faibles ; 3° quand il s'agit d'un œil strabique divergent ou convergent, aucun verre cylindrique ne corrige mieux que celui indiqué par l'ophtalmomètre... En règle générale aussi, chez les adultes et surtout chez les jeunes gens, je trouve un astigmatisme manifeste inférieur à l'astigmatisme cornéen. »

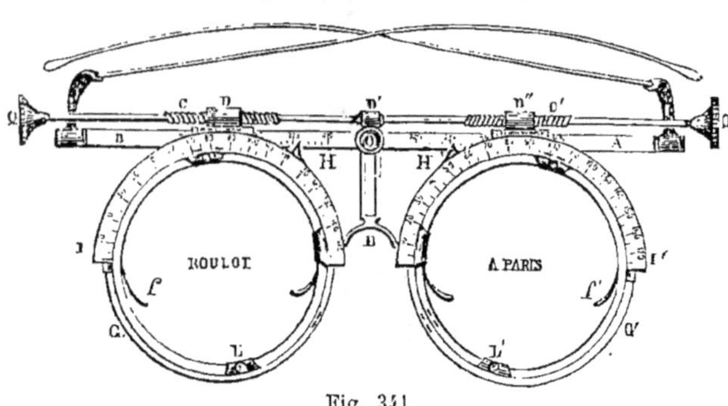

Fig. 341.

Lunette d'essai du Dr Armaignac.

Si l'on ne possède pas l'optomètre de Javal, l'on place dans une lunette d'essai (fig. 341), la combinaison des verres cylindriques et sphériques déterminée par l'examen objectif et on mesure l'acuité visuelle du sujet. Par tâtonnements en modifiant la direction de l'axe du cylindre, au besoin en augmentant ou diminuant sa puissance, en agissant de même à l'égard des verres sphériques, on arrive à trouver une correction maxima de l'amétropie du sujet.

Autrement encore on commence par chercher le verre sphérique qui donne l'acuité visuelle la meilleure ; puis, comme le cadran horaire indique l'existence de l'astigmatisme, on superpose au verre sphérique trouvé un cylindre faible d'abord, puis de plus en plus fort, inclinant son axe suivant les indications du cadran horaire. On arrive ainsi à trouver subjectivement la correction cherchée, correction qui devra toujours être vérifiée objectivement.

Symptômes cliniques de l'astigmatisme. — L'astigmate décèle parfois son amétropie par son facies et son attitude. Toute asymétrie du crâne ou de la face, toute malformation appréciable de l'œil peut faire songer à l'existence de l'astigmatisme. Mais l'attitude de l'astigmate plus souvent encore appelle l'attention. Il tient les paupières à moitié fermées pour supprimer, grâce à la fente sténopéique palpébrale, une partie des rayons lumineux nuisibles à la netteté de l'image rétinienne. Il incline la tête d'un côté ou de l'autre pour placer cette fente dans la direction du méridien le moins amétrope. En regardant de côté il rétrécit son champ pupillaire. Autrement, par une traction sur les téguments de l'angle externe de l'œil, par une pression en un point sur le globe, il modifie la courbure de la cornée et corrige son astigmatisme. Une torsion instinctivement imprimée à la monture des lunettes en a placé obliquement les verres devant l'œil et la vision est devenue meilleure.

L'examen subjectif révèle tout d'abord une diminution d'acuité visuelle que corrige parfois très bien l'interposition d'un trou sténopéique, qu'amendent incomplètement des verres sphériques et que font disparaître des verres cylindriques seuls ou associés aux sphériques.

En raison même de la diminution de leur acuité visuelle, certains astigmates regardent de très près, et en raison des efforts d'accommodation qui en résultent, ils éprouvent tôt ou tard une véritable asthénopie accommodatrice. Cette affection, de plus, est encore provoquée par les efforts incessants du muscle ciliaire, dont les contractions partielles tendent à corriger l'amétropie de l'œil.

A en croire certains ophtalmologistes, les conséquences fâcheuses de l'astigmatisme sont aussi diverses que fréquentes. G. Martin invoque les contractions astigmatiques du muscle ciliaire comme causes de kératite, de conjonctivite, de larmoiement, de blennorrhée du sac lacrymal, de blépharite, de chalazion, de blépharospasme, de migraine ordinaire et de migraine ophtalmique. Il lui refuse par contre toute influence sur la production de la cataracte, contrairement à l'opinion de Vacher, constatant toutefois la fréquence relative de l'astigmatisme contraire à la règle chez les cataractés. Cet astigmatisme, contraire à la règle, il l'observe aussi dans les glaucomes, sans qu'il lui soit encore possible d'établir les rapports de cause à effet entre ces deux états de l'œil. Mais c'est tout particulièrement à propos de l'évolution de la myopie que G. Martin fait ressortir l'influence néfaste des contractions astigmatiques du muscle ciliaire. Pour lui, le croissant papillaire, dans la très grande majorité des cas, serait situé en regard de la portion du muscle ciliaire, siège des contractions astigmatiques, fait que Chauvel répudie au nom de la clinique et Hocquard au nom de l'anatomie. De plus, l'astigmatisme serait un des motifs occasionnels d'apparition de la myopie et également une des causes de son augmentation progressive, cela quand le sujet ne corrige pas facilement son astigmatisme par des contractions partielles de son muscle ciliaire, lorsqu'il doit pour y parvenir se rapprocher de l'objet fixé, afin de stimuler la contraction du muscle ciliaire en faisant appel aux relations qui relient l'accommodation et la convergence. Enfin, l'astigmatisme provoque de l'amblyopie ; tantôt toute la surface rétinienne réagit moins à la lumière, tantôt ce défaut n'occupe qu'un seul de ses méridiens. L'imperfection de l'appareil dioptrique placé en avant de la membrane nerveuse n'a pas permis à la lumière d'exciter ses éléments sensibles d'une façon uniforme ; l'organe étant imparfait, la fonction s'est imparfaitement développée. La correction tardive de l'amétropie ne saurait en pareil cas rétablir une bonne vision ; « l'asymétrie de réfraction sera neutralisée, mais une asymétrie d'acuité subsistera ».

« Sans aller aussi loin que M. G. Martin, écrit Javal, il faut admettre qu'une mauvaise optique de l'œil est une cause permanente de fatigue pour cet organe et qu'une parfaite correction fait disparaître, comme par enchantement, un certain nombre de migraines, de conjonctivites tenaces et de blépharites ; pour qui corrige exactement les défauts de réfraction, les asthénopies rebelles deviennent une rareté. »

Correction de l'astigmatisme. — *Prescription des verres.* — Vers 1850, le premier, le capitaine du génie Goulier, alors professeur de topographie à l'école de Metz, fit construire pour ses élèves astigmates des lunettes munies de verres cylindriques, et, depuis, pour annihiler la différence de réfraction des deux méridiens principaux, l'on utilise les verres cylindriques concaves ou convexes ; l'on diminue la réfringence du méridien le plus réfringent ou l'on augmente celle de l'autre. Or, la pratique semble de plus en plus sanctionner l'emploi exclusif des verres cylindriques concaves : même dans l'astigmatisme hypermétropique, les malades acceptent volontiers le cylindre concave associé au sphérique convexe. Le cylindre étant placé du côté de l'œil, le verre combiné devient légèrement périscopique, ce qui est un avantage.

De l'emploi exclusif des cylindres concaves résulte cette simplification que l'axe du cylindre doit être toujours parallèle à la direction du méridien le moins réfringent, direction indiquée par la première position de l'axe de l'ophtalmomètre de Javal. Mais il serait fort à désirer que l'entente s'établisse sur la manière d'indiquer sur les lunettes cette position de l'axe du cylindre. L'on supprimerait ainsi une cause d'erreur importante dans l'exécution par les opticiens des prescriptions médicales.

Avec Parent, l'on admettra que la lunette d'essai sera graduée dans le sens direct par rapport au malade, le zéro étant à *sa droite*, à l'extrémité du diamètre horizontal si la graduation est portée sur le *demi-cercle inférieur*; le zéro étant à *sa gauche*, à l'extrémité du diamètre horizontal, si la graduation est portée sur le *demi-cercle supérieur*.

Une prescription ainsi formulée : sphér. +1, cylind. —2, axe 15 degrés, ne donnera lieu à aucune confusion; l'axe du cylindre aura son extrémité inférieure à 15° au-dessous de l'horizontale, à droite du sujet, et à 15° au-dessus d'elle à gauche.

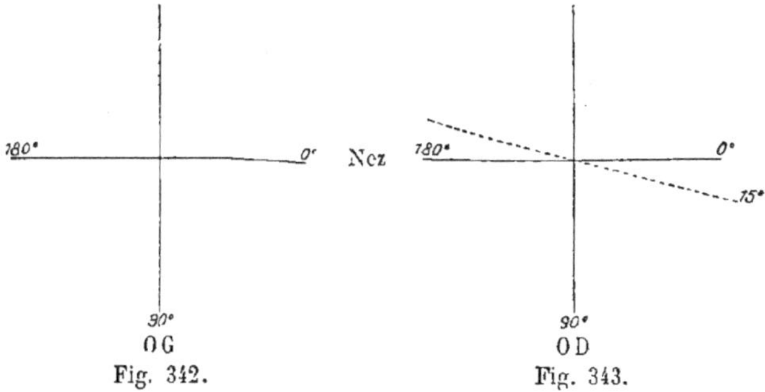

Fig. 342. Fig. 343.

Du reste, l'oculiste fera toujours bien de représenter schématiquement la position de l'axe du cylindre qu'il prescrit, et pour cela il lui suffit de quelques traits de plume avec les indications complémentaires de la position du nez et du nom de l'œil (fig. 342, 343).

Relativement aux verres correcteurs qu'il convient de prescrire, l'on peut se demander s'il convient de corriger exactement l'amétropie du sujet sans tenir compte de la correction plus ou moins complète que lui procure l'accommodation astigmatique. Comme cylindre, Javal prescrit *le plus fort* de ceux entre lesquels le sujet hésite; si ce dernier est jeune encore, ce verre est quelquefois plus faible que l'astigmatisme cornéen; néanmoins, il sera prescrit et l'intéressé sera prévenu que son astigmatisme augmentera et par suite qu'il devra revenir si son asthénopie réapparaît. « On peut encore donner des cylindres faibles pour voir au loin et les cylindres exacts pour la lecture, car il tombe sous le sens que l'accommodation astigmatique devient à peu près nulle aux environs du punctum proximum. »

CHAPITRE CII

ASTIGMATISME IRRÉGULIER

Si l'on voulait pousser à l'extrême la définition de l'astigmatisme régulier, on rencontrerait bien exceptionnellement des yeux astigmates qui y satisfassent. En réalité, il n'existe pas de limite nette entre l'astigmatisme régulier et l'astigmatisme irrégulier ; pratiquement, pourvu que l'on puisse corriger l'irrégularité d'un astigmatisme peu prononcé sur une petite surface de l'appareil dioptrique dont le centre correspond à l'axe visuel, l'amétropie doit être considérée comme régulière.

Théoriquement, il y a astigmatisme irrégulier quand il existe : 1° une variation irrégulière de la réfraction dans un même méridien ; 2° un degré différent d'astigmatisme sur des parallèles plus ou moins voisins du sommet ; 3° une direction différente de l'amétropie dans différents parallèles ; 4° des vices de forme plus compliqués encore. Pratiquement il y a astigmatisme irrégulier lorsque la déformation non corrigeable de l'appareil dioptrique modifie les images rétiniennes au point d'altérer la vision. La déformation des images rétiniennes n'offre rien de précis ; tantôt l'objet se peint comme une tache informe et mal délimitée ; tantôt il est plus ou moins reconnaissable ; tantôt enfin, quoique unique. il fournit plusieurs images (*polyopie monoculaire*).

Toutes les surfaces et tous les milieux de l'appareil dioptrique de l'œil peuvent causer l'astigmatisme irrégulier par l'irrégularité de leur courbure, l'inégalité de leur indice de réfraction, le manque de transparence de certaines parties ou l'imperfection de leur centrage, de leur agencement réciproque (Landolt).

Nous étudierons deux variétés d'astigmatisme irrégulier suivant qu'il est produit par la cornée ou par le cristallin.

I. — ASTIGMATISME IRRÉGULIER CORNÉEN

Les altérations de la cornée sont très souvent la cause de l'astigmatisme irrégulier. Déjà, à propos de l'astigmatisme cornéen, il a été indiqué : 1° que la réfraction d'un même méridien était moins puissante au centre que vers la périphérie de la membrane (aberration de sphéricité) ; 2° que sous l'action des sangles musculaires la courbure était différente dans les moitiés droite et gauche ou supérieure et inférieure d'un même méridien ; 3° que la cornée était souvent mal centrée, si bien que suivant la direction du regard elle réfléchissait des images régulières ou plus ou moins astigmates. Dans d'autres cas, il s'agit d'une déformation accidentelle de la membrane due à la rétraction cicatricielle d'une plaie, d'un ulcère ; ou bien, la densité de son tissu se trouve modifiée en même temps que sa transparence par la présence d'infiltrations ou de taies.

Ce serait une erreur que de considérer les taies comme d'autant plus gênantes pour la vision qu'elles sont plus opaques ; souvent une opacité très légère, difficile à déceler, abaisse l'acuité visuelle bien plus qu'une taie très apparente. La dispersion de la lumière au niveau de la première trouble bien plus l'image rétinienne que la suppression des rayons lumineux au niveau de la seconde, si autour de cette dernière les parties restées transparentes jouissent d'une réfraction régulière.

Quant aux déformations de la cornée en tant que surface, elles résultent, ainsi qu'il vient d'être dit, des rétractions causées par des cicatrices de plaies, d'ulcères, voire aussi par des synéchies iriennes. Parfois aussi des altérations de la densité et de la transparence de la membrane coexistent avec sa déformation.

Enfin on a observé à la suite de traumatismes exclusivement limités à la cornée le phénomène de la *polyopie monoculaire* et l'on en a trouvé l'explication dans un décollement des diverses couches de la membrane et leur déplacement réciproque.

Objectivement, l'astigmatisme irrégulier cornéen se diagnostique par l'examen direct de la cornée, l'examen avec le disque kératoscopique, l'éclairage oblique et l'examen avec le réflecteur.

Lorsque les lésions cornéennes sont assez prononcées pour que la déformation de la membrane ou son défaut de transparence soient appréciables à l'examen direct, le diagnostic s'impose. Parfois il est utile de regarder la cornée très obliquement, afin de se rendre compte de la courbe décrite au-dessus du plan irien par ses divers méridiens. C'est ainsi que l'on peut reconnaître l'existence des cornées coniques ou fortement convexes et constater les déformations causées par les synéchies iriennes.

Plus précis est l'examen avec le disque kératoscopique, dont la réflexion sur la surface convexe donne immédiatement la notion de son irrégularité. Au lieu de circonférences réfléchies, l'on voit des courbes plus ou moins aplaties irrégulièrement, présentant même en certains points des hachures véritables. Le malade vise d'abord le centre du kératoscope tenu comme il a été prescrit, puis il dirige son regard vers différents points de sa surface, afin que l'observateur puisse étudier les images réfléchies par le centre et les parties périphériques de la cornée (fig. 345, 346).

On fait asseoir le malade en face d'une fenêtre, seule l'image se peint plus ou moins déformée sur la cornée et en manifeste ainsi l'astigmatisme.

Très important encore est l'examen à l'éclairage oblique, qui s'adresse surtout aux modifications de transparence de la membrane. Le malade

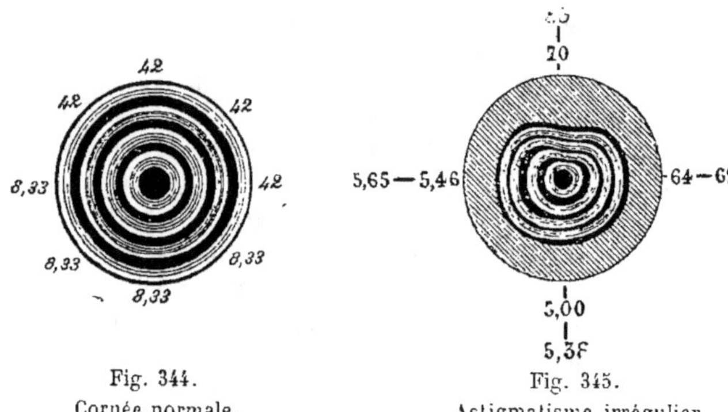

Fig. 344.

Cornée normale.

Fig. 345.

Astigmatisme irrégulier.

Examen de la cornée avec le disque kératoscopique.

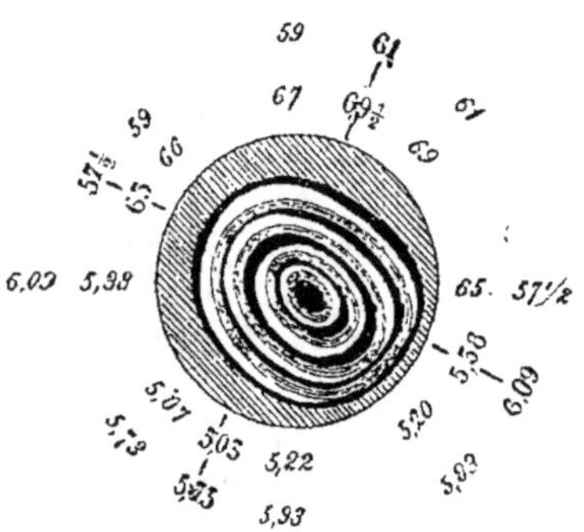

Fig. 346.

Astigmatisme irrégulier (Angelucci).

est assis le tronc appuyé contre le bord de la table, l'œil à examiner à hauteur de la flamme de la lampe qui, elle, se trouve placée à 50 centimètres en avant et 20 centimètres latéralement. Assis en face du sujet, l'observateur tient entre la lampe et l'œil examiné une lentille convexe de 10 dioptries, qui concentre les rayons lumineux en un cône d'éclairage d'autant plus court que la lampe est plus éloignée, d'autant plus allongé qu'elle est plus rapprochée de la lentille. Dans ce cône, l'intensité d'éclairement augmente de la base vers le sommet, tandis que les sections perpendiculaires à sa hauteur décroissent dans le même sens. Par suite, si l'on désire un éclairage intense, il faut éloigner la lentille de l'œil, tandis qu'on l'en rapproche si l'on veut éclairer une large surface. Enfin, pour examiner les divers points de la surface cornéenne, il convient d'inviter le sujet à regarder dans diverses directions, en haut si l'on examine le segment inférieur de la cornée, en dehors pour sa moitié interne, etc.

L'examen à l'éclairage oblique permettra de saisir sur la cornée tous les intermédiaires entre les opacités récentes inflammatoires de teinte grisâtre, à bords flous, et les taies cicatricielles dont la coloration est plus uniforme, les bords plus nets, la surface polie et luisante. Outre la forme, l'étendue de la lésion, l'examen décèle encore l'épaisseur des couches atteintes. Une erreur à éviter serait de prendre pour une opacification légère une coloration bleuâtre, une teinte opaline que présente la cornée normale très obliquement éclairée.

Enfin, l'éclairage oblique met en relief l'aspect terne, le dépoli de la surface cornéenne privée de sa couche épithéliale, les petites saillies vésiculaires de certaines kératites, des pertes de substance, et même de simples aplatissements.

L'éclairage direct de la cornée avec le miroir ophtalmoscopique contrôle les renseignements fournis par les autres procédés d'exploration, parfois aussi, il supplée à leur insuffisance. Le disque pupillaire éclairé n'est pas d'un rouge uniforme, sur lui tranchent des points plus ou moins ombrés, de forme et de grandeur irrégulières. Puis, si l'on imprime au miroir des mouvements de rotation autour de son manche, en plus des ombres kératoscopiques caractéristiques de l'état de réfraction général de l'œil, on note un miroitement particulier assez comparable aux jeux d'ombre et de lumière de certaines étoffes. En outre, si sur le disque pupillaire éclairé, l'observateur perçoit quelques vaisseaux rétiniens, il constate, lors des mouvements de rotation du miroir, qu'ils se contournent, s'infléchissent, disparaissent par places. Mais ce dernier phénomène, indice d'astigmatisme irrégulier, peut résulter de lésions autres que celles qui produisent l'astigmatisme cornéen. Pour cet examen, il y a parfois avantage à préférer au miroir concave le miroir plan, dont l'éclairage moins brillant ne noie pas les opacités légères dans un flot de lumière intense.

II. — ASTIGMATISME IRRÉGULIER CRISTALLINIEN

Pas plus que la surface cornéenne, les surfaces cristalliniennes ne sont parfaitement établies, et si les contractions astigmatiques du muscle ciliaire peuvent causer un astigmatisme régulier, rien ne prouve qu'elles n'aient, dans certains cas, une influence encore plus fâcheuse. De plus, les désordres de voisinage, que provoquent les iritis sur la cristalloïde antérieure, altèrent irrégulièrement la transparence, voire même la surface de la lentille. Mais c'est surtout dans des défauts de la structure du cristallin que l'on trouve des causes d'astigmatisme irrégulier. Pour peu que les différents secteurs élémentaires de la lentille cristallinienne ne soient pas accolés de façon à constituer une surface bien régulière, pour peu qu'ils n'aient pas tous le même indice de réfraction, chacun réfractera la lumière différemment, d'où des images multiples. Tantôt ces images se fusionnent incomplètement sur la rétine et la vision n'est pas nette, tantôt elles s'y peignent assez distinctement pour causer des perceptions distinctes, d'où la *polyopie monoculaire.*

Objectivement, l'astigmatisme irrégulier cristallinien peut être diagnostiqué après constatation de l'intégrité de la cornée par les procédés, dont il a été précédemment question ; en particulier, l'éclairage oblique révélera les troubles de transparence de la lentille, l'étude de l'image rétinienne et des ombres kératoscopiques décèlera les irrégularités de la réfraction.

Au point de vue clinique, l'astigmatisme irrégulier se traduit par une diminution de l'acuité visuelle que relève parfois le trou sténopéique, mais que les verres sphériques ou cylindriques n'arrivent pas à corriger complètement. Le trou sténopéique agit efficacement lorsque l'axe visuel passe par une zone relativement régulière, cela parce qu'il supprime tous les rayons irrégulièrement réfractés par la périphérie de l'appareil dioptrique oculaire. Les verres sphériques, laissant passer ces derniers, modifient d'une même quantité la réfraction des différents points de l'appareil dioptrique et par là même ne peuvent en faire disparaître l'irrégularité. Quant aux verres cylindriques, l'inégalité de leur action sur les divers méridiens de l'œil ne correspond pas à l'inégalité de leur réfraction et par suite ils ne sauraient la corriger.

C'est à l'astigmatisme irrégulier de l'œil qu'il faut attribuer la forme étoilée attribuée généralement aux étoiles qui sont cependant des corps arrondis, et les rayons que l'on perçoit autour d'un point lumineux très éloigné. Il est de plus à remarquer que le même individu ne voit pas toujours sous la même forme une même étoile, et la variété des images accusées par différentes personnes, qui regardent le même astre, prouve combien est variable l'astigmatisme irrégulier.

Un autre exemple de cette polyopie réside dans la multiplicité des croissants de la lune regardée avec un seul œil. Enfin on peut encore, si l'on interpose en avant d'une lumière deux doigts rapprochés l'un de l'autre, sans qu'ils soient en contact, percevoir entre eux comme une couche ombrée qu'un examen attentif permet de décomposer en une série de lignes, qui ne sont autres que des images multiples du bord de chacun des doigts.

CHAPITRE CIII

ANISOMÉTROPIE

Conformément à une loi générale pour les organes doubles, les deux yeux de règle sont souvent symétriques, aussi bien semble-t-il quand ils sont normaux que lorsqu'ils présentent des anomalies congénitales. Ainsi, diamètre du globe et de la cornée, couleur de l'iris, dimension de la pupille, s'observent identiques des deux côtés, tout comme la cataracte congénitale, l'iridérémie, la cornée conique. Cette parité toutefois peut manquer en ce qui concerne l'état de réfraction des deux organes; si l'égalité absolue est fréquente, plus fréquemment encore l'on constate d'un œil à l'autre quelque différence, il y a *anisométropie* (α privatif, ισος égal, μετρον mesure). Dans la pratique, il est vrai, l'anisométropie ne devient appréciable que s'il est nécessaire de donner une correction différente des amétropies pour procurer à l'intéressé les avantages de la vision binoculaire.

Toutes les combinaisons de réfraction sont possibles entre les deux yeux. L'un est emmétrope, l'autre myope ou hypermétrope; dans tous les deux existe, mais à des degrés divers, la même amétropie ou bien d'un côté il y a myopie et de l'autre hypermétropie. Enfin, si l'on ajoute à cela que l'astigmatisme est fréquent dans l'anisométropie, on comprend l'infinie variété de cette amétropie.

Congénitale, l'anisométropie résulte d'un développement inégal des deux yeux et souvent elle accompagne une asymétrie de la tête. Acquise, cette amétropie survient après une déformation cornéenne (cicatrice, taie), une luxation du cristallin, un décollement de la rétine; parfois encore l'un des yeux devient myope alors que l'autre devient emmétrope ou hypermétrope.

En raison de la différence de réfraction des deux yeux la vision chez les anisométropes s'effectue de trois façons différentes.

Elle est : 1° binoculaire; 2° monoculaire, chaque œil servant à son tour; 3° monoculaire, l'un des yeux étant définitivement laissé de côté.

La vision binoculaire existe chez certains sujets même dans les cas d'anisométropie prononcée et elle est avantageuse. Il semble que deux images rétiniennes assez notablement dissemblables se superposent et s'améliorent l'une l'autre, fait que prouve l'examen au stéréoscope et que met aussi bien en lumière la mesure de l'acuité visuelle trouvée, lorsque les deux yeux sont ouverts, supérieure à ce qu'elle est pour chacun d'eux séparément. L'on pourrait, il est vrai, admettre dans le cas d'anisométropie, caractérisée par de l'hypermétropie d'un côté et de la myopie de l'autre, que l'œil hypermétrope s'accommode pour la vision à la distance du remotum de l'œil myope, d'où son rôle utile dans la vision binoculaire. Mais cette explication n'est pas valable, quand il s'agit d'anisométropie avec myopie, et de plus l'on a constaté que, pour la vision de près, l'anisométrope fait presque toujours les mêmes efforts d'accommodation des deux yeux. Celui-là règle le degré d'accommodation qui avec la moindre tension procure les meilleures images. Dans la vision de près toutefois intervient l'état des muscles adducteurs ; insuffisants, ils entrainent la déviation de l'œil dont l'acuité visuelle est la plus faible. Cette déviation du reste s'observe encore chez les anisométropes, lorsque l'une des images rétiniennes est assez fâcheuse pour rendre plus mauvaise la vision binoculaire : ce fait se voit en particulier lorsqu'un œil est atteint d'astigmatisme irrégulier.

L'anisométrope se sert alternativement de l'un et l'autre œil, surtout lorsque l'un d'entre eux est emmétrope ou faiblement amétrope, l'autre modérément myope, et que tous deux ont une bonne acuité visuelle. Le premier œil est employé alors pour voir à distance, l'autre pour voir de près.

La fusion binoculaire existe quelquefois en pareil cas mais pas toujours (Landolt). Cette utilisation alternative de chaque œil est possible même avec une grande différence d'état des deux organes. Tel le cas d'un ami de Donders, qui, suivant le besoin, utilisait son œil droit emmétrope ou son œil gauche myope de 7 dioptries. A vingt ans avec ses 10 dioptries d'accommodation il paraissait en posséder 17, son œil myope ayant en effet son proximum à 6 centimètres. A soixante-cinq ans il voyait comme tout vieillard emmétrope à l'infini, et de plus à 14 centimètres, remotum de son œil myope; il est vrai que les objets situés entre l'infini, soit 5 mètres, et 14 centimètres ne devaient pas être nettement perçus faute d'accommodation.

Enfin certains anisométropes se servent d'un seul œil et toujours du même. Ce fait échappe au patient, comme à l'observateur, dans nombre de cas, et c'est par hasard qu'il est découvert, une circonstance fortuite ayant amené l'occlusion isolée du seul œil utile. Souvent encore l'inutilisation d'un œil se traduit par une déviation; il y a strabisme. Déjà à propos de l'hypermétropie et de la myopie cette variété de strabisme a été signalée, l'œil le plus amétrope est délaissé, il diverge dans le premier cas, il converge dans l'autre.

On aurait tort, il est vrai, de généraliser et, même dans le cas d'aniso métropie prononcée, ce n'est pas toujours l'œil le plus amétrope qui est dévié. Parfois l'on constate que le meilleur au point de vue de la réfringence possède l'acuité visuelle la plus faible, et ceci explique la préférence accordée à son congénère. Du reste, quoique l'anisométrope méconnaisse l'utilité de son œil strabique, celle-ci est parfois indiscutable. L'œil dévié en dehors augmente d'autant l'étendue du champ de la vision; de plus, dans certains cas de myopie forte, il suffit de présenter un objet à bonne distance pour révéler à l'intéressé la valeur de son organe, comme aussi dans d'autres cas d'amétropie une correction appropriée lui procure la même satisfaction.

Le traitement rationnel de l'anisométropie serait, semble-t-il, de donner à chaque œil le verre correcteur qui le rend emmétrope; cette règle ne saurait être posée d'une façon absolue. Avant tout il faut d'abord reconnaître comment se fait la vision du sujet, est-elle binoculaire, monoculaire alternative ou monoculaire simple? Lorsque les deux yeux sont utilisés simultanément, l'on déterminera quelle est l'acuité visuelle binoculaire au loin sans correction, puis isolément pour chaque œil on pratiquera le même examen avant et après correction, enfin, l'on recherchera la vision binoculaire après correction. Si le sujet, et le fait est fréquent, se plaint que les verres le fatiguent, on n'insistera pas, pour peu que la vision binoculaire sans correction satisfasse l'intéressé. Mais au cas où il demanderait qu'elle soit améliorée, il y aurait lieu de proposer une correction partielle de l'anisométropie. L'œil le meilleur recevra le verre qui lui convient, et devant l'autre on mettra le même verre ou, si on peut le lui faire accepter, un verre différent plus voisin de celui qui corrigerait son amétropie particulière.

En général, une différence de 1 dioptrie entre les deux verres prescrits est bien tolérée, et dans certains cas où l'écart de réfraction entre les deux yeux atteint 5 ou 6 dioptries, tandis que la correction complète n'est plus acceptée, les verres qui réduisent la différence de moitié sont utiles. Toujours l'on se réglera d'après les sensations de l'intéressé; il est vrai que, avec de l'habitude, des verres primitivement désagréables deviennent non seulement tolérés, mais indispensables. Ce fait arrive en particulier dans l'anisométropie avec hypermétropie, et alors le sujet ne peut plus se passer de sa correction, de là une sujétion qu'il est bon d'indiquer, avant de l'imposer.

Lorsque pour la vision chaque œil est utilisé isolément, en général l'un sert pour voir au loin et l'autre pour la vue de près, la correction alors ne se proposera autre chose que d'adapter chacun des organes au mieux pour la fonction qui lui est dévolue.

Enfin si le sujet fait abstraction de l'un de ses yeux, la correction doit s'adresser à l'œil utile; mais, pour prévenir dans la mesure du possible les inconvénients qui résulteraient de sa perte, il est indiqué de ne pas abandonner complètement le congénère. Au besoin en lui donnant le verre approprié on fera son éducation, on l'habituera à recevoir des images qui soient interprétées par le sujet.

CHAPITRE CIV

DES LUNETTES

I. — VERRES DE LUNETTES

Pour corriger les amétropies, c'est-à-dire pour donner à l'appareil dioptrique de l'œil une réfringence telle que la rétine se trouve au foyer de cet appareil, ou pour venir en aide à l'accommodation, l'on a recours à l'interposition devant l'œil de lentilles de verre.

Le verre employé pour la fabrication des verres de lunettes est le verre à vitres en feuille, c'est-à-dire un composé de silicates de soude et de chaux mélangés à de l'alumine et quelques oxydes métalliques. Ce verre doit être dur, homogène, sans bulles ni stries et presque incolore ; on n'utilise comme verres colorés que les verres *fumés* plus ou moins foncés, les verres *bleus* ou plus rarement *jaunes*. Il est à remarquer que si l'on taille en lentille ces verres de couleur la teinte n'en est plus uniforme vu les différences d'épaisseur au centre et à la périphérie du verre.

Il n'y a pas lieu de préférer au verre à vitre le cristal de roche qui n'a guère d'autre avantage que de se laisser moins facilement rayer, mais qui exige une taille spéciale si l'on veut éviter les inconvénients de la double réfraction qu'il possède.

Pour tailler les verres de lunettes on utilise des instruments en bronze creux (*bassin*) ou bombés (*balles*), suivant que l'on désire obtenir la taille convexe ou concave. L'on procède par usure d'une plaque de verre; on frotte l'outil saupoudré d'émeri mouillé jusqu'à ce que les deux surfaces s'adaptent exactement.

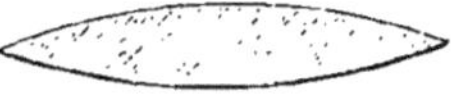

Fig. 347.
Verre biconvexe.

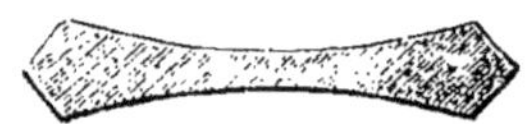

Fig. 348.
Verre biconcave.

D'après la forme des lentilles on les classe en *sphériques*, *périscopiques*, *cylindriques*, *sphéro-cylindriques*, *toriques*, *hyperboliques*. On doit encore y ajouter les *verres prismatiques*, les *verres forme coquille* et les *verres à la Franklin*.

Les *verres sphériques biconvexes* ou *biconcaves* présentent la même courbure sur leurs deux faces, ce sont les plus généralement employés.

Les verres sphériques peuvent encore être plans sur une de leurs faces et convexes ou concaves sur l'autre.

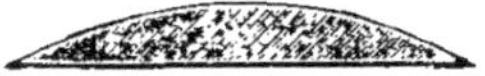

Fig. 349.
Verre plan convexe.

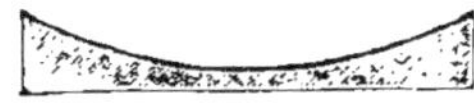

Fig. 350.
Verre plan concave.

Les *verres périscopiques* sont des ménisques, c'est-à-dire qu'ils ont une surface convexe et l'autre concave (celle tournée vers l'œil) quand la courbure de la première l'emporte sur celle de la seconde le verre est dit *convexe*, il est *concave* dans le cas contraire. Ces verres périscopiques

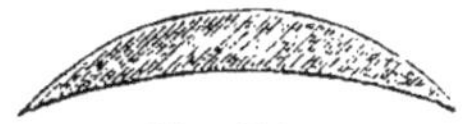

Fig. 351.
Verre périscopique convexe.

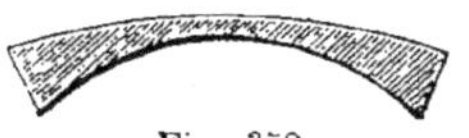

Fig. 352.
Verre périscopique concave.

sont utiles, quand les verres prescrits sont d'un court foyer ; alors en effet les objets ne sont vus bien distincts qu'à travers le centre du verre ; sa périphérie les déforme. Ce fait est surtout sensible dans la correction de l'aphakie après l'opération de la cataracte. De même un défaut de l'œil, son aberration de sphéricité, pourrait être combattu au moyen de ce genre de verres.

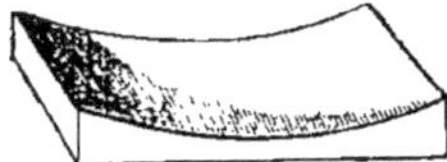

Fig. 353.
Verre plan cylindrique concave.

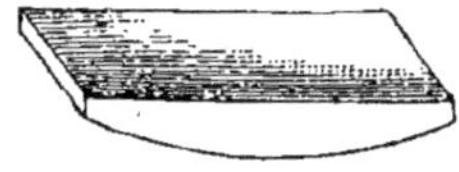

Fig. 354.
Verre plan cylindrique convexe.

Les *verres cylindriques* offrent une surface à courbure cylindrique, convexe ou concave, l'autre pouvant être cylindrique, sphérique ou plane. Quand la seconde surface est sphérique, le verre est dit *sphéro-*

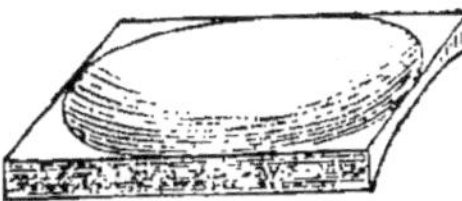

Fig. 355.
Verre sphéro-cylindrique concave.

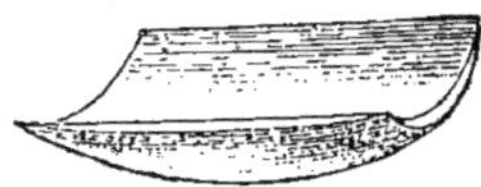

Fig. 356.
Verre sphéro-cylindrique convexe.

cylindrique et cette surface suivant les cas est *concave* ou *convexe*, de même que la surface cylindrique, de là donc quatre combinaisons. Certains oculistes préfèrent toujours prescrire des cylindres concaves, ce qui d'après eux a l'avantage de faciliter l'entente avec l'opticien au sujet de la position à donner à l'axe du cylindre, et de plus le cylindre étant placé du côté de l'œil on obtient ainsi dans le cas d'hypermétropie un certain effet périscopique.

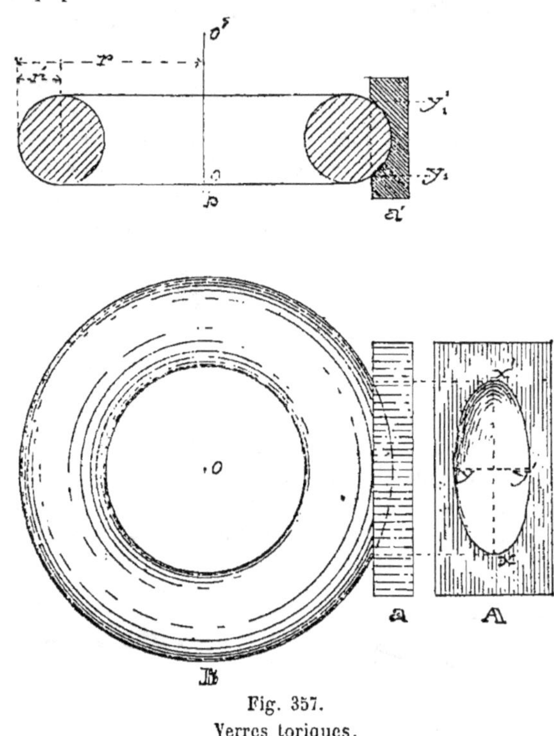

Fig. 357.
Verres toriques.

Les *verres toriques* sont ceux dont une des surfaces est un segment de la zone équatoriale d'un tore, c'est-à-dire d'un volume engendré par un cercle qui tourne autour d'une droite située dans le plan du cercle. Le type du tore est le gros anneau qui, placé à la base de certaines colonnes, fait en saillie un profil suivant une demi-circonférence entière. La surface de cet anneau a sa courbure la moins forte dans le sens horizontal et la plus forte dans le sens vertical. Ces verres peuvent être taillés de façon à remplacer les verres cylindriques ; ils seraient plus périscopiques que les verres sphéro-cylindriques.

Enfin pour corriger le kératocône on a eu recours sans grand succès à des verres hyperboliques.

On appelle *prisme* un verre dont les deux surfaces font entre elles un certain angle ; la ligne d'intersection de ces deux surfaces a reçu le nom d'arête ou de sommet, et à l'opposé de l'arête se trouve la base du prisme. Les surfaces peuvent être concaves ou convexes, et si l'on veut bien examiner une demi-lentille sphérique concave ou convexe l'on verra qu'elle

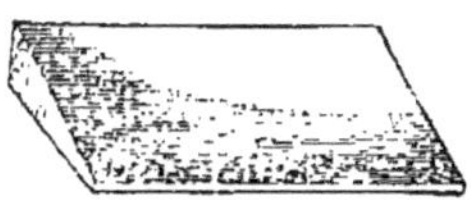

Fig. 358.
Verre plan prismatique.

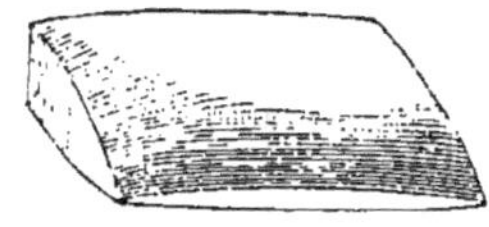

Fig. 359.
Verre convexe prismatique.

représente un véritable verre prismatique. L'on utilise cette particularité pour déplacer les images afin de diminuer l'effort de convergence ou encore pour venir en aide à un muscle parésié. Comme le degré de déplacement obtenu est égal à environ la moitié de l'angle du prisme, ces verres sont peu pratiques en raison du poids qu'ils acquièrent dès qu'on a besoin d'un effet prononcé.

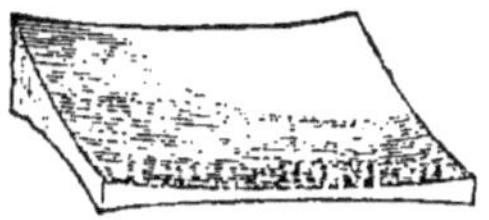

Fig. 360.
Verre convexe prismatique.

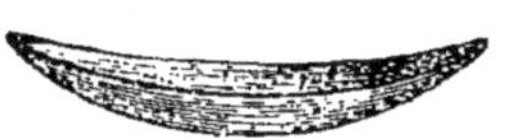

Fig. 361.
Coquille.

Les *verres plans colorés* ou *non* sont de simples verres à vitre que l'on place devant les yeux pour les garantir contre l'action de la lumière ou du vent. Comme ils ne fournissent qu'une protection incomplète on leur préfère généralement les *verres forme coquille*. Ceux-ci quand ils sont bons sont faits de verre à vitre bombé au four et travaillé ensuite à l'outil. On les gradue d'après l'intensité de leur teinte, la teinte la plus faible portant le n° 1.

Les *verres à la Franklin* sont ainsi appelés du nom de leur célèbre inventeur. Celui-ci ennuyé de remplacer constamment les verres concaves, dont il avait besoin pour voir au loin, par des verres convexes, quand il voulait lire, fit couper les lentilles et réunir dans la même monture une moitié de chacune d'elles. En regardant tantôt au travers de la partie convexe, tantôt dans la moitié concave, il se trouvait corrigé pour les diverses distances. Actuellement, au lieu d'utiliser deux moitiés de verres différents, l'on taille des *verres à double foyer*, qui offrent les mêmes avantages (fig. 362).

L'effet réfringent produit par les verres de lunettes sur les rayons lumineux, qui les traversent, ne saurait être étudié ici, c'est là une question d'optique mieux à sa place dans un traité de physique. Du reste, la lecture des chapitres précédents relatifs à l'optique oculaire a dû suffire pour remettre en mémoires les notions particulièrement utiles à connaître sur l'action des lentilles. Il convient seulement de signaler la notation adoptée pour les verres de lunettes et les lentilles en général, autrement dire de préciser l'unité de mesure adoptée.

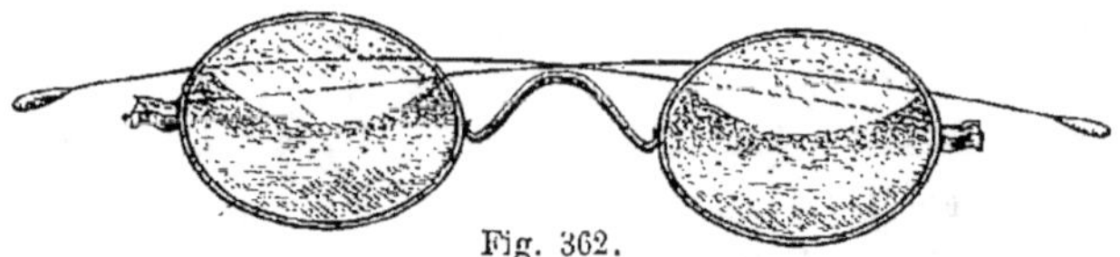

Fig. 362.

Lunettes avec verres à double foyer.

Unité de réfringence. — Dioptrie. — L'unité de force réfringente a reçu le nom de *dioptrie. La dioptrie est la puissance réfringente d'une lentille ayant 1 mètre de longueur focale;* l'indice de réfraction du verre est supposé constante. Comme la puissance réfringente d'une lentille est en raison inverse de sa longueur focale, il en résulte que la lentille de 2 dioptries, c'est-à-dire deux fois plus forte, aura pour longueur focale un demi-mètre ou 50 centimètres; celle de 3 dioptries un tiers de mètre ou 33,3 centimètres, etc. Pour obtenir la valeur réfringente, c'est-à-dire le numéro d'une lentille, dont on connaît en centimètres la longueur focale, il suffit de diviser 100 par cette longueur. Pour obtenir la longueur focale d'un lentille dont on sait le numéro il suffit encore de diviser 100 par ce numéro.

Il est absolument indiqué d'abandonner l'ancienne notation des verres en pouces, et à titre de simple renseignement nous donnons ici la table suivante, qui indique la concordance entre l'échelle des numéros exprimés en pouces et celle des numéros en dioptries.

Dioptries.		Numéros (en pouces).	Dioptries		Numéros (en pouces).
0,25	=	144	4,50	=	9
0,50	=	72	5,00	=	8
0,75	=	48	6,00	=	7
1,00	=	40	7,00	=	6
1,25	=	30	8,00	=	5
1,50	=	26	9,00	=	4 1/2
1,75	=	24	10,00	=	4
2,00	=	20	11,00	=	3 1/2
2,25	=	18	12,00	=	3 1/4
2,50	=	16	13,00	=	3
2,75	=	14	14,00	=	2 3/4
3,00	=	13	16,00	=	2 1/2
3,25	=	12	18,00	=	2 1/4
3,50	=	11	20,00	=	2
4,00	=	10			

II. — MONTURE DES VERRES DE LUNETTES

Le verre destiné à corriger l'état de réfraction d'un œil doit occuper en avant de lui une certaine position. Son plan doit être perpendiculaire à la ligne visuelle et vertical pour la vision des objets éloignés, tandis que, pour la vision de près, une inclinaison de 15 à 20 degrés par rapport à la verticale est utile, afin de tenir compte du mouvement naturel d'abaissement de l'organe. Comme terme moyen pour les verres destinés à la vision de près et de loin, on peut accepter une inclinaison de 10 degrés.

La position oblique des verres sphériques en avant des yeux peut corriger l'excès de réfraction de l'œil dans la direction de cette inclinaison, c'est là un moyen de correction que l'expérience fait découvrir à beaucoup d'astigmates. Le port d'un verre sphérique incliné produit le même effet que celui d'un verre plus fort combiné avec un verre cylindrique, et cet effet est proportionnel au numéro et à l'inclinaison du verre.

Un phénomène analogue se produit avec les verres cylindriques, quand ils sont inclinés dans une direction perpendiculaire à leur axe. Cette rotation d'un verre cylindrique augmente sa puissance réfringente au point qu'une inclinaison de 40 degrés la double. La rotation autour d'un axe perpendiculaire à l'axe du cylindre augmente très peu la force du verre.

Le centre de chaque verre doit correspondre exactement au centre de la pupille, d'où pour l'oculiste la nécessité de signaler sur son ordonnance l'écart des deux centres pupillaires et aussi la différence de niveau de la ligne horizontale bipupillaire et du dos du nez à sa racine. On évitera, grâce à ces précautions, l'action prismatique des verres mal centrés ou au contraire on pourra en prévoir les effets.

Pour s'assurer que le centre optique des verres est bien placé au milieu de la monture convenablement choisie, il suffit d'en déterminer la position en regardant à travers elle une longue ligne verticale. Le segment de la ligne, vu à travers le verre, et ses extrémités, perçues au dessus et au-dessous de lui, se prolongent exactement, quand le rayon visuel traverse le milieu de la lentille. La ligne semble brisée en trois segments, quand on déplace le verre à droite ou à gauche, c'est-à-dire quand elle est vue à travers les parties latérales de la lentille. En réalité le tronçon médian de la ligne paraît déplacé et ce déplacement apparent est d'autant plus prononcé que le verre a été porté plus de côté ou qu'il est plus convexe ou plus concave. La lentille décentrée a agi comme un prisme et son numéro en dioptries, multiplié par le nombre de centimètres de la décentration, exprime avec une exactitude suffisante le numéro du prisme obtenu (Bull).

Chez les myopes, qui portent les mêmes verres pour voir de loin et de près, il convient de placer le milieu des verres en face des pupilles pendant que les yeux regardent un objet éloigné; par suite, dans le regard de près, les verres fourniront l'avantage d'un prisme à base interne, c'est-à-dire favoriseront l'action des muscles droits internes.

La bonne position des verres en avant des yeux est obtenue au moyen de *montures* qui, suivant leur forme, prennent les noms de *lunettes*, *pince-nez* et *faces à main*.

En réalité, les lunettes seules, ou presque, assurent le maintien des verres en bonne position. Le pince-nez, en effet, tend constamment à pencher en avant et à placer les verres obliquement devant les yeux; de plus, suivant que les plaquettes du ressort appuient plus ou moins près de la racine du nez et par suite sont plus ou moins écartées, les centres des verres se trouvent plus ou moins déplacés par rapport au centre des pupilles. En outre, quand il s'agit de verres cylindriques, l'axe du cylindre ne conserve pas toujours une même position. Cet inconvénient, il est vrai, n'existe pas avec le pince-nez Motais, les deux verres étant accouplés au moyen de deux barres horizontales, qui glissent l'une sur l'autre.

Le principal avantage des pince-nez est la facilité avec laquelle on peut les mettre en place ou les enlever, mais à ce point de vue ils sont inférieurs aux faces à main surtout agréables aux personnes qui n'ont besoin de verres que pour regarder quelques instants. On a encore recommandé les faces à main pour les élèves myopes afin de prévenir le port permanent des verres destinés à corriger toute l'amétropie, chez eux les verres à la Franklin montés en lunettes sont préférables.

QUATORZIÈME PARTIE

GLOBE DE L'ŒIL

CHAPITRE CV

ANATOMIE ET PHYSIOLOGIE GÉNÉRALES

Envisagé dans son ensemble, comme un organe spécial, le globe de l'œil mérite d'être étudié à deux points de vue différents. D'une part, c'est un *appareil optique*, dont il a été déjà question; de l'autre, c'est un organe constitué de membranes et de milieux, sièges de phénomènes physiologiques ou pathologiques. Etudié sous ce dernier aspect, le globe de l'œil est constitué par l'ensemble des parties dont il a été parlé dans les chapitres précédents. C'est un sphéroïde dont la coque est à peu près inextensible, d'où des conditions toutes particulières de tension intérieure, qui influent sur la nutrition du contenu de l'œil et sur les changements morbides, qui y peuvent survenir.

NUTRITION DU GLOBE OCULAIRE. — SYSTÈMES VASCULAIRE ET LYMPHATIQUE

« De tous les problèmes, dont la solution intéresse l'ophtalmologie, il n'y en a pas de plus important que celui qui a trait à la *nutrition* du globe oculaire. A chaque pas, qu'il s'agisse de la cataracte, du glaucôme, de la myopie ou des divers processus ectasiques, dont la coque oculaire est le siège, c'est toujours à un trouble de nutrition *sécrétoire* ou *excréteur* que nous aurons affaire. De là la nécessité, pour nous, de bien connaître les lois physiologiques, qui président au flux et reflux continuels des liquides nutritifs intraoculaires, sous peine de voir nous échapper la *pathogénie*, ainsi que le traitement rationnel des maladies profondes de l'œil (Panas). »

La *nutrition de l'œil* est assurée par un système vasculaire, qui per-

met au sang de pénétrer dans le tractus uvéal et la rétine, puis d'en
sortir, après avoir fourni les éléments nutritifs que le système lymphatique
oculaire répartit dans tout le globe.

Le *système vasculaire* est double : d'une part il est constitué dans le

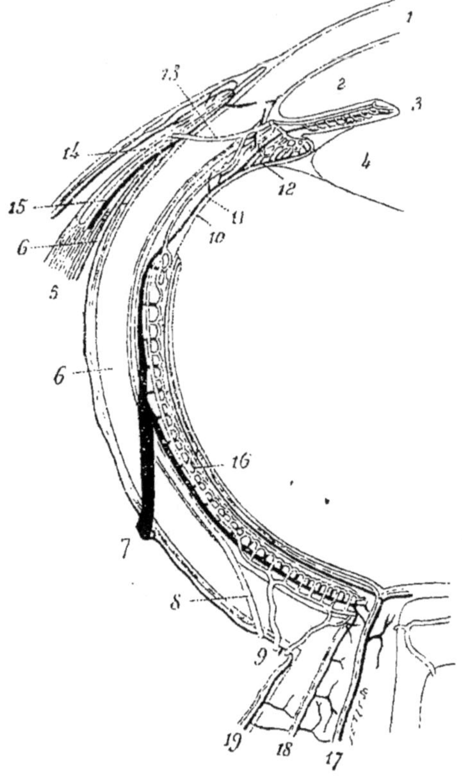

Fig. 363.

Vaisseaux du globe de l'œil.

1, cornée ; — 2, chambre antérieure ; — 3, iris ; — 4, cristallin ; — 5, muscle droit ; — 6, sclérotique ;
— 7, venæ vorticosæ ; — 8, artère ciliaire longue ; — 9 et 10, artère ciliaire postérieure ; — 11, veine
ciliaire ; — 12, vaisseaux de la couronne ciliaire ; — 13, artère ciliaire antérieure et sa communication
avec le plexus ciliaire ; — 14, artère musculaire ; — 15, veine musculaire ; — 16, couche chorio-
capillaire ; — 17, vaisseaux centraux du nerf optique ; — 18, vaisseaux du nerf optique passant dans
les vaisseaux choroïdiens ; — 19, vaisseaux supra-scléroticaux (Leber).

tractus uvéal par l'anastomose et la réduction en un réseau capillaire
des artères ciliaires postérieures courtes ou longues et des artères ciliaires
antérieures, auxquelles correspondent les veines choroïdiennes (vasa
vorticosa) et les veines ciliaires. D'autre part, existe un appareil vasculaire rétinien propre, formé par les vaisseaux centraux de la rétine ; ce

système s'anastomose avec le précédent au niveau du point d'implantation du nerf optique dans le globe oculaire, et chez le fœtus la terminaison de l'artère hyaloïdienne établit une anastomose temporaire avec les veines de l'iris.

Quant au *système lymphatique*, il est formé par un certain nombre de lacunes lymphatiques :

1° C'est d'abord la chambre antérieure avec ses voies d'excrétion, les canaux de Schlemm et de Fontana. Limitée en avant par la cornée, en arrière par l'iris, la chambre antérieure revêt la forme d'un segment de sphère dont la hauteur mesure 2,5 à 3 millimètres et le cercle de base de 12 à 13 millimètres.

Au point de jonction de l'iris et du limbe scléro-cornéen, les fibres des diverses membranes se dissocient et forment un tissu caverneux, dont les lacunes, assez variables de forme, constituent d'une part le canal de Schlemm dans l'épaisseur de la sclérotique, et de l'autre les lacunes de Fontana placées en dehors du précédent, tout à fait au sommet de l'angle de l'iris. Par l'intermédiaire du canal de Schlemm la chambre antérieure communique avec les veines sclérales.

2° Communiquant avec la chambre antérieure par l'ouverture pupillaire, dont la circonférence est seulement juxtaposée à la cristalloïde antérieure, la chambre postérieure est virtuelle et circonscrite en avant par l'iris, en arrière par le cristallin et cette partie de la zone de Zinn, qui s'étend des procès ciliaires de la choroïde au-devant du pourtour de la lentille ; sur sa circonférence, la chambre postérieure est limitée par la partie libre ou flottante de ces procès ciliaires.

3° L'espace supra-choroïdien, interposé entre la face interne de la sclérotique et la surface externe de la choroïde, se présente comme un espace cloisonné, tapissé d'épithélium, qui communique avec la cavité sous-tenonienne par les gaines des veines vorticineuses, avec la chambre antérieure et le canal de Schlemm au travers des attaches ciliaires et iriennes, et d'autre part en arrière avec l'espace arachnoïdien ou sous-vaginal du nerf optique.

4° Une cavité virtuelle, vestige de l'interstice des deux feuillets distal et proximal de la rétine, qui chez le fœtus est en communication avec les ventricules (espace ventriculaire).

5° Une cavité virtuelle qui, placée entre la rétine et le corps vitré, s'étend en avant jusqu'à la base de la zonule et en arrière jusqu'au disque du nerf optique, où elle entre en connexion avec les espaces lymphatiques du tronc nerveux, tandis que par l'intermédiaire du canal hyaloïdien elle se prolonge en avant jusqu'au cristallin (espace rétino-hyaloïdien et sous-hyaloïdien).

Dans les expériences qu'il a faites chez l'animal avec la naphtaline, le professeur Panas note l'existence d'un courant liquide dirigé du nerf

optique vers l'intérieur de l'œil. Ce courant a provoqué d'abord une
accumulation liquide entre la rétine et l'hyaloïde, ainsi qu'entre les deux
feuillets de la rétine, puis il s'est répandu dans le vitreum grâce aux connexions anatomiques, qui relient celui-ci à la papille optique, et enfin il
a modifié la structure du cristallin. Il y a là la preuve que la nutrition de
ce dernier est bien sous la dépendance de ce courant optico-rétinien,
alors que l'humeur aqueuse ne jouerait dans la vie du cristallin qu'un
rôle de désassimilation ou de décharge du courant nutritif en question. A
l'appui de cette manière de voir le professeur Panas rappelle que les chorio-rétinites, le décollement rétinien, provoquent souvent la cataracte ; et
de plus l'absence physiologique d'épithélium et le défaut d'adhésion des
fibres cristalliniennes à la cristalloïde postérieure tiennent sans doute au
fait que le courant nutritif du cristallin aborde cet organe par sa face
postérieure à travers le vitreum, qui en est le soutien.

D'autre part, le courant exosmotique du vitreum se fait d'arrière en
avant, à travers le feutrage de la zonule de Zinn, vers la chambre de
l'humeur aqueuse, et le liquide est sécrété en arrière de l'iris. Nicati attribue la sécrétion de l'humeur aqueuse à une glande des procès ciliaires ou
glande uvée et étudie comme appartenant à cet appareil glandulaire :
1° un épithélium connu sous le nom de pars ciliaris retinæ ; 2° les
attaches de cet épithélium au cristallin ; 3° un réseau capillaire sous-jacent
à l'épithélium, lequel est une expansion de la membrane chorio-capillaire ; 4° les artères et les veines qui desservent ce réseau (artères ciliaires
postérieures courtes et longues, vasa vorticosa) ; 5° un appareil musculaire, le muscle ciliaire ; 6° un système nerveux composé des fibres terminales sensitives et motrices d'un plexus ganglionnaire intra-oculaire
émané des nerfs ciliaires, du ganglion ophtalmique et de sa triple
origine ; 7° de conduits sécréteurs : le canal godronné, la chambre
postérieure, les communications qu'établissent entre eux les interstices
des procès ciliaires ; 8° le réservoir de l'humeur aqueuse (chambre
antérieure) et ses voies d'excrétion.

Le fait que l'humeur aqueuse est sécrétée en arrière de l'iris (Boucheron) permet de comprendre, dans les cas d'occlusion totale de la
pupille : les manifestations glaucomateuses ; l'utilité de l'iridectomie,
qui en pareil cas rétablit la communication des deux espaces rétro et
antéiridiens ; le peu de profondeur de la chambre antérieure vide de
liquide et le bombement de l'iris repoussé en avant par l'humeur aqueuse.

Normalement enfin la sécrétion de l'humeur aqueuse est assez rapide
pour que cinq minutes après son évacuation, la chambre antérieure ait
repris ses dimensions primitives. Suivant Nicati, les éléments contractiles
du tractus uvéal entrent alors en jeu, compriment les troncs vasculaires,
d'où la fermeture des veines, l'oblitération incomplète des artères, l'hypérémie des capillaires et, par suite, l'exsudation de l'humeur aqueuse.

Arrivés dans la chambre antérieure, les liquides oculaires, c'est-à-dire les liquides nourriciers inutilisés ou épuisés, pénètrent dans le tissu trabéculaire péricornéen, se déversent en partie dans le plexus veineux qu'il renferme et en partie dans le tissu sous-conjonctival. C'est là la grande voie de filtration oculaire. En plus d'elle, il en existerait une autre au pourtour de la papille optique. Une certaine quantité du liquide déversé dans l'espace scléro-choroïdien transsude en petite quantité à travers la sclérotique et s'échapperait par l'espace intervaginal des gaines du nerf optique.

Tension intra-oculaire. — Du jeu régulier de l'afflux et de la sortie des liquides dans la coque oculaire peu extensible résulte un certain degré de tension intra-oculaire. En raison de cet état l'œil donne au doigt la sensation d'un corps dur que l'on compare à une bille mobile dans l'orbite ; toutefois si on l'empêche de fuir, soit en le fixant entre les deux index, soit en le refoulant avec un doigt contre le plancher de l'orbite, on peut en déprimer la surface et en apprécier le degré de tension. Celle-ci a été étudiée au moyen d'instruments spéciaux appelés *tonomètres*, dont aucun modèle n'est entré dans la pratique courante.

La tension intra-oculaire a été évaluée à 20 ou 30 millimètres de mercure et dans les conditions physiologiques elle serait assez constante sans que l'on ait encore saisi le mécanisme de son existence. Si à première vue l'on est tenté de considérer le contenu oculaire comme formant un tout, l'on doit cependant admettre que le diaphragme formé par l'appareil cristallinien et renforcé par l'iris, quoique assez mobile, met un certain obstacle à l'équilibre de la tension en avant et en arrière de lui. Sous l'influence de l'ésérine le myosis s'accompagne de diminution de la pression en avant de l'iris et d'exagération en arrière, tandis que l'atropine produit des effets contraires. Certaines affections, qui altèrent l'appareil de sécrétion de l'humeur aqueuse, provoquent une diminution de tension, tandis que celle-ci s'exagère dans les affections oculaires qui obstruent les voies d'excrétion. En outre, les physiologistes ont expérimentalement étudié le rôle des systèmes nerveux et circulatoires dans la production de la tension oculaire. Cette dernière est liée à la tension sanguine ; elle s'abaisse avec elle; ainsi la ligature de la carotide diminue de 6 à 8 millimètres la tension intra-oculaire dans l'œil du même côté (Adamück). L'irritation du nerf pneumogastrique et du nerf *depressor sanguinis* (Cyon), agit dans le même sens ; il en est de même des médicaments (opium, digitaline...) qui abaissent la tension sanguine. Tandis que la section de la moelle épinière provoque la même dépression en paralysant les vaso-moteurs abdominaux, l'irritation de la moelle centrale, qui excite ces nerfs, la compression de l'aorte abdominale, ont une action inverse. De son côté, un obstacle au cours du sang veineux dans les vasa vorticosa fait plus que doubler la tension oculaire.

Relativement à l'influence du système nerveux, les expériences sont contradictoires ; tous les auteurs n'admettent pas avec Adamück que l'irritation du grand sympathique amène une élévation brusque, puis une lente diminution de la tension et de l'hypotonie. De même tous n'acceptent pas avec Van Hippel et Grünhagen que l'irritation du trijumeau provoque un excès de tension.

En résumé, si l'humeur aqueuse, grâce à sa facilité de reproduction, paraît être la cause prochaine de l'existence et de la constance de la tension intra-oculaire, on ne comprend pas bien pourquoi une diminution dans la sécrétion ou une augmentation dans l'excrétion des liquides intra-oculaires ne la fait pas disparaître.

Récemment Nicati a formulé ainsi les lois de la tension oculaire.

1° La tension oculaire est fonction de la tension sanguine ;

2° Elle obéit à une régulation réflexe opposant à la pression sanguine des pressions égales (et empêchant soit les déformations qu'une pression sanguine exagérée pourrait provoquer, soit les ischémies qu'une pression sanguine trop faible amènerait inévitablement si l'œil conservait une pression constante) ;

3° Une régulation rapide, provisoire, a lieu par la rétraction rapide ou contraction de la coque oculaire musculeuse ;

4° Une régulation plus lente et plus durable a lieu par la sécrétion d'humeur aqueuse et son élimination.

Enfin le même auteur signale comme signe de mort certaine la diminution de la tension oculaire.

CHAPITRE CVI

ANOMALIES CONGÉNITALES

Les lésions congénitales qui intéressent le globe de l'œil dans son
entier ont reçu les noms d'*anophtalmie*, de *microphtalmie* et de
hydrophtalmie. Cette dernière, qui peut ne débuter qu'après la nais-
·sance, sera étudiée comme maladie de l'œil, et elle sera encore indiquée
à propos des *kystes congénitaux de l'orbite*. Dans ce dernier chapitre
également il sera question des cas d'anophtalmie compliquée de kyste
séreux que l'on qualifie encore de *cryptophtalmie*.

MICROPHTALMIE

A son degré le plus prononcé, la *microphtalmie* simule l'anophtalmie ; il faut une certaine attention pour que l'on puisse découvrir
les vestiges de l'œil avorté. Ces cas sont rares.

Derrière les paupières atrophiées, et laissant entre elles une fente
palpébrale plus petite qu'à l'état normal, existe un petit sac tapissé par
une sorte de muqueuse recouverte elle-même d'une membrane fibreuse
représentant la sclérotique et sur laquelle viennent s'insérer les muscles
de l'orbite. Parfois même la muqueuse recouvre une nodosité formée d'un tissu conjonctif plus ou moins infiltré de graisse avec quelques
traces de pigment; enfin il n'existe que des vestiges de muscles. C'est là
tout le globe oculaire. La cavité orbitaire est rétrécie dans ses deux
diamètres ; la glande lacrymale, elle aussi, a subi un arrêt de développement. En même temps, dans certains cas, il existe une atrophie des
nerfs optiques et même des couches optiques (Picqué).

Dans le type habituel d'œil microphtalme, on constate des modifications variables des diverses membranes. La cornée, en général aplatie,
contribue à donner au globe une forme sphérique bien particulière.
Transparente, elle présente d'ordinaire une opacité annulaire périphérique, qui traduirait la persistance d'un état fœtal ou une inflammation de
la zone ciliaire. Parfois cette membrane est complètement opaque et
paraît absente. Enfin son aplatissement rétrécit la chambre antérieure,

où l'humeur aqueuse fait quelquefois défaut. L'iris est blanchâtre; il est atteint de colobome, ou il y a iridérémie absolue. Le colobome irien peut s'accompagner des lésions analogues de la choroïde et du nerf optique. La chorio-rétine, elle aussi, est altérée dans sa constitution. Le cristallin, opacifié en partie ou en totalité, est en ectopie; parfois il manque. Enfin, en raison des désordres musculaires concomitants, il existe du nystagmus ou du strabisme interne.

Malgré sa mauvaise conformation, l'œil n'est pas toujours aveugle et dans certains cas l'acuité visuelle est même relativement très bonne. Du reste il est rare que la microphtalmie porte sur les deux yeux.

Trois théories ont été proposées pour expliquer la pathogenèse de la microphtalmie : l'arrêt général de développement, le colobome du plancher ou arrêt de développement local, enfin des processus pathologiques. En réalité, dans quelques cas rares, il s'agit d'un simple arrêt de développement que caractérisent du reste les malformations concomitantes d'autres organes. Mais le plus souvent la microphtalmie est l'aboutissant d'une maladie oculaire intra-utérine. Il y a eu chorio-rétinite suivie d'atrophie du bulbe, ou bien kératite interstitielle avec lésions consécutives ou contemporaines des membranes profondes, lésions qui, elles aussi, aboutissent à l'atrophie du globe de l'œil (Picqué).

CHAPITRE CVII

LÉSIONS TRAUMATIQUES

Si, dans certains cas, les violences extérieures, qui atteignent l'œil, intéressent plus particulièrement l'une ou l'autre de ses membranes, ou encore l'un de ses milieux, souvent les lésions sont complexes et le globe oculaire est altéré dans son entier. Il peut y avoir *luxation* ou *avulsion* de l'organe; *commotion, contusion, éclatement, compression, plaies, brûlures* de l'œil.

I. — LUXATION ET AVULSION

Lorsque sous l'action d'une violence extérieure l'œil est projeté en avant hors de la fente palpébrale, il y a *luxation du globe*. Celui-ci est *arraché* lorsque l'organe a perdu ses connexions avec ses nerfs, vaisseaux et muscles. Il y a lieu de simplement signaler ici le déplacement que subit l'œil lorsque le plancher de l'orbite lui fait défaut, après une fracture ou une résection du maxillaire supérieur. Les désordres fonctionnels en pareil cas se rapprochent de ceux qui résultent du déplacement de l'œil par compression, ils seront étudiés plus loin.

Plus l'œil est saillant et l'orbite peu profonde, plus la luxation ou l'arrachement de l'œil est facile. En général, le point d'application de l'agent du traumatisme se trouve en bas et en dehors, l'œil est chassé en haut et en dehors par le pouce de certains lutteurs, de malades en délire, par la corne d'un animal. On a encore vu la lésion survenir à la suite d'une chute sur l'anneau d'une clef fixée dans la serrure. L'œil alors est enlevé comme d'un coup de curette.

Si dans le but de se rendre compte de l'effort nécessaire pour luxer l'œil, un opérateur vigoureux saisit le nerf optique avec un double crochet, il ne peut arriver à autre chose qu'à sectionner le tronc tout près de son implantation oculaire. L'arrachement du nerf optique et par suite de l'œil dans ces conditions est impossible. Pour que la luxation se produise, il faut que l'agent du traumatisme (pouce, corne) ou bien agisse à la manière d'un coin sur tout le contenu de l'orbite qu'il broie et déchire plus ou moins, ou bien qu'il saisisse avec le globe tout l'entonnoir que lui constituent les organes afférents, qu'il les étire, les déchire ou les coupe.

Ces mécanismes du déplacement ou de l'arrachement de l'œil expliquent que, si le globe de l'œil conserve souvent son intégrité, les organes voisins sont très différemment altérés dans chaque cas particulier. Le nerf optique étiré peut parfois être relativement assez indemne pour permettre le retour de la vision après réduction de l'œil ; mais, même dans ce cas heureux, l'on doit craindre que la cécité ne survienne par névrite rétro-bulbaire.

Le globe de l'œil retenu par les débris de ses annexes et en particulier par le nerf optique fait saillie hors de l'orifice palpébral, il repose sur le bord inférieur de l'orbite, parfois même pend sur la joue, fixé plus ou moins par les paupières fermées derrière lui. Rarement il y a eu hémorrhagie, mais les tissus sont ecchymosés, plus ou moins déchirés ou contus, ils ne tardent pas à se tuméfier, en même temps que la transparence de la cornée s'altère. Il est donc indiqué de réduire l'œil le plus rapidement possible. Alors, en effet, après désinfection, extraction des caillots et des corps étrangers logés derrière les paupières, on écarte ces dernières au moyen de deux larges écarteurs ; au besoin d'un coup de ciseaux on fend la commissure externe, puis une pression modérée, mais continue surmonte les résistances et brusquement l'œil reprend sa place. Cette réduction, quoique alors plus difficile à obtenir, sera encore tentée après le développement d'accidents inflammatoires, quitte à recourir ensuite à l'extirpation de l'œil s'il venait à se sphacéler ou s'il survenait un phlegmon de l'orbite.

Une dernière particularité à signaler, c'est la précaution que doit toujours prendre le médecin, en cas d'avulsion complète et de disparition du globe, de faire constater le dégât par l'intéressé ou son entourage. Il peut en effet arriver que l'absence de l'œil passe tout d'abord inaperçue grâce à l'infiltration sanguine des paupières.

II. — COMMOTION, CONTUSION, ÉCLATEMENT

Par *commotion* et *contusion* de l'œil il faut entendre diverses lésions que l'agent vulnérant provoque sans pénétrer lui-même dans l'épaisseur des tissus de l'organe. Tantôt il imprime au globe un état de vibration rapide et énergique, tantôt il détermine une dépression localisée d'une petite portion de sa surface, ou bien il l'aplatit momentanément.

Aussitôt après un pareil traumatisme, dit Arlt, ou peu de temps après, l'œil peut présenter, outre les symptômes du côté des paupières, les phénomènes suivants : suffusion sanguine de la conjonctive ; trouble de la cornée avec inflammation ou suppuration consécutive, qui tantôt

s'accompagne d'une légère solution de continuité à la surface de la
membrane, tantôt laisse cette surface intacte; rupture de la sclérotique
dans la région voisine de la cornée, très rarement dans sa moitié postérieure; épanchement sanguin dans la chambre antérieure; déchirure
plus ou moins marquée de l'iris; paralysie du sphincter irien (rarement
contraction spasmodique); paralysie de l'accommodation; rupture de la
zonule de Zinn avec modification plus ou moins prononcée dans la
position et la forme du cristallin; rupture de la choroïde avec hémorragie dans le corps vitré; enfin troubles de la fonction rétinienne.

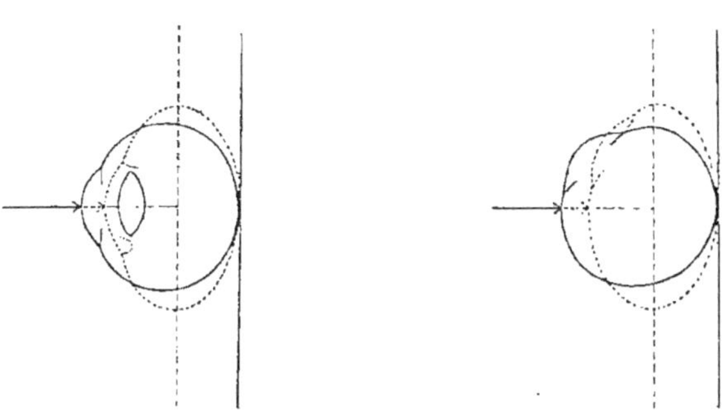

<table>
<tr><td align="center">Fig. 364.</td><td align="center">Fig. 365.</td></tr>
<tr><td align="center">Contusion du globe (choc sur la cornée).</td><td align="center">Contusion du globe (choc porté en bas).</td></tr>
</table>

Ces désordres groupés différemment suivant les cas ont déjà été étudiés,
aussi il suffira ici de rappeler leur mécanisme de production. Deux faits
importants tout d'abord doivent être relatés : 1° le contenu liquide et
incompressible du globe est enveloppé de membranes fort peu extensibles
et 2° la coque oculaire est plus qu'à moitié enfouie dans le tissu adipeux
de l'orbite et ce matelas élastique empêche le contact direct du globe et
des parois orbitaires, d'où l'impossibilité d'admettre une compression
partielle au point diamétralement opposé au point d'application de la
violence. Cette dernière du reste perd une partie de sa force, car, au
moment du choc, le globe tourne sur lui-même, sauf le cas où la direction du coup est perpendiculaire à la surface tangente au point frappé.
Ici la coque se déprime et grâce à son contenu liquide incompressible, la
pression est transmise d'une façon uniforme dans toutes les directions.
D'autre part, si l'on considère le point d'application de la force contondante comme l'un des pôles d'une sphère dont l'axe serait donné par la
direction de la force, l'œil doit se dilater à l'équateur de cette sphère,
et cela d'autant plus qu'il existe une large surface de résistance au pôle
opposé.

La transmission uniforme de l'exagération de la pression interne de l'œil explique qu'on n'observe pas de lésion rétinienne au point diamétralement opposé à celui qui a été frappé. De plus, la distension équatoriale rend compte de la localisation habituelle et de la direction des déchirures de la choroïde tiraillée entre ses insertions fixes, qui se font suivant trois circonférences : près de l'équateur, autour du pôle postérieur et autour de la zone scléroticale.

De même encore la dilatation de l'anneau scléro-cornéen entraîne la déchirure de la zonule et la rupture de la cristalloïde, lésions qui succèdent aussi aux fortes oscillations que peut subir le cristallin sous l'influence d'un simple choc de l'œil.

Enfin, quand la violence atteint un certain degré, l'œil *éclate* sous la pression des liquides qu'il renferme. Le plus ordinairement c'est la sclérotique qui cède en un de ses points faibles au voisinage de l'insertion des muscles droits, et, en général, non pas au point directement frappé, mais plutôt au point diamétralement opposé.

Le chirurgien doit diriger le traitement, suivant la variété des désordres, suivant les lésions prédominantes. D'une façon générale si la contusion est légère, sans désordres anatomiques sérieux, le repos de l'organe, quelques lotions froides suffisent. Plus grave, elle réclame l'application d'un pansement compressif, mais surtout une désinfection sérieuse en vue de prévenir la suppuration; à cet effet, aux lavages avec la solution de sublimé au 1/2000e ou de biiodure au 1/20000e, aux pulvérisations boriquées, il est indiqué d'adjoindre les applications permanentes de glace, s'il y a réaction inflammatoire, quelques injections de morphine pour calmer les douleurs, voire même l'application de quelques sangsues à l'angle externe de l'œil.

III. — COMPRESSION

L'étude de la *compression* de l'œil ne doit pas être faite à propos des lésions traumatiques de cet organe; car elle se rattache d'une façon intime au chapitre des *Tumeurs de l'orbite*. L'œil en effet est plus souvent comprimé par un néoplasme développé dans son voisinage que par un corps étranger accidentellement mis en contact avec lui. Du reste, si par exemple il s'agit d'un projectile qui a pénétré dans l'orbite, celui-ci le plus souvent provoque tout d'abord une contusion du globe, et la violence comme l'instantanéité de son premier choc produit des désordres plus sérieux que la compression exercée par son seul contact.

On cite, il est vrai, une observation de Beer dans laquelle il est dit que la simple compression des deux yeux, pratiquée avec les doigts par manière de plaisanterie, fut suivie de cécité, fait qui prouve seulement la susceptibilité toute spéciale des tissus oculaires chez le patient dont il s'agit. On n'oubliera pas toutefois qu'une compression localisée suffit pour amener une excitation localisée de la rétine et la perception de phosphènes. De même on comprend que la forme du globe de l'œil comprimé puisse être assez altérée pour que son état dioptrique s'en trouve modifié, de là, suivant les cas, de la myopie, de l'hypermétropie ou de l'astigmatisme.

Enfin, dans un but thérapeutique, on utilise parfois la compression de l'œil sous un monocle ouaté un peu serré, ceci afin d'immobiliser le globe, et dans une certaine mesure pour régulariser l'afflux des liquides dans son intérieur.

IV. — PLAIES ET BRULURES

Les *plaies* des diverses membranes de l'œil ont été étudiées dans les chapitres destinés à chacune d'elles, il en a été de même des *brulûres*. Il ne saurait donc être question ici que des désordres qui compromettent gravement l'ensemble des parties constitutives du globe oculaire ; ce sont alors des *plaies pénétrantes*. Parmi celles-ci les plaies par projectiles offrent une gravité particulière, qu'elles résultent du choc direct de l'agent traumatique lui-même, ou qu'elles soient la conséquence de l'atteinte de l'œil par une esquille osseuse déplacée par lui ; enfin le projectile agit parfois encore indirectement en mobilisant un corps étranger quelconque qui vient frapper l'œil (ricochets).

Le segment antérieur de l'œil est exposé aux atteintes immédiates des armes blanches, des balles, des éclats d'obus, des projectiles de ricochet. Le segment postérieur, en plus, subit les atteintes des esquilles déplacées.

La perforation des membranes d'enveloppe ou le broiement de l'organe en causent la destruction immédiate ; dans d'autres cas, la destruction de la cornée et de la sclérotique entraîne l'issue de l'humeur aqueuse, de l'iris, du cristallin, du vitré et de la rétine, un épanchement de sang dans la cavité oculaire et une panophtalmite, qui évolue sans douleur grâce à l'absence d'étranglement. Finalement le bulbe se ratatine et laisse un moignon plus ou moins difforme.

Lorsque d'emblée l'œil a été broyé et enlevé par le projectile, on voit derrière les paupières, plus ou moins déchirées et tuméfiées, une masse sanguinolente noirâtre, à bords déchiquetés, où l'on ne reconnaît ni la forme ni la structure de l'œil ; plus tard des granulations parfois fongueuses remplissent l'orbite.

Inutile enfin d'insister sur les conséquences graves immédiates (phlegmon de l'orbite) ou secondaires (accidents sympathiques) auxquelles expose le séjour des corps étrangers dans de pareilles blessures. Elles démontrent la nécessité d'une désinfection rigoureuse de l'orbite et souvent d'une régularisation des parties, c'est-à-dire l'énucléation du globe mutilé.

Les *brûlures*, qui le plus souvent n'intéressent que les membranes de protection (paupières et conjonctive) de l'œil et la cornée, provoquent parfois la destruction plus ou moins complète du globe. Rarement on a vu un fragment de fer incandescent pénétrer dans l'œil d'un forgeron (Delens); plus fréquentes, par contre, sont les brûlures produites dans un but de vengeance par la projection d'un acide et spécialement de l'acide sulfurique. Alors, l'altération du segment antérieur de l'œil peut être telle que la sclérotique est atteinte en même temps que la conjonctive, que la cornée elle aussi est transformée en une eschare grisâtre ou jaunâtre d'aspect ridé. Sa chute est suivie de l'évacuation du contenu de l'œil et de panophtalmite. En pareil cas, le chirurgien doit avoir souci de prévenir la réaction inflammatoire et de diriger la cicatrisation des parties de façon à prévenir l'établissement d'adhérences anormales, qui gêneraient la prothèse.

CHAPITRE CVIII

GLAUCOME

On distingue sous le nom de *glaucome* un ensemble de symptômes qui découlent de l'exagération de la tension oculaire.

A priori les causes qui provoquent la rupture d'équilibre de la tension interne de l'œil doivent tenir soit à une augmentation de son contenu, soit à une entrave apportée dans l'évacuation normale des liquides qu'il renferme, soit enfin à une perte d'élasticité indispensable à la coque oculaire pour assurer cet équilibre.

L'exagération de la tension par augmentation du contenu oculaire résulterait, d'après de Graefe, d'une choroïdite séreuse; il y aurait choroïdite ou irido-choroïdite avec imbibition diffuse du corps vitré et hypersécrétion de l'humeur aqueuse.

Pareille opinion se trouve erronée pour les cas de glaucome, où toute trace d'inflammation manque, aussi bien cliniquement qu'après un examen histologique. Sans doute, avec Donders, l'on peut tourner la difficulté et admettre que le glaucome est alors la conséquence d'une névrose des nerfs sécréteurs de l'œil.

Tandis que pour de Graefe la choroïdite sécrétante dans le glaucome simple s'atténue progressivement au point de perdre tout caractère inflammatoire, pour Donders, au contraire, la névrose provoque une ophtalmie, dont les symptômes inflammatoires, d'abord indistincts, s'accentuent à mesure que le glaucome prend une allure plus aiguë. Cette dernière théorie de l'irritation des nerfs sécréteurs de l'œil ne saurait encore être tenue pour démontrée; on admet plus généralement que l'augmentation de pression dans l'œil est due d'une façon générale à un accroissement de son contenu par entrave à la filtration oculaire.

La clinique et l'anatomie pathologique plaident en faveur de cette manière de voir, en établissant la réalité des obstacles dressés chez les glaucomateux sur les voies de la filtration oculaire.

Les accidents glaucomateux surviennent comme complication des affections oculaires localisées dans la zone péri-cornéenne, en particu-

lier, lorsqu'elles altèrent l'iris, les espaces de Fontana et le canal de
Schlemm. Un pannus épais, qui recouvre toute la périphérie de la cornée,
les cicatrices étendues scléro-cornéennes, suites de brûlures, la scléro-
choroïdite antérieure, l'irido-choroïdite, l'iritis séreuse, les iritis avec
synéchie postérieure totale suivies de distension de la chambre postérieure et d'obstruction de l'angle irido-cornéen par refoulement de la
périphérie de l'iris, les tumeurs de la choroïde et de la rétine, qui
réduisent la cavité oculaire et, suivant leur siège, peuvent obstruer la
rigole de Fontana, certaines hémorrhagies intraoculaires, enfin le cristallin qui, gonflé, réduit le cercle péri-lenticulaire, et luxé peut agir
sur la voie d'excrétion scléro-cornéenne, telles sont les principales
affections oculaires suivies de glaucome. Le glaucome est alors dit *consécutif* ou *secondaire*.

Pareils états morbides antérieurs manquent chez certains malades et
alors les conditions, qui mettent entrave à la filtration oculaire, sont souvent complexes. Survenant entre cinquante et soixante ans, aussi souvent chez la femme que chez l'homme, le *glaucome non secondaire*
s'observe de préférence chez les sujets hypermétropes. Sans doute à la
suite des efforts d'accommodation correcteurs de l'hypermétropie, le
muscle ciliaire prenant un développement exagéré, il en résulte une
réduction plus ou moins considérable de la voie de sécrétion péri-lenticulaire.

Fréquent parmi les Israélites et dans la race nègre, rare par contre
chez les Arabes et les Indiens, le glaucome est souvent héréditaire, et, en
général, la prédisposition glaucomateuse héréditaire tend à manifester
ses effets à un âge d'autant moins avancé qu'elle se répète davantage
dans une même famille. Ainsi une femme, chez laquelle le glaucome est
apparu à soixante ans, peut avoir des enfants qui seront pris d'attaques
glaucomateuses à quarante ou quarante-cinq ans, puis à une nouvelle
génération on verra des sujets présenter un glaucome congénital ou être
atteints de glaucome avant vingt ans. En plus de la transmission héréditaire de l'hypermétropie dans ces familles, l'on est en droit d'invoquer
la transmission de prédispositions diathésiques, rhumatismales ou gout-
teuses, causes des altérations scléroticales, qui privent la coque résistante de l'œil de l'élasticité indispensable au maintien de l'équilibre de
la tension oculaire. Cette élasticité disparue, la moindre cause susceptible d'augmenter le contenu liquide de l'œil provoque chez ces individus une attaque glaucomateuse.

C'est ainsi que s'explique l'influence fâcheuse de toutes les causes qui
congestionnent l'œil, depuis les efforts, les accès de toux jusqu'aux
simples émotions morales; la tuméfaction des procès ciliaires complète
alors l'obstacle à la filtration oculaire. L'administration intempestive
des mydriatiques provoque aussi les mêmes accidents chez les per-

sonnes prédisposées au glaucome en refoulant l'iris vers la rigole de Fontana et en produisant un épaississement du diaphragme.

Enfin, si l'on a signalé la fréquence de l'apparition du glaucome sur un œil dont le congénère venait de subir une opération destinée à y rétablir l'équilibre de la tension oculaire, pas n'est besoin de chercher ici une action sympathique quelconque. En effet, le glaucome absolument unilatéral est relativement rare (1/3 des cas) ; de plus, l'opéré a éprouvé du fait même de son opération un choc moral susceptible par lui-même de devenir la cause provocatrice de l'évolution glaucomateuse dans l'œil prédisposé, resté en apparence sain jusque-là. Dans ces cas, du reste, l'emploi préventif des myotiques suffit d'ordinaire pour empêcher cette transmission supposée du mal.

L'évolution des accidents, qui résultent de l'exagération de la tension oculaire, présente d'assez grandes variétés pour que, au point de vue clinique, l'on soit autoriser à décrire : 1° un glaucome intermittent simple ; 2° un glaucome aigu ; 3° un glaucome chronique irritatif ; 4° un glaucome chronique simple ; 5° un glaucome hémorrhagique ; 6° un glaucome absolu.

1° *Glaucome intermittent simple*. — Les symptômes glaucomateux s'observent chez certaines personnes par accès fugaces, cela parfois pendant des années, il y a *glaucome intermittent;* puis l'affection se modifie, s'accentue, devient persistante, en un mot se transforme en une autre forme de glaucome.

Pendant l'attaque, le malade se plaint d'avoir constamment de la fumée devant les yeux, son champ visuel lui paraît occupé par une opacité grisâtre qui ne diminue guère l'acuité visuelle, et qui est surtout perceptible dans les endroits peu éclairés. En outre, autour des corps lumineux, de la flamme d'une bougie par exemple, le malade voit des cercles irisés, concentriques, mesurant de 2 degrés à 2°,5, et séparés du point lumineux par une zone noirâtre de 4 à 5 degrés, entourés d'un nouvel anneau obscur que circonscrit lui-même une zone lumineuse avec auréole rayonnante.

Ces phénomènes tiennent à la décomposition de la lumière, qui résulte des troubles de réfraction occasionnés par les changements survenus dans la couche épithéliale de la cornée et les éléments du cristallin.

L'intensité de la fumée, la netteté des divers anneaux et l'éclat de leurs couleurs marchent de pair avec l'intensité de l'attaque. Enfin l'amplitude d'accommodation du sujet se trouve réduite.

Objectivement, pendant l'attaque, l'on constate que l'œil malade est plus dur que son congénère, qu'il présente une injection péri-cornéenne anormale, que sa cornée est légèrement trouble, et parfois à l'ophtalmoscope on note le pouls artériel et un peu de distension veineuse. Tous ces signes découlent bien de l'augmentation de la tension oculaire.

En dehors de l'attaque, qui, abandonnée à elle-même, dure deux, quatre ou huit jours, il persiste un peu de dureté de l'œil et de diminution de l'amplitude d'accommodation. Puis une nouvelle poussée survient et cela sous des influences multiples, qui tendent à dilater la pupille. Ainsi agissent toutes les causes débilitantes physiques ou morales, et accidentellement, les instillations d'atropine. Par contre, tout ce qui provoque une puissante contraction pupillaire, l'action d'une vive lumière, tend à enrayer l'attaque. Il en est de même des myotiques, qui constituent la base du traitement.

Sans oublier de remonter l'état général des personnes atteintes de glaucome prodromique, on prescrira les instillations quotidiennes, le matin au lever, d'une goutte d'un collyre à la pilocarpine (20 centigrammes pour 10 grammes), mieux supporté par la conjonctive que le collyre à l'ésérine.

Si, malgré le traitement hygiénique général et l'usage des myotiques, les attaques se reproduisent et s'aggravent au point que l'on puisse redouter la venue d'une forme plus sérieuse de glaucome, l'on tentera d'abord la sclérotomie avec massage de l'œil, et, si elle échoue, l'iridectomie.

2° *Glaucome aigu*. — Les phénomènes, qui caractérisent le *glaucome aigu*, tantôt apparaissent brusquement sur un œil en apparence sain, tantôt succèdent aux manifestations du glaucome intermittent, ou encore de cette forme qui sera bientôt décrite comme glaucome chronique irritatif, variété dans laquelle parfois aussi il se transforme.

L'attaque glaucomateuse survient souvent la nuit et s'annonce par des douleurs d'une violence extrême, qui apparaissent brusquement dans la zone ciliaire et s'irradient le long des trajets de la cinquième paire, simulant pour le malade une simple névralgie. Mais, de plus, la vision est toujours très confuse, le champ visuel rétréci du côté nasal, et parfois au bout de quelques heures toute sensation lumineuse, même quantitative, fait défaut. Souvent ces troubles fonctionnels sont hors de proportion avec les désordres observés.

La tension du globe oculaire a notablement augmenté, les paupières sont œdémateuses, il y a des crises de larmoiement, de l'injection conjonctivale et périkératique ; l'épithélium de la cornée d'abord en son centre, puis à sa périphérie, devient trouble, se desquame ; et, si les attaques se répètent, le tissu même de la membrane s'altère, se trouble, peut s'ulcérer et se perforer. Son insensibilité plus ou moins complète mérite d'appeler l'attention. Il en est de même de la dilatation et de la paresse de la pupille, fait qui contraste avec les allures aiguës pseudo-inflammatoires de l'affection. Moins éclatant par suite du trouble de la cornée, l'iris, projeté en avant, rétrécit la chambre antérieure.

Enfin l'exploration ophtalmoscopique ne se fait qu'à grand'peine et souvent même est rendue impossible par défaut de transparence. Si elle réussit, on constate une papille encore non excavée, du moins lors des premières attaques, et surtout une pulsation artérielle et une stase veineuse très accentuée des vaisseaux de la papille.

L'attaque de glaucome aigu peut sans intervention aucune se dissiper complètement en quelques jours et ne laisser aucune trace, ou, dès sa première atteinte, elle abolit la vision, ou encore entre les divers accès se déroulent les accidents du *glaucome chronique irritatif*. En général, à une première attaque en succède une seconde qui, au lieu de laisser une vision parfaite avec légère exagération de la tension oculaire, altère plus ou moins l'acuité visuelle jusqu'à ce que les attaques, se répétant et se rapprochant, la vision se perde et le globe oculaire subisse la phtisie glaucomateuse.

Le glaucome aigu est justiciable de l'iridectomie, pratiquée à une époque aussi rapprochée que possible du début de la maladie. En pareil cas, non seulement l'excision de l'iris est suivie du retour de la vision, mais de plus elle prévient les retours offensifs, et la guérison est le plus souvent définitive. Sans doute il est indiqué de recourir dès le début de l'attaque, voire même comme préventif si on le peut, aux instillations d'ésérine (5 centigr. pour 10 grammes), mais malgré l'amélioration qui en résulte et qui satisfait le malade, il faut insister pour pratiquer l'iridectomie. Les phénomènes d'irritation oculaire ne sont nullement une raison de temporiser et d'attendre la détente; l'excision de l'iris constitue en effet le meilleur moyen de faire cesser les douleurs ciliaires souvent intolérables, et cette raison s'ajoute à une plus importante encore, l'intérêt qu'il y a pour la conservation de la vision à ce que l'opération soit faite le plus tôt possible.

3° *Glaucome chronique irritatif.* — Qu'il survienne d'emblée, qu'il succède à la forme intermittente simple, à la forme aiguë, ou à la forme chronique simple dont il sera bientôt question, le *glaucome chronique irritatif* présente dans son allure des poussées qui sont en rapport avec les oscillations de la pression intra-oculaire.

Chez un malade atteint de glaucome intermittent, on constate que les intervalles des crises glaucomateuses se raccourcissent de plus en plus; entre les accès, l'œil reste dur, la cornée trouble et dépolie. L'état glaucomateux de l'œil est en permanence appréciable. Parfois, à la suite d'une crise de glaucome aigu, l'amélioration oculaire est restée incomplète et ce même aspect d'œil glaucomateux persiste définitivement, entrecoupé de nouvelles poussées moins fortes peut-être que la première. Enfin dans le cours d'un glaucome chronique simple, la cornée de temps à autre devient légèrement trouble en même temps que s'accentuent les signes, qui caractérisent cet état d'ordinaire uniforme.

D'emblée encore le glaucome irritatif peut s'établir. Un œil devient dur, ses veines ciliaires antérieures plus ou moins dilatées tranchent sur la sclérotique qui, finement injectée, de bleuâtre devient plus ou moins grisâtre.

Cette teinte particulière de la sclérotique, le dépoli ou reflet opalin de la cornée donnent à l'œil un aspect éteint, caractéristique du glaucôme. Peu à peu la cornée devient complètement insensible; l'iris de son côté cesse de réagir sous l'action de la lumière, la pupille se dilate au maximum, la membrane irienne se trouvant finalement réduite à une mince bandelette masquée en grande partie par le limbe conjonctival, la chambre antérieure est amoindrie par le refoulement du cristallin en avant. Le défaut de transparence de la cornée disparaissant par intervalles, l'examen du fond de l'œil devient possible. On constate alors que les veines sont dilatées, tandis que le pouls artériel apparait spontanément ou à la moindre pression exercée sur l'œil; enfin, après une certaine durée de l'affection, la papille présente une excavation spéciale, qui sera décrite à propos du glaucome chronique simple.

L'examen fonctionnel, d'autre part, montre, avec l'abaissement de l'acuité centrale, un rétrécissement progressif du champ visuel, lequel marche constamment de dedans en dehors, si bien que, toute vision étant près de s'éteindre, elle persiste, à l'état de vestige seulement, dans un point situé tout à fait en dehors, du côté de la tempe. On trouve aussi qu'à certains jours ou à certaines heures de la journée, la vision se relève temporairement. Quant aux douleurs, elles varient suivant l'allure plus ou moins rapide de l'affection; elles procèdent par intermittences et présentent des poussées assez analogues à celles d'une névralgie véritable. Elles sont péri-orbitaires et s'accompagnent de la sensation d'un durcissement exagéré de l'œil malade.

Ou bien les poussées glaucomateuses cessent de se produire et l'affection évolue comme un glaucome chronique simple, ou bien elle aboutit directement à cet état particulier qui sera décrit comme glaucome absolu.

Le traitement du glaucome chronique irritatif se résume dans l'iridectomie, qui doit ici encore être pratiquée le plus tôt et le plus large possible, toute illusion résultant de l'amélioration que procure l'emploi de la pilocarpine ou de l'ésérine étant laissée de côté.

4° Glaucome chronique simple. — La caractéristique de cette forme de glaucome est l'absence de toute poussée et de toute rémittence dans sa marche, qui, plus ou moins lente, est uniformément progressive. En quelques mois parfois, en quelques années dans d'autres cas, la vision disparaît, et souvent les deux yeux sont successivement atteints.

Le *glaucome chronique simple* se présente donc avec une augmentation lente, mais progressive, de la tension oculaire, dont les effets se manifestent sur les nerfs ciliaires et la papille du nerf optique. De là, une réduction progressive lente de l'accommodation, une anesthésie progressive de la cornée et de la rétine, enfin un refoulement progressif de la papille.

Au début, dans certains yeux à tension normalement très faible, il peut être difficile, sinon même impossible, de constater, par le toucher, une exagération de leur dureté, ceci surtout quand les deux yeux sont pris simultanément. Alors la diminution de l'amplitude d'accommodation décèle ce trouble, soit qu'il y ait asthénopie accommodative, les deux yeux étant malades, soit que dans le cas de glaucome unilatéral la puissance d'accommodation diffère notablement d'un côté à l'autre. Ce symptôme, il est vrai, aurait plus de valeur si le glaucome n'apparaissait d'ordinaire à un âge où la presbytie est la règle. A son défaut, on tiendra compte d'un certain degré de mydriase et de paresse de l'iris. De même, on recherchera, au moyen du contact d'un stylet mousse, la diminution de la sensibilité cornéenne, diminution qui n'arrive pas à l'anesthésie complète. Quant à l'anesthésie progressive de la rétine, elle se traduit par un rétrécissement typique du champ visuel et l'affaiblissement de la vision centrale. Le segment supéro-interne du champ visuel disparaît le premier en raison des troubles circulatoires résultant de l'excès de tension, troubles qui se font sentir tout d'abord dans la région la moins vascularisée de la rétine, la région temporale. Puis de la périphérie le trouble rétinien gagne la région centrale, et de règle atteint, en dernier lieu, la région inféro-interne ; de là résulte que, même après la perte de la vision centrale, il persiste un certain degré de vision dans le segment supéro-externe du champ visuel. Fait à noter, l'altération intéresse également le blanc et les couleurs, à l'inverse de ce qui se produit dans l'atrophie du nerf optique. Plus appréciables encore pour les malades sont les cercles colorés, les anneaux irisés qui apparaissent autour des flammes et des objets brillants.

Enfin, le symptôme capital du glaucome chronique consiste dans le refoulement progressif de la lame criblée et la formation d'une excavation pathognomonique de la papille. L'excavation se creuse uniformément sur toute la surface papillaire, ce qui rend manifeste la coudure partout égale des vaisseaux centraux qui en émergent. Cette coudure s'accentue à mesure que la lésion progresse, et en même temps la lame criblée, devenant plus apparente, sa coloration blanchâtre ou blanc bleuâtre modifie la teinte rosée de la papille. A un degré plus avancé, non seulement la papille est déprimée, mais encore les parois de sa cavité sont refoulées excentriquement et, par suite, surplombées par l'orifice de l'excavation glaucomateuse. Aussi, à l'examen ophtalmoscopique, les vaisseaux centraux s'aplatissent sur l'anneau sclérotical, disparaissent, en descendant le long de la paroi cavitaire, puis réapparaissent sur le fond de l'excavation. Il existe donc une solution de continuité apparente entre les deux tronçons vasculaires. Ces particularités, vérifiées macroscopiquement, se constatent d'une part à l'examen avec l'ophtalmoscope, le déplacement de la lentille faisant

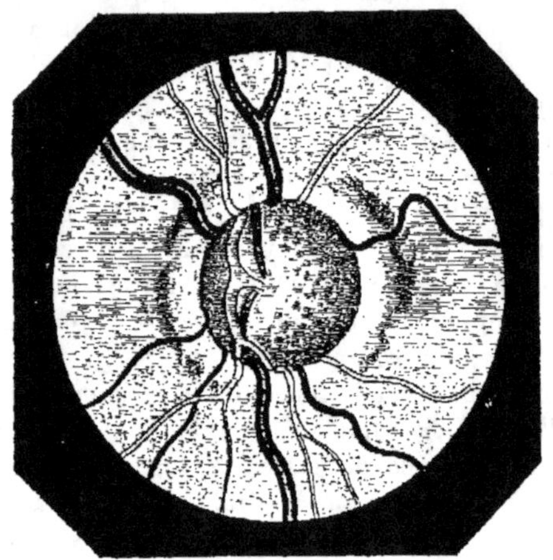

Fig. 366.
Excavation glaucomateuse de la papille.

ressortir le déplacement parallactique de l'image renversée. Avec l'ophtalmoscope à réfraction, on note encore que la mise au point nécessite des verres différents, suivant que l'on vise le fond ou le bord de l'excavation glaucomateuse. En comptant 1 millimètre de différence de niveau pour une différence de réfraction de 3 dioptries, on calcule aisément la profondeur de l'excavation glaucomateuse.

La circulation sanguine est gênée au niveau de la papille altérée; les veines sont légèrement aplaties et, par suite, élargies sur l'anneau sclérotical, les artères plutôt rétrécies et le réseau capillaire de la papille un peu dilaté.

Sur une préparation anatomique, l'on peut constater que l'excavation glaucomateuse résulte bien du refoulement de la lame criblée, qui, repoussée en arrière de 1,5 à 2 millimètres, déborde parfois le niveau de la sclérotique. Constituée latéralement par la sclérotique et la lame criblée, l'excavation est tapissée par les vaisseaux centraux, surtout dans sa moitié nasale en raison de leur siège habituel sur la papille. Cette particularité et les variations physiologiques du disque papillaire expliquent que l'ampoule glaucomateuse n'offre pas toujours absolument la même forme.

En plus d'un certain état athéromateux des vaisseaux (surtout dans le glaucome hémorrhagique) centraux de la rétine, et même des vaisseaux du cercle de Haller, il y a lieu de signaler les modifications subies par le tissu rétinien. D'abord normales, mais refoulées excentriquement et tassées sur les parois de l'excavation glaucomateuse, les fibres nerveuses s'amincissent, s'atrophient et disparaissent, laissant une mince couche celluleuse. Dans les cas anciens, les autres couches de la rétine sont altérées, les plus externes toutefois, celle des éléments tactiles : cônes

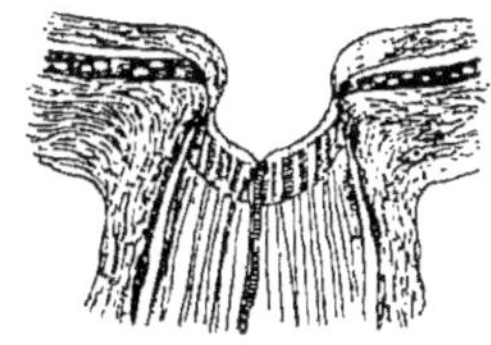

Fig. 367.
Excavation glaucomateuse
de la papille.

et bâtonnets, pouvant rester intactes sur des yeux depuis longtemps aveugles.

Dans la choroïde, l'absence de toute altération inflammatoire est à signaler. Elle présente une zone péripapillaire atrophiée par suite des tractions qu'elle a subies. Cette atrophie, dans les cas avancés, intéresse parfois toute la membrane et alors les nerfs ciliaires, tiraillés eux-mêmes, y participent, ainsi que le muscle ciliaire.

Longtemps intact, même après qu'une cataracte soit venue démontrer la réalité de la gêne nutritive des milieux oculaires, le corps vitré tardivement se liquéfie, est envahi par des cellules migratrices, se décolle, s'atrophie. Accidentellement, il s'y fait des extravasations sanguines.

L'enveloppe du globe oculaire, la sclérotique et la cornée présentent enfin des changements d'une importance particulière. La sclérotique jaunâtre résiste parfois à l'instrument tranchant; il y a dégénérescence graisseuse de ses éléments cellulaires et de ses vaisseaux; chez les sujets âgés, il s'y ajoute des dépôts de phosphates et d'urates. Par places, autour des trous de passage des nerfs et des vaisseaux, au voisinage de la cornée, la membrane tend à s'amincir et à devenir staphylomateuse.

Quant à la cornée, tout d'abord son épithélium et ses couches externes se dissocient par infiltration œdémateuse passive et distension mécanique, de là sa perte de transparence. Tardivement, on y observe la dégénérescence graisseuse et même des dépôts calcaires.

Dans le glaucome chronique simple, il est encore indiqué de recourir aux myotiques et à l'iridectomie; mais dans les cas francs, qui s'accusent surtout par le peu d'exagération de la tension oculaire dans le segment antérieur de l'œil, on pratiquera la sclérotomie, surtout si la vision centrale est encore à peu près normale, ou autrement lorsque le rétrécissement du champ visuel s'est avancé jusqu'au voisinage du point de fixation. A cette opération, on peut adjoindre l'élongation de la branche externe du nasal, intervention que Badal préconise comme abaissant la tension oculaire et diminuant les douleurs ciliaires.

5°-6° *Glaucome hémorrhagique et glaucome absolu.* — Dans certains yeux atteints d'altérations séniles très avancées des vaisseaux, le complexus symptomatique glaucomateux se trouve modifié par la venue d'hémorrhagies oculaires. Il y a *glaucome hémorrhagique*, affection très rare, puisque, d'après de Wecker, on en compterait deux cas sur cent cas de glaucome en général.

Au point de vue clinique, le glaucome hémorrhagique se présente tantôt comme un glaucome chronique simple, tantôt comme un glaucome aigu.

Dans le premier cas, on constate des apoplexies rétiniennes au voisinage de la papille, parfois au niveau de la macula; et, chez certains malades, l'affection est assez ancienne lors du premier examen, pour que, à côté de ces lésions récentes, il se trouve des plaques blanchâtres de dégénérescence graisseuse d'anciens foyers apoplectiques. Les veines sont dilatées, les artères de calibre normal; enfin la papille finit à la longue par présenter l'excavation typique à mesure que l'excès de tension oculaire devient plus appréciable. Au début, les troubles fonctionnels dépendent des altérations rétiniennes; ce sont des scotomes, auxquels s'ajoutent tôt ou tard le rétrécissement spécial du champ visuel et la diminution de l'acuité visuelle.

Parfois, après un laps de temps difficile à préciser, mais qui peut atteindre quelques mois, il survient une attaque de glaucome aigu. Une excessive sensibilité de l'œil, des douleurs périorbitaires intolérables annoncent cet accident qui, anatomiquement, consiste sans doute en un vaste épanchement sanguin dans les membranes profondes et le corps vitré. Toute constatation ophtalmoscopique, du reste, est impossible pour l'observateur, et, de son côté, l'observé accuse en quelques minutes ou quelques heures une perte complète de la vue. Cette cécité est définitive et d'autant plus sérieuse que, d'après les statistiques, la moitié environ des malades sont exposés à perdre la vue de l'autre œil, soit brusquement à la suite d'une attaque aiguë, soit lentement par suite d'une série d'attaques apoplectiformes dans la rétine.

Cette gravité toute particulière du glaucome hémorrhagique se trouve encore exagérée par ce fait que, même la vision perdue, le glaucome étant *absolu*, de nouvelles hémorrhagies peuvent se produire et, malgré le traitement, provoquer des douleurs intolérables nécessitant l'énucléation de l'œil. Avant de recourir à cette extrémité, on pratiquera la sclérotomie, et cette opération doit être exécutée à titre préventif toutes les fois qu'on est appelé à intervenir dans un cas de glaucome, où l'on peut craindre la venue d'une hémorrhagie intraoculaire. L'iridectomie, en effet, est dangereuse en raison des ruptures vasculaires qui succèdent parfois à la brusque détente qu'elle provoque.

Le *glaucome absolu*, c'est-à-dire le glaucome avec abolition complète de toute vision, se présente comme terminaison possible de l'une quelconque des formes précédentes. S'il s'agit d'une variété tout à fait simple, elle peut rester telle cliniquement ; on constate seulement une atrophie très accusée de la papille, un amincissement des artères. Mais, s'il existe des symptômes irritatifs, on voit le dépoli de la cornée s'accentuer de plus en plus, l'iris se réduire insensiblement à un mince anneau accolé à la périphérie de la cornée, le cristallin proéminer en avant et s'opacifier. L'œil, dur comme une bille de marbre, peut présenter une insensibilité complète ou être encore, par intervalles, le siège de crises douloureuses. Enfin, lorsque l'organe a été pendant longtemps soumis à une tension très prononcée, il se produit une véritable phtisie de l'œil, ou un sphacèle de la cornée, qui peut être suivi d'hémorrhagies ou de suppuration.

Lorsqu'il y a glaucome absolu, les indications thérapeutiques découlent surtout des crises douloureuses que peut subir le malade ; les prévenir par l'emploi des myotiques, les combattre par la sclérotomie et l'iridectomie, voire même, s'il le faut, par l'énucléation de l'œil, telle est en résumé la conduite à tenir à l'égard de l'œil privé de vision. De plus, en raison de la fréquence de l'atteinte successive des deux yeux, il y a lieu de surveiller la venue du glaucome dans l'autre œil.

Remarques. — De l'étude précédente des variétés cliniques du glaucome, il doit ressortir que si les phénomènes glaucomateux traduisent une exagération de la tension oculaire, tantôt cette dernière est intermittente (*gl. intermittent*), tantôt, constante, elle subit des poussées plus ou moins violentes (*gl. simple aigu* et *gl. chronique irritatif*), tantôt enfin elle persiste et progresse d'une manière uniforme (*gl. chronique simple*).

Au point de vue des désordres anatomiques qui résultent de l'excès de tension intraoculaire, on distingue encore le glaucome en *antérieur* et *postérieur*. Dans le premier, les symptômes (trouble cornéen, injection périkératique, immobilité et dilatation de l'iris, projection en avant du cristallin, anesthésie de la cornée, douleurs ciliaires) se localisent surtout dans l'hémisphère antérieur de l'œil, le refoulement de la papille optique fait défaut ou est très peu prononcé. Dans le glaucome postérieur, au contraire, le tableau clinique est tout autre ; c'est surtout l'excavation glaucomateuse qui traduit le trouble de la tension oculaire.

A ces deux variétés anatomiques, on est encore tenté d'en ajouter une troisième qui serait *mixte*, car des deux formes de glaucome chronique, l'irritative se rapporte au glaucome antérieur et la simple au postérieur.

L'efficacité de l'iridectomie, dans le traitement du glaucome, pour de Graefe, résulterait surtout d'une réduction de la surface sécrétante de l'humeur aqueuse ; pour Bowmann, de la mise en communication très large des chambres antérieure et postérieure, d'où l'évacuation plus facile de l'humeur aqueuse à travers la cornée ; pour Exner, d'une anastomose artificielle artério-veineuse au niveau du grand cercle irien, d'où une réduction de pression intraoculaire. Actuellement, en raison des résultats fournis par la sclérotomie, on tend à reconnaître que l'iridectomie agit par débridement de la coque scléroticale, ou mieux peut-être par l'établissement d'une *cicatrice filtrante* (de Wecker). La perméabilité plus grande au niveau du tissu cicatriciel en fait une véritable soupape de sûreté à l'égard de la pression intraoculaire : s'il présente trop peu de facilités pour l'écoulement des liquides, il se laisse distendre (*cicatrice cystoïde*); si, à la longue, il devient imperméable, d'où la reproduction des accidents glaucomateux, sa simple incision (*cicatrisotomie* ou *ouletomie*), sans intervention directe sur l'iris, lui rend sa qualité première.

L'iridectomie, si elle est utile, peut parfois chez certains glaucomateux, être dangereuse ou insuffisante. Elle est dangereuse parce que son exécution présente des difficultés en rapport avec l'étroitesse ou l'absence de chambre antérieure, d'où le danger des blessures de la cristalloïde. Elle est dangereuse par la tendance au rapide écoulement de l'humeur aqueuse, d'où une détente brusque de la tension oculaire et des hémorrhagies dans la rétine et le vitré ou la luxation du cristallin. De là l'indication de recourir à une sclérotomie préalable pour rétablir une chambre antérieure, pour diminuer la tension oculaire, et de là aussi la nécessité d'une correction très grande dans la technique opératoire.

Tandis que dans le glaucome aigu non hémorrhagique, l'iridectomie est sûrement et définitivement curative, dans les formes chroniques, principalement dans le glaucome simple, un certain nombre de cas échappent à son action salutaire, ou celle-ci ne persiste pas longtemps. De là donc l'utilité de recourir parfois à la sclérotomie, non plus comme opération préparatoire de l'iridectomie, mais à la place de cette dernière. La sclérotomie remplacera l'iridectomie : 1° dans le glaucome chronique simple avec peu d'exagération de tension, large chambre antérieure, et bonne action des myotiques, surtout dans les cas anciens avec grande réduction du champ visuel ; 2° dans le glaucome hémorragique ; 3° après une première iridectomie restée ou devenue inefficace (alors cicatrisotomie); 3° pour faire disparaître les symptômes du glaucome intermittent et les douleurs du glaucome absolu. Enfin, dans certains cas, on pourra, comme dernière ressource, avoir recours à la ponction équatoriale. (Voir *Chirurgie du globe oculaire.*)

CHAPITRE CIX

HYDROPHTALMIE. — BUPHTALMIE

L'*hydrophtalmie* est caractérisée par la distension régulière du globe de l'œil dont le contenu liquide augmente de quantité. On dit qu'il y a *buphtalmie* (œil de bœuf) lorsque le volume de l'organe est tel qu'il fait une saillie manifeste et ne peut être facilement recouvert par les paupières.

Affection congénitale ou propre à l'enfance, la buphtalmie est la conséquence d'une irido-choroïdite extrêmement chronique, spontanée ou traumatique.

On ne saurait y voir l'analogue du glaucome de l'adulte auquel on a voulu la comparer; il ne s'agit pas en effet dans l'hydrophtalmie de distension oculaire par rétention, mais bien par hypersécrétion. Les voies d'excrétion seraient même particulièrement larges. Lorsqu'il existe une plaie scléro-cornéenne avec enclavement de l'iris, les tiraillements subis par la zone ciliaire provoquent l'hypersécrétion de l'humeur aqueuse. Cette dernière survient également lorsque l'irido-choroïdite a déterminé l'oblitération progressive des vaisseaux du tractus uvéal, en particulier du réseau capillaire choroïdien, alors en effet l'exagération de la tension sanguine dans les artères ciliaires entraine une sécrétion exagérée. Or comme chez l'enfant, à l'inverse de ce qui se produit chez l'adulte et le vieillard, la sclérotique obéit à la distension, on ne voit pas survenir le complexus clinique décrit sous le nom de glaucome. L'œil dont la tension est augmentée se déforme, et, suivant les cas, l'ectasie intéresse plus spécialement son segment postérieur ou son segment antérieur. Les dimensions de la cornée sont exagérées, la chambre antérieure plus profonde; l'iris tout d'abord peu modifié, puis décoloré, réagit peu à la lumière; la pupille reste moyennement dilatée, puis très large et immobile. Au pourtour de la cornée l'amincissement de la sclérotique se traduit par la teinte bleuâtre, puis noirâtre, de la membrane. A un degré plus avancé les désordres oculaires consistent dans l'opacification de la cornée, l'opacification et la luxation du cristallin par rupture de la zonule, le trouble du vitré, des hémorrhagies intraoculaires, le décollement de la rétine. L'œil augmenté de volume se meut difficilement, les paupières le recouvrent incomplètement, l'inférieure repoussée en bas et en avant ; la déviation du point lacrymal entraîne du larmoiement.

La distension du globe oculaire provoque de l'astigmatisme myopique, d'où un affaiblissement de la vision qu'exagèrent plus tard les troubles de transparence de la cornée et du cristallin, les hémorrhagies dans le vitré ou les membranes profondes, l'atrophie et le décollement de la rétine.

Spontanée, l'affection évolue lentement sans douleurs et aboutit à un état stationnaire sans être cause de rupture du globe. Lorsqu'elle succède à un traumatisme, l'hydrophtalmie souvent s'accompagne de crises douloureuses et parfois entraîne des accidents sympathiques du côté de l'autre œil. .

On distinguera l'hydrophtalmie de l'exophtalmie en faisant diriger fortement le regard en dedans de façon à apprécier à travers la fente palpébrale l'allongement de l'axe antéro-postérieur de l'œil. En plus, la zone scléroticale bleuâtre au pourtour de la cornée manque dans l'exophtalmie.

Quant à la cornée globuleuse, elle se reconnait à sa transparence parfaite, à l'angle rentrant prononcé qui la sépare de la sclérotique, tandis que dans l'hydrophtalmie la différence de courbure des deux membranes tend à s'effacer.

Grave parce qu'elle ne rétrocède pas spontanément et parce qu'elle entraine la perte de la vision, l'hydrophtalmie ne s'améliore guère quand on l'attaque par des ponctions répétées de la chambre antérieure et l'emploi du bandeau compressif. Mieux vaut d'emblée recourir à l'iridectomie, dont l'exécution est délicate en raison des chances de rupture de la zonule d'où une luxation du cristallin et l'issue du vitré. Enfin, quand l'œil est aveugle et de plus gênant, on est autorisé à tenter de l'atrophier en y injectant quelques gouttes de teinture d'iode, ou, ce qui est préférable, on pratique l'amputation du segment antérieur ou l'énucléation et l'on corrige la difformité en faisant porter un œil artificiel.

OPHTALMIE SYMPATHIQUE

On range sous le nom d'*ophtalmie sympathique* divers troubles fonctionnels et diverses altérations qui surviennent dans un œil (œil sympathisé) dont le congénère est atteint de certaines lésions traumatiques ou spontanées (œil sympathisant).

Au point de vue clinique les affections sympathiques présentent des aspects très variés. On observe de simples *troubles fonctionnels* qui, groupés différemment suivant les cas, n'offrent par eux-mêmes rien de caractéristique. Le malade accuse du larmoiement, du blépharospasme, des désordres de l'accommodation : parésie ou spasme ou asthénopie; des désordres de la sensibilité rétinienne : diminution de l'acuité visuelle, rétrécissement du champ visuel, dyschromatopsie, photopsie, photophobie; enfin des sensations douloureuses dans l'œil lui-même ou sur le trajet des branches de la cinquième paire. Ces troubles fonctionnels parfois persistent sans modifications notables autres que des alternatives d'exacerbation et de calme complet, ou bien ils ne sont que le prélude plus ou moins prolongé de désordres anatomiques dans l'œil sympathisé.

Les *lésions sympathiques* résultent d'ordinaire d'une irido-choroïdite; comme formes rares d'ophtalmie sympathique on cite (Galezowski) la conjonctivite, la kératite, la rétinite et la névro-rétinite, le décollement de la rétine, le glaucome.

L'*irido-choroïdite sympathique* présente deux variétés; elle est *séreuse* et relativement bénigne, ou *plastique* et grave, la première variété n'étant souvent que la première phase d'évolution de la seconde.

Séreuse, l'irido-choroïdite se traduit par de la photophobie, du larmoiement, de la diminution de l'acuité visuelle, du rétrécissement du champ visuel, des phosphènes, de la parésie de l'accommodation. Une pression même légère sur la région ciliaire réveille de la douleur qui parfois se produit spontanément. Le cercle périkératique est légèrement injecté; à la lampe et à l'éclairage latéral on distingue un fin pointillé sur la membrane de Descemet, l'iris est décoloré et la pupille est paresseuse. A l'examen au miroir on constate un trouble plus ou moins prononcé du vitré.

Plastique, qu'elle survienne d'emblée ou consécutivement à la forme précédente, l'irido-choroïdite provoque une réaction plus vive que caractérisent les troubles fonctionnels précédents, une injection périkératique marquée, un iris rougeâtre et vascularisé, une pupille oblitérée par des exsudats, une chambre antérieure moins profonde par suite de la projection en avant de l'iris. Dans le cas où le fond de l'œil peut être éclairé, le corps vitré paraît nuageux et parfois l'on relate un certain degré de névrite optique ou de névro-rétinite. Enfin, tôt ou tard, des désordres anatomiques de la région ciliaire et de l'iris résulte une altération grave de la nutrition de l'œil, laquelle se traduit par l'opacification du cristallin, la diminution de tension et la phtisie du globe.

Comme symptômes précurseurs de cette terminaison d'autant plus redoutable que la vision est plus altérée dans l'œil sympathisant, il est à tenir compte surtout des symptômes fonctionnels qu'accuse le malade, mais, de plus, il convient d'explorer fréquemment la région ciliaire et d'y rechercher par de légères pressions avec un stylet mousse le point douloureux qui, signalé par de Graefe, coïnciderait avec un point symétrique dans l'œil sympathisant.

A côté de l'irido-choroïdite sympathique doivent trouver place d'autres formes rares de réaction sympathique d'un œil malade sur son congénère : le professeur Verneuil a vu l'ectropion d'un œil s'accompagner de *conjonctivite* de l'autre œil, et la conjonctivite disparaître après la suture des paupières malades. Le port d'un œil artificiel a été souvent incriminé de la venue du côté opposé d'une conjonctivite angulaire avec larmoiement et photophobie, tous accidents qui cessent après la suppression de l'épine irritante. Une *kératite* tantôt ulcéreuse, tantôt interstitielle, souvent accompagnée d'iritis, s'observe parfois dans les conditions qui, plus loin étudiées, caractérisent la venue des accidents oculaires dits sympathiques. Il en est de même de certaines *hémorrhagies rétiniennes* par thrombose vasculaire, de certains *exsudats* qui intéressent la rétine et la choroïde. On a signalé encore la *rétinite séreuse* avec infiltration péripapillaire, ou la *névrite optique* avec les mêmes signes ophtalmoscopiques et fonctionnels qu'elle présente lorsqu'elle est causée par une méningite ou une tumeur cérébrale. Outre l'atrophie papillaire consécutive à cette névrite sympathique, Galezowski admet une *atrophie papillaire* de même nature caractérisée par son début brusque, sa marche plus rapide et saccadée. Comme conséquence de la choroïdite sympathique, plutôt que comme accident sympathique primitif, on relate le *décollement de la rétine*. Enfin, si dans quelques cas seulement on a observé des *accidents glaucomateux* de nature sympathique, il est indiqué d'en rapprocher les exemples d'attaque glaucomateuse provoquée dans un œil par l'iridectomie pratiquée sur le congénère atteint lui-même de glaucome.

Une particularité commune aux divers complexus cliniques précédemment étudiés c'est l'existence d'une lésion dans l'œil, qui n'est pas le siège des désordres fonctionnels ou anatomiques observés. Cette lésion de l'œil sympathisant résulte le plus souvent d'un *traumatisme*, quelquefois d'une *maladie oculaire*. Parmi les blessures celles de la région ciliaire sont de beaucoup les plus aptes à provoquer les accidents sympathiques; les plaies de la cornée ne paraissent dangereuses que si elles sont irrégulières et accompagnées d'enclavement de l'iris et de luxation du cristallin. De plus la présence de corps étrangers dans le globe oculaire, au voisinage surtout du cercle ciliaire, constitue une menace qui persiste même après des années (30 et 40) de calme complet. Du reste, pas n'est besoin que le traumatisme soit accidentel, les plaies chirurgicales, qui intéressent la région ciliaire directement ou par suite d'enclavement irien, de déplacement du cristallin, peuvent être le point de départ d'une ophtalmie sympathique. Enfin cette dernière résulte parfois du port d'un œil artificiel, qui repose sur un moignon douloureux ou dans une cavité orbitaire un peu irritable.

C'est encore la région ciliaire qui est de règle intéressée dans les maladies oculaires susceptibles de retentir sur l'œil resté sain; il s'agit alors de staphylomes opaques de la cornée et de l'iris, de vieilles iridochoroïdites. Ailleurs la cause du mal réside dans un moignon atrophié, enflammé ou atteint d'ossification de la choroïde.

Avant de rechercher par quel mécanisme l'œil sympathisant influence son congénère, quelques données étiologiques méritent encore d'être mentionnées. Rare chez l'enfant, l'ophtalmie sympathique chez l'adulte et le vieillard ne constitue pas un accident qui entraine fréquemment des conséquences graves, du moins dans la clientèle civile. Galezowski lui attribue dans sa pratique quarante-sept énucléations sur un total de trois mille blessés. Par contre, à juger par les statistiques des guerres, il en serait autrement; la statistique américaine signale 254 cas de destruction de l'œil dont 41 avec rétrécissement sympathique, et la statistique allemande pour la guerre de 1870-71 rapporte 97 faits du même genre qui fournissent une proportion de 56,5 d'atteintes sympathiques pour 100 blessures de l'œil. Il est vrai que cette même statistique fait ressortir la bénignité relative du pronostic puisque dans 51 p. 100 des cas, tout se borne à des troubles fonctionnels et dans 17,9 p. 100 seulement il survient des accidents inflammatoires. Une dernière notion utile à connaître c'est la date habituelle du début des accidents sympathiques : pour les faits de la guerre de 1870 le plus grand nombre apparurent dans la seconde moitié de l'année qui suivit la blessure, mais il n'y a là rien de fixe; si l'on peut craindre les accidents sympathiques dans les cinq ou six semaines qui suivent la blessure de l'œil, dix, vingt, trente et même quarante ans après un traumatisme oculaire l'œil sain peut encore être sympathisé.

On discute encore la *pathogénie* de l'affection, c'est-à-dire le mécanisme du retentissement sur l'œil sain des désordres que présente son congénère. Deux théories sont en présence : la *théorie ciliaire* et la *théorie de l'ophtalmie migratrice*. Les partisans de la théorie ciliaire attribuent aux nerfs ciliaires le rôle de voies de transmission soit d'une simple action réflexe, soit d'une névrite véritable. L'irritation porte sur les nerfs ciliaires, gagne le ganglion ophtalmique, s'en échappe par les racines sympathique et sensitive. Pour Reclus l'irritation est ensuite transmise au bulbe surtout par la racine sensitive, c'est-à-dire par le trijumeau, puis de là elle se réfléchit sur les nerfs vaso-moteurs de l'œil opposé dont elle trouble la circulation et la nutrition. Rien d'étonnant par suite à ce que le point d'arrivée, comme le point de départ de l'acte réflexe, se trouve de règle dans la région ciliaire. Cet acte nerveux, d'essence inconnue, que l'on qualifie de réflexe, satisfait l'esprit comme explication des simples désordres fonctionnels; mais, lorsque surviennent dans l'œil sympathisé des désordres anatomiques, il paraît à certains insuffisant pour causer leur venue. Il y aurait alors transmission de l'inflammation des troncs nerveux ciliaires : la névrite d'abord ascendante remonte jusqu'au bulbe par la voie du trijumeau, puis grâce aux fibres commissurales des noyaux bulbaires elle devient descendante sur le trijumeau et les ciliaires du côté sympathisé.

A côté de cette théorie de la névrite propagée d'une région ciliaire à l'autre, mérite de trouver place l'opinion de Meyer qui, admettant dans l'œil sympathisé la présence de germes inoffensifs jusque-là grâce à l'intégrité des tissus, invoque comme cause de leur nocivité accidentelle le désordre réflexe de l'innervation. L'irritation réflexe jouerait ici un rôle analogue à celui que possède, par exemple lors de l'éclosion d'une pneumonie, le trouble de l'innervation dû au refroidissement. Reste, il est vrai, à démontrer cette nouvelle hypothèse, la préexistence des microbes dans l'œil sympathisé.

Les partisans de la théorie dite de *l'ophtalmie migratrice* pensent que les nerfs optiques ou plus exactement leurs gaines lymphatiques avec leur anastomose au chiasma permettent aux microbes de passer de l'œil sympathisant dans l'œil sympathisé. Ils ont modifié l'idée ancienne de la transmission du mal par l'intermédiaire même des nerfs optiques, la transmission par névrite optique, opinion qui a dû être abandonnée en raison de la rareté des désordres constatés au niveau de la papille de l'œil sympathisé et aussi par suite de cette considération que le nerf optique de l'œil sympathisant est généralement atrophié, parfois depuis longtemps, lorsque apparaissent les accidents sympathiques; on l'a même trouvé rompu. Ces mêmes remarques mériteraient d'être signalées comme objections à la perméabilité des gaines lymphatiques. En outre cette théorie de l'ophtalmie migratrice rend difficilement compte de

l'absence chez l'homme d'infection du sac lympathique intracrânien par
le passage des microbes au niveau du chiasma, accident que signale
Deutschmann dans ses expériences sur le lapin. A ces expériences, du
reste, on a avec raison objecté que, si chez le lapin l'introduction de
matières infectieuses dans un œil suffit pour sympathiser son congénère,
jamais chez l'homme les suppurations intraoculaires n'ont amené pareil
résultat, on remarque même que les plaies de l'œil suivies d'une abondante suppuration ne prédisposent pas à l'ophtalmie sympathique.
Les nerfs ciliaires sont alors détruits, disent les partisans de la théorie
ciliaire et par suite l'acte réflexe devient impossible. De son côté la
théorie de l'ophtalmie migratrice avance que l'inflammation a été
trop violente, qu'elle a oblitéré les gaines et fermé le passage aux
microbes.

Le *diagnostic* de l'ophtalmie sympathique, facile quand existent ses
deux éléments caractéristiques : traumatisme de la région ciliaire d'un
œil et irido-choroïdite de l'autre, devient particulièrement difficile quand
l'œil sympathisant présente une vieille irido-choroïdite diathésique et
que la même influence générale peut être invoquée, tout aussi bien que
la sympathie, comme cause des accidents du second œil. Bien plus
encore, dit Galezowski, les deux yeux étant atteints d'altérations purement diathésiques, il peut se faire que l'un d'eux joue par rapport à
l'autre un rôle sympathisant et l'empêche de guérir. Si l'œil supposé
sympathisant a perdu toute vision, la difficulté diagnostique importe peu,
car le sacrifice de l'organe inutile et peut-être malfaisant est tout à fait
légitime.

Par contre, on comprendra quelles hésitations sont permises, quand
l'œil dit sympathisant conserve encore une certaine acuité visuelle. Il
faut alors tenir compte des allures anormales de l'affection, des oscillations qu'elle présente dans l'œil le moins compromis et qui paraissent
être sous l'influence des oscillations analogues subies dans l'autre œil;
enfin le peu de succès d'un traitement d'ordinaire efficace mérite
encore d'attirer l'attention sur la possibilité d'un état sympathique.

Lorsqu'il s'agit de simples troubles fonctionnels, il y a lieu d'examiner
les conditions multiples qui peuvent provoquer le larmoiement, la photophobie, l'asthénopie et, en particulier, on examinera l'état de la réfraction oculaire, de l'appareil lacrymal, voire aussi de la muqueuse nasale,
des dents.... La persistance, l'intensité, la résistance aux agents thérapeutiques autorisent ce diagnostic de désordres fonctionnels sympathiques, que devra corroborer l'examen de l'œil soupçonné sympathisant.

Le *traitement* de l'ophtalmie sympathique s'adresse surtout à l'œil
sympathisant. A titre de traitement préventif, l'énucléation est légitime
(Warlomont) : 1º quand un œil vient à être détruit par une cause

traumatique et que tout espoir d'y voir subsister ou revenir un degré de vision utile est perdu, surtout s'il existe des raisons de croire que le globe blessé recèle quelque corps étranger ; 2° quand un œil perdu par une cause locale, traumatique ou autre, ou quand le moignon, qui en reste, présente une sensibilité continue ou intermittente, un état inflammatoire aigu ou chronique, s'il est le siège d'un corps étranger ou d'un cristallin crétacé en faisant office.

Lorsque, à la suite d'une blessure, l'œil atteint conserve encore un certain degré de vision, toujours en prévision d'accidents sympathiques, il convient d'apporter un soin particulier à la désinfection de la plaie, à la réduction ou à l'excision des enclavements iriens, à l'extraction du cristallin luxé.

Lorsque l'affection a éclaté, l'énucléation de l'œil sympathisant s'impose si cet œil est aveugle, inutile ou malade. Mais quand il conserve un certain degré de vision, alors la conduite à tenir est délicate ; il faut mettre en balance l'acuité visuelle de l'œil sympathisant et les désordres de l'œil sympathisé. Une diminution relativement peu considérable de la vision du premier et des troubles fonctionnels peu graves de son congénère contrindiquent toute opération. Autrement, si la vision de l'œil sympathisant est meilleure que celle de l'œil sympathisé, il convient encore d'agir, d'enlever le premier, pourvu toutefois que dans le second il n'existe pas une irido-choroïdite plastique ; alors en effet, l'énucléation offre trop peu de chances d'enrayer la maladie pour que l'on diminue encore le peu de vision qui reste au malade. En pareil cas, et même comme complément de l'énucléation, en cas d'irido-choroïdite séreuse, on attaque l'inflammation oculaire par les injections sous-conjonctivales de sublimé, par les frictions générales mercurielles, les applications chaudes prolongées sur l'œil sympathisé et les instillations répétées de duboisine ou d'atropine. Enfin le sulfate de quinine sera utile pour combattre les douleurs, s'il en existe.

A l'énucléation on a voulu substituer, aussi bien dans le traitement curatif que préventif, diverses opérations, par exemple l'exentération dans le but de laisser au malade un moignon plus favorable pour le port d'un œil artificiel. Cette opération, comme la névrotomie opto-ciliaire et la résection du nerf optique, n'offre pas l'efficacité de l'énucléation qui, il faut bien le reconnaître, ne prévient et n'arrête pas toujours les accidents sympathiques.

PHLEGMON DE L'ŒIL. — PANOPHTALMITE

Sous le nom de *phlegmon de l'œil* ou de *panophtalmite*, on désigne l'inflammation suppurative propagée de la choroïde ou de la rétine au contenu du globe oculaire, dont elle provoque la perforation et l'atrophie.

Déjà, à propos de la choroïdite et de la rétinite suppurée, il a été question de ces désordres.

La cause de la panophtalmite réside dans la pénétration de germes infectieux dans l'œil, qu'ils aient trouvé une porte d'entrée dans une solution accidentelle ou chirurgicale de la coque oculaire, ou qu'ils aient été apportés par la circulation. Les brûlures et les plaies de la région ciliaire, surtout quand elles se compliquent de la présence de corps étrangers, provoquent la choroïdite suppurée et la panophtalmite. Les plaies et les ulcérations de la cornée, toutes les kératites qui ouvrent les voies lymphatiques de la membrane ou en amènent la perforation, exposent au phlegmon de l'œil ; et, dans ces cas, en l'absence de lésion directe de l'uvée, l'infection aboutirait tout d'abord à une rétinite suppurée. Les cicatrices cornéennes, surtout quand elles se compliquent de synéchies iriennes (leucome adhérent), méritent d'être considérées comme une menace permanente de panophtalmite, cette dernière pouvant survenir alors que la cicatrice est ancienne et sans que, à son niveau il y ait besoin d'un traumatisme appréciable pour ouvrir la voie aux microbes. Enfin il est inutile de rappeler que les interventions intraoculaires peuvent provoquer la suppuration de l'œil, si elles ne sont pas aseptiques.

La panophtalmite dans certains cas encore n'est autre chose qu'une manifestation locale d'une infection générale ; c'est à ce titre qu'on l'observe dans la fièvre typhoïde, les états septicémiques puerpéraux, la méningite, la méningite cérébro-spinale, la variole, l'érysipèle, la pneumonie infectieuse.

Aux chapitres : *Choroïdite et rétinite suppurées* on trouvera les indications relatives à l'anatomie pathologique, la symptomatologie et le traitement de la panophtalmite (p. 276 et 540).

CHAPITRE CXII

ATROPHIE DU GLOBE DE L'ŒIL

La *phtisie oculaire*, encore appelée *ophtalmomalacie*, est l'aboutissant de divers processus atrophiques, qui réduisent le volume du globe de l'œil et diminuent la tension de son contenu.

Les plaies de la région ciliaire, la pénétration de corps étrangers ou d'une façon plus générale les inflammations du tractus uvéal, surtout quand elles sont limitées à la zone ciliaire, provoquent la phtisie oculaire. C'est là encore un mode de terminaison de la panophtalmite.

A côté de cette atrophie secondaire, de Graefe a décrit une *ophtalmomalacie* ou *phtisie essentielle* survenant indépendamment de tout état inflammatoire de l'œil, mais qui ne paraît pas répondre à un type clinique indiscutable.

Dans l'œil atrophié, on constate peu de changements de la sclérotique, qui est simplement épaissie. Par contre les dimensions de la cornée sont réduites; sa transparence est altérée par le fait du plissement de la membrane de Descemet ; grâce à la disparition de la chambre antérieure, elle est doublée par l'iris atrophié et couvert de dépôts pseudo-membraneux qui forment une coque autour du cristallin opacifié. Autour du corps vitré trouble, ramolli et réduit de volume, la rétine est décollée et parfois plissée à la manière de la corolle d'un convolvulus. Entre cette membrane et la choroïde, les éléments altérés du sang, des cristaux de cholestérine, nagent dans un liquide jaunâtre. La choroïde, elle-même épaissie, a subi la transformation fibreuse ou calcaire.

Ramolli, le globe de l'œil se laisse comprimer par les quatre muscles droits qui, s'insérant sur la sclérotique, l'aplatissent à sa convexité en forme de cube et se creusent de sillons laissant entre eux des ectasies apparentes. A la longue les quatre sillons scléroticaux se prolongent sur la cornée sous forme de deux stries blanchâtres, horizontale et verticale, formant au centre de la membrane une tache cruciale, opaque et blanchâtre.

Tardivement la phtisie oculaire est telle que le globe de l'œil se trouve réduit à l'état d'un petit moignon irrégulier, obéissant encore aux contractions musculaires, mais dur et d'aspect fibreux. Faute de leur support naturel, les paupières se dépriment sous l'orbite et leur bord palpébral se renverse en dedans, il y a entropion.

Au point de vue fonctionnel, la phtisie du globe de l'œil entraîne la perte progressive de la vision, et, à côté de ce symptôme capital, l'on observe souvent de la photophobie, de la photopsie, des crises de douleurs ciliaires, phénomènes qui surviennent spontanément ou que provoque la pression exercée sur l'œil malade. Ces accidents enfin, traduisent d'ordinaire les poussées aiguës que l'on observe dans la marche chronique de l'affection.

Grave par la cécité qu'elle entraine, l'ophtalmomalacie mérite une sérieuse attention en raison des accidents sympathiques, auxquels elle expose, même à longue échéance, surtout quand le moignon oculaire renferme un corps étranger ou une ossification de la choroïde,

Ne pouvant entraver l'évolution du mal, le chirurgien s'efforcera de combattre les poussées inflammatoires et, à cet effet, il aura recours à l'extraction des corps étrangers ou encore à l'isolement du moignon par la névrotomie optico-ciliaire. Mieux vaut encore pratiquer l'énucléation. En tout cas, il est absolument contrindiqué de faire porter un œil artificiel pour peu que le moignon soit douloureux à la pression ou sujet à des poussées inflammatoires. Ce serait s'exposer aux accidents de l'ophtalmie sympathique.

CHAPITRE CXIII

CANCER DE L'OEIL

Pas plus que la panophtalmite le *cancer de l'œil* ne constitue une entité morbide spéciale; on réserve ce nom au stade ultime de l'évolution des diverses tumeurs malignes, qui se développent sur la conjonctive, la cornée, le tractus uvéal ou la rétine.

Au point de vue clinique, on peut reconnaître deux variétés de cancer de l'œil suivant qu'il occupe le segment antérieur ou postérieur du globe. Partie de la conjonctive, ou dans quelques cas exceptionnels de la cornée, la production morbide, d'abord extra-oculaire, est dès son début appréciable à la vue, elle tend à envahir les membranes internes, mais surtout menace le contenu de l'orbite. De là dans l'évolution symptomatique des différences bien tranchées avec ce que l'on observe dans le cancer émané des membranes profondes. Ce dernier, pendant une première période, ne peut être vu qu'à l'ophtalmoscope, ou bien il ne traduit sa présence que par des troubles fonctionnels. Plus tard la deuxième période de son évolution s'accuse par la venue d'accidents glaucomateux, puis une certaine déformation du globe oculaire. Enfin à la dernière période la coque oculaire se rompt et le cancer de l'œil envahit l'orbite. Certaines formes enfin sont plus particulièrement susceptibles de généralisation.

Il n'y a pas lieu de revenir ici sur l'anatomie pathologique et la symptomatologie des diverses tumeurs malignes, dont les lésions ultimes prennent le nom de cancer de l'œil. On peut les ranger en trois groupes principaux : 1° le *sarcome mélanique du tractus uvéal* (iris, corps ciliaire, choroïde); 2° le *sarcome blanc* du même tractus; 3° le *gliome de la rétine*.

Il suffira enfin de rappeler les règles thérapeutiques applicables à tous les cancers : enlever le mal le plus tôt et le plus largement possible. De là découle pour les tumeurs du segment antérieur l'indication d'une première abrasion aussi large que possible, qui respecte l'organe et sa fonction; mais, pour peu qu'une récidive démontre l'insuffisance d'une intervention parcimonieuse, on aura recours à l'énucléation, voire même au curage de l'orbite. Ces deux interventions sont encore plus indiquées dans le cas de tumeurs intraoculaires. L'énucléation demande souvent à être complétée par la résection du nerf optique, et, pour peu qu'un examen du globe énucléé révèle l'existence de traînées morbides le long des vaisseaux qui s'en échappent, à plus forte raison lorsque la coque oculaire a cédé en un point, il est indispensable de vider l'orbite de toutes les parties molles qu'elle renferme. La rugination du périoste, le grattage et la cautérisation du squelette dans les cas extrêmes constituent une dernière ressource. (Lagrange.)

CHAPITRE CXIV

CHIRURGIE DU GLOBE OCULAIRE

L'énucléation du globe, l'amputation de son segment antérieur, l'exentération, la *ponction équatoriale* doivent trouver place ici.

I. — ÉNUCLÉATION

Énucléer un œil, c'est, après désinfection du sac conjonctival, les paupières largement tenues écartées, inciser circulairement avec la pince et les ciseaux la conjonctive en arrière du limbe scléro-cornéen, décoller cette membrane, charger sur le crochet à strabisme et sectionner successivement chacun des muscles droits interne, supérieur et inférieur. Cela fait, saisissant fortement l'œil avec une pince à griffes et l'attirant vers l'angle externe on fait glisser par l'angle interne sous la muqueuse le long de la sclérotique les ciseaux courbes fermés auxquels on imprime des mouvements de latéralité qui leur font heurter le nerf optique. A ce moment, opérant un léger mouvement de recul on ouvre les branches des ciseaux de façon à placer entre elles le nerf optique qu'on sectionne au ras de la sclérotique avec la gerbe nerveuse qui l'entoure. Puis, l'œil tiré de plus en plus vers l'angle externe, on coupe les muscles obliques et le droit externe à mesure qu'ils se présentent. On sectionne également la conjonctive en la ménageant le plus possible. Le globe oculaire tombe alors, et à sa place apparait la capsule de Tenon, dans laquelle on pourra momentanément introduire un petit tampon trempé dans une solution de sublimé à 1 p. 1000, tampon qui fera l'antisepsie de la plaie en même temps que l'hémostase.

La section du nerf optique constitue toujours le temps délicat de l'opération de Bonnet, car privé de ses attaches musculaires l'œil pivote sur lui-même et le nerf optique fuit devant les ciseaux. Il est par suite utile de le fixer soit en le saisissant dans une fourche qui s'oppose à son recul, soit en le prenant avec un crochet à strabisme ou le double crochet de de Wecker pour l'attirer vers les ciseaux. On peut encore opérer comme Tillaux qui, après incision conjonctivale et section du tendon du droit externe, saisit solidement le moignon tendineux avec la pince à griffes, porte le globe en adduction forcée, et la concavité des ciseaux rasant la sclérotique, va couper le nerf optique, puis au fur et à mesure que la luxation se complète détache les insertions musculaires.

L'écoulement sanguin en général est insignifiant et s'arrête par un léger tamponnement ou des injections froides. Après l'hémostase on explore s'il y a lieu l'extrémité du nerf optique que l'on résèque au besoin.

Puis on affronte les lèvres de la plaie conjonctivale par deux ou trois sutures de catgut et on fait un pansement antiseptique et compressif sans rien laisser dans l'orbite.

Après l'énucléation, qui guérit en quelques jours, on voit dans l'orbite au lieu de l'œil, un moignon petit, plat ou déprimé, constitué par le retrait de la capsule tenonienne, moignon mobile, car sur lui s'insèrent les muscles moteurs de l'œil. L'inflammation orbitaire pré ou post-opératoire est susceptible d'en altérer la forme et la mobilité.

L'énucléation trouve des indications dans les cas de panophtalmites, de menace d'ophtalmie sympathique et de néoplasme malin des membranes de l'œil. Elle sera encore conseillée s'il y a phtisie oculaire douloureuse surtout avec présence d'un corps étranger dans le moignon.

II. — AMPUTATION DU SEGMENT ANTÉRIEUR DE L'ŒIL OU RESCISION ET EXENTÉRATION

Bien voisines comme mode opératoire sont la *rescision* ou *amputation de l'hémisphère antérieur de l'œil* et l'*exentération*, encore appelée *éviscération*. Une incision conjonctivale parallèle au bord cornéen, la mobilisation de la muqueuse sur une profondeur de 1 centimètre environ, le passage dans son épaisseur d'un fil destiné à former cordon de bourse, l'incision circulaire de la sclérotique en arrière du cercle ciliaire, puis, sans favoriser l'issue du vitré la fermeture de la bourse conjonctivale au-devant de l'orifice sclérotical, que laisse béant l'incision de la cornée et de l'anneau de sclérotique auquel sont appendus l'iris et le cristallin, tels sont les divers temps de l'*amputation de l'hémisphère antérieur de l'œil.*

L'*exentération* peut ainsi être comprise : ablation, comme il vient d'être dit, du segment oculaire antérieur, complétée à la pince et à la curette ou sous l'impulsion d'un jet de liquide antiseptique, par la vidange de la capsule scléroticale conservée, c'est-à-dire sortie du vitré et des membranes profondes, rétine et choroïde.

Provoquant une réaction plus vive, plus lente aussi à guérir, l'exentération fournit de règle un moignon supérieur à celui de l'énucléation. Il conserve presque intacte la forme de l'hémisphère postérieur de l'œil, çela sans qu'il soit besoin d'insérer dans la capsule scléroticale un corps vitré artificiel en verre, aluminium ou celluloïde (Mules), pratique condamnable en raison des accidents sympathiques auxquels elle expose.

On aura recours à l'exentération si la suppuration intraoculaire est limitée au segment antérieur de l'œil, elle pourra encore être pratiquée dans les cas de dégénérescence hydrophtalmique, de staphylome opaque total, de glaucome absolu ou de glaucome hémorragique. Ces mêmes indications s'appliquent à l'amputation de l'hémisphère antérieur, avec ce correctif toutefois que jamais on ne doit la préférer à l'exentération pour peu que l'on soupçonne une infection microbienne des parties profondes de l'œil.

III. — PONCTION ÉQUATORIALE

Cette opération se pratique dans certaines formes de glaucome absolu, de buphtalmie, dans le but d'amener une diminution de la tension oculaire. Elle consiste à faire en arrière de la région ciliaire, entre les muscles droits externe et supérieur ou inférieur une ponction avec le couteau de Graefe intéressant toute la coque oculaire, ponction de 5 à 6 millimètres permettant un certain écoulement du contenu de l'œil. D'après Parinaud, il serait préférable même de faire une plaie angulaire en forme de V qui, à cause de la difficulté de cicatrisation, permettrait pendant un temps plus ou moins long de maintenir le globe en hypotension.

CHAPITRE CXV

PROTHÈSE. — YEUX ARTIFICIELS

Dans le but de réparer la difformité, qui résulte de l'ablation d'un œil, ou encore pour masquer cet organe atrophié et déformé, on utilisera une pièce de prothèse qui a reçu le nom d'*œil artificiel*.

Actuellement l'œil artificiel est en émail, substance qui résiste bien à l'action corrosive des larmes et à la sécrétion du sac conjonctival, et qui de plus, après avoir été peinte et cuite, donne l'image parfaite de l'œil absent. Sa conservation réclame quelques soins, car le brillant de sa face antérieure et le poli de la postérieure tendent à disparaître, d'où une correction cosmétique insuffisante et l'irritation du contenu de l'orbite. Chaque soir l'œil artificiel sera ôté, lavé soigneusement à l'eau avec une éponge et conservé sec dans de l'ouate jusqu'au matin.

Pour la remise en place, la main gauche relève la paupière supérieure; la main droite introduit sous la paupière la pièce prothétique humide, son angle externe en avant; puis, quand elle est à moitié sous la paupière en position naturelle, on la fixe, et enfin l'on abaisse de la main gauche la paupière inférieure pour compléter l'introduction.

Pour ôter l'œil artificiel, il suffit d'abaisser la paupière inférieure et d'aller accrocher le bord inférieur de la plaque d'émail avec la tête d'une grosse épingle; l'on peut alors l'attirer par-dessus le bord palpébral et, au besoin, favoriser le mouvement de bascule par une pression sur la paupière supérieure.

Dans toutes ces manœuvres il est bon que le sujet tienne la tête au-dessus d'un lit, d'une table couverte d'un épais tapis, afin d'éviter le bris de l'œil artificiel, s'il tombait sur le plancher.

Après une énucléation, sauf s'il existe des accidents sympathiques dans l'autre œil, l'œil artificiel ne peut être placé que 4 à 6 semaines après l'opération, cela à cause du ramollissement de la muqueuse qui existe toujours après l'énucléation, ramollissement qui expose à des déchirures par la prothèse et à des cicatrices vicieuses ensuite. Tout d'abord il sera pris trop petit et porté temporairement, afin d'habituer la muqueuse à son contact; puis progressivement le port régulier de la pièce définitive sera autorisé.

Celle-ci supprime la difformité qui résulte de l'absence du globe ; mais, suivant la conformation du moignon oculaire et surtout suivant sa mobilité, elle restaure plus ou moins la physionomie du sujet. La prothèse souvent est assez parfaite pour qu'on puisse s'y tromper ; d'autres fois par contre, l'œil reste immobile, ou bien il suit incomplètement les mouvements de son congénère, d'où un strabisme intermittent.

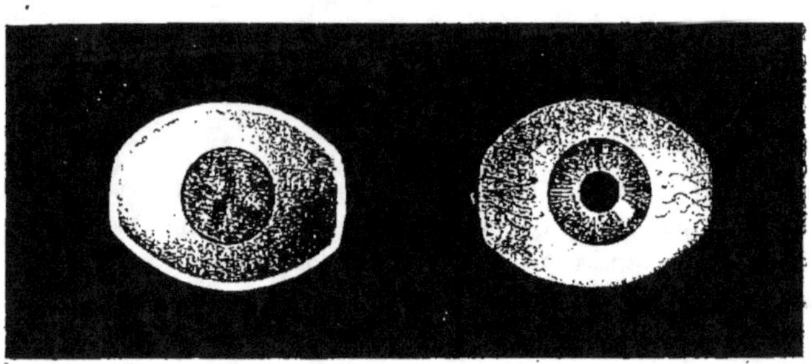

Fig. 368.
Œil artificiel.

En outre du point de vue cosmétique, qui résulte du soulèvement des paupières et des bords palpébraux par l'œil artificiel, il y a lieu de considérer que, en comblant la cavité orbitaire, l'œil artificiel permet le jeu normal des voies lacrymales, ce qui supprime l'épiphora et l'irritation chronique du sac conjonctival.

Cependant la prothèse oculaire expose quelquefois à certains inconvénients. La pression du bord inférieur de l'œil souvent irrite la muqueuse qu'elle comprime et l'ulcère ; on enlève le corps étranger, la plaie guérit, mais la cavité muqueuse se trouve rétrécie, il faut une nouvelle pièce, et si elle est aussi mal placée que la première, le même accident se reproduit, si bien que finalement le port de l'œil devient impossible. Quand il existe un moignon oculaire sensible, quand en particulier il y persiste un segment de la cornée et de la zone ciliaire, alors le contact de la pièce de prothèse provoque parfois une certaine douleur, quelquefois même on a vu survenir des accidents d'ophtalmie sympathique. Dans ces cas il est urgent soit de pratiquer l'énervation du moignon ou, ce qui est préférable, de l'enlever, de l'énucléer.

QUINZIÈME PARTIE

APPAREIL MOTEUR DE L'ŒIL

CHAPITRE CXVI

ANATOMIE ET PHYSIOLOGIE

I. — MUSCULATURE DU GLOBE DE L'ŒIL

Le globe de l'œil exécute dans l'orbite des mouvements de rotation

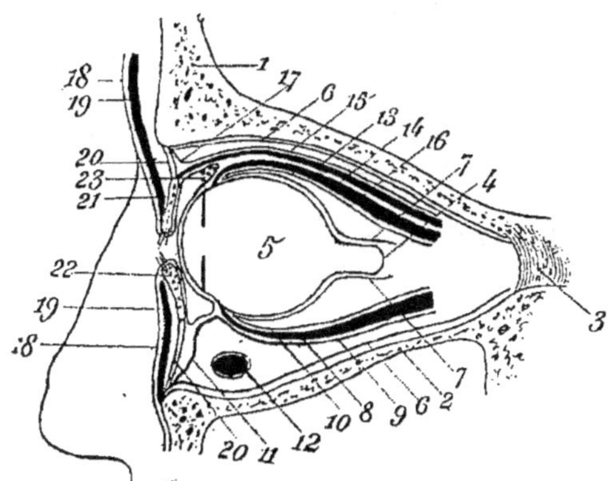

Fig. 369.

Coupe antéro-postérieure et verticale de la cavité orbitaire pour montrer
la disposition de la capsule de Tenon.

1, coupe de l'os frontal; — 2, coupe de la paroi inférieure de l'orbite; — 3, tendon de Zinn, — 4, nerf optique; — 5, globe de l'œil; — 6, feuillet orbitaire ou périostal de la capsule de Tenon; — 7. feuillet oculaire; — 8, muscle droit inférieur; — 9 et 10, la gaine que lui fournit l'aponévrose orbito-oculaire; — 11, tendon d'arrêt ou aileron inférieur de la capsule; — 12, petit oblique; — 13, releveur de la paupière supérieure; — 14, droit supérieur; — 15 et 16, gaine des releveur et droit supérieur; — 17, tendon d'arrêt ou aileron supérieur de la capsule de Tenon; — 18, 18, peau; — 19, 19, muscle pal-pébral; — 20, 20, ligaments des tarses; — 21, cartilage tarse supérieur; — 22, cartilage tarse inférieur: — 23, cul-de-sac conjonctival supérieur avec les orifices des conduits excréteurs de la glande lacrymale.

d'étendue limitée que lui impriment six muscles spéciaux et que facilite
une véritable *séreuse*. Ce mouvement a pour centre un point (*centre de*

rotation)·qui se trouve environ à 13^{mm},5 en arrière de la cornée et ne coïncide pas exactement avec le centre de figure de l'œil.

La séreuse de l'articulation oculaire lui est fournie par *l'aponévrose de Tenon;* c'est une sorte de capsule cellulo-fibreuse dont les larges bords se fixent au pourtour de l'orbite, dont la dépression centrale coiffe l'hémisphère postérieur de l'œil et se continue avec le névrilème du

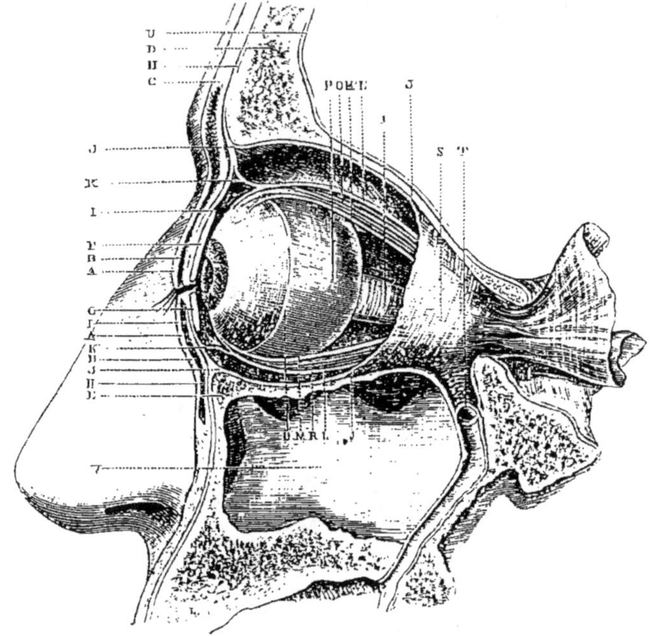

Fig. 370.

Aponévrose de Tenon vue de côté.

A, peau des paupières; — B, muscle orbiculaire; — C, fascia sous-cutané; — D, os frontal; — E, maxillaire supérieur; — F, cartilage tarse supérieur; — G, cartilage tarse inférieur; — H, périoste facial; — I, aponévrose palpébrale; — J, périoste orbitaire; — K, K, tendons d'arrêt ou ailerons supérieur et inférieur de la capsule de Tenon; — L, M, gaine du muscle droit inférieur et L'. M', gaine du muscle droit supérieur (prolongements musculaires de la capsule); — O, coupe du feuillet oculaire de la capsule; — P, globe de l'œil; — Q, muscle droit supérieur et R muscle droit inférieur; — S, périoste orbitaire ou feuillet orbitaire de la capsule; — T, canal palatin postérieur; — V, sinus maxillaire; — 1, nerf optique revêtu de sa gaine.

nerf optique. Véritable cloison qui divise l'orbite en deux loges, l'aponévrose de Tenon ne se laisse pas perforer par les quatre muscles droits, qui du fond de l'orbite vont s'insérer sur la sclérotique; elle se déprime, les accompagne jusqu'à leur insertion antérieure et leur donne une gaine, qui se prolonge en arrière jusque sur leur corps charnu. Ces gaines musculaires, reliées entre elles par des expansions fibreuses, qui solidarisent les divers muscles, préviennent la rétraction de celui qui,

dans la strabotomie, a été sectionné près de son insertion sclérale. En
plus de ces prolongements musculaires, l'aponévrose de Tenon en présente d'autres qui, sous le nom de prolongements orbitaires ou ailerons
ligamenteux, renforcent les attaches orbitaires de la cupule de Tenon.
Ces prolongements émanent des quatre gaines des muscles droits ; le
supérieur s'unit à la gaine du releveur de la paupière et se porte vers le
ligament du cartilage tarse supérieur et le bord supérieur orbitaire ;

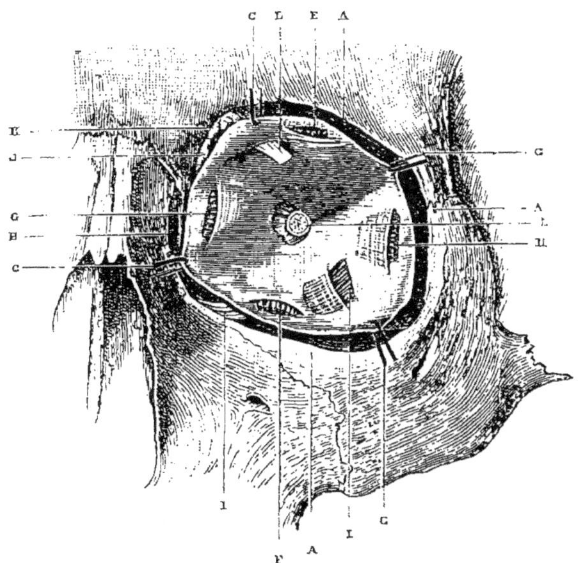

Fig. 371.

Aponévrose de Tenon vue d'en avant.

A, rebord orbitaire ; — B. gouttière lacrymale ; — C. C, érignes tendant l'aponévrose orbito-oculaire ;
— E, coupe du muscle droit supérieur traversant l'aponévrose oculaire ; — F, muscle droit inférieur ; —
G, muscle droit interne ; — H, muscle droit externe et I, muscle petit oblique traversant la même aponévrose ; — F, insertion du petit oblique sur le plancher de l'orbite ; — J, grand oblique avec K sa
poulie de réflexion et L son tendon qui a traversé l'aponévrose oculaire ; — 1, nerf optique.

l'aileron ou ligament inférieur provient de la gaine du droit inférieur et,
après s'être confondu avec le ligament du tarse inférieur, se fixe au bord
inférieur de l'orbite. Les deux ailerons latéraux, plus développés, ont
encore reçu les noms de muscles orbitaires interne et externe, en raison
de la présence de fibres musculaires lisses ; détachés chacun de la gaine
du muscle droit correspondant, près de l'équateur de l'œil, ils se dirigent
en avant et se fixent l'externe à la paroi externe de l'orbite, l'interne à
la crête de l'unguis.

Considérée comme cavité de réception, la face antérieure de la cupule
de Tenon est reliée au globe oculaire par un tissu cellulaire lâche, véri-

table espace lymphatique, qui se prolonge en avant jusqu'à la cornée, et communique en arrière avec la cavité crânienne par l'intermédiaire des espaces lymphatiques du nerf optique.

Les *muscles moteurs* du globe de l'œil sont au nombre de six, savoir : les quatre muscles droits : supérieur, externe, inférieur, interne, et les deux obliques : petit et grand. Les quatre muscles droits insérés au fond de l'orbite divergent en se portant en avant et en dehors et s'attachent

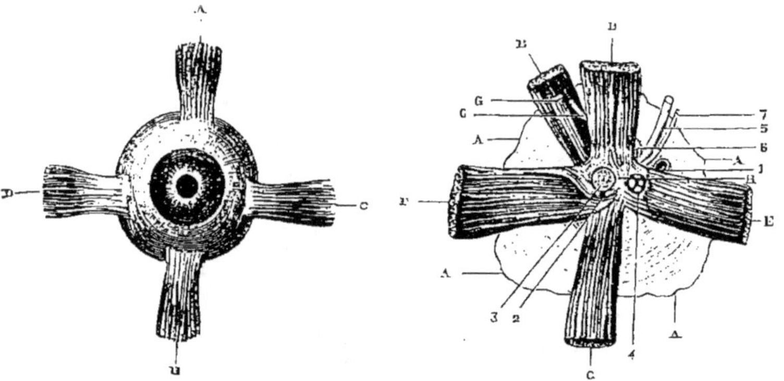

Fig. 372.

Insertion spiroïde des muscles droits sur le globe de l'œil.

A, muscle droit supérieur; — B, droit inférieur; — C, droit interne; — D, droit externe.

Fig. 373.

Insertion des muscles de l'œil au fond de l'orbite.

A, aponévrose orbitaire; — B, muscle releveur de la paupière supérieure; — C, muscle droit inférieur; — E, muscle droit externe; — F, muscle droit interne; — G, muscle grand oblique; — H, tendon de Zinn, vu par sa face extérieure; — 1, veine ophtalmique; — 2, artère centrale de la rétine; — 3, nerf optique; — 4, nerf moteur oculaire commun; — 5, nerf ophtalmique; — 6, nerf pathétique; — 7, nerf moteur oculaire externe.

sur l'hémisphère antérieur du globe à peu près en regard des quatre points cardinaux de la cornée à des distances moyennes de sa circonférence de 5 millimètres pour le droit interne, 6 pour l'inférieur, 7 l'externe et 8 le supérieur. Par groupes de deux, Ds et D *inf.* — De et D *int.*, ils constituent deux sangles musculaires, auxquelles il convient d'adjoindre la sangle des obliques.

Le grand (ou supérieur) oblique, au point de vue de son action, présente son point fixe, non à son insertion postérieure à la partie interne de la gaine du nerf optique près du trou du même nom, mais au niveau de sa poulie de réflexion, dans l'angle supéro-interne de l'orbite. De là, il se dirige en dehors en arrière et en bas et s'insère à la partie supérieure et externe de l'œil en arrière de l'équateur. L'oblique inférieur (ou petit) court, parallèle à la portion terminale du muscle précédent, de son insertion antéro-interne près du sac lacrymal, sur le plancher orbitaire, à son insertion postéro-externe sur l'hémisphère postérieur de l'œil, au-dessous de l'insertion sclérale du grand oblique.

Les muscles du globe oculaire présentent chez de rares sujets des anomalies.

Tous peuvent faire défaut, ou dans quelques cas de strabisme le droit interne et le droit externe manquent; plus souvent l'on relève surtout une diminution de volume de leurs corps charnus. Parement la fusion habituelle des droits interne et inférieur à leur insertion postérieure se

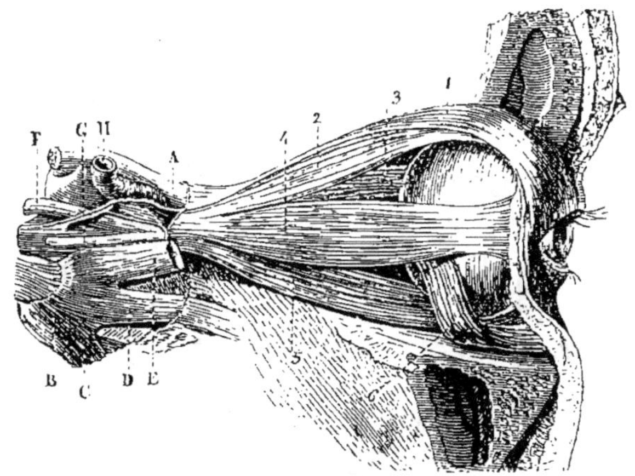

Fig. 374.
Muscles de l'orbite.

1, releveur de la paupière supérieure; — 2, droit supérieur; — 3, droit interne; — 4, droit externe; — 5, droit inférieur; — 6, petit oblique; — A, nerf optique; — B, ganglion de Gasser; — C, nerf maxillaire supérieur; — E, branche ophtalmique de Willis; — F, nerf moteur oculaire commun; — G, nerf pathétique; — H, artère carotide interne.

prolonge plus ou moins loin en avant. Le droit externe encore peut être divisé en deux faisceaux indépendants, c'est là le terme ultime d'une division normale de ce muscle admise par les anatomistes étrangers. Plus ou moins unis les deux chefs du droit externe laissent passer entre eux le nerf de la troisième paire, le rameau nasal de la cinquième, le nerf de la sixième et la veine ophtalmique.

Dans les quatre ailerons, que fournit aux muscles droits la capsule de Tenon, se rencontrent souvent des faisceaux musculaires et l'on peut aussi en trouver dans une bande fibreuse anormale qui, émanée de la partie extérieure du droit inférieur, engaine le petit oblique, puis gagne le rebord orbitaire.

Enfin, Le Double décrit un muscle choanoïde analogue à celui observé chez le plus grand nombre des mammifères. Il est situé entre les droits supérieur et externe, inséré en arrière sur l'anneau de Zinn et en avant sur la sclérotique.

Mouvements du globe oculaire. — Les deux groupes musculaires, droit et oblique, présentent d'abord une action inverse, les droits attirent le globe en arrière, ils sont *rétracteurs*, les obliques le sollicitent à se porter en avant, ils sont *protracteurs*.

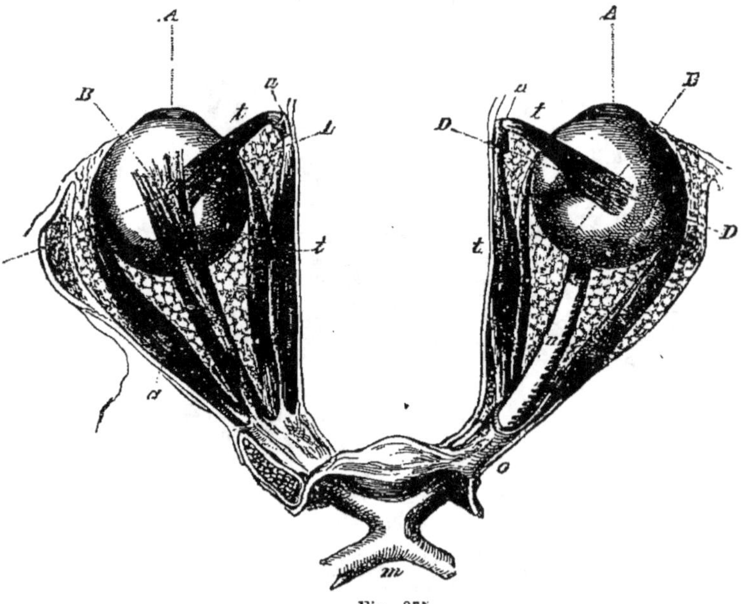

Fig. 375.
Muscles de l'œil.

m, chiasma optique; — *o*, trou optique; — *n*, nerf optique; — *o*, muscle droit externe; — *i*, muscle droit interne; — *s*, muscle droit supérieur; — *t. t*, muscle grand oblique; — *u*, poulie de réflexion du grand oblique; — A, cornée; B, D, D, axes de rotation du globe de l'œil.

La capsule de Tenon, avec ses divers prolongements, annihile ce double effort; aussi le globe ne pouvant se porter ni en avant, ni en arrière, pivote sur lui-même, il exécute des *mouvements de rotation*. Tous ces muscles sont rotateurs. De plus, en raison même de cet état d'équilibre parfait, la compression de l'œil est empêchée, d'où le maintien de l'intégrité de sa forme, condition nécessaire pour la vision.

Les *mouvements de rotation*, imprimés par ses muscles au globe oculaire, s'exécutent autour de trois *axes*, qui passent par un point fixe dit *centre de rotation de l'œil*, et sont chacun perpendiculaires à l'un des trois plans correspondant aux trois paires musculaires.

Les deux muscles droits interne et externe impriment à l'œil une rotation autour de son axe vertical.

Les deux muscles droits supérieur et inférieur, le font tourner autour d'un axe horizontal oblique en arrière et en dehors, c'est-à-dire dont l'extrémité externe fait avec le plan équatorial de l'œil (en arrière de lui) un angle de 27° environ. Enfin l'axe des mouvements de rotation imprimés par les obliques se dirige en avant et en dehors, limitant avec l'axe antéro-postérieur de l'œil un angle de 39° environ.

De là résulte que le rôle isolé de chaque muscle peut se résumer ainsi (Tillaux), en tenant compte du déplacement imprimé à l'orifice pupillaire :

1. Droit interne. . . . .   Adducteur.
2. Droit externe. . . . .   Abducteur.

3. Droit supérieur. . . . .
   Élévateur.
   Adducteur.
   Rotateur en dedans.

4. Droit inférieur . . . .
   Abaisseur.
   Adducteur.
   Rotateur en dehors.

5. Oblique supérieur ou grand . .
   Abducteur.
   Abaisseur.
   Rotateur en dedans.

6. Oblique inférieur ou petit . . .
   Abducteur.
   Élévateur.
   Rotateur en dehors.

Dans l'adduction, la pupille est dirigée vers le nez, dans l'abduction en sens inverse, enfin il y a rotation lorsque le diamètre vertical de cet orifice incline son extrémité supérieure en dedans ou en dehors. Mais ces actions musculaires se trouvent modifiées lorsque le globe de l'œil est préalablement porté dans l'adduction ou l'abduction, et le tableau suivant rend compte de ces diverses modifications (Tillaux) :

Dans l'adduction, le droit inférieur devient
   moins abaisseur.
   plus adducteur.
   plus rotateur en dehors.

Dans l'adduction, le grand oblique devient
   plus abaisseur.
   moins abducteur.
   moins rotateur en dedans.

Dans l'abduction, le droit inférieur devient
   plus abaisseur.
   moins adducteur.
   moins rotateur en dehors.

Dans l'abduction, le grand oblique devient
   moins abaisseur.
   plus abducteur.
   plus rotateur en dedans.

En réalité le globe de l'œil n'obéit pas à l'action isolée de chacun de ses muscles, il exécute trois ordres de mouvements (Tillaux) :

1° Un mouvement d'*adduction* ou de *convergence*, la pupille regardant directement en dedans et un mouvement opposé d'*abduction* ou de *divergence*, la pupille regardant directement en dehors.

Ces deux mouvements d'adduction et d'abduction s'exécutent dans le plan du méridien horizontal du globe, c'est-à-dire autour de l'axe vertical.

2° Un mouvement d'*élévation* et d'*abaissement* (la pupille regardant directement en haut et en bas).

Ces mouvements s'exécutent dans le plan du méridien vertical antéro-postérieur, c'est-à-dire autour de l'axe horizontal.

3° Les mouvements *obliques* portent la pupille en haut et en dehors, en bas et en dehors, en haut et en dedans, en bas et en dedans ; ils s'exécutent dans les plans précédents et de plus dans le plan du méridien équatorial autour de l'axe antéro-postérieur.

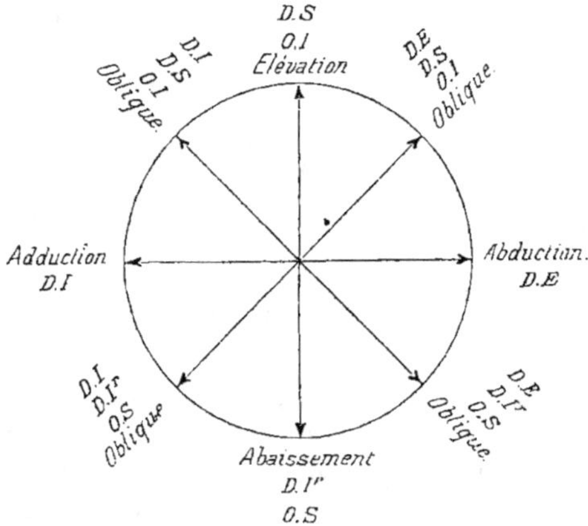

Fig. 376.

Figure destinée à faire comprendre l'action des divers muscles de l'œil sur les déplacements de la pupille. Au repos, la pupille occupe le centre de la figure. (Tillaux.)

La figure 376 empruntée à Tillaux fait ressortir quels muscles entrent en action pour produire ces divers mouvements. Elle montre qu'un seul muscle concourt au mouvement d'adduction ou d'abduction, deux au mouvement d'élévation ou d'abaissement, trois aux mouvements obliques. En réalité toutefois tous les muscles entrent en jeu lorsque l'œil se déplace, l'action prédominante directrice de certains est régularisée par la contraction synergique plus faible des autres. Ce fait trouvera son application quand il s'agira en cas de diplopie de rapprocher les phénomènes observés de l'action spéciale au muscle paralysé.

CHAMP DU REGARD MONOCULAIRE. — Comme *champ du regard* il faut comprendre l'ensemble des points de l'espace qui peuvent former leur image sur la macula dans les diverses positions qu'elle occupe, lorsque, le corps et la tête restant fixes, l'œil se déplace autour de son centre de rotation. Deux conditions concourent à limiter l'étendue du champ du regard ; d'une part, la rotation de l'œil est elle-même limitée, de l'autre les saillies, qui avoisinent le globe oculaire : paupières, bords de l'orbite, nez, mettent obstacle pour certaines directions à l'entrée des rayons lumineux dans l'orifice pupillaire.

La mesure du champ du regard monoculaire est obtenue subjectivement au moyen du périmètre. Au sujet, placé comme s'il s'agissait de prendre son champ visuel, on présentera sur le curseur un disque blanc avec des caractères typographiques de grandeur convenable pour l'acuité visuelle de l'examiné. Ce disque déplacé de la périphérie vers le centre indiquera la limite du champ du regard dans les divers méridiens dès que ses caractères seront lus nettement. En réunissant par une courbe les limites ainsi déterminées, on représentera graphiquement la portion de l'espace cherchée.

Objectivement pour contrôler les résultats de l'épreuve précédente ou pour mesurer le champ du regard, quand l'acuité visuelle du sujet est très diminuée, on peut opérer de la façon suivante. L'examiné est toujours placé comme il a été dit ; avec son index il suit le curseur que l'on porte vers l'extrémité de l'axe du périmètre tant qu'il peut vers lui diriger son regard. A ce moment on précise la position du centre de la cornée en déplaçant une bougie le long de l'arc du périmètre de façon à faire coïncider l'image de sa flamme avec le centre de la pupille. En regard de la position occupée par la source lumineuse le degré de l'arc indique la limite cherchée. La même observation est répétée sur les divers méridiens et l'ensemble des points ainsi trouvés circonscrit le champ visuel du regard. Pour que le résultat soit comparable à celui donné par la méthode de mensuration subjective, il est indiqué de tenir compte de l'angle α.

L'étendue normale du champ du regard monoculaire mesure en moyenne, d'après Landolt.

En dehors	45°	En dehors et en bas.	47°
En bas.	50°	En bas et en dedans.	38°
En dedans	45°	En dedans et en haut.	45°
En haut	43°	En haut et en dehors	47°

Ces chiffres varient légèrement suivant les individus, mais toujours l'angle directement inférieur est le plus grand, l'angle inférieur et interne le plus petit. Les limites, plus étendues chez les hypermétropes de degrés faible et moyen grâce à la mobilité plus grande de leur globe raccourci, se resserrent quand avec l'hypermétropie élevée les muscles participent au développement incomplet de l'organe. De même il est rétréci dans la myopie moyenne et forte en raison de la gêne qu'apporte aux déplacements de l'œil la longueur de son axe antéro-postérieur. Au point de vue pathologique, l'étude du champ du regard de l'œil atteint, comparé à celui de son congénère, offre un certain intérêt dans les paralysies musculaires légères, incomplètes, difficiles à diagnostiquer. Elle précise le siège et le degré de la parésie ; alors la diminution du champ est marquée dans le sens d'action du muscle parésié ; en dehors si le droit externe est atteint ; dans toute l'étendue, sauf le côté temporal, s'il s'agit d'une affection du moteur oculaire commun.

DES MOUVEMENTS ASSOCIÉS DES YEUX. — Les deux yeux ne se meuvent pas indépendamment l'un de l'autre ; de règle, il existe entre leurs mouvements une association véritable, et ces mouvements associés sont produits par la contraction de muscles tantôt homonymes tantôt de nom contraire. La précision si remarquable, qu'ils présentent, s'explique bien par les rapports qui existent entre les noyaux d'origine des diverses branches nerveuses. Quelques sujets exceptionnels peuvent mouvoir volontairement leurs yeux dans des directions différentes simultanément, ou encore un œil restant immobile déplacer son congénère. C'est là, du reste, une anomalie créée par l'exercice.

Les *mouvements associés* des yeux sont de plusieurs espèces ; ils son *parallèles* ou *non parallèles*. Dans les mouvements parallèles, les yeux se déplacent dans le même sens, par rapport à l'axe du corps. Ils sont très nombreux, les pupilles peuvent prendre un grand nombre de positions, correspondant aux différents méridiens ; mais il y en a quatre principaux, dits *mouvements cardinaux*, correspondant à l'action principale des quatre muscles droits et qui, envisagés dans les deux yeux, donnent les mouvements horizontaux : à gauche et à droite, verticaux : en haut et en bas.

Les mouvements non parallèles ont pour but de modifier les rapports des axes entre eux, de manière à produire leur rencontre sur des objets fixés à des distances différentes. Il y en a deux, celui de la convergence et celui de la divergence, ou plus exactement du retour à l'état parallèle. Le second pourrait être considéré comme l'effet du seul relâchement des muscles, qui produisent le premier ; mais les faits pathologiques tendent à le faire considérer comme un mouvement actif ayant une innervation spéciale (Parinaud).

Champ du regard binoculaire. — Chez les personnes qui jouissent de la vision binoculaire, lorsqu'un objet se déplace devant elles dans une direction latérale, oblique ou verticale, les deux yeux associent leurs mouvements de façon que les deux fosses centrales reçoivent toujours simultanément l'image du point de fixation. D'après Landolt l'ensemble des points de l'espace que peut occuper ainsi l'objet fixé, c'est-à-dire le *champ du regard binoculaire*, peut être considéré comme formé par la réunion des parties communes aux deux champs du regard monoculaire, lorsqu'on les superpose de façon à faire coïncider leurs centres et leurs méridiens. On obtient alors une surface dont la moitié supérieure, assez régulièrement demi-circulaire, mesure en dehors, en haut et en dedans 50°. La moitié inférieure, qui sur le méridien vertical mesure encore 50°, présente deux entailles symétriques, traces de l'obstacle apporté par le nez à la fixation binoculaire.

Amplitude de la convergence. — Quand l'objet fixé se déplace dans le plan vertical médian intermédiaire aux deux yeux, chacun d'eux pour maintenir la fixation exécute un mouvement d'adduction, ils convergent. Pour plus de simplicité il ne sera question que des mouvements de convergence que nécessite le croisement des deux axes oculaires sur la ligne médiane, croisement, qui présente deux points extrêmes, un *remotum* et un *proximum*.

Lorsque les deux axes oculaires sont parallèles, on peut les considérer comme se croisant à l'infini, le *remotum de convergence* est alors à l'infini. Dans certains cas ces axes n'atteignent pas cette position ils convergent toujours plus ou moins et leur point de croisement placé à une distance fixe de l'œil, leur remotum, est *positif* — tout comme le remotum de la myopie.

Enfin comme dans l'hypermétropie le remotum de convergence est parfois *négatif ;* les deux axes oculaires divergent en avant des yeux, se croisent en arrière d'eux. Il va sans dire que sauf dans des cas exceptionnels le *proximum de convergence*, lui, est positif.

Pour mesurer l'amplitude de la convergence c'est-à-dire la puissance de la force qui ramène l'entre-croisement des axes oculaires du remotum au proximum il a fallu choisir une unité (voir p. 634).

Lorsque les deux yeux ont leurs axes parallèles, la convergence est nulle ; quand ces axes se croisent à 1 mètre par exemple sur la ligne médiane, ils forment avec leur direction première un angle dit *angle de convergence*, angle qui est double de celui formé lorsque le point de fixation est à 2 mètres.

L'angle de convergence en effet est inversement proportionnel à la distance qui sépare l'objet de chacun des yeux. Or, si avec Nagel on donne le nom d'angle métrique de convergence (*am*) à l'angle mesuré lorsque le point de fixation est à un mètre et si on le prend pour unité, il en résulte que la convergence pour un objet placé à 2 mètres sera d'un demi *am*, pour un objet placé à 3 mètres 1/3 *am ;* et inversement, si l'objet est à 50 centimètres, elle mesure 2 *am*. L'importance de cette unité de mesure paraît plus évidente encore, lorsqu'on la rapproche de l'unité de réfringence, la dioptrie, et que l'on signale les rapports de l'accommodation et de la convergence (voir p. 635.)

Pour déterminer le punctum remotum de convergence, si par extraordinaire il est positif, il suffit de déplacer sur la ligne médiane une flamme de bougie ; la distance maxima, à laquelle elle est vue simple, donne la longueur du remotum. Si cette distance égale 4 ou 5 mètres, on peut admettre que pratiquement les deux axes oculaires sont parallèles ou divergents, que le remotum de convergence est à l'infini ou au delà de l'infini. Pour s'en assurer on place devant l'un des yeux un prisme faible, dont on dirige le sommet vers la tempe et on le remplace par des prismes de plus en plus puissants tant que l'objet visé est vu simple. Lorsqu'il paraît double, c'est que les muscles de la divergence sont impuissants pour amener la macula en dedans sur le trajet des rayons lumineux déviés vers la base du prisme. Par suite, la déviation produite par le prisme précédent était égale à la divergence subie par l'œil. Elle se trouve indiquée par la valeur de la moitié de l'angle du sommet du prisme le plus fort, qui permet la vision simple d'un objet situé à l'infini.

D'après Landolt, bien que l'état de réfraction ne paraisse pas beaucoup influencer la position du remotum, cependant le maximum de divergence facultative irait en augmentant de l'hypermétropie à la myopie, en passant par l'anisométropie et l'emmétropie.

Quant à la situation du proximum elle est déterminée par la position la plus rapprochée sur la ligne médiane que peut occuper l'objet fixé sans qu'il apparaisse de diplopie croisée. L'angle maximum serait suivant les recherches de Landolt très variable, pouvant osciller de 0 à 21 *am* et atteignant en moyenne 12 *am* pour les emmétropes ; plus grand chez les hypermétropes, il serait par contre plus faible chez les myopes.

II. — INNERVATION DE L'APPAREIL MOTEUR OCULAIRE

A propos de l'innervation de l'appareil moteur oculaire, il convient de signaler d'abord l'existence de régions oculo-motrices dans l'écorce cérébrale et dans le mésocéphale, puis de décrire les divers troncs nerveux qui vont se distribuer aux muscles précédemment étudiés.

Région oculo-motrice cérébrale. — A la base de la première frontale et s'étendant en partie sur la seconde chez le singe (ce qui chez l'homme correspond à une zone disposée de haut en bas en avant de la circonvolution frontale ascendante et arrivant jusqu'au voisinage de la scissure de Sylvius), se trouve une région dont l'irritation provoque : l'*élévation des paupières*, la *dilatation des pupilles* et la *déviation conjuguée des yeux avec rotation de la tête du côté opposé*. Une faible excitation ne provoque que l'élévation des paupières et, à mesure qu'elle s'accentue, les autres mouvements se produisent dans l'ordre indiqué. D'après quelques observations cliniques, certains auteurs admettent que ce centre oculo-moteur se subdivise en trois centres secondaires : l'inférieur affecté aux mouvements associés d'élévation des globes oculaires, le supérieur aux mouvements d'abaissement, le moyen aux mouvements de latéralité Quelques physiologistes avec Landouzy sont encore portés à admettre que le centre de l'élévation de la paupière supérieure occupe le pli courbe ; mais, comme la blépharoptose n'accompagne pas fatalement les lésions de ce pli, la relation de cause à effet entre ces deux phénomènes et la localisation présumée de ce centre moteur ne sauraient être encore acceptées.

D'après Sauvineau, étant donné que les mouvements de l'œil sont d'ordre essentiellement réflexe, la nécessité d'un centre cortical n'est pas absolue, du moins d'un centre propre à chacun des muscles.

Récemment Knies a admis qu'il existait pour le mouvement des yeux dans leur rapport avec les excitations soit visuelles, soit toutes autres, trois arcs réflexes. Le *premier arc réflexe* comprend les noyaux musculaires (dont il sera ultérieurement question) et lestrois ganglions optiques primitifs (tubercule quadrijumeau antérieur, pulvinar et corps genouillé externe). Il préside aux *mouvements conjugués involontaires*. vu l'endroit *approximatif* d'où provient l'irritation, sans que cette irritation sensorielle ait nécessairement besoin d'être perçue. Le *second arc réflexe* va des trois ganglions optiques au centre visuel (écorce occipitale). Il sert pour les mouvements oculaires *conjugués conscients et volontaires*. Or, le centre visuel est, par des fibres d'association, en rapport avec les autres parties des couches corticales, et par là, les impressions visuelles peuvent provoquer des mouvements volontaires de tous les autres muscles, de même que les impressions des autres sens peuvent provoquer les mouvements associés des muscles oculaires. Tous ces mouvements oculaires, provoqués dans ce *troisième arc réflexe* par des impressions de tous les autres sens, sont des *mouvements raisonnés*.

Voici comment s'accomplirait alors l'acte physiologique : une irritation lumineuse affecte un point de la rétine et est transmise par le nerf optique aux cellules des ganglions optiques primitifs, puis de là au centre visuel cortical (côté opposé), dans lequel elle se distribue (si l'irritation est suffisamment forte à tout ce centre visuel). De ce point cortical, l'excitation est réfléchie sur les noyaux musculaires, et les mouvements des muscles des yeux se produisent. Tous les mouvements oculaires, dont l'innervation provient du centre visuel au delà des noyaux musculaires, sont *conjugués* et *binoculaires*. Les troubles produits par des affections centrales doivent donc être aussi binoculaires et conjugués.

En résumé, le centre optique de l'écorce du cerveau, la zone visuelle de l'écorce occipitale est non seulement le centre sensoriel pour les impressions lumineuses, mais encore le centre moteur cortical

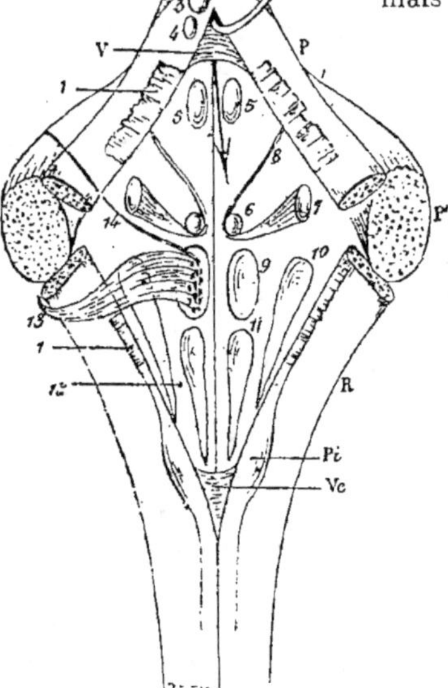

Fig. 377.

Origines et rapports des noyaux des nerfs bulbaires (face postérieure du bulbe et de la protubérance).

a, rênes de la glande pinéale; — b, glande pinéale; — c, commissure postérieure; — P, flèche passée dans l'aqueduc de Sylvius; — V, valvule de Vieussens; — Q. tubercules quadrijumeaux; — P, pédoncules cérébelleux supérieurs; — P' pédoncules cérébelleux moyens; — R, pédoncules cérébelleux inférieurs (corps restiformes); — Pi, pyramides postérieures; — Ve, verrou; — 1, 1, valvule de Vieussens et valvule de Tarin déchirées; — 3, noyau de l'oculo-moteur commun; — 4, noyau du pathétique; — 5, noyau du trijumeau; — 6, noyau commun à l'oculomoteur externe et au facial (*eminentia teres*); — 7, noyau propre au facial; — 8, nerf facial; — 9, racine postérieure de l'acoustique; — 10, sa racine antérieure; — 11, noyau de l'hypoglosse; — 12, noyau des nerfs mixtes, glossopharyngien, pneumogastrique et spinal; — 13, nerf acoustique; — 14, baguette harmonique de Bergmann.

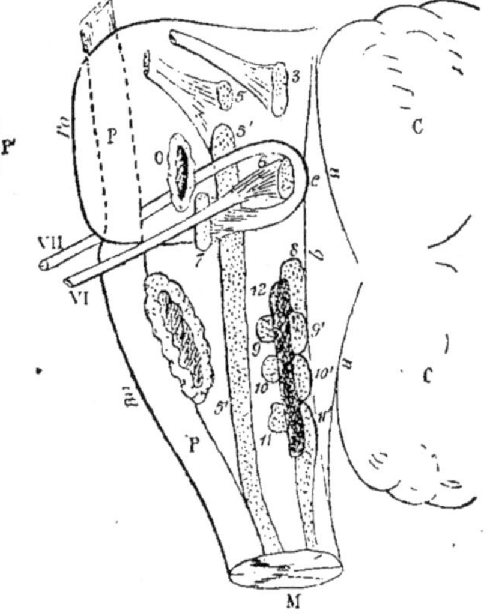

Fig. 378.

Origines et rapports des noyaux des nerfs bulbaires (coupe sagittale idéale du bulbe et du pont de Varole).

Bu, bulbe; — Po, protubérance annulaire; — M, moelle épinière; — P, pyramides antérieures; — O. olive supérieure; — C. C, cervelet; — a, a, toit du quatrième ventricule (voiles médullaires antérieur et postérieur); — b, plancher du quatrième ventricule; — 3, noyau de l'oculo-moteur commun (origine réelle); — 5, noyau moteur du trijumeau et 5', noyau sensitif du même nerf; — 6, noyau commun moteur à l'oculo-moteur externe et au facial; — 7, noyau du facial; — 8, noyau de l'acoustique; — 9, noyau moteur du glosso-pharyngien et 9', noyau sensitif du même nerf; — 10, noyau moteur du pneumogastrique, et 10', noyau sensitif du même nerf; — 11, noyau moteur du spinal, et 11', noyau sensitif du même nerf; — VI, nerf moteur oculaire externe; — VII, nerf facial.

pour les mouvements oculaires conscients, volontaires, provoqués par des impressions visuelles.

Région oculo-motrice du mésocéphale. — La région oculo-motrice du mésocéphale comporte les noyaux d'origine des nerfs moteur oculaire commun (III° paire), pathétique (IV°) et moteur oculaire externe (VI°). Le centre d'origine du *moteur oculaire commun* (III° paire) est représenté par une colonne de cellules nerveuses allongées sous le plancher de l'aqueduc de Sylvius, dont elle est séparée par une légère couche de substance grise. Cette colonne comprend un nombre de centres secondaires égal à celui des branches du nerf moteur oculaire commun qui se rendent à la musculature *extérieure* de l'œil. Leur ensemble constitue le noyau principal de la troisième paire (voir fig. 393). En avant de lui, se trouve, au-dessous du plancher du troisième ventricule, un second groupe cellulaire qui préside à l'innervation des filets de la musculature *intérieure* de l'œil. L'ordre dans lequel s'échelonnent ces différents centres est encore discuté, et schématiquement on peut les grouper ainsi d'après Kohler et Pick, qui ont modifié un peu le schéma donné par Hensen et Wœlkers.

GROUPE SUPÉRIEUR

Centre de l'accommodation (muscle ciliaire).	Centre photo-moteur (sphincter irien).

GROUPE INFÉRIEUR

Côté médian { Droit interne. / Droit inférieur.   Releveur de la paupière) / Droit supérieur .... } Côté latéral. / Oblique inférieur. ...)

D'après Mendel, la branche oculaire du facial, qui innerve en particulier l'orbiculaire des paupières, est fournie par le noyau de l'oculomoteur commun, ainsi que le démontrent l'intégrité du noyau du facial et les lésions de dégénérescence constatées dans la partie postérieure de ce noyau, lorsqu'on enlève l'orbiculaire chez de jeunes lapins. Cette particularité explique pourquoi, dans la paralysie bulbaire, alors qu'il y a paralysie avec atrophie des muscles innervés par la branche buccale du facial, ceux de la branche oculaire restent indemnes, tandis que l'autopsie révèle une complète atrophie du noyau ventriculaire du facial.

Le noyau du *pathétique*, immédiatement contigu et sous-jacent au centre secondaire de l'oblique inférieur, se trouve situé dans la même colonne grise que le noyau du moteur oculaire commun, sur les parties antéro-latérales de l'aqueduc de Sylvius près de son entrée.

Enfin le *moteur oculaire externe* tire son origine d'un noyau placé, comme les précédents, dans le prolongement de la colonne motrice bulbaire, qui continue la corne antérieure de la moelle. Anastomosé avec les deux autres centres oculo-moteurs, celui de l'oculo-moteur externe se rencontre dans le plancher du 4ᵉ ventricule immédiatement au-dessus et en dehors de l'éminence ronde, sur les côtés du sillon médian; il est placé en dessous du noyau du trijumeau. Par sa partie antérieure, il occupe le coude du facial et est repoussé latéralement par

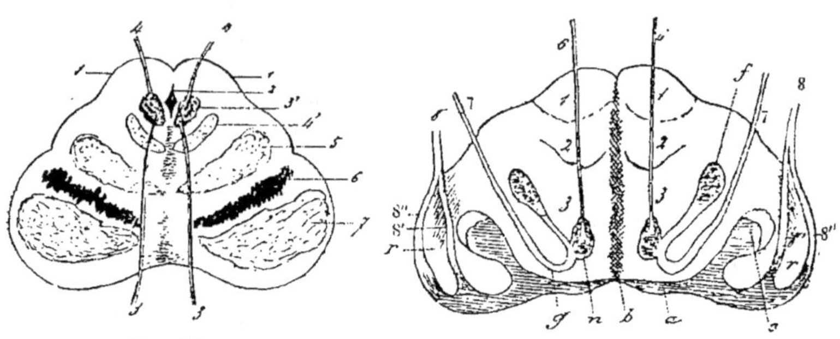

Fig. 379.

Coupe transversale de l'isthme de l'encéphale à sa partie supérieure (d'après Mathias Duval). Origine des nerfs oculo-moteurs communs et pathétiques.

1, tubercules quadrijumeaux; — 2, aqueduc de Sylvius; — 3, 3, nerfs moteurs oculaires communs; — 3', noyaux des troisième et quatrième paires des nerfs crâniens (restes de la base de la corne antérieure de la moelle); — 4, 4, nerfs pathétiques; — 4', noyaux rouges de Stilling (pédoncules cérébelleux supérieurs); — 5, pyramides postérieures (sensitives); — 6, locus niger; — 7, pyramides antérieures (motrices).

Fig. 380.

Coupe transversale du bulbe rachidien à sa partie moyenne (Mathias Duval).

a, substance grise du quatrième ventricule; — b, raphé médian du bulbe; — c, noyau du trijumeau (tête de la corne postérieure de la moelle); — g, genou du facial; — n, noyau commun au facial et à l'oculo-moteur externe (base de la corne antérieure de la moelle); — r, corps restiforme; — 1, pyramide antérieure; — 2, cordon latéral; — 3, cordon postérieur; — 6, nerf moteur oculaire externe; — 7, nerf facial; — 8, nerf acoustique; — 8', 8", racines interne et externe de l'acoustique.

les cellules ganglionnaires du noyau de ce dernier, cellules qui se confondent en partie avec celles du noyau de la sixième paire.

En plus des anastomoses qui relient les noyaux d'origine des deux troisièmes paires, Meynert a signalé une anastomose entre le noyau d'origine de la troisième paire et la racine sensitive de la cinquième; cette connexion expliquerait pourquoi le nerf moteur oculaire commun est sensible. De son côté, Mathias Duval, en indiquant une anastomose entre les noyaux d'origine de la troisième paire d'un côté, et de la sixième paire du côté opposé, a rendu compte de la synergie que présentent les muscles droit externe et droit interne des yeux opposés.

La connaissance des noyaux de la région oculo-motrice du mésocéphale et de leurs rapports de voisinage avec les noyaux des autres paires crâniennes, offre une importance particulière. Elle permet

d'élucider le diagnostic des combinaisons cliniques si variées que l'on
observe suivant que tel ou tel centre se trouve intéressé, suivant que
l'axe gris, myélo-bulbo-protubérantiel est lésé dans une étendue plus
ou moins considérable.

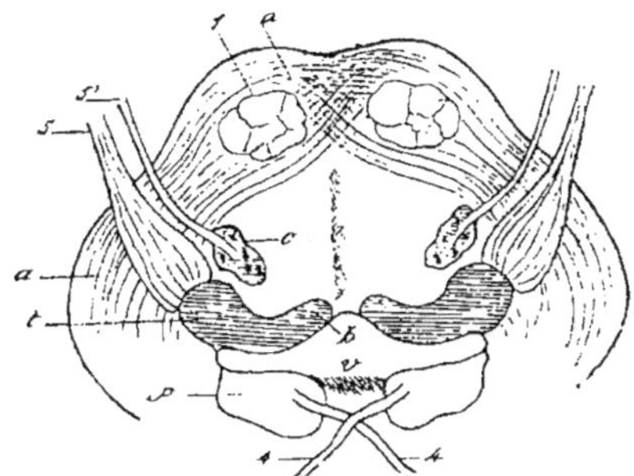

Fig. 381.

Coupe transversale de la protubérance annulaire (d'après Mathias Duval). Origine
du pathétique et du trijumeau.

a, a, fibres transversales de la protubérance: — *b*, plancher du quatrième ventricule (base des cornes
postérieures de la moelle; — *c*, noyau masticateur (base des cornes antérieures origine de la racine
motrice du trijumeau); — *p*, pédoncules cérébelleux supérieurs; — *t*, tête de la corne postérieure de
la moelle; — *v*, valvule de Vieussens; — 1, pyramide antérieure; — 4, 4, nerfs pathétiques; — 5, racine
sensitive du nerf trijumeau, et 5', sa racine motrice.

*Connexions des noyaux oculo-moteurs avec les nerfs optiques et les
centres corticaux.* — Les divers centres d'origine des nerfs moteurs des
yeux sont évidemment reliés avec les nerfs optiques et les centres corticaux, puisque les mouvements oculaires se produisent par influence tantôt
réflexe, tantôt volontaire. Ce sont les tubercules quadrijumeaux antérieurs, qui paraissent être le point de réflexion des impressions lumineuses sur le système moteur, d'après les expériences de Flourens,
Gudden, Ferrier. L'influence des couches corticales d'un autre côté est
établie par les expériences de Carville et Duret, Hitzig, Ferrier, Munck,
ainsi que par les observations cliniques de Landouzy et Grasset. Mais on
ne sait rien de bien positif à ce sujet. Le centre cortical de l'élévateur de
la paupière supérieure se trouverait en haut de la scissure parallèle dans
le pli courbe.

Signalons encore les expériences de Duval et Laborde qui mettent en
évidence le rôle du cervelet, et en particulier du vermis inférieur sur
les mouvements associés des yeux. D'après ces auteurs dans les lésions
du cervelet, il y a déviation asynergique des yeux, c'est-à-dire dissociation constante dans les mouvements des yeux, ceux-ci étant en sens
contraire ou en strabisme divergent double : 1° révulsion double des
globes oculaires, en *haut* d'un côté, en *bas* de l'autre ; 2° entraînement
simultané d'un œil en *haut et en dedans*, de l'autre *en bas et en dehors ;*

3° entraînement des deux yeux en *dehors*, tantôt en dehors et en haut, tantôt en dehors et en bas.

Nerfs moteurs de l'œil. — Après avoir traversé les faisceaux du pédoncule cérébral, les fibres émanées des noyaux d'origine de la *troisième paire*, se fusionnent en un tronc, qui, dans l'espace interpédonculaire en avant de la protubérance annulaire, émerge de la face interne du pédoncule cérébral correspondant. Ce cordon nerveux, embrassé d'abord par les artères cérébrale postérieure et cérébelleuse supérieure, plonge dans l'espace sous-arachnoïdien et se porte en avant et en dehors pour gagner les côtés des apophyses clinoïdes postérieures. Là il traverse la dure-mère dans un canal qui lui est propre, rampe dans l'épaisseur de la paroi externe du sinus caverneux où il répond en dedans à la carotide interne et au moteur oculaire externe qui lui est un peu inférieur et en dehors à l'ophtalmique de Willis et au pathétique qui le croisent à angle aigu. A ce niveau, il s'anastomose avec l'ophtalmique de Willis, avec des filets du plexus carotidien du sympathique et, suivant Cruveilhier, avec l'oculo-moteur externe. Plus loin, le nerf pénètre dans l'orbite par la partie la plus large de la fente sphénoïdale, à travers l'anneau de Zinn en compagnie de l'ophtalmique et de l'oculo-moteur externe.

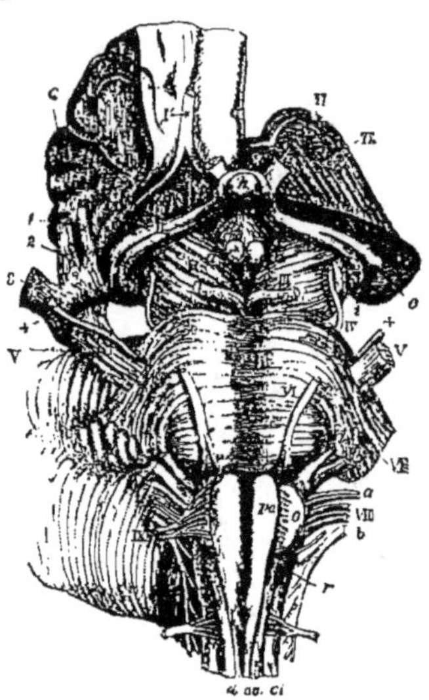

Fig. 382.

Origine apparente des nerfs craniens
(Allen Thompson).

I', nerf olfactif; — II, nerf optique; — II', bandelette optique, avec *i* et *c*, les corps genouillés interne et externe; — *h*, glande pituitaire; — *tc*, tuber cinereum et infundibulum du troisième ventricule; — *a*, tubercule mamillaire; — I', pédoncule cérébral; — *th*, coupe optique; — III, nerf oculo-moteur commun; — IV, nerf pathétique; — V, nerf trijumeau avec + sa petite racine; — VI, nerf oculo-moteur externe; — VII, nerf facial (*a*) et auditif (*b*); — VIII, nerf vague et nerf glosso-pharyngien (VIII*a*); — VIII*b*, nerf spinal; — IX, nerf hypoglosse; — I'V, protubérance annulaire; — *fl*, lobule du pneumogastrique; — *pa*, pyramide antérieure; — *o*, olive; — *d*, sillon antérieur de la moelle; — *ca*, cordon antérieur, et *cl*, cordon latéral de la moelle. — L'hémisphère est enlevé à gauche, le lobule de l'insula est laissé à droite.

Les deux branches terminales du moteur oculaire commun sont: l'une supérieure innervant le droit supérieur et le releveur de la paupière supérieure, l'autre inférieure dont les filets vont, l'externe au ganglion ophtalmique (racine motrice) et au petit oblique, le moyen au droit inférieur, l'interne au droit interne.

Émanés d'un noyau sous-jacent à celui du moteur oculaire commun, les filets d'origine du *pathétique* contournent l'aqueduc de Sylvius, traversent le pédoncule cérébelleux supérieur, s'entre-croisent avec ceux du côté opposé dans l'épaisseur de la valvule de Vieussens, puis le cordon nerveux apparaît à la face supérieure de l'isthme de l'encéphale à 1 millimètre en arrière des tubercules quadrijumeaux. De son point d'émergence le pathétique, placé sous l'arachnoïde, se dirige en dehors, puis en dehors et en avant, pour contourner le pédoncule cérébral correspondant. Antéro-postérieur, il longe ensuite le bord interne de la fente de Bichat jusqu'au sommet du rocher, traverse le pont de dure-mère jeté entre ce point et l'apophyse clinoïde postérieure, pénètre dans la paroi externe du sinus caverneux. Là, d'abord situé au-dessus de l'ophtalmique de Willis, il croise le moteur oculaire commun, pénètre dans l'orbite avec le frontal par l'extrémité interne de la fente sphénoïdale et se jette dans le muscle grand oblique. Parfois le pathétique fournit une racine accessoire au ganglion ophtalmique et des filets à l'orbiculaire des paupières.

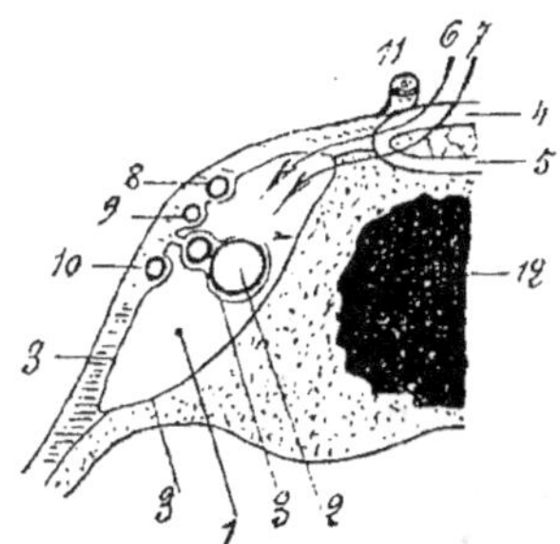

Fig. 383.

Coupe frontale schématique du sinus caverneux.

1, sinus caverneux; — 2, artère carotide interne, et à son côté externe le nerf oculo-moteur externe; — 3, 3, endothélium qui tapisse la moitié du sinus; — 4, sinus coronaire; — 5, sinus de la selle turcique; — 6 et 7, flèches qui passent du sinus coronaire dans le sinus caverneux; — 8, nerf oculo-moteur commun; — 9, nerf pathétique; — 10, nerf ophtalmique; — 11, carotide interne à sa sortie du sinus caverneux; — 12, sinus sphénoïdal.

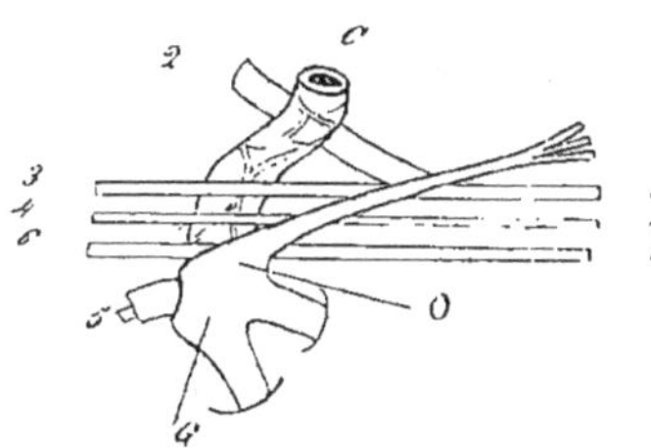

Fig. 384.

Rapports des nerfs de la troisième, quatrième, cinquième et sixième paire dans la paroi du sinus caverneux.

C, artère carotide; — G, ganglion de Gasser; — O, nerf ophtalmique de Willis; — 2, nerf optique; — 3, troisième paire; — 4, quatrième paire; — 5, petite racine du trijumeau (nerf masticateur); — 6, sixième paire.

Le *nerf moteur oculaire externe*, dont les fibres d'origine ont traversé toute l'épaisseur de la partie supérieure du bulbe, émerge du sillon qui sépare le bulbe de la protubérance près de la ligne médiane, au-dessus de la pyramide antérieure correspondante. Couché entre la protubérance et la gouttière basilaire, le tronc nerveux, dirigé en avant et en dehors, traverse le repli de dure-mère étendu du sommet du rocher à la lame quadrilatère du sphénoïde, parcourt d'arrière en avant la paroi externe du sinus caverneux entre la carotide externe et les trois autres troncs nerveux, franchit la fente sphénoïdale et l'anneau de

Zinn avec le moteur oculaire commun et le nasal, puis se termine dans le droit externe. Anastomosé dans le sinus caverneux avec le grand sympathique et l'ophtalmique de Willis, il fournit par exception la racine motrice du ganglion ophtalmique ou une racine motrice accessoire. On l'a vu manquer et être remplacé par une branche de la troisième paire.

Action des nerfs moteurs de l'œil. — L'*oculo-moteur commun* innerve les muscles : releveur de la paupière supérieure, droit interne, droit inférieur et petit oblique, par conséquent il préside à l'élévation de la paupière supérieure (releveur de la paupière), au mouvement d'adduction du globe (droits interne, supérieur et inférieur), d'élévation (droit supérieur, petit oblique), d'abaissement (droit inférieur), de rotation en dehors (droit inférieur et petit oblique). De plus, la racine motrice, qu'il fournit au ganglion ophtalmique, innerve le sphincter de la pupille et le muscle accommodateur.

Le *pathétique* innervant le grand oblique dévie l'œil en bas et en dehors et lui imprime un mouvement de rotation en dehors.

L'*oculo-moteur externe* préside à l'abduction de l'œil par l'intermédiaire du droit externe, et, de plus, il actionne le droit interne du côté opposé dans les mouvements associés. En fait, les muscles droits internes reçoivent une double innervation, l'une provoquant les mouvements de convergence (M O C), l'autre les mouvements latéraux associés (M O E). La rotation simultanée des deux globes à droite résulte d'une impulsion partie du noyau de l'oculo-moteur externe droit ; la rotation à gauche d'une impulsion partie du noyau gauche (M. Duval).

TROUBLES DE LA MOTILITÉ OCULAIRE

Les lésions anatomiques susceptibles de se traduire par des désordres de la motilité oculaire peuvent intéresser soit les muscles eux-mêmes, soit l'appareil nerveux qui les anime. Toutefois la symptomatologie caractéristique des lésions musculaires consécutives aux traumatismes, aux inflammations orbitaires, ne saurait être rapprochée des tableaux cliniques dus aux paralysies nerveuses, que celles-ci résultent d'un désordre des filets terminaux, des troncs nerveux (de leur entrée dans l'orbite à leur origine apparente), de leurs faisceaux radiculaires, des noyaux protubérantiels, des faisceaux qui unissent ces derniers à l'écorce cérébrale, ou des centres corticaux.

Dans l'orbite des névrites *a frigore* ou rhumatismales, ou par propagation d'une inflammation voisine (phlegmon, périostite), des compressions par une tumeur (gomme), une esquille ou un cal de fracture, provoquent une paralysie partielle ou générale que caractérisent parfois d'autres manifestations (exophtalmie, chémosis inflammatoire, douleurs ou anesthésie périorbitaires) de la lésion causale.

De leur origine apparente à leur entrée dans l'orbite, les nerfs moteurs de l'œil peuvent être lésés par un traumatisme de la base du crâne (fracture de la base) ou comprimés par une exostose, une tumeur du cerveau et de ses enveloppes, un anévrysme, un caillot sanguin, enfin ils peuvent être altérés par une inflammation de voisinage (méningite, thrombose des sinus caverneux). Panas en particulier a signalé que les fractures du rocher provoquaient bien plus souvent la paralysie du moteur externe que celle des troisième et quatrième paires. L'anatomie en rend compte. A l'endroit où ces deux derniers nerfs contournent le rocher ils en sont séparés par la dure-mère et toute l'épaisseur du sinus pétreux supérieur, tandis que le moteur externe forme une anse verticale à concavité antéro-externe, qui embrasse étroitement l'os près de son sommet. Rien ne sépare le tronc nerveux du rocher, sauf le périoste et tout à fait en bas le sinus pétreux inférieur; appliqué contre l'os par la dure-mère, il s'insinue au-dessous du sinus pétreux supérieur. De là sa lésion habituelle.

La paralysie de la troisième paire, lésée au niveau du rocher, intéresse les muscles extérieurs de l'œil sans atteinte de la musculature intérieure, elle n'est pas basale.

On diagnostiquera une paralysie des faisceaux radiculaires lorsqu'une ophtalmoplégie s'accompagnera d'hémiplégie croisée avec ou sans participation du facial et de l'hypoglosse. La lésion siège dans l'étage supérieur du pédoncule, lorsque la paralysie du moteur oculaire commun est partielle et laisse intact un des groupes principaux de ses fibres nerveuses. Il existe des ophtalmoplégies extérieures ou intérieures d'origine fasciculaire (Dufour).

C'est encore à une lésion fasciculée des troncs de la quatrième paire au niveau de leur entre-croisement dans la valvule de Vieussens que l'on peut attribuer les cas de paralysie bilatérale du pathétique.

Les altérations nucléaires qui se traduisent par des paralysies offrent de nombreuses variétés, d'où des paralysies : 1° par lésion primitive des cellules motrices ; 2° comme complication d'une affection cérébro-spinale (ataxie locomotrice, sclérose en plaques, paralysie générale, goitre exophtalmique) ; 3° comme complication d'une affection générale (syphilis, diabète, glycosurie, polyurie, purpura hémorragique, endocardite végétante, apoplexie cérébrale, antério-sclérose) ; 4° par troubles circulatoires (désordres oculaires périodiques survenant pendant une migraine, après une congestion cérébrale, une grippe, une fièvre rhumatismale, des troubles de la menstruation, sous l'action du froid) ; 5° par intoxication (alcoolisme, nicotinisme, saturnisme, acide sulfurique, viande gâtée, oxyde de carbone, diphtérie, rougeole, scarlatine) ; 6° par lésion directe de la région nucléaire (traumatisme avec hémorragie dans les noyaux, tumeurs) (Dufour).

On ne connaît rien sur les paralysies qui peuvent être produites par une rupture des communications, qui doivent exister entre les noyaux du mésocéphale et l'écorce cérébrale (paralysies sus-nucléaires de Sauvineau).

Enfin il existe des paralysies corticales. Quoique l'existence des centres corticaux commandant spécialement à chacun des muscles de l'œil ne soit pas encore hors de doute, cependant on connaît des cas de ptosis isolé consécutif à une lésion de l'hémisphère opposé, lésion localisée dans le voisinage du pli courbe ou dans la zone motrice vers le tiers inférieur des frontale et pariétale ascendantes. De plus Charcot affirme la localisation dans l'écorce cérébrale des paralysies oculaires provoquées par suggestion.

L'on peut par suite classer de la manière suivante les désordres que présente l'appareil moteur oculaire :

1° Désordres dans la sphère de chacun des nerfs de l'œil (paralysie de la troisième, de la quatrième, de la sixième paire, spasmes secondaires ;

2° Troubles des mouvements associés (désordres des mouvements parallèles horizontaux, désordres des mouvements parallèles verticaux, désordres de la convergence et de la divergence);

3° Ophtalmoplégie extérieure, c'est-à-dire paralysie de tous les muscles extrinsèques de l'œil, ophtalmoplégie qui peut être et est le plus souvent bilatérale. Avec Sauvineau, ces ophtalmoplégies d'après le siège de la lésion causale peuvent être ainsi classées :

I. Ophtalmoplégies intra-craniennes :

                    corticales.
    a. Cérébrales   sus-nucléaires.
                    nucléaires.
                    radiculaires.
    b. Basilaires.

II. Ophtalmoplégies orbitaires.

III. Ophtalmoplégies périphériques.

IV. Ophtalmoplégies dans les névroses.

Tout d'abord il importe d'étudier deux symptômes, que peuvent causer les différentes paralysies, le *strabisme* et la *diplopie*.

STRABISME PARALYTIQUE ET DIPLOPIE

On désigne sous le nom de *strabisme* ou *loucherie,* la dissociation des *lignes visuelles,* ou la désharmonie entre la situation physiologique de ces lignes dans la vision binoculaire (Chauvel).

Le strabisme *vrai* ou *réel,* ainsi défini, ne peut être confondu avec le strabisme *apparent,* résultat de la divergence des *axes optiques* par rapport aux *lignes visuelles.* (Voir p. 654 et 671.)

Cependant, comme dans la pratique l'on apprécie la situation des globes oculaires par la position du centre des cornées sans tenir compte de la non-coïncidence des axes optiques et des lignes visuelles, il en résulte une légère erreur dans l'*appréciation du strabisme.*

Celui-ci est dit *supérieur, inférieur, externe* ou *divergent, interne* ou *convergent* selon que le centre de la cornée se trouve au-dessus ou au-dessous du plan horizontal qui passe par les commissures de l'orifice palpébral, en dehors ou en dedans du plan vertical qui coupe par moitié les deux paupières.

Le strabisme vrai est *paralytique* ou *fonctionnel;* ce dernier devant être étudié à part, il ne sera question pour le moment que du strabisme paralytique, c'est-à-dire du strabisme qui résulte de l'affaiblissement d'un ou de plusieurs muscles moteurs de l'œil. Cette variété de loucherie présente comme caractéristique que :

1° L'arc d'excursion du globe oculaire est toujours diminué dans le sens d'action du muscle paralysé ;

2° La déviation varie avec la situation du globe ou la direction du regard ;

3° La déviation secondaire est plus grande que la déviation primitive ;

4° La diplopie est constante dans le champ d'action du muscle paralysé. Ces divers caractères manquent dans le strabisme fonctionnel.

1° *L'arc d'excursion du globe oculaire est toujours diminué dans le sens d'action du muscle paralysé.* — Sous l'action de ses muscles extrinsèques l'œil se déplace autour d'un centre de rotation fixe. Par suite, la paralysie de l'un de ces muscles entraine forcément une diminution plus ou moins grande, sinon une disparition complète, du déplacement du bulbe dans le sens de l'action du muscle paralysé.

Par exemple il existe une parésie du droit externe ; comme conséquence, sous l'action de la simple tonicité du droit interne, le globe, tourne et le centre de la pupille est plus ou moins dévié en dedans, il y a strabisme interne ou convergent.

Dans la vision à l'infini, alors que la ligne visuelle de l'œil sain (*m*) est dirigée directement en avant, perpendiculaire à la ligne des centres, la ligne visuelle de l'œil malade (*m'*) se porte en dedans et, prolongée, elle coupe la précédente en avant du sujet. Les deux axes optiques convergent en avant. Obéissant à l'action successive de ses muscles droits externe et interne, l'œil sain *m* subit un déplacement qui porte le centre de sa cornée d'abord à 45° en dehors puis à 45° en dedans de la position primaire. Son axe d'excursion est donc de 90°. Son congénère regardant au loin, l'œil paralysé est dévié en dedans, son axe visuel fait avec la direction antéro-postérieure, qu'il devrait normalement présenter, un angle de 25° par exemple. Le centre de sa cornée est donc, quand il est au repos, dévié en dedans de 25° ; lorsque le muscle droit externe parésié se contracte, il est incapable de faire décrire au centre cornéen un arc de 45°, il le porte peut-être légèrement en dehors, le ramène à la direction antéro-postérieure ou diminue seulement sa convergence voire même, si le muscle est complètement paralysé, l'œil reste immobile. Son arc d'excursion, raccourci d'abord, est alors nul.

2° *La déviation varie avec la situation du globe ou la direction du regard.* — Pour se rendre compte de cette particularité, laissant les deux yeux du sujet largement ouverts, on lui présente l'extrémité de l'index placé sur la ligne médiane à une certaine distance. L'axe visuel de l'œil droit sain est manifestement dirigé vers le doigt, l'axe de l'œil gauche paralysé est par exemple dévié en dedans. Alors la tête du sujet restant immobile, l'index est porté à droite du sujet, et par suite il vient de lui-même se placer sur l'axe visuel de l'œil gauche dévié en dedans. Comme l'autre œil s'est également déplacé pour toujours conserver son axe visuel en bonne direction, il arrive que les deux axes visuels convergent vers le bout du doigt, comme ils le feraient si aucun muscle n'était paralysé.

La position des yeux est donc normale, il n'y a plus de strabisme. Ainsi le strabisme disparaît, quand le regard est dirigé du côté opposé au muscle paralysé ; par contre il apparait et s'exagère quand l'œil se porte dans le sens d'action de ce muscle. En effet, si dans l'expérience précédente le doigt est déplacé vers la gauche du sujet, en cas de simple parésie musculaire du droit externe gauche, les deux axes continuent un instant à se couper au niveau du bout de l'index. Puis, la faiblesse du droit externe gauche ne lui permet pas d'imprimer à l'axe visuel gauche un mouvement en dehors assez rapide, et par suite l'harmonie du déplacement simultané des deux axes visuels cesse, le strabisme apparaît. Il s'accentue enfin au fur et à mesure que grandit l'insuffisance du muscle relative à l'effort qu'il doit produire.

3° *La déviation secondaire est plus grande que la déviation primitive.* — On appelle *déviation primitive* le déplacement que subit l'œil malade, lorsque, un objet étant fixé par l'œil sain, on cache ce dernier sous un verre opaque et que l'œil strabique entre à son tour en fixation. La *déviation secondaire* est le déplacement subi par l'œil sain masqué, pendant que l'œil dévié se porte vers l'objet.

Pour constater ces phénomènes il faut donc que la vision de l'œil strabique soit suffisante pour qu'il puisse voir l'objet et se diriger sur lui. L'emploi d'un verre translucide permet à l'observateur de suivre les déplacements de l'œil caché, tout en s'opposant à la mise en action de cet organe.

Soit un strabisme convergent de l'œil gauche appréciable lorsque l'œil droit fixe un objet donné; alors l'observateur couvre avec la plaque de verre opaque l'œil droit. Aussitôt le gauche se redresse et cherche à diriger son axe visuel vers l'objet. Il n'y parvient pas toujours, au moins complètement, mais ses efforts musculaires se traduisent pour l'observateur par une série d'oscillations du centre de la cornée vers la gauche. C'est la *déviation primitive*; elle ne peut être mathématiquement mesurée. Mais pendant que l'œil gauche fait tous ses efforts, sous le verre translucide on voit le droit se dévier en dedans vers la gauche et cela bien plus que son congénère. A chaque effort de celui-ci l'œil droit s'enfonce dans le grand angle et cette *déviation secondaire* est bien plus considérable que la déviation primitive.

Cette prédominance s'explique aisément. Pour un déplacement déterminé du globe, il faut au muscle affaibli une incitation nerveuse bien plus puissante que s'il était sain. Le cerveau en a conscience et proportionne l'influx nerveux à la grandeur de l'effort à accomplir. Mais cette incitation n'arrive pas seulement au muscle parésié, le congénère du côté de l'œil sain la reçoit comme lui et, sa puissance fonctionnelle n'étant pas diminuée, il y répond par une action plus énergique, entraînant un déplacement plus étendu du globe. De là ces mouvements saccadés et étendus d'adduction, à chaque effort d'abduction de l'œil paralysé (Chauvel).

4° *La diplopie est constante dans le champ d'action du muscle paralysé.* — Ce caractère est formel au moins au début de la paralysie. La diplopie en est le symptôme le plus frappant, le plus gênant, et c'est en raison de ce trouble fonctionnel que le patient vient consulter.

Le sujet voit double, parce qu'il ne fusionne plus les deux images rétiniennes de l'objet, et ceci, parce que ces deux images ne siègent plus sur les deux macula.

Dans l'œil gauche sain, par exemple, l'image maculaire est projetée normalement et permet au malade de voir l'objet lui-même, tandis que l'impression rétinienne extra-maculaire de l'œil droit est projetée suivant la perpendiculaire au point rétinien impressionné, c'est-à-dire en dehors (dans une direction divergente) si l'axe visuel est convergent, en dedans (dans une

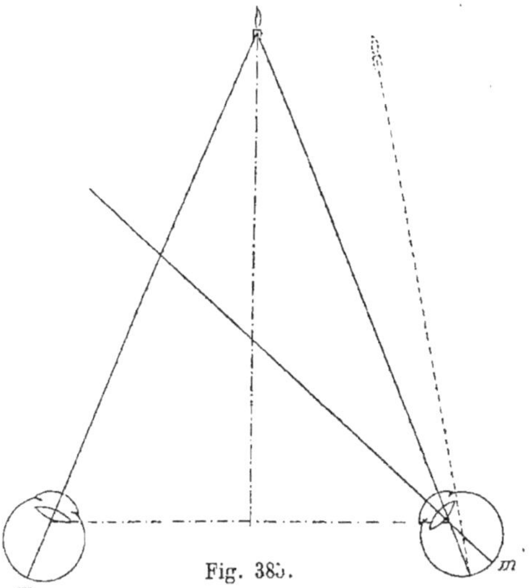

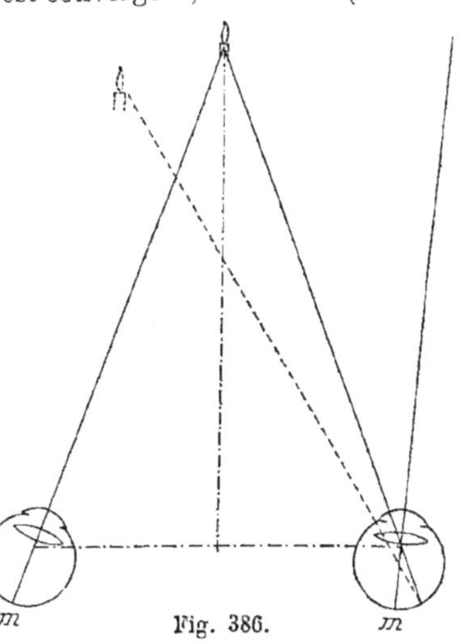

Fig. 385.

Strabisme interne. Diplopie homonyme.

direction convergente) si l'axe visuel est divergent. De là deux variétés de diplopie : *homonyme* et *croisée*. En outre si le strabisme est inférieur l'image fausse sera plus élevée que la vraie, elle est plus basse si le strabisme est supérieur. L'*image fausse est toujours vue du côté du muscle parésié* et par suite *du côté opposé à la déviation*.

On explique la constance de la diplopie : 1° par l'intégrité fonctionnelle de l'œil dévié, la rétine ayant conservé sa sensibilité normale; 2° par le développement rapide des accidents qui ne donne pas à la neutralisation le temps de se produire ; 3° par le changement perpétuel de la situation des images sur la rétine de l'œil malade.

Fig. 386.

Strabisme externe. Diplopie croisée.

Dans le strabisme paralytique la diplopie est nécessairement en rapport intime avec la situation des lignes déviées; par suite elle n'existe pas dans toutes les directions du regard. Quand les deux axes se coupent au point visé, la diplopie disparaît comme le strabisme, la vision est

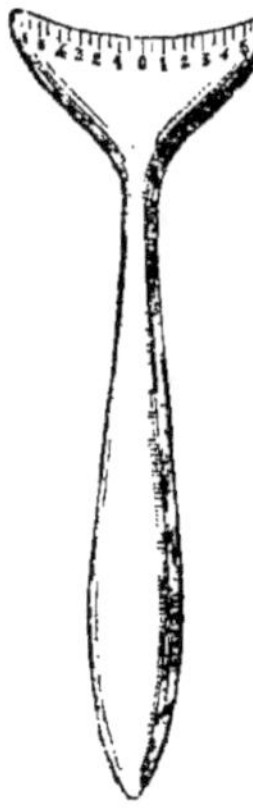

Fig. 387.
Strabomètre
monoculaire.

simple; mais elle redevient double dès que la mise en jeu du muscle parésié reproduit le strabisme. Alors l'écart des deux images augmente à mesure que le défaut de concordance des axes visuels s'exagère, c'est-à-dire à mesure que l'objet se déplace du côté du muscle parésié.

Mesure du strabisme. — La *mesure du strabisme* doit être objective et subjective.

Il n'est pas toujours possible d'apprécier, par une simple inspection, le défaut de concordance des deux axes visuels; mais, lorsque le strabisme est ainsi appréciable, on peut en prendre la mesure linéaire et la mesure angulaire.

La mesure linéaire du strabisme s'obtient en déterminant la position du centre cornéen de l'œil dévié par rapport au milieu du bord palpébral inférieur, l'œil sain regardant au loin. A cet effet, avec un peu d'habitude, on se contente de tracer un petit trait à l'encre sur le bord palpébral en son milieu, puis sur la verticale du centre cornéen; l'intervalle de ces deux traits mesure la déviation. On mesure encore cet écart avec un strabomètre monoculaire, petite lame d'ivoire graduée

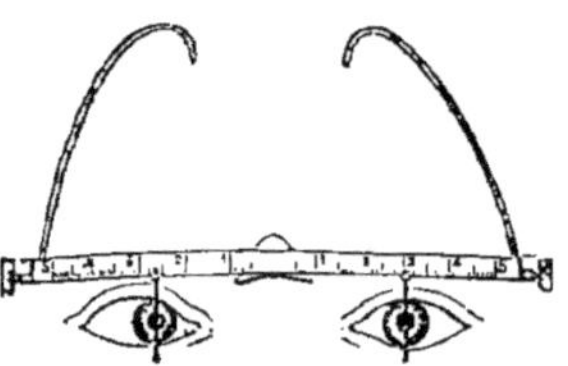

Fig. 388.
Strabomètre binoculaire de
Galezowski.

et incurvée de façon à se mouler sur la paupière inférieure, ou avec le strabomètre binoculaire de Galezowski. Celui-ci présente deux fines aiguilles verticales, mobiles sur une tige graduée en millimètres que deux branches supportent transversalement au-dessus des yeux à la manière d'une paire de lunettes; il suffit d'amener chaque curseur en regard d'un centre cornéen, le sujet regardant au loin, pour apprécier leur position réciproque sur la tige graduée et par suite connaître l'écart des deux axes visuels, abstraction faite de l'erreur causée par l'angle α.

La mesure angulaire du strabisme donne des résultats plus exacts; il s'agit de mesurer l'angle que fait l'axe visuel de l'œil dévié avec la direction qu'il aurait si cet œil était resté sain. A cet effet on se sert du périmètre et l'on invite le sujet à regarder, les deux yeux restant ouverts, le disque fixe.

L'œil sain fixe ce point, sa ligne visuelle est dirigée vers lui, tandis que la ligne visuelle de l'œil strabique est déviée en dedans (strabisme convergent) ou en dehors (strabisme divergent). Suivant le cas, l'axe du périmètre est placé horizontalement, de façon à se trouver coupé par le prolongement de la ligne visuelle de l'œil strabique. Puis l'observateur, placé derrière cet arc, promène une bougie le long de son bord supérieur, en partant du 0, et l'accompagnant dans son mouvement, il examine attentivement la position dans le champ pupillaire de l'œil dévié, de l'image de la flamme de la bougie fournie par la cornée.

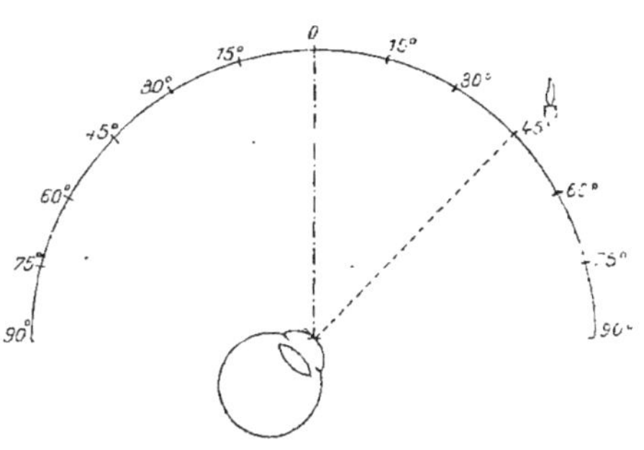

Fig. 389.

Mesure du strabisme par simple réflexion.

Il s'arrête au moment où cette image se fait exactement au centre de l'ouverture pupillaire. A ce moment la bougie, qu'il suit avec la tête, se trouve exactement sur la ligne visuelle, ou mieux sur l'axe optique de cet œil. Le chiffre de la graduation correspondant sur l'axe donne en degrés l'angle du strabisme.

On arrive au même résultat en faisant fixer par l'œil sain la flamme d'une bougie placée au 0 du périmètre, pendant que l'observateur se meut le long de l'arc, en arrière, jusqu'à ce qu'il voie nettement l'image de la flamme exactement au centre de l'ouverture pupillaire de l'œil dévié. Il mesure à ce moment l'arc parcouru depuis le 0 du périmètre. Cet arc est exactement le double de

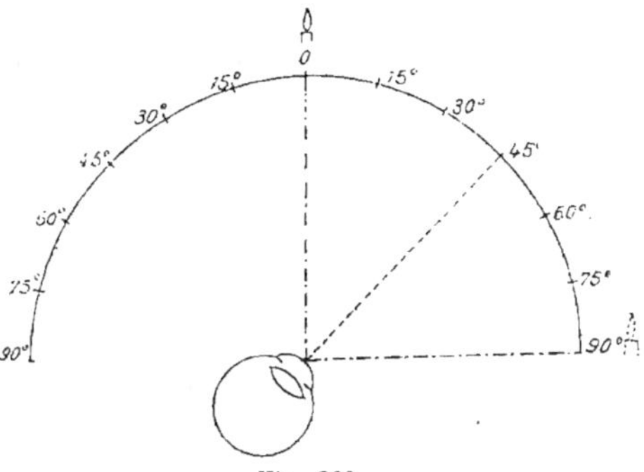

Fig. 390.

Mesure du strabisme par double réflexion.

l'angle du strabisme, l'angle d'incidence étant égal à l'angle de réflexion.

Dans ces deux procédés la mesure obtenue n'est qu'approximative, car on mesure l'angle formé par l'axe optique et non l'axe visuel, et l'on ne tient pas compte de l'angle α qui les sépare. De plus le centre de la pupille ne se trouve pas toujours sur l'axe optique, d'où une nouvelle cause d'erreur.

La mesure subjective du strabisme ou plus exactement de la paralysie musculaire tire quelque profit de l'examen du *champ de fixation monoculaire* de l'œil malade. Celui-ci présente un rétrécissement plus ou moins considérable du côté correspondant au muscle parésié ; s'il est assez léger pour passer inaperçu, il devient plus appréciable lorsqu'on détermine le champ du regard binoculaire (Landolt).

Recherche de la diplopie. — Plus importante est la recherche de la *diplopie ;* elle permet au cas où la parésie musculaire ne s'accompagne pas de strabisme apparent de préciser : 1° quel est l'œil malade ; 2° quel est le muscle parésié.

A cet effet, le sujet place devant l'un de ses yeux un verre coloré (rouge) et l'observateur lui présente à une distance de 2 ou 3 mètres la flamme d'une bougie tenue sur la ligne médiane à hauteur des yeux. La flamme est vue double ; alors, si l'observé dirige l'index de chaque main ou le bras entier vers l'image correspondant à l'œil du même côté, l'observateur placé près de lui peut juger quelle image est vue dans la situation vraie et à quel œil répond l'image fausse. Ou bien l'on demande au sujet de dire quelle image il voit à sa droite, quelle image il voit à sa gauche — leur différence de teinte facilite sa réponse. — Ou l'image vue par l'œil que couvre le verre coloré se trouve du côté de cet œil, la diplopie est *homonyme ;* ou elle se trouve du côté du congénère, la diplopie est *croisée.* Dans le premier cas il s'agit d'un *strabisme convergent,* dans l'autre d'un *strabisme divergent,* c'est-à-dire d'une parésie de l'un des droits externes ou de l'un des droits internes (fig. 385 et 386).

Pour préciser si le muscle parésié appartient à l'œil droit ou à l'œil gauche, l'observateur déplace sa bougie tenue toujours à hauteur des yeux du patient vers la droite, puis vers la gauche de ce dernier. Si l'écart des images augmente lorsque la bougie est portée vers la gauche, et alors elle diminue dans le déplacement vers la droite, c'est qu'il y a parésie du droit externe gauche quand les images sont homonymes — du droit interne de l'œil droit quand elles sont croisées. Le problème est donc résolu.

Dans le but de faciliter le diagnostic des paralysies musculaires de l'œil, notre confrère le Dr Guende a établi le schéma ci-joint (fig. 391). Chacun des six rayons du cadran rappelle par sa direction le sens dans lequel chacun des divers muscles oculaires déplace le globe. C'est ainsi que les deux rayons horizontaux figurent l'un le droit interne, l'autre le droit externe. Le droit supérieur, qui est à la fois élévateur et faiblement adducteur, est représenté par un rayon dirigé en haut et légèrement en dedans ; le petit oblique, qui est élévateur et abducteur, par un autre rayon dirigé en haut et en dehors. Enfin aux deux muscles droit inférieur et grand oblique, le premier abaisseur du globe oculaire et faiblement

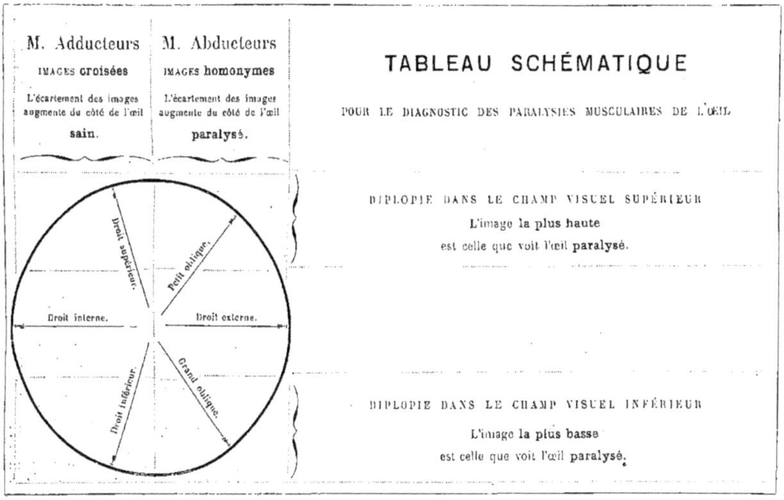

Fig. 391.
Diagnostic des paralysies oculaires. Schéma du Dr Guende.

adducteur, le second abaisseur et abducteur, correspondent les deux rayons inférieurs.

Les indications nécessaires au diagnostic sont fournies par les deux colonnes verticales, dont l'une correspond aux muscles adducteurs, l'autre aux abducteurs, et en second lieu par les colonnes horizontales, pour la diplopie dans le champ visuel supérieur et inférieur.

Comme il est intéressant au point de vue de la constatation des modifications possibles de la diplopie d'en conserver la trace — il convient à chaque examen du sujet d'en fixer la représentation schématique. Dans ce but l'on peut adopter le graphique ci-joint; le sujet est supposé placé en regard de ce tableau (dans la position analogue à celle du lecteur) et chacune des croix représente les diverses positions qu'occupe la flamme vue par l'œil sain, il s'agit d'indiquer les positions occupées par la fausse image.

L'examen sera ainsi pratiqué : placé à 2 mètres en avant du malade, l'observateur lui présente la flamme tenue en regard du point (1) c'est-à-dire sur la ligne médiane et à hauteur de ses yeux. Il note la réponse, l'image fausse est vue par exemple écartée de 10 centimètres vers la

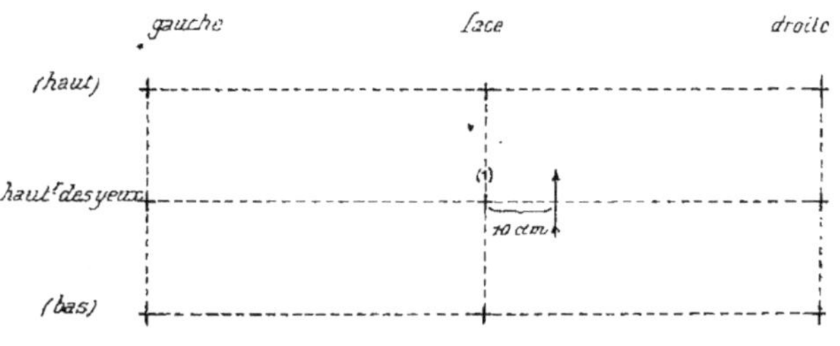

Fig. 392.
Tableau pour la représentation des diplopies.

droite et exactement sur la même horizontale ; cette indication est reportée sur le graphique. Puis la bougie est portée à 2 mètres sur la gauche du patient et l'écartement qu'il indique entre les deux images, de même que l'inclinaison de la fausse, permet de représenter cette dernière sur le schéma. La même recherche est ensuite faite sur la droite du sujet et la même série de trois épreuves est recommencée, la bougie déposée sur le plancher, puis tenue élevée au-dessus de la région des yeux et toutes les indications fournies par l'intéressé sont inscrites. Finalement elles peuvent être vérifiées par trois séries d'épreuves pratiquées en déplaçant la lampe suivant les trois verticales en face, à gauche et à droite du sujet.

Comme il le sera décrit à propos des paralysies des divers muscles, il y a lieu d'inscrire l'*écart en largeur*, l'*écart en hauteur* des deux images et de plus l'*inclinaison* possible de l'image fausse. Il convient par suite de représenter cette dernière par une flèche à laquelle on donnera l'inclinaison présentée par la bougie.

La diplopie provoque souvent du *vertige* et une *fausse localisation des objets*; de plus pour se soustraire à l'impression pénible qui en résulte, le sujet imprime à sa tête un mouvement de rotation et d'inclinaison variables suivant les déplacements subis par l'œil, ou encore il tient fermé l'un de ses yeux.

Le *vertige* n'est autre chose que le sentiment de l'instabilité de notre position dans l'espace au milieu des objets qui nous entourent. Dans le cas de diplopie, ce sentiment provient de ce que le sujet fait effort pour ramener sur la macula de son œil dévié l'image de l'objet qu'il fixe, de là des oscillations perpétuelles de l'œil et par suite l'image, se déplaçant constamment sur la rétine, provoque des perceptions multiples. De là l'idée de mouvement, de déplacement, d'instabilité des objets voisins et par erreur d'interprétation, par suite de l'illusion bien connue, le sujet s'attribue à lui-même les déplacements qu'il perçoit, il se croit en état d'oscillation, tandis que tout autour de lui reste fixe. En réalité, son œil seul se déplace.

Quant à la fausse localisation des objets vus par l'œil dévié, elle résulte de la suppression de la vision binoculaire et est surtout appré-ciable si la diplopie est récente. Elle se manifeste lorsque le patient veut saisir quelque chose, la main passe à côté. Ce fait disparait lorsque, par une véritable éducation, le sujet corrige l'erreur de localisation de ces images.

Pour éviter les inconvénients de la diplopie, le sujet imprime *à la tête un déplacement* tel qu'il corrige le défaut d'action du muscle paralysé. L'œil du côté malade se trouve ainsi mis en bonne position, et l'image de l'objet fixé vient s'y peindre sur la macula, comme elle le fait dans le congénère convenablement placé à cet effet par son appareil moteur. En général, le malade tourne la tête du côté du muscle adducteur ou abducteur paralysé, et, en l'inclinant sur l'épaule, il élève ou abaisse l'œil malade relativement à son congénère, suivant que les muscles élévateurs ou abaisseurs sont touchés. Autrement encore, en *fermant un œil*, le patient se débarrasse de l'une des images qu'il perçoit; d'ordinaire, il supprime par ce mécanisme l'image perçue par l'œil strabique; cependant, en cas d'anisométropie, si cette image est notablement plus nette que celle fournie par l'autre œil, c'est ce dernier qui est sacrifié.

L'évolution des paralysies oculaires ne présente rien de fixe; parfois, elles débutent lentement, s'accusant par une simple gêne de la vision; parfois, d'emblée et brusquement, c'est la diplopie ou le ptosis qui attirent l'attention. Après une période stationnaire plus ou moins longue, l'affection guérit, ou au contraire elle persiste et s'aggrave en raison des contractures secondaires. Les paralysies tabétiques sont souvent fugaces, les rhumatismales encore durent peu de temps, quelques semaines ; mais, quand il s'agit de paralysies liées à la syphilis et surtout à des causes cérébrales, elles sont plus tenaces.

On doit encore signaler les paralysies oculaires *à répétition*, qui s'observent dans le tabes et les tumeurs de la base. Elles surviennent d'ordinaire rapidement, sans cause appréciable, précédées d'un peu de céphalalgie. Elles guérissent en quinze jours ou un mois, pour reparaître un ou deux ans plus tard, encore transitoires ou installées définitivement. Quelquefois aussi, elles surviennent dans la sclérose en plaques, la paralysie générale, la syphilis cérébrale.

Dans certains cas, on constate des accès de paralysie oculaire, avec névralgie orbitaire, accès revenant tous les mois, tous les trois mois, une ou deux fois par an. Cette affection d'origine centrale, que l'on est porté à rapprocher de la migraine, débute d'ordinaire vers l'enfance (douze ou treize ans), quelquefois plus tôt. La durée des crises est variable, mais les paralysies peuvent persister, plus ou moins prononcées, plusieurs mois après la disparition des autres symptômes. (Parinaud et Marie.)

CHAPITRE CXIX

PARALYSIE DU MOTEUR OCULAIRE COMMUN

De toutes les paralysies oculaires, celle de la troisième paire est la
plus fréquente; tantôt elle intéresse toutes les branches du tronc nerveux, tantôt elle se limite à certaines d'entre elles. Elle est *totale* ou
partielle; dans ce dernier cas on peut constater la *paralysie isolée* du
droit interne, du *droit supérieur,* du *droit inférieur,* de *l'oblique
inférieur,* du *releveur de la paupière supérieure,* du *sphincter de la
pupille,* du *muscle ciliaire.*

I. — PARALYSIE TOTALE

Dans la *paralysie complète de toutes les branches du moteur oculaire
commun,* la chute de la paupière supérieure attire tout d'abord
l'attention; le malade contracte énergiquement son muscle fronto-sour-
cilier, afin de découvrir sa pupille. Quelquefois, il prend une attitude
caractéristique; abaissant autant que possible l'œil, grâce à son grand
oblique, il renverse fortement la tête en arrière, afin d'éviter la
diplopie. Si l'on soulève la paupière, on voit que l'œil atteint est
dévié en strabisme externe; les mouvements en dehors (droit externe)
et en bas (grand oblique) sont seuls possibles. Puis, peu à peu, des
contractures secondaires s'établissent et immobilisent plus ou moins
le globe oculaire.

La pupille est dilatée et immobile, et dans les cas rares où ce signe
fait défaut, on peut admettre que le filet nerveux de l'iris, qu'Adamück
considère comme ayant une origine indépendante, est accolé à une
autre paire nerveuse, la sixième par exemple. La mydriase est du reste
modérée, et s'exagère sous l'action de l'atropine, quand le grand
sympathique n'est pas atteint. L'accommodation enfin ne serait que
gênée.

La diplopie peut manquer grâce au ptosis, ou disparaître rapidement
quand le malade fait abstraction de l'image fautive ou quand il corrige
la déviation de l'œil par la position de la tête. De règle, cette diplopie

est horizontale et croisée (strabisme externe) et de plus verticale dans le regard en haut et en bas (strabisme vertical); l'image fautive est la plus élevée quand on lève le regard, la plus basse quand on le baisse. La diplopie augmente quand l'objet fixé est porté du côté de l'œil sain, elle augmente aussi dans la convergence (l'objet se rapproche).

Les deux nerfs moteurs oculaires communs peuvent être paralysés, ce fait est rare. Dans ce cas il n'y a pas de diplopie, la vision binoculaire ne se faisant plus.

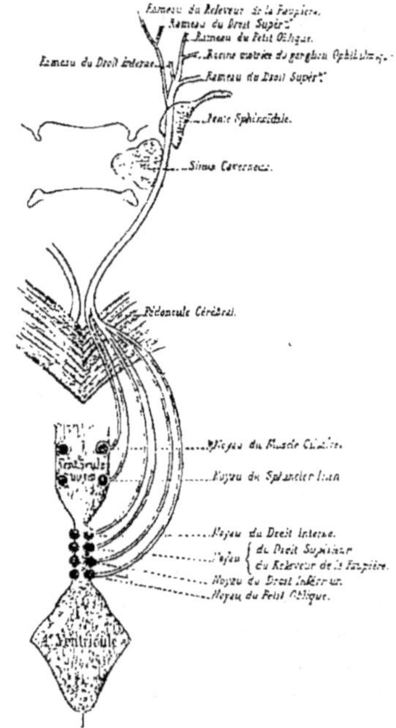

Fig. 393.

Schéma du nerf moteur oculaire commun (Fournier).

II. — PARALYSIE ISOLÉE DU DROIT INTERNE

La *paralysie du muscle droit interne* entraîne objectivement un strabisme divergent, une limitation du mouvement d'adduction de l'œil. Subjectivement, le malade accuse de la diplopie croisée qui se manifeste dans la sphère d'action du muscle paralysé, c'est-à-dire dans le champ droit de la vision lorsque c'est l'œil gauche qui est atteint, et vice versa. L'image rétinienne, en effet, se trouve en dehors de la macula. L'écartement des images augmente à mesure que le point de fixation se porte du côté du muscle atteint (adduction), par suite du côté de l'œil sain, ou encore lorsqu'il se rapproche de l'œil (convergence) (fig. 394, flèche 2). Au même niveau et parallèles sur la ligne des yeux, les deux images, dans les directions diagonales du regard, se présentent : pour la direction en haut et en dedans, la fausse plus basse que la vraie, dont elle s'écarte par son extrémité supérieure, pour la direction en bas et en dedans, la fausse est au contraire un peu plus élevée et

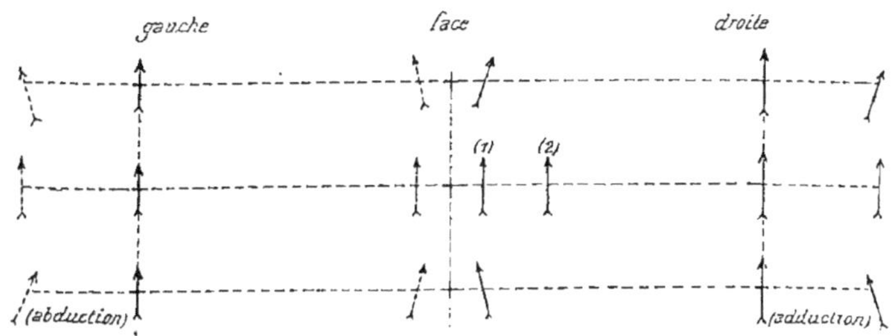

Fig. 394.

Schéma de la diplopie dans la paralysie du droit interne gauche (1)

(1) l'objet est porté sur la droite, (2) l'objet est rapproché.

et du droit externe gauche ( ).

inclinée en sens inverse. L'inégalité de hauteur est toujours peu prononcée. Cette différence de hauteur et cette inclinaison de l'image résultent de ce que, dans les mouvements diagonaux, le muscle droit interne concourt à maintenir le parallélisme des méridiens oculaires et leur égalité de hauteur ; sa suppression d'action entraine donc un changement dans la situation de la fausse image.

III. — PARALYSIE ISOLÉE DU DROIT SUPÉRIEUR

Le *muscle droit supérieur* étant élévateur et adducteur de la pupille, puis rotateur en dedans du méridien vertical, sa paralysie cause un strabisme inférieur et légèrement externe avec rotation du globe en dehors et provoque une diplopie supérieure et croisée qui se manifeste seulement dans le regard en haut. Cette particularité explique le peu de gêne qu'elle cause. L'image fautive est plus élevée que l'image vraie, parce que l'élévation de l'œil malade étant incomplète, sa macula ne s'abaisse pas à hauteur de celle du côté opposé, elle reste donc placée au-dessus du point où se forme l'image rétinienne.

Plus l'objet s'élève et se porte en dedans et en haut du côté de l'œil sain, plus l'image rétinienne se trouve éloignée de la macula et, par suite, plus la diplopie augmente.

L'image fausse est croisée parce que l'abduction de l'œil entraîne
la macula en dedans et par suite le point rétinien impressionné se
trouve en dehors ; l'écart augmente quand l'objet se porte en haut et
vers le côté sain.

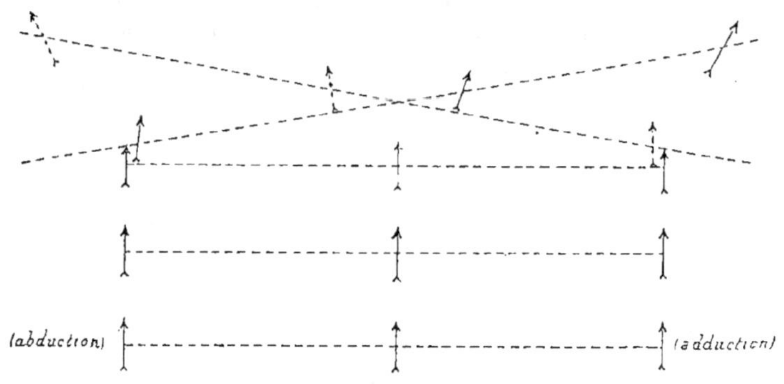

Fig. 395.

Schéma de la diplopie dans la paralysie du droit supérieur gauche ⌄
et du petit oblique gauche ⌄.

Enfin l'image fausse diverge de la vraie par son sommet, en raison
de la rotation qu'impriment les antagonistes du muscle paralysé au
méridien vertical de l'œil. Cette inclinaison de l'image augmente dans
les mêmes conditions que l'écartement latéral.

IV. — PARALYSIE DU DROIT INFÉRIEUR

Abaisseur et légèrement adducteur de la pupille, en même temps que
rotateur du méridien vertical en dehors, le *muscle droit inférieur* combine son action avec celle du grand oblique dans le regard au-dessous de
l'horizon. Le strabisme qu'entraîne sa paralysie, par suite, se présente
supérieur, un peu divergent avec rotation du globe en dedans. De là
résulte de la diplopie dans le champ visuel inférieur et, pour l'éviter,
la face du malade est dirigée en bas et légèrement du côté de l'œil
malade.

La fausse image est plus basse que la vraie, car peinte sur la rétine,
au-dessus de la macula, elle est extériorée sur un plan inférieur à celle
de l'œil sain. Cette différence de hauteur s'accentue à mesure que l'objet
s'abaisse. Il en est de même quand il se porte en dedans du côté de
l'œil sain.

La fausse image est croisée, puisque le strabisme est divergent,
l'écartement latéral s'accentue dans l'adduction. De plus, elle converge

par en haut vers l'image vraie, et cette inclinaison augmente aussi dans l'adduction et diminue dans l'abduction.

Enfin la fausse image semble au malade plus rapprochée que l'autre,

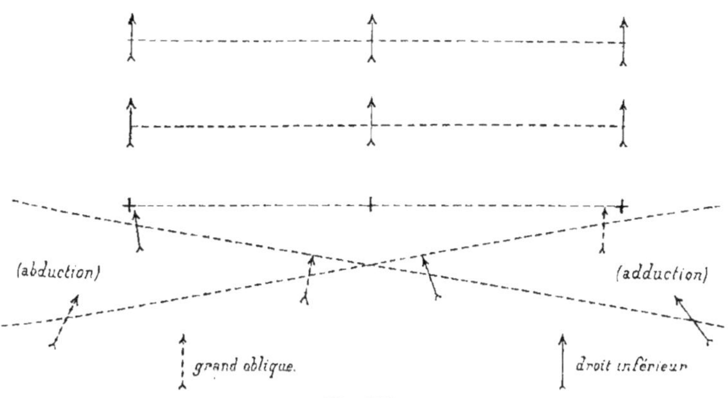

Fig. 396.

Schéma de la diplopie dans la paralysie du droit inférieur gauche ↑ et du grand oblique gauche ↕.

ce que Fœrster explique en faisant remarquer que lorsqu'on regarde des objets posés sur un plan horizontal, les plus rapprochés forment leur image sur la partie la plus élevée de la rétine. Or, dans la paralysie du droit inférieur, l'image rétinienne se trouve sur un plan plus élevé dans l'œil malade que dans l'œil sain, d'où par un effet de l'habitude la supposition que l'image fausse est la plus rapprochée.

V. — PARALYSIE DU PETIT OBLIQUE

Élévation et adduction de la pupille avec rotation en dehors du méridien vertical, tel est le rôle du *petit oblique*, qui combine son action avec celle du droit supérieur lorsque le regard est porté au-dessus de l'horizon. Sa paralysie cause donc un strabisme inférieur et un peu convergent, avec rotation du globe en dedans (fig. 395).

Dans cette paralysie la diplopie est homonyme et n'existe que dans la moité supérieure du champ visuel. L'image fausse est latéralement d'autant plus écartée de la vraie que l'objet est porté en dehors et en haut du côté de l'œil paralysé. En même temps elle est plus élevée que la vraie et diverge d'elle par son sommet.

La paralysie du petit oblique se distingue de la paralysie du droit supérieur, parce qu'il y a :

Petit oblique :

1. Strabisme inférieur, mais interne, avec rotation en dedans.

2. Images homonymes s'éloignant dans l'abduction du regard, se rapprochant dans l'adduction.

3. Image fausse plus élevée, s'élevant dans l'abduction.

4. Image fausse divergente, s'inclinant dans l'abduction.

Droit supérieur :

Strabisme inférieur, mais externe, avec rotation en dehors.

Images croisées s'éloignant dans l'adduction, se rapprochant dans l'abduction.

Image fausse plus élevée, s'élevant dans l'adduction.

Image fausse divergente, s'incline dans l'adduction.

CHAPITRE CXX

PARALYSIE DU PATHÉTIQUE
OU DU GRAND OBLIQUE

Congénère du droit inférieur en tant qu'abaisseur, le *grand oblique* devient son antagoniste comme abducteur et rotateur en dedans. Les paralysies de ces deux muscles présentent des rapports analogues à ceux déjà signalés à propos des paralysies des droit supérieur et petit oblique.

La suppression d'action du grand oblique doit produire un strabisme supérieur, un peu convergent avec rotation en dehors, mais, en réalité, ce déplacement ainsi que la gêne apportée à la mobilité de l'œil sont peu prononcés.

L'attention est surtout attirée par l'attitude du malade qui, pour éviter la diplopie, porte la tête inclinée en bas et du côté du muscle paralysé, c'est-à-dire vers le côté sain ; autrement le malade place quelquefois les objets qu'il veut voir en haut et en dehors.

La diplopie, absente dans la partie supérieure du champ visuel, s'accuse dans le regard en bas et en dehors du côté de l'œil malade, d'où une gêne très grande éprouvée par le patient, pour la marche par exemple. L'image fausse est la plus basse et l'écartement en hauteur augmente dans les mêmes conditions que l'écartement latéral. Les deux images sont homonymes, puisqu'il y a strabisme convergent, en plus l'image fausse converge vers la vraie par son extrémité supérieure ; cette inclinaison latérale, comme l'écartement latéral, s'accentue dans l'abduction et diminue dans l'adduction (fig. 396).

Enfin l'image fausse paraît plus rapprochée, tout comme dans la paralysie du droit inférieur.

Le tableau suivant résume le diagnostic des paralysies :

Du grand oblique :

1. Strabisme supérieur, mais convergent avec rotation en dehors.

2. Images homonymes s'écartant dans l'abduction.

3. Image fausse, plus basse, s'abaissant dans l'abduction.

4. Image fausse convergente, s'inclinant dans l'abduction.

Du droit inférieur :

1. Strabisme supérieur, mais divergent avec rotation en dedans.

2. Images croisées, s'écartant dans l'adduction.

3. Image fausse plus basse, s'abaissant dans l'adduction.

4. Image fausse convergente, s'inclinant dans l'adduction.

PARALYSIE DU MOTEUR OCULAIRE EXTERNE
OU DU DROIT EXTERNE

La suppression d'action du *muscle droit externe* s'accuse par du strabisme interne, d'où une diplopie homonyme dans la sphère d'action du muscle paralysé, c'est-à-dire dans la moitié gauche du champ visuel, s'il s'agit d'une paralysie du droit externe gauche. Afin de prévenir ce trouble visuel, le malade tourne la tête du côté du muscle paralysé pour pouvoir regarder en face sans avoir besoin des contractions du droit externe malade (fig. 394).

La fausse image s'écarte d'autant plus de la vraie, que l'objet fixé se déplace du côté du muscle paralysé, celui-ci étant incapable de diriger l'œil en abduction convenable, l'image rétinienne se trouve de plus en plus interne par rapport à la macula, d'où sa projection de plus en plus prononcée en dehors. L'écartement des images augmente aussi au fur et à mesure que l'objet s'éloigne, parce que la paralysie du droit externe entrave le mouvement de divergence.

Le champ de la diplopie est un peu plus étendu en bas qu'en haut, parce que les axes optiques ont plus de tendance à converger dans le mouvement d'abaissement des yeux que dans leur élévation, d'où, comme conséquences, un strabisme convergent et une diplopie homonyme plus accentués dans la moitié inférieure du champ du regard.

Enfin, au même niveau et parallèle à l'image vraie sur la ligne des yeux, la fausse image diverge par en haut et s'abaisse un peu quand le regard est dirigé en haut et en dehors, tandis qu'elle converge et s'élève un peu dans le regard en bas et en dehors. Cette différence de niveau et cette inclinaison latérale résultent de ce que l'œil, restant plus ou moins en adduction, les muscles grand et petit oblique deviennent des rotateurs moins puissants et n'inclinent plus le méridien vertical de façon à le rendre parallèle à celui de l'œil sain.

La paralysie simultanée des deux nerfs moteurs oculaires externes s'observe assez fréquemment, elle s'accompagne d'une diplopie qui diminue à mesure que l'objet regardé se rapproche de la ligne médiane et augmente à mesure qu'il s'en écarte soit à droite soit à gauche.

CHAPITRE CXXII

SPASME SECONDAIRE DES MUSCLES DE L'ŒIL

La paralysie des muscles d'un œil peut provoquer des phénomènes spasmodiques dans la musculature de son congénère. Le lien pathogénique, qui unit ces deux états contraires, réside dans l'association fonctionnelle de certains muscles pour la vision binoculaire.

L'excès d'innervation dépensé par les centres nerveux pour lutter contre l'insuffisance des muscles paralysés, telle paraît être l'origine du spasme. En vertu de l'unité d'impulsion nerveuse pour les différents muscles, qui président à un même mouvement, cet excès d'innervation retentit non seulement sur les muscles paralysés, mais aussi sur leurs muscles associés de l'autre œil. Cette relation, qui ne se traduit dans les cas ordinaires que par l'exagération de la déviation secondaire, peut, dans certaines conditions, chez des sujets prédisposés soit par leur jeune âge, soit par leur excitabilité nerveuse, provoquer de véritables spasmes toniques. Le spasme d'ailleurs, ne reste pas toujours exactement limité aux muscles associés. Lorsque, par exemple, il porte primitivement sur le droit interne, comme dans le cas de paralysie de la sixième paire de l'œil opposé, il peut retentir sur les autres muscles innervés par le moteur oculaire commun et même sur l'accommodation, mais il reste toujours prédominant dans le muscle associé. Enfin, les muscles orbiculaires et sourciliers sont habituellement, dans les mêmes conditions, le siège de quelques contractions spasmodiques, dont la pathogénie est moins simple. Elles se produisent vraisemblablement sous une influence réflexe, de même que les douleurs périorbitaires, qui paraissent être une complication fréquente de cet état (Parinaud).

Au point de vue clinique, ce spasme secondaire a le grand inconvénient de modifier la diplopie caractéristique de la paralysie musculaire. Théoriquement il devrait simplement exagérer l'écartement des images ; mais, quand il atteint d'autres muscles que le muscle associé du paralysé, son influence devient beaucoup plus complexe.

Dans les paralysies de la sixième paire en particulier, en plus de la très légère différence de hauteur des images dans les positions diagonales en dehors, il n'est pas rare d'observer des différences de hauteur très variables au-dessus et au-dessous de la ligne horizontale. Pour Cuignet, dans les paralysies récentes, ce fait tiendrait « au jeu plus considérable laissé aux muscles de l'élévation et de l'abaissement par la paralysie du droit externe », tandis que la rétraction consécutive de l'antagoniste pourrait produire un effet inverse. Parinaud, en plus de cette explication, admet pour certains cas, que l'écart vertical des images résulte du spasme de la troisième paire de l'œil non paralysé.

Parinaud fait encore remarquer que, assez souvent, la diplopie homonyme ou croisée, qui existe dans une des parties latérales du champ visuel, disparaît près de la ligne médiane pour se montrer de nouveau. avec les mêmes caractères, à l'extrémité opposée du champ de la vision. Dans ces observations, que l'on donne comme des exemples de *paralysie double*, il y a plutôt *paralysie avec spasme*. Comme au point de vue de la diplopie, le spasme d'un muscle donne les mêmes résultats que la paralysie de son antagoniste, on comprend que la paralysie du droit externe gauche, par exemple, avec spasme du droit interne de l'œil opposé simule une paralysie des deux droits externes. De même, la paralysie d'un droit interne, avec spasme du droit externe de l'autre œil. en imposerait pour une paralysie des deux droits internes. Enfin, dans la paralysie d'un droit supérieur, le spasme du muscle de même nom du côté opposé se traduit comme une paralysie des muscles abaisseurs.

Voici, d'après Parinaud, les signes qui feront soupçonner le spasme secondaire des muscles de l'œil.

Il faudra songer au spasme lorsque la fixation s'accompagne de clignements fréquents des paupières et que l'on remarque des contractions fibrillaires des muscles orbiculaires ; lorsque les mouvements de l'un des deux yeux se font avec une brusquerie inaccoutumée ; lorsque le malade accuse des douleurs périorbitaires violentes, de la macropsie et une fatigue extraordinaire provoquée par la fixation.

Dans l'étude de la diplopie, on songera encore au spasme : si on remarque une grande mobilité dans la distance des images pour une position donnée ; si dans la diplopie latérale, due à la paralysie d'un muscle adducteur ou abducteur, on découvre, vers la périphérie de la moitié saine du champ visuel, un écart des images de même nature que celui qui relève de la paralysie ; si, dans la paralysie de la sixième paire, on observe une différence de hauteur des deux images.

Enfin le diagnostic se précisera par l'étude des mouvements oculaires où l'on trouvera les signes pathognomoniques de l'affection.

On recherchera si, en maintenant pendant un certain temps le regard dans une position qui force la contraction du muscle paralysé, on ne développe pas quelques mouvements spasmodiques de la paupière ou du sourcil.

Dans l'étude simultanée des mouvements des deux yeux, le point de mire sera d'abord placé dans une position où la fixation binoculaire soit possible, puis porté dans le sens d'action du muscle paralysé. C'est alors que l'œil opposé sera brusquement entraîné par le spasme du muscle associé, s'il existe. Il importe de ne pas imprimer à l'objet fixé un déplacement trop étendu, surtout si la paralysie est très prononcée, car l'œil paralysé renonce immédiatement à la fixation et le phénomène ne se produit pas.

Si le spasme est moins accusé, on pourra encore le découvrir en cachant l'œil sain avec la main pendant qu'on déplace l'objet fixé. Lorsqu'on le découvre, on le trouve dévié convulsivement et il garde cette position, même quand la fixation avec l'œil paralysé est excentrique, c'est-à-dire ne se fait pas avec l'axe optique, ce qui rend la vision plus ou moins confuse (Parinaud).

TROUBLES DES MOUVEMENTS ASSOCIÉS DES YEUX

Parinaud admet quatre types de *paralysies des mouvements associés,* suivant que le désordre porte sur : 1° les *mouvements parallèles horizontaux;* 2° les *mouvements parallèles verticaux;* 3° les *mouvements de convergence;* 4° les *mouvements de divergence.*

I. — DÉSORDRES DES MOUVEMENTS PARALLÈLES HORIZONTAUX

Déviation conjuguée de la tête et des yeux. — Les désordres des mouvements parallèles horizontaux constituent le phénomène clinique de la *déviation conjuguée des yeux,* souvent encore de la *déviation conjuguée de la tête et des yeux.*

Chez certains malades, et en particulier chez les apoplectiques, on observe que la tête est invinciblement tournée de côté, en général vers le côté non paralysé, et que les yeux sont également déviés dans le même sens. Il y a déviation conjuguée de la tête et des yeux.

Parfois la déviation des yeux se présente sans la rotation de la tête ; parfois il existe en plus du nystagmus. Enfin, si le malade a sa connaissance, on peut lui faire déplacer le regard vers le côté paralysé, mais d'ordinaire les axes oculaires ne dépassent pas la ligne médiane et, abandonnés à eux-mêmes, les yeux reprennent leur position primitive.

Si l'apoplexie aboutit à la mort, ou bien la déviation conjuguée persiste jusqu'à la fin, ou bien elle disparaît à l'agonie avec la résolution générale de tous les muscles. Lorsque l'attaque se dissipe et laisse de l'hémiplégie, de règle la déviation disparaît rapidement.

Ce symptôme ne serait pas en rapport avec la lésion d'un point spécial du cerveau; on l'observe en effet dans les atteintes de l'écorce, des méninges, des hémisphères, de la base du mésocéphale... Quand la déviation conjuguée doit être attribuée à une lésion corticale, l'altération siège le plus souvent dans les circonvolutions qui coiffent le fond de la scissure de Sylvius et le pli courbe (centres 1, 13' et 14 de Ferrier) (Grasset). Ce serait là le centre cortical présidant aux mouvements associés des yeux qui dirigent ceux-ci du côté opposé. Mais à côté de lui, il en existerait un second dans la région des circonvolutions frontales, en particulier à hauteur du pied des premières et deuxièmes frontales. et à ce niveau des lésions peuvent provoquer le symptôme de la déviation conjuguée, reproduit expérimentalement par Ferrier.

Au niveau du mésocéphale, sur le plancher du quatrième ventricule, les altérations pathologiques d'une région très limitée (*eminentia teres*, noyau de la sixième paire) se traduisent également par le même phénomène (Graux).

Pour Vulpian et Prévost : « dans les lésions des hémisphères, le sens de la déviation indique le côté de la lésion ; le malade regarde l'hémisphère atteint » ; et, d'après Desnos, dans les lésions du mésocéphale, la déviation vers le côté paralysé est caractéristique. Ces deux lois ont été revisées.

D'après Grasset, dans les lésions d'un hémisphère, quand il y a déviation conjugée, le malade regarde ses membres convulsés s'il y a excitation, et regarde sa lésion, s'il y a paralysie. Mais, quand on arrive au mésocéphale, à partir d'un point mal défini, le sens de la déviation change parce que les effets sur l'oculo-moteur externe deviennent directs ; et alors renversant pour le mésocéphale ce qu'il a écrit à propos des hémisphères, Grasset dit : le malade regarde ses membres paralysés s'il y a paralysie, et sa lésion s'il y a excitation.

Pour expliquer la déviation conjuguée des deux yeux vers le même côté, il faut admettre une paralysie ou une convulsion simultanée du droit externe d'un côté et du droit interne de l'autre, c'est-à-dire de l'oculo-moteur externe qui innerve à la fois le droit externe de son côté et le droit interne opposé dans les mouvements synergiques ou conjugués des deux yeux.

Les symptômes concomitants ou ultérieurs devront servir à fixer le diagnostic de monoplégie ou de monospasme oculo-moteur unilatéral. La coexistence d'une hémiplégie gauche par exemple fera admettre une monoplégie par lésion cérébrale droite.

II. — DÉSORDRES DES MOUVEMENTS PARALLÈLES VERTICAUX

D'après quelques observations cliniques, Parinaud reconnaît trois variétés de paralysie des mouvements parallèles verticaux. Il y a avec *paralysie des mouvements de convergence* : 1° paralysie de l'*abaissement* dans les deux yeux ; 2° paralysie de l'*élévation* dans les deux yeux ; 3° paralysie de l'*abaissement et de l'élévation* dans les deux yeux. Les mouvements de latéralité sont conservés.

Si pareille paralysie n'occupait qu'*un seul œil*, elle pourrait s'expliquer par une lésion partielle du noyau de la troisième paire, intéressant tous *les muscles du globe innervés par ce nerf*, en respectant le releveur de la paupière et l'iris. D'après les expériences de Hensen et Woelkers, cette lésion devrait siéger à la partie postérieure du noyau, vers l'angle supérieur du quatrième ventricule. L'absence de paralysie du droit interne pour les mouvements de latéralité s'explique très bien par le filet que le noyau de la sixième paire envoie à ce muscle. Du reste les symptômes nerveux concomitants présentés par les malades appuient cette localisation des lésions anatomiques.

Quant à la diplopie, elle n'est pas toujours en rapport avec le trouble des mouvements et n'offre parfois rien de caractéristique. Les paralysies de ce genre sont surtout reconnues par l'exploration objective des mouvements oculaires.

III. — DÉSORDRES DE LA CONVERGENCE ET DE LA DIVERGENCE

1° *Paralysie de la convergence.* — « J'ai distingué, écrit Parinaud, deux formes de *paralysie de la convergence*, toutes deux bien distinctes de la paralysie incomplète des muscles droits internes, car on doit réserver le nom de paralysie de la convergence aux cas où l'innervation des droits internes est intéressée seulement pour la convergence, l'innervation des mêmes muscles persistant pour l'adduction, dans les déplacements latéraux des yeux.

« J'ai désigné la première forme sous le nom de *paralysie combinée de la convergence*, parce que la paralysie de la convergence est accompagnée de troubles de l'innervation, de l'élévation et de l'abaissement, qui constituent même le trait dominant de cette paralysie. Elle est caractérisée, lorsqu'elle est complète, par *la paralysie de l'élévation et de l'abaissement dans les deux yeux, avec paralysie de la convergence et intégrité des mouvements de latéralité*. Le releveur des paupières et l'iris ne sont pas intéressés.

« La seconde forme est la *paralysie essentielle de la convergence*, dans laquelle les autres mouvements n'ont aucune tendance à être altérés et qui se distingue par une symptomatologie bien spéciale.

« La paralysie essentielle, ou paralysie de la convergence proprement dite, est caractérisée, dans sa forme typique, par l'abolition des trois actes musculaires qui interviennent dans la fixation à petite distance : la *convergence, l'accommodation* et la *contraction de la pupille*.

« Les symptômes sont les suivants :

« *Défaut de convergence des yeux*, appréciable objectivement par les moyens habituels. — *Diplopie croisée persistant dans toute l'étendue du champ du regard sans modification notable de l'écartement des images. — Paralysie double de l'accommodation sans mydriase. — Absence du réflexe pupillaire d'accommodation.*

« Telle est la symptomatologie très caractéristique de cette paralysie dans sa forme parfaite. Il s'agit essentiellement de la *paralysie d'une fonction* portant sur l'innervation de plusieurs muscles prenant part à cette fonction, en respectant l'innervation de ces mêmes muscles pour d'autres actes.

« On peut observer des cas où les symptômes sont incomplets. Il faut considérer que les liens qui unissent les trois actes musculaires qui interviennent dans la fixation à petite distance ne sont pas insolubles. L'âge affaiblit jusqu'à l'éteindre l'accommodation, tandis qu'il respecte plus ou moins l'amplitude de convergence. Il ne faut donc pas s'attendre à trouver les symptômes aussi nettement accusés chez un homme de soixante ans que chez un enfant.

« Le symptôme fondamental de cette paralysie est la diplopie, qui à elle seule est caractéristique, mais elle-même peut disparaître après un certain temps. »

2° Contracture de la convergence. Paralysie de la divergence. — En regard des faits de paralysie de la convergence, Parinaud en plaçait d'autres qu'il tenait pour des exemples de *paralysie de la divergence.* Le désordre moteur oculaire se traduit alors par l'*impossibilité de ramener les axes visuels dans le parallélisme,* et se caractérise par une *diplopie homonyme peu prononcée, persistant dans toutes les directions du regard, sans modification bien notable de l'écartement des images pour une même distance.* Il s'y joint quelquefois une légère différence de hauteur des images, laquelle présente le même caractère de fixité. Mais l'étude de faits nouveaux a démontré à notre confrère qu'il s'agit non de paralysie de la divergence, mais de *contracture de la convergence.* Il constate en effet chez ses malades qu'il existe de la *contracture de l'accommodation,* que le punctum remotum est venu se fusionner avec le punctum proximum très près de l'œil, ou plus souvent que le parcours de l'accommodation s'est raccourci à chacune de ses deux extrémités, que le punctum remotum et le punctum proximum sont allés l'un au-devant de l'autre. Leur point de fusionnement peut se trouver à des distances variables de l'œil, indépendamment des différences qui résultent de la réfraction statique et de l'âge du sujet. Lorsqu'il est éloigné de l'œil, on pourrait croire au premier abord à une paralysie incomplète, mais la recherche du punctum remotum préviendra cette erreur.

Le trouble d'innervation de la convergence est bien certainement de même nature que celui de l'accommodation auquel il est associé. Il s'agit d'une contracture, qui fait converger les yeux pour des distances variables. Le punctum remotum et le punctum proximum de convergence se sont rapprochés et fusionnés.

La symptomatologie est la suivante : pas de strabisme appréciable ; les mouvements associés parallèles sont normaux, mais les yeux n'exécutent aucun mouvement quand on sollicite la convergence. Dans la fixation à petite distance, on reconnaît également l'insuffisance de convergence par l'occlusion alternative des yeux. La diplopie pour les objets rapprochés est croisée, puis à une certaine distance les images se fusionnent et plus loin elles deviennent homonymes, la diplopie homonyme comme la croisée persistant dans toutes directions du regard. Il existe un certain degré de myopie spasmodique avec amplitude d'accommodation annihilée ou très réduite. Les pupilles de dimensions normales réagissent bien à la lumière, mais mal à la convergence.

On se rend très bien compte de ces désordres de la convergence (paralysie et contracture), si l'on admet qu'il existe un centre qui serait préposé à l'adaptation de la convergence des axes pour la fixation aux différentes distances.

Pour Parinaud il se peut que ce centre siège dans le cervelet. En effet, les malades, qu'il a étudiés, présentaient habituellement un état vertigineux, précédant parfois la diplopie, ou ne cessant pas par l'occlusion des yeux, ce qui autorise à l'attribuer à une lésion du cervelet. De plus, on sait que les lésions du cervelet, en particulier du vermis inférieur, produisent des *déviations dissociées* dans lesquelles les axes des deux yeux, au lieu de se déplacer parallèlement, sont modifiés dans leurs rapports, de manière à produire du strabisme.

CHAPITRE CXXIV

OPHTALMOPLÉGIE EXTÉRIEURE

L'ophtalmoplégie extérieure ou extrinsèque est un type clinique spécial dû à la paralysie de tous les muscles extrinsèques oculaires ou tout au moins à la paralysie des muscles innervés, dans le même œil, par deux nerfs différents, l'un des deux étant constamment le moteur oculaire commun. (Sauvineau.)

Elle peut intéresser un seul ou les deux yeux, être uni ou bilatérale.

Associée avec *l'ophtalmoplégie intérieure* (paralysie des muscles sphincter de l'iris et ciliaire, p. 544), elle constitue *l'ophtalmoplégie mixte.*

Avec Sauvineau, on peut diviser les ophtalmoplégies d'après le siège occupé par la lésion qui leur donne naissance ; cette lésion peut intéresser dans les centres nerveux : 1° l'écorce cérébrale (*opht. corticales*); 2° les fibres unissant l'écorce aux noyaux protubérantiels, ou plutôt les centres coordinateurs destinés à associer, deux par deux, les muscles des yeux (*opht. sus-nucléaires*); 3° les noyaux eux-mêmes (*opht. nucléaires*); enfin 4° les racines nerveuses, entre les noyaux et l'origine apparente des nerfs (*opht. radiculaires*). Les troncs nerveux peuvent être lésés : 5° directement à la base du crâne (*opht. basilaires*), ou 6° dans l'orbite (*opht. orbitaires*). Dans une dernière (7°) classe, on rangera les ophtalmoplégies dont les lésions peuvent siéger à la fois sur les branches terminales des nerfs dans l'orbite, sur les troncs nerveux à la base, sur leurs racines dans les pédoncules, ce sont les *ophtalmoplégies par névrite périphérique.*

I. — OPHTALMOPLÉGIE NUCLÉAIRE

Causée par une lésion des noyaux d'origine des nerfs qui les animent, la paralysie de tous les muscles moteurs du globe oculaire, les mouvements de la musculature intérieure (pupille et accommodation) étant conservés, a reçu le nom d'*Ophtalmoplégie nucléaire extérieure.*

L'ophtalmoplégie nucléaire se rencontre plus souvent chez l'homme

que chez la femme ; c'est une maladie de l'âge adulte, plus particulièrement des sujets atteints d'une affection cérébro-spinale ou d'une
toxémie (tabac, plomb, acide sulfurique, oxyde de carbone, viandes
corrompues, diphtérie, rougeole, scarlatine, grippe), mais parfois aussi
elle se montre chez des individus en parfaite santé jusque-là.

De règle, la cause anatomique de l'affection réside dans l'inflammation
atrophique des cellules motrices, qui composent les noyaux moteurs protubérantiels. Tantôt l'évolution est aiguë, il s'agit d'une détermination
inflammatoire consécutive à une maladie infectieuse ou une intoxication ;
il y a polio-encéphalite supérieure aiguë, affection à rapprocher de la
polio-encéphalite inférieure ou paralysie bulbaire proprement dite, de
la myélite infantile et de la paralysie spinale aiguë de l'adulte. Quelquefois le mal évolue chroniquement, c'est la polio-encéphalite supérieure
chronique, qui est à la protubérance ce que la paralysie glosso-labio-
laryngée est au bulbe et l'atrophie musculaire à !a moelle. Il y a dégénérescence des cellules de nature inconnue, analogue à celle de l'atrophie musculaire progressive, de la sclérose latérale amyotrophique.
Parfois encore il s'agit d'une atrophie nucléaire avec ou sans sclérose de
l'épendyme (Kahler), ceci chez des tabétiques, qui présentent alor
presque toujours des crises gastriques ou laryngées et finissent souvent
par succomber à une paralysie bulbaire. Enfin des lésions diverses
intéressent le même territoire nerveux : hémorragies spontanées ou
traumatiques, foyers de ramollissement, tumeurs, produits inflammatoires syphilitiques ou tuberculeux, plaques de sclérose.

Dans un troisième groupe de faits, il semble que la lésion anatomique
réside dans un simple trouble circulatoire survenu à la suite de l'impression d'un froid intense ou de troubles de la menstruation. Dans
un quatrième groupe de cas, on ne constate aucune lésion anatomique,
mais l'ophtalmoplégie coexiste avec une autre affection nerveuse, comme
l'hystérie ou le goitre exophtalmique.

Un malade atteint d'ophtalmoplégie extérieure se présente en clinique
avec l'aspect suivant (P. Raymond) :

Au début, et celui-ci a été le plus souvent long et insidieux, il y a eu
une paralysie de l'un des muscles d'un œil. Cette paralysie a été d'emblée complète ou bien elle s'est progressivement complétée. En quelques
semaines ou en quelques mois, la paralysie s'étend à tous les muscles
extrinsèques de la troisième paire, puis le côté opposé se prend à son
tour, s'il n'a été affecté en même temps que le premier ; l'ophtalmoplégie
est, en effet, le plus souvent double et symétrique. La paralysie se
montre, en général, du côté opposé, avant d'avoir anéanti le fonctionnement de toutes les branches extérieures du nerf primitivement affecté.
La maladie continuant, la quatrième paire, puis la sixième sont atteintes
à leur tour, et ainsi se suppriment les mouvements des muscles qu'elles

innervent. Il est exceptionnel que la maladie se limite à la troisième paire. Les autres paires nerveuses peuvent être envahies avant le moteur oculaire commun, le fait est assez rare. Ce que l'on voit plus souvent, c'est leur participation à la paralysie avant que celle de la troisième paire se soit étendue à toutes les branches de ce nerf. Un symptôme important (Blanc) consiste dans le mode de propagation de la paralysie qui s'effectue d'une façon tout à fait indépendante de la distribution anatomique du nerf. Ainsi le droit supérieur et le droit inférieur pourront être les seuls muscles compris d'abord dans la paralysie, alors que les autres conservent leur fonctionnement.

Les paupières sont tombantes et cachent plus ou moins les globes oculaires, ce qui donne au malade un air endormi (Charcot). Les yeux ne pouvant se mouvoir dans aucun sens, le regard est fixe et le patient est obligé de recourir aux muscles du cou et de tourner la tête pour fixer un objet. Les yeux semblent fixés dans de la cire (Benedik). Le regard est vague, parce que les axes optiques ne sont plus parallèles (Charcot). Il va sans dire, du reste, que la clinique fournit des types nombreux, se différenciant par la prédominance de la paralysie dans tel ou tel muscle.

Mais le caractère capital de l'ophtalmoplégie est l'intégrité du sphincter irien et du muscle ciliaire, et ce n'est que dans une forme d'ophtalmoplégie mixte que l'on voit s'associer à la paralysie extérieure l'immobilité pupillaire avec persistance de l'accommodation, la paralysie ciliaire avec myosis ou encore une mydriase anormale.

Au point de vue subjectif, la lenteur d'évolution des phénomènes paralytiques permet à l'organe visuel de s'accoutumer presque inconsciemment aux doubles images; il est rare qu'un ophtalmoplégique se plaigne spontanément de vertige oculaire ou de diplopie. De plus il n'existe aucun symptôme de réaction sur les centres nerveux, tels que céphalalgie, mouvements, troubles intellectuels.

L'ophtalmoplégie consécutive a des lésions, qui n'intéressent que secondairement les cellules des noyaux oculaires (tumeurs, hémorragies, foyers de ramollissement, tubercules), s'accompagne en général de symptômes réactionnels propres à la lésion causale. Un ou plusieurs nerfs sont atteints brusquement ou successivement, d'une façon partielle ou totale, d'un seul côté ou le plus souvent des deux. Le malade demeure infirme, rarement son état s'aggrave ou s'améliore.

Dans d'autres cas il y a eu altération primitive des cellules nucléaires, et cliniquement l'ophtalmoplégie est aiguë ou chronique.

L'ophtalmoplégie nucléaire aiguë survient rapidement et se généralise vite, dans le cours de certaines infections ou intoxications aiguës. Assez souvent elle s'accompagne de phénomènes pupillaires indices d'une lésion du troisième ventricule. D'autres fois le malade présente une apathie profonde, une torpeur étrange, une somnolence invincible, sans que son intelligence soit troublée (*Maladie du sommeil*) (Gayet, Wernicke). L'affection évolue en un mois ou six semaines, parfois elle tue plus rapidement, dans la moitié environ des cas elle guérit, ou demeure stationnaire, ou elle rétrograde progressivement, ne laissant comme reliquat qu'une paralysie d'un seul muscle.

Chronique et progressive, l'ophtalmoplégie débute lentement, et offre ce caractère que la parésie oculaire est plus prononcée à la fin de la journée par suite d'un véritable épuisement des cellules nerveuses, épuisement qui disparaît dans le repos de la nuit. De même l'ophtalmoplégie varie suivant l'état des forces et la fatigue du sujet. Débutant de règle chez les ataxiques par le moteur oculaire commun, l'affection peut atteindre tout d'abord l'externe. Frappant les muscles au hasard, semble-t-il, d'après Blanc, la paralysie envahirait simultanément les muscles antagonistes, d'où le peu de déviation oculaire. Bientôt, en raison de la proximité des noyaux protubérantiels, l'affection devient bilatérale ; mais longtemps, malgré le ptosis léger, le sujet peut relever la paupière sans intervention du frontal.

En résumé : suppression lente, progressive, de la motilité oculaire, avec ptosis modéré pouvant être vaincu par un léger effort volontaire, avec intégrité des réflexes pupillaires et de l'accommodation, telle est la symptomatologie de cette affection qui progresse, parfois avec des rémissions, aboutit à l'immobilité absolue des globes oculaires, se complique de paralysie bulbaire progressive, de polyurie, glycosurie, albuminurie, si la lésion descend vers le bulbe ; ou d'ophtalmoplégie interne, quand elle se porte en avant. Enfin, dans les cas mortels la survie s'est élevée à trois ou quatre ans.

Causée par un trouble circulatoire (action du froid, irrégularités menstruelles), la maladie évolue vite et aboutit à la guérison complète ; c'est le cas de telle jeune fille, qui, exposée à un violent coup de froid, présente le lendemain une ophtalmoplégie bilatérale incomplète avec céphalalgie et somnolence. Une application de sangsues derrière les oreilles améliore la situation, et six semaines plus tard il ne reste plus qu'une parésie légère du droit supérieur (Dufour).

D'après Ballet enfin l'ophtalmoplégie se voit chez des malades, hommes ou femmes, atteints d'hystérie et de goitre exophtalmique, et chez des femmes atteintes de l'une ou de l'autre de ces affections. Tantôt elle apparaît après, tantôt elle précède ces névroses. On a même vu alors l'abolition des mouvements volontaires des yeux, avec conservation au moins partielle des mouvements automatiques et réflexes. Dans plusieurs cas encore, l'ophtalmoplégie était associée à des parésies des autres nerfs bulbaires (facial, hypoglosse, branche motrice du trijumeau), et elle offrait cette particularité d'être fixe tandis que les autres parésies offraient une certaine variabilité.

Dans une affection aussi variable comme lésion anatomique et conditions étiologiques, il ne saurait être question que d'un traitement causal, quitte en outre à mettre en pratique d'après, les indications de chaque cas particulier, les règles habituelles de traitement du strabisme paralytique.

II ET III. — OPHTALMOPLÉGIES SOUS-NUCLÉAIRE ET CORTICALE

D'après Sauvineau l'affection que les auteurs décrivent comme étant la forme aiguë de l'ophtalmoplégie nucléaire doit être considérée comme une *ophtalmoplégie sus-nucléaire*. Accompagnée de phénomènes cérébraux graves, céphalalgie, délire, et d'une invincible tendance au sommeil, elle peut tuer en quelques semaines ou même quelques jours et à l'autopsie on ne trouve aucune lésion des noyaux.

Les lésions sus-nucléaires, c'est-à-dire portant soit sur les centres coordinateurs (tubercules quadrijumeaux), soit sur les fibres réunissant ces centres aux noyaux (lésions de la substance grise sous-épendymaire) produisent des paralysies des mouvements des yeux associés et conjugués. Lorsque ces paralysies portent à la fois sur les différents mouvements associés, elles constituent l'ophtalmoplégie (Sauvineau).

Quant à l'écorce cérébrale, elle renferme les centres des mouvements volontaires des yeux (associés bien entendu, puisqu'ils n'agissent jamais autrement sous l'influence de la volonté); aussi ses lésions dans les névroses, en particulier l'hystérie, se traduisent-elles par des ophtalmoplégies corticales, qui portent surtout ou exclusivement sur les mouvements volontaires. Les mouvements involontaires des yeux sont conservés.

IV. — OPHTALMOPLÉGIE RADICULAIRE

Une paralysie de l'oculo-moteur d'un côté avec hémiplégie du côté opposé est caractéristique d'une lésion pédonculaire. En effet, une lésion protubérantielle, qui altère les filets radiculaires de l'oculo-moteur intéresse également les fibres du faisceau moteur qui ne s'entre-croisent que beaucoup plus bas dans le bulbe. Le facial et l'hypoglosse peuvent également être touchés, leur paralysie est croisée par rapport à celle de l'oculo-moteur. Le faisceau sensitif peut aussi être atteint et l'on voit survenir l'hémianesthésie. Mais, en somme, il ne s'agit que d'une paralysie du moteur oculaire commun, sans participation des deux autres nerfs de l'œil, qui sont l'un bien plus bas (6e paire), l'autre en dehors du pédoncule (pathétique).

Il ne s'agit donc pas en réalité d'un ophtalmoplégie (Sauvineau).

V. — OPHTALMOPLÉGIE BASILAIRE

De leur origine apparente à leur entrée dans l'orbite les trois nerfs moteurs de l'œil peuvent être intéressés isolément par une lésion intra-crânienne, il y a alors paralysie de tel ou tel nerf. On réserve le terme d'*ophtalmoplégie basilaire* aux cas où les trois nerfs d'un même côté (ophtalmoplégie unilatérale) ou les nerfs des deux côtés (ophtalmoplégie bilatérale, se trouvent atteints.

Comme à ce niveau le tronc du moteur oculaire commun renferme les filets destinés à la musculature intérieure de l'œil, l'ophtalmoplégie est toujours *mixte;* aussi peut-on avancer que toute ophtalmoplégie qui n'est qu'extérieure n'est pas liée à une lésion basilaire. Par contre, il ne faut pas oublier que toutes les ophtalmoplégies mixtes ne sont pas basilaires; pour éliminer celles qui résulteraient d'une lésion orbitaire ou d'une lésion nucléaire ou sus-nucléaire, Sauvineau appelle l'attention sur les signes suivants qui doivent faire penser à une lésion basilaire : co-existence de phénomènes réactionnels cérébraux (céphalalgie, vomissements); complications du côté du nerf optique (amblyopie, névrite optique de l'œil paralysé), du nerf olfactif (paralysie olfactive unilatérale) ou du trijumeau.

Les causes habituelles sont : les méningites basilaires tuberculeuse ou syphilitique, les hémorragies méningées, les lésions des vaisseaux, (thrombose, anévrysme), les néoplasmes.

VI. — OPHTALMOPLÉGIE ORBITAIRE

L'on peut admettre qu'un phlegmon non suppuré du tissu cellulaire rétro-bulbaire se propage aux gaines musculaires et aux muscles eux-mêmes et par suite entrave les mouvements du globe. Alors sa musculature intérieure est restée intacte et, de plus, le petit oblique, en raison de sa situation dans la partie extérieure de l'orbite, peut échapper à la lésion, d'où l'intégrité de ses fonctions. C'est, croyons-nous, donner trop d'extension au mot ophtalmoplégie que de s'en servir pour désigner cette affection qui cliniquement se caractérise par une légère exophtalmie, l'immobilité du globe (sauf le petit oblique), l'intégrité des mouvements de l'iris et de l'accommodation, souvent l'amblyopie ou la cécité, et enfin une douleur très vive quand on repousse l'œil dans l'orbite.

L'on peut encore discuter la valeur du terme *ophtalmoplégie orbitaire* appliqué aux paralysies simultanées des trois nerfs moteurs d'un œil, causées par une lésion intra-orbitaire. Il semble plus logique d'admettre qu'il s'agit de paralysies multiples, qui en général sont causées par la compression ou l'envahissement des nerfs par un néoplasme voisin de la fente sphénoïdale. Le globe de l'œil est en exophtalmie directe ou latérale ; ses mouvements sont plus ou moins gênés, et comme le néoplasme comprime les vaisseaux et les nerfs sensitifs de l'orbite, on note de l'œdème de la paupière supérieure, du chémosis, et le patient accuse des douleurs orbitaires profondes et de la céphalée.

VII. — OPHTALMOPLÉGIE PAR NÉVRITE PÉRIPHÉRIQUE

Cette variété d'ophtalmoplégie serait surtout observée dans le tabes ; exceptionnellement on l'a signalée comme due à un refroidissement ou à un traumatisme. Enfin, bien que dans les maladies infectieuses et les intoxications les nerfs des membres soient le siège de lésions, il n'est pas prouvé que ces influences morbides agissent sur les nerfs moteurs de l'œil ; on admet plutôt leur action sur les noyaux.

Les caractères principaux de ces ophtalmoplégies sont leur curabilité (Déjerine) et l'existence d'un spasme des muscles associés (souvent la rétraction du releveur palpébral (Parinaud).

NYSTAGMUS

Le *nystagmus* consiste en un mouvement oscillatoire involontaire rythmique du globe oculaire, d'une rapidité anormale, d'une amplitude faible, et plus ou moins continu (Landolt). Suivant la direction des oscillations, le nystagmus est dit *vertical, horizontal* ou *oblique;* il est *rotatoire* lorsque le globe de l'œil subit des mouvements alternatifs de rotation incomplète autour de son axe antéro-postérieur. De règle les deux yeux sont touchés, et, quand il existe un nystagmus unilatéral, c'est le plus souvent un nystagmus horizontal.

Dans le *nystagmus horizontal,* il y a contraction clonique et rythmique des adducteurs et des abducteurs, d'où des oscillations horizontales d'autant plus rapides qu'elles sont plus courtes, parfois si rapides que l'œil semble immobile. Les deux globes oculaires se meuvent simultanément dans les deux sens opposés, et cela malgré la volonté du sujet; toutefois, d'ordinaire, le balancement horizontal s'arrête lorsque le regard est fortement dirigé de côté ou en bas, parfois aussi dans la fixation très rapprochée. Le sommeil en amène la cessation, tandis qu'il s'exagère lorsque le sujet se sent observé.

Le *nystagmus vertical* ne s'observe guère que chez les mineurs et dans ce cas il s'agit de contractions des élévateurs et des abaisseurs. Cette variété est plus rare que le *nystagmus rotatoire,* où l'on observe des mouvements qui s'exécutent autour de l'axe des deux obliques. Enfin, dans le *nystagmus mixte,* le balancement se produit suivant le diamètre horizontal et suivant le diamètre vertical, et comme le plus souvent les deux espèces d'oscillations sont simultanées, l'œil subit un véritable mouvement de circumduction. L'image d'une bougie sur la cornée trace alors une circonférence ou une ellipse à grand axe, tantôt horizontal, tantôt vertical.

Il n'est pas rare que le nystagmus s'accompagne de mouvements spasmodiques peu étendus des paupières et de la tête. Cette dernière se déplace dans un sens opposé à celui vers lequel s'effectue le déplacement des axes optiques, et cependant on ne saurait l'attribuer à un spasme destiné à corriger les effets du nystagmus, puisque les mouvements inverses de la tête et des yeux ne sont pas isochrones. On peut, du reste, remarquer la coexistence de ces divers spasmes chez des individus qui ne sont pas gênés par leur nystagmus. Tandis que certains patients voient tous les objets danser devant eux, d'autres ne s'aperçoivent de leur infirmité que s'ils regardent des lignes parallèles et très voisines, perpendiculaires à la direction du mouvement oscillatoire de leurs yeux.

Au point de vue de son étiologie, le nystagmus est congénital ou acquis. A vrai dire, le nystagmus ne s'observe pas chez le nouveau-né, il survient plutôt lorsque l'enfant commence à regarder ou même quand on lui demande de faire usage de ses yeux pour la vision des objets rapprochés, pour apprendre à lire par exemple. Dans ces conditions, le nystagmus ne s'observe que chez des enfants qui présentent une diminution de l'acuité visuelle, que celle-ci résulte de défauts de transparence des milieux (leucome cornéen, cataracte congénitale), d'une anomalie de la réfraction (hypermétropie forte, astigmatisme prononcé), d'une lésion des membranes profondes (albinisme, chorio-rétinite, rétinite pigmentaire), ou enfin d'une lésion centrale. Alors l'impression perçue par la rétine ne serait plus suffisante pour provoquer, dans une mesure convenable, une action réflexe sur les muscles moteurs de l'œil, et par suite une exacte synergie fonctionnelle, résultat de l'éducation pour les yeux normaux, ne saurait s'établir.

Le nystagmus acquis est taxé d'essentiel ou d'idiopathique lorsqu'il survient chez les mineurs. On l'a observé également chez des couturières obligées de travailler à un mauvais éclairage. Chez ces dernières, comme chez les premiers, le mauvais éclairage nécessite des efforts d'accommodation considérables et de plus, pour les mineurs en particulier, la position à genoux ou demi-couché, qu'ils prennent pendant le travail, entraîne une position anormale des yeux, un surmenage des muscles élévateurs, en particulier des droit supérieur, petit oblique et droit interne, de là une myopathie qui provoque le nystagmus. Celui-ci, selon le degré du mal, se produit plus ou moins rapidement, lorsque la ligne du regard est dirigée au-dessus du plan horizontal; d'ordinaire, les oscillations sont verticales, on en compte par minute de 50 à 140. Par suite, tous les objets dansent autour du malade, qui marche en titubant comme un homme ivre ou qui, couché pour son travail, ne voit plus le point qu'il doit frapper avec sa pioche. La venue du nystagmus chez le mineur, indépendamment de l'effort musculaire plus ou moins prolongé, est encore influencée par les conditions de santé générale du sujet, par les excès de boisson et cependant, comme pour le tremblement alcoolique, le tremblement oculaire est moins prononcé immédiatement après l'ingestion des liqueurs fortes.

Le mineur nystagmique accuse, en plus de la diminution de la vision, une barre frontale avec sensation de tuméfaction et de cuisson des yeux, quelque chose d'analogue à ce qu'éprouvent les hypermétropes atteints d'asthénopie accommodative. Cette sensation disparaîtra et l'acuité visuelle redeviendra normale si le sujet se soigne, et, à cet effet, il convient surtout de supprimer le genre de travail qui entraîne le surmenage du groupe musculaire intéressé ; puis, lorsque cette indication est remplie, on pourra tonifier les fibres des muscles dont l'action est en déficit par l'emploi de la strychnine, de l'électricité, comme aussi en combattant l'anémie générale du patient.

Enfin, le nystagmus acquis peut être symptomatique de lésions cérébrales ou médullaires.

D'après Ravaud, si le nystagmus survient à la suite d'une plaie crânienne dans la région fronto-pariétale (la droite surtout), et s'il se complique de parésie des membres du côté opposé à la lésion, on doit songer à l'existence d'une lésion cérébrale superficielle, plus ou moins étendue, des circonvolutions pariétales, en particulier au voisinage du pli courbe. Si, après un choc violent sur la face ou la région occipitale, le nystagmus apparaît en même temps que certains symptômes bulbaires (paralysie faciale, unilatérale ou double) ; si l'on observe en même temps une hémiplégie totale, alterne ou du même côté que la paralysie faciale, avec ou sans troubles de la déglutition, de la phonation et de la respiration, on devra penser à une lésion traumatique du bulbe ou de la protubérance, ce qui autorise un pronostic mortel.

Le nystagmus se produit encore dans certaines affections non traumatiques de l'encéphale. Il apparaît subitement pendant une attaque d'apoplexie, qu'il y ait hémorragie ou ramollissement du cerveau, et alors il s'accompagne d'une hémiplégie plus ou moins complète (surtout à gauche), avec anesthésie variable du côté paralysé. Il s'agit alors d'une lésion probable de l'écorce de la région sphéno-temporale, lésion qui sera affirmée, si l'on constate en même temps une déviation de la tête avec rotation conjuguée des yeux du côté de la lésion.

L'apparition subite du nystagmus chez un malade, qui offre en plus un certain embarras de la parole, un peu de gêne des mouvements de la langue et de la mastication, et de l'affaiblissement de l'un ou des deux membres supérieurs, devrait, suivant Ravaud, faire admettre l'existence d'une lésion grave du bulbe ou de la protubérance.

Dans certains cas, le nystagmus se manifeste dans le cours d'une affection chronique de l'encéphale. C'est, alors, tantôt une véritable convulsion, tantôt une sorte de tremblement, soit monolatéral, soit double, et ce symptôme est l'indice d'une lésion matérielle. Le plus souvent, on le constate dans la sclérose en plaques, ou encore dans des cas de méningite tuberculeuse, de tumeur cérébrale. Enfin, il est à remarquer que les lésions du cervelet ne le provoquent pas.

Le nystagmus peut encore être symptomatique d'affections chroniques de la moelle ou de ses enveloppes et il s'accompagne alors communément de phénomènes paralytiques et atrophiques, surtout marqués dans les membres supérieurs.

Récemment Bard (de Lyon) a soutenu qu'il existe deux variétés de nystagmus correspondant aux variétés similaires des tremblements des muscles des membres. C'est ainsi que le nystagmus de la sclérose en plaques est tout à fait comparable au tremblement des membres supérieurs dans la même affection; comme ce dernier, c'est essentiellement une contraction volontaire saccadée; comme lui il ne se reproduit que dans les mouvements voulus et fait défaut au repos; il faut qu'il soit déjà très intense pour exister dans la simple station d'équilibre et troubler le tonus musculaire; il s'exagère toujours quand les mouvements volontaires entrent en jeu et quand ils approchent du but. Le nystagmus congénital est au contraire un tremblement analogue à celui de la paralysie agitante, que la volonté et les mouvements commandés peuvent arrêter complètement pendant les premières périodes de la maladie.

CHAPITRE CXXVI

STRABISME NON PARALYTIQUE

A côté des faits de dissociation des axes visuels par paralysie de l'appareil moteur de l'œil et contracture secondaire ou concomitante, il existe de nombreux cas de strabisme moins bien connus quant à leur pathogénie. Cette dernière, en effet, n'est pas une, et sous la désignation de *strabisme non paralytique* se trouvent rapprochées des affections en réalité bien distinctes.

Le strabisme non paralytique est encore dit *concomitant* lorsque, dans leurs mouvements, les deux yeux s'accompagnent de façon à décrire des arcs d'excursion égaux. Un œil se déviant par exemple de 5° en dehors, l'autre se déplace de 5° en dedans; les deux lignes visuelles, par suite, conservent leur rapport anormal, le strabisme ne s'est pas modifié avec la position du regard. De plus, la déviation secondaire égale la déviation primitive, lorsqu'on fait fixer l'œil strabique après avoir masqué son congénère (voir p. 792).

Parfois, les deux yeux servent alternativement pour la vision, et chaque œil prend à son tour la même position incorrecte; le strabisme est *alternant*. Si l'un des deux organes est définitivement sacrifié, et c'est presque toujours celui dont l'acuité visuelle est la moins bonne, il y a strabisme *unilatéral*.

Chez certains sujets, il suffit d'un effort pour que la vision binoculaire s'exécute normalement; de *manifeste*, le strabisme devient *latent*. Dans d'autres cas, le strabisme est encore *périodique*, *intermittent*, c'est-à-dire que, à certains moments, les lignes visuelles sont correctement dirigées, tandis qu'à d'autres, elles sont dissociées. Ce fait s'observe en particulier chez des hypermétropes, qui louchent en dedans dans la vision rapprochée, ou des myopes, qui présentent du strabisme externe dans la fixation de près, tandis que leurs axes visuels se mettent en parallélisme pour le regard au loin.

Le strabisme non paralytique, d'après le sens de la déviation des axes visuels, est *convergent* ou *divergent*. Rarement le déplacement en dedans ou en dehors est absolument pur, le premier s'accompagne d'un déplacement en haut, l'autre d'une déviation en bas; il y a strabisme interne et un peu supérieur, strabisme externe et un peu inférieur.

Déjà à propos de la myopie et de l'hypermétropie, il a été question du *strabisme fonctionnel*, d'habitude divergent dans la myopie, et d'ordinaire convergent dans l'hypermétropie (p. 654 et 671). Si chez certains myopes ou hypermétropes strabiques l'on est en droit d'invoquer dans la pathogénie du strabisme une innervation anormale des muscles, laquelle résulte de l'influence fâcheuse chez ces malades du rapport établi entre l'accommodation et la convergence, cette explication ne saurait s'appliquer à tous les cas. Elle est valable en particulier lorsque le strabisme disparait pendant le sommeil naturel ou chloroformique, comme cela arrive chez certains hypermétropes; lorsqu'il fait défaut dans la vision au loin et n'apparait que lors de la fixation rapprochée (strabisme intermittent des amétropes). Mais le strabisme résulterait encore de la prépondérance naturelle des muscles adducteurs ou abducteurs, qu'elle soit la conséquence d'insertions anormales ou d'un développement rudimentaire de ces muscles, ainsi qu'on l'observe parfois dans le strabisme congénital.

Accidentellement le strabisme survient après une strabotomie manquée ou un avancement mal dosé, et alors on rentre dans une catégorie nouvelle de causes du strabisme : les obstacles qui s'opposent aux mouvements des yeux. A ce point de vue l'élasticité des muscles oculaires, la position des centres de rotation, la longueur des yeux, leur position dans les orbites, la forme de celles-ci et la direction de leurs axes doivent être prises en considération.

Enfin, dans les cas de loucherie persistante, chez les enfants, après des accidents cérébraux, il est rationnel d'en chercher la raison dans quelque désordre encore indéterminé des centres nerveux. D'après Parinaud, tout ce qui entrave la vision binoculaire peut devenir une cause de strabisme d'autant plus efficace que le sujet est plus jeune; et, ces causes périphériques (vices de réfraction, lésions de transparence, affections des membranes oculaires) ou centrales (désordres cérébraux qui se traduisent par les convulsions) agissent en modifiant l'innervation de convergence. D'une façon plus générale, on peut dire que le strabisme traduit un vice de développement de l'appareil de vision binoculaire soit dans sa partie motrice, soit dans sa partie sensitive.

La symptomatologie générale du strabisme fonctionnel découle de celle du strabisme paralytique, en ce sens qu'elle se résume dans les quatre propositions inverses : 1° l'arc d'excursion du globe oculaire a conservé son étendue normale, mais il est déplacé; 2° la déviation est constante; 3° la déviation primitive est égale à la déviation secondaire; 4° la diplopie fait défaut ou n'est pas perçue.

En raison de la position anormale des deux globes oculaires, les deux images rétiniennes de l'objet fixé sont l'une maculaire, l'autre extra-maculaire ; l'une provoque une sensation nette, tandis que l'autre en donne une confuse. La première est perçue et le sujet fait abstraction de la seconde, tout comme l'observateur, qui regarde avec un seul œil, neutralise l'image différente, qui lui est fournie par l'autre œil laissé ouvert. Cette diplopie, latente pour ainsi dire, est perçue par certains strabiques, dès qu'on leur place devant l'œil sain un verre coloré, qui diminue l'éclat de l'image et lui donne une teinte spéciale. Dans d'autres cas, il faut couvrir l'œil avec un prisme à base supérieure pour solliciter l'apparition de l'écart horizontal des images. Enfin, chez certains sujets il semble que la région maculaire de l'œil dévié ne possède plus son rapport fonctionnel normal avec celle de l'œil sain. Alors, si au moyen de miroirs convenablement disposés on amène les images d'un même objet sur la fosse centrale des deux yeux, au lieu de voir simple le strabique voit double, et la distance qui sépare les images croisées est proportionnelle au degré de son strabisme (Javal). Il faut admettre en pareil cas qu'il y a eu formation « d'une nouvelle correspondance des rétines dans la position vicieuse ».

Quant au degré de vision de l'œil strabique, il est très variable ; dans le strabisme alternant l'acuité visuelle est égale ou à peu de chose près d'un côté à l'autre. Mais, quand il y a strabisme unilatéral, l'œil, sacrifié de règle, voit moins bien que son congénère. Sans doute, souvent l'on en trouve la raison ; il existe des taies de la cornée, une amétropie, un astigmatisme plus prononcé dans cet œil. Mais parfois ces raisons font défaut et alors l'on est en droit de se demander si cet œil est strabique parce qu'il est amblyope ou si son amblyopie dépend de sa mauvaise position, si elle résulte d'un défaut d'usage et par suite de développement de son appareil nerveux optique. Cette dernière explication dans quelques cas au moins est parfaitement légitime.

CHAPITRE CXXVII

TRAITEMENT DU STRABISME

Le traitement du strabisme comporte des indications causales et symptomatiques.

Les premières sont pour la plupart du domaine de la médecine générale.

Dans les cas de strabisme liés à des hypermétropies ou à la myopie alors il convient, comme il l'a déjà été dit, de corriger le vice de réfraction. En particulier, encore, le strabisme alternant convergent des tout jeunes enfants guérit souvent dar l'exclusion alternative de chaque œil au moyen d'un simple bandeau. A un âge plus avancé, ce même strabisme réclame l'usage simultané des verres correcteurs et les instillations répétées d'un collyre à l'atropine, afin de supprimer avec l'accommodation les efforts de convergence.

Quant aux indications symptomatiques, elles méritent une étude particulière. Elles ont pour but : 1° de dissiper la gêne visuelle provoquée par la diplopie ; 2° de prévenir la dégénérescence du muscle paralysé ; 3° tardivement enfin de corriger le strabisme.

La gêne visuelle causée par la diplopie disparaît dès que l'on couvre l'un des yeux sous un écran opaque ; de règle, il convient de masquer l'œil dévié de façon à ne pas imposer à l'œil sain le surmenage du groupe musculaire (déviation secondaire) correspondant au muscle paralysé de son congénère. Si la vision de ce dernier est seule suffisante, l'on passera outre à cet inconvénient qui risque de produire une contracture secondaire.

Lorsque l'écart entre les deux images disparaît par le port d'un prisme faible, il est indiqué d'y avoir recours. On le placera devant l'œil malade, la base tournée vers le muscle paralysé ; du côté de son homonyme, devant l'œil sain. Au besoin, on répartit l'action prismatique sur les deux yeux. Le port des prismes offre encore l'avantage d'exciter la contractilité du muscle atteint en stimulant la tendance à la fusion, quand la diplopie est faible. Malheureusement ils ne sont pratiques que dans leurs numéros inférieurs. Lorsque leur angle d'ouverture dépasse 4 degrés, le volume et le poids du verre, l'irisation des contours et la déformation des objets en rendent l'usage impossible.

Contre les désordres de nutrition du muscle paralysé on recommande les exercices stéréoscopiques, c'est-à-dire la gymnastique musculaire et l'électricité. De préférence on utilise les courants continus, soit en plaçant le pôle positif en regard du muscle malade sur le bord orbitaire et le pôle négatif sur le ganglion cervical supérieur du sympathique, soit en posant un électrode sur les paupières fermées et l'autre à la nuque. Le courant fourni par quatre à six éléments sera prescrit par séances quotidiennes de cinq à dix minutes. On peut encore avoir recours aux courants induits que l'on fait agir aussi directement que possible sur le muscle paralysé en portant au fond du cul-de-sac conjonctival un petit électrode en forme de petit bouton aplati.

Les exercices stéréoscopiques, préconisés par Javal, Vignes, rétablissent la vision binoculaire en sollicitant les contractions et par suite le développement des muscles dont l'action a besoin d'être renforcée pour rétablir la concordance des axes visuels. Ils constituent à eux seuls un mode de traitement, ou ils servent à compléter une cure préparée par une intervention chirurgicale. Pour qu'on puisse y avoir recours, l'œil dévié ne doit pas être amblyope et le sujet ne doit pas faire abstraction de la fausse image. Au besoin, on donnera les verres correcteurs nécessaires, et pour provoquer la diplopie on pratiquera l'occlusion de l'œil sain pen-

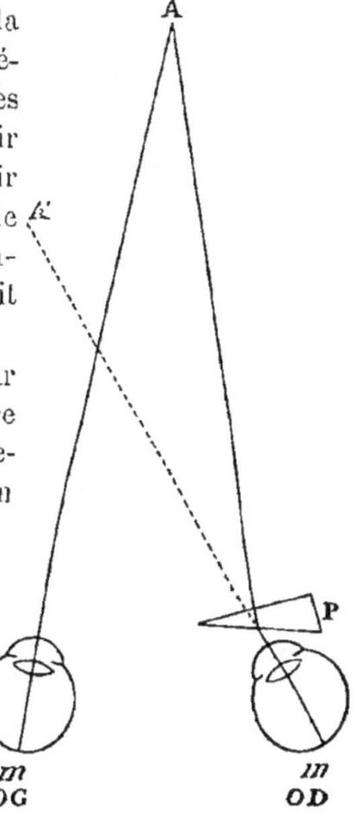

Fig. 397.

Prisme correcteur de la diplopie.

dant plusieurs heures par jour. Celle-ci établie, il s'agit de s'en servir pour faire disparaître le strabisme. A cet effet, on dispose d'une série de cartons destinés à être placés dans un stéréoscope; chacun est divisé en deux parties égales marquées symétriquement d'un large point blanc. Ces derniers, suivant les cartons, sont distants de 3, 4, 5, 6, 8, 10 et 12 centimètres. On cherche quel est le carton dont le malade arrive à fusionner les deux points blancs en faisant un certain effort, et on soumet le patient à l'exercice de fusion de points de plus en plus rapprochés. Javal, qui utilise un stéréoscope à charnière, insiste sur la nécessité de pratiquer les exercices pendant plusieurs heures consécutives avec de nombreux intervalles de repos. Tel de ses malades travaillait de quatorze à dix-huit heures par jour et reconnaissait que le succès avait exigé une douzaine d'heures d'efforts, dix au moins chaque jour. D'après Panas, le sujet sera tenu pour guéri lorsqu'il peut fusionner à 6 ou 7 centimètres dans le strabisme convergent et à 3 ou 4 centimètres dans le strabisme divergent.

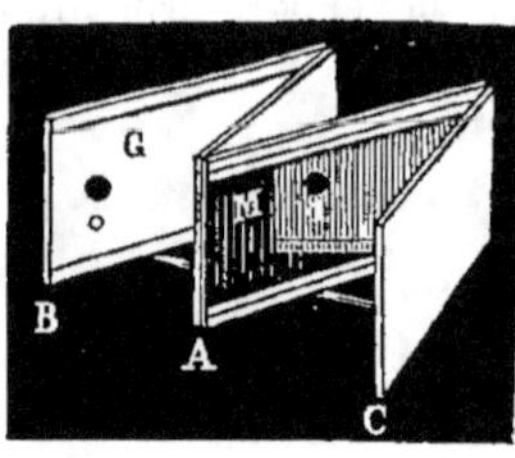

Fig. 398.
Stéréoscope à charnières
de Javal.

La correction chirurgicale du strabisme a pour but de rétablir la position d'équilibre du globe oculaire, et à cet effet ou bien l'on diminue la puissance du muscle devenu relativement trop puissant (c'est-à-dire le muscle rétracté ou contracturé, ou on renforce l'action du muscle le plus faible. Pour affaiblir un muscle, on en pratique la ténotomie; l'extrémité sectionnée vient alors prendre adhérence en arrière de son insertion première, plus ou moins loin suivant le détachement des expansions tendineuses, suivant la tonicité du muscle coupé et aussi la tonicité du muscle parésié qui fait tourner le globe de son côté. Si l'équilibre des actions musculaires n'est pas rétabli, on renforcera le muscle parésié en avançant son insertion antérieure, et à cet effet l'on pratique l'avancement musculaire ou encore l'avancement capsulaire. En combinant ainsi la strabotomie et l'avancement musculaire ou capsulaire sur l'œil strabique, l'on arrive à le replacer en bonne position, c'est-à-dire que le centre de sa pupille se trouve replacé au centre de l'orifice palpébral; lorsque le sujet regarde au loin devant lui les deux axes visuels sont parallèles. Il est toutefois à remarquer qu'en déplaçant les insertions musculaires on modifie les arcs d'excursion possibles pour les déplacements de l'œil. Ils se trouvent généralement réduits et le strabisme persiste lorsque les yeux sont déviés fortement en dedans ou en dehors. Pour éviter cet inconvénient, on a donné le conseil d'agir sur l'œil sain; au lieu d'affaiblir l'antagoniste du muscle paralysé, on affaiblit du côté de l'œil sain le muscle dont l'action est similaire à la sienne. Par exemple il y a strabisme interne à gauche, on fait la section du droit interne de cet œil et si le redressement n'est pas complet, au lieu de s'attaquer à son antagoniste, le droit externe gauche, on fait la section du droit interne de l'œil droit et l'on obtient ainsi le parallélisme des deux axes visuels. D'autres chirurgiens pratiquent d'abord la strabotomie des antagonistes, puis l'avancement du muscle sain et, si besoin est, la strabotomie de l'autre côté.

Ces règles s'appliquent surtout aux strabismes interne et externe; lorsqu'il existe une paralysie d'un muscle droit inférieur avec strabisme supérieur ou d'un muscle droit supérieur avec strabisme inférieur, il

convient, au lieu de sectionner le tendon de l'antagoniste, d'affaiblir le
muscle de même nom de l'œil sain. De cette façon, cet œil est relevé au
même niveau que l'œil dévié et le strabisme se trouve corrigé. On a en
effet remarqué que la ténotomie d'un muscle élévateur ou abaisseur est
toujours suivie d'une insuffisance supérieure au degré de la correction à
obtenir quand elle porte sur un œil dont le muscle antagoniste respecté
est parésié. La diplopie reparait alors dans les positions extrêmes du
regard, parce que les deux muscles élévateurs ou les deux muscles
abaisseurs n'ont pas la même puissance. Cette égalité d'action par contre
est obtenue lorsque la ténotomie porte sur le muscle de même nom que
le muscle parésié; les deux droits supérieurs ou inférieurs se trouvent,
du fait de la paralysie de l'un et de la section de l'autre, également
affaiblis.

CHAPITRE CXXVIII

CHIRURGIE DE L'APPAREIL MOTEUR DE L'ŒIL

Les opérations qui intéressent les muscles moteurs de l'œil sont : la *ténotomie* ou *strabotomie par recul du tendon*, *l'avancement musculaire* ou *strabotomie par avancement du tendon*, *l'avancement capsulaire et la résection musculaire*.

I. — TÉNOTOMIE OU STRABOTOMIE PAR RECUL DU TENDON

La *ténotomie* a pour but de détacher le tendon antérieur de l'un des muscles de l'œil au ras de la sclérotique, afin de lui permettre de glisser en arrière et de venir contracter des adhérences, situées plus près du pôle postérieur que son insertion première.

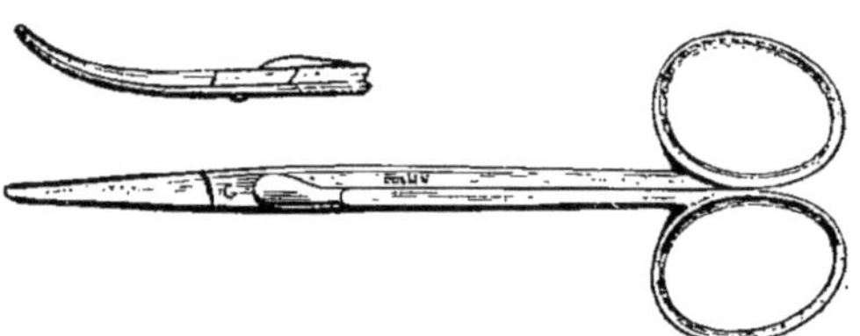

Fig. 399.
Ciseaux à strabisme.

Un blépharostat, des pinces à griffes et à disséquer, de petits ciseaux courbes et mousses, deux crochets mousses, un grand et un petit, une aiguille fine armée d'un fil, telle est l'instrumentation nécessaire. On chloroformisera l'enfant, on se contentera de la cocaïne chez l'adulte ; dans les deux cas, les culs-de-sac conjonctivaux seront largement irrigués et désinfectés. Qu'il s'agisse de l'un ou l'autre des muscles droits, les temps opératoires sont les mêmes, il convient seulement de se rappeler que leurs tendons, larges de 7 à 8 millimètres, s'insèrent à des distances inégales de la cornée et que les expansions orbitaires de leurs gaines s'opposent à leur rétraction complète après la ténotomie.

Les paupières écartées, l'œil fixé par la pince à griffes et dévié de façon à présenter la région d'insertion du tendon à couper, l'opérateur fait un pli à la conjonctive au niveau de l'insertion tendineuse et incise la membrane sur une longueur de 5 à 6 millimètres, parallèlement au limbe

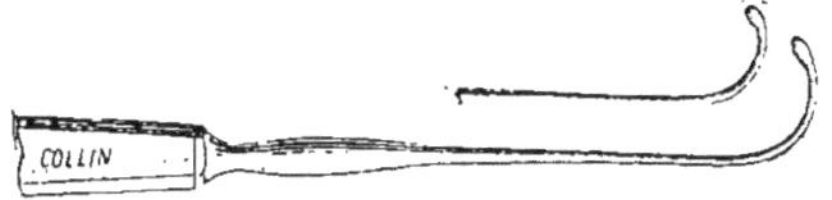

Fig. 400.
Grand et petit crochets à strabisme.

scléro-cornéen. Puis il décolle la muqueuse dans la profondeur. Par la brèche ainsi pratiquée, il passe le grand crochet mousse, cherche à l'engager sous l'un ou l'autre bord du tendon et le glisse entre celui-ci et la sclérotique, dégageant au besoin sa pointe d'un coup de ciseaux.

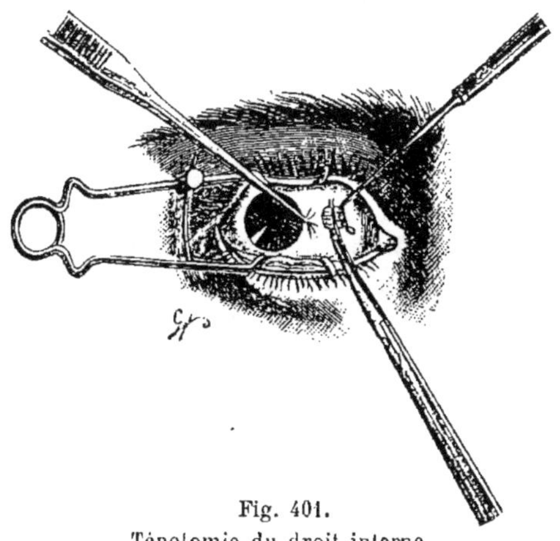

Fig. 401.
Ténotomie du droit interne.

Le tendon, ainsi soulevé, est ensuite coupé au ras de la sclérotique; pour s'assurer que toutes les fibres ont bien été sectionnées, l'opérateur prend le petit crochet et par des mouvements successifs de demi-rotation il s'efforce de charger les fibres épargnées sur le crochet dont le bec mousse appuie fortement sur la sclérotique.

Le blépharostat enlevé, le sang épanché, on voit si la correction obtenue est suffisante; s'il est besoin de la compléter, on promène le petit crochet de façon à détruire les adhérences conjonctivales du tendon, on charge sur lui les expansions tendineuses que l'on sectionne. Finalement on suture la plaie conjonctivale, et alors il est indiqué non de la fermer simplement en accolant les deux lèvres de la plaie, mais de mettre à profit la mobilité de la muqueuse pour donner à la suture une direction perpendiculaire à celle de l'incision pratiquée. On évitera ainsi de diminuer la correction obtenue par la strabotomie. Il va sans dire que cette pratique doit être délaissée si la ténotomie a produit un déplacement exagéré.

II. — STRABOTOMIE ET AVANCEMENT DU TENDON

Après avoir, comme dans l'opération précédente, mis à nu et largement dégagé le tendon du muscle droit qu'il s'agit d'avancer, l'opérateur le charge sur un crochet à strabisme et le sectionne en respectant une petite languette médiane destinée à s'opposer à sa rétraction si les sutures venaient à céder. Les sutures sont pratiquées au moyen d'un long fil armé de trois aiguilles : une en son milieu, une à chacune de ses extrémités. L'aiguille médiane est engagée, avec le double fil qu'elle entraîne, dans le tendon du milieu de la face profonde vers la superficielle, puis elle traverse aussi la lèvre sus-jacente de l'incision conjonctivale. Les deux aiguilles terminales sont ensuite engagées sous la conjonctive qu'elles perforent en haut et en bas, à une distance de 3 millimètres environ de son bord cornéen, et d'autant plus près de l'extrémité de son méridien vertical que l'on veut obtenir un avancement plus prononcé. Le fil coupé au niveau de l'aiguille médiane, l'on se trouve ainsi avoir placé deux anses de fil que l'on serre également. Le tendon avancé contractera de nouvelles adhérences à la sclérotique et de plus les tissus enserrés par les deux fils lui constitueront deux sortes d'ailerons qui renforceront sa nouvelle insertion. Cette cicatrisation sera obtenue sous un pansement occlusif, légèrement compressif.

III. — AVANCEMENT CAPSULAIRE

De Wecker a proposé d'avancer le tendon sans en pratiquer la section, en s'attaquant non à son insertion directe scléroticale, mais à son insertion indirecte ou capsulaire. A cet effet, on excise au-devant du tendon du muscle qu'il s'agit de renforcer un croissant de conjonctive large de 5 millimètres et haut de 10; on obtient ainsi une perte de substance en forme de croissant à concavité dirigée vers la cornée et au milieu duquel se voit le tendon. Dans cette plaie on incise la capsule de Tenon près de l'insertion tendineuse du muscle, on la dégage au-dessous du muscle et latéralement. « Ce dégagement opéré, on suture la capsule en la tirant en avant par deux sutures placées près des bords inférieur et supérieur de la cornée. La capsule, glissant en avant, se greffe alors plus près du

centre de la cornée. Aussi, pour obtenir l'effet voulu, l'ouverture et le
dégagement de la capsule sont-ils indispensables. C'est le degré de déga-

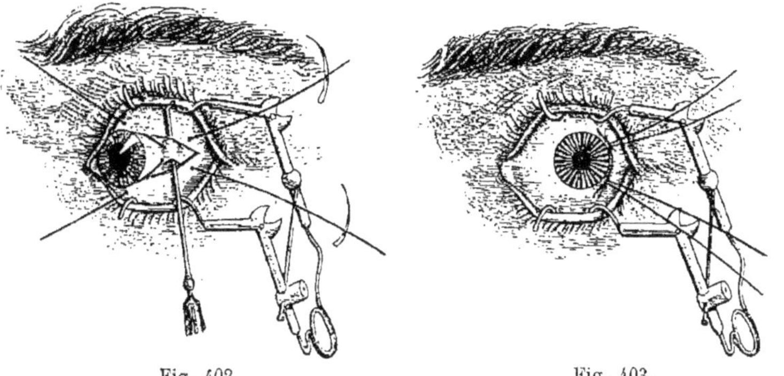

Fig. 402.   Fig. 403.
Avancement capsulaire.

gement et la plus ou moins grande quantité de capsule prise dans les
sutures qui permettent le réglage de l'effet que l'on veut obtenir. »

IV. — RÉSECTION MUSCULAIRE

Cette opération consiste à raccourcir le muscle trop allongé. Pour
cela, après avoir sectionné la conjonctive et mis à nu le tendon du muscle
que l'on charge sur un crochet, on détruit aussi en arrière que possible
les adhérences avec la capsule. Puis saisissant le muscle avec une forte
pince en arrière de la partie que l'on veut réséquer et qui varie suivant
l'effet à obtenir, on détache le tendon, et on passe trois fils dans le
muscle en arrière de la pince. Cela fait, on résèque tout le muscle et
tendon en avant de la pince et on suture par trois points avec un fort
catgut le bord sectionné du muscle au niveau de la cornée. Par-dessus
on réunit la conjonctive et on fait la compression. Cette opération
très en vogue autrefois est de plus en plus abandonnée.

SEIZIÈME PARTIE

APPAREIL LACRYMAL

CHAPITRE CXXIX

ANATOMIE ET PHYSIOLOGIE

L'*appareil lacrymal* se compose de deux parties, l'une destinée à sécréter les larmes : les *glandes lacrymales orbitaire* et *palpébrale*, l'autre chargée de conduire dans les fosses nasales l'excès de la sécrétion : les *voies lacrymales*, qui se décomposent en *points lacrymaux, canalicules lacrymaux, sac lacrymal et canal nasal*.

Logée dans la fossette lacrymale de l'angle antéro-externe de l'orbite, la *glande lacrymale orbitaire* se trouve contenue dans une loge fibreuse que lui constitue un dédoublement du périoste ; du volume d'un haricot, cachée derrière l'arcade sourcilière, elle s'étend au travers du bord de l'élévateur de la paupière jusqu'un peu au-dessus de la commissure externe. De son bord antérieur se dégagent trois à cinq conduits excréteurs qui, parallèles entre eux, viennent s'ouvrir par autant d'orifices dans la partie externe du cul-de-sac conjonctival supérieur, après avoir reçu un certain nombre de conduits émanés de la *glande palpébrale*. Celle-ci, de la grosseur d'une lentille, est composée d'un certain nombre de lobules glandulaires isolés, situés dans la partie externe de la paupière supérieure entre le tendon du releveur, qui les recouvre, le muscle droit externe et la conjonctive sur qui ils reposent. En avant, cette glande n'atteint pas tout à fait le bord supérieur du cartilage tarse ; en arrière, elle est séparée de la glande orbitaire par l'enveloppe fibreuse de cette dernière ; en bas et en dehors, elle envoie parfois un lobule au-dessous de la commissure externe. Aussi nombreux que les lobules de la glande, les canaux excréteurs s'ouvrent, les uns directement sur la conjonctive, les autres dans les conduits de la glande orbitaire. D'après A. Terson, en dehors de la glande lacrymale orbitaire et palpébrale se trouvent disséminées dans les culs-de-sac des glandes acino-tubuleuses ayant la structure des glandes lacrymales et se continuant directement avec elles. Il s'en trouve même, et parfois avec de grandes dimensions, dans le bord adhérent du tarse. Pour A. Terson ces glandes acineuses suffisent à assurer la lubréfaction de la conjonctive après extirpation des glandes lacrymales orbitaire et palpébrale.

Innervée par des filets venus de l'ophtalmique de Willis (nerf lacrymal) et du rameau anastomotique ou lacrymal du maxillaire supérieur, la glande lacrymale reçoit ses artères de l'ophtalmique et déverse son sang veineux dans la veine du même nom. C'est une glande en grappe composée, analogue aux glandes salivaires.

On donne le nom de *lac lacrymal* à l'espace que circonscrit le globe de l'œil et le fer à cheval que dessinent l'extrémité interne des deux bords palpébraux. Au centre on y voit la *caroncule*, et dans lui les deux

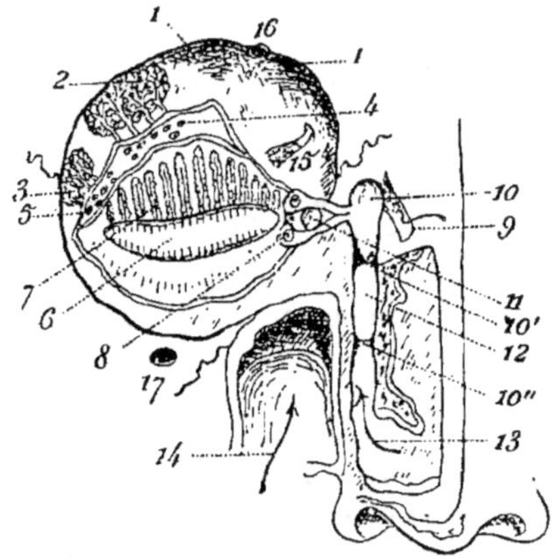

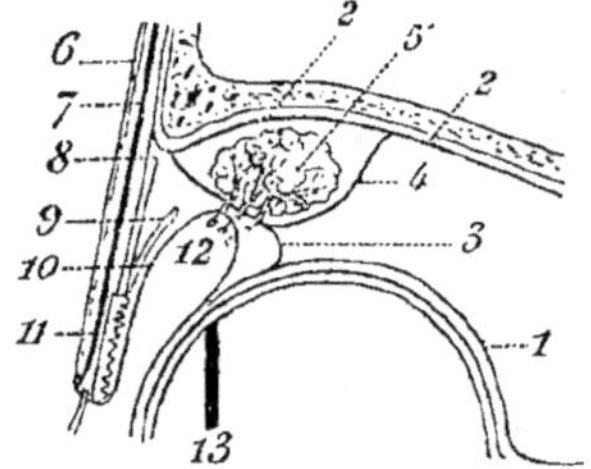

Fig. 404.

Schéma de l'appareil lacrymo-nasal.

1, 1, marge de l'orbite; — 2, glande lacrymale principale (portion orbitaire); — 3, glande lacrymale accessoire (portion palpébrale); — 4, orifices des canalicules de la glande lacrymale; — 5, orifices des conduits excréteurs de la glande accessoire; — 6, orifice palpébral; — 7, glandes de Meibomius; — 8, points et conduits lacrymaux; — 9, tendon direct de l'orbiculaire érigné et rejeté en dedans; — 10, sac lacrymal; — 10' et 10", valvules du canal nasal; — 11, caroncule lacrymale; — 12, canal nasal; — 13, flèche introduite dans l'orifice inférieur du canal nasal (méat inférieur); — 14, sinus maxillaire; — 15, tendon du grand oblique; — 16, trou sus-orbitaire; — 17, trou sous-orbitaire.

Fig. 405.

Glande lacrymale et sa loge.

1, feuillet oculaire de la capsule orbito-oculaire; — 2, 2, son feuillet orbitaire; — 3, tendon d'arrêt; — 4, feuillet de dédoublement formant la loge de la glande lacrymale; — 5, glande lacrymale; — 6, peau de la paupière supérieure; — 7, muscle orbiculaire des paupières; — 8, ligament du cartilage tarse supérieur; — 9, tendon coupé du releveur de la paupière supérieure; — 10, conjonctive; — 11, cartilage tarse; — 12, cul-de-sac conjonctival supérieur où s'ouvrent les conduits de la glande lacrymale; — 13, iris.

points lacrymaux viennent puiser les larmes. Ceux-ci se présentent comme un orifice béant placé au sommet des *tubercules lacrymaux* eux-mêmes situés à l'union des portions ciliaire et lacrymale du bord libre des paupières, le tubercule supérieur étant externe par rapport à l'inférieur. Dirigés un peu en arrière, les deux points lacrymaux sont munis d'un sphincter véritable qui, lors des tentatives de cathétérisme, peut les oblitérer et les faire disparaître.

Des points lacrymaux partent deux petits conduits capillaires qui, par distension, peuvent mesurer $1^{mm},5$ de diamètre, ce sont les *conduits lacrymaux*. Commençant par une petite ampoule piriforme dans le tubercule, ils se dirigent verticalement, puis après 1 à 2 millimètres, se coudent brusquement en dedans suivant le bord libre de la paupière. sur une longueur de 6 à 8 millimètres et finalement s'ouvrent soit isolément, soit après s'être fusionnés, en arrière du tendon de l'orbiculaire à l'union du tiers supérieur avec les deux tiers inférieurs dans la paroi antéro-externe du sac lacrymal. La muqueuse, qui les tapisse, est recouverte par une tunique fibreuse qui donne inser-

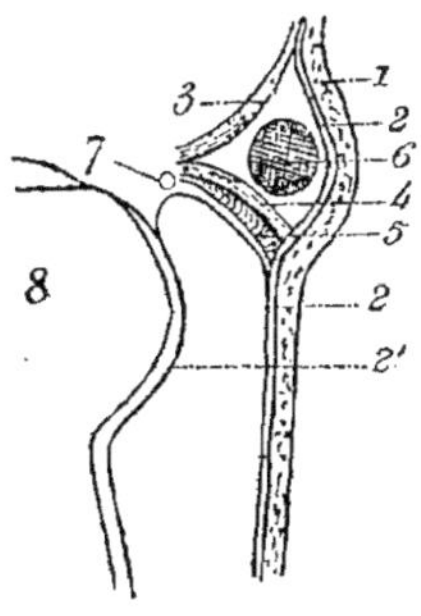

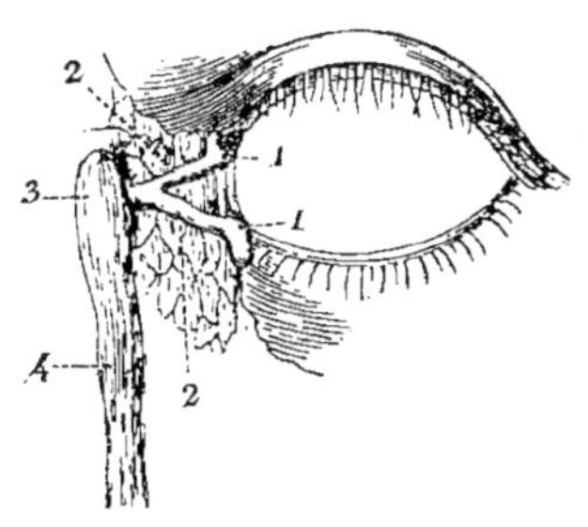

Fig. 406.

Voies lacrymales.

1, 1, points lacrymaux; — 2, 2, canalicules lacrymaux; — 3, sac lacrymal; — 4, canal nasal.

Fig. 407.

Coupe horizontale de la capsule de Tenon et du sac lacrymal (d'après Tillaux).

1, paroi osseuse; — 2-2, feuillet orbitaire de la capsule de Tenon; — 2' son feuillet oculaire; — 3. tendon direct de l'orbiculaire; — 4, tendon réfléchi; — 5, muscle de Horner; — 6, sac lacrymal; — 7, lac lacrymal; — 8, globe de l'œil.

tion en avant à des fibres de l'orbiculaire, en arrière à des fibres du muscle de Horner.

Le *sac lacrymal*, logé dans la gouttière de l'unguis et de l'apophyse montante du maxillaire supérieur, fermé en haut, se continuant en bas avec le canal nasal, mesure 12 à 14 millimètres de hauteur, sur 5 à 6 de diamètre. Compris entre les tendons direct et réfléchi de l'orbiculaire d'une part et le périoste de l'autre, ce sac, comme les canalicules, obéit aux tractions qu'impriment à ses parois les fibres de l'orbiculaire et du muscle de Horner, d'où des alternatives de dilatation et de contraction.

La muqueuse à épithélium cylindrique à cils vibratiles, qui en tapisse l'intérieur, présenterait au niveau de l'orifice des canaux lacrymaux, une valvule dite de Hüschke ou de Rosenmüller et une seconde au point de jonction avec le canal nasal — valvule de Béraud.

Le *canal nasal*, à peu près cylindrique, large de 3 millimètres environ, long de 15 à 20, va s'ouvrir en bas dans le méat inférieur des fosses nasales ; sa direction, variable suivant les races, est oblique en bas, en dehors et un peu en arrière, avec une légère incurvation postérieure. Il est en rapport en dedans, avec le méat moyen, en dehors avec le sinus maxillaire, en arrière avec les cellules ethmoïdales antérieures. Son orifice supérieur est situé au-dessous du tendon de l'orbiculaire et son bord antérieur peut être accroché avec l'ongle. Son orifice inférieur s'ouvre dans le méat inférieur sous la forme d'une fente ou d'une ouver-

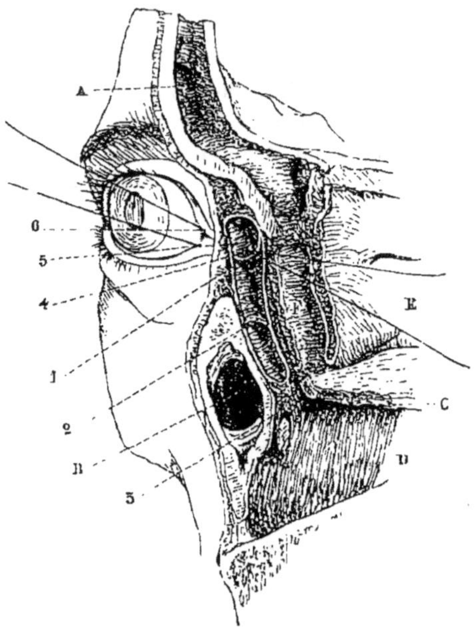

Fig. 408.
Rapports et valvules du canal nasal.

A, sinus frontaux ; — B, sinus maxillaire ; — C, section du cornet inférieur ; — D, méat inférieur ; — E, cornet moyen coupé perpendiculairement en avant ; — F, méat moyen ; — 1, valvule supérieure de Huschke ; — 2, valvule de Taillefer ; — 3, valvule de Cruveilhier ; — 4, orifice commun des conduits lacrymaux ; — 5, point lacrymal inférieur ; — 6, point lacrymal supérieur, une soie est engagée dans chacun d'eux.

ture arrondie placée au sommet ou sur la paroi externe du sinus, mais toujours à 8 ou 10 millimètres en arrière de l'extrémité antérieure du cornet inférieur. Le canal osseux, formé par le maxillaire supérieur, l'unguis et le cornet inférieur, est tapissé par une fibro-muqueuse munie d'un réseau veineux, qui lui donne l'aspect du tissu caverneux. On y décrit des valvules peu importantes : la valvule de Béraud située à l'union du sac lacrymal et du canal nasal, celle de Taillefer à mi-hauteur de ce dernier, enfin celle de Cruveilhier à l'embouchure du canal.

Le nerf lacrymal ne serait pas le nerf chargé d'innerver au point de vue de la sécrétion la glande lacrymale, ce rôle appartiendrait au rameau du maxillaire supérieur, lequel comprend des fibres motrices émanées du ganglion géniculé du facial. Déjà Vulpian et Journar avaient signalé que l'irritation de la caisse du tympan provoque une véritable inondation de l'œil, plus récemment Goldzieher a réuni un certain nombre d'observations de paralysie du nerf facial avec suppression de la sécrétion des larmes et des cas d'irritation (élongation) du même tronc nerveux avec hypersécrétion. Comme corrollaire de cette fonction du facial l'on peut signaler que l'excision du trijumeau et du ganglion de Gasser ne retentit pas sur la sécrétion lacrymale.

Tandis que la sécrétion conjonctivale suffit pour lubréfier constamment le segment antérieur de l'œil, les larmes sont destinées à être répandues sur lui par les battements de la paupière supérieure, afin d'en chasser les poussières, qui peuvent se déposer à sa surface. On admet, de plus, que la glande orbitaire fournit le liquide nécessaire et que la portion palpébrale ne lui vient en aide que pour en augmenter la quantité, soit que l'irritation cornéenne ou conjonctivale se trouve exagérée, soit que le sujet subisse une émotion qui le pousse à pleurer. L'on ignore s'il existe une différence de composition entre les larmes que sécrètent les deux glandes ; Arlt, qui a analysé les larmes écoulées par une fistule et par suite non mélangées avec le mucus conjonctival, y a trouvé pour 100 parties, 98 d'eau, 1,257 de chlorure de sodium, 0,524 d'albumine, 0,016 de matières salines et quelques traces de graisse.

Au point de vue pratique, le mode d'excrétion des larmes offre un notable intérêt et, à vrai dire, il reste encore en discussion. Certains physiologistes, qui admettent la béance continuelle des voies lacrymales, font avec Sédillot jouer le principal rôle pour l'excrétion des larmes à l'appel au vide que produit dans ces conduits la colonne d'air, qui passe dans les fosses nasales à chaque inspiration. D'autres, au contraire, acceptent la manière de voir de Richet qui, se basant sur l'existence de valvules dans le canal nasal, attribue à la dilatation du sac lacrymal, sous l'action du muscle orbiculaire, le rôle d'une véritable pompe aspirante. Il est certain que, le jour où on aura établi les lois biologiques de cette absorption, la thérapeutique des affections des voies lacrymales, basée sur elles, cessant d'être empirique pour devenir rationnelle, produira des résultats plus assurés que ceux obtenus aujourd'hui.

CHAPITRE CXXX

ANOMALIES CONGÉNITALES

On a signalé l'*absence de la glande lacrymale* et le plus souvent il y avait en même temps anophtalmie. La glande peut être absente et, cependant, ses canaux excréteurs exister. On a observé aussi que l'organe était en *ectopie;* parfois il occupait la place de l'œil.

Plus souvent on trouve une *hypertrophie*, plus spécialement localisée dans la portion palpébrale de la glande, qui fait saillie dans l'angle externe quand on luxe la paupière supérieure et qui se traduit physiquement par un boursouflement lipomateux de la région donnant un aspect caractéristique à ceux qui en sont atteint.

Les *points lacrymaux*, en plus de variétés de dimensions et de position sur le tubercule lacrymal, présentent comme autres anomalies leur *absence*, ou leur *multiplicité*, on en a compté deux et trois sur une paupière. Aux points accessoires font suite des canalicules qui, souvent, se terminent en cul-de-sac.

Quant au *canal lacrymo-nasal*, à part son absence qui est vraie dans certains cas de malformations de la face, on ne saurait faire plus que de rappeler les différences de direction assez marquées que présente son axe suivant les individus. D'après Arlt, « si l'écart de l'aile du nez — là où il touche la peau de la joue — est égal à l'écart des points situés au milieu des deux ligaments palpébraux internes, il n'existe pas de déclinaison latérale. Si, comme cela arrive ordinairement, cet écart est plus considérable que celui des points indiqués, alors la déclinaison mesure la moitié de cette différence. Exceptionnellement, les deux ailes du nez sont tellement rapprochées que leur écart est moindre que celui des points sus-indiqués ; alors la déclinaison latérale est négative. » Une ligne qui unit la base des ailes du nez au milieu du ligament palpébral, indique assez bien l'inclinaison du canal.

I. — GLANDE LACRYMALE

CHAPITRE CXXXI

LÉSIONS TRAUMATIQUES ET FISTULES

Protégée par la voûte et le rebord orbitaire, la glande lacrymale échappe aux contusions directes; un instrument piquant peut la blesser. Larrey a vu un fragment de projectile se loger dans son épaisseur; enfin une plaie profonde de la paupière supérieure a pu permettre sa hernie. Toutes ces lésions sont rares, et, de plus, leur gravité dépend surtout des autres désordres intraorbitaires et du degré d'infection qui les accompagne.

De règle, les *plaies* de la glande lacrymale ne laissent pas de *fistules* persistantes, ces dernières s'observent après les traumatismes, qui intéressent les conduits excréteurs de la glande ou lorsque ces canaux ont été en partie détruits par une ulcération palpébrale (lupus), l'ouverture d'un abcès voisin osseux ou· orbitaire. Si l'ouverture fistuleuse se trouve sur la conjonctive, elle échappe à l'examen, sauf les cas où il existe simultanément une dilatation ampullaire du conduit et une petite tumeur sous-cutanée. Il y a alors kyste par rétention ou *dacryops*, c'est-à-dire une petite tumeur molle, atteignant par exception le volume d'une amande, située dans la partie externe de la paupière supérieure, et se vidant sous la pression du doigt. Ce kyste résulte de la dilatation du conduit après oblitération de son orifice normal et de sa fistule; mais, celle-ci se rouvre, lorsque survient par le fait de la rétention du liquide une poussée inflammatoire dans le kyste.

Le diagnostic de la fistule est plus aisé lorsqu'elle s'ouvre sur la peau, en général au voisinage de la commissure palpébrale externe. L'orifice fistuleux tantôt est entouré d'une petite induration calleuse, tantôt il se cache au fond d'un pli cutané rouge et excorié. Il laisse pénétrer un crin et on en voit suinter par intermittence des gouttelettes d'un liquide, qui n'est autre que des larmes pures ou mêlées de pus. L'abondance de l'écoulement se trouve accrue par les circonstances habituelles qui exagèrent la sécrétion des larmes.

Le traitement de ces fistules par les cautérisations ne réussit pas, il convient de transformer les fistules cutanées en fistules muqueuses, ce qui, en général, permet de fermer après avivement par la suture l'orifice externe. En cas d'échec on serait autorisé à extirper la glande lacrymale.

CHAPITRE CXXXII

TROUBLES DE SÉCRÉTION DES LARMES

On ne sait rien de précis sur la quantité de larmes sécrétées en un temps donné par une glande normale dans les conditions habituelles de la vie (certains auteurs fixent cette quantité à 3 grammes); de là une impossibilité presque absolue pour poser le diagnostic d'hypersécrétion ou de diminution de sécrétion de ce liquide. Sans doute une sensation de sécheresse de l'œil, accusée par le patient, pourra faire émettre cette dernière hypothèse; mais en réalité la diminution de la sécrétion lacrymale ne s'observe guère que par suite de l'atrophie sénile de la glande. E. Berger avance cependant qu'au cours des maladies infectieuses les poisons solubles peuvent influencer les glandes lacrymales et en tarir plus ou moins la sécrétion. Ceci s'observerait bien au deuxième septenaire de la fièvre typhoïde, dans les rougeoles malignes, dans le choléra. De là résulte une sécheresse de la conjonctive et de la cornée; celle-ci s'altère, son épithélium devient caduc, il s'y produit des fêlures. Les microbes pathogènes peuvent alors envahir la membrane, d'où une opacité cornéenne et un ramollissement progressif.

Quant à l'absence de pleurs normale chez certaines personnes dès l'âge adulte, elle peut s'expliquer soit par une modification du tissu glandulaire lui-même, soit par un affaiblissement des excitations réflexes qui en provoquent la sécrétion. Ainsi que nous l'avons dit à propos de la physiologie de la glande lacrymale, on a noté la suppression des larmes comme symptôme de la paralysie faciale totale.

D'autre part, la constatation d'un épiphora habituel n'autorise pas à affirmer l'existence d'une hypersécrétion; on connait, en effet, trop mal les conditions de fonctionnement des voies d'excrétion des larmes. Cependant, chez certaines personnes l'intégrité des voies lacrymales paraît assez manifeste pour que l'on recherche s'il n'existe pas quelque raison d'une sécrétion exagérée. C'est ainsi que quelques auteurs expliquent par une action nerveuse sur la glande la venue de l'épiphora chez certains ataxiques et mieux les crises de larmes chez les hystériques. De même on pourra trouver dans la présence d'un corps étranger

logé dans les culs-de-sac conjonctivaux, dans certaines lésions de la
conjonctive ou de la cornée, voire encore dans certains états de la
muqueuse pituitaire, le point de départ d'une action réflexe qui aboutit
à une hypersécrétion de larmes.

Quant aux modifications dans la *composition* des larmes, elles sont
plus apparentes que réelles, elles tiennent à leur mélange avec du
muco-pus ou du pus sécrété par la conjonctive. C'est également à une
exsudation sanguine à la surface de cette muqueuse qu'il faut attribuer
la coloration particulière des larmes de sang, quoique certains auteurs
aient voulu y voir une anomalie de la sécrétion elle-même. Peut-être
cette explication serait-elle plus acceptable pour rendre compte de la
teinte jaunâtre des larmes relatée dans quelques cas d'ictère.

CHAPITRE CXXXIII

LÉSIONS INFLAMMATOIRES

I. — FLUXION DE LA GLANDE LACRYMALE

Indépendamment de la poussée fluxionnaire, qui caractérise le début de l'inflammation de la glande lacrymale, on peut observer la simple *fluxion* de cet organe. On l'a signalée dans des conditions qui ont permis de l'attribuer à l'infection ourlienne, ou encore au moment des règles chez la femme ; enfin dans certains cas la cause de l'affection échappe tout à fait.

Trousseau rapporte l'observation d'une femme un peu nerveuse qui, depuis trois ans, ressentait à des époques variables une certaine gêne au niveau d'une glande lacrymale, puis bientôt y notait un léger gonflement bien limité, lequel disparaissait ainsi que la sensation pénible dès qu'un jet de liquide chaud et transparent s'était échappé entre les paupières. Le vent, la poussière, une vive lumière, une impression morale provoquaient le retour de ces crises, durant lesquelles l'excitation du nerf lacrymal était suivie d'une hypersécrétion des larmes en même temps que les filets nerveux-moteurs faisaient contracter les parois musculaires des canaux excréteurs de la glande.

II. — DACRYO-ADÉNITE AIGUË

L'*inflammation aiguë* de la glande lacrymale, la *dacryo-adénite aiguë*, est une affection relativement très rare que simulent parfois un phlegmon partiel de l'orbite ou une ostéo-périostite de la fossette lacrymale.

Les causes en sont obscures. En général le malade accuse l'action du froid ou un traumatisme, peut-être faut-il incriminer une exagération accidentelle d'une simple poussée fluxionnaire, dont on a donné plus haut l'étiologie ; parfois enfin on pourrait admettre une localisation dans la glande lacrymale d'une infection septicémique générale. On rencontre aussi la dacryo-adénite aiguë comme manifestation de l'orchite ourlienne.

La dacryo-adénite aiguë, quand elle occupe la glande orbitaire, se traduit tout d'abord par de la tuméfaction de la moitié externe de la paupière supérieure; la peau est tendue, rouge, chaude et souvent les mêmes phénomènes se voient sur la conjonctive du cul-de-sac supérieur. D'autres fois, la réaction inflammatoire ne se manifeste pas à l'extérieur. Au palper le doigt sent une tumeur dure, résistante, donnant la sensation de fausse fluctuation, débordant plus ou moins le rebord orbitaire et parfois faisant saillie au fond du cul-de-sac conjonctival après renversement de la paupière. Cette tumeur, par sa présence, repousse dans une certaine mesure le globe de l'œil en avant et en dedans au point de causer de la diplopie, elle peut même gêner les mouvements oculaires. La sécrétion de la glande serait supprimée ou tout au moins diminuée; les larmes provoqueraient une sensation de brûlure en s'écoulant sur la peau des paupières. A la douleur locale s'ajoutent des phénomènes fébriles généraux.

La marche de l'affection varie suivant qu'elle aboutit ou non à la suppuration. Cette dernière se traduit comme d'habitude par une exaspération de la douleur et des autres phénomènes inflammatoires locaux et, si l'on n'intervient pas, le pus se fait jour du côté de la peau ou de la muqueuse, permettant ainsi au stylet de pénétrer dans une cavité, dont les parois ne donnent nulle part la sensation d'os à nu.

Le traitement de la dacryo-adénite aiguë consiste tout d'abord à favoriser la résolution de l'inflammation par l'application de cataplasmes, de compresses humides, par des frictions avec l'onguent napolitain. Meyer, dans un cas, s'est bien trouvé d'une ponction hâtive au bistouri, qui donna issue à un liquide séreux, puis à du sang. Enfin, il est indiqué d'ouvrir dès que l'on suppose la formation d'une poche purulente.

L'inflammation aiguë limitée à la *glande palpébrale*, d'après Delens, survient surtout comme conséquence d'un traumatisme ou de la présence d'un corps étranger sous la paupière supérieure. Celle-ci dans sa moitié externe est rouge sombre et le doigt y sent une tuméfaction limitée, aplatie, ovalaire, sous-jacente à la peau qui peut se plisser au-dessus d'elle, ce qui différencie la dacryo-adénite de l'orgeolet. Du côté de la conjonctive, dont l'examen est assez difficile en raison de la rigidité de la paupière, on note de la rougeur et du chémosis. En général, l'affection suppure et le pus se fait jour dans le cul-de-sac conjonctival, cela sans qu'il soit besoin d'autre traitement que des applications humides chaudes, ou des cataplasmes.

III. — DACRYO-ADÉNITE CHRONIQUE

L'*inflammation chronique* de la glande lacrymale uni ou bilatérale intéresse les deux portions orbitaire et palpébrale de l'organe. Consécutive à des poussées répétées de l'inflammation aiguë, la dacryo-adénite chronique survient parfois à la suite de conjonctivites chroniques ; on l'a observée après l'occlusion chirurgicale des paupières, et dans certains cas on l'a considérée comme une manifestation de la syphilis.

Elle se traduit essentiellement par les signes de la tuméfaction de la glande dont la portion orbitaire aurait surtout de la tendance à se porter en avant ; perceptible par le palper de la paupière et du cul-de-sac supérieur la tumeur par son volume déplace parfois le globe de l'œil ou en gêne les mouvements. Les phénomènes fonctionnels et généraux sont peu marqués, cependant, par eux-mêmes ou par les poussées qu'ils présentent, ils permettent d'ordinaire de ne pas porter le diagnostic de tumeur de la glande lacrymale.

Dans un cas de tuméfaction symétrique des glandes lacrymales et parotidiennes rapporté par Debierre, sous la paupière légèrement saillante on sentait, au niveau de la fossette lacrymale, une tumeur dont la large base paraissait adhérente à la paroi orbitaire ; sa surface libre, arrondie, présentait à son sommet une arête mousse qui se prolongeait en arrière parallèlement à la voûte orbitaire. Cette tuméfaction indolore était d'une dureté osseuse et absolument immobile. Notre confrère accepte l'opinion du professeur Panas qui attribue cette lésion à des troubles trophiques dus à la diathèse arthritique.

Comme traitement on obéira aux indications causales possibles des antisyphilitiques ou antiscrofuleux et l'on prescrira les pommades résolutives mercurielles ou iodurées, voire encore l'on tentera le massage de la glande.

CHAPITRE CXXXIV

TUMEURS DE LA GLANDE LACRYMALE

Les *tumeurs de la glande lacrymale* sont liquides ou solides. Les premières, au niveau de la portion palpébrale, résultent de la dilatation des canalicules excréteurs accidentellement oblitérés; ce sont des kystes encore appelés *dacryops*, dont il a déjà été question. Dans la glande orbitaire on a trouvé des *kystes simples*, qui, d'après Desmarres, prendraient naissance dans le tissu cellulaire, et non dans le tissu glandulaire lui-même, ou encore des *kystes hydatiques* dont l'accroissement rapide permet de soupçonner la nature.

Les tumeurs solides sont encore mal connues. On cite l'*hypertrophie simple* de la glande, qui survient à la longue comme terminaison de poussées fluxionnaires ou inflammatoires. Sans trouble de la fonction, la glande volumineuse refoule l'œil et soulève la paupière supérieure qui est tombante.

L'*adénome*, le *fibro-adénome*, l'*enchondrome*, l'*adéno-myxome*, comme tumeurs bénignes, l'*adéno-sarcome*, l'*épithéliome* et le *carcinome*, comme tumeurs malignes, ont été observés dans la glande lacrymale.

De Lapersonne a enlevé chez une femme à antécédents suspects une tumeur qu'il croyait être un sarcome embryonnaire à marche rapide et dont la nature *tuberculeuse* fut démontrée par l'examen histologique.

La symptomatologie de ces tumeurs, jusqu'à un certain point, se confond avec celle plus générale des tumeurs de l'orbite; la notion exacte de leur siège au début, la constatation de l'atteinte de la portion palpébrale doivent surtout attirer l'attention. Plus tard on voit la tumeur occuper surtout la partie supéro-externe de l'orbite, refouler l'œil en bas et en dedans et gêner ses mouvements en haut et en dehors. Du reste l'extirpation de l'organe malade constitue le seul traitement efficace.

A titre de curiosité encore il convient de citer l'existence de concrétions de phosphate de chaux (*dacryolithes*), que l'on a trouvées dans le tissu de la glande ou dans ses canaux excréteurs où ils peuvent provoquer un certain degré de réaction inflammatoire avant de s'éliminer spontanément.

CHAPITRE CXXXV

CHIRURGIE DE LA GLANDE LACRYMALE

I. — ABLATION DE LA GLANDE LACRYMALE ORBITAIRE

Pour masquer la cicatrice de l'opération, il convient d'inciser la peau du sourcil, qui a été rasé et abaissé, au-dessous du rebord orbitaire. Par la plaie cutanée, on arrive directement à travers l'aponévrose sur la tumeur que l'on dissèque avec précaution ; puis on ferme la petite plaie et on y place un pansement compressif. Si par son volume, la tumeur enlevée avait déterminé une distension de la peau, il serait nécessaire d'en réséquer un lambeau elliptique à grand axe transversal, afin de prévenir la permanence du ptosis.

Autrement on peut encore aborder la glande malade en prolongeant vers la tempe la fente palpébrale, puis en renversant en haut le lambeau ainsi libéré. La dissection de la muqueuse du cul-de-sac permet d'agir à la fois sur les deux glandes orbitaire et palpébrale.

II. — ABLATION DE LA GLANDE LACRYMALE PALPÉBRALE

Pour enlever la glande palpébrale, il est nécessaire, après lavage et cocaïnisation de la conjonctive, de renverser la paupière supérieure avec la pince à double mors de Galezowski, puis, le malade regardant fortement en bas et en dedans, la muqueuse est incisée de bas en haut à partir de la commissure externe sur toute la longueur de la glande qui apparaît dans la petite plaie bien épongée. On la saisit alors avec une pince à griffes, et on la dégage à coups de ciseaux de la muqueuse et des tissus profonds.

La réunion de la plaie est inutile, il est même préférable de ne pas la tenter en vue d'obtenir une oblitération plus complète des canalicules excréteurs de la glande orbitaire qui s'atrophiera ; l'hémorragie s'arrête spontanément ou après une légère compression.

CHAPITRE CXXXVI

LÉSIONS TRAUMATIQUES

Les plaies de l'angle interne de l'œil peuvent intéresser les *points* et les *conduits lacrymaux* ainsi que le *sac lacrymal;* les fractures du nez s'accompagnent parfois d'écrasement du *canal nasal*. Au niveau des points lacrymaux l'introduction brutale d'un instrument peut causer une déchirure dont la cicatrisation entraînera l'oblitération de l'orifice. De même un cathétérisme mal fait crée une fausse route le long d'un canalicule, ou bien une injection forcée en provoque la rupture et l'infiltration du liquide dans la paupière inférieure. De là, plus tard, des rétrécissements ou l'oblitération du canalicule; cette dernière parfois encore résulte de la présence d'un corps étranger venu de l'extérieur, en particulier un cil.

Mieux protégé contre les plaies et les contusions directes, le sac lacrymal est lésé par les projectiles ou encore dans les fractures de la paroi interne de l'orbite. Tantôt il communique avec l'extérieur à travers une plaie, qui a peu de tendance à devenir fistuleuse. Tantôt il existe une déchirure sous-cutanée des parois incomplètement rompues, lésion que traduit encore le passage dans le tissu conjonctif des paupières du liquide injecté par les points lacrymaux.

Enfin l'écrasement du canal nasal dans les fractures du nez se reconnaît à la déformation du squelette, à l'imperméabilité du canal, aux accidents inflammatoires, qui surviennent dans le sac lacrymal par suite de la rétention des larmes.

Le traitement des traumatismes qui intéressent les voies lacrymales comporte, outre les indications générales habituelles, quelques précautions spéciales pour en prévenir les conséquences et quelques interventions pour corriger ces dernières. Sans doute l'oblitération d'un point ou d'un canalicule lacrymal est peu importante si l'autre voie d'excré-

tion fonctionne bien, mais dans le cas contraire, il devient nécessaire
d'établir une communication artificielle entre le lac et le sac lacrymal,
dont on incise la paroi externe au voisinage de la caroncule. Si le sac
lui-même est blessé, alors il convient de s'opposer par des lavages antiseptiques à la venue d'une dacryocystite aiguë, ou, si la paroi rompue
laisse fuser les liquides dans les paupières, on s'opposera par le cathétérisme à l'obstruction du sac. Enfin, si le canal nasal est obstrué, c'est
encore au cathétérisme forcé que l'on aura recours pour rétablir la voie
d'écoulement des larmes. Si, malgré tout, il persistait un épiphora
gênant, on aurait comme dernière ressource l'extirpation de la glande
lacrymale palpébrale.

ULCÉRATION, DÉVIATION DES POINTS LACRYMAUX

L'*ulcération* des points lacrymaux s'observe fréquemment chez les individus atteints de blépharite ciliaire; elle résulte de l'extension des ulcérations, qui se forment au niveau des orifices des glandules. Ces petits organes peuvent encore disparaître dans les affections ulcéreuses des paupières (épithélioma, lupus).

La *déviation* des points lacrymaux a lieu tantôt en avant (*éversion*), tantôt en arrière (*inversion*). Toutes les causes d'ectropion entraînent l'*éversion* des points lacrymaux, que l'on observe par suite comme complication de l'eczéma des paupières, de la blépharite ciliaire, de l'œdème palpébral, de l'atonie sénile, des tuméfactions de la conjonctive, des tumeurs de la caroncule, enfin de l'exophtalmie. L'*inversion*, par contre, accompagne l'entropion et survient en particulier lorsque l'atrophie du tissu cellulo-graisseux de l'orbite entraîne l'œil en arrière et prive la paupière de son soutien naturel.

L'inversion et surtout l'éversion ont pour conséquence l'épiphora, c'est-à-dire que les larmes s'accumulent dans le sac lacrymal où elles forment une succession de gouttes liquides qui, par leur propre poids, ou sous l'influence d'un clignement palpébral, tombent sur la joue du malade.

On traite la déviation des points lacrymaux par l'incision de l'extrémité externe des canalicules avec le petit couteau de Weber ou de Galezowski. Tous les deux portent un petit stylet conducteur à leur extrémité, mais tandis que le premier a le tranchant rectiligne ou concave, le couteau de Galezowski a le tranchant convexe. On transforme ainsi l'orifice mal placé en une fente dont on a soin de diriger l'ouverture vers le lac lacrymal. Si cette intervention ne réussit pas, avant de recourir à l'extirpation de la glande lacrymale palpébrale, il convient de débrider dans toute sa longueur le canalicule inférieur, afin d'ouvrir la paroi externe du sac lacrymal et établir ainsi une large communication avec le lac lacrymal.

OBLITÉRATION DES POINTS ET DES CANALICULES LACRYMAUX

Les points lacrymaux s'oblitèrent quand ils ont été longtemps déviés ou, encore, quand ils ont été intéressés par un traumatisme, une ulcération, une inflammation chronique du bord palpébral. Les mêmes

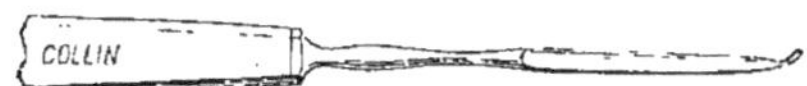

Fig. 409.
Lacrymotome de Weber.

causes entraînent *l'obstruction des canalicules;* de plus, cette dernière résulte parfois de coudure ou de compression de ces canaux, intéressés par une cicatrice voisine. L'inflammation de la muqueuse des conduits

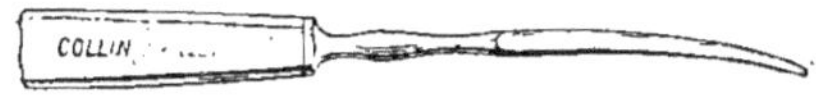

Fig. 410.
Lacrymotome de Galezowski.

en oblitère le calibre, soit temporairement dans les cas aigus, soit définitivement et par altération même des parois dans le cas de propagation du trachôme. Enfin, un corps étranger venu de l'extérieur (cils), ou formé sur place (calcul, dacryolithe), peut s'opposer au passage des larmes.

Ces désordres ne réclameront une intervention que s'ils provoquent de l'épiphora; alors, on cherchera tout d'abord à retrouver et à cathétériser le point lacrymal, à faire passer de force un petit stylet du canalicule oblitéré dans le sac lacrymal, afin d'établir une fausse route que le passage longtemps répété de sondes transformera en un canal définitif. Mieux encore, si le conduit inférieur seul est fermé, on débridera le supérieur. Si tous deux sont oblitérés, alors on mettra largement le sac lacrymal en communication avec le lac lacrymal par une incision de sa face externe. En cas d'échec, l'extirpation de la glande lacrymale palpébrale est à conseiller.

CHAPITRE CXXXVIII

INFLAMMATION DU SAC LACRYMAL
ET DU CANAL NASAL

L'inflammation chronique des voies lacrymo-nasales, limitée plus ou moins en apparence au sac lacrymal, a reçu le nom de *dacryocystite chronique ;* c'est une affection fréquente, tandis que l'inflammation aiguë, la *dacryocystite aiguë*, plus rare, n'en constitue d'ordinaire qu'une complication, comme la *fistule lacrymale* et la *carie* ou la *nécrose* des parois du canal osseux.

Ces désordres s'observent plus souvent chez la femme que chez l'homme, parfois chez le nouveau-né, mais plus souvent à l'âge adulte. Ils se développent par propagation d'une inflammation partie de la conjonctive ou de la pituitaire et cela surtout lorsque, les voies d'excrétion des larmes rétrécies ou oblitérées, il y a rétention du liquide et formation d'un milieu favorable à la pullulation des microbes infectants.

Cette cause occasionnelle mécanique de la dacryocystite rend compte de sa fréquence chez les individus, qui offrent un aplatissement exagéré du dos du nez (type mongol) ou au contraire un amincissement extrême (race juive). Dans les deux cas le canal nasal est rétréci et aplati d'avant en arrière, ou transversalement. Les fractures du canal osseux, les tumeurs développées à son voisinage, les déchirures accidentelles de sa muqueuse, la présence de corps étrangers dans sa cavité, enfin la tuméfaction inflammatoire de la tunique muqueuse elle-même, en mettant obstacle au cours des larmes, favorisent également la venue ou l'évolution de la dacryocystite. Mais, à côté de ces causes occasionnelles locales, il y a lieu de signaler, comme causes générales, la scrofule et dans quelques cas la syphilis qui, elles aussi, sont des causes occasionnelles de dacryocystite.

Au point de vue anatomo-pathologique, il y a tout d'abord inflammation de la muqueuse qui tapisse le sac et le canal nasal ; la membrane est fortement hypérémiée, tomenteuse, parfois couverte de saillies papilliformes ou même plissée lorsque son épaississement est prononcé ; de là des ulcérations plus ou moins profondes dues au contact plus ou moins prolongé des liquides sécrétés. Aux larmes, qui pénètrent encore, s'ajoute un muco-pus louche, riche en cellules épithéliales, en leucocytes et en micro-organismes; ce liquide est retenu dans le sac lacrymal dont, grâce à l'affaiblissement des parois enflammées, il provoque la distension au niveau des points qui offrent le moins de résistance, c'est-à-dire en avant, en haut et en dehors. Ainsi se trouve constituée la *tumeur lacrymale* qu'on a vu acquérir le volume d'un œuf de pigeon et déprimer pour s'y loger la paroi osseuse sous-jacente ou encore s'enfermer entre la paroi orbitaire et le globe de l'œil. La distension du sac s'accompagne d'ordinaire d'une modification de sa muqueuse, qui subit un amincissement atrophique, et par sa coloration ardoisée ou gris pâle, sa surface lisse prend l'aspect d'une séreuse. Alors aussi, surtout lorsque la tumeur lacrymale atteint de grandes dimensions, son contenu liquide se modifie, il devient plus fluide, plus transparent, et l'on a ainsi *l'hydropisie du sac*, par opposition avec la *mucocèle*, qui n'est autre que le sac distendu par du muco-pus. Parfois encore, pendant que le sac lacrymal se distend, la perméabilité du canal se rétablit grâce à la moindre turgescence, puis à l'atrophie de sa muqueuse.

Cliniquement la *dacryocystite chronique* présente des aspects différents, variables avec la période de son évolution. Dans 78 p. 100 des cas, selon Esmérian, il y aurait simple larmoiement, 18 p. 100 des malades sont atteints de dacryocystite chronique, et moins de 3 de tumeur lacrymale.

Le *larmoiement* ou *épiphora* traduit tout d'abord l'inflammation des voies lacrymales. La conjonctive oculaire prend un aspect brillant spécial grâce à la couche plus épaisse que forment à sa surface les larmes accumulées surtout dans le lac lacrymal. Ici se voit une goutte liquide qu'un clignement involontaire chasse de temps à autre sur la joue. Ce larmoiement s'accentue quand le sujet s'expose au froid, à l'humidité ou au vent, de là une gêne notable pour la vision, surtout si l'affection est bilatérale. De plus, à l'épiphora s'ajoute une sensation de picotements, de brûlure à l'angle interne de l'œil, une fatigue particulière pendant le travail appliqué, parfois même le soir une véritable photophobie. La stagnation des larmes provoque encore de la blépharite ciliaire, de l'hyperémie de la caroncule, une véritable conjonctivite du cul-de-sac conjonctival inférieur (*conjonctivite lacrymale*). Le sac lacrymal est à peine distendu, toutefois la saillie normale du ligament palpébral interne se montre un peu atténuée. La pression à ce niveau fait refluer par les points lacrymaux des larmes mélangées de mucus opalin avec quelques filaments blanchâtres.

La deuxième période de l'affection est caractérisée en plus du larmoiement par la *blennorrhée* et la formation de la *tumeur lacrymale*. Alors la pression sur l'angle interne de l'œil fait sourdre du muco-pus, et, d'abord au-dessous du ligament palpébral, puis au-dessus et comme étranglé par lui se montre sans changement de couleur de la peau une tumeur arrondie à grand diamètre vertical, molle et comme élastique sous la pression du doigt qui la vide. Moins volumineuse le matin après le sommeil, la tumeur se distend dans la journée par suite de l'exagération de la sécrétion muqueuse sous l'influence de l'action de l'air et des clignements des paupières.

Lorsque la tumeur acquiert un volume notable, ses parois peuvent s'amincir au point que la peau à son niveau prend une teinte bleuâtre, ce qu'indiquait le nom de *varice lacrymale* donné anciennement à cette variété de tumeur lacrymale. Autrement les canalicules lacrymaux peuvent s'oblitérer comme le canal nasal, et la tumeur se trouve transformée temporairement en un kyste véritable à contenu muco-purulent, c'est le *mucocèle*. Dans ces cas il est à craindre que la rupture de la poche dans le tissu cellulaire voisin ne soit cause d'une poussée phlegmoneuse aiguë (*dacryocystite phlegmoneuse*), accident dont ne met pas à l'abri la perméabilité des canalicules lacrymaux ou du canal nasal. En règle générale lorsque les canalicules permettent l'évacuation de la tumeur sous l'influence des mouvements palpébraux, une conjonctivite lacrymale assez prononcée résulte de l'irritation causée par la présence du muco-pus. Cette petite complication est moins marquée, lorsque le malade doit lui-même par la pression évacuer le contenu de sa tumeur.

Chez l'enfant nouveau-né on observe parfois de véritables *dacryocystites congénitales* qui, en règle générale, en imposent pour une conjonctivite purulente.

La *dacryocystite phlegmoneuse*, ainsi qu'il vient d'être dit, se présente comme une complication relativement rare de la dacryocystite chronique. Elle survient sous l'influence banale du froid au dire des malades, mais en réalité elle est d'ordinaire la conséquence de la pénétration du contenu infectieux de la tumeur lacrymale dans le tissu cellulaire voisin, que cet accident résulte d'une ulcération spontanée de la paroi du sac ou d'une perforation accidentelle dans un cathétérisme malheureux. Peut-être aussi la poussée inflammatoire résulte-t-elle d'une infection nouvelle de la tumeur lacrymale par des microbes partis de la conjonctive ou de la pituitaire.

Larmoiement plus abondant, tuméfaction, douleur et rougeur au niveau de l'angle interne de l'œil, voire même des paupières, de la racine du nez et de la joue ; tel est l'aspect de la lésion, qui se distingue de l'érysipèle à début lacrymal, parce que ce dernier offre une tuméfaction plus étendue, à bords plus nets, de rougeur plus uniforme. La pression sur la région du sac lacrymal provoque une vive douleur, et ne fait d'ordinaire pas sourdre de pus par les points lacrymaux, les canalicules étant obstrués du fait de l'inflammation. Tout d'abord le doigt éprouve une sensation de résistance générale, puis l'induration diminue et, le pus collecté, la fluctuation devient sensible au-dessous du tendon de l'orbiculaire. Là en effet le pus se diffuse dans le tissu cellulaire et perfore la peau en un ou en plusieurs points. L'abcès ouvert, aux sensations de pulsations et de battements, qui ont accompagné sa formation, succède un grand soulagement et, dans certains cas, après l'évacuation du pus, l'orifice qui lui a donné passage se ferme et la guérison est définitive. Plus souvent peut-être l'ouverture de l'abcès reste fistuleuse, il y a *fistule lacrymale*. Chez certains sujets, le pus au lieu de se faire jour à travers la peau s'échappe par le canal nasal ou à travers l'unguis nécrosé dans la fosse nasale. On l'a encore vu se creuser un canal long et tortueux pour venir se déverser dans le cul-de-sac conjonctival.

La *fistule lacrymale* qui s'établit souvent à la suite de la dacryocystite phlegmoneuse consiste dans un ou plusieurs trajets et orifices cutanés. Ces derniers se voient près du bord inférieur de l'orbite, au-dessous de l'angle interne de l'œil. Parfois capillaire, mesurant d'ordinaire 1 à 2 millimètres de diamètre, l'ouverture fistuleuse peut être masquée par des croûtes, dues à la dessiccation du liquide qui s'en échappe. Autour d'elle la peau est rouge, mince et lisse, ou au contraire tuméfiée et comme fongueuse. Le trajet qui lui fait suite est anfractueux, il court obliquement sous la peau et quand il en existe plusieurs, ils se réunissent près de l'orifice de la paroi du sac. Le stylet pénètre difficilement dans ce dernier en raison même de l'irrégularité des trajets et souvent on ne saurait affirmer qu'il est bien parvenu jusque dans la cavité même du sac. Alors une injection poussée par un point lacrymal, en s'échappant par l'orifice de la fistule, lèverait au besoin tous les doutes. Dans le sac, la muqueuse est tuméfiée et fongueuse, elle sécrète une quantité variable de pus, dont l'écoulement est entravé par les croûtes formées sur l'orifice cutané de la fistule; ou bien encore lorsque les conduits lacrymaux sont restés perméables, on voit le liquide prêt à s'écouler par la fistule rentrer dans le sac, lorsque pendant le clignement les paupières se ferment, et une gouttelette tomber lors de leur ouverture.

Les antécédents lacrymaux du malade facilitent le diagnostic. Toutefois il y a des cas où l'aspect clinique peut en imposer. Il peut se présenter un abcès de la partie antérieure du sac et en dehors de lui qui donnera en apparence tous les caractères de la dacryocystite. Parinaud lui a donné le nom d'*abcès péricystique*. Dans ce cas, pour lever tous les doutes, il suffit de faire dans les voies lacrymales une injection qui passe sans aucune difficulté, ce qui ne serait pas s'il y avait phlegmon du sac. En cas de dacryocystite aiguë l'on s'assurera qu'il ne s'agit pas d'un érysipèle, ou encore de l'envahissement du sac par une tumeur sarcomateuse partie de la fosse nasale. Enfin le diagnostic d'avec un abcès périostique, l'*anchylops* des anciens, ne saurait guère être basé que sur l'existence antérieure du larmoiement ou d'une tumeur lacrymale. Quant à la fistule lacrymale, elle peut, elle aussi, être confondue avec une fistule consécutive à l'anchylops ou encore avec certaines fistules dentaires. Parinaud a en particulier démontré que sur le squelette on trouve un petit canalicule qui, partant des foramina alvéolaires de la dent canine, vient s'ouvrir par deux orifices près de la gouttière de l'unguis.

En dernier lieu les *caries* et les *nécroses*, signalées comme conséquences de l'inflammation des voies lacrymales, doivent, semble-t-il, surtout être attribuées au traitement employé chez des sujets scrofuleux, syphilitiques ou cachectiques. On les observait autrefois à l'époque où l'on utilisait la dilatation permanente avec le clou de Scarpa ou la sonde de Dupuytren; actuellement encore les fausses routes que pratique la sonde de Bowmann ou le stylet de Weber y exposent. Le cathétérisme, qui a causé ces lésions, permet également de reconnaître leur existence que traduit encore l'abondance de la suppuration, le fréquent mélange de sang au pus, parfois la tuméfaction de la branche montante du maxillaire supérieur. La gravité de ces désordres résulte de ce qu'ils ne peuvent guérir qu'après élimination des parties malades et de ce que cette terminaison relativement favorable aboutit à l'oblitération des voies lacrymales.

Le *traitement* des inflammations des voies lacrymales donne souvent peu de satisfaction et cela plus encore dans les cas en apparence bénins de simple épiphora ou de tumeur lacrymale que lorsqu'il s'agit d'une inflammation aiguë.

Sans insister sur l'intérêt du traitement général, antiscrofuleux ou antisyphilitique en particulier, qu'il peut convenir de faire suivre au malade, l'on doit en cas de simple larmoiement signaler deux indications thérapeutiques : l'une a trait à l'état inflammatoire des voies lacrymales, l'autre à leur rétrécissement. Pour combattre l'inflammation des voies lacrymales, il convient tout d'abord de modifier les muqueuses, qui ont pu être le point de départ du mal, c'est-à-dire la conjonctive et la pituitaire.

A ce titre on prescrira les collyres antiseptiques et astringents habituels à l'acide borique, au sulfate de zinc $\left(\text{à } \frac{1}{50}\right)$, au nitrate d'argent $\left(\text{à } \frac{1}{100}\right)$ ou les lavages du nez avec des solutions tièdes légèrement salées ou sublimées (faire passer un litre de solution sublimée à $\frac{1}{3000}$ au moyen d'un siphon). Puis on s'attaquera directement à la muqueuse du sac et du canal nasal au moyen d'injections poussées avec la seringue d'Anel par le point lacrymal inférieur. Là encore on utilise les solutions précédentes. L'injection offre de plus l'avantage d'agir contre le rétrécissement des voies lacrymales, dont elle permet de reconnaître le degré d'après la plus ou moins grande difficulté du passage du liquide. Si son action dilatatrice est insuffisante, il convient alors d'agir par le passage de cathéters. Mais dès qu'on aura obtenu une certaine perméabilité du canal, il faudra se contenter exclusivement des injections modificatrices, les sondages étant souvent plus nuisibles qu'utiles. Tout d'abord l'on s'assurera pour pratiquer le cathétérisme de l'état des points lacrymaux que l'on dilatera avec le bouton du couteau de Weber ou que l'on incisera au besoin pour permettre le passage du cathéter. On évitera de fendre dans toute sa longueur le canalicule lacrymal inférieur, on peut même parfois éviter son incision et se contenter de le dilater par l'introduction d'un stylet conique, lorsqu'on se propose de passer le plus fin stylet de Bowmann.

Pour introduire cette tige métallique on l'enfonce horizontalement par le canalicule jusqu'à ce qu'elle rencontre la paroi interne du sac, puis on la relève jusqu'à la verticale et on l'enfonce par une pression douce, suivant la direction du canal nasal, c'est-à-dire en bas, un peu en arrière et en dehors. Le sillon naso-labial indique assez bien cette direction. Un canal non rétréci doit admettre les trois premiers numéros de la série des sondes de Bowmann. S'il existe un rétrécissement un peu serré et que l'on craigne de faire une fausse route avec le fin stylet de Bowmann, il est avantageux de revenir à la sonde biconique de Weber, qui permet même de pratiquer la dilatation forcée. On peut aussi utiliser le stylet monté sur un manche que Trousseau a récemment fai fabriquer.

Lorsque la dilatation, par ces procédés échoue, alors on pratique la *stricturotomie* c'est-à-dire que l'on engage dans le canal un couteau de Stilling à bout mousse dont la lame incise dans deux ou trois directions différentes tout ce qui résiste. Autrement encore avec Gorecki, Jessop, l'on peut recourir à l'électrolyse. Du reste quel que soit le procédé auquel on a recours, le traitement en général réclame une très grande patience de la part du malade et du médecin. Seule, peut-être, l'extirpation de la glande lacrymale palpébrale, préconisée jusqu'ici comme dernier remède, donnerait une guérison rapide.

Dans les cas de tumeur lacrymale, la thérapeutique précédente conserve toute sa valeur; de plus toutefois il est indiqué de restituer au sac sa configuration primitive. Il convient à cet effet de modifier la paroi intérieure du sac par des injections légèrement caustiques au nitrate d'argent ($\frac{1}{100}$ à $\frac{1}{30}$) au chlorure de zinc (à $\frac{1}{20}$). En outre le massage fréquent (20 à 30 fois par jour) et énergique du sac, que le malade peut pratiquer lui-même avec l'extrémité du doigt, chasse le muco-pus, prévient ainsi la distension de la cavité, dont il modifie mécaniquement la paroi. Pendant la nuit on tentera une compression permanente à l'aide de rondelles d'amadou superposées et d'un monocle un peu serré. Enfin on peut avoir recours à la section du ligament palpébral interne.

S'il survient une dacryocystite phlegmoneuse, tout d'abord l'on essaiera par des injections antiseptiques de chasser le contenu du sac et de rétablir la perméabilité du conduit des larmes. Cela suffira généralement dans les dacryocystites des nouveau-nés. En cas d'échec, et plus spécialement chez les adultes, l'on incise le conduit lacrymal supérieur, puis l'on débride le ligament latéral interne et au besoin l'on pratique la stricturotomie de Stilling, si le stylet de Bowmann ne passe pas facilement. Enfin l'on pousse dans la cavité enflammée de la vaseline chargée de poudre d'iodoforme, de salol ou d'acide borique et, en plus de pulvérisations boriquées sur la région malade, l'on y tient à demeure un pansement humide à l'acide borique. Si malgré ces soins l'abcès se forme et pointe à l'extérieur, il est indiqué de l'ouvrir le plus tôt possible, d'en évacuer le contenu, de désinfecter la poche et.de placer un pansement antiseptique humide d'abord, puis sec.

Il s'est formé une fistule lacrymale. D'après de Wecker on peut toujours la guérir « par un large débridement du ligament palpébral interne suivi d'un écoulement aisé des sécrétions vers le sac lacrymal et conjonctival ». Bien que cette intervention aidée de cathétérismes et d'injections détersives répétées réussisse souvent, elle ne donne pas que des succès et dans ces cas malheureux l'on aura recours au curetage du sac (Despagnet), suivi de la dilatation du canal nasal, mode de traitement préférable à la destruction du sac au moyen des caustiques (flèche de chlorure de zinc) ou mieux des thermo ou galvano-cautère. Il n'est pas besoin d'attendre qu'il se forme une fistule pour avoir recours au curetage. Cette méthode de traitement nous semble la plus rationnelle, et nous a donné les meilleurs résultats dans tous les cas de dacryocystite chronique ou aiguë ayant amené une distension du sac, chaque fois que le cathétérisme combiné avec les injections n'avait pas réussi. Toutefois il est toujours indiqué de la faire précéder de l'excision d'une portion de la paroi antérieure du sac en rapport avec le degré de distension, excision qui a pour but de ramener le sac à ses dimensions normales.

CHAPITRE CXXXIX

TUMEURS DES VOIES LACRYMALES

On a décrit (Desmarres, E. Paul) des *polypes des conduits lacrymaux*, que certains auteurs considèrent comme de simples bourgeons charnus faisant hernie à travers les points lacrymaux. Développés aux dépens de la muqueuse du canalicule à la suite de conjonctivites purulentes ou granuleuses, ces petits polypes sont lobulés, de couleur rougeâtre et de la grosseur d'un grain de millet ou de chènevis. Un coup de ciseaux suffit pour les enlever ou parfois il est utile d'inciser le canal lacrymal pour mettre à nu leur point d'implantation et le toucher avec le crayon de nitrate d'argent ou le galvano-cautère.

Comme autre tumeur des canalicules lacrymaux, l'on pourrait citer les *granulations*, qui, dans certains cas de conjonctivite granuleuse, en envahissent la muqueuse et lui font subir les transformations habituelles, fongueuse puis fibreuse, d'où le rétrécissement et même l'oblitération du canal. Il importe dans ces cas d'inciser de bonne heure le canalicule dans toute sa longueur, afin de permettre aux agents médicamenteux employés contre la conjonctivite générale d'agir sur cette localisation particulière de l'affection.

Dans le *sac lacrymal* on observe parfois aussi des petites tumeurs pédiculées, véritables *polypes*. Ici encore il ne s'agit que de bourgeons charnus, lorsque la lésion survient, comme cela se voyait autrefois après le port prolongé de la canule de Dupuytren. Lorsque la tumeur s'est développée spontanément elle présente une grande analogie avec les polypes des fosses nasales. D'apparence verruqueuse, parfois nettement pédiculée, la tumeur remplit le sac lacrymal et provoque les signes du catarrhe du sac, puis, lorsqu'elle l'a distendu, ceux de la tumeur lacrymale. Le diagnostic différentiel est souvent difficile, car le doigt peut éprouver par la pression sur la paroi antérieure du sac lacrymal une sensation de mollesse et d'empâtement élastique ou de résistance véritable ; d'autre part, il ne chasse rien par les points lacrymaux ou fait seulement refluer une faible quantité de muco-pus. L'incision de la paroi extérieure fixera le diagnostic et permettra d'en cureter le contenu, puis, si on le juge à propos, de toucher avec le galvano-cautère les points malades de la muqueuse.

A côté de ces tumeurs développées dans le sac lui-même doivent trouver place celles qui, par propagation des régions voisines, intéressent cette cavité et le canal nasal. Il s'agit alors d'*exostoses* des os de la face qui compriment ou obstruent les voies lacrymales, de *polypes fibreux* des fosses nasales qui envahissent l'orbite en détruisant sa paroi interne. Les tumeurs malignes parties de la pituitaire, les *sarcomes*, poussent des prolongements par le canal nasal jusque dans le sac où elles en imposent pour un polype ou une tumeur lacrymale, erreur de diagnostic dont on se mettra à l'abri par l'examen de la fosse nasale. Enfin l'épithélioma des paupières, en rongeant leur angle interne, gagne le sac lacrymal.

CHAPITRE CXL

CHIRURGIE DES VOIES LACRYMALES.

. — DILATATION ET INCISION DES POINTS ET DES CANAUX LACRYMAUX

Pour *dilater les points* et les *canaux lacrymaux* l'on peut se servir
du dilatateur à bascule de Galezowski ou bien on y fait pénétrer de fins
stylets en argent ou en acier à extrémité mousse et légèrement renflée.
A cet effet, le malade est assis la figure bien au jour et la tête appuyée.
L'opérateur se tient en avant pour le côté gauche, en arrière pour
le côté droit, à moins qu'il soit ambidextre. Si l'orifice du conduit
est très rétréci, on commence par y introduire la pointe d'une aiguille
en ayant soin de ne pas piquer la muqueuse ; on doit du reste être
prévenu que, sous l'influence des attouchements, le point lacrymal

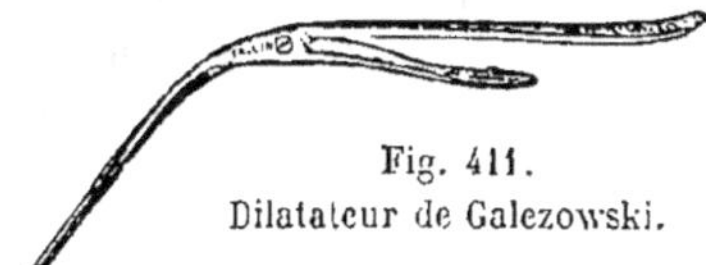

Fig. 411.
Dilatateur de Galezowski.

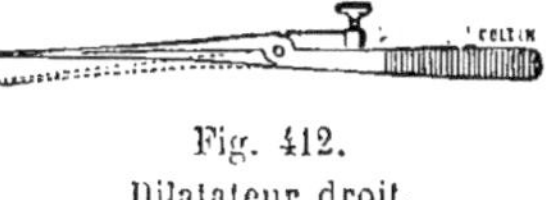

Fig. 412.
Dilatateur droit.

se ferme spasmodiquement, et alors il suffit parfois d'appuyer avec
l'extrémité mousse du stylet pour forcer sa résistance et pénétrer. Si l'on
opère sur le point inférieur, la paupière sera légèrement attirée en bas
et en dehors pour que le tubercule lacrymal soit bien au jour, puis le
stylet introduit verticalement dans sa cavité est ensuite couché de façon
à pénétrer dans le canalicule en suivant le bord palpébral, il est ainsi
poussé jusqu'à la rencontre de la paroi interne du sac lacrymal. Quand
on désire dilater le canal lacrymal supérieur, la paupière doit être
légèrement attirée en haut et en dehors ; puis, dans le point lacrymal
ainsi bien mis en lumière, on introduit l'extrémité du stylet tenu la
pointe en l'air, et une fois qu'il a pénétré, l'on relève son extrémité
libre en enfonçant sa tige dans la direction du bord palpébral vers le
sac lacrymal.

Si le point lacrymal résiste à la dilatation par le passage des stylets, on le *débride* et à cet effet on se sert du couteau de Weber ou de Galezowski, dont on introduit le bouton terminal dans le canalicule lacrymal. La lame incise le petit tubercule dans un mouvement dont l'exagération produit la section des canaux lacrymaux. Ce mouvement s'exécute de la façon suivante. Dans le point lacrymal inférieur et les

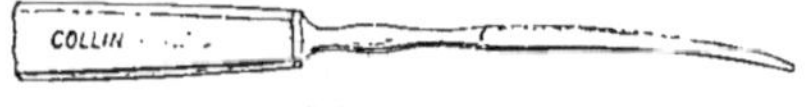

Fig. 413.
Lacrymotome de Galezowski.

canalicules qui lui font suite l'opérateur engage le lacrymatome, le tranchant en bas, jusqu'à ce qu'il en ait fait pénétrer le bouton terminal dans le sac lacrymal. La paupière étant bien tendue par une traction légère, le manche du couteau est relevé, ou abaissé, suivant qu'il s'agit

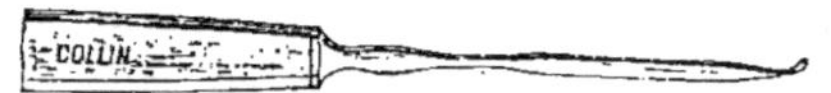

Fig. 414.
Lacrymotome de Weber

du canal inférieur ou supérieur, en faisant décrire à la lame un mouvement de rotation autour de sa pointe immobilisée contre la paroi osseuse interne du sac. Par pression dans ce mouvement le tranchant, qui doit être dirigé en dedans, sectionne le point et le canalicule qu'il transforme en une fente ouverte sur la face muqueuse de la paupière. Si l'on veut fendre le canal dans toute sa longeur et débrider son orifice dans le sac, il convient, après avoir ainsi fait agir la lame par simple pression de lui imprimer quelques mouvements de va-et-vient.

II. — OUVERTURE DU SAC LACRYMAL

L'*ouverture du sac lacrymal* par ponction à travers sa paroi antérieure ou cutanée se pratique de la façon suivante : le malade étant assis la tête fixée, un aide attirant fortement les paupières vers la tempe pour faire saillir le tendon de l'orbiculaire, l'opérateur place au-dessous de ce dernier son indicateur gauche de façon à sentir entre l'angle et la pulpe du doigt l'arête osseuse du bord antérieur du canal nasal; puis, tenant un bistouri à lame étroite comme une plume à écrire, le manche presque horizontal, le dos en dedans et le tranchant en dehors, il enfonce la pointe sur l'ongle au-dessous du tendon de l'orbiculaire, la pousse jusqu'à la paroi interne du sac et relève le manche de façon à le ramener au-devant de la tête du sourcil. Par ce mouvement la pointe pénètre

dans le canal nasal et sur elle on fait glisser une sonde cannelée ou un
stylet ou la canule de la seringue d'Anel, suivant que l'on veut cathétériser ou laver la poche. Quand la
tuméfaction inflammatoire au-devant
du sac est très marquée, l'opérateur,
dont l'ongle de l'index ne peut sentir
le point de repère osseux, doit être
prévenu que le bistouri traversera une
épaisse couche de parties molles avant
de parvenir dans le sac; aussi il l'en-
foncera par une ponction directe en
bas, en arrière et en dedans, en passant
entre le tendon et le rebord osseux,
dont il devra apprécier à l'œil la position.

On peut également ouvrir le sac lacrymal par sa face externe en le ponctionnant directement avec la pointe
d'un bistouri que l'on engage dans le

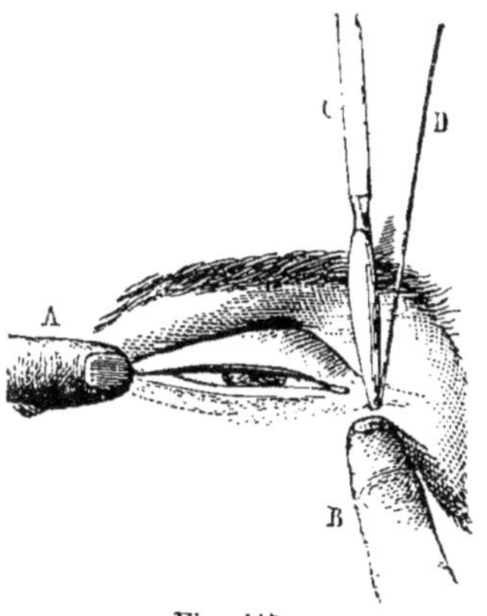

Fig. 415.
Ponction du sac lacrymal.

lac lacrymal entre la caroncule et le cul-de-sac conjonctival interne
en inclinant un peu la pointe vers la paroi interne de l'orbite. Par
un cathétérisme répété il est possible ensuite d'entretenir l'ouverture du sac qui, il est vrai, ne joue qu'incomplètement son rôle de
bouche d'absorption pour les larmes.

III. — CURETAGE ET CAUTÉRISATION DU SAC LACRYMAL

L'un de nous a proposé dans les cas de catarrhe chronique de la
muqueuse, de mucocèle, ou de phlegmon du sac, de le modifier par
le *curetage*. A cet effet, on ouvre la paroi antérieure du sac par une
large ponction, de 10 à 15 millimètres ; puis, écartant fortement
les lèvres de la plaie, on désinfecte la cavité par des lavages avec
une solution de sublimé à $\frac{1}{1000}$ et l'on y introduit une curette demi-
mousse qui permet d'abraser la muqueuse malade tout en respectant les
parties restées saines. Comme dans le curetage utérin l'expérience a
démontré que la curette demi-mousse n'a de prise que sur la muqueuse
malade, ramollie. S'il existe des végétations saillantes, on les excise ; si
le sac est dilaté, on enlève un lambeau convenable de sa paroi antérieure. L'hémostase obtenue par compression, après avoir rétabli la
perméabilité du canal nasal par un cathétérisme, l'on touche les parois
du sac avec de la glycérine sublimée à $\frac{1}{200}$ et l'on place un pansement
compressif. On renouvelle les lavages, les sondages et les attouchements
à la glycérine sublimée plusieurs fois par jour pendant les huit ou dix

jours nécessaires pour que la plaie se ferme. A ce moment on continue les lavages par le canalicule inférieur.

Plusieurs auteurs ont proposé des modifications à ce procédé. De Wecker pénètre dans le sac par le canalicule lacrymal supérieur, et avec une curette tranchante il fait un raclage destructeur de toute la muqueuse. Ce procédé est à rapprocher comme conséquence de la

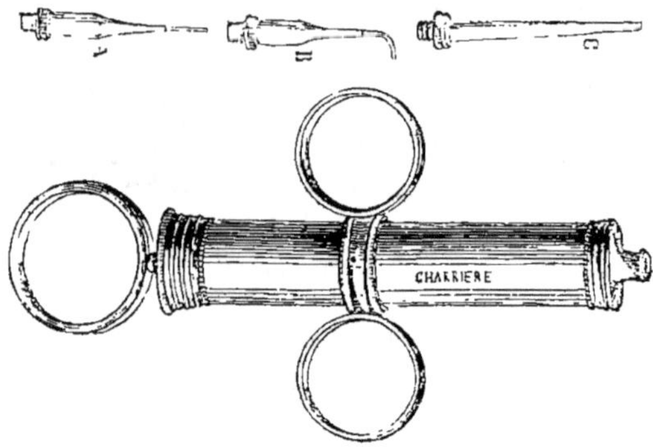

Fig. 416.
Seringue d'Anel.

cautérisation, dont il va être question. Terson père, voulant éviter la dégradation plastique du curetage par la voie externe, dégradation qui n'existe jamais, fait avec une petite curette demi-mousse l'opération par le canal lacrymal incisé. Mais il reconnaît qu'il y a une véritable difficulté pour ne pas dire impossibilité à atteindre les parois supérieure et postérieure si le sac est distendu. Or dans toute

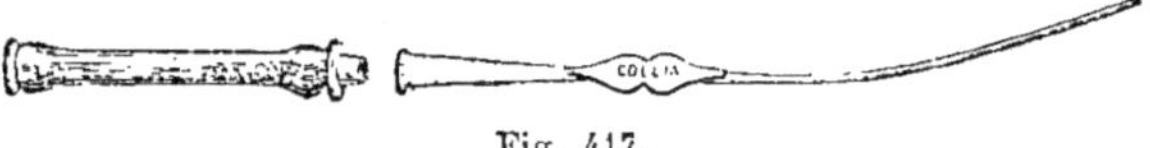

Fig. 417.
Sonde de Weber.

dacryocystite chronique ou phlegmoneuse, cas nécessitant cette opération, la dilatation existe, ce qui rend forcément le procédé de M. Terson insuffisant puisqu'il ne permet pas de modifier la muqueuse en totalité. D'ailleurs un curetage n'est vraiment effectif que si on peut faire une désinfection complète des surfaces curetées, et, en l'espèce elle n'est possible que si on opère par la voie externe, or après deux semaines il ne reste pas trace de l'intervention.

Il est remarquable combien peu est apparente la cicatrice laissée par cette intervention qui nécessite tout d'abord une large plaie béante à l'angle interne de l'orbite.

La *cautérisation du sac* sera pratiquée à travers une incision de sa paroi antérieure ou une fistule débridée au besoin; il convient toujours de bien voir l'intérieur de la poche afin de toucher toute sa surface et particulièrement les points osseux malades avec la pointe du thermocautère. S'il est nécessaire d'une cautérisation énergique, on peut préférer au cautère actuel une flèche de pâte de Canquoin que l'on laisse dans le sac pendant une ou deux heures, puis on attend l'élimination des eschares. On reproche à juste titre à cette dernière pratique de provoquer de vives douleurs pendant un temps assez long et aussi d'exposer à des fusées fâcheuses. Mais le reproche le plus sérieux à faire à la cautérisation en général c'est de détruire le sac et par suite de supprimer les voies naturelles d'excrétion.

IV. — INJECTION ET LAVAGE DU SAC LACRYMAL ET DU CANAL NASAL

Pour désinfecter le sac lacrymal on y pousse avec la seringue d'Anel un liquide antiseptique (boriqué, sublimé) ou légèrement caustique (nitrate d'argent). Il est indiqué de munir la seringue de canules à extrémités mousses afin de ne pas accrocher le point ou le canal lacry-

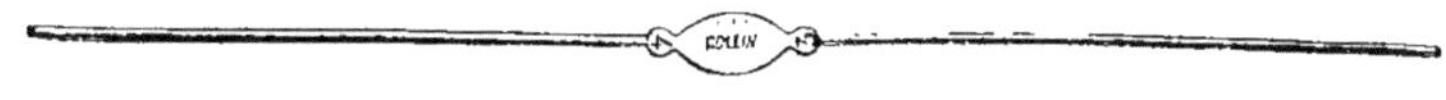

Fig. 418.
Sonde double de Bowmann.

mal et n'y pas faire fausse route. On se sert donc de canules droites pour pénétrer dans le point inférieur, d'une courbe pour le supérieur. L'instrument doit être engagé en faisant la manœuvre indiquée pour l'introduction d'un stylet. Lorsque le bec de la canule est arrivé

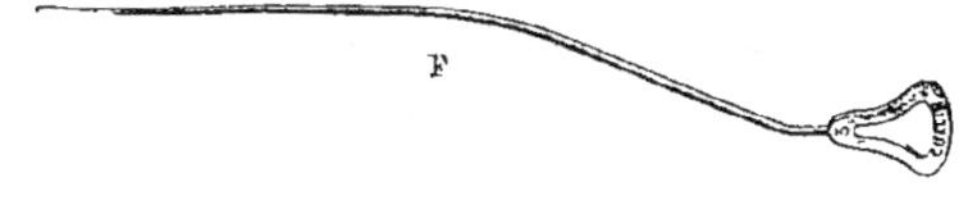

Fig. 419.
Sonde de Galezowski.

dans le sac, on pousse le liquide, qui sort par le point lacrymal libre ou qui tombe par le canal nasal dans le nez, d'où, suivant la position de la tête, il s'échappe par les narines ou est avalé par le malade.

Lorsqu'on éprouve quelque difficulté à faire passer du liquide dans le canal par le procédé précédent, on adapte à la canule d'Anel la sonde de Weber, longue canule en forme de stylet perforé que l'on engage dans le canal lui-même, comme il sera dit à propos du cathétérisme, puis en le retirant on pousse l'injection.

Chaque fois qu'on fait une injection, il faut la pousser légèrement de peur d'amener l'infiltration du liquide dans le tissu cellulaire de la paupière et de l'orbite.

V. — DILATATION DU CANAL NASAL

Le *cathétérisme du canal nasal*, pratiqué de bas en haut en introduisant une sonde de Gensoul par son orifice inférieur, est tout à fait

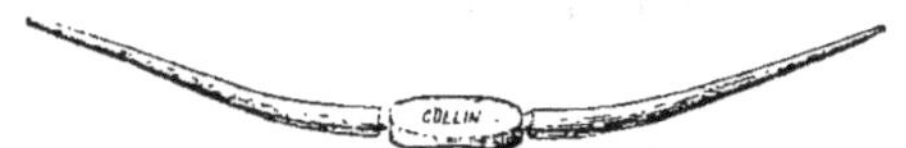

Fig. 420.
Stylet biconique de Weber.

abandonné. On agit en faisant pénétrer la plus fine des six sondes de Bowmann (diamètre variant de 1/6 à 1 millimètre environ) comme il

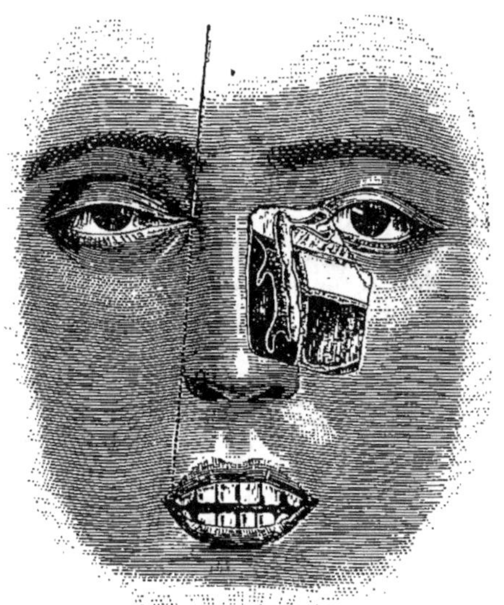

Fig. 421.
Cathétérisme du canal nasal.

a été dit, dans le canal lacrymal supérieur ou inférieur. Lorsque son extrémité est arrivée dans le sac tout contre la paroi interne, on donne à sa tige métallique la direction du canal nasal, c'est-à-dire que son pavillon est amené en regard de la tête du sourcil, puis une légère pression suivant la direction indiquée suffit pour faire arriver la sonde dans la fosse nasale, ce qu'indique souvent la sortie d'une goutte de sang, lorsque le malade se mouche. Si l'on juge à propos de dilater le canal, d'y introduire les plus grosses des sondes de Bowmann, il est d'ordinaire indispensable d'inciser le canal lacrymal. De même l'on doit fendre le canal lacrymal supérieur et débrider largement son orifice dans le sac si l'on se propose de pousser dans le canal nasal le stylet biconique de Weber, dont la résistance permet de pratiquer la *dilatation forcée*. Galezowski pratique également cette dilatation forcée avec son dilatateur qu'il introduit dans le canal nasal à la façon d'une sonde ordinaire, puis il en ouvre fortement les valves en le retirant.

Dans certains cas, il paraît indiqué de fendre les replis muqueux du canal nasal et d'inciser la couche caverneuse sous-muqueuse. A cet effet on se sert du couteau de Stilling, dont la lame longue de 15 millimètres,

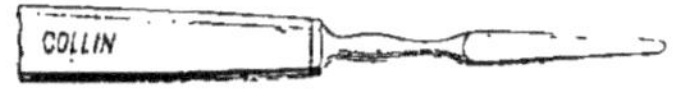

Fig. 422.
Couteau de Stilling.

triangulaire, mesure à sa base 3 millimètres et à son sommet mousse 3/4 de millimètre. Après avoir incisé le conduit lacrymal, l'opérateur enfonce la lame du couteau jusqu'au talon, puis la retirant, il la repousse à quatre ou cinq reprises pratiquant chaque fois une nouvelle incision des tissus. Le passage d'une grosse sonde permet ensuite de constater la perméabilité du canal.

La *dilatation permanente* ne constitue plus qu'un procédé de traitement exceptionnel. Au clou en plomb à grosse tête de Scarpa, à la canule de Dupuytren, au clou à tête découpée de Richet, Galezowski préfère de petites sondes de différentes dimensions en forme de crosse destinées à être laissées en place dans le canal nasal. Leur crosse, comme la tête des anciens clous, empêche leur chute dans la fosse nasale.

VI. — FISTULE LACRYMALE

La fistule lacrymale ancienne, avec invagination des éléments dermiques, qui laisse de temps en temps suinter quelques gouttes de liquide visqueux, transparent, fait d'ordinaire le désespoir du chirurgien. On peut en exciser les parois jusqu'au sac, suturer ensuite les surfaces

cruantes, ou bien cautériser les bords avec une flèche de caustique chimique, avec la pointe d'un galvano ou d'un thermo-cautère en allant
jusqu'au sac, rien n'y fait. Il faut successivement avoir recours aux différents procédés, revenir au même plusieurs fois pour aboutir. Dans ces
opérations il faut toujours autant que possible chercher à antiseptiser le
sac. Venneman a dans ces derniers temps publié les bons résultats
obtenus par de petites flèches de coton imbibées d'acide chromique.

DIX-SEPTIÈME PARTIE

ORBITE

CHAPITRE CXLI

ANATOMIE

Symétriquement placées de chaque côté de la ligne médiane, les cavités orbitaires ont la forme de pyramides quadrangulaires, dont les deux axes antéro-postérieurs, obliques en arrière, en haut et en dedans, prolongés se rencontreraient au niveau de l'occipital. Leur capacité est très variable suivant les âges et les individus et comme moyenne seulement, on peut accepter les chiffres donnés par de Wecker qui mesure

du trou optique à l'angle interne	40 à 41 millimètres.
— à l'angle externe	43 —
— à la voûte de l'orbite	43 —
— au plancher de l'orbite . . .	46 —
Diamètre transversal de la base	37 —
— vertical de la base	35 —

Il est encore à remarquer que la partie la plus large de l'orbite ne répond pas à la base de la pyramide, mais se trouve située environ 1 centimètre en arrière de cette base.

Au point de vue anthropologique, le rapport qui existe entre la somme des capacités des deux orbites et la capacité du crâne, fournit *l'indice céphalo-orbitaire*, dont la moyenne serait, d'après Montegazza, de 27,2 et les écarts extrêmes, 22,7 et 36,5. La capacité de chacune des orbites serait à peu près la huitième partie de la capacité du crâne. Autrement encore, en anthropologie, l'on désigne sous le nom d'*indice orbitaire* le rapport centésimal du diamètre vertical de la base de l'orbite à son diamètre transversal. Les deux diamètres à la naissance, sont à peu près égaux, mais le diamètre transversal progressant avec l'âge, plus rapidement que le vertical, l'indice orbitaire devient inférieur à 100 et d'après Broca, il y aurait lieu d'établir trois groupes d'indices — groupe mégasème (σημα, indice) quand l'indice est de 89 ou plus, groupe microsème quand l'indice mesure 83 ou moins, — enfin le groupe intermédiaire ou mésosème.

La longueur, la direction, la résistance et les rapports de chacune des parois orbitaires intéressent le chirurgien, qui doit intervenir dans l'orbite. La première donnée a déjà été signalée ; quant aux lignes géné-

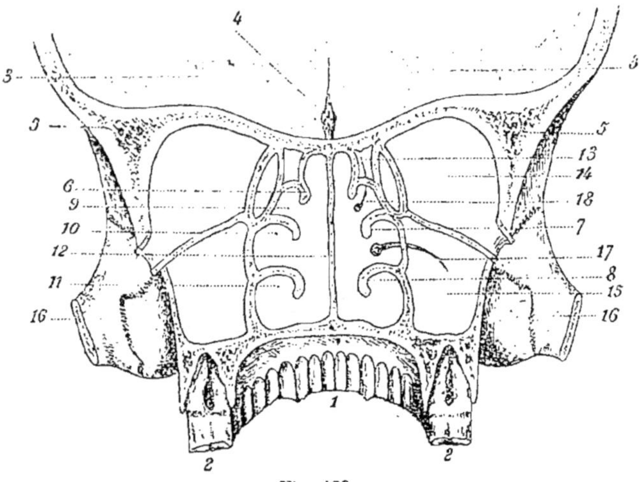

Fig. 423.

Coupe frontale des orbites, des fosses nasales et des sinus maxillaires.

1, voûte palatine ; — 2, arcade dentaire ; — 3, 3, fosses cérébrales ; — 4, apophyse crista galli ; — 5, 5, apophyse orbitaire du frontal ; — 6, cornet supérieur ; — 7, cornet moyen ; — 8, cornet inférieur ; — 9, 10 et 11, méats supérieur, moyen et inférieur ; — 12, cloison des fosses nasales ; — 13, cellules ethmoïdales ; — 14, cavité orbitaire ; — 15, sinus maxillaire ; — 16, os jugal.

rales de direction des surfaces osseuses, d'une façon générale elles convergent vers le sommet de l'orbite, c'est-à-dire la partie la plus large de la fente sphénoïdale ; mais, tandis que les deux latérales sont planes, que l'interne est antéro-postérieure et l'externe fortement oblique en dedans, les deux autres parois, la supérieure surtout, sont profondément excavées en avant, et dessinent assez bien une S italique. Très résistante en dehors où elle répond à la fosse zygomatique, moyennement épaisse en haut où elle forme le plancher de la fosse cérébrale antérieure, mince en bas au-dessus du sinus maxillaire, la paroi osseuse orbitaire en dedans, est papyracée au niveau des cellules ethmoïdales. Interrompue en dehors et en bas par la fente sphéno-maxillaire et la

gouttière sous-orbitaire que masque le périoste, elle présente encore:
1° le trou, ou mieux, le canal optique qui, situé à l'extrémité postérieure
de l'angle supéro-interne, donne passage au nerf optique et à l'artère
ophtalmique ; 2° la fente sphénoïdale que traversent les nerfs des
troisième et quatrième paires, la branche ophtalmique du trijumeau,

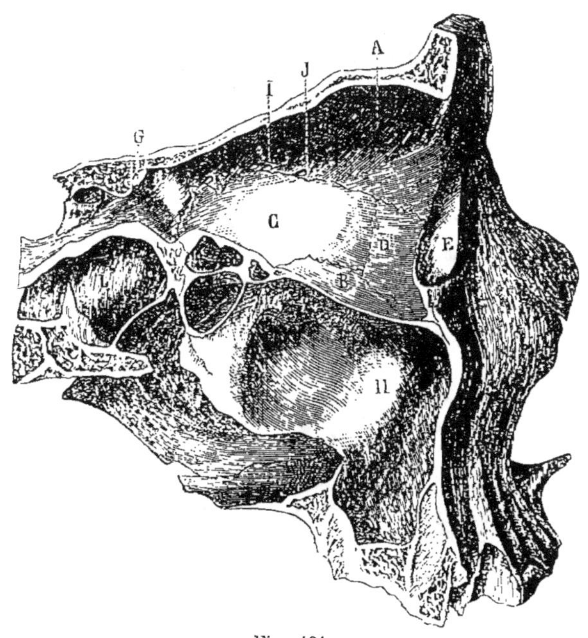

Fig. 424.

Paroi interne de l'orbite.

A, portion orbitaire du frontal; — B, portion orbitaire du maxillaire supérieur; — C, portion orbitaire
de l'ethmoïde ; — D, os unguis; — E, gouttière du canal nasal; — F, sphénoïde; — G, trou optique; —
H, sinus maxillaire; — L, sinus sphénoïdal; — I, J, trous orbitaires internes.

la sixième paire, la veine ophtalmique, un prolongement de la dure-
mère et une artériole, branche de la méningée moyenne.

La base de l'orbite se caractérise par l'épaisseur, la résistance, la
solidité du squelette comparées à sa minceur, sa fragilité dans la cavité
proprement dite. Une coupe perpendiculaire y montre que le rebord
osseux présente partout, sauf à la partie supéro-interne, une base large
et un rebord plus ou moins tranchant. Ce dernier est creusé d'une
échancrure ou d'un trou destiné au nerf et à l'artère sous-orbitaires,
orifice qui, situé à l'union des tiers moyen et interne du bord supérieur,
se trouve sur la verticale du trou sous-orbitaire, d'où émergent au-
dessous du bord inférieur, l'artère et le nerf sous-orbitaires

Il n'y a pas lieu de faire ici une étude complète du contenu de l'or-

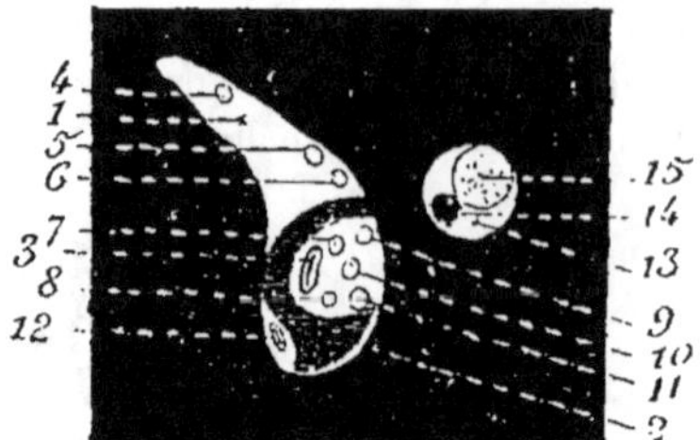

Fig. 425.

Fente sphénoïdale et tendon de Zinn.

1, fente sphénoïdale; — 2, tendon de Zinn; — 3, veine ophtalmique; — 4, nerf lacrymal; — 5, nerf frontal; — 6, nerf pathétique; — 7, nerf naso-ciliaire; — 8, nerf moteur oculaire externe; — 9 et 11, nerf moteur oculaire commun; — 10, nerf nasal; — 12, veine orbitaire; — 13, trou optique; — 14, veine ophtalmique; — 15, nerf optique.

bite; dans les chapitres précédents, il a déjà été question de la plupart des parties qui le constituent.

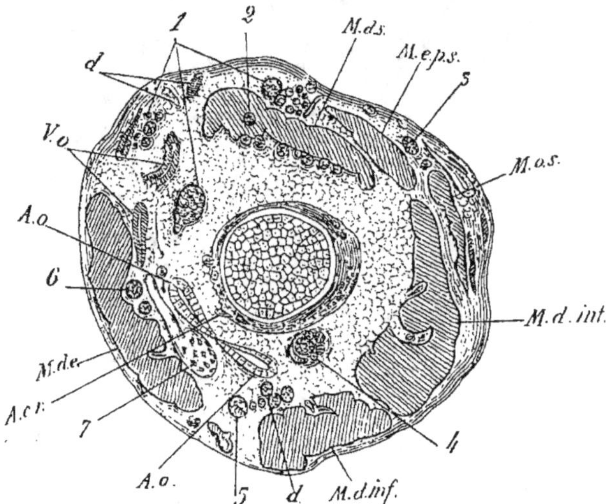

Fig. 426.

Coupe transversale et verticale de l'orbite (à 5 millimètres en avant du trou optique).

M. d. inf., muscle droit inférieur; — M. d. int., muscle droit interne, — M. o. s. m., oblique supérieur; — M. e. p. s., élévateur de la paupière supérieure; — M. d. s., droit supérieur; — M. d. e., droit externe; — A. o. artère ophtalmique; — A. c. r., artère centrale de la rétine; — V. o., veine ophtalmique; — 1, nerf ophtalmique de Willis (sus-orbitaire, lacrymal, nasal); — 2, filets du moteur oculaire commun; — 2, au droit supérieur; — 3, aux droits interne et inférieur; — 4, à l'oblique inférieur; — 5, nerf pathétique; — 6, nerf moteur oculaire externe; — 7, ganglion ophtalmique.

Pour prendre une idée d'ensemble du contenu orbitaire, il convient de considérer une série de coupes transversales et verticales menées perpendiculairement à l'axe de la cavité. La plus postérieure, comme l'indique le schéma (fig. 425, passant tout contre, la fente sphénoïdale et le canal optique montre dans ce dernier le nerf optique avec l'artère ophtalmique circonscrite par les insertions musculaires, puis émergeant de la fente osseuse, se voient la veine ophtalmique et les différents filets nerveux, savoir, trois nerfs moteurs, les oculo-moteurs commun et externe, le pathétique, et les filets sensitifs fournis par la branche

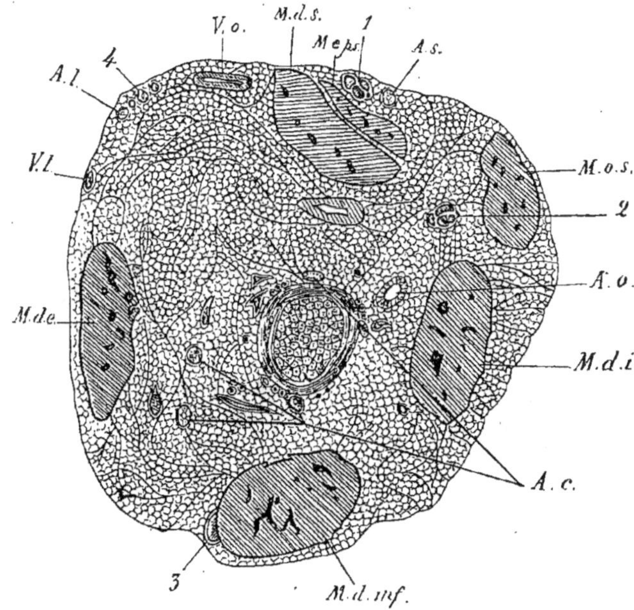

Fig. 427.

Coupe transversale et verticale de l'orbite (en arrière du globe oculaire).

A. o., artère ophtalmique; — A. c., artères et nerfs ciliaires; — A. l., artère lacrymale; — A. s., artère sus-orbitaire; — V. o., veine ophtalmique; — V. l., veine lacrymale; — 1, nerf sus-orbitaire; — 2, nerf nasal; — 3, filets de l'oblique inférieur; — 4, nerf lacrymal. (Pour les muscles, mêmes lettres que dans la figure précédente.)

ophtalmique du trijumeau. Dans les deux coupes ci-jointes (fig. 426 et 427), on constate sur la première située à 5 millimètres en avant du trou optique, que le nerf optique est exactement placé dans l'axe du contenu orbitaire, que l'artère ophtalmique est divisée en deux branches dont l'une se trouve placée sous le nerf et que l'artère centrale est déjà visible, enfin que la veine ophtalmique elle aussi, est divisée en deux branches situées en haut et en dehors, entre les droit supérieur et externe. Sur la deuxième coupe, tout auprès du globe oculaire, le nerf optique n'occupe plus l'axe de l'orbite, il s'est rapproché de la paroi inféro-externe, les vaisseaux centraux ont pénétré dans son épaisseur, le faisceau ciliaire vasculo-nerveux l'enveloppe, enfin la veine ophtalmique s'est rapprochée de lui.

Si l'on considère le nerf optique comme le centre de la loge orbitaire, on voit que, partant des parois pour arriver à ce centre, l'anatomiste trouve de dehors en dedans : 1° un peu de tissu cellulo-graisseux en contact extérieurement avec le périoste orbitaire ; 2° une couche musculaire, simple ou double, selon les parois ; 3° du tissu cellulo-graisseux formant

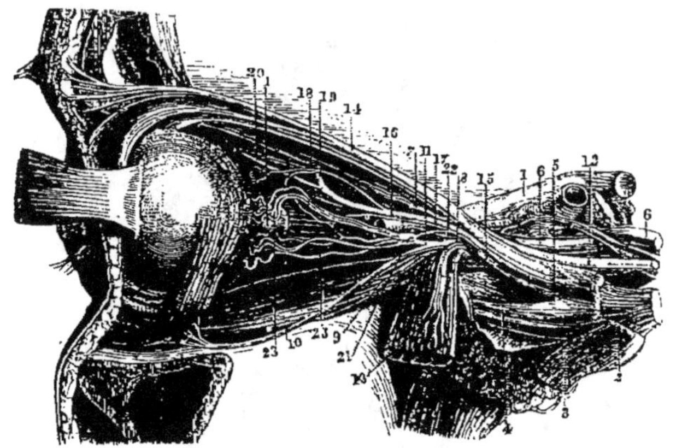

Fig. 428.

Nerfs de l'orbite.

1, 1, nerf optique ; — 2, ganglion de Gasser ; — 3, nerf maxillaire inférieur ; — 4, nerf maxillaire supérieur ; — 5, branche ophtalmique de Willis ; — 6, 6, nerf moteur oculaire commun ; — 7, son rameau du droit supérieur et de l'élévateur de la paupière supérieure ; — 8, son rameau interne, dont un filet se porte dans le droit interne ; — 9, dans le droit inférieur ; — 10, dans le petit oblique ; — 11, rameau du ganglion ophtalmique (courte racine) ; — 12, nerf pathétique ; — 13, nerf moteur oculaire externe ; — 14, branche frontale de l'ophtalmique de Willis ; — 15, nerf lacrymal coupé ; — 16, nerf nasal, d'où partent ; — 17, la longue racine du ganglion ophtalmique ; — 18, les nerfs ciliaires fournis par le nasal ; — 19, le nerf ethmoïdal ; — 20, le nerf nasal externe ; — 21, ganglion ophtalmique ; — 22, sa racine ganglionnaire ; — 23, 23, nerfs ciliaires du ganglion ophtalmique.

une masse conique comprise entre les muscles droits et traversée seulement par des nerfs et des vaisseaux de petit volume ; 4° le nerf optique entouré de sa double gaine. C'est dans le tissu adipeux que passent les branches vasculaires et nerveuses, pour se rendre à leur destination. Enfin, sans y insister autrement, il convient de signaler la disposition spéciale des vaisseaux de l'orbite. D'un côté la circulation artérielle, localisée pour ainsi dire dans un tronc unique, n'a que peu de relations avec les parties voisines. De l'autre côté, au contraire, la veine ou les veines orbitaires communiquant largement, d'un côté, avec les canaux veineux de la face, de l'autre avec les sinus crâniens, par l'intermédiaire du sinus caverneux, dans lequel elles viennent se jeter.

Développement. — De l'arc maxillaire naissent trois arcs secondaires, dont le plus élevé prend le nom d'arc secondaire maxillaire supérieur. Le développement de ce bourgeon latéral donne lieu à la formation de deux fentes, l'une au-dessus, l'autre au-dessous de lui. La fente supérieure est dite fronto-maxillaire ; l'inférieure, fente branchiale inter-maxillaire. La première ne s'oblitère que dans sa moitié postérieure. Dans sa partie antérieure, elle livre passage à un prolongement des lobes antérieurs du cerveau et forme la cavité de l'orbite. Le bourgeon frontal, ou intermaxillaire descendant sur le plan médian, complète en dedans la paroi orbitaire.

CHAPITRE CXLII

ANOMALIES CONGÉNITALES

Un arrêt de développement ou un développement anormal des parties constitutives de la cavité orbitaire entraînent certaines déformations dont les unes modifient seulement la physionomie du sujet, dont les autres accompagnent des lésions congénitales incompatibles avec la vie.

On signale parfois la profondeur trop considérable des orbites, d'où l'enfoncement des yeux et une expression de dureté du regard toute particulière. A l'opposé, l'orbite est très peu profond, l'œil fait une saillie exagérée, le regard semble comme hébété.

Tantôt l'un des diamètres de l'ouverture orbitaire est énorme par rapport à l'autre, un des bords fait une saillie anormale en avant, une des parois et surtout l'externe, est rudimentaire. Autrement les orbites sont imperforées, ou bien leur étroitesse se complique de l'absence de l'organe visuel. Enfin les deux cavités s'ouvrent à des hauteurs inégales sur le visage, elles sont anormalement écartées ou, au contraire, elles se rapprochent et peuvent se fusionner. Il y a *cyclocéphalie*.

La *cyclocéphalie* résulte d'un trouble grave survenu dans le développement de la partie supérieure de la face et de la région antérieure de l'encéphale. Le bourgeon frontal, nul ou rudimentaire, ne s'enclave pas entre les bourgeons maxillaires inférieurs, par suite l'appareil olfactif, réduit à un appendice inséré à la partie inférieure du frontal, ne s'oppose pas à leur accolement sur la ligne médiane. Les deux fissures fronto-maxillaires se réunissent en une seule fente à direction transversale dans la région orbitaire, puis se confondent dans le plan médian depuis l'orbite jusqu'à la bouche. Les deux orbites ne forment plus qu'une cavité unique, et les deux yeux, souvent arrêtés à une certaine phase de leur évolution, se rapprochent l'un de l'autre, se soudent et même se fusionnent en un seul globe.

Entre l'état normal et l'orbite unique du cyclocéphale on peut trouver tous les degrés de malformations intermédiaires par suite de la persistance d'une fosse nasale rudimentaire entre les deux cavités orbitaires qui tendent à se fusionner.

La forme de la cavité orbitaire unique offre quelques variétés. Tantôt elle est très allongée dans le sens transversal ; tantôt, au contraire, sa base est assez régulièrement arrondie. Ses dimensions verticales sont souvent exagérées, ce qui n'est nullement en rapport avec le volume des yeux, car on peut trouver une orbite très large chez un *cyclope anophtalme*. Cette cavité orbitaire unique est en réalité formée par des surfaces osseuses appartenant aux deux orbites. Sur le plancher on trouve : de chaque côté et en dedans, les deux maxillaires supérieurs avec la gouttière et le nerf sous-orbitaires ; en dehors, les os malaires. La voûte, presque toujours incomplète, est constituée à peu près exclusivement par les surfaces orbitaires des frontaux, entre lesquelles un orifice moyen plus ou moins large, occupant la place de l'ethmoïde, fait communiquer le crâne avec l'orbite ; la dure-mère ferme cette ouverture. Les petites ailes du sphénoïde, déviées en avant et déformées, circonscrivent en arrière et de chaque côté cette solution de continuité. Le

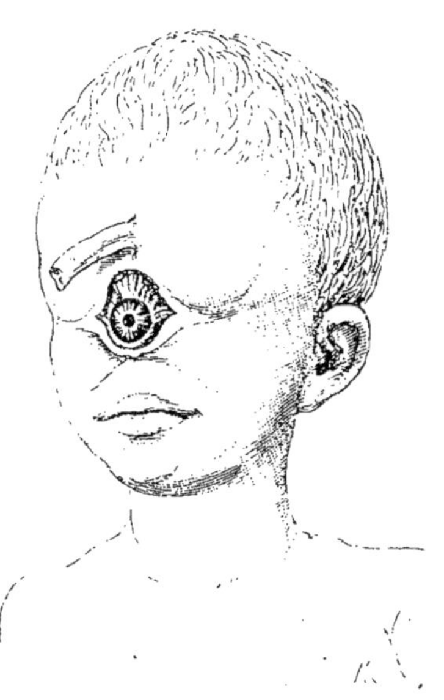

Fig. 429.

Cyclocéphale avec trompe (Lannelongue et Ménard).

trou optique, unique d'habitude, quelquefois double, est souvent confondu en avant avec l'espace ethmoïdal. Les fentes sphénoïdale et sphéno-maxillaire occupent de chaque côté une situation analogue à celle de l'état normal.

A la réunion des deux orbites se rattache le rapprochement, la *soudure* et enfin, à un dernier degré la *fusion des deux globes oculaires* qui, dans certains cas, s'arrêtent dans leur développement ou même avortent. Lorsque ces organes ne forment qu'une seule masse, il est souvent encore facile d'y distinguer les deux yeux ; les deux cornées peuvent rester distinctes, séparées par une bandelette de conjonctive. A un degré plus avancé, les deux cornées sont réunies en une seule allongée transversalement. Les deux iris se rapprochent de la même manière. Séparées ou réunies selon le degré de la fusion, les deux pupilles restent parfois distinctes sur une seule membrane irienne. Parfois on trouve deux cristallins dans une cavité oculaire, dont l'une des moitiés provient de l'œil droit et l'autre de l'œil gauche. Les nerfs optiques restent distincts ou se fusionnent comme les globes oculaires.

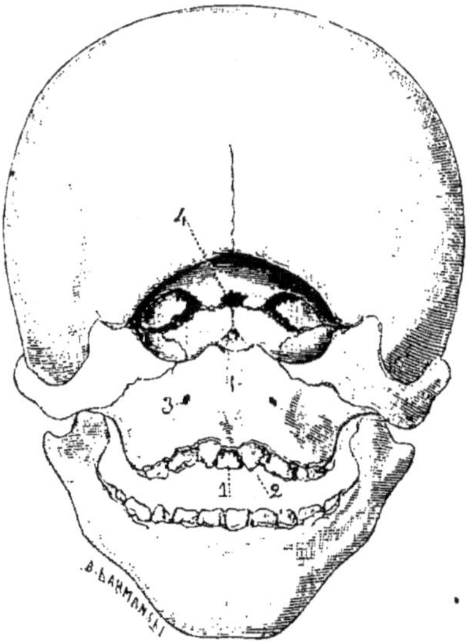

L'œil double des cyclopes reste constamment à découvert, encadré dans un orifice palpébral losangique à grand diamètre transversal, limité par quatre paupières rudimentaires. Les deux inférieures se réunissent sur la ligne médiane au-dessous d'une petite saillie caronculaire; on y a parfois trouvé un point et un canalicule lacrymal. Les deux paupières supérieures ne se rejoignent pas au sommet du losange qui est occupé par un pli cutané dépourvu de cils. Chaque paupière est formée par un simple bourrelet et non par un voile membraneux, aussi malgré la présence de fibres musculaires elles ne peuvent recouvrir l'œil, d'où la physionomie étrange des cyclopes.

Fig. 430.
Squelette d'un cyclocéphale (Lannelongue et Ménard).

1, incisive médiane supérieure; — 2, canine; — 3, trou sous-orbitaire; — 4, trou optique unique et médian au sommet de l'orbite unique.

Les muscles moteurs de l'œil double, volumineux et de structure normale, y sont plus nombreux que sur un œil normal et moins nombreux que sur les deux yeux isolés.

La vésicule cérébrale enfin a subi le même avortement que les appareils olfactif et optique (Lannelongue et Ménard).

LÉSIONS TRAUMATIQUES

Les *blessures des parois orbitaires*, contusions, plaies ou fractures dans la grande majorité des cas rentrent dans le domaine de la chirurgie générale. Elles n'intéressent l'ophtalmologiste que si, primitivement ou secondairement, elles s'accompagnent d'un retentissement sur l'appareil oculaire.

De toutes ces lésions les *fractures du canal optique* méritent seules une description. Fracture à distance, ou fracture par irradiation, la fracture du canal optique occupe de règle la paroi supérieure et parfois simultanément la paroi inférieure. Or, en raison de l'adhérence intime de ses gaines au squelette, le tronc nerveux éprouve du fait de la violence, qui brise son étui osseux, une commotion, une dilacération et souvent aussi une infiltration sanguine. Celle-ci peut encore trouver sa source dans un épanchement de sang à la base du crâne, et le sang peut fuser le long des gaines du nerf jusqu'au niveau du bulbe. S'il y a déchirure, broiement, compression du tronc nerveux par une esquille déplacée, l'amaurose sera complète ; il y aura atrophie papillaire avec diminution ou abolition de la circulation artérielle rétinienne. Dans des cas moins rares, la gaine externe du nerf est déchirée, l'espace vaginal envahi par le sang, l'artère centrale effacée ou comprimée, et les troubles circulatoires sont à peu près identiques. Enfin, la déchirure est limitée à la tunique du nerf, et celui-ci privé de ses vaisseaux nourriciers, s'atrophie pendant que la circulation rétinienne persiste à peu près intacte. De règle monoculaire, ce qui élimine toute idée de commotion cérébrale ou de désordre des centres et des voies optiques cérébrales, la cécité, qui apparaît immédiatement après un traumatisme de la tête avec pénétration orbitaire ou qui est accusée par le blessé revenu à lui, indique d'une façon presque absolue la fracture du canal optique. Tout d'abord l'ophtalmoscope ne révèle rien, mais tardivement, après trois ou quatre semaines environ, le diagnostic est confirmé par l'atrophie de la papille, parfois encore par la venue d'un œdème papillaire, d'une infiltration sanguine du disque, suivi de la formation d'un anneau pigmentaire autour de la papille atrophiée. Dans quelques cas rares, particulièrement heureux, on a noté le retour de la vision ; sans doute s'agissait-il alors d'une simple compression nerveuse par un épanchement sanguin dans les gaines.

Plus souvent que les fractures orbitaires, les *contusions* et les *plaies* des parties contenues dans l'orbite nécessiteront l'intervention de l'ophtalmologiste. Laissant de côté, puisqu'ils ont été étudiés ailleurs, les désordres causés directement par l'agent du traumatisme sur le bulbe oculaire, le nerf optique, les annexes (filets nerveux, muscles, appareil lacrymal), nous envisagerons les désordres consécutifs à la présence de corps étrangers, à l'infiltration d'air, ou de sang.

Les *corps étrangers* qui se logent dans l'orbite résultent généralement du bris dans cette cavité d'une tige qui, le plus souvent, a servi d'arme dans une rixe. C'est ainsi qu'on a trouvé des fragments de bois, des morceaux d'instruments piquants en fer ou en métal, épées, fleurets, couteaux, aiguilles, tuyaux de pipes. Autrement il s'agit de projectiles : balles, grains de plomb, éclats d'obus...

En général, il n'y a qu'un seul corps étranger logé dans l'orbite, exception faite des grains de plomb et des éclats de verre ; d'autre part, sa longueur présumée ou reconnue mérite d'arrêter l'attention, car elle permettra de conclure à l'intégrité ou à la lésion des cavités voisines. Indépendamment des signes que provoque l'atteinte de ces dernières, en particulier les phénomènes cérébraux ou les signes fournis par l'exploration des fosses nasales et de la bouche, les symptômes produits par la présence d'un corps étranger dans l'orbite sont des plus variables, étant en rapport avec les déchirures et les compressions qu'il cause, en rapport aussi avec le degré d'infection qu'il a produite, son enkystement et son silence pendant des mois et des années est possible après une période de réaction plus ou moins vive caractérisée par un complexus symptomatique plus ou moins complet : troubles visuels, gonflement plus ou moins prononcé des paupières et de la conjonctive, infiltration sanguine, déviation ou propulsion du globe de l'œil et gêne de ses mouvements. Véritable traumatisme sous-cutané en raison des faibles dimensions de la plaie d'entrée, la lésion intraorbitaire guérit, puis, après des années parfois, sans causes bien connues souvent, un abcès se forme, s'ouvre à l'extérieur, une fistule s'établit qui, tardivement, livre passage au corps du délit.

Lorsqu'on soupçonne la présence d'un corps étranger dans l'orbite, le clinicien doit premièrement s'enquérir des troubles fonctionnels qu'il a pu produire en dilacérant les tissus pour se faire place, en second lieu des désordres qui résultent de sa présence en tant qu'obstacle mécanique : déplacements et gêne des mouvements du globe de l'œil, dureté reconnue à la palpation ; enfin il surveillera la venue des phénomèmes inflammatoires, auxquels expose l'infection causée par le traumatisme. La recherche des phénomènes indicateurs d'une lésion concomitante extraorbitaire ne doit pas non plus être négligée.

Grave immédiatement par suite de l'atteinte portée à l'intégrité de l'appareil oculaire, secondairement en raison des dangers de phlegmon orbitaire, enfin ultérieurement par la possibilité de suppurations tardives, le pronostic des corps étrangers orbitaires légitime l'exploration complète immédiate dès qu'on soupçonne leur existence. Elle est délicate, elle doit être prudente, pratiquée surtout avec le doigt même après débridement; l'extraction primitive est plus facile avant la période de réaction. Mais si l'accident remonte à quelque temps, si le corps étranger est toléré, si sa position n'est pas reconnue, alors on attendra qu'il se forme un abcès indicateur du point vers lequel le chirurgien doit agir. Le danger de ces interventions résulte, il faut bien le reconnaître, de la possibilité de l'atteinte du cerveau, malheureusement il est souvent difficile de la diagnostiquer, et du reste le peu de tolérance de l'encéphale pour les corps étrangers justifie encore leur extraction.

L'*emphysème orbitaire* résulte d'une déchirure du sac lacrymal, par suite des efforts du moucher, ou de la muqueuse du canal nasal lors de son cathétérisme, et l'accident est plus sérieux, il s'agit d'une fracture qui fait communiquer avec le tissu cellulaire de l'orbite le sinus frontal, les cellules ethmoïdales, ou la fosse nasale, peut-être aussi le sinus maxillaire. Dans ces cas encore il est nécessaire que les efforts d'expiration fassent sortir l'air de ses voies naturelles. On l'a signalé autrefois chez les conscrits qui le provoquaient artificiellement, afin d'éviter le service militaire. Fontan l'a observé chez les forçats qui, pour l'obtenir, introduisaient l'extrémité d'une paille sous la gencive au niveau d'une canine. Puis retournant l'autre extrémité qu'ils prenaient entre les lèvres, ils soufflaient dedans jusqu'à l'obtention de l'effet désiré. Suivant le point par lequel le gaz pénètre dans le tissu cellulaire, tantôt les paupières participent à l'emphysème, tantôt celui-ci est purement orbitaire. Dans ce cas, il est parfois assez considérable pour refouler l'œil en avant et l'exophtalmie ainsi produite rappelle celle du goitre exophtalmique, s'en distinguant toutefois à l'exploration par la sensation particulière de crépitation gazeuse. Par une pression douce et uniforme il est possible, dans une certaine mesure, de faire disparaître l'exophtalmie, mais il suffit d'une expiration un peu forte pour la faire reparaître. Cette dernière donnée indique le traitement à prescrire, placer un bandeau compressif à demeure et défendre les efforts d'expiration. S'il survenait une réaction inflammatoire, il va sans dire que les indications thérapeutiques propres à cette dernière primeraient celles de l'emphysème.

Dans l'orbite, l'*épanchement de sang* consécutif aux traumatismes provient d'une blessure soit des vaisseaux orbitaires, soit des vaisseaux des cavités voisines. Comme siège, le sang se trouverait collecté entre l'os et le périoste, dans le tissu cellulaire ou bien entre le globe et la cupule de Tenon, voire aussi dans la gaine vaginale du nerf optique, ainsi qu'il a été dit à propos des fractures du canal optique. Du reste, le liquide peut s'échapper à l'extérieur par une communication accidentelle avec les fosses nasales ou bien s'infiltrer vers le tissu conjonctif sous-cutané ou sous-conjonctival.

L'infiltration sanguine s'observe après certaines interventions chirurgicales, en particulier la strabotomie ou encore l'énucléation; plus souvent elle est accidentelle résultant de contusions violentes ou de plaies pénétrantes orbitaires, voire aussi de fracture des parois. La saillie du globe survenant aussitôt après un trauma de l'orbite doit faire soupçonner un hématome, qui se confirme par l'apparition rapide d'une ecchymose bulbaire ou palpébrale. La propulsion de l'œil est considérable et directe, quand le sang occupe toute la loge postérieure; elle est moindre et souvent latérale quand la collection est limitée, particulièrement dans les épanchements sous-périostiques. Dans quelques cas il n'y a pas de déplacement de l'œil, mais seulement des signes d'exagération de la tension orbitaire et une ecchymose sous-conjonctivale. Quand cette dernière fait absolument défaut, le diagnostic manque d'une base solide (Chauvel).

En plus de l'exophtalmie, qui donne à la pression la sensation d'une résistance profonde, on peut noter des signes propres aux désordres concomitants des parties intraorbitaires.

D'ordinaire l'épanchement de sang dans l'orbite se résorbe dans l'espace de trois à quatre semaines, sans nécessiter autre chose que l'application d'un pansement compressif. S'il survient des accidents inflammatoires, c'est alors au traitement du phlegmon orbitaire qu'il faut avoir recours.

CHAPITRE CXLIV

LÉSIONS INFLAMMATOIRES

Les *lésions inflammatoires de l'orbite* peuvent être subdivisées suivant leur point d'origine ou leur siège principal en *inflammation des parois osseuses* (périostite, carie, nécrose), inflammation du réseau veineux ou *phlébite de la veine ophtalmique*, inflammation du tissu séreux, c'est-à-dire de la capsule de Tenon ou *ténonite*, enfin inflammation du tissu cellulaire, *phlegmon de l'orbite*.

L'*inflammation des parois osseuses de l'orbite* est aiguë ou chronique, et dans ce dernier cas il s'agit de manifestations syphilitiques et plus souvent tuberculeuses.

Consécutive à un traumatisme, causée par la propagation d'une inflammation des cavités voisines, trace d'une infection générale, la *périostite orbitaire aiguë* se traduit par le cortège habituel des phénomènes généraux et localement par des douleurs, de la tuméfaction et de la rougeur palpébrales et conjonctivales, surtout marquées à hauteur du foyer inflammatoire. Suivant la position et l'étendue de ce dernier, le globe de l'œil est projeté plus ou moins dans telle ou telle direction et ses mouvements sont gênés. La sécrétion lacrymale, d'ordinaire exagérée se trouve parfois entravée par la compression des canaux excréteurs de la glande dans le cas d'inflammation localisée sur la partie supéro-externe de la paroi orbitaire. Terminée par suppuration, la poussée inflammatoire périostique provoque souvent, en plus de l'abcès sous-périostique, la nécrose de la lame osseuse sous-jacente et la formation d'un abcès concomitant sur sa face opposée. Lorsque pareille complication survient sur la voûte orbitaire, on en conçoit facilement la gravité. A l'exploration le toucher permet parfois de sentir une tuméfaction limitée en un point circonscrit de l'orbite, tuméfaction très douloureuse, parfois fluctuante.

On devra avant de porter le diagnostic d'ostéo-périostite orbitaire s'assurer que ni le sinus frontal ni les cellules ethmoïdales ne sont intéressés et, en raison de la localisation des accidents comme des douleurs, on éliminera le phlegmon de l'orbite, qui toutefois peut survenir par propagation de l'inflammation.

La gravité du pronostic découle des accidents possibles du côté de l'œil et du cerveau. Pour les prévenir une intervention chirurgicale doit être hâtive et pour peu que l'action des émissions sanguines locales, des réfrigérants, tarde à produire ses effets, avant même que la suppuration ait eu le temps de survenir, il convient de ponctionner le foyer morbide. Dans ce but, un étroit bistouri sera enfoncé soit à travers les paupières, soit au niveau des commissures, en rasant avec précaution la paroi osseuse dont le chirurgien devra connaître la direction et la profondeur. Il est même prudent, après avoir incisé les couches superficielles, de continuer à progresser vers la profondeur en enfonçant une sonde cannelée mousse, afin d'éviter l'ouverture des vaisseaux, la section des muscles, voire aussi celle du nerf optique. Sur la lame du bistouri on glissera un drain afin d'assurer l'évacuation du sang et du pus ou pour tracer à ce dernier la voie qu'il aura à suivre après qu'il se sera collecté.

Dans la *périostite chronique* on note tout d'abord l'existence d'un point douloureux surtout à la pression, puis un gonflement plus ou moins prononcé de l'une des paupières, enfin le développement progressif d'une tumeur circonscrite presque toujours très tendue, peu élastique et tellement dure qu'on la prendrait pour une périostose. Rarement la tumeur progresse vite, mais tôt ou tard elle provoque des phénomènes réactionnels, rougeur à la peau, chémosis conjonctival, douleurs vives. La tumeur est devenue un abcès, qui peut se rompre dans le tissu cellulaire voisin et causer un phlegmon de l'orbite ou se faire jour à l'extérieur et être suivi d'une fistule intarissable, dont l'exploration au stylet permettra de reconnaître le point de départ ostéo-périostique. Enfin, pour compléter le tableau clinique, il y a lieu de rappeler le déplacement rarement direct du globe oculaire, la perte partielle de sa mobilité, enfin la diplopie qui en résulte. De même aussi on ne doit pas perdre de vue la possibilité de complications par propagation du mal du côté des sinus maxillaire ou frontal, des fosses nasale ou temporale, enfin dans l'intérieur du crâne. En dernier lieu, après des alternatives de fermeture et de réouverture, la fistule abandonnée à elle-même se tarit et laisse comme traces des déformations (ectropion, logophtalmos, ankylose du globe) plus ou moins prononcées.

Au début, la périostite chronique peut en imposer pour une tumeur de l'orbite, tumeur adhérente au squelette dont, en raison de la jeunesse habituelle des patients, on soupçonnera la nature tuberculeuse. Devenue fluctuante, elle sera reconnue après ponction et traitée par un drainage prolongé, des injections détersives et, en cas de nécrose, des injections modificatrices, voire même le grattage, en tenant compte, s'il y a lieu, du danger de pénétration dans le crâne.

L'inflammation de la capsule de Tenon a encore été appelée *ténonite* ou *capsulite*. Sa réalité en tant qu'entité pathologique a été contestée ; toutefois on peut accepter qu'une poussée rhumatismale ou même une inflammation suppurative intéresse le tissu cellulo-séreux interposé entre le globe et la capsule de Tenon. Cette dernière membrane fibreuse, elle aussi, participerait aux lésions rhumatismales.

La ténonite se traduit par une douleur intense dans le front, la tempe et l'œil, surtout si on le comprime, ou s'il se meut. En plus on note un léger degré d'exophtalmie et surtout un chémosis séreux péricornéen que n'explique aucune lésion de la conjonctive, de la cornée, ou de l'iris. Les mouvements de l'œil sont entravés surtout par la douleur, d'où parfois de la diplopie dans les positions extrêmes du regard. Enfin le fond de l'œil accuse une gêne de la circulation veineuse et dans certains cas, quoique l'affection, de règle, se termine par guérison, l'atrophie de la papille dénote la propagation de l'inflammation aux gaines et au tissu même du nerf optique.

Les fomentations chaudes, les sudations abondantes aidées de quelques purgatifs salins et d'un bandeau légèrement compressif ; le salicylate de soude à l'intérieur, au besoin les injections de morphine constitueront tout le traitement. Si on le juge à propos, on pratique quelques mouchetures sur le chémosis sans qu'il soit nécessaire d'aller ouvrir l'espace sous-ténonien.

L'inflammation du réseau veineux de l'orbite ne saurait être étudiée à part du *phlegmon de l'orbite*. L'inflammation du tissu cellulaire de l'orbite résulte parfois d'une infection directe provoquée par la pénétration d'un corps étranger accidentel ou d'un instrument contaminé (strabotomie, énervation, énucléation). On la voit encore survenir par simple propagation lorsqu'un abcès de voisinage parti des sinus voisins, ou du périoste, ou encore du sac lacrymal, se rompt au milieu de lui. Enfin, il peut y avoir apport de matières infectieuses dans les réseaux veineux ou lymphatiques orbitaires. Ainsi, la phlébite des veines faciales gagne l'ophtalmique ou plus rarement la thrombose des sinus crâniens s'étend jusqu'à elle. Dans l'érysipèle de la face, l'infection progresse dans le réseau lymphatique orbitaire. Autrement, le phlegmon orbitaire n'est qu'une manifestation d'une maladie générale infectieuse (grippe, fièvres éruptives, septicémies, fièvre typhoïde, fièvre puerpérale, morve, charbon).

Des frissons, une douleur sourde d'abord, vive ensuite dans l'orbite, avec irradiations périorbitaires, des battements perçus par le malade, l'exophtalmie directe ou oblique, la gêne des mouvements de l'œil, la rougeur et la tuméfaction de la conjonctive et des paupières, caractérisent l'affection. Sa gravité apparaît bientôt moins par les désordres visuels (photophobie, mydriase, amblyopie ou amaurose, ophtalmite même), que par les accidents généraux, indices de l'infection et surtout de l'atteinte du cerveau (fièvre, délire, convulsions). Dans les cas heureux, on note la résolution des accidents inflammatoires, qui sont restés localisés à l'orbite; relativement favorable encore est la terminaison par formation d'un abcès, qui s'ouvre à l'extérieur ou plutôt que l'on doit aller ouvrir de bonne heure, afin de faire tomber la poussée inflammatoire. A cet effet, dans le sillon oculo-palpébral, on pratique une ponction exploratrice en enfonçant un étroit bistouri au point où les phénomènes locaux sont les plus accentués. Nous n'avons pas à revenir ici sur les précautions que réclame cette pénétration dans l'orbite. Un drain sera placé et des injections antiseptiques poussées avec ménagement.

CHAPITRE CXLV

TUMEURS DE L'ORBITE

Les *tumeurs de l'orbite*, d'après Berlin, compteraient pour près de moitié (41 p. 100), dans les affections de cette cavité. Non seulement elles prennent naissance dans les parois orbitaires, mais encore elles peuvent n'être qu'une expansion de tumeurs implantées dans les cavités voisines. Leur évolution, quelle que soit leur nature, offrant certains caractères communs, il est favorable pour l'étude, d'y reconnaître trois périodes :

1° Pendant la première, le produit morbide est peu volumineux, il n'y a pas de déplacement du globe oculaire;

2° Bientôt la place manque, la tumeur tend à expulser les organes logés dans l'orbite;

3° Enfin, après avoir chassé tout le contenu de l'orbite, la tumeur fait saillie à l'extérieur.

Au point de vue des symptômes qu'elle provoque, la tumeur orbitaire au début, se révèle uniquement par des troubles fonctionnels intéressant plus particulièrement, suivant son siège initial, l'appareil moteur ou sensoriel de l'œil, les nerfs ou les vaisseaux de l'orbite. Plus tard, la présence de la tumeur est manifeste; l'œil est dévié dans une direction opposée au point d'implantation du néoplasme, les mouvements oculaires sont plus gênés, il y a du ptosis ou de l'ectropion de la paupière inférieure; des troubles variés accusent la compression du globe oculaire (amblyopie, photophobie, hypermétropie ou myopie...) ou du nerf optique (congestion péripapillaire, névrite). Enfin, la tumeur faisant saillie à l'extérieur, on en apprécie mieux que précédemment la forme, la consistance, la surface, la mobilité. Dans certains cas encore, l'examen direct des cavités voisines (fosse nasale, fosse canine, fosse temporale), l'étude des symptômes que provoque leur envahissement, ne doivent pas être négligés par le clinicien.

Si, comme division anatomique, on peut suivant leur siège classer les tumeurs de l'orbite en tumeurs du sommet, de la partie moyenne et de la base de la cavité orbitaire, classification intéressante au point de vue symptomatique, cependant, les phénomènes qu'elles provoquent constituent un ensemble qui doit être étudié en bloc.

On note la *gêne des mouvements de l'œil*, due à la compression des filets nerveux ou des muscles, voire à leur destruction, ou encore causée par le déplacement du globe et la distension mécanique de son appareil moteur. De là un strabisme irrégulier.

La *déviation de l'œil* le plus souvent avec *exorbitisme*. L'exophtalmie est directe, parfois poussée au point que le globe s'échappe au delà de l'ouverture palpébrale ; ou bien l'exorbitisme est oblique, l'œil étant déplacé du côté opposé au point d'implantation de la tumeur.

Au bout d'un temps variable surviennent des troubles nutritifs de la cornée que ne protègent plus les paupières, d'où son ulcération, sa nécrose, sa perforation et la fonte purulente de l'œil.

La *vascularisation des paupières* se modifie, on y voit des veines dilatées ; parfois on y constate la présence d'artères, plus souvent de l'œdème cutané et sous-conjonctival.

Les *douleurs* tout d'abord s'annoncent comme une sensation de gêne, de pesanteur, de plénitude de l'orbite, puis tantôt elles acquièrent une intensité excessive en raison de la compression ou, mieux encore, de l'envahissement des troncs sensitifs par les productions malignes.

Les *troubles visuels*, indépendamment de ceux qu'entraînent les désordres cornéens déjà signalés, sont multiples. De la diplopie résulte du déplacement de l'œil et de la gêne de ses mouvements ; de l'hypermétropie ou de la myopie résulte de l'aplatissement ou de l'allongement du globe comprimé. La gêne circulatoire intra-oculaire, l'élongation du nerf optique que provoque la propulsion de l'œil, déterminent de l'amblyopie ou de l'amaurose.

Enfin, tôt ou tard, mais non fatalement, la tumeur orbitaire devient perceptible avec ses caractères physiques spéciaux.

Le diagnostic doit : 1° établir l'existence de la tumeur orbitaire et la différencier des affections avec lesquelles elle pourrait être confondue ; 2° déterminer la nature de la tumeur, son siège, son origine, ses rapports.

Tardivement, la tumeur sera perceptible à l'exploration directe ; mais tout d'abord, c'est la déviation de l'œil et l'exophtalmie, qui feront soupçonner son existence. Pas n'est besoin ici de discuter une erreur possible dans le cas d'exophtalmie par hématome ou emphysème, voire même dans le cas de maladie de Basedow. L'exophtalmie atonique, affection exceptionnelle, que les auteurs du Compendium attribuent à la paralysie plus ou moins complète des muscles de l'œil, se reconnaîtra à la facilité de la remise en place du globe oculaire.

La tumeur existe. Elle est *inflammatoire*, c'est un phlegmon, une ténonite, une périostite. Elle ne s'accompagne pas de phénomènes inflammatoires, alors elle est *pulsatile* ou *non*, c'est-à-dire c'est une tumeur *vasculaire* ou *non*. A noter ici la possibilité d'une erreur de diagnostic dans certains cas de cancers très vasculaires. Ni inflammatoire, ni vasculaire, le néoplasme est *solide* ou *liquide*, constatation parfois délicate, que confirme la ponction exploratrice. D'après Duplay, les tumeurs solides peuvent être dures, demi-dures ou molles ; *dures*, il s'agit de tumeurs osseuses ; *demi-dures*, elles feront penser au sarcome ; *molles*, aux kystes dermoïdes. Elles sont *réductibles* ou *non*. La réductibilité caractérise l'angiome et les tumeurs variqueuses ; la non-réductibilité, les kystes et les abcès.

Enfin, en plus du diagnostic propre de la tumeur elle-même, il convient de déterminer si les cavités voisines, en particulier la cavité crânienne, ne sont pas envahies par le néoplasme.

Comme classification des tumeurs de l'orbite, on peut accepter qu'il s'agit de *kystes*, de *tumeurs solides* ou de *tumeurs vasculaires*.

I. — KYSTES ORBITAIRES

Les *kystes orbitaires* sont congénitaux ou acquis : des premiers, ou *kystes dermoïdes*, on peut rapprocher l'*encéphalocèle orbitaire*. Quant à la seconde classe, elle renferme les *kystes dits acquis* divisés en *glandulaires*, *séreux* et *hydatiques*.

I° Encéphalocèle orbitaire.

Siégeant de préférence à la racine du nez sur le trajet d'une ligne correspondant à la première fente branchiale et à la glabelle, l'*encéphalocèle* est un sac herniaire formé par les méninges plus ou moins altérées et occupé par du liquide céphalo-rachidien seul ou une petite portion de l'écorce cérébrale. C'est une tumeur congénitale, adhérente à l'os, souvent rétrécie à sa base, de forme régulière ou parfois multilobée, souvent irréductible, parfois translucide, pas toujours fluctuante, exceptionnellement animée de mouvements synchrones aux mouvements respiratoires. Sortant d'ordinaire du crâne par un canal osseux, dont l'ouverture profonde est placée entre le frontal et l'ethmoïde, la tumeur pénètre dans l'orbite entre le frontal, l'apophyse montante du maxillaire et l'unguis.

Peu volumineux, l'encéphalocèle ne déplace guère le globe de l'œil ; mais il n'en est plus de même, lorsque la hernie s'est fait jour dans la partie profonde de l'orbite.

Il y a peu d'années encore toute intervention était condamnée, actuellement plus de hardiesse serait légitime et l'extirpation pourrait être tentée.

II° **Kystes dermoïdes de l'orbite.**

Les *kystes dermoïdes* que l'on rencontre dans la région orbitaire ont
été classés par le professeur Lannelongue en : 1° *kystes de l'angle
externe de l'orbite ou de la queue du sourcil;* 2° *kystes de l'angle
interne de l'orbite*; 3° *kystes intra-orbitaires et oculaires.*

1° KYSTE DE L'ANGLE EXTERNE DE L'ORBITE ET DE LA QUEUE DU SOURCIL

Ces kystes, comme leur qualificatif habituel le désigne, occupent d'ordinaire la *queue du sourcil*, mais on peut les observer un peu plus en
dedans, vers son milieu, ou plus en dehors, dans la région temporale, ou
plus bas, au-dessous de la commissure externe sur le malaire, ou plus
haut, sous la bosse frontale. On a vu chez le même sujet coexister un
kyste à la partie externe de chacun des sourcils ou deux kystes du
même côté, l'un interne, l'autre externe.

Ces kystes résultent d'un trouble survenu dans l'occlusion de la fente
fronto-maxillaire.

D'un volume qui oscille de celui d'un pois à celui d'une noix, recouvert par la peau normale et libre 'à son niveau, mobile lui-même ou
parfois bridé dans son déplacement sur l'os sous-jacent, le kyste dermoïde de la queue du sourcil est indolent et de consistance variable.
Tantôt il a été constaté dès la naissance, plus souvent on le découvre
quelques mois ou quelques années plus tard dans la seconde enfance ou
même l'adolescence, parfois à la suite d'un traumatisme qui en a accé-
léré le développement.

Disgracieux, gênant l'élévation de la paupière quand il descend un
peu bas, le kyste se prolonge chez quelques sujets jusque dans l'orbite
entre l'angle supérieur et externe de la voûte orbitaire et le globe de
l'œil; de là, suivant son volume, de la diplopie, de la diminution de
l'acuité visuelle, voire même de la neuro-rétinite ou des accidents, qui
seront étudiés à propos des kystes intra-orbitaires. Comme accident
propre, la tumeur est exposée, assez rarement il est vrai, à s'enflammer,
s'abcéder et donner lieu à une fistule interminable. Cette dernière s'observe encore après l'extirpation incomplète de la poche.

Pour extirper la poche, il faut inciser horizontalement la peau au
niveau d'un pli ou sur la surface velue du sourcil pour masquer la cicatrice, traverser la couche musculaire (orbiculaire, frontal ou temporal)
et arriver jusqu'au pédicule, qui relie la tumeur à la petite dépression
osseuse sous-jacente, trace de la fente embryonnaire.

La paroi de la poche n'offre aucune particularité importante et le plus

souvent elle contient des substances athéromateuses avec poils, quelquefois le contenu est huileux ou encore pierreux. Cette constitution un peu
variable ne cause cependant pas d'habitude de grandes difficultés dia-
gnostiques. Le kyste sébacé se reconnaît à son adhérence à la peau, le
lipome et le fibro-lipome, affections de l'âge adulte, à leur surface
lobulée.

L'extirpation de la tumeur est le seul traitement à conseiller.

2° KYSTE DE LA RÉGION INTERNE DE L'ORBITE

Beaucoup plus rare que le précédent, résultant comme lui d'un trouble
survenu dans l'occlusion de la fente fronto-maxillaire, le *kyste de
l'angle interne de l'orbite* occupe la dépression située au-dessous de
la tête du sourcil, empiétant plus ou moins sur la paupière supérieure,
parfois descendant au-dessous de la commissure interne. Il mérite alors
le nom de *prélacrymal*.

La tumeur est sous-cutanée, arrondie, tendue, résistante ou élastique,
mobile dans une certaine mesure. Les voies lacrymales sont libres, il
n'y a pas de larmoiement, la conjonctive est intacte. On soupçonnera
l'existence d'un prolongement orbitaire, quand le kyste se laisse plus ou
moins facilement refouler en arrière. Ces caractères et en plus la notion
d'une tumeur congénitale ou apparue de bonne heure imposent pour
ainsi dire le diagnostic. Toutefois, quand les adhérences profondes du
kyste sont étendues, on doit songer à l'encéphalocèle et ici une erreur
serait sérieuse lors de l'intervention. Mais si l'encéphalocèle est congénital, par son volume, par la largeur de sa base, il se distingue du kyste
dermoïde qui, à la naissance, n'est pas visible ou n'offre qu'un très petit
volume. En cas de doute une ponction exploratrice renseignera sur la
nature du contenu, qui de règle ici est huileux.

L'extirpation complète s'impose, on aura soin d'exciser le pédicule qui
s'attacherait d'ordinaire à la suture de l'unguis avec l'apophyse montante. S'il existe un prolongement orbitaire un peu long qu'il serait difficile d'enlever sans de grands délabrements, on se contentera d'exciser
le plus possible de la poche, puis de cautériser l'intérieur de la partie
respectée avec une forte solution de chlorure de zinc.

3° KYSTES INTRAORBITAIRES ET OCULAIRES

Laissant de côté désormais les prolongements orbitaires des kystes
dermoïdes du pourtour de l'orbite, l'on peut avec le professeur Lannelongue décrire dans cette cavité : *a*, la *transformation kystique de l'œil;*
b, les *kystes avec microphtalmie et anophtalmie; c*, des *kystes congénitaux divers.*

a. *Transformation kystique de l'œil.* — Tandis que dans l'hydropht-
talmie congénitale le globe oculaire est amplifié, mais présente encore,
quoique plus ou moins altérés, ses divers éléments constitutifs, membranes et milieux transparents. Dans la transformation kystique de l'œil
l'enveloppe du kyste se trouve bien encore formée par la sclérotique,
la cornée et des vestiges de la choroïde, mais le contenu est tout à fait
anormal, il est séreux ou athéromateux. L'œil ainsi transformé est volumineux, remplit l'orbite, déborde les paupières, la vision est nulle. Son
énucléation peut être indiquée, quand ses dimensions le rendent trop
gênant.

b. *Kystes accompagnés de microphtalmie et d'anophtalmie ou
kystes colobomateux.* — La tumeur soulève la conjonctive de la paupière inférieure ou cette paupière, qui le plus souvent est renversée en
ectropion, la peau ici est tendue et amincie, d'où une teinte bleuâtre en
rapport avec la transparence du kyste. La paupière supérieure ordinairement est déprimée; son bord libre se porte en arrière et se trouve profondément caché dans le cul-de-sac conjonctival supérieur. Cette déviation
est favorisée par la petitesse de l'œil, qui laisse libre cette partie supérieure de l'orbite. Du volume d'une noisette ou d'une noix, rarement le
kyste remplit complètement l'orbite.

En écartant les paupières on arrive quelquefois à découvrir profondément un rudiment de globe oculaire ; parfois il ne devient visible qu'a-
près la ponction ou l'ablation du kyste, dans quelques cas l'œil fait
complètement défaut. Mais, quand il existe, la situation relative du kyste
est toujours la même, la tumeur occupe d'abord la partie inférieure et
interne de l'orbite, puis toute la partie inférieure, l'œil lui est accolé en
haut et en arrière. Parfois il y a simple contact, parfois une adhérence
plus solide.

La paroi kystique, le plus souvent mince, est constituée par une membrane fibreuse, dont la face interne est tapissée d'un épithélium ; on
y a retrouvé des éléments rétiniens et choroïdiens, parfois aussi des
poils.

Deux opinions ont été émises sur la pathogénie de ces kystes. Certains (Talko et Hoyer de Warschau) y virent des kystes d'origine branchiale, résultant de l'enclavement de la partie supérieure du sac lacrymal
dans la fourche lacrymale en voie de soudure; par compression en se
développant le kyste provoquerait la microphtalmie ou l'anophtalmie.
Mais ces kystes n'adhèrent pas à l'os et par contre ils peuvent adhérer
à l'œil; on a trouvé dans leur paroi des éléments rétiniens et choroïdiens,
enfin on constate la bilatéralité fréquente de l'affection ou la coïncidence
d'un œil microphtalmique avec un coloboma de l'autre côté. Ces raisons
décident le professeur Lannelongue à rejeter l'opinion de Talko et à

considérer les kystes colobomateux comme liés au développement de l'œil lui-même. Déjà Manz et van Duyse admettent qu'ils se forment aux dépens d'un colobome oculaire, consécutif à un retard dans l'occlusion de la fente de la vésicule optique et de son pédicule. La fermeture de l'orifice de communication des cavités oculaire et colobomateuse, le développement exagéré du kyste et l'arrêt de développement de l'œil à une époque plus ou moins précoce (anophtalmie ou microphtalmie) rendent compte de la plupart des faits observés.

Toutefois, pour expliquer les cas où la paroi interne du kyste s'est montrée tapissée d'un véritable épiderme et de poils follets, Lannelongue et Ménard admettent que le trouble de développement peut amener la formation d'un kyste aussi bien aux dépens du bourgeon cristallinien qu'aux dépens de la rétine et de la choroïde ; autrement dire le kyste peut naître de la région antérieure de la fente vésiculaire aussi bien que de la postérieure.

La vision ou un certain degré d'acuité visuelle est compatible avec une petite tumeur kystique développée sur la fissure colobomateuse. Si l'œil est rudimentaire et caché derrière le kyste, la cécité est complète.

Affection essentiellement bénigne, les désordres oculaires mis à part, le kyste colobomateux réclame une intervention seulement s'il se développe et si l'ectropion de la paupière inférieure entraîne des troubles inflammatoires sérieux de la conjonctive. Les ponctions du kyste sont suivies de récidive, il faut donc en pratiquer l'extirpation.

c. *Kystes congénitaux divers de l'orbite.* — Sous cette rubrique le professeur Lannelongue range quelques observations de kystes intra-orbitaires d'interprétation difficile. Dans une de ces tumeurs on a trouvé une dent ; une autre fois la tumeur se prolongeait dans le crâne à travers le sphénoïde et fut regardée comme ayant eu son point de départ dans le corps pituitaire.

IIIº Kystes acquis.

Les kystes acquis sont divisés en *kystes glandulaires, séreux* et *hydatiques.*

Les premiers, développés aux dépens de la glande lacrymale, ont déjà été étudiés.

Les *kystes séreux* sont de beaucoup les plus fréquents. Sans discuter l'exactitude des observations anciennes *d'infiltration séreuse du tissu rétro-bulbaire ou d'hydropisie de la capsule de Tenon,* on peut admettre l'existence *d'hygromas des bourses séreuses des muscles de l'œil* ; et, à côté de ces derniers, certains auteurs acceptent encore l'existence de kystes développés dans des bourses séreuses accidentelles situées en dehors du cône musculaire près des parois de l'orbite. Tantôt de très petit volume, tantôt énormes, ces kystes, dont le plus souvent les parois sont minces et translucides et le contenu séreux, par leur accroissement progressif peuvent amener la perte de la vue, la fonte de l'œil et plus tard des déformations de l'orbite, l'ouverture de la cavité crânienne.

Les *kystes hydatiques* sont souvent confondus avec les kystes séreux ; tantôt il s'agit d'*échinocoques*, beaucoup plus rarement de *cysticerques*. Dans le cas de kystes à échinocoques, deux particularités sont à relever : d'une part la fréquence et l'intensité des douleurs sous forme de névralgie ciliaire, de l'autre l'inflammation du tissu cellulaire qui entoure la poche, inflammation plus prononcée que dans les autres productions bénignes.

Quant au cysticerque de l'orbite, il se développe dans la partie antérieure de la cavité et en dehors du cône musculaire ; dans tous les cas la paroi kystique présente une structure fibroïde et une épaisseur relativement énorme par rapport aux dimensions de la cavité.

Comme traitement de ces kystes orbitaires on a préconisé la ponction simple, qui n'est guère applicable qu'aux kystes séreux. Mieux vaut pratiquer l'incision de la poche et la cautérisation de la paroi avec tamponnement consécutif ; mais le traitement de choix ici encore est l'extirpation aussi complète que possible.

II. — TUMEURS SOLIDES

Les tumeurs du nerf optique et de la glande lacrymale mises de côté, on rencontre dans l'orbite comme *tumeurs solides :* des *sarcomes* et des *ostéomes.* Les observations de *lipomes*, de *fibromes* et d'*enchondromes* sont discutées, il en est de même des cas de *tubercules* et de *tumeurs syphilitiques* indépendantes du squelette. D'autre part le *carcinome épithélial*, le *carcinome glandulaire* et l'*adénome de l'orbite* sont toujours secondaires, le premier venant des paupières, du globe de l'œil ou d'un kyste dermoïde dégénéré, les autres de la glande lacrymale. Enfin on a signalé des *lymphangiomes* de l'orbite chez des individus atteints de leucémie.

Les *sarcomes* de l'orbite, d'après Berlin, constituent l'immense majorité des tumeurs de cette région. Pour cet auteur, si l'on sent, en quelque endroit de l'orbite, une tumeur solide avec des parties molles noueuses, non fluctuante, ni pulsatile, non compressible, ni pierreuse, sans rapports sensibles avec le cerveau, si elle ne vient ni des paupières, ni du bulbe oculaire, ni de la glande lacrymale ou des cavités voisines, ni du nerf optique, cette tumeur est un sarcome. Des erreurs sont possibles, un sarcome très vasculaire étant à la fois compressible et pulsatile, un myxo-sarcome ou un cysto-sarcome pouvant être fluctuant. Enfin la ponction exploratrice négative ne suffit pas pour éloigner l'idée d'un kyste dermoïde.

Au point de vue anatomique, les sarcomes se différencient : 1° en *cylindrome*, tumeur à structure aréolaire, récidivant sur place avec facilité mais n'offrant pas de tendance à la généralisation ;

2° *Sarcome plexiforme*, tumeur très rare se développant au voisinage de la glande lacrymale ;

3° *Myxo-sarcome*, variété très rare aussi, à récidive rapide et à terminaison fatale dans un laps de temps assez court ;

4° Le *fibro-sarcome* est le plus commun et présente tous les intermédiaires, depuis la tumeur molle à petites cellules rondes jusqu'au fibrome le plus dur.

Ces sarcomes naissent tantôt du tissu cellulaire rétro-bulbaire, tantôt de la capsule de Tenon et rarement du tissu épiscléral, le plus souvent du périoste orbitaire. Parfois il s'agit de métastase.

En général, la marche de la tumeur se trouve être en rapport avec l'âge des sujets et la proportion des éléments cellulaires qui s'y trouvent. En particulier, les tumeurs fibreuses par la lenteur de leur évolution ont longtemps été considérées comme bénignes ; mais la récidive du fibro-sarcome est habituelle et les métastases sont plus communes qu'on ne l'a cru pendant longtemps.

5° Le *mélano-sarcome* primitif est exceptionnel, de règle il s'agit de tumeurs secondaires provenant du crâne, de la conjonctive et surtout de la choroïde par perforation de la coque oculaire. Facile à reconnaître quand sa teinte noire est perceptible, cette tumeur extrêmement maligne se caractérise par sa marche envahissante et ses récidives rapides.

6° Enfin le *névrome plexiforme*, très rarement observé, occuperait la partie supérieure et externe de l'orbite, siégerait assez profondément, intéressant les rameaux lacrymaux du trijumeau. Toujours en même temps que la tumeur orbitaire existerait un néoplasme temporal ou malaire en relation intime avec elle. Congénital, indolent, insensible à la pression, très lent à se développer, le névrome plexiforme ne se reproduirait pas sur place, mais on ne doit pas ignorer que parfois il envoie des prolongements dans le crâne. Actuellement enfin, on considère le névrome plexiforme comme n'étant pas un sarcome.

En raison de la gravité même du pronostic général des sarcomes, l'intervention dès le début doit être large ; et, lorsque la tumeur est saillante à l'extérieur, un examen histologique permet d'en fixer la nature. Celle-ci établie, la seule pratique rationnelle consiste dans l'exentération de l'orbite, voire même le grattage et la cautérisation des points osseux suspects. Si la nature de la tumeur n'a pas été établie avant l'intervention, surtout si la vision est encore conservée, on en pratiquera l'ablation aussi complète que possible et l'on établira ensuite le diagnostic de nature. Alors au cas où l'on reconnait la nature sarcomateuse de la tumeur, l'exentération immédiate est à proposer au malade et en tout cas elle s'impose aux premières traces de récidive.

Autrefois, on donnait indistinctement le nom de *périostose* à des tumeurs parties du squelette orbitaire, tumeurs de nature scrofuleuse ou syphilitique. Actuellement, la périostite chronique, scrofuleuse ou tuberculeuse, se caractérise par sa tendance à la formation plus ou moins rapide d'un abcès périostique et aussi à ce qu'on l'observe de préférence dans le jeune âge. La périostose syphilitique, d'après Galezowski, s'annonce par des douleurs périorbitaires très violentes pendant plusieurs jours, quelquefois des nausées et des vomissements, puis la tuméfaction du périoste survient rapidement. Occupant d'ordinaire le fond de l'orbite, elle provoque bientôt la paralysie de la majeure partie ou de tous les nerfs moteurs de l'œil et parfois l'atrophie du nerf optique. La coexistence d'iritis, de rétinite, de choroïdite, avec un exophtalmos indique, d'une manière presque certaine, une affection syphilitique. Cet accident s'observe dans la syphilis héréditaire comme dans la syphilis acquise.

L'*hyperostose*, c'est-à-dire l'hypertrophie des parois osseuses formant tumeur, constitue une affection rarement localisée à l'orbite ; de règle, les os du crâne ou de la face y participent. Ce serait là la conséquence d'une inflammation sourde de longue durée, qui provoque la sclérose des os et tardivement peut les creuser de cavités médullaires. Consécutivement à cette affection osseuse, le rétrécissement progressif de la cavité orbitaire entraîne la compression des parties contenues, l'exophtalmos et enfin la destruction de l'œil.

Les *ostéomes* orbitaires sont pour la plupart des *énostoses*, la nodosité mère naissant dans la moelle du déployé par prolifération et ossification de la moelle elle-même et croissant par l'apposition de nouvelles couches.

Formée de tissu compact très dur, la tumeur parfois est spongieuse au centre et éburnée à la superficie. Chimiquement on y trouve les éléments du tissu osseux, et histologiquement on relève la rareté des canaux de Havers et des cavités médullaires, ainsi que l'absence presque absolue des vaisseaux dans les parties éburnées. Sa forme est le plus souvent arrondie, mamelonnée et lisse quand il s'agit d'ostéome éburné, irrégulière lorsqu'il est constitué surtout par du tissu spongieux. Tantôt la tumeur est largement implantée sur la paroi orbitaire, tantôt elle est comme pédiculée et en particulier les ostéomes éburnés ont pu être regardés comme libres dans l'orbite. Du reste, leur siège est très variable ; les ostéomes éburnés cependant se rencontrent surtout aux parois supérieure et interne, vers l'ethmoïde et le frontal. Pouvant mesurer plus de 15 centimètres de circonférence, remplir en partie ou en totalité la cavité orbitaire, ces tumeurs, en grandissant, envahissent la fosse nasale, l'antre d'Hygmore, le sinus frontal, voire même la cavité crânienne. La fréquence même de l'envahissement des cavités voisines, s'explique bien par ce fait que l'ostéome orbitaire est souvent parti soit du sinus frontal, soit des cellules ethmoïdales.

Quant aux symptômes, ce sont d'abord ceux des tumeurs de l'orbite (gêne des mouvements et déviation du globe, exorbitisme, douleurs névralgiques, accidents de compression et de luxation de l'œil lui-même, kératite, nécrose cornéenne, fonte purulente ou troubles visuels causés par la gêne de la circulation), puis, lorsque la tumeur est perceptible, des caractères propres de tumeur solide, osseuse même si l'on pratique l'acupuncture. Enfin, doivent être notés les phénomènes qui résultent de l'envahissement des cavités du voisinage.

Le traitement médical a peu de prise sur ces ostéomes ; sans doute s'il existe des antécédents syphilitiques, il est indiqué de recourir tout d'abord à une cure spécifique ; mais de règle, c'est l'intervention chirurgicale qu'il importe de préciser. Or, si l'ostéome est petit, pédiculé, placé près du rebord orbitaire, quoique peu dangereux pour l'œil, son ablation facile s'impose. Au contraire, si la tumeur est volumineuse, surtout si elle s'implante dans la profondeur et par une large base, la conduite à tenir devient plus délicate. D'après Berlin, on ne doit en tenter la résection ou l'extirpation que si la paroi supérieure de l'orbite n'est pas envahie ; et, si l'œil ne peut être conservé dans l'ablation d'une exostose du frontal, il faut pratiquer l'énucléation du globe pour supprimer les souffrances et respecter la tumeur. La crainte de la méningite explique cette timidité ; à notre époque elle n'est plus légitime, et comme il n'est pas prouvé qu'une exostose de la paroi supérieure de l'orbite, abandonnée à elle-même, ne mette pas la vie en danger par envahissement de la cavité cranienne, il est légitime d'intervenir ou tout au moins de tenter l'extirpation, sachant toutefois que des opérateurs comme Maisonneuve et Knapp ont été obligés de laisser des opérations inachevées.

III. — TUMEURS VASCULAIRES

Reposant sur une donnée clinique bien nette, la classification des *tumeurs vasculaires* en *non pulsatiles* et *pulsatiles* mérite d'être conservée.

I° **Tumeurs non pulsatiles.**

L'absence de pulsations caractérise les *angiomes* et les *varices de la veine ophtalmique.*

1° ANGIOMES

Dans l'orbite, l'*angiome* se présente sous deux formes : l'*angiome simple* et l'*angiome caverneux*.

L'*angiome simple* de l'orbite n'est le plus souvent autre chose que le prolongement orbitaire d'un nœvus palpébral. On l'observe chez les enfants ou les jeunes sujets comme lésion congénitale ou parfois à la suite d'un traumatisme. Toujours mal limitée, de consistance molle, de coloration rougeâtre ou violacée, variable avec l'état de la circulation, la tumeur s'aplatit sous la pression, se tuméfie sous l'influence des cris et des efforts. Parfois, son développement est rapide et, en se rompant, elle cause des hémorragies. En général, l'œil est peu ou pas déplacé.

L'extirpation de la tumeur, de règle, n'est pas possible en raison de la brèche palpébrale qui en résulterait, aussi doit-on recourir, pour la détruire, à l'électrolyse ou, à son défaut, à la cautérisation thermique ou galvanique ; les injections coagulantes ont donné quelques succès, mais exposent à des accidents et on peut en dire autant des ligatures sous-cutanées ou sous-conjonctivales.

L'*angiome caverneux*, que caractérise son enveloppe celluleuse et par suite une limitation de la tumeur, présente à la coupe l'aspect réticulé du bulbe de l'urèthre. C'est le plus souvent une tumeur congénitale que l'on a vue cependant se développer chez des gens âgés. Sa croissance est excessivement lente et d'habitude elle ne provoque pas de douleur ; mais, siégeant d'ordinaire dans le fond de l'orbite, voire même dans l'intérieur du cône musculaire de l'œil, l'angiome, dont le volume varie de celui d'un pois à celui d'une noix ou même d'un petit œuf, peut déplacer l'œil et même le luxer complétement. Sous l'influence des obstacles à la circulation veineuse (cris, efforts), l'angiome se gonfle, et si la tumeur est superficielle, elle s'accuse par une coloration bleuâtre ; en même temps l'exophtalmie augmente, puis lorsque la circulation se régularise, l'œil reprend sa place et le doigt reconnaît une tuméfaction molle, élastique, en partie réductible. La possibilité d'une névrite et d'une atrophie optique par compression, l'exophtalmie, telles sont les raisons qui assombrissent le pronostic de l'angiome caverneux. Toutefois, en raison de la limitation précise de la tumeur, son extirpation est indiquée ; son exécution peut être délicate en raison du siège profond de l'angiome et de la nécessité de respecter les organes voisins. Le sacrifice de l'œil, en effet, n'est légitime que si la vision est déjà perdue.

2° VARICES

Les *varices de l'orbite* se présentent sous deux aspects différents. Tantôt il y a tumeur formée par les veines dilatées, tantôt un exophtalmos intermittent traduit seul les changements de volume subis par les veines orbitaires. Comme l'a démontré Yvert, l'existence de tumeurs veineuses de l'orbite, en communication directe avec la circulation veineuse intra-cranienne, ne saurait être mise en doute.

La *tumeur variqueuse* siège de règle au confluent des veines de la face et de l'orbite, à l'embouchure des veines sus-orbitaire et frontale, dans la veine ophtalmique, c'est dire qu'on l'observe au-dessous de la tête du sourcil, à l'angle supéro-interne de l'orbite. Chez un enfant ou un jeune sujet, la peau de la paupière supérieure, souvent bleuâtre, est soulevée par une tumeur petite (pois, amande), caractérisée par les changements de volume et de coloration qu'y provoque la gêne de la circulation veineuse, en particulier la flexion de la tête. Elle est molle, réductible, sans battements, pulsations, ni souffle, sans troubles cérébraux comme conséquence de sa réduction spontanée ou par compression. Exceptionnellement, les mouvements de l'œil sont gênés, de même l'exophtalmie manque d'ordinaire. Enfin, la vision ne se montre pas altérée.

Toute confusion avec une tumeur pulsatile est impossible; de même sa réductibilité différencie la tumeur veineuse des kystes orbitaires et l'encéphalocèle congénitale se caractérise par sa non-réduction spontanée, l'absence de modifications rapides sous l'influence de la position, les déformations du crâne et les accidents cérébraux qu'entraîne la compression de la tumeur.

Se développant lentement, n'occasionnant aucune douleur et peu de gêne, restant stationnaires, ces tumeurs ne constituent guère qu'une infirmité peu sérieuse, qu'il est prudent de ne pas traiter. Cependant, si l'on se décidait à intervenir, il faudrait recourir à l'électrolyse, les injections coagulantes de perchlorure de fer ou de tannin pouvant être suivies de réaction ou d'embolie.

L'*exophtalmos intermittent*, affection très rare, s'observe chez l'adulte lorsque le sujet incline la tête en avant et disparaît dès qu'il la relève, cela sans que l'on constate de tumeur, de battements, de souffle vasculaire. D'après Mackensie, il existerait un état variqueux des veines ophtalmiques, le sang, sous l'influence de la pesanteur, refluant de ces vaisseaux dans le sinus de la dure-mère ou s'écoulant en sens inverse, suivant la position de la tête.

Affection bénigne, à marche lente, habituellement stationnaire, l'exophtalmos intermittent ne réclame aucune intervention.

II° Tumeurs pulsatiles.

L'exophtalmie, les pulsations visibles ou perceptibles seulement au toucher, un bruit de souffle à l'auscultation, des bruits intra-craniens perçus par le malade, l'apparition vers l'angle interne de l'orbite d'une tumeur formée par la dilatation de la veine ophtalmique, la paralysie de la paupière supérieure et de quelques-uns des muscles de l'œil, la congestion et le développement quelquefois considérable des vaisseaux des paupières et de la conjonctive, les troubles visuels caractérisés par la diplopie, l'affaiblissement et souvent la perte de la vue, tel est en résumé le complexus clinique connu sous le nom d'*exophtalmos pulsatile* et récemment étudié à nouveau par le professeur Le Fort.

D'après Le Fort, on a vu les symptômes de l'exophtalmie pulsatile coïncider avec des lésions très diverses : 1° rupture de la carotide interne dans le sinus caverneux; 2° anévrysme de l'artère ophtalmique; 3° anévrysme de la carotide interne au niveau du sinus caverneux; 4° oblitération des sinus recevant le sang du sinus caverneux; 5° tumeur intra-cranienne au niveau du sinus caverneux; 6° cancer vasculaire de l'orbite; 7° angiomes orbitaires; 8° anévrysme cirsoïde de l'orbite.

La pathogénie des symptômes se déduit du reste bien des lésions observées. Dans les cas de rupture de la carotide dans le sinus caverneux, l'irruption du sang artériel et la gêne du retour du sang veineux expliquent la dilatation de la veine ophtalmique, d'où l'exophtalmie et la tumeur vasculaire du grand angle de l'œil; de même se comprend le bruit de souffle continu avec exacerbation et les bruits intra-craniens.

L'anévrysme de l'artère ophtalmique peut avoir pour effet direct l'exophtalmie, les pulsations, le bruit de souffle, les bruits intra-crâniens; par compression il peut agir sur la veine ophtalmique et les nerfs orbitaires.

S'il y a anévrysme de la carotide dans le sinus, le cours du sang veineux se trouve gêné, moins cependant que dans le cas de rupture artérielle et d'irruption du sang artériel; la pathogénie des accidents n'offre rien de spécial, ces derniers, toutefois, doivent être moins prononcés.

De même, dans les cas exceptionnels d'oblitération des sinus recevant le sang du sinus caverneux, l'on comprend encore la dilatation de la veine ophtalmique, mais pour se rendre compte des pulsations et du bruit de souffle continu avec redoublement, il faut admettre avec Le Fort que la carotide, environnée de toutes parts par le sang du sinus fortement dilaté, doit forcément communiquer à ce sang qui l'entoure une augmentation de pression à chaque systole cardiaque. La veine ophtalmique elle-même, très dilatée, communiquant largement avec le sinus, doit aussi, par transmission des alternatives de pression, subir les mêmes influences et par conséquent présenter des battements. Quant au bruit de souffle, on peut également admettre qu'il est dû à ce que l'artère carotide est comprimée dans le sinus par le sang qui distend ce sinus, et cette compression, augmentant au moment où l'artère se dilate par la systole cardiaque, donne naissance au renforcement du son au moment de cette systole.

Enfin, une tumeur intra-crânienne existant au niveau du sinus et comprimant ce sinus, peut bien causer de l'exophtalmie, mais on ne saisit pas par quel mécanisme cette exophtalmie s'accompagnerait de battements et de souffle.

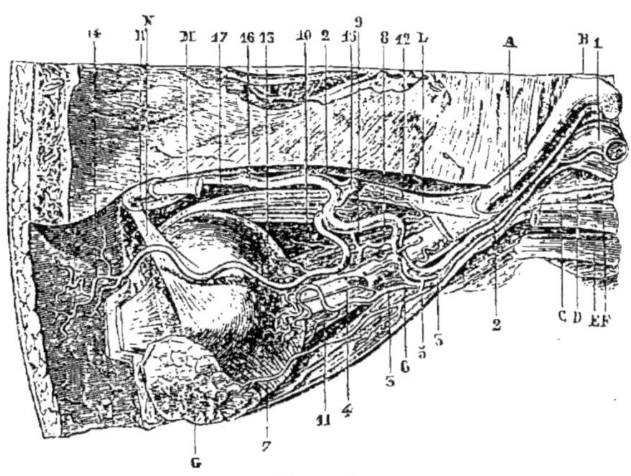

Fig. 431.

Artère ophtalmique.

A, nerf optique; — B, chiasma des nerfs optiques; — C, nerf pathétique; — D, moteur oculaire commun; — E, nerf maxillaire supérieur; — F, branche ophtalmique de Willis; — G, glande lacrymale; — H, poulie du muscle grand oblique; — L, M, N, muscle grand oblique; — L, son extrémité postérieure; — M, son extrémité antérieure; — N, sa portion réfléchie; — 1, artère carotide interne; — 2, 2, artère ophtalmique; — 3, 3, artères ciliaires postérieures; — 4, artère centrale de la rétine; — 5, artère lacrymale; — 6, rameaux musculaires de l'artère lacrymale; — 7, rameaux de la glande lacrymale; — 8, artère musculaire inférieure; — 9, rameau du droit supérieur et de l'élévateur de la paupière; — 10, rameau du droit inférieur; — 11, rameau du petit oblique; — 12, rameau du grand oblique; — 13, artère sus-orbitaire; — 14, sa terminaison; — 15, artère ethmoïdale postérieure; — 16, artère ethmoïdale antérieure; — 17, branche terminale de l'artère ophtalmique.

Quant aux cancers vasculaires de l'orbite, aux angiomes orbitaires, aux anévrysmes cirsoïdes, ils provoquent une exophtalmie pulsatile, dont il est possible d'établir cliniquement l'origine; aussi doit-il être tout d'abord question de l'exophtalmie pulsatile, habituellement causée par la rupture de la carotide interne dans le sinus caverneux, comme l'a établi Nélaton.

L'exophtalmos pulsatile est spontané ou traumatique. Spontané, il s'observe surtout chez la femme pour qui l'état de grossesse, les efforts de l'accouchement constituent des causes particulières; l'athérome artériel a pu parfois être noté comme condition prédisposante. Il ne paraît pas y avoir prédilection de la lésion pour un côté plutôt que pour l'autre. Dans les cas traumatiques, on relate tantôt que l'artère a été blessée directement par un grain de plomb, un coup de bout de parapluie ou de fleuret ou bien elle a été déchirée par une esquille ou encore par le tiraillement qu'elle a subi dans son trajet osseux du fait de la production d'une fissure (fracture par irradiation), enfin certains traumatismes légers (coup de poing sur la nuque, sur la joue) ont pu, sans causer de fracture, rompre l'artère, grâce à sa friabilité particulière, du fait d'une secousse un peu vive imprimée aux os du crâne.

Dans les cas spontanés, l'affection de règle se traduit brusquement par une douleur plus ou moins vive dans la moitié correspondante du crâne et la perception d'un bruit comparé au bourdonnement d'un insecte, à celui d'une chute d'eau, d'une machine à vapeur, d'une scie, au tic-tac d'une montre. Rapidement surviennent les signes dus à la gêne de la circulation veineuse, et, en quelques semaines, la tumeur pulsatile est constituée. Lorsqu'il y a eu traumatisme, sa symptomatologie propre attire seule l'attention, puis le blessé se plaint de l'existence d'un bruit intracrânien et d'ordinaire les signes de la tumeur orbitaire ne se montrent qu'au bout de semaines, de mois ou même d'années.

On attachera une importance particulière au bruit intracrânien accusé par le malade (bruit de sifflet, de rouet, de scie, de machine à vapeur, bourdonnement). Parfois il est perçu à distance par l'observateur qui, à l'auscultation, constate un bruit de souffle continu avec renforcement au moment de la systole cardiaque, quelquefois un bruit de scie ou de frottement, un piaulement. Ces bruits sont perçus en auscultant sur la région orbitaire, parfois aussi sur les régions crâniennes voisines; mais là il prend plutôt le caractère de souffle intermittent. La compression de la carotide primitive supprime ces bruits crâniens. L'exophtalmie dans quelques cas existe des deux côtés, mais d'ordinaire elle est unilatérale, et quand elle est très prononcée, au chémosis, au renversement de la paupière inférieure, à la gêne des mouvements de l'œil s'ajoutent les désordres de nutrition des membranes laissées à découvert, de la cornée en particulier, d'où la fonte de l'œil. Le degré de protrusion de l'œil ne paraît pas être en rapport avec la force des pulsations de l'œil ou des parties molles de l'orbite. Parfois ces dernières frappent l'entourage du malade, parfois il est nécessaire que le doigt placé sur un des points de la cavité orbitaire, surtout à sa partie interne, aille sentir les battements isochrones au pouls. Du reste, chez certains sujets ces battements artériels sont appréciables dans les vaisseaux dilatés et flexueux qui rampent sur les paupières et les parties voisines. Le doigt perçoit encore le thrill, fait qui n'est cependant pas constant dans tous les cas de rupture de l'artère dans le sinus.

Enfin la tumeur pulsatile due au développement exagéré de la veine ophtalmique, lorsqu'elle devient apparente, ce qui est fréquent, siège vers l'angle interne. D'après Le Fort, dans toutes les observations où elle a été signalée en dehors et au-dessus du globe de l'œil, il s'agissait non d'une rupture artérielle dans le sinus, mais de tumeurs érectiles ou de cancers vasculaires.

Quant aux troubles dus à la compression des nerfs moteurs et du nerf optique, ils ne présentent rien de spécial à la cause qui provoque l'exophtalmie pulsatile.

Au point de vue du pronostic, si l'on cite quelques cas de guérison spontanée, on ne doit pas ignorer que le malade est exposé aux dangers d'une aggravation brusque des principaux symptômes et de poussées inflammatoires, accidents qui résultent de coagulations dans le tronc ou les branches de la veine ophtalmique. De plus on a vu ces malades succomber rapidement à des hémorragies.

Indépendamment de ces suites possibles, la gêne occasionnée par l'affection démontre la nécessité d'une intervention thérapeutique. Voici comment s'exprime à ce sujet le professeur Le Fort.

La compression directe sur l'œil, les injections sous-cutanées d'ergotine sont souvent inefficaces. Toutefois, bien que douloureuse, la compression locale pourra être essayée dès le début. Picqué et Despagnet[1] ont rapporté un cas de guérison par ce moyen. Les injections coagulantes intraorbitaires sont dangereuses : la compression digitale ou instrumentale de la carotide suspend momentanément les principaux symptômes, mais elle n'a guère donné que des insuccès quand on l'a employée comme moyen thérapeutique.

La ligature de la carotide primitive est le seul traitement efficace de l'exophtalmos pulsatile. Elle n'est que rarement suivie d'accidents cérébraux, si fréquents dans toutes les autres circonstances où l'on fait cette ligature.

Si la ligature du tronc carotidien a pour effet à peu près constant d'arrêter immédiatement les pulsations et les bruits intra-craniens, il est assez fréquent de les voir reparaître, mais affaiblis, quelques minutes, quelques heures ou quelques jours après l'opération.

Cette apparente récidive ne doit pas décourager le malade et le chirurgien, car la guérison survient assez souvent d'elle-même après quelques heures ou quelques mois.

Si l'exophtalmie est double ou si, dans un cas d'exophtalmos unilatéral traité par la ligature de la carotide, il y a récidive et que la compression de la carotide du côté opposé arrête les pulsations, le bruit de souffle et les bruits intracrâniens, il ne faut pas hésiter à faire la ligature de la seconde carotide.

Pour Delens, l'existence de cas bien constatés de guérison spontanée permet de tenter tout d'abord la compression directe et les moyens

(1) Picqué et Despagnet. *Exophtalmos pulsatile.* Guérison par la compression directe. Société de chirurgie, 1893.

médicaux ; puis si les phénomènes observés paraissent menaçants et s'il existe une tumeur pulsatile bien localisée, on emploiera l'électrolyse. Enfin, on n'aura recours à la ligature primitive qu'en présence d'une aggravation rapide de la maladie et lorsque les autres moyens auront échoué.

De l'exophtalmos pulsatile le professeur Le Fort sépare cliniquement le *cancer vasculaire de l'orbite*, l'*anévrysme cirsoïde* et les *angiomes pulsatiles*.

Le *cancer vasculaire* de l'orbite ne présente pas le début brusque que l'on rencontre si souvent dans l'exophtalmos, le bruit de souffle est moins net, moins intense, la réductibilité de l'œil par la pression est à peu près impossible ou, si elle existe, elle est peu marquée. S'il existe une tumeur sur les côtés de l'œil, elle est plus résistante et peu réductible ; les douleurs au lieu d'exister dans le crâne ont pour siège l'orbite. Enfin symptôme très important : le développement du cancer de l'orbite se fait surtout vers la partie externe et en dehors de l'œil.

L'*anévrysme cirsoïde* peut, comme l'exophtalmos, succéder à une contusion sur l'orbite ou dans la région orbitaire, mais son début est lent : les bruits intracrâniens ne se montrent pas dès les premiers jours de l'accident et presque toujours le développement exagéré des vaisseaux des paupières, du front, des tempes, des joues, permettent d'arriver assez facilement au diagnostic.

Les *angiomes pulsatiles* présentent aussi dans leur développement lent et progressif, dans la saillie qu'ils forment sur les divers points du contour de l'orbite, dans le développement des vaisseaux périorbitaires, des caractères qui permettent de les reconnaître (Le Fort).

CHAPITRE CXLVI

CHIRURGIE DE L'ORBITE

EXENTÉRATION DE L'ORBITE

Le manuel opératoire à suivre pour vider l'orbite de tout son contenu varie suivant que le néoplasme malin, cause habituelle de cette
opération, a ou non envahi les paupières et les cavités voisines, le crâne
en particulier.

Les paupières sont intactes; le chirurgien les fend au niveau de l'angle
externe jusqu'au rebord osseux, de façon à pouvoir les faire relever,
puis il incise au fond des culs-de-sac conjonctivaux et libère les voiles
palpébraux de leurs attaches profondes au pourtour de l'orbite qu'il
attaque ensuite.

Si les paupières doivent, elles aussi, être enlevées tout d'abord, deux
incisions semi-elliptiques les cernent à hauteur de la base de l'orbite.
Cela fait, lorsque la tumeur maligne n'a pas encore contracté d'adhérences intimes avec le périoste, le doigt ou une spatule étroite et mince,
sans grande hémorragie, décolle de son enveloppe osseuse le contenu
orbitaire qui reste fixé par son pédicule au trou optique et à la fente
sphénoïdale. Enfin le ciseau de Warlomont, glissé le long de la paroi
externe, achève la libération et écrase les vaisseaux dont l'hémorragie
est facilement arrêtée par le tamponnement de l'orbite et un pansement
compressif.

Lorsque la tumeur a contracté des adhérences et peut-être envahi les
cavités voisines, le chirurgien plonge la lame d'un bistouri droit le long
de la paroi interne, jusqu'à ce qu'il juge sa pointe arrivée au fond de
l'orbite; puis, par un mouvement demi-circulaire rapide, il circonscrit
les parois inférieure, externe et supérieure, se laissant guider et par les
résistances osseuses et par ses connaissances anatomiques. Le sommet
du cône des parties molles ainsi détachées est ensuite sectionné avec le
ciseau de Warlomont et, lorsque le tamponnement a arrêté ou modéré
l'hémorragie, avec les pinces et les ciseaux, avec la rugine, avec la
curette tranchante, on fait la toilette de l'orbite, c'est-à-dire que l'on

extirpe tout ce qui reste du contenu de l'orbite et l'on poursuit les prolongements du néoplasme dans la profondeur du canal optique, des cellules ethmoïdales, des sinus frontal et maxillaire. Dans ce cas, si l'on a eu soin de pratiquer au préalable la désinfection des fosses nasales, le tampon orbitaire et le pansement compressif peuvent être laissés en place trois ou quatre jours, à moins que le suintement ne se fasse jour à la surface. Si la récidive ne se produit pas, peu à peu la perte de substance se tapisse d'une cicatrice qui déprime fortement les paupières quand elles ont pu être conservées.

APPENDICE

Instruction ministérielle du **13 mars 1894** sur l'aptitude physique au service militaire. — Organes de la vision.

Art. Ier. — *Diminution de l'acuité visuelle.*

1° L'aptitude au service actif exige une *acuité visuelle binoculaire* supérieure ou tout au moins égale à 1/2, sans correction par des verres, excepté pour la *myopie*. D'autre part, l'*acuité visuelle monoculaire* ne doit descendre ni pour l'œil droit ni pour l'œil gauche au-dessous de 1/10 ;

2° Seront versés dans le service auxiliaire les jeunes gens qui ont une *acuité visuelle* entre 1/2 et 1/4 de l'un des yeux, à condition que l'*acuité visuelle* de l'autre œil ne soit pas inférieure à 1/10. Ici encore, la correction par les verres ne sera faite qu'en cas de myopie.

Une *acuité visuelle* inférieure aux limites indiquées ci-dessus confère l'*exemption* et entraîne la *réforme*.

L'*acuité visuelle* se mesure au moyen de l'échelle typographique placée à 5 mètres.

Art. II. — *Myopie.*

La *myopie* entraîne l'*exemption* du service actif et la *réforme :*

1° Quand elle est supérieure à 6 dioptries ;

2° Quand la *myopie* étant égale ou inférieure à 6 dioptries, l'*acuité visuelle* n'est pas ramenée par des verres concaves aux limites indiquées au premier paragraphe de l'article Ier ; dans ce cas, si l'*acuité visuelle* est ramenée par des verres concaves aux limites indiquées au deuxième paragraphe de l'article Ier, la myopie est compatible avec le service auxiliaire.

La *myopie* supérieure à 6 dioptries est compatible avec le service auxiliaire, à condition que l'*acuité visuelle* soit ramenée par des verres concaves aux limites stipulées au deuxième paragraphe de l'article Ier et qu'il n'y ait pas de lésions choroïdiennes étendues.

Art. III. — *Hypermétropie et astigmatisme.*

L'*hypermétropie* et l'*astigmatisme* entraînent l'*exemption* du service actif et la *réforme* lorsqu'ils déterminent un abaissement de l'*acuité visuelle* au-dessous des limites fixées dans le premier paragraphe de l'article Ier.

Sont versés dans le service auxiliaire les jeunes gens atteints d'*hypermétropie* et d'*astigmatisme* déterminant l'abaissement de l'acuité visuelle défini dans le paragraphe 2 de l'article 1er.

Art. IV. — *Amblyopie.*

Il existe un certain nombre de cas dans lesquels la diminution de l'acuité visuelle ne répond à aucune altération appréciable de l'œil. Si la pupille est moyennement dilatée, peu sensible aux projections lumineuses directes, et au contraire sensible aux excitations de la rétine de l'autre œil; s'il y a une déviation en dehors de l'œil affaibli, si l'examen fait constater un léger degré d'hypermétropie, les allégations du sujet peuvent être regardées comme vraisemblables.

La *simulation* de l'amblyopie unilatérale est fréquente; les procédés qui permettent de la déjouer sont de deux ordres. Les premiers font constater l'exagération et la mauvaise foi du sujet, mais sans préciser le degré d'acuité visuelle que possède en réalité l'œil prétendu affaibli; les seconds, au contraire, permettent de déterminer exactement l'état de la vision de l'œil dit amblyope et de prendre immédiatement une décision formelle.

Aux procédés de la première catégorie appartiennent :

1º La production de la diplopie par interposition d'un prisme devant l'œil sain ;

2º Le procédé de Græfe ;

3º Le procédé de Flees et ses dérivés.

A la deuxième catégorie appartiennent :

1º Le procédé de Chauvel, dont la boîte est garnie de verres translucides, portant les caractères du nº 1 au nº 10 de l'échelle typographique de Perrin, à l'aide desquels on peut obtenir la mesure de l'acuité visuelle de l'œil prétendu affaibli en même temps que la preuve de simulation. Deux diaphragmes dont cet appareil est muni permettent en outre de donner à volonté des images directes et des images croisées ;

2º Le procédé de Javal-Cuignet, qui consiste à interposer sur le trajet des rayons lumineux allant des yeux à l'objet mis en vue un corps opaque, tel que crayon, porte-plume, règle, doigt, de façon à cacher une partie de l'objet. Si l'on veut obtenir exactement le degré de l'acuité visuelle, il faut encore substituer à l'objet des points ou des caractères typographiques de grandeur déterminée en rapport avec la distance d'observation ;

3º Le procédé de Stilling, dans lequel on place le sujet à la distance de 5 mètres, devant un carton portant une échelle typographique de couleur rouge ou verte sur fond noir; on fait alors lire, les deux yeux largement ouverts, de façon à déterminer l'acuité. On interpose ensuite devant l'œil sain une lame de verre d'une couleur complémentaire de celle du tableau typographique et on fait lire de nouveau, les deux yeux bien ouverts, comme précédemment; la vision de l'œil se trouvant ainsi annihilée, celle de l'œil prétendu affaibli subsiste seule et l'épreuve donne immédiatement la mesure de son acuité visuelle ;

4º Le procédé de Michaud, lequel repose encore sur ce principe que des traits au crayon rouge sur papier blanc cessent d'être visibles à travers une lame de verre rouge. Un mot étant tracé en noir avec des caractères typographiques d'un numéro déterminé, on transforme ces lettres au crayon rouge en leur ajoutant certains jambages de manière à faire, par exemple, un F d'un I, un E d'un L ou un O d'un C et à obtenir un mot d'une signification différente ; si l'on place le verre rouge devant l'œil sain, les traits noirs resteront visibles, mais les traits rouges ne seront plus visibles que pour l'œil supposé affaibli, et si l'on invite le sujet à lire rapidement les deux yeux largement ouverts, on aura facilement la preuve de la simulation et en même temps une mesure de l'acuité visuelle ;

5° Une épreuve consistant à faire lire par l'examiné des échelles typographiques ordinaires, après avoir placé un verre de vitre devant l'œil prétendu affaibli et un verre convexe de quatre dioptries devant l'œil sain ; ce dernier est de la sorte annulé pour la vision à distance, et il devient facile de prendre la mesure de l'acuité de l'autre œil, tout en faisant la preuve de la simulation.

Art. V. — Affections des paupières.

Entraînent l'exemption :
La destruction,
La division étendue,
Les cicatrices vicieuses,
L'ankyloblépharon et le symplépharon étendus et gênants,
L'entropion et l'ectropion prononcés,
Les tumeurs volumineuses ou de mauvaise nature,
La blépharite ciliaire ancienne et déformante,
Le trichiasis avec pannus de la cornée,
Le ptosis congénital ou paralytique,
Le blépharospasme invétéré.

La réforme ne sera prononcée pour ces affections que si elles ont résisté à un traitement rationnel.

La blépharite peut être provoquée par des cautérisations répétées ; l'acuité des phénomènes, la limitation des lésions, leur aspect spécial attireront l'attention. Plus simple encore est le diagnostic du blépharospasme provoqué par l'introduction d'un corps étranger sous les paupières, par une éraflure de la cornée. Si le blépharospasme accompagne un tic prononcé de la face, il y a lieu de recourir à une enquête sur l'état antérieur du sujet.

Art. VI. — Affections des voies lacrymales.

Rendent impropre au service :
Les tumeurs de la glande lacrymale,
L'épiphora chronique et prononcé,
La dacriocystite chronique et suppurée,
La fistule lacrymale.
L'incurabilité dans les mêmes affections entraîne seule la réforme.

Art. VII. — Affections de la conjonctive.

Les conjonctivites chroniques, en particulier la conjonctivite granuleuse,
Le ptérygion atteignant le centre de la cornée,

Les *tumeurs* volumineuses ou malignes de la conjonctive et de la caroncule lacrymale entraînent l'*exemption*, et peuvent, si elles sont rebelles au traitement, nécessiter la *réforme*.

Art. VIII. — *Affections de la cornée.*

Les *kératites* anciennes, spécialement les *kératites vasculaires panniformes* étendues,

Les *ulcérations* profondes des cornées,

Les *staphylomes* transparent et opaque,

Les *taies* ou *opacités* invétérées sont compatibles avec le service actif ou avec le service auxiliaire, suivant le degré de l'acuité visuelle spécifié dans l'article 1ᵉʳ. Au-dessous de ces limites, elles nécessitent l'*exemption* et la *réforme*, si elles sont incurables.

Art. IX. — *Affections de la sclérotique et de l'iris.*

Entraînent l'*exemption* :

Le *staphylome* antérieur de la sclérotique,

La *sclérite* et l'*épisclérite* anciennes,

Les *vices de conformation de l'iris* qui diminuent l'acuité visuelle au-dessous des limites fixées,

Les *synéchies* antérieures ou postérieures avec atrésie ou occlusion de la pupille,

La *mydriase paralytique*,

L'*iritis chronique*,

Les *tumeurs de l'iris* de nature maligne ou envahissante,

La *réforme* ne sera prononcée qu'en cas d'incurabilité.

La *mydriase* peut être aisément provoquée, et la paralysie artificielle ne se distingue pas facilement d'une paralysie morbide. Le degré de dilatation plus considérable de la pupille, son insensibilité absolue à la lumière, ne constituent pas des signes suffisants pour admettre une simulation. En l'absence de données étiologiques acceptables, il y a lieu de prononcer l'admission dans l'armée, un examen sérieux et prolongé dans un hôpital étant nécessaire pour déjouer la supercherie.

Art. X. — *Affections du cristallin.*

Les *déplacements*, l'*opacité du cristallin* et de sa *capsule*, l'*absence de la lentille*, si elles réduisent l'acuité au-dessous des limites fixées, entraînent l'*exemption* et la *réforme*.

Art. XI. — *Affections du corps vitré.*

Les *opacités du corps vitré* sont dans le même cas.

Art. XII. — *Affections de la choroïde.*

Le *coloboma* étendu,

L'*absence de pigment* (albinisme),

Les *tumeurs de la choroïde* à marche progressive,

Les *choroïdites*,

Le *glaucome* entraînent l'*exemption* et nécessitent la *réforme* après un traitement infructueux.

ART. XIII. — *Affections de la rétine et du nerf optique.*

Les diverses variétés de la *rétinite*,
Le *décollement de la rétine*,
La *neurorétinite* et la *névrite optique*,
L'*atrophie des nerfs optiques*, quel qu'en soit le degré, nécessitent l'*exemption* et la *réforme* quand elles sont reconnues incurables.

ART. XIV. — *Affections du globe oculaire.*

Entraînent l'*exemption* et la *réforme* :
La *perte* ou la *désorganisation* de l'œil ou des deux yeux,
Les *tumeurs intra-oculaires*.
L'*exophtalmie*.

ART. XV. — *Affections des muscles de l'œil.*

Le *strabisme fonctionnel* est compatible avec le service actif ou le service auxiliaire, suivant le degré de diminution de l'acuité visuelle, ainsi qu'il a été dit à l'article I, il entraîne l'*exemption* et la *réforme* si l'abaissement de l'acuité visuelle dépasse les limites fixées.

La paralysie d'un ou de plusieurs muscles de l'œil nécessite l'*exemption*. La *réforme* ne sera prononcée qu'après l'échec d'un traitement rationnel.

Le *nystagmus* entraîne les mêmes conclusions dans les mêmes conditions.

ART. XVI. — *Affections de l'orbite.*

Les *tumeurs progressives* ou *malignes* de la cavité orbitaire, les *ostéites* chroniques, avec déformations prononcées, adhérences étendues et gênantes, nécessitent l'*exemption* et la *réforme* si elles sont incurables.

ART. XVII. — *Sont compatibles avec le service auxiliaire.*

1° Le *symblépharon* qui, sans amener une grande gêne dans le mouvement des paupières, n'est pas un obstacle à la fonction visuelle ;

2° La *blépharite ciliaire ancienne* sans renversement des paupières ;

3° Les *opacités de la cornée*, les *exsudats de la pupille*, suivant le degré de l'acuité visuelle défini au paragraphe 2 de l'article I ;

4° La *myopie supérieure à six dioptries*, à condition que l'acuité visuelle soit ramenée par des verres concaves aux limites stipulées au paragraphe 2 de l'article I et qu'il n'y ait pas de lésions choroïdiennes étendues ;

5° L'*hypermétropie* et l'*astigmatisme* lorsqu'ils déterminent l'abaissement de l'acuité visuelle défini dans le paragraphe 2 de l'article I ;

6° Le *strabisme fonctionnel*, si la diminution de l'acuité visuelle est telle qu'elle est définie au paragraphe 2 de l'article I.

Extrait de l'Instruction 'pour servir de guide aux médecins de la marine dans l'appréciation des infirmités, maladies ou vices de conformation qui rendent impropres au service de la flotte (du 8 avril 1891).

ORGANES DE LA VISION

Acuité visuelle et champ visuel. — L'intégrité de la vision est encore plus nécessaire dans la marine que dans l'armée et l'usage des verres admis dans l'armée est, en principe, inacceptable dans le service de la flotte. Il est donc indispensable d'adopter une ligne de conduite différente pour les inscrits maritimes et pour les engagés volontaires, d'une part, et *pour les hommes provenant du recrutement,* d'autre part.

Pour les *mousses* et les *engagés volontaires,* la vue doit être complètement normale, sauf les exceptions ou tolérances prévues dans les instructions annuelles sur le recrutement des spécialistes des équipages de la flotte; il faut, en outre, pour l'aptitude à certaines spécialités (gabier, timonier, pilote, canonnier, torpilleur), l'absence de daltonisme ou de diplopie.

L'absence de daltonisme ou l'état normal du sens chromatique sera constatée par l'épreuve d'Holmgreen.

L'épreuve tendant à constater l'absence de *diplopie* consiste à faire fixer avec les deux yeux un objet (par exemple 'la flamme d'une bougie), et à placer un verre coloré en rouge devant un des yeux; s'il n'y a pas de diplopie, le sujet continuera à ne voir qu'une seule flamme colorée à moitié de rouge; s'il y a diplopie, il verra deux flammes, une rouge et une blanche.

Pour les hommes de l'*inscription maritime,* tout vice ou toute lésion des organes de la vision qui réduit l'*acuité visuelle* à distance au-dessous de 3/5 pour l'un des yeux et de 2/5 pour l'autre œil, ou qui *restreint le champ visuel,* binoculaire du côté des tempes de plus de la moitié entraîne l'*inaptitude au service.*

L'examen de l'acuité visuelle, successivement et à part pour l'un ou pour l'autre œil, se fera au moyen de deux tableaux typographiques, ou à défaut, avec des en-têtes de livre d'égale dimension. Ces deux tableaux sont formés, d'une part de 9 lettres, de l'autre de 9 signes que l'on peut facilement faire déterminer par des illettrés, et dans un sens quelconque, en leur enjoignant de représenter avec deux doigts de l'une ou de l'autre main la forme et la direction de l'ouverture des signes qu'on leur montre : lettres et signes sont du n° 4 des échelles métriques; il mesurent $0^m,015$ de large, ils doivent être vus par un œil normal à 5 mètres et l'acuité est alors égale à 1; si le sujet ne les voit distinctement qu'à 1, 2, 3, 4 mètres, l'acuité descend à 1/5, 2/5, 3/5, 4/5.

Pour les *hommes du recrutement* il faut nécessairement se conformer aux mesures adoptées dans l'armée... Les *hommes du recrutement* ne pourront faire du service à bord des navires que si leur *acuité visuelle* n'est pas abaissée au-dessous des limites fixées pour les inscrits (3/5 pour un œil 2/5 pour l'autre). Dans le cas contraire, ils seront employés à terre dans les divisions.

[Pour les autres numéros se reporter aux articles de l'Instruction du 13 mars 1894 sur l'aptitude physique au service militaire.]

Des conditions de la vision pour le choix des spécialités dans la marine, par le Dr Burot. (*Arch. de méd. navale et coloniale*, 1893, t. LIX, p. 93.)

Gabiers. — Excellente vue : $V = 1$ (ne laissant aucun doute), c'est-à-dire qu'ils doivent reconnaître très couramment et sans hésitation, toutes les lettres et signes.

Canonniers. — Vue normale : $V = 1$.

Torpilleurs. — Vue normale : $V = 1$; n'être atteint ni de daltonisme, ni de diplopie.

Fusiliers. — Vue bonne, avec tolérance de $V = 1$ œil droit, 3/5 œil gauche.

Timoniers. — Excellente vue : $V = 1$ (ne laissant aucun doute).

Mécaniciens. — L'acuité visuelle à exiger peut être abaissée aux 4/5 de la vue normale avec une tolérance pouvant aller jusqu'aux 3/5 pour l'un d'eux (circulaire du 23 décembre 1892).

Pilotes. — Vue excellente ($V = 1$); en plus, sans amétropie ni daltonisme, même au plus faible degré. Pour la recherche du daltonisme, on se sert du chromo-optomètre et de l'instruction y annexée; à défaut, pour l'appellation des couleurs, d'un livre de signaux; pour l'acuité chromatique, du n° 5 de l'échelle de de Wecker, en terminant toujours par l'expérience de Holmgreen. Cet examen, quoique non prescrit, serait aussi nécessaire pour les gabiers et les timoniers (Barthélemy). Tous les cinq ans, à partir de cinquante ans, chaque pilote ou aspirant-pilote en exercice, doit subir une nouvelle épreuve pratique à l'effet de constater qu'il a une vue encore parfaitement suffisante pour le service ordinaire du pilotage (circulaire du 7 février 1891; navigation commerciale).

Fourriers. — Conditions du recrutement ou de l'inscription maritime suivant la provenance.

Charpentiers, voiliers, agents des vivres, infirmiers. — Pas de mention spéciale.

Tambours et clairons. — Vue normale : $V = 1$ à droite, tolérance jusqu'à 3/5 à gauche.

Chauffeurs. — Bonne vue.

Tailleurs, maîtres d'hôtel et cuisiniers, musiciens. — Pas de mention spéciale.

Mousses. — $V = 1$.

Ouvriers des arsenaux. — L'acuité visuelle doit être au moins de 1/4 pour chacun des deux yeux.

Instruction du 23 mars 1880 relative à l'examen médical auquel doivent être soumis les candidats à l'école navale.

Les candidats sont soumis aux épreuves optométriques et daltoniques ci-après.

L'épreuve optométrique consiste dans la lecture à une distance de 1 mètre pour la vision monoculaire et à une distance de 2 mètres pour la vision binoculaire, dans la proportion de 18 sur 24 des lettres capitales n° 15, noires sur fond blanc de l'échelle typographique de Snellen, éclairée par une bougie placée à 60 centimètres des lettres. Relativement au daltonisme, les candidats subiront une épreuve de nuit avec l'appareil spécial (chromo-optomètre) e une épreuve de jour avec les écheveaux de laine.

ÉPREUVES OPTOMÉTRIQUES ET DALTONIQUES

[Pour ces épreuves, il est fait usage du chromo-optomètre construit d'après les indications de M. le directeur du service de santé Barthélemy, par M. Giroux opticien, 58, quai des Orfèvres à Paris.]

Description du chromo-optomètre. — L'appareil fermé se compose d'une boîte de 25 centimètres de côté sur 5 centimètres de profondeur. Le couvercle est à glissière et se tire par le bord supérieur CC; sa face extérieure porte l'inscription chromo-optomètre; sur la face intérieure FI est collé le tableau des test-caractères, noir sur blanc du n° XV de l'échelle de Snellen, disposés en carré sur huit lettres dans tous les sens, également espacées ; qu'on peut faire lire de haut en bas, de bas en haut, de gauche à droite, de droite à gauche, ce qui donne huit fois huit lettres à dénommer dans quatre directions différentes (soit $8 \times 8 \times 4 = 256$) sans compter la facilité de désigner la ou les lettres à lire avec le doigt ou une baguette. Cette disposition est suffisante pour déjouer toute dissimulation ou tout subterfuge de mémoire. Ces lettres sont encadrées par quatre bandes noires mates, sur lesquelles se détachent des chiffres arabes verts et rouges (vert émeraude et rouge vermillon); chaque chiffre est placé dans l'axe d'une des rangées de lettres et sert à la désigner.

Pour l'examen il va sans dire que le couvercle est remis dans la rainure, le tableau en dehors.

Dans la boîte se trouvent :

1° Une règle en bois R qui vient se placer à la partie inférieure de la boîte en D; une fois dépliée, cette règle doit recevoir le porte-bougie P B et l'écran I;

2° Le porte-bougie P B doit être placé dans le trou de la règle en bois R à 50 centimètres du tableau; il y a lieu d'employer toujours les mêmes bougies bougies dites de l'Étoile de 10 au kilog.);

3° Le masque M en ébonite qui permet de faire l'examen monoculaire;

4° Une boîte en carton renfermant les échantillons de laine de Holmgreen ; une instruction relative à l'emploi de ces échantillons est collée dans le couvercle de la boîte ;

5° Un ruban métrique R M, percé d'un certain nombre de trous, destiné à être fixé sur le bord de droite de la boîte; d'un côté il porte les divisions du mètre et de l'autre le calcul de l'acuité visuelle correspondante à chaque distance et rapportée à une distance de 5 mètres, prise comme unité. Ainsi si à

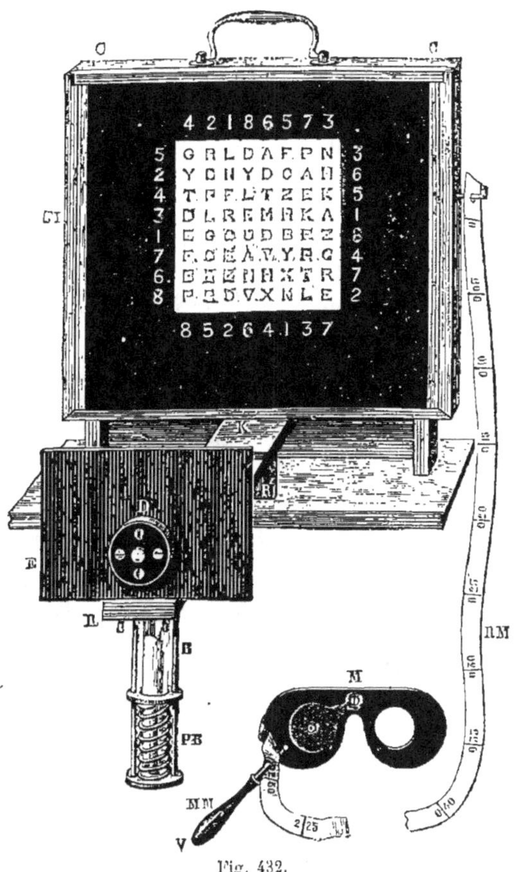

Fig. 432.
Chromo-optomètre.

5 mètres le n° XV est vu nettement par l'observé son acuité visuelle normale V est normale, V = 1. Si par contre il est obligé de se rapprocher pour le voir, son acuité reste inférieure à 1 et sera respectivement à

$$2^m,50 \quad - \quad 2^m \quad - \quad 1^m,25 \quad - \quad 1^m \quad 0^m,62 \quad - \quad 0^m,31 \quad 0^m,25$$
$$V = 1/2 - 2/5 - 1/4 - 1/5 \quad 1/8 \quad - \quad 1/16 \quad 1/20$$

Le ruban métrique sert à mesurer la distance à laquelle le candidat à examiner sera placé, en fixant le masque M au moyen du manche M M et de la tige à vis V sur le trou du ruban correspondant à la distance, qui, pour le cas particulier de l'admission à l'école navale, est 2 mètres.

6° Un écran E, fixé par deux tiges sur la règle en bois R, la face blanche de l'écran du côté de la bougie ; sur cet écran est fixé un disque D renfermant quatre secteurs égaux de verres colorés, rouge, vert, jaune et blanc, un opercule percé lui-même de quatre trous, de même diamètre que les secteurs colorés, tourne d'une manière indépendante sur son axe, et suivant les positions qu'il occupe, on aperçoit quatre disques colorés ou huit demi-disques accouplés et de couleurs différentes.

7° Des bougies, dites de l'Étoile, à 10 au kilogramme.

Usage du chromo-optomètre. — La boîte est fixée sur une table ou accrochée contre un mur ou une boiserie. La tige horizontale est dépliée et placée en K. Le couvercle ouvert, les objets nécessaires retirés, le tableau mis en place, la mesure de la distance réglementaire sera prise et une raie tracée sur le parquet à 2 mètres, à partir du plan du couvercle sur lequel est collé le tableau des test-caractères. Une chaise à dossier droit sera placée les deux pieds de derrière sur la raie elle-même, le siège en avant, le masque déposé sur le siège, à portée du candidat à examiner ; on fixe le ruban métrique par l'extrémité qui porte le zéro au crochet à rabattement qui se trouve à droite de la boîte, puis on passe la tige à vis V du masque M dans la virole à trou du ruban (situé à 2 mètres de la boîte), et l'on visse le manche M M. La bougie étant allumée, et toutes les ouvertures pouvant donner du jour hermétiquement closes, on attendra pour commencer l'examen que la flamme ait atteint toute son intensité. Le candidat est alors introduit et placé à 2 mètres du tableau, assis ou debout, suivant le cas. L'important, c'est que le tableau des test-caractères et des disques colorés soit à la hauteur du regard du candidat. Ce dernier prend de la main droite le masque dont une des ouvertures est fermée ; l'examinateur est à sa gauche.

Examen. — Le but est de déterminer : 1° L'acuité visuelle brute, sans correction d'un défaut de réfraction ; de chaque œil d'abord (vision monoculaire), des deux yeux à la fois ensuite (vision binoculaire).

2° De constater l'existence, l'intégrité et l'acuité du sens chromatique.

1re ÉPREUVE. — *Acuité visuelle de chacun des yeux.* — *Vision monoculaire.* — L'examinateur invite le sujet à placer le masque devant ses yeux et à lire ensuite telle ligne qu'il lui désigne du doigt ; il suffit que ces lettres soient énoncées couramment pour passer à l'examen de l'autre œil, en changeant l'opercule de place. — Si les épreuves ont été suffisantes, on passe à la 2e épreuve. — Si elles ne l'ont pas été d'un côté, on y revient en exigeant pour l'acceptation la lecture de 18 lettres sur 24. — Cette épreuve ne porte que sur l'acuité générale, et d'une manière plus sommaire que dans la suivante, qui reproduit plus exactement les conditions de la vision ordinaire ; elle a pour but d'empêcher l'acceptation d'un borgne ou d'un amblyope d'un œil.

2° ÉPREUVE. — *Acuité visuelle des deux yeux* (2 mètres). — *Vision binoculaire.*

— Le masque est déposé sur la chaise et l'on adresse à l'examiné l'invitation suivante :

Lisez la { ligne horizontale de droite à gauche ou de gauche à droite.
ou N°
ligne verticale de haut en bas ou de bas en haut.

Pour se conformer à cette invitation, le candidat doit d'abord chercher et trouver le chiffre indiqué qui est vert ou rouge, et lire ensuite les lettres de la ligne qui lui correspond ; il témoigne ainsi de son aptitude à voir les couleurs et les caractères sous un angle déterminé.

L'expérience est faite sur deux lignes de couleurs différentes.

A. — Ceux qui désignent couramment toutes les lettres peuvent être considérés comme possédant l'acuité visuelle et chromatique exigée.

B. — Ceux qui hésitent, cherchent le chiffre, ne le trouvent pas ou se trompent, mais qui, remis dans la voie par le médecin, lisent couramment les lettres, ont une acuité générale suffisante mais doivent être soupçonnés de n'avoir qu'une acuité imparfaite pour les couleurs. Ces deux catégories seront soumises aux épreuves daltoniques d'appellation et de reconnaissance des couleurs et à l'épreuve de confusion.

C. — Ceux qui hésitent, se trompent non seulement pour la recherche du chiffre, mais aussi pour la lecture de 18 lettres sur 24, ont une acuité insuffisante. — Quelle qu'en soit la cause, ils sont déclarés impropres.

3° ÉPREUVE. — *Examen chromatique des deux yeux.* — L'examen du sens chromatique, d'une importance si capitale pour les officiers de marine et pour certaines catégories de marins, ne peut être soumis à des règles aussi nettes et pour ainsi dire aussi mathématiques, que celles sur lesquelles est basé l'examen de l'acuité visuelle, tant sont différents les résultats suivant l'éclairage, la couleur, la nuance, la distance. Quelques détails de plus sont donc nécessaires. — Il faut que le candidat prouve : 1° qu'il reconnait les couleurs à une certaine distance et sur leurs dimensions minimum pour cette distance, avec le bénéfice pourtant de $V = 2/5$.

2° Qu'il sait leur appliquer les dénominations usuelles ;

3° Qu'il ne commet aucune confusion entre elles.

De là trois épreuves, la première d'*acuité*, la deuxième d'*appellation*, la troisième de *confusion*. Les deux premières à la lumière artificielle, une par réflexion, l'autre par transmission et dans les conditions analogues à celles où se trouve le marin, la nuit ; la dernière au grand jour.

A. — 1ʳᵉ ÉPREUVE D'ACUITÉ CHROMATIQUE

Elle a déjà été faite : la réponse à l'invitation de lire à 2 mètres telle et telle ligne d'un numéro vert et d'un numéro rouge, a permis de constater le degré d'acuité chromatique, acceptable pour le service des deux couleurs fondamentales, dont l'appréciation incomplète ou nulle constitue presque toujours la dyschromatopsie ou l'achromatopsie. Mais cette constatation ne suffit pas. La lecture muette que l'examiné a dû faire prouve bien qu'il a vu, à 2 mètres, le numéro vert et le numéro rouge, mais non qu'il les a vus en tant que vert et rouge plutôt que comme simples surfaces lumineuses. Il faut donc une deuxième épreuve complémentaire, soit en lui faisant dénommer ces couleurs à la lumière réfléchie, soit en le plaçant dans les conditions où il sera appelé à distinguer, la nuit, les feux et les signaux, ce qui est préférable.

B. — 2e ÉPREUVE, DITE D'APPELLATION ET DE RECONNAISSANCE DES COULEURS

Elle se fait au moyen du disque placé sur l'écran. La patte de l'opercule étant verticale, on aperçoit quatre disques colorés, vert, jaune, rouge et blanc; un mouvement de rotation de l'opercule permet d'apercevoir huit demi-disques colorés dont l'examiné doit dénommer les couleurs.

Si l'examen devait se faire à plus grande distance, comme pour les guetteurs, les timoniers, dont on exige une acuité égale à une, on pourrait se servir seulement des quatre disques complets à couleur unique et à plus grande distance, 10 mètres.

Ceux qui ne peuvent dénommer toutes les couleurs dans l'ordre où elles se présentent, ceux qui se trompent ou hésitent sont ou des ignorants du nom des couleurs, ou des daltoniques, et la troisième épreuve va le démontrer.

Ceux qui les dénomment, ne peuvent pas cependant être considérés comme exempts de tout vice du sens chromatique. Le daltonique *accidentel*, par maladie, a eu autrefois la notion exacte des couleurs, en a gardé le souvenir, et là où les couleurs pour lesquelles il est vicié ne lui apparaissent plus que comme des gris, il les désignera sous ce nom.

Le daltonisme *congénital*, au contraire, n'a pas eu cette éducation; il a seulement appris que certaines sensations, qu'il confond ou qu'il ne différencie guère que par l'intensité de lumière de l'objet qui les provoque, condition variable suivant la nuance, l'éclairage, s'appelaient vert, rouge, et tantôt il les distingue, tantôt il les confond indifféremment sous la même désignation. Ce sont les daltoniques les plus redoutables, parce qu'ils sont inconscients de leur infirmité, parce qu'ils peuvent satisfaire aux deux épreuves précédentes et commettre dans d'autres conditions les confusions les plus dangereuses dans l'appréciation des signaux et des feux. De là la nécessité de la troisième épreuve.

C. — 3e ÉPREUVE, DITE DE CONFUSION

La méthode la plus simple et la plus sûre est encore celle d'Holmgreen, qui consiste à assortir les nuances d'une même couleur d'après les échantillons choisis; les moyens simplifiés de l'employer, l'instruction sur la méthode à suivre, se trouvent dans la boîte spéciale. Elle permet de reconnaître facilement l'achromatopsie et la dyschromatopsie. Tout candidat qui n'y satisfait point sera définitivement déclaré atteint ou de daltonisme, ou d'insuffisance constatée du sens des couleurs, et refusé.

Nota. — Les officiers et les médecins chargés de ces examens et auxquels la marine confie ce précieux intérêt du choix de ses futurs officiers ou de certaines de ses spécialités, devront se familiariser avec ces expériences et avec le fonctionnement des appareils qu'ils emploieront, et étudier leur propre vue, tant au point de vue de l'acuité que du sens chromatique. Avec quelques verres concaves ou convexes, ils peuvent se rendre amétropes ou corriger leur défaut de réfraction; avec quelques autres colorés, ils peuvent se rendre daltoniques et juger ainsi par leurs propres sensations, des défauts qu'ils ont à rechercher, et les apprécier plus facilement par comparaison.

TABLE DES MATIÈRES

APPAREIL DE LA VISION

PREMIÈRE PARTIE. — PAUPIÈRES

TROISIÈME PARTIE. — CORNÉE

QUATRIÈME PARTIE. — SCLÉROTIQUE

CINQUIÈME PARTIE. — IRIS

SIXIÈME PARTIE. — CHOROÏDE

SEPTIÈME PARTIE. — HUMEUR AQUEUSE

HUITIÈME PARTIE. — CORPS VITRÉ

NEUVIÈME PARTIE. — CRISTALLIN

DOUZIÈME PARTIE. — NERF OPTIQUE

TREIZIÈME PARTIE. — APPAREIL OPTIQUE DE L'ŒIL

SEIZIÈME PARTIE. — APPAREIL LACRYMAL

DIX-SEPTIÈME PARTIE. — ORBITE

APPENDICE

TABLE ALPHABÉTIQUE

ÉVREUX, IMPRIMERIE DE CHARLES HÉRISSEY